"十二五"普通高等教育本科国家级规划教材

国家卫生和计划生育委员会"十二五"规划教材
全国高等医药教材建设研究会"十二五"规划教材
全国高等学校教材

供 8 年制及 7 年制("5+3"一体化)临床医学等专业用

生 理 学

Physiology

第3版

主　审　姚　泰

主　编　王庭槐

副主编　闫剑群　郑　煜　祁金顺

U0208152

编　者　(以姓氏笔画为序)

王　玲(哈尔滨医科大学)	陆利民(复旦大学)
王庭槐(中山大学)	武宇明(河北医科大学)
王烈成(安徽医科大学)	林默君(福建医科大学)
王继江(复旦大学)	罗自强(中南大学)
朱大年(复旦大学)	郑　煜(四川大学)
朱　辉(哈尔滨医科大学)	赵　华(吉林大学)
向　阳(中南大学)	姚忠祥(第三军医大学)
刘传勇(山东大学)	夏　强(浙江大学)
闫剑群(西安交通大学)	倪　鑫(第二军医大学)
祁金顺(山西医科大学)	谢　露(广西医科大学)
邹　原(大连医科大学)	

人民卫生出版社

图书在版编目（CIP）数据

生理学/王庭槐主编. —3 版. —北京：人民卫生出版
社,2015

ISBN 978-7-117-20628-0

Ⅰ.①生⋯ Ⅱ.①王⋯ Ⅲ.①人体生理学–医学院
校–教材 Ⅳ.①R33

中国版本图书馆 CIP 数据核字(2015)第 078102 号

人卫智网	www. ipmph. com	医学教育、学术、考试、健康,
		购书智慧智能综合服务平台
人卫官网	www. pmph. com	人卫官方资讯发布平台

生　理　学
第 3 版

主　　编：王庭槐
出版发行：人民卫生出版社(中继线 010-59780011)
地　　址：北京市朝阳区潘家园南里 19 号
邮　　编：100021
E – mail：pmph @ pmph. com
购书热线：010-59787592　010-59787584　010-65264830
印　　刷：人卫印务(北京)有限公司
经　　销：新华书店
开　　本：850×1168　1/16　印张：42　插页：2
字　　数：1156 千字
版　　次：2005 年 8 月第 1 版　　2015 年 6 月第 3 版
　　　　　2024 年 5 月第 3 版第 10 次印刷(总第 24 次印刷)
标准书号：ISBN 978-7-117-20628-0
定　　价：99.00 元
打击盗版举报电话：010-59787491　E-mail：WQ @ pmph. com
质量问题联系电话：010-59787234　E-mail：zhiliang @ pmph. com

修 订 说 明

为了贯彻教育部教高函[2004-9号]文,在教育部、原卫生部的领导和支持下,在吴阶平、裘法祖、吴孟超、陈灏珠、刘德培等院士和知名专家的亲切关怀下,全国高等医药教材建设研究会以原有七年制教材为基础,组织编写了八年制临床医学规划教材。从第一轮的出版到第三轮的付梓,该套教材已经走过了十余个春秋。

在前两轮的编写过程中,数千名专家的笔耕不辍,使得这套教材成为了国内医药教材建设的一面旗帜,并得到了行业主管部门的认可(参与申报的教材全部被评选为“十二五”国家级规划教材),读者和社会的推崇(被视为实践的权威指南、司法的有效依据)。为了进一步适应我国卫生计生体制改革和医学教育改革全方位深入推进,以及医学科学不断发展的需要,全国高等医药教材建设研究会在深入调研、广泛论证的基础上,于2014年全面启动了第三轮的修订改版工作。

本次修订始终不渝地坚持了“精品战略,质量第一”的编写宗旨。以继承与发展为指导思想:对于主干教材,从精英教育的特点、医学模式的转变、信息社会的发展、国内外教材的对比等角度出发,在注重“三基”、“五性”的基础上,在内容、形式、装帧设计等方面力求“更新、更深、更精”,即在前一版的基础上进一步“优化”。同时,围绕主干教材加强了“立体化”建设,即在主干教材的基础上,配套编写了“学习指导及习题集”、“实验指导/实习指导”,以及数字化、富媒体的在线增值服务(如多媒体课件、在线课程)。另外,经专家提议,教材编写委员会讨论通过,本次修订新增了《皮肤性病学》。

本次修订一如既往地得到了广大医药院校的大力支持,国内所有开办临床医学专业八年制及七年制(“5+3”一体化)的院校都推荐出了本单位具有丰富临床、教学、科研和写作经验的优秀专家。最终参与修订的编写队伍很好地体现了权威性,代表性和广泛性。

修订后的第三轮教材仍以全国高等学校临床医学专业八年制及七年制(“5+3”一体化)师生为主要目标读者,并可作为研究生、住院医师等相关人员的参考用书。

全套教材共38种,将于2015年7月前全部出版。

全国高等学校八年制临床医学专业国家卫生和计划生育委员会规划教材编写委员会

	学科名称	主审	主编	副主编
1	细胞生物学(第3版)	杨恬	左伋 刘艳平	刘佳 周天华 陈誉华
2	系统解剖学(第3版)	柏树令 应大君	丁文龙 王海杰	崔慧先 孙晋浩 黄文华 欧阳宏伟
3	局部解剖学(第3版)	王怀经	张绍祥 张雅芳	刘树伟 刘仁刚 徐飞
4	组织学与胚胎学(第3版)	高英茂	李和 李继承	曾园山 周作民 肖岚
5	生物化学与分子生物学(第3版)	贾弘禔	冯作化 药立波	方定志 焦炳华 周春燕
6	生理学(第3版)	姚泰	王庭槐	闫剑群 郑煜 祁金顺
7	医学微生物学(第3版)	贾文祥	李明远 徐志凯	江丽芳 黄敏 彭宜红 郭德银
8	人体寄生虫学(第3版)	詹希美	吴忠道 诸欣平	刘佩梅 苏川 曾庆仁
9	医学遗传学(第3版)		陈竺	傅松滨 张灼华 顾鸣敏
10	医学免疫学(第3版)		曹雪涛 何维	熊思东 张利宁 吴玉章
11	病理学(第3版)	李甘地	陈杰 周桥	来茂德 卞修武 王国平
12	病理生理学(第3版)	李桂源	王建枝 钱睿哲	贾玉杰 王学江 高钰琪
13	药理学(第3版)	杨世杰	杨宝峰 陈建国	颜光美 臧伟进 魏敏杰 孙国平
14	临床诊断学(第3版)	欧阳钦	万学红 陈红	吴汉妮 刘成玉 胡申江
15	实验诊断学(第3版)	王鸿利 张丽霞 洪秀华	尚红 王兰兰	尹一兵 胡丽华 王前 王建中
16	医学影像学(第3版)	刘玉清	金征宇 龚启勇	冯晓源 胡道予 申宝忠
17	内科学(第3版)	王吉耀 廖二元	王辰 王建安	黄从新 徐永健 钱家鸣 余学清
18	外科学(第3版)		赵玉沛 陈孝平	杨连粤 秦新裕 张英泽 李虹
19	妇产科学(第3版)	丰有吉	沈铿 马丁	狄文 孔北华 李力 赵霞

5

	学科名称	主审	主编	副主编
20	儿科学(第3版)		桂永浩 薛辛东	杜立中 母得志 罗小平 姜玉武
21	感染病学(第3版)		李兰娟 王宇明	宁 琴 李 刚 张文宏
22	神经病学(第3版)	饶明俐	吴 江 贾建平	崔丽英 陈生弟 张杰文 罗本燕
23	精神病学(第3版)	江开达	李凌江 陆 林	王高华 许 毅 刘金同 李 涛
24	眼科学(第3版)		葛 坚 王宁利	黎晓新 姚 克 孙兴怀
25	耳鼻咽喉头颈外科学(第3版)		孔维佳 周 梁	王斌全 唐安洲 张 罗
26	核医学(第3版)	张永学	安 锐 黄 钢	匡安仁 李亚明 王荣福
27	预防医学(第3版)	孙贵范	凌文华 孙志伟	姚 华 吴小南 陈 杰
28	医学心理学(第3版)	姜乾金	马 辛 赵旭东	张 宁 洪 炜
29	医学统计学(第3版)		颜 虹 徐勇勇	赵耐青 杨土保 王 彤
30	循证医学(第3版)	王家良	康德英 许能锋	陈世耀 时景璞 李晓枫
31	医学文献信息检索(第3版)		罗爱静 于双成	马 路 王虹菲 周晓政
32	临床流行病学(第2版)	李立明	詹思延	谭红专 孙业桓
33	肿瘤学(第2版)	郝希山	魏于全 赫 捷	周云峰 张清媛
34	生物信息学(第2版)		李 霞 雷健波	李亦学 李劲松
35	实验动物学(第2版)		秦 川 魏 泓	谭 毅 张连峰 顾为望
36	医学科学研究导论(第2版)		詹启敏 王 杉	刘 强 李宗芳 钟晓妮
37	医学伦理学(第2版)	郭照江 任家顺	王明旭 尹 梅	严金海 王卫东 边 林
38	皮肤性病学	陈洪铎 廖万清	张建中 高兴华	郑 敏 郑 捷 高天文

经过再次打磨,备受关爱期待,八年制临床医学教材第三版面世了。怀纳前两版之精华而愈加求精,汇聚众学者之智慧而更显系统。正如医学精英人才之学识与气质,在继承中发展,新生方可更加传神;切时代之脉搏,创新始能永领潮头。

经过十年考验,本套教材的前两版在广大读者中有口皆碑。这套教材将医学科学向纵深发展且多学科交叉渗透融于一体,同时切合了环境 - 社会 - 心理 - 工程 - 生物这个新的医学模式,体现了严谨性与系统性,诠释了以人为本、协调发展的思想。

医学科学道路的复杂与简约,众多科学家的心血与精神,在这里汇集、凝结并升华。众多医学生汲取养分而成长,万千家庭从中受益而促进健康。第三版教材以更加丰富的内涵、更加旺盛的生命力,成就卓越医学人才对医学誓言的践行。

坚持符合医学精英教育的需求,"精英出精品,精品育精英"仍是第三版教材在修订之初就一直恪守的理念。主编、副主编与编委们均是各个领域内的权威知名专家学者,不仅著作立身,更是德高为范。在教材的编写过程中,他们将从医执教中积累的宝贵经验和医学精英的特质潜移默化地融入到教材中。同时,人民卫生出版社完善的教材策划机制和经验丰富的编辑队伍保障了教材"三高"(高标准、高起点、高要求)、"三严"(严肃的态度、严谨的要求、严密的方法)、"三基"(基础理论、基本知识、基本技能)、"五性"(思想性、科学性、先进性、启发性、适用性)的修订原则。

坚持以人为本、继承发展的精神,强调内容的精简、创新意识,为第三版教材的一大特色。"简洁、精练"是广大读者对教科书反馈的共同期望。本次修订过程中编者们努力做到:确定系统结构,落实详略有方;详述学科三基,概述相关要点;精选创新成果,简述发现过程;逻辑环环紧扣,语句精简凝练。关于如何在医学生阶段培养创新素质,本教材力争达到:介绍重要意义的医学成果,适当阐述创新发现过程,激发学生创新意识、创新思维,引导学生批判地看待事物、辩证地对待知识、创造性地预见未来,踏实地践行创新。

坚持学科内涵的延伸与发展,兼顾学科的交叉与融合,并构建立体化配套、数字化的格局,为第三版教材的一大亮点。此次修订在第二版的基础上新增了《皮肤性病学》。本套教材通过编写委员会的顶层设计、主编负责制下的文责自负、相关学科的协调与蹉商、同一学科内部的专家互审等机制和措施,努力做到其内容上"更新、更深、更精",并与国际紧密接轨,以实现培养高层次的具有综合素质和发展潜能人才的目标。大部分教材配套有"学习指导及习题集"、"实验指导 / 实习指导"以及"在线增值服务(多媒体课件与在线课程等)",以满足广大医学院校师生对教学资源多样化、数字化的需求。

本版教材也特别注意与五年制教材、研究生教材、住院医师规范化培训教材的区别与联系。①五年制教材的培养目标:理论基础扎实、专业技能熟练、掌握现代医学科学理论和技术、临床思维良好的通用型高级医学人才。②八年制教材的培养目标:科学基础宽厚、专业技能扎实、创新能力强、发展潜力大的临床医学高层次专门人才。③研究生教材的培养目标:具有创新能力的科研型和临床型研究生。其突出特点:授之以渔、评述结合、启示创新,回顾历史、剖析现状、展望未来。④住院医师规范化培训教材的培养目标:具有胜任力的合格医生。其突出特点:结合理论,注重实践,掌握临床诊疗常规,注重预防。

以吴孟超、陈灏珠为代表的老一辈医学教育家和科学家们对本版教材寄予了殷切的期望,教育部、国家卫生和计划生育委员会、国家新闻出版广电总局等领导关怀备至,使修订出版工作得以顺利进行。在这里,衷心感谢所有关心这套教材的人们! 正是你们的关爱,广大师生手中才会捧上这样一套融贯中西、汇纳百家的精品之作。

八学制医学教材的第一版是我国医学教育史上的重要创举,相信第三版仍将担负我国医学教育改革的使命和重任,为我国医疗卫生改革,提高全民族的健康水平,作出应有的贡献。诚然,修订过程中,虽力求完美,仍难尽人意,尤其值得强调的是,医学科学发展突飞猛进,人们健康需求与日俱增,教学模式更新层出不穷,给医学教育和教材撰写提出新的更高的要求。深信全国广大医药院校师生在使用过程中能够审视理解,深入剖析,多提宝贵意见,反馈使用信息,以便这套教材能够与时俱进,不断获得新生。

愿读者由此书山拾级,会当智海扬帆!

是为序。

中国工程院院士
中国医科科学院原院长　刘德培
北京协和医学院原院长

二〇一五年四月

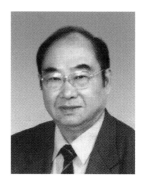

姚泰,1938 年 1 月生。1959 年毕业于上海第一医学院本科,继续攻读生理学研究生,于 1962 年毕业。毕业后留校任教,历任生理学助教、讲师、副教授、教授和生理学教研室主任、基础医学部主任、上海医科大学校长。2008 年退休。多年来,从事生理学教学及心血管和肾脏生理研究工作,参加人民卫生出版社出版的全国高等医学院校规划教材的编写工作,曾担任五年制临床医学专业用《生理学》教材第 5、第 6 版、七年制用《生理学》教材、八年制用《生理学》教材第 1、第 2 版主编及参考书《人体生理学》第 3、第 4 版主编。此外,还曾担任国务院学位委员会学科评议组(第三、四、五届)成员、中国生理学会理事会理事长(2002—2006)、国际生理科学联合会(International Union of Physiological Sciences,IUPS)理事会理事(2005—2009)、《生理学报》编委会主编(2002—2010)、复旦学报医学版编委会主编(2006—2015)、美国《应用生理学杂志》国际咨询委员会成员(1999—2005)、澳大利亚《临床和实验药理学和生理学》杂志编委会编委(1999—2006)等职。

主 编 简 介

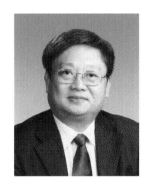

王庭槐

王庭槐,男,国家级教学名师、"万人计划"首批教学名师、中山大学中山医学院生理学教研室二级教授、博士生导师、国家精品课程"生理学"和"实验生理科学"课程负责人、国家级教学团队"实验生理科学"负责人。现任中山大学医学部副主任、中山大学医学情报所所长、中山大学新华学院院长、教育部高等学校医药学科(专业)教学指导委员会委员、全国高等医学教育学会教学管理研究理事会副理事长、中国医学教育慕课联盟副理事长、教育部临床医学专业认证工作委员会委员、教育部本科教学工作水平评估专家。

担任普通高等教育"十一五"国家级规划教材·卫生部"十一五"规划教材《生理学》(八年制)主编、"十二五"普通高等教育本科国家级规划教材·卫生部"十二五"规划教材《生理学》主编、国家医学电子书包《生理学》主编,享受国务院有突出贡献的专家津贴。

一直从事生理学教学科研一线工作30多年,因建立实验生理科学新型教学模式和首倡"三早教育"模式,四次获国家级优秀教学成果奖,六次获得省级优秀教学成果奖。主要研究领域为甾体性激素的心血管效应和生物反馈的生理机制,先后承担国家自然科学基金及其他省部级基金十多项,发表研究论文130多篇,共获国家教育部等部省级科研奖励6项。其成果揭示了雌激素抑制心血管损伤反应的作用及其细胞内信号转导机制,并为非药物治疗高血压提供了新的思路和方法。

闫剑群,博士、二级教授、博士生导师,教育部基础医学专业教学指导委员会副主委,任中国生理学会常务理事等多个学会职务及"J. Physiol. Sciences"、"frontiers of medicine"等期刊编委、西安交通大学学报(医学版)主编。

长期从事本科生、研究生教学工作。先后主持或参与国家级、部省级科学研究项目和教学研究项目30项,主撰专著1部,参译专著1部,主编、副主编或参编生理学教材或教学参考用书10部(本),在国内外学术期刊及会议发表研究论文或教学研究论文170余篇,分享"全国科学大会奖"1项,省科技成果一等奖1项,主持省教学成果一等奖1项、特等奖1项,主持国家教学成果二等奖1项。研究领域:味觉生理学、摄食与代谢调控机制、医学教育。

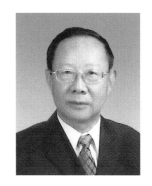

闫剑群

郑煜,教授,博士生导师。先后任中国生理学会常务理事、教学工作委员会副主任委员、继续教育工作委员会主任委员、呼吸生理学专业委员会副主任委员、四川省生理科学会副理事长、生理学专业委员会主任委员,生理学报等杂志常务编委或编委。先后主持国家级或部省级教改项目4项,发表教学研究论文近20篇,获省级教学成果奖2项,主编教材3部、副主编2部、参编10余部。先后主持国家自然科学基金项目7项和和博士点基金4项,主要研究领域为呼吸调节与调节异常,发表学术论文110余篇(含SCI收录近40篇),获四川省科技成果奖2项,国家发明专利1项。培养硕士研究生30余名、博士研究生20余名。获四川省教学名师、学术带头人等称号。

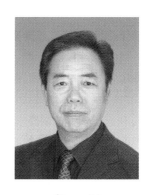

郑 煜

祁金顺,教授,博士生导师,山西医科大学生理学系负责人,细胞生理学山西省重点实验室主任。兼中国生理学会常务理事、中国神经科学学会理事、生理学报编委、生理科学进展编委。从事生理学教学三十多年,主要科研方向:①阿尔茨海默病发病机制及其预防治疗基础研究;②脑高级功能活动的行为学和电生理研究。承担国家自然科学基金项目4项,省部级课题9项,发表科研论文93篇,参编生理学教材10余部,获国家发明专利、山西省科技进步二等奖、山西省教学成果一等和二等奖多项,培养博、硕士研究生30多名,被评为山西省"教学名师"和山西省研究生教育优秀导师。

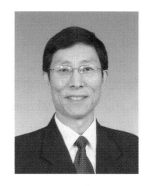

祁金顺

第3版前言

由全国高等医药教材建设研究会和卫计委教材办公室共同组织编写修订的全国高等学校教材供8年制及7年制("5+3"一体化)临床医学等专业使用的《生理学》第三版历经大半年的修订终于与读者见面了。

此次教材的正副主编均由研究会和教材办遴选。参编作者均为来自全国各个省开办八年制和七年制的医学院校年富力强的并多年从事在教学科研一线的专家教授。他们当中有的是过往合作过的老编者,也有不少是新的参编者。在编前会上,我们统一了第3版修订的原则,即根据人民卫生出版社的要求,考虑教材使用的连续性,本版教材在保持《生理学》第2版内容和特色基础上,适当作15%~20%的增减,总体框架不作大的改变。修订时遵循:

1. 遵照教育部"八年一贯,整体优化,加强基础,注重临床,培养能力,提高素质"的八年制办学原则,对原版教材内容进行修订;

2. 强调"精、深、新"原则,注重"三基、五性",对原版教材内容进行精炼和适当的补充。

3. 根据国际医学教育课程改革的趋势,对本教材的内容进行适当的整合,力求形态与功能相结合、局部与整体相结合、正常与异常相结合、微观与宏观相结合,基础与临床相结合,经典与新知相结合。

同时,我们认真听取、吸纳了部分八年制学生对二版教材的意见,并借鉴MOOC时代关联主义学习理念和数字化教材的编写特点,尽量体现:"重启发,毓思维";"开天窗,通临床";"接地气,连学生";"学慕课,添视频"的特色。具体做到:"精简、补漏、添新、优化、拓展",即删减部分超纲和与前后文重复的内容——"精简";补充了教学大纲要求的遗漏内容——"补漏";适当增加了与临床联系密切的知识点,更新了一些正常参考值范围、相关领域的新进展新知识——"添新";优化和修正了"一句话"的标题表述,并调整了部分内容的结构——"优化";合理补充和适当调整了拓展阅读的内容(小字部分)——"拓展"。

本教材各篇添新补漏主要内容如下:

第一篇　生理学的常用研究方法;生命活动的基本特征;生物节律;生理学发展回顾和展望。

第二篇　招募型受体。

第三篇　血细胞密度概念;成体干细胞、间充质干细胞、诱导多能干细胞;血小板聚集率的测定及意义;一期止血、二期止血的概念;生理止血功能的评价;凝血功能的评价;纤溶治疗;纤溶活性的评价;自体输血。

第四篇　心音的生理意义;NO的发现;一氧化氮、内皮超级化因子、利尿钠肽、肾上腺髓质素、内皮素等血管活性物质的功能;血管其它细胞的内分泌功能;血管的延迟顺应性;更新JNC8和2013欧洲高血压分类标准;原发性下肢静脉曲张的概念;体内的淋巴通道;反应性充血的概念;冠脉血流量的生理参考值。

第五篇　气道阻力的神经和体液调节;肺功能监测的生理和临床意义;咳嗽反射和喷嚏反射的防御性意义。

第六篇　消化功能活动的反射性调节;肝脏的生理功能;大肠内细菌的作用;肠道菌群与代谢性疾病和心血管疾病的联系。

第七篇　脂肪组织的分类;BMI和肥胖的概念;年龄、性别、睡眠、激素等因素对能量代谢的影响;中暑的概念及其对机体的损害。

第八篇　连接小管的概念;滤过膜机械性屏障的概念;膀胱平滑肌的生理特性;逼尿肌-括约肌协同失调的概念;肾在机体酸碱平衡调节中的作用。

第九篇　参与逆向轴浆运输的动力蛋白和辅助因子dynactin蛋白复合体的结构;神经营养因子的命名

及其作用简介;囊泡膜的恢复或再循环过程的主要方式;$GABA_A$ 和 $GABA_C$ 受体的调节位点;痛觉过敏、背根反射的概念;两点阈试验、两点辨别阈、触敏度的概念;躯体和内脏感觉的感受器分布及其功能概述;牵涉痛的产生的可能机制:会聚-投射理论;拓展人眼视觉生理现象:视野、视觉融合等;临床听力检查:音叉试验、林纳试验、韦伯试验、施瓦巴赫试验和绝对骨传导试验。

第十篇　甲状腺激素受体配体结合域的概念;更新甲状腺激素 T_3、T_4 分泌量的正常值参考范围;甲状腺激素对维生素代谢、消化功能和生殖功能的影响;钙磷代谢障碍相关疾病;更新胰岛素浓度国际单位(mU/L);胰岛素分泌异常相关疾病简介;避孕的概念及方式;人类辅助生殖技术简介;性生理。

此外,教材中一些优化和删减的内容在此不作一一赘述。

关于第 3 版《生理学》中专业术语的使用,我们均依照全国科学技术名词审定委员会的规范表述;中英文索引也作了相应的增补;关于本版教材的图表,我们保留了原版教材经典适用的图表,并修改和增添部分的图表;随着人民卫生出版社数字化教材建设工作的突飞猛进,原版教材的配套光盘内容,包括各章内容的授课参考课件(PPT)、拓展知识和补充图表等在本版也改为提交在更趋于立体化和更具互动性的在线课堂网络平台上。该平台除涵盖上述内容以外,还将补充微视频、动画等多媒体素材,更便于学生进行课外主动学习,拓展性和研究性学习。

值得说明的是,第 2 版的许多编者由于年龄的原因不再参加第 3 版的编写,他们有的主动向出版社推荐相对年轻的老师接替了编写工作,有些则由各院校推荐出的专家接替了他们的工作。由于本版教材是在原来第 2 版的基础上修订而成,因此新修订的《生理学》第三版教材仍然保留着许多第 1 版、第 2 版编者的心血和智慧的结晶,我们对他们所作的贡献表示衷心的感谢。特别是上两版的主编姚泰教授,他为本教材的编写作出了开拓性的重要贡献,本次虽然不再担任主编,但仍给予我们很多指导性的意见,并承担了本版的主审工作。对此,我们再次表示崇高的敬意和衷心的感谢! 在本次的编写中,我们还参考了 Barrett KE,Barman SM,Boitano S,Brooks H. 编著的 *Ganong's Review of Medical Physiology*(24th ed)和 Hall JE 的 *Textbook of Medical Physiology*(12th ed)等教材,并吸纳了他们在学科内容和编写结构上的优点,借此机会,我们也对这些作者们表示衷心的感谢。

最后,我要感谢参与本次编写工作的副主编和编者们的大力支持和通力合作。在编写过程中,大家集思广益、取长补短,工作认真负责、严谨细致,特别是在交叉互审的过程中的一丝不苟,定稿会上的字斟句酌,体现了我国生理学教育工作者的敬业精神和严谨治学的优良学风,也保证了本版教材的编写修订工作高质量地完成。我还要感谢孙鹏和王玲老师,他们为本书的编写承担了大量的编务秘书工作,付出了辛勤的劳动。正是因为大家拥有精益求精和无私奉献的精神,才使本教材能顺利完成修订,如期付梓。

令我惴惴不安的是,尽管在本书的修订中,编者们已尽到了最大的努力,但由于时间匆促,错漏在所难免,我们恳请广大师生不吝批评指正!

王庭槐
2015 年 5 月于广州

目　录

第一篇　绪　论

第一章　机体的功能活动、内环境及其稳态 ·········· 3
  第一节　生理学的研究对象和任务 ················ 3
  第二节　生理学的常用研究方法 ·················· 5
  第三节　生命活动的基本特征 ···················· 8
  第四节　机体的内环境、稳态和生物节律 ·········· 9
  第五节　机体生理功能的调节 ··················· 11
  第六节　人体内自动控制系统 ··················· 12
  第七节　生理学发展的回顾和展望 ··············· 14

第二篇　细胞的基本功能

第二章　细胞膜的结构特征和物质转运功能 ········ 21
  第一节　细胞膜的结构特征 ···················· 21
  第二节　细胞膜的物质转运功能 ················· 24

第三章　细胞信号转导 ························· 36
  第一节　细胞信号转导的概念和一般特性 ········· 36
  第二节　细胞信号转导的几种主要方式 ··········· 37

第四章　细胞的生物电活动 ····················· 50
  第一节　静息电位 ···························· 50
  第二节　动作电位 ···························· 54
  第三节　电紧张电位和局部电位 ················· 66

第五章　肌细胞的收缩 ························· 71
  第一节　骨骼肌细胞的兴奋和收缩 ··············· 71
  第二节　心肌细胞的兴奋和收缩 ················· 83
  第三节　平滑肌细胞的兴奋和收缩 ··············· 85

第三篇　血液的功能

第六章　血液生理概述与血细胞生理 ············· 91
  第一节　血液生理概述 ························· 91

第二节　红细胞生理 ·· 96
第三节　白细胞生理 ·· 100
第四节　血小板生理 ·· 102

第七章　生理止血 ·· 108
第一节　生理性止血的基本过程 ··· 108
第二节　血液凝固与抗凝 ··· 110
第三节　纤维蛋白溶解 ·· 117

第八章　血型与输血基本原则 ·· 120
第一节　红细胞血型 ·· 120
第二节　血量与输血原则 ··· 123

第四篇　血　液　循　环

第九章　心脏的电生理学及生理学特性 ·· 129
第一节　心肌细胞的电活动 ··· 129
第二节　心肌的电生理学特性 ·· 134
第三节　心电图 ·· 138

第十章　心脏的泵血功能 ··· 140
第一节　心脏的泵血过程和机制 ··· 140
第二节　心脏泵血功能的储备 ·· 143
第三节　影响心输出量的因素 ·· 145
第四节　心脏泵血功能评价 ··· 150
第五节　心音 ··· 154

第十一章　血管生理 ·· 156
第一节　各类血管的功能特点 ·· 156
第二节　血流动力学 ·· 161
第三节　动脉血压和动脉脉搏 ·· 166
第四节　静脉血压和静脉回心血量 ·· 175
第五节　微循环 ·· 178
第六节　组织液的生成 ·· 182
第七节　淋巴液的生成和回流 ·· 184

第十二章　心血管活动的调节 ·· 189
第一节　心血管活动的神经调节 ··· 189
第二节　心血管活动的体液调节 ··· 195
第三节　心血管活动的自身调节 ··· 198

第十三章　器官循环 ·· 201
第一节　冠脉循环 ·· 201
第二节　肺循环 ·· 203

第三节　脑循环 ……………………………………………………………………………………… 205

第五篇　呼　吸

第十四章　肺通气 …………………………………………………………………………………… 211
　第一节　肺通气原理 ……………………………………………………………………………… 211
　第二节　肺通气功能的评价 ……………………………………………………………………… 220

第十五章　肺换气与组织换气 ……………………………………………………………………… 226
　第一节　肺换气和组织换气的基本原理 ………………………………………………………… 226
　第二节　肺换气 …………………………………………………………………………………… 227
　第三节　组织换气 ………………………………………………………………………………… 230

第十六章　氧和二氧化碳在血液中的运输 ………………………………………………………… 232
　第一节　氧和二氧化碳在血液中的存在形式 …………………………………………………… 232
　第二节　氧的运输 ………………………………………………………………………………… 233
　第三节　二氧化碳的运输 ………………………………………………………………………… 238

第十七章　呼吸运动的调节 ………………………………………………………………………… 242
　第一节　呼吸中枢与呼吸节律的形成 …………………………………………………………… 242
　第二节　呼吸运动的反射性调节 ………………………………………………………………… 245
　第三节　特殊条件下的呼吸运动及其调节 ……………………………………………………… 251

第六篇　消化和吸收

第十八章　消化道功能概述 ………………………………………………………………………… 257
　第一节　消化道的神经支配 ……………………………………………………………………… 257
　第二节　消化道平滑肌的生理特性 ……………………………………………………………… 260
　第三节　消化系统的分泌功能 …………………………………………………………………… 262
　第四节　消化道血液循环的特点 ………………………………………………………………… 266

第十九章　食物在口腔和胃内的消化 ……………………………………………………………… 268
　第一节　食物在口腔的消化 ……………………………………………………………………… 268
　第二节　食物在胃内的消化 ……………………………………………………………………… 270

第二十章　小肠内消化和大肠的功能 ……………………………………………………………… 281
　第一节　小肠的化学消化与机械消化 …………………………………………………………… 281
　第二节　大肠的功能 ……………………………………………………………………………… 290

第二十一章　消化道的吸收功能 …………………………………………………………………… 292
　第一节　消化道吸收的特点 ……………………………………………………………………… 292
　第二节　小肠内主要物质的吸收 ………………………………………………………………… 295
　第三节　大肠内主要物质的吸收 ………………………………………………………………… 303
　第四节　吸收的调节 ……………………………………………………………………………… 304

第七篇　能量代谢和体温

第二十二章　能量代谢 …………………………………………………………………… 311
　第一节　机体能量的来源和利用 …………………………………………………… 311
　第二节　能量代谢的测定 …………………………………………………………… 314
　第三节　影响能量代谢的主要因素 ………………………………………………… 319
　第四节　基础代谢 …………………………………………………………………… 321

第二十三章　体温及其调节 ……………………………………………………………… 324
　第一节　体温 ………………………………………………………………………… 324
　第二节　机体的产热 ………………………………………………………………… 326
　第三节　机体的散热 ………………………………………………………………… 327
　第四节　体温调节 …………………………………………………………………… 330

第八篇　尿的生成和排出

第二十四章　肾的功能解剖及血流灌注 ………………………………………………… 335
　第一节　肾的功能解剖 ……………………………………………………………… 335
　第二节　肾的血流灌注及其调节 …………………………………………………… 339

第二十五章　肾小球的滤过功能 ………………………………………………………… 344
　第一节　肾小球滤过膜的结构及特性 ……………………………………………… 344
　第二节　肾小球滤过原理 …………………………………………………………… 345
　第三节　肾小球滤过率的调节 ……………………………………………………… 347

第二十六章　肾小管和集合管的物质转运功能 ………………………………………… 351
　第一节　肾小管和集合管的重吸收功能 …………………………………………… 351
　第二节　肾小管和集合管的分泌功能 ……………………………………………… 359
　第三节　尿液的稀释与浓缩 ………………………………………………………… 362
　第四节　清除率 ……………………………………………………………………… 366

第二十七章　尿的排放 …………………………………………………………………… 370
　第一节　膀胱和尿道的神经支配与功能结构特征 ………………………………… 370
　第二节　排尿反射 …………………………………………………………………… 371

第二十八章　肾对水和电解质平衡及酸碱平衡的调节 ………………………………… 374
　第一节　体内水和钠的平衡 ………………………………………………………… 374
　第二节　机体水钠平衡的调节 ……………………………………………………… 375
　第三节　肾在机体酸碱平衡调节中的作用 ………………………………………… 384

第九篇　神经系统的功能

第二十九章　组成神经系统的细胞及其一般功能 ……………………………………… 391
　第一节　神经元和神经纤维 ………………………………………………………… 391

第二节　神经胶质细胞 ……………………………………………………………………… 397

第三十章　神经系统功能活动的基本原理 ……………………………………………… 400
第一节　突触传递的过程 …………………………………………………………………… 400
第二节　神经递质和受体 …………………………………………………………………… 408
第三节　反射活动的基本过程和一般特性 ……………………………………………… 419

第三十一章　神经系统的感觉功能 …………………………………………………………… 427
第一节　感觉概述 …………………………………………………………………………… 427
第二节　躯体和内脏感觉 …………………………………………………………………… 434
第三节　视觉 ………………………………………………………………………………… 443
第四节　听觉 ………………………………………………………………………………… 463
第五节　平衡感觉 …………………………………………………………………………… 473
第六节　嗅觉和味觉 ………………………………………………………………………… 477

第三十二章　神经系统对躯体运动的调节 ………………………………………………… 481
第一节　运动的中枢调控功能概述 ……………………………………………………… 481
第二节　脊髓在姿势调节中的作用 ……………………………………………………… 482
第三节　脑干对肌紧张和姿势的调控 …………………………………………………… 486
第四节　大脑皮层的运动调节功能 ……………………………………………………… 489
第五节　基底神经节对运动的调节 ……………………………………………………… 491
第六节　小脑对运动的调节 ……………………………………………………………… 493

第三十三章　神经系统对内脏活动、本能行为和情绪的调控 ………………………… 497
第一节　自主神经系统的结构与功能 …………………………………………………… 497
第二节　中枢神经系统对内脏活动的调控作用 ………………………………………… 502
第三节　本能行为和情绪的神经调控 …………………………………………………… 505

第三十四章　觉醒与睡眠 …………………………………………………………………… 512
第一节　自发脑电活动 …………………………………………………………………… 512
第二节　觉醒与睡眠的产生 ……………………………………………………………… 514

第三十五章　脑的高级功能 ………………………………………………………………… 521
第一节　学习与记忆 ……………………………………………………………………… 521
第二节　大脑的语言功能 ………………………………………………………………… 524

第十篇　内分泌和生殖

第三十六章　内分泌概论 …………………………………………………………………… 528
第一节　内分泌与内分泌系统 …………………………………………………………… 528
第二节　激素分类及激素的特点 ………………………………………………………… 532

第三十七章　下丘脑与垂体的内分泌 …………………………………………………… 545
第一节　下丘脑-腺垂体系统 ……………………………………………………………… 545

第二节　下丘脑-神经垂体系统 …………………………………………………………………… 556

第三十八章　甲状腺的内分泌和钙磷代谢的内分泌调节 …………………………… 562
　第一节　甲状腺激素的合成与代谢 ……………………………………………………… 562
　第二节　甲状腺激素的生物学作用 ……………………………………………………… 566
　第三节　甲状腺功能的调节 ……………………………………………………………… 570
　第四节　钙磷代谢的内分泌调节 ………………………………………………………… 575

第三十九章　胰岛的内分泌 …………………………………………………………… 582
　第一节　胰岛素 …………………………………………………………………………… 582
　第二节　胰高血糖素 ……………………………………………………………………… 592
　第三节　胰岛分泌的其他激素 …………………………………………………………… 594

第四十章　肾上腺的内分泌 …………………………………………………………… 596
　第一节　肾上腺皮质的作用与分泌调节 ………………………………………………… 596
　第二节　肾上腺髓质的作用与分泌调节 ………………………………………………… 601

第四十一章　性腺的内分泌与生殖 …………………………………………………… 605
　第一节　睾丸的内分泌与男性生殖 ……………………………………………………… 605
　第二节　卵巢的内分泌与女性生殖 ……………………………………………………… 607
　第三节　性生理 …………………………………………………………………………… 617

第四十二章　其他组织器官的内分泌 ………………………………………………… 620
　第一节　松果体的内分泌 ………………………………………………………………… 620
　第二节　心脏和血管的内分泌 …………………………………………………………… 621
　第三节　脂肪组织的内分泌 ……………………………………………………………… 624
　第四节　胸腺的内分泌 …………………………………………………………………… 625
　第五节　前列腺素 ………………………………………………………………………… 625

中英文名词对照索引 …………………………………………………………………… 627

致谢 ……………………………………………………………………………………… 650

第一篇 绪 论

第一章 机体的功能活动、内环境及其稳态

生理学的绪论是关于生理学各章节内容的宏观概括和共性提炼。在本章中，我们将介绍生理学研究的对象和任务，生理学常用的研究方法，机体的功能构成，内环境及其稳态并概括性地阐述机体生理功能的调节。通过绪论的学习，可使学习者建立对生理学的总体认识，并了解细胞、组织、器官、系统和机体整体的生命活动联系，理解维持机体内环境相对稳定即稳态的重要性。实际上，机体生命活动的一切调节都围绕着保持这种稳态来进行的。稳态的概念和意义也泛指至整个机体的正常生命活动过程的相对稳定。

第一章 机体的功能活动、内环境及其稳态

第一节 生理学的研究对象和任务

一、生理学的研究对象

生理学(physiology)是生物科学的一个重要分支,是一门研究机体生命活动各种现象及其功能活动规律的科学。所谓机体,指的是有机体,即生物体,是自然界中有生命物体的总称,可以包括动物、植物等。因此,生理学对不同研究对象进行研究,也形成了不同的生理学科。按不同的研究对象,可分为动物生理学(animal physiology)、植物生理学(plant physiology)、人体生理学(human physiology)等。按研究对象所处的环境状态不同,又可分太空生理学(space physiology)、潜水生理学(diving physiology)、高原生理学(plateau physiology)等。按研究的器官、系统来划分,又产生了神经生理学、心血管生理学、消化生理学、肾脏生理学等。随着研究手段的不断发展和研究深度的不断深入,又派生出电生理学、生理心理学、神经生物学、神经科学等。

二、生理学的研究任务

由于有机体中最高等、最复杂的是人体,人们对人体生理学的研究的广度和深度远远超过对其他生物体的生理学研究。因此它最具有代表性,通常所讲的生理学指的是人体生理学。

人体生理学(human physiology)是研究人体机能活动及其规律的科学。人体是一个结构功能极其复杂的统一整体,在人体生理学的研究任务中,既要研究人体各系统器官和不同细胞的正常生命的功能活动现象和规律并阐明其内在机制,又要研究在整体水平上各系统、器官、细胞乃至基因分子之间的相互联系,因为生命活动实际上是机体各个细胞乃至生物分子、器官、系统所有机能活动互相作用、统一整合的总和。随着分子生物学的研究不断深入,细胞生理学的研究也不断向深发展。在分子水平上的研究已成常态。转化医学的问世,也使生理学的研究与生物化学、病理学、病理生理学、药理学和各临床学科互相密切联系。生理学也不断从研究正常的生命活动规律和功能活动的内在机制跨越到研究这种活动与疾病发生发展和治疗干预的内在关系,成为各临床学科开展临床预防、诊断、治疗、康复和临床科学研究的重要基石,成为连接基础和临床学科的一门重要桥梁学科。现代生理学的研究技术和实验手段也是现代医学科学研究中最主要方法之一。

三、机体各系统的功能互相配合构成生命活动的总和

细胞(cell)是构成机体的基本单位。单细胞生物体的全部生命活动都发生在一个细胞内。在人体,不同的细胞群构成了各种组织和器官,功能相同的器官组成了系统,它们各司其职,互相联系,密切配合,构成了机体生命活动的总和。例如,人体的每个细胞都要进行新陈代谢的生命活动,这就需要向外界获取营养物质,以补充新陈代谢所需要的能量和原料。借助于消化系统,机体可向外界摄取食物等,并对其进行粉碎、加工、消化和吸收;从消化道吸收的营养物质等以血液为载体借助于循环系统运输至全身;机体的能量代谢还需要氧气,氧化代谢的产物如二

氧化碳也需要排出体外,这些过程可借助于呼吸系统来实现;机体的代谢产物、多余的水分、有机离子、有毒物质还可通过肾脏的滤过、重吸收和分泌的功能,排出体外;神经和内分泌系统则对机体的生长、发育、成熟和衰老等生理活动发挥调节和整合作用,使机体的总体生命活动协调和谐地进行。可见,机体内的各细胞组织、器官和系统之间相互配合,分工合作,共同完成机体的生命活动。

四、生理学与医学的关系

生理学与医学有着密切的联系。在基础医学中,病理学、病理生理学、药理学的研究都建立在生理学的研究基础上进一步发展,如对于强心药物的药效评价,常采用正常心功能曲线作为参照。此外,基础医学中的很多研究方法也是从生理学的研究方法发展而来的。如器官灌流、电生理技术等均被广泛应用于医学相关领域中。

在临床医学中,人们通过观察、体验、总结积累了很多关于人体正常机能的知识,并形成了一些生理学的概念。如美国外科医生 W. Beaumont 在 1822 年通过观察因猎枪走火导致胃瘘的病人,发现了胃体运动和胃酸分泌规律。一些基本生理活动,如体温、心率、呼吸和血压均是临床上必不可少的观察指标,而生理学为其提供了正常的参考值范围。所以在临床上,无论在诊断、治疗、康复方面都离不开以生理学作为正常的对照。相反,认识了人体正常生理机能之后,人们便可以更好地认识疾病发展的规律和病理变化特点,促进临床诊疗水平的进步。如气道平滑肌受体的生理研究为临床诊断和治疗高气道反应性疾病(如哮喘)提供了依据并促进了以受体为靶点的药物研究,进而提高了治疗的效果;又如心电生理的研究促使了经导管射频消融技术(RFCA)在治疗心律失常中的应用。

由此可见,生理学的研究为现代医学提供了重要的科学理解的基础,而临床治疗和疾病过程的研究又有助于我们对正常生理功能的理解。生理学和医学这种联系已被社会广泛认可,诺贝尔基金会也专门为此设立了“诺贝尔生理学与医学奖”。生理学对医学的重要性可见一斑。

随着转化医学概念的提出,生理学工作者和临床医学工作者也将更加紧密合作,推动生理学与临床医学的合作研究,并把研究的成果及时转化,为临床医学提供更多的新理论、新知识和新方法。如神经生理科学领域的 CLARITY 新技术,其将完整大脑浸入特殊的水凝胶溶液,在大脑中形成高分子网络,随后快速将脂类抽出,获得完整无损的神经网络三维图像,包括精细回路和分子连接。可见,生理学与医学的关系将会更加紧密地向前发展。

五、从不同层面认识生理学

构成人体的最基本结构和功能的单位是细胞,不同细胞构成了不同的组织,几种组织相互结合,组成器官和系统,各系统相互协调构成有机体的统一整体。因此,人们从研究分子和细胞层面、器官和系统层面、整体层面认识生理学。

(一)从器官和系统层面研究生理学

早期的生理学研究主要展开器官和系统功能活动的研究,即着重阐明器官和系统的功能活动规律以及受哪些因素的调节。例如对心脏泵血功能的研究是围绕心脏泵血的过程、心脏泵血功能的评价,包括心输出量、心脏做功量和心脏泵功能的储备;影响心脏泵血的因素,包括前负荷、后负荷、心肌收缩力和心率,从而阐明器官功能。又如对消化系统的研究是以机械性消化和化学性消化两种方式探讨食物在口腔、胃内、小肠和大肠的消化过程,从而构成对整个消化系统消化功能的阐述。这种对器官和系统功能研究也有助于临床医学对其的认识和评价,为临床疾病的诊断治疗提供具有参考价值的正常对照。然而,对机体功能的更深一步的认识还需要到达细胞和分子层面。

(二) 从细胞和分子层面研究生理学

由于器官的功能是由构成该器官的各种细胞的生理特性所决定的,因此,从细胞水平着手研究有助于对器官功能的深入了解。如 2014 年诺贝尔生理学或医学奖得主 J. O'Keefe 和 Moser 夫妇研究发现大脑海马区存在"位置细胞"和"网格细胞",从而发挥大脑的定位功能。又由于细胞的特性是由构成细胞生物大分子的理化特性及其编码基因所决定的,所以,对生理机制的研究就自然地深入到基因组的结构功能与染色体遗传信息构建的水平。如 1994 年肥胖基因及其编码的产物瘦素的发现,在基因水平揭示了脂肪代谢的重要调节机制。

近三十年来,分子生物学的飞速发展,特别是实验技术的突飞猛进,给细胞分子水平的生理学研究带来了广阔崭新的前景。生理学家逐步了解到细胞间识别、信号转导和物质转运的机制,揭示了细胞增殖、细胞分化的一些规律,进而深入到基因组的结构功能与染色体遗传信息构建的水平。例如心脏之所以能搏动,是由于肌细胞中含有特殊的蛋白质,这些蛋白质分子由特定基因编码,具有一定的结合排列方式,在离子浓度的变化和酶的作用下其排列方式发生变化,从而发生收缩或舒张的活动。目前,对心肌细胞的研究已逐步深入到细胞内大分子、基因水平乃至后基因组(如蛋白组学)层面上。值得注意的是,细胞和分子水平研究,多采用离体的方法,故所获结果往往不足以代表其在完整机体内的功能。因此,分子细胞水平的研究始终要和器官、系统乃至整体水平的研究结合起来才能更全面、更深入地阐明生命活动的本质。

(三) 从整体层面研究生理学

整体水平研究是以完整的机体为研究对象,分析在各种生理条件下不同器官、系统之间相互联系和协调的规律。人体的生理活动是体内各个器官、系统的生理功能活动相互配合又相互制约的完整而协调的过程。在整体水平研究中既要注意到整体的共性,又要注意到个体的特性。人的生理活动具有个体的特点,并且随着个体生活条件的改变而不断变化发展着,而且不同个体处在同一状态也存在差异。另外,我们还要注意到整体水平的研究不能只局限于生物体本身。我国古代学者已懂得"天人合一"的道理,认识到人与环境互相依存、互相影响的辩证关系,天、地、人三者的关系,也即是环境-社会-人的关系。在现代生物-心理-社会-环境的新型医学模式中,生理学研究也不应只局限于某些生理变量的变化而应从环境、社会、心理等多方面地去认识这个生物变量所产生的变化及其意义。

现代高新技术使我们有可能将整体、器官、组织、细胞乃至基因的结构与功能分析深入到生物大分子内部,揭示出机体更多未知的功能和活动规律,但就生理学的任务和研究目的而言,结构与功能关系的研究是一个永恒的命题。因此,上述三个水平的研究虽然分析层次不同,但研究目的是一致的。三种层次的研究互相联系,互相补充,互相促进,不断深入,将使人类从更广、更深的层面完整地认识机体正常活动的规律。

第二节 生理学的常用研究方法

生理学是一门理论性很强、实践性也很强的科学。生理学的每一个知识或结论均从实验中获得。因此实验研究的方法对于生理学的进展至为重要。早期的生理学研究方法多来源于对人体和疾病过程的直接观察,1628 年,威廉·哈维(William Harvey)发表《关于动物心脏与血液运动的解剖研究》,他根据动物实验证实了体内的血液循环现象,并阐明了心脏在循环过程中的作用,指出血液受心脏推动,沿着动脉血管流向全身各部,再沿着静脉血管返回心脏,并循环不息。他的贡献不仅仅是对血液循环的发现,更重要的是他由此创立了现代实验医学,开启了生理实验科学的新纪元。

Notes

生理学实验(physiology experiment)是人为控制一定的实验条件,对生命活动现象进行科学观察和分析,以获得对这种生命活动规律认识的一种研究手段。由于生物伦理学对实验对象的限制,我们不可以将对机体有害的或对机体存在潜在损害的实验在人类自身上进行。因此,利用动物实验来探讨人体的某些生理功能及其产生机制是不可缺少的。但人类也认识到生命伦理的重要性,并订立"3R"原则(Reduction,Replacement,Refinement)以规范使用实验动物的研究行为。在使用实验动物时,应根据不同的研究目的和需求选用适当的动物种类并考虑动物的性别、年龄、体重等因素。如研究呕吐现象一般选用对呕吐反应最敏感的猫作为实验对象;研究细胞生物电时可选用枪乌贼巨大的神经突触作为实验标本;两栖类的蛙或蟾蜍,其离体组织和器官所需条件简单,耐受缺氧能力强,故常用于肌肉生理、神经生理、心脏生理等实验。要特别指出的是,作为进化到高等程度的人类,其生理的高级功能与实验动物是存在质的差别,因此,从动物获得的数据不能生搬硬套在人类的身上。

一、动物实验按其进程通常可分为急性实验和慢性实验

1. **急性实验(acute experiment)**　是以动物活体标本或完整动物为实验对象,人为地控制实验条件,在短时间内对动物标本或动物整体特定的生理活动进行观察和干预并记录其实验结果作为分析推断依据的实验。实验通常具有损伤性,甚至不可逆转,可造成实验对象的死亡。急性试验可分为在体(in vivo)实验和离体(in vitro)实验。在体实验是指在麻醉或清醒状态下的完整动物身上进行的观察或实验,也称活体解剖实验。在体实验的条件易于控制,实验较简单。离体实验是将器官或细胞从体内分离出来,在一定实验条件下进行的研究。它有利于排除无关因素的影响,但实验在特定的条件下进行,其获取的结果不一定能代表在自然条件下的整体活动情况。

2. **慢性实验(chronic experiment)**　是指以完整、清醒的动物为研究对象,尽量使动物所处的外界环境接近自然常态,在一段时间内,在同一动物身上反复多次观察完整机体内某些器官功能活动或生理指标变化的实验。实验一般在动物清醒的状态下进行,必要时也可对动物先进行预处理,待动物康复后再进行实验。例如,观察动物头期胃液分泌的假饲实验,需要先行手术将动物的食管连接到颈部皮肤形成一个食管瘘,使摄取的食物不能进入胃部,以便观察头期胃液分泌的情况。慢性实验获得的结果比较接近整体的生理功能活动,但实验条件要求高,时间长,整体条件太复杂,影响因素较多,所得的结果有时不易分析。

急性、慢性实验作为常用的两种生理学实验方法可以互相补充、取长补短。毕竟动物的研究始终不能代替人体的研究,对人体功能和活动规律的认识仍需以人体作为研究对象。

二、人体生理研究是采用直接或间接的方法对人体功能的研究

由于伦理学的限制,早期的人体生理研究主要是以调查和记录人体的一些生理参数资料为主,如人体身高、体重、血压、心率、肺活量、血细胞数量等。也可观察、记录人体处于高温、低氧(高原)、失重(航空)等环境下的习服(accustomization)的生理适应性改变。随着现代科学技术的迅猛发展,特别是电子技术、光化学技术、声学技术等日新月异的进步,让人体无创性的研究成为了可能。心电图、脑电图、超声和 X 光影像技术为人体生物电和器官形态功能的研究提供了条件。特别是近年来生物芯片、计算机微电子技术给人体的研究带来了新的手段。人们可以在生命伦理学的指导下,通过人体活动的基本数据的收集、分析乃至海量挖掘等方法,以获取更加有用的生理学资料,为临床医学提供更有指导性的实验依据。随着基因的图谱的不断解码和破译,人类认识生命的发生、个体的发育、成熟、衰老的过程不断深化,也使个体化生理功能研究和生物信息学研究成为了可能。

在生物的进化过程中,进化程度越高级,其机体的功能活动就越复杂。人类是进化最高级

Notes

的动物,其功能活动的精确性和复杂性不言而喻。因此,对其活体功能的直接研究还存在着很多局限性,采用仿生学的方法来模拟人体功能的研究也是人体研究的一种蹊径。整合生理学和转化医学的发展也必将推动人体研究朝着更深入、更全面、更结合临床实际、更符合伦理原则的方向发展。

三、科学方法是解开生理学问题的钥匙

运用正确的科学方法去解决生理学遇到的种种难题,是获得生理学真知的重要途径。过往人们对生理学的研究,从初步观察记录开始,并通过假设推断来认识人体的构造和生理活动方式。公元 2~3 世纪的古罗马医生盖伦(Claudius Galen)采取观察、假设、类比思维的方法认识人体生理学,直至威廉·哈维(William Harvey)开辟了直接向现象求知,通过实验求证问题的科学方法,生理学研究才走上现代实验科学的正确轨道(图 1-1)。科学方法包括研究技术手段和方法论,前者多借助于当代先进的科学技术和方法来开展研究;后者是指进行科学研究时采用的工作方法和思维模式,在长期的科学研究中已形成:"问题的提出——假设——设计实验验证假设——实验(观察、记录、收集资料证据)——讨论分析——得出结论(证实或推翻先前的假设)"的工作思维模式。人们借助理化技术以观察生理学活动的现象,以数据、图像来表现这些生理活动的情况,运用数理统计学的方法,整理分析资料,使生理学从定性研究走向定量研究,从而了解从量变到质变的客观规律。例如早期的生理学研究应用记纹鼓、肌动杠杆来记录肌肉收缩的变化,随着电和磁的发现,示波器、二导仪、微电极等的问世推动了电生理学的发展。现代的三维成像技术、功能性核磁共振(fMRI)、放射性同位素示踪技术、高效色谱、质谱技术、基因芯片技术、单核苷酸多态性(SNP)分析等使人们对生理学的认识水平不断深入。在方法论方面,信息论、控制论、系统论等现代科学理论也被用于指导现代生理学的研究。研究的思维模式也从"还原论"即无限细化、不断深入的还原方法走向整合生理学和转化医学的道路,即形态与功能相结合、局部与整体相结合、正常与异常相结合、微观与宏观相结合,基础与临床相结合的思维层面。因而,在学习生理学知识的同时,了解获取这些知识的技术和方法、分析和推断的逻辑思维过程,不但可以加深对知识的理解,学会批判性地吸收知识,而且还有助于建立正确的科学思维方法。

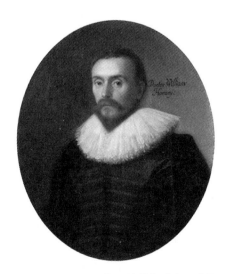 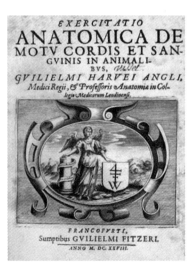

图 1-1 英国科学家威廉·哈维(William Harvey,1578—1657)

Notes

第三节   生命活动的基本特征

无论是单细胞还是高等动物,各种生物体都具有一些共同的基本生命特征。长期的观察和研究发现这些基本的生命特征至少包括下面四种——新陈代谢(metabolism)、兴奋性(excitability)、适应性(adaptability)和生殖(reproduction)。

一、新陈代谢是生命活动最基本的特征

机体要生存,就得不断与环境进行物质和能量交换,摄取营养物质以合成自身的物质,同时不断分解自身衰老退化物质,并将分解产物排出体外。这种自我更新过程称为新陈代谢。由于新陈代谢包括体内各种物质的合成、分解和能量转化利用,故包含物质代谢(合成代谢、分解代谢)和能量代谢(能量转换利用)。新陈代谢一旦停止,生命活动就会结束,因此新陈代谢是机体生命活动最基本的特征。

二、兴奋性反映组织细胞接受刺激产生反应的能力

机体生存在一定的环境中,当环境发生变化时,机体会主动对环境的变化作出适宜的反应,比如单细胞生物阿米巴原虫摄食时可伸出伪足,包围并摄入食物颗粒,但一旦碰到有害物质,伪足会立刻游走避开。在日常生活中,当人的手接触到发烫的热水时,会马上缩回来,避开热水的烫伤;人的眼睛看到强光时,瞳孔会立即缩小,避免强光对眼睛的伤害。在生理学上,这种作用于机体的内外环境变化称为刺激(stimulus),而机体对刺激所产生的应答性变化称为反应(response)。

通常机体内不同的组织细胞对刺激所产生的反应表现出不同的形式。比如,神经细胞(包括感受器)对刺激表现出来的反应形式是产生和传导动作电位;骨骼肌、心肌、平滑肌则表现为收缩和舒张;而各种腺体则表现为分泌腺液。在生理学中,我们将这些接受刺激后能迅速产生某种特定生理反应的组织称为可兴奋组织。机体或可兴奋组织、细胞在接受刺激产生反应时,其表现的形式主要有两种:一种是由相对静止变为显著的运动状态,或原有的活动由弱变强,称为兴奋(excitation)。由于可兴奋组织在发生反应之前都会产生动作电位的变化,因此,现代生理学也将能对刺激产生动作电位的组织或细胞相应称为可兴奋组织或可兴奋细胞,将组织细胞接受刺激后产生动作电位的现象称为兴奋。另一种表现形式是由运动转为相对静止,或活动由强变弱,这称为抑制(inhibition)(详见第四章)。

并不是所有的刺激都能引起机体的反应,刺激要引起反应通常必须具备三个条件,即足够的刺激强度、足够的刺激作用时间和适当的刺激强度-时间变化率。若固定刺激作用时间(即固定刺激波形的波宽)和刺激强度-时间变化率(可采用方波),单独改变刺激强度来刺激活组织细胞时,可观察到不同的刺激强度对活组织细胞反应的影响,通常我们将能引起活组织细胞产生反应的最小刺激强度称为阈强度(threshold intensity),简称阈值(threshold)。刺激强度低于阈值的刺激称为阈下刺激,刺激强度大于阈值的刺激称为阈上刺激,引起最大反应的最小刺激称为最适刺激。超过最适刺激的称为强刺激或超强刺激,后者容易引起组织细胞的疲劳或伤害。

活组织细胞接受刺激产生反应(动作电位)的能力称为兴奋性。不同的组织细胞对同样刺激的反应不同,通常可以采用阈值衡量兴奋性的高低。对于兴奋性高的组织细胞,用较小的刺激便能让其产生兴奋,即其阈值较低。对于兴奋性较低的组织细胞,需用较强的刺激才能让其产生兴奋,即其阈值较高。因此,阈值的大小可反应组织细胞兴奋性的高低。两者呈反变关系:

$$兴奋性 \propto \frac{1}{阈值}$$

三、适应性是机体适应内外环境变化的能力

生物体所处的环境包括大气、气压、温度、湿度等，无时不在发生着变化，不同的季候这种变化的差别很大。人类在长期的进化过程中，已逐步建立了一套通过自我调节以适应生存环境改变需要的反应方式。机体按环境变化调整自身生理功能的过程称为适应(adaption)。机体能根据内外环境的变化调整体内各种活动，以适应变化的能力称为适应性。适应可分为生理性适应和行为性适应两种，如长期居住高原地区的人，其血中红细胞数和血红蛋白含量比居住在平原地区的人要高，以适应高原缺氧的生存需要，这属于生理性适应；寒冷时人们通过添衣和取暖活动来抵御严寒，炎热的季节，人们通过通风对流来降低环境温度，这是行为性适应。

适应能力是生物体应对环境变化的一种生存能力，也是一种习服现象。这种适应过程与环境变化的强度和适应的持续时间有关。长期刺激与适应的结果可通过基因水平的固化而保留给后代，如长期生活在寒带的人群比生活在热带的人群的抗寒能力强；而长期生活在热带的人群的耐热能力则优于生活在寒带的人群。疾病的过程其实也是机体对致病因素的一个异常的适应过程。正如寒武纪时期软体生物从无壳到有壳的进化历程一样，从进化的角度来看，疾病也是生理功能适应内外环境变化的异乎寻常的反应，这种反应的结果不管机体能否适应都可能在分子或基因水平积累成进化的记录。一旦条件成熟，将为人类基因的进化提供一个适应性的结果。

四、生殖是机体繁衍后代、延续种系的基本能力

生殖是机体繁殖后代、延续种系的一种特征性活动。成熟的个体通过无性或有性繁殖方式产生或形成与本身相似的子代个体。无性生殖是指不经过两性生殖细胞结合，由母体直接产生新个体的生殖方式，如分裂生殖(细菌等)、出芽生殖(水螅等)、孢子生殖(蕨类等)。有性生殖是指由亲代产生的有性生殖细胞，经过两性生殖细胞(如精子和卵细胞)的结合，成为受精卵，再由受精卵发育成为新的个体的生殖方式。人类通过这种生殖方式使新的个体得以产生，遗传信息得以代代相传。生命从产生、生长发育、成熟乃至衰老、死亡也可以说是生物体的一个共性。

值得一提的是人类辅助生殖技术的发展，包括体外受精-胚胎移植(in vitro fertilization and embryo transfer，IVF-ET)、卵泡浆内单精子显微注射(intra-cytoplasmic sperm injection，ICSI)、胚胎植入前遗传学诊断(pre-implantation genetic diagnosis，PGD)，不仅解决了人类不孕不育症的困扰，而且使优生优育成为可能。此外，多莉羊的诞生和克隆技术的不断发展也对伦理学和传统生殖方式提出了新的挑战，考验着人类理性发展的智慧。

第四节 机体的内环境、稳态和生物节律

一、内环境的稳态是维持机体正常生命活动的必要条件

生理学将机体生存的外界环境称为外环境(external environment)，包括自然环境和社会环境。体内各种组织细胞直接接触并赖以生存的环境称为内环境(internal environment)。内环境的相对稳定是机体维持正常生命活动的必要条件。

人体内的液体总称为体液(body fluid)，总量约占体重的60%。体液可分为两部分：约2/3的体液分布在细胞内，称为细胞内液(intracellular fluid)，其余的1/3分布在细胞外的称为细胞外液(extracellular fluid)，包括血浆、组织液、淋巴液和脑脊液。由于体内细胞直接接触的环境就是细胞外液，所以生理学中，通常把细胞外液称之为内环境。体内有些液体，如胃内、肠道内、汗

Notes

腺管内、尿道内、膀胱内的液体，都是与外环境连通的，所以不属于内环境的范畴。

细胞外液含有各种无机盐（如钠、氯、钾、钙、镁、重碳酸根离子等）和细胞必需的营养物质（如氧、糖、氨基酸、脂肪酸等），还含有二氧化碳及细胞代谢产物。细胞通过细胞膜进行细胞内液和细胞外液之间的物质交换，导致细胞外液（即内环境）的成分不断地发生变化。另外，由于体内各个器官和组织的生理活动，使内环境和外环境之间也不断地进行包括营养物质和代谢产物等的物质交换。这种物质交换的结果，使机体内环境的各种理化因素包括渗透压、温度、酸碱度、水、电解质及营养成分等都保持在一个适宜的相对恒定的水平。

早在 1857 年，法国生理学家 C. Bernard 就提出了内环境的概念，指出只有保持内环境的相对稳定，才能维持动植物的自由独立生活。这个观点对后来稳态概念的提出具有重要的意义。1926 年，美国生理学家 W. Cannon 将希腊语的 homeo 与 stasis 合成 homeostasis（稳态）一词用来表述"稳态"这一生理学的重要概念。这种表述揭示了生命活动的正常进行有赖于内环境相对稳定的内在规律。至今，这个概念一直被引用并泛化到细胞分子水平、器官系统乃至机体整体机能活动的相对稳定状态。

内环境的稳态并不是静止不变的固定状态，而是各种理化因素在各种生理活动的调节下达到动态平衡的一种相对恒定的状态。如果内环境的理化条件发生重大变化超过机体本身调节维持稳态的能力，则机体的正常生理功能会受到严重影响，导致疾病的发生，甚至死亡。如体内的血钾浓度过高或过低时，均会严重影响神经肌肉的兴奋性，出现肌肉麻痹、心脏骤停乃至死亡。此外，外环境的急骤变化也会影响内环境的稳态。如人们所熟知的 1912 年泰坦尼克号遭遇海难时，当时的海水温度仅有 12～14℃，由于热量的大量流失使人体体温不断下降，而机体的产能不能抵抗这种热量的耗散，落水的人们在水中只能坚持约 10 分钟左右。因为人体体温低于 34℃ 时，可出现神经系统功能损害，包括意识障碍、神经反射消失等，当体温进一步降至 28℃以下时可导致心脏活动停止。

二、生物节律是机体对外部环境变化的主动适应

生物节律是机体普遍存在的生命现象。机体内的各种功能活动按一定的时间顺序发生周期性变化就称为节律性变化，而变化的节律称为生物节律（biorhythm）。

体内的各种功能按生物节律发生的频率高低可分为日周期、月周期、年周期，如体温日周期变化表现为清晨低，午后高；血压的日周期变化表现为双峰双谷；月经是典型月周期变化，春困和北欧常见的"冬季抑郁（winter blue）"的发生则具有年周期的特点。在日常的生活和工作中，生物节律都具有生理意义。如人体体温在 24 小时的日周期中，以 2～6 时最低，此时人体处于熟睡状态，体内多数生命活动处于相对静息状态，机体以最节能的方式维持基本生命活动的需要，清醒后，为适应新一天的生活工作的需要，体温逐渐升高，在午后 13～18 时达到最高。若打破生物节律，人体反而会出现不适，如在快速跨越多个时区的旅行中会出现时差（Jet-lag）反应，常常出现疲劳、警觉性降低、认知能力下降、睡眠-觉醒周期紊乱等症状。

生物节律的存在也反映了机体内环境的水平相应的节律性变化，这种节律性变化一方面来自机体在长期进化中形成的生物固有节律，同时也受到外环境变化的影响，如月球、太阳引力的影响。

目前对生物节律产生的确切机制尚未十分明了。人们从 17 世纪就注意到生物节律的现象并对其进行观察和研究。直至今天，人们逐步地揭示了松果体和下丘脑视交叉上核（suprachiasmatic nucleus，SCN）与哺乳动物的生物节律密切相关，尽管其内在机制尚未被阐明，但目前对生物节律的研究已深入到基因水平，在哺乳动物中发现了 10 种与生物节律相关的基因，包括 Per1、Per2、Per3、Cry1、Cry2、Clock、Bmall、Timeless、NPAS2 和 CK1ε，这些相关基因如何通过转录和翻译过程来维持和调控生物节律活动还有待进一步研究。

Notes

生物节律是生物体在进化过程中行为模式选择和演化的结果,是生物体经历环境选择和长期变化的产物,是生物体用于预测时间变化,及时调整生理稳态的一种内在调节机制。它存在的意义是可使机体对环境变化作出前瞻性的主动适应。在临床研究中,已有利用这种节律性变化来提高药物的疗效尝试,也有关于生物节律与肿瘤、代谢性疾病、睡眠障碍等关系研究的报道。此外,生物节律的研究对航天、航海、轮班作业、驾驶安全等也具有重要的应用意义。

第五节 机体生理功能的调节

当机体内、外环境发生改变时,为了保证机体能够适应这种改变,维持内环境的相对稳定,机体内部必须进行一系列的调节活动来维持这种稳态,这种过程称为生理功能的调节(regulation)。其主要调节方式有以下三种:神经调节(nervous regulation)、体液调节(humoral regulation)和自身调节(autoregulation)。这些调节活动既可以单独存在、独立完成,也可相互配合、协同完成,共同实现维持机体内环境的相对稳定,保证生命活动的正常进行。

一、神经调节的基本形式是反射

机体内许多生理功能是由神经系统的活动调节完成的,称为神经调节。反射(reflex)是神经调节的基本形式。反射活动的结构基础为反射弧(reflex arc),它由五个基本成分组成即感受器(sensory receptor)、传入神经(afferent nerve)、中枢(center)、传出神经(efferent nerve)和效应器(effector)(图1-2)。反射弧任何一个部分受损,反射活动将无法进行。

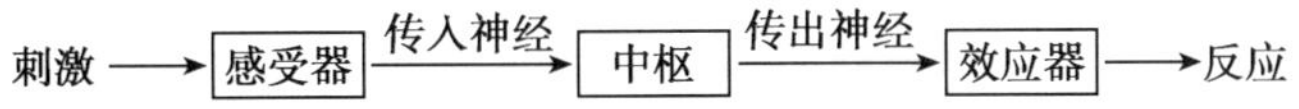

刺激 ⟶ 感受器 —传入神经→ 中枢 —传出神经→ 效应器 ⟶ 反应

图 1-2 反射弧的构成

体内各种感受器相当于换能器,通常可接受内、外环境变化的刺激并转变为一定形式的神经放电信号,后者通过传入神经传至相应的神经中枢,中枢对传入信号进行分析处理并发出指令,由传出神经传达至效应器,改变其活动。如当人们看到食物或进食时,引起唾液腺分泌的过程,就是一个神经调节的典型例子。

神经反射的特点是反应迅速,起作用快,调节精确。通常神经反射包括非条件反射(unconditioned reflex)和条件反射(conditioned reflex)。

非条件反射是与生俱来的,其反射中枢基本上位于大脑皮层以下较低部位,反射弧相对固定,是生物体进化的产物。然而,机体更多的反射活动是通过后天学习获得的条件反射。例如吃过酸梅的人,可能发生"望梅止渴"的反应。条件反射是建立在非条件反射的基础上,是人或高等动物在生活过程中根据不同环境条件和体验而建立起来的。巴甫洛夫做过这样一个有趣的实验:他观察到给狗喂食时,狗会分泌唾液,这是非条件反射。狗单独听到铃声时,不会分泌唾液。若让狗每次进食时都伴有同样的铃声,反复多次地进行强化以后,单独听到铃声时,狗便会分泌唾液。这种特定条件下建立起来的声响引起唾液分泌的反射称为条件反射。条件反射的刺激与反应之间关系灵活可变并不固定,若不加强化,则可逐渐消退(详见第三十章)。

二、体液调节是一种较为原始的调节方式

体液调节是指机体的某些组织细胞所分泌的特殊的化学物质,通过体液途径到达并作用于靶细胞上的相应受体,影响靶细胞生理活动的一种调节方式。这种特殊的化学物质可以是内分泌细胞或内分泌腺分泌的激素,如甲状腺素、胰岛素、糖皮质激素,也可以是某些组织细胞产生的特殊化学物质,如白介素、生长因子、趋化因子、组胺,抑或是组织细胞代谢过程中产生的某些

Notes

代谢产物,如 CO_2,NO,H^+。上述所指的体液途径主要是通过血液循环作用于全身各处的靶细胞,发挥相应的调节作用,这种方式称为远距分泌(telecrine)调节。但也有一些化学物质不通过血液循环而直接进入周围的组织液,经扩散作用到达邻近的细胞后发挥特定的生理作用,这种调节可以看作是局部性体液调节,或称为旁分泌(paracrine)调节,如胰高血糖素刺激胰岛 B 细胞分泌胰岛素的调节过程。还有些细胞分泌的激素或化学物质在局部扩散,又反馈作用于产生该激素或化学物质的细胞本身,这种方式称为自分泌(autocrine)调节,如胰岛素亦可抑制 B 细胞自身分泌胰岛素的活动。另外,下丘脑内有一些神经细胞能合成激素,激素随神经轴突的轴浆流至末梢,由末梢释放入血,这种方式称为神经内分泌(neuroendocrine)调节,如血管升压素等。

人体内也有很多内分泌腺的活动接受来自神经和体液的双重调节,称为"神经-体液调节"。例如胃液头期的分泌,胃壁细胞的泌酸活动一方面接受神经系统的直接调节,另一方面,神经反射传出通路的分支还可作用于 G 细胞引起胃泌素的释放,间接作用于壁细胞引起胃酸分泌。

与神经调节相比,体液调节是一种较为原始的调节方式,其作用缓慢而持久,作用面较广泛,调节方式相对恒定,它对人体生命活动的调节和自身稳态的维持起着十分重要的作用。

三、自身调节是由某些细胞或组织器官内在特性决定的

自身调节是指某些细胞或组织器官凭借本身内在特性,而不依赖神经调节和体液调节,对内环境变化产生特定适应性反应的过程。如肾小球的入球小动脉内压力增高时,牵张了入球小动脉平滑肌,触发其收缩,使入球小动脉管径变小,阻力增加,从而使血流量减少,维持正常的肾小球滤过率。

自身调节的特点是:调节强度较弱,影响范围小,且灵敏度较低,调节常局限于某些器官或组织细胞内,但对于该器官或组织细胞生理活动的功能调节仍然具有一定的意义。

机体生理功能调节方式主要有上述三种,即神经调节、体液调节和自身调节。这三种调节方式既有各自的特点,但又密切联系、相互配合、共同调节,维持内环境的稳态,保证机体生理活动的正常进行。因此,面对内外环境的变化,正常生理范围内的调节总是朝着让内环境保持相对稳定的方向进行。认识这一点,对于初学生理学的同学们理解和掌握调节的特点和规律尤为有助。

第六节 人体内自动控制系统

人体内存在许许多多不同类型的复杂的控制系统,精密地调节着人体生命活动。1948 年,美国数学家 N. Wiener 发表了《控制论——关于在动物和机器中控制和通讯的科学》,建立了自动控制理论(cybernetics),随后控制论很快跨及人类工程学、通讯工程学、计算机工程学、生理学与医学、管理学与数学,形成了众多的交叉学科,推动了科技和管理科学的发展。运用工程技术领域中使用的自动控制理论,有助于我们对人体内自动控制系统的运作规律和特点的认识和理解。控制系统可分为非自动控制系统、反馈控制系统和前馈(feed-forward)控制系统。非自动控制系统是一个开环系统(open-loop system),其控制部分的活动不受受控部分活动的影响。由于其在体内并不多见,所以在此不做讨论。下面主要介绍反馈控制系统和前馈控制系统。

一、反馈控制系统是机体维持稳态的闭环自动控制系统

反馈控制系统是由比较器、控制部分和受控部分组成的一个闭环系统(closed-loop system)。控制部分发出信号指示受控部分发生活动,输出变量反映受控部分的活动情况,监测装置对输出变量进行采样,并发出反馈信息回输到比较器,比较器将此信息与系统原先设定的参考信息(标准信息)进行比较,将反馈信息和参考信息比较产生的偏差信息传输至控制部分,控制部分

Notes

接收偏差信息后进行整合、分析并作出调整的决定,发出控制信息对受控部分的活动进行调整,以保证输出变量的准确性,避免受控部分受到干扰而影响输出变量(图1-3)。这样在控制部分和受控部分之间形成一种反馈控制系统的闭环联系。

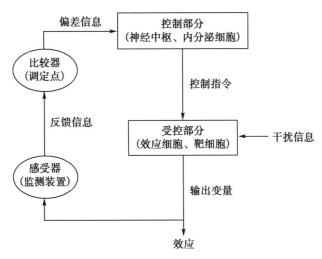

图 1-3 反馈控制系统示意图

在反馈控制系统中,反馈信号对控制部分的活动可发生不同的影响,据此,可将反馈分为两种:负反馈(negative feedback)和正反馈(positive feedback)。

机体的控制系统也好比这样一个自动控制的闭环系统,神经中枢就好比控制部分,肌肉器官的效应器就好比受控部分,各式各样的感受器就好比监测装置,机体的各种生理活动都有一个相应的调定点,如体温调定点设置在37℃,体液pH值的调定点设置在7.4等,调定点就如比较器的参考信息。机体也同样通过负反馈和正反馈控制系统保证正常生理活动的有序进行。

(一)负反馈控制系统

负反馈控制系统是一个闭环的控制系统。其受控部分(如效应器)发出的反馈信息在比较器的参与下,影响控制部分并使其向相反方向调节受控部分的活动,这种反馈活动称为负反馈。负反馈调节的意义是使系统处于一种稳定状态。如果因某种外界因素(干扰因素)使该系统的受控部分活动过强时,过强的输出信息可通过负反馈机制作用于控制部分,由控制部分输出信息令受控部分的活动减弱;相反,若受控部分活动过弱时,通过这种负反馈机制,受控部分的活动得以增强。在正常生理情况下,体内的控制系统绝大多数都属于负反馈控制系统,它们在维持机体内环境稳态中起重要作用。例如,当机体的动脉血压突然升高时,分布在主动脉弓和颈动脉窦的压力感受器就能感受到这一变化,并将这一信息通过迷走神经和舌咽神经反馈到心血管中枢,经中枢的整合、比较、分析后,通过传出神经支配心脏和血管的活动,使动脉血压回降至调定点的相应水平。正常机体内,血糖浓度、pH值、循环血量、渗透压等也是在负反馈控制系统的作用下保持稳定的。

(二)正反馈控制系统

正反馈控制系统也是闭环控制系统,其受控部分(如效应器)发出的反馈信息在比较器的参与下,影响控制部分并使其向相同方向调节受控部分的活动,这种反馈活动称为正反馈。在正反馈的情况下,反馈控制系统处于再生状态。与负反馈相反,正反馈不可能维持系统稳态或平衡,而是打破原先的平衡状态。体内的正反馈控制系统较负反馈控制系统少,大多数与排泄、分娩有关。例如,当膀胱中的尿液充盈到一定程度时,可刺激膀胱壁上的牵张感受器,后者发出冲动经传入神经传至排尿中枢,中枢通过整合、比较、分析后,经传出神经引起逼尿肌的收缩、内括约肌的舒张,使尿液进入后尿道。此时尿液还可刺激后尿道的感受器,进一步加强排尿中枢的活动,使排尿反射一再加强,直至尿液排尽为止。又如正常分娩过程中,子宫收缩导致胎头下降并牵张宫颈,宫颈受到牵张可进一步加强宫缩,使胎头继续下降,此时宫颈进一步受到牵张,宫颈的牵张再加强宫缩,如此反复,直至胎儿娩出。

实际上,正常机体中的一些正反馈活动也是为了维持整个机体的稳态。如上述的分娩过程,母体通过正反馈娩出胎儿,打破了原来怀孕的稳态;而新个体娩出后,母体又恢复至怀孕前的稳态。值得一提的是,并不是所有正反馈所建立的稳态都是有利于机体的,在异常的情况下,过强的正反馈也会导致病理改变。例如,当机体某处小血管破裂时,各种凝血因子通过正反馈相继被激活,使血液凝固,形成血凝块,将血管破口封住。若这种正反馈活动过强时,也可能导致血栓的形成,甚至造成严重后果。

二、前馈控制系统使机体的调节活动更富预见性和适应性

除了上述的负反馈和正反馈控制系统以外,体内还存在着另一种调控机制——前馈控制系统。在自动控制理论中,前馈控制系统是利用输入或扰动信号(前馈信号)的直接控制作用构成的开环控制系统。当控制部分发出信号,指令受控部分进行某一活动时,受控部分不发出反馈信号,而是由某一监测装置在受到刺激后发出前馈信号,作用于控制部分,使其及早做出适应性反应,及时地调控受控部分的活动。前馈控制系统可以避免负反馈调节时矫枉过正产生的波动和反应的滞后现象,使调节控制更快、更准确。机体内的前馈控制系统也属于这样一个开环控制系统。例如,人在参加赛跑前,尽管信号枪还没响起,通过前馈调节,参赛者已出现心率加快,心输出量增加,肺通气量增加,肾上腺素分泌增加等一系列应急反应,以提前适应赛跑时机体血供和耗氧量增加的需要。可见,这种前馈活动使机体的调节控制更富有预见性和适应性。

第七节 生理学发展的回顾和展望

早在公元前,人类已经开始对生命活动现象进行了初步的观察。公元前五世纪,古希腊医生希波克拉底(Hippocrates,公元前459—377 年)提出,人体是由水、火、金、土四种基本流质即热性的血液、冷性的黏液、黑胆汁(静脉血)和黄胆汁决定其生命活动的,他还认为这四种体液在人体内的混和比例是不同的,从而使人具有不同的气质类型:多血质、黏液质、胆汁质和抑郁质。疾病正是由四种液体的不平衡引起的,而体液的失调又是外界因素影响的结果。他主张在治疗上注意病人的个性特征、环境因素和生活方式对患病的影响。几乎与此同时,我国第一部医学典籍——《黄帝内经》问世,它对脏腑的功能已经有较详细的记录,如"心主血脉""肝主筋""肾主骨""脾主肌肉""肺主皮毛"等;对人类生命的发生、孕育、成长以至衰老,也总结出了自然规律,如"女子七岁,肾气盛,齿更发长;二七而天癸至,任脉通,太冲脉盛,月事以时下,故有子;三七肾气平均,故真牙生而长极;四七筋骨坚,发长极,身体盛壮;五七阳明脉衰,面始焦,发始堕;六七三阳脉衰于上,面皆焦,发始白;七七任脉虚,太冲脉衰少,天癸竭,地道不通,故形坏而无子也。"其中一些认识至少要比外国早一千几百年。公元二世纪,古罗马医生盖伦(Claudius Galen,129—199)对肌肉、脑神经方面的研究贡献颇大,当时他已熟悉大脑的大体结构,能辨认出七对脑神经。他通过实验观察纠正了动脉内含有空气的错误概念,并用"生命潮水学说"来解释血液运行的生理现象,推论其生理功能。当然,这种推断被后世所纠正。

17 世纪,生理学逐渐发展独立成为一门学科。在此之前,许多生理学的理论知识散在记述于其他医学的典籍中而未能成为一门独立的学科。十六世纪末叶,英国哲学家培根(Francis Bacon,1516—1626)倡导只有观察和实验才是真正的科学方法。他的好友威廉·哈维(William Harvey,1578—1657)深受其影响,他继承了达·芬奇、维萨里、塞尔维特在实验探索中积累的经验,坚持科学实验,通过大量的动物实验揭示了血液在脉管中循环的真知,纠正了盖伦的生命潮水学说。1628

Notes

年,他出版了《论动物的心脏与血液运动的解剖学研究》(*Exercitatio Anatomica de Motu Cordis et Sanguinis in Animalibus*)一书,在此书中的序言中呼吁:"无论学和教应当以实验为据,而不应当以书籍为据,应当以巧妙的自然为师,而不应当以知识的教条为师"。尽管这只是一本只有72页的小册子,但它奠定了实验生理学作为一门独立科学的基础,为实验生理学的诞生播下了种子。恩格斯曾经为之写道:"由于哈维发现了血液循环而把生理学确立为一门科学"。至此,人们开始用动物实验的办法来获得生理学的知识和理论,大大地推进了生理学的发展。

18世纪以后,生理学在神经、呼吸、消化以及内分泌等诸方面获得了很大的进展,它标志着实验生理学进入了器官生理学的时代。哈勒(Haller,1708—1777)研究了骨的形成,胎儿的发育和呼吸生理,并通过实验指出感官感受刺激由神经纤维传导,一切神经又集中于大脑。英国的生理学家柏尔(Bell,1774—1842)通过急性动物实验,证明了脊神经前根传导运动,后根纤维传导感觉。德国的生理学家穆勒(J Muller,1801—1858)在感觉生理研究方面尤有贡献,并于1834年著成《人体生理学》。被誉为"欧洲生理学之父"的法国生理学家伯尔纳(Claude Bernard,1834—1878)研究了消化液分泌的机制,用著名的"伯尔纳糖穿刺"实验证实了延髓中存在着血糖调节中枢,他还证明了交感神经的缩血管机能,内环境的概念也是他首先提出的,他认为血液和淋巴无论在生物体内外都会保持稳定,当这种稳定的环境被打乱的时候,生物体会开始重建这种环境。这些概念对后世生理学和医学起到重要影响。

19世纪是人类自然科学技术迅猛发展的时期,自然科学的三大发现中,就有大量的生理学研究成果包含其中。如果说17世纪是生理学成为独立学科的萌芽时期,18世纪是生理学生根发芽、蓬勃生长的时期,那么在19世纪则是生理学研究业绩昭著,获得中期发展壮大的时期。这些主要成就可以概括在表1-1中。

表1-1 19世纪和20世纪生理学的研究业绩

19世纪生理学的研究业绩	20世纪生理学的研究业绩 (*示获诺贝尔生理学或医学奖)
1801 W. Ritter 发现紫外线的化学作用	*1904 Ivan Pavlov 研究消化生理,发现主要消化腺的分泌规律
1801 T. Young 提出光波动说和色觉三原色说,阐明乱视原理	1910 Henry Dale 描述组织胺的性能
1811 C. Bell 阐明脊髓神经根的机能(Bell法则)	1918 Earnest Starling 描述心脏的收缩力与循环血量的关系
1819 J. E. Purkinje 发现纤毛运动	1921 John Langley 阐述自主神经系统的功能
1826 J. Muller 感觉生理的研究	*1923 Frederick Banting,Charles Best,John Macleod 发现胰岛素
1826 L. Nobili 测量蛙肌收缩电位变化	
1831 J. Muller 发现反射运动法则	*1932 Charles Sherrington,Lord Edgar Adrian 发现神经细胞的功能
1833 W. Beaumount 创行胃瘘,进行消化生理研究	*1936 Henry Dale,Otto Loewi 发现神经冲动的化学传递
1833 E. H. Weber 听骨的感觉功能研究	*1939-47 Albert vonSzent-Georgi 阐述ATP的功能
1836 T. Schwann 研究消化生理,发现胃蛋白酶	1949 Hans Selye 阐述应激的一般生理反应
1837 G. Magnus 证明组织呼吸	1949 Marmont,Cole,Hodgkin,Huxley,Katz 电压钳实验
1840 D. Reymond 发现了神经冲动的电现象	*1953 Hans Krebs 发现柠檬酸循环
1842 A. Donne 发现血小板	1954 Hugh Huxley,Jean Hanson,R. Niedergerde,Andrew Huxley 提出肌肉收缩的肌丝滑行学说
1843 B. Reymond 研究电紧张现象	*1962 Francis Crick,James Watson,Maurice Wilkins 发现脱氧核糖核酸(DNA)的双螺旋结构及其对生物遗传信息传递的意义
1844 G. Valentin 研究胰液消化作用发现淀粉酶	
1845 A. Buchanan 研究凝血,提出纤维蛋白酶	*1963 John Eccles,Alan Hodgkin,Andrew Huxley 研究神经细胞之间的信息传递机制

续表

19 世纪生理学的研究业绩	20 世纪生理学的研究业绩 （*示获诺贝尔生理学或医学奖）
1846　J. E. Purkinje　发现心内膜下的浦氏纤维	*1971　Earl Sutherland　发现激素调节作用的机制
1846　C. Bernard　发现胰液的脂肪分解作用	1976　Neher,Sakmann　测量单通道离子电流和电导的膜片钳技术（1991 年获诺贝尔生理学或医学奖）
1847　C. Ludwig　创用烟熏纸记纹描记法	*1977　Roger Guillemin,AndrewSchally　发现肽类激素是由脑合成的
1847　H. Helmholtz　确认能量保存法则	
1848　C. Bernard　研究肝脏机能,发现肝糖原	*1981　Roger Sperry　揭示大脑左右两个半球的功能、专长
1849　O. Funke　证实脾脏造血功能	*1986　Stanley Cohen, Rita Levi-Montalcini　发现调节神经系统的生长因子
1850　H. Helmholtz　测定神经刺激传导速度,发明肌动描记器	
1852　A. V. Waller　发表神经兴奋传导和变性法则	*1994　Alfred Gilman, Martin Rodbell　发现 G 蛋白在细胞信号传导中的作用
1852　F. Stanius　创行心脏 Stanius 结扎实验	*1998　Robert Furchgott, Louis Ignarro, FeridMurad　发现一氧化氮是心血管系统中的信息分子
1853　K. Vierordt　改良脉搏计	
1855　T. Addison　研究 Addison 氏病和副肾皮质的机能	*2000　Paul Greengard, Arvid Carlsson, Eric Kandel　发现多巴胺和其它一些信号传递物质如何对神经系统发挥作用
1856　C. Bernard　确定唾液分泌中枢	
1857　E. Pfluger　发现刺激内脏神经可引起肠运动抑制现象	*2001　Leland Hartwell, Timothy Hunt, Paul Nurse　发现控制细胞周期的关键分子
1861　P. Broca　发现大脑皮质语言中枢	*2002　Sydney Brenner, John E. Sulston, H. Robert Horvitz　发现器官发育和细胞程序性死亡的遗传调节机制
1862　F. Hopp-Seyer　获得氧化血红素的光谱	
1864　M. Shultze　制生理盐水（1884 Ringer 氏液）	*2003　Paul CLauterbur, Peter Mansfield　在核磁共振成像技术（MRI）领域的突破性成就
1865　G. J. Mendel　发现遗传定律	*2004　Richard Axel, Linda B. Buck　在气味受体和嗅觉系统组织方式研究中作出突出贡献
1866　E. Pfluger　分析血液中气体	
1875　O. Hammarsten　阐明血凝时纤维蛋白原的变化	*2005　Barry J. Marshall, J. Robin Warren　发现了导致胃炎和胃溃疡的幽门螺杆菌
1876　A. Mosso　阐明吞咽反射机理	*2006　Andrew Z. Fire and Craig C. Mello　发现了 RNA（核糖核酸）的干扰机制
1878　W. Kuhne　研究蛋白酶对蛋白质的分解作用	
1878　L. Luciani　测定呼吸时胸腔和腹腔压的变化	*2007　Mario R. Capecchiand, Oliver Smithies, Martin J. Evans　在涉及胚胎干细胞和哺乳动物 DNA 重组方面的一系列突破性发现
1881　W. H. Gaskell　提出心脏搏动的肌原说	
1882　A. Fick　研究肌肉运动与产生热量的关系	*2008　Haraldzur Hausen, Françoise Barré-Sinoussi, Luc-Montagnier　发现人类乳突淋瘤病毒（HPV）导致子宫颈癌;发现人类免疫缺陷病毒（HIV）
1889　Brown. Sequad　用狗睾丸激素作自体实验研究	
1889　O. Minkovski　实验证明胰腺与糖尿病的关系	*2009　Elizabeth Blackburn, Carol Greider, Jack Szostak　发现了端粒和端粒酶保护染色体的机制
1890　I. Pavlov　用假饲法研究胃液分泌	*2010　Robert Edwards　在试管受精技术方面的发展作出贡献
1894　J. Mackenzie　研究心脏运动负荷	
1895　W. Einthoven　用毛细管电流计分析心电	*2011　Bruce A. Beutler, Jules A. Hoffmann, Ralph M. Steinman　先天免疫激活方面的发现、发现树枝状细胞及其在获得性免疫中的作用
1898　C. S. Sherringtn　阐明拮抗性神经支配	
1900　I. Pavlov　条件反射研究	*2012　John Gurdon, ShinyaYamanaka　发现成熟细胞可以被重新编程而具备多能性
1900　K. Landsteiner　发现 ABO 血型	*2013　James E. Rothman, Randy W. Schekman, Thomas C. Südhof　发现细胞内的主要运输系统——囊泡运输的调节机制
	*2014　John O'Keefe, May-Britt Moser, Edvard I. Moser　发现构成大脑定位系统的细胞

二十世纪以来,借助信息论、控制论、系统论等现代科学理论和迅猛发展的现代科学技术,生理学获得了突飞猛进的进步(表1-1)。二十世纪二、三十年代人类发现了胰岛素和神经递质,四十年代电生理取得了重大的突破,五十年代以后对生物电现象本质日益研究深入,电子显微镜的问世给生理学的微观研究奠定了发展的基础,六十年代、七十年代早期生理学面临的主要挑战是在细胞水平上认识和理解生理学现象,七十年代末,膜片钳技术的发展将电生理推进至单细胞、单通道水平,八十年代主要是神经递质与受体研究,九十年代是"脑的十年"的研究,为二十一世纪"脑计划"的开展奠定基础,同时内分泌生理、生殖生理、心血管生理、呼吸生理、消化生理研究也都有重大的突破。近二十多年细胞生物学和现代分子生物学飞速发展,现代生理学的研究手段和方法发生了巨大的变化,尤其是人类基因图谱绘制计划的完成和遗传密码的不断破译,使生理学的研究不断从细胞水平深入到分子、基因水平乃至于后基因水平。与此同时,整合生理学、转化医学和调适医学概念的提出也使生理学更加重视不同层面的功能整合和机制研究,不但重视机体正常功能的研究,而且也密切关注病理状态下功能异常变化的机制。多学科思维和不同研究手段的应用,使现代生理学打破了学科间的壁垒,直面生命与疾病的临床问题,开启了纵向深入,横向协作,多层面有机整合,基础研究及时向临床应用转化的全新时代。我们相信,随着正常人体生命过程的生理机制的不断阐明,对疾病发生、发展规律的认识不断的深入,现代生理学将为人类增进健康和对疾病的预防、诊治、康复奠定不可代替的坚实基础。

(王庭槐)

参考文献

1. 姚泰. 生理学. 第 2 版. 北京：人民卫生出版社,2010
2. 王庭槐. 禁不住的真理之光. 医学与哲学,1981,2:28-30
3. Fox SI. Human Physiology. 13th ed. New York：McGraw-Hill,2012
4. Silverthorn DU. Human Physiology：An Integrated Approach. 6th ed. San Antonio：Pearson education inc,2012
5. Barrett KE,Barman SM,Boitano S,Brooks HL. Ganong's Review of Medical Physiology. 24th ed. New York：McGraw Hill,2012
6. Guyton AC,Hall JE. Textbook of Medical Physiology. 12th ed. Philadelphia：Saunders,2011
7. Choi DW. 1992. Bench to bedside：the glutamate connection. Science,1992,258:241-243
8. Devor A,Bandettini PA,Boas DA,et al. The challenge of connecting the dots in the B. R. A. I. N. Neuron,2013,80(2):270-4
9. Chung K,Wallace J,Kim SY,et al. Structural and molecular interrogation of intact biological systems. Nature,2013,497(7449):332-337

第二篇　细胞的基本功能

第二章　细胞膜的结构特征和物质转运功能

第三章　细胞信号转导

第四章　细胞的生物电活动

第五章　肌细胞的收缩

细胞(cell)是构成人体和绝大多数其他生物体的最基本的结构和功能单位。根据结构和功能的不同进行分类,人体的细胞有二百余种。每种细胞都分布于特定的部位,执行特定的功能,但对某些细胞群体乃至所有细胞而言,在细胞和分子水平上实现的基本生命过程及其原理有很大程度的共同性。本篇将介绍细胞具有共性的基本功能,如细胞膜的物质转运功能、细胞的信号转导、细胞生物电现象以及肌细胞的收缩功能。

第二章 细胞膜的结构特征和物质转运功能

第一节 细胞膜的结构特征

一、细胞膜由脂质、蛋白质和少量糖类物质组成

机体的每个细胞都被细胞膜（cell membrane）包被。细胞膜也称质膜（plasmalemma）。植物细胞的细胞膜外面还有一层细胞分泌的由果冻和纤维素组成的"细胞壁"。由于细胞内部各种细胞器的膜与质膜的化学成分和结构相类似，因此将质膜和细胞器膜统称为生物膜（biological membrane）。一些细胞器的膜由单层生物膜构成，如内质网、高尔基体、溶酶体等；有些细胞器的膜则由双层生物膜构成，如线粒体、核膜等。细胞膜由脂质、蛋白质和少量糖类物质组成，这些结构成分的质量百分比一般是蛋白质占60% ~ 80%，类脂占20% ~ 40%，碳水化合物约占5%。

细胞膜在生命活动中起着非常重要的作用，其主要功能有：①屏障功能：细胞膜把细胞内容物和细胞外的环境分隔开来；但细胞膜是半透膜，它允许某些物质选择性通过，而限制或阻止其他一些物质的进出。细胞膜的这些特性使细胞内各种物质成分能保持相对稳定，并保持一些物质在细胞内、外一定的浓度差。②物质转运功能：细胞在新陈代谢过程中需要从外界摄取氧和营养物质，同时排出细胞的代谢产物和其他物质。这些物质的进入和排出都要经过细胞膜转运。据估计，细胞膜上与物质转运有关的蛋白质占核基因编码蛋白的15% ~ 30%。细胞用于物质转运方面的能量约占细胞总耗能的三分之二。③信号转导功能：细胞膜的某些结构（如受体）具有识别和接受细胞周围环境中的刺激信号的能力，并引起细胞内一系列的信号转导过程，进而调整细胞的功能活动，以适应环境的变化。

二、液态镶嵌模型是目前公认的细胞膜结构模型

尽管目前还没有一种能够直接观察各种化学成分在膜中排列形式的技术，但 Singer 和 Nicholson 于1972年提出的膜结构的液态镶嵌模型（fluid mosaic model）一直得到多方面研究结果的支持，已被大家公认。这一模型学说认为：膜的共同结构特点是以液态脂质双层（lipid bilayer）为基架，其间镶嵌着许多具有不同结构和功能的蛋白质；细胞膜的外表面还有糖类分子，与脂质和蛋白质分别形成糖脂或糖蛋白。生物膜的内、外表面上，脂类和蛋白质的分布不平衡，因此，膜两侧的功能不同。脂质双层具有流动性，其脂类分子可以自由移动，蛋白质分子也可以在脂双层中横向移动（图2-1）。

（一）脂质双层是细胞膜的基本骨架

膜脂质主要由磷脂（phospholipid）、固醇（sterol）和少量糖脂（glycolipid）构成。在大多数细胞的膜脂质中，磷脂占总量的70%以上，胆固醇不超过30%，糖脂不超过10%。磷脂、胆固醇和糖脂都是双嗜性分子（amphiphilic molecule）。磷脂分子中的磷酸和碱基、胆固醇分子中的羟基以及糖脂分子中的糖链等亲水性基团分别形成各自分子中的亲水端，分子的另一端则是疏水的脂肪酸烃链。这些分子以脂质双层的形式存在于质膜中，亲水端朝向细胞外液或胞质，疏水的脂肪酸烃链则彼此相对，形成膜内部的疏水区。

1. **磷脂** 磷脂是一类含有磷酸的脂类。机体中主要含有两大类磷脂：由甘油构成的磷脂称

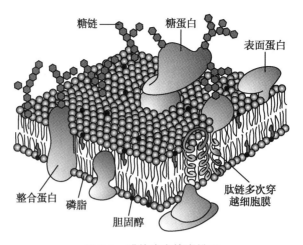

图 2-1   膜的液态镶嵌模型

为甘油磷脂(phosphoglyceride);由神经鞘氨醇构成的磷脂称为鞘脂(sphingolipid)。磷脂的结构特点是:具有由与磷酸相连的取代基团(含氨碱或醇类)构成的亲水头(hydrophilic head)和由脂肪酸链构成的疏水尾(hydrophobic tail)。在生物膜中磷脂的亲水头位于膜表面,而疏水尾位于膜内侧(图 2-2)。甘油磷脂又可以根据极性头部集团的不同而区分为磷脂酰胆碱(phosphatidyl choline,PC)、磷脂酰乙醇氨(phosphatidyl ethanolamine,PE)、磷脂酰丝氨酸(phosphatidyl serine,PS)、磷脂酰肌醇(phosphatidyl inositol,PI)、磷脂酰甘油(phosphatidyl glycerol,PG)、甘油磷脂酸(phosphatidic acid,PA)等。鞘脂的组成特点是不含甘油而含鞘氨醇(sphingosine);其取代基团为磷酸胆碱的,称为鞘磷脂(sphingomyelin)。

磷脂中含量最多的是磷脂酰胆碱,其次是磷脂酰丝氨酸和磷脂酰乙醇胺,含量最少的是磷脂酰肌醇。膜脂质双层中脂质的分布是不对称的,含氨基酸的磷脂(磷脂酰丝氨酸,磷脂酰乙醇胺,磷脂酰肌醇)主要分布在膜的近胞质的内层,而磷脂酰胆碱的大部分和全部糖脂都分布在膜的外层。

磷脂可因温度的改变而呈凝胶或溶胶状态。正常人体温已超过磷脂两种状态的转换温度,故磷脂在人体内呈溶胶状态,具有一定程度的流动性。脂质双分子层在热力学上的稳定性及其流动性,使细胞膜能承受相当大的张力和变形而不至于破裂。膜脂质的流动性还使嵌入的膜蛋白发生侧向

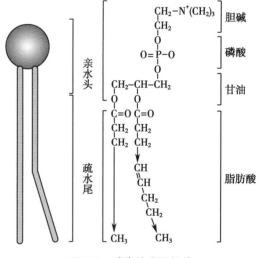

图 2-2   磷脂的分子组成

移动、聚集和相互作用。细胞的许多基本活动,如膜蛋白的相互作用、膜泡运输、细胞的运动、分裂、细胞间连接的形成等都有赖于质膜保持适当的流动性。除与温度有关外,质膜的流动性还与膜脂质的成分及膜蛋白的含量有关。

2. 糖脂   糖脂是糖和脂质结合所形成的物质的总称。细胞膜的糖脂按其组成成分的不同可分为四类:鞘糖脂(glycosphingolipid)、甘油糖脂(glycoglycerolipid)、磷酸多萜醇衍生糖脂和类固醇衍生糖脂。动物体内以鞘糖脂为最多。鞘糖脂属于复合脂中的鞘脂类,它们的一个共同点是分子中含有鞘氨醇。鞘糖脂是一大类化合物的总称,根据其分子中极性部分呈碱性、中性和酸性的情况,又可把鞘糖脂分为三类:①碱性鞘糖脂,包括鞘氨醇、神经酰胺、鞘磷脂;②中性鞘

糖脂,包括脑苷脂类,如半乳糖脑苷脂、葡萄糖脑苷脂、脑硫脂等;③酸性鞘糖脂,又称神经节苷脂类,是最复杂的一类鞘糖脂,它的极性头部有唾液酸,即 N-乙酰神经氨酸,这类脂质大量存在于大脑灰质中,占其中全部脂类的 6%。

3. 固醇　质膜中的固醇以胆固醇为主,胆固醇酯(cholesteryl ester)含量很低。胆固醇在两层脂质中的含量无明显差别。胆固醇分子具有不易变形的环体结构,后者与脂肪酸链的结合可限制脂质的流动,在膜中起"流度阻尼器"(fluidity buffer)的功能,降低膜的流动性。故膜脂质中胆固醇含量愈高,膜的流动性就愈低;脂肪酸烃链长度愈长、饱和脂肪酸愈多,膜的流动性也愈低。胆固醇含量增高引起的膜流动性降低可能会影响细胞的变形能力,还可影响细胞的其他功能。膜流动性的降低可能会损害免疫细胞对抗原的结合和反应能力,因为免疫细胞对抗原的识别依赖于膜上相应的受体蛋白在膜中的移动。

(二)镶嵌在脂质双层中的膜蛋白是膜功能的主要执行者

细胞膜的功能主要是通过膜蛋白(membrane protein)来实现的。根据膜蛋白在膜上的存在形式,可分为表面蛋白(peripheral protein)和整合蛋白(integral protein)两类。表面蛋白约占膜蛋白的 20% ~30%,它们通过肽链中带电氨基酸残基与脂质的极性基团以静电引力相结合,或以离子键与膜中的整合蛋白相结合,附着于膜的表面(主要是在膜的内表面)。红细胞膜内表面的骨架蛋白就属于表面蛋白。整合蛋白约占膜蛋白的 70% ~80%,它们的肽链一次或反复多次穿越膜的脂质双层。肽链也具有双嗜性,可分为亲水段和疏水段。穿越脂质双层的肽段以疏水性残基为主,肽键之间易形成氢键,因而以α螺旋结构存在;暴露于膜外表面或内表面的肽段是亲水性的,形成连接相邻的跨膜α螺旋的细胞外环或细胞内环。由于脂质双层中疏水区的厚度约 3nm,因而穿越质膜疏水区的跨膜片段约需 18 ~21 个氨基酸残基,以形成足够跨越疏水区厚度的α螺旋。在研究各种膜蛋白时,可根据肽链中所包含的疏水性片断的数目来推测可能存在的跨膜α螺旋的数目。例如,G 蛋白耦联受体蛋白的肽链包含 7 个疏水性片断,因而推测它是一个 7 次跨膜的受体蛋白。在理论上,镶嵌在脂质双层中的整合蛋白是可以在膜中横向漂浮移位的,因而似乎应该是随机分布的,但实际上其分布是区域性的。这可能与存在于膜内侧的细胞骨架对某种蛋白质分子起局限作用有关,以实现其各种整合蛋白的特殊功能,如细胞与环境中的物质、能量和信息发生交换等。细胞膜中与物质跨膜转运功能有关的功能蛋白,如载体(或称转运体)、通道和离子泵等,都属于整合蛋白。

膜蛋白在膜中的种类、数量和位置处于某种动态平衡中,并受到许多因素的调节。膜蛋白存在下列形式运动:①在膜平面上的侧向运动,这种运动方式一方面受到细胞内骨架蛋白的调节,另外也受到某些细胞外信号的调节。例如一些神经递质或激素作用于细胞膜的某一部位时,膜中相应的受体蛋白有向递质浓度高的部位移动的趋势。②沿膜平面垂直轴的旋转运动,这种运动有快慢之分,其中慢运动也受骨架蛋白的调节。③"插入"和"内化"运动,膜蛋白都是在细胞内合成的,合成后需要运送到靠膜的部位并"插入"(insertion)膜内,才能成为膜蛋白。而在另一些情况下,如细胞受到较长时间的激素刺激时,膜内某些功能蛋白质(如受体)会离开细胞膜进入细胞质,这种运动形式称为"内化"(internalization)。受体的内化是细胞对相应化学刺激信号暂时失去敏感性即脱敏(desensitization)的机制之一。

(三)细胞膜的糖类物质是细胞膜的另一类分子标记或信息载体

细胞膜中糖类物质的含量在 2% ~10% 之间,主要是一些寡糖和多糖链,它们以共价键的形式与膜蛋白或膜脂质结合,生成糖蛋白(glycoprotein)或糖脂。细胞膜中的糖类物质包括中性糖类、氨基糖类、乙酰氨基糖类、岩藻糖和乙酰神经氨酸。膜上的糖链仅存在于细胞膜的外侧(图 2-1),有细胞"天线"之称,参与细胞的多种生命活动,如形成细胞的抗原性表型,参与细胞识别、黏附、分化、老化、吞噬、自身免疫和细菌感染过程等。例如,霍乱毒素的受体就是一种称为 G_{M1} 的糖脂;而红细胞膜上 ABO 血型系统的抗原,就是由结合于糖蛋白和糖脂上的寡糖链所决定的。

Notes

细胞膜糖类物质的旋光性多为 D 型,少数为 L 型。糖链中的单糖与单糖相连时还有 α 和 β 两种形式。因此,虽然糖的种类没有氨基酸多,但是糖的结构差异性远比氨基酸复杂,结构稍有差异,功能即完全不同。这也预示着细胞膜糖类物质蕴藏着丰富的、目前还不完全为人所知的信息。这种信息的重要性越来越受到学术界的重视。

第二节　细胞膜的物质转运功能

质膜是细胞与周围环境之间的屏障,各种离子和水溶性分子都很难穿越脂质双层的疏水区,因而胞质中溶质的成分和浓度与细胞外液的显著不同。质膜不仅在维持细胞正常的代谢活动中起重要的屏障作用,而且在实现膜两侧物质有选择的交流,即物质的跨膜转运中,也起重要的参与作用。质膜对不同理化性质的溶质具有不同的转运机制:①脂溶性分子(非极性分子)和少数分子量小的水溶性分子(极性分子)可直接穿越细胞膜;②大多数分子量较大的水溶性分子,以及所有无机离子的跨膜转运需要由膜蛋白引导来完成;③大分子物质或物质团块则以复杂的入胞或出胞的方式整装进出细胞。按转运过程中是否需要消耗能量,可将跨膜转运分为被动转运(passive transport)和主动转运(active transport)两大类。

一、被动转运是物质顺浓度梯度和(或) 电位梯度的不耗能的跨膜移动

被动转运是指分子或离子顺着浓度梯度和(或)电位梯度所进行的跨细胞膜的转运,这种方式的转运不需要额外消耗能量,转运的结果是膜两侧物质的浓度差或电位差趋于一致。根据物质转运过程是否需要膜上蛋白质的帮助,又可将被动转运分为单纯扩散和易化扩散。

(一) 扩散与渗透是溶液分子被动转运的两个过程

1. 扩散　溶液中的一切分子(溶质和溶剂分子)都遵循物理学原理处于不断的随机热运动(布朗运动)中。在温度恒定的条件下,如果两部分溶液间存在浓度梯度,则根据热力学第二定律,浓度梯度使溶液存在从高度有序(低熵)不稳定态变化为极度无序(高熵)稳定态的趋势,随机热运动的结果是使分子更广泛地分散开,两部分溶液的溶质浓度达到平衡。这种高浓度区域的溶质分子向低浓度区域发生净移动的过程,称为扩散(diffusion)。

2. 渗透　渗透(osmosis)是溶剂(水)通过可选择性通透的质膜,从较稀溶液一侧(水较多处)向较浓溶液侧(水较少处)的扩散。水分子虽然具有极性,但因分子小,不带电荷,容易自由通过细胞膜磷脂分子结构间的空隙,以渗透的方式发生跨膜转运。所以,渗透可以看作是一种特殊形式的扩散。

3. 扩散速率　扩散速率是指单位时间内分子跨膜扩散的数量。扩散速率的高低取决于以下几个条件。

(1) 跨膜浓度梯度:物质的跨膜浓度梯度是扩散的驱动力,决定扩散的方向。扩散速率与物质的跨膜浓度梯度成正比。

(2) 膜对扩散物质的通透性:无论是否存在跨膜浓度梯度,如果膜对物质没有通透性,将不会发生物质的跨膜扩散。在一个给定的跨膜浓度梯度下,一种物质的扩散速率将依赖于膜对该物质的通透性(permeability)。例如,在静息状态下,神经元的质膜对 K^+ 的通透性是对 Na^+ 通透性的 20 多倍,因此 K^+ 的扩散速率远大于 Na^+;而在神经元兴奋期间,出现质膜对 Na^+ 通透性瞬时增加的过程,使 Na^+ 的扩散速率显著增大。

(3) 物质的分子量:小分子物质(如电解质和气体分子)比大分子物质(如蛋白质)运动快,而且小分子物质比大分子物质更容易通过质膜脂质双分子层的分子间隙,因此小分子物质的扩散速率较快。

（4）溶液温度：扩散的本质是分子的随机运动。分子运动的平均动能与溶液的温度成正比。在温度较高的溶液中，分子平均动能较大，扩散速率就较快。

（5）膜的通透表面积：扩散速率与膜的通透面积成正比。例如，小肠黏膜上皮细胞的纹状缘有大量微绒毛，因而大大增加了小肠吸收的表面积，可加快吸收各种营养物质；肾脏小管上皮细胞的顶端膜也存在与微绒毛相似的结构，有利于肾小管中各种物质的转运。

（二）单纯扩散是脂溶性分子和少数分子量小的水溶性分子的一种简单的跨膜物理扩散

单纯扩散（simple diffusion）是一种简单的穿越质膜的物理扩散，没有生物学的转运机制参与。细胞膜主要由脂质双层构成，在外界温度和膜通透表面积一定的情况下，物质分子的扩散速率和方向取决于质膜两侧该物质的浓度梯度和分子量，以及质膜对该物质的通透性。

溶液中不同性质的溶质分子跨膜扩散的特点如图 2-3 所示。概括起来说，①脂溶性分子能够轻易从膜一侧通过到另一侧，换句话说，胞膜对脂溶性分子（如 O_2、CO_2、N_2、类固醇激素等）的扩散没有阻挡作用。②不带电荷、分子量小的水溶性分子（如乙醇、尿素、甘油等）也能够通透脂质双层。质膜对上述两类分子的通透性很高，扩散的速率与物质在质膜两侧的浓度差呈线性关系（图 2-4）。③不带电荷、分子量较大的水溶性分子（如葡萄糖）不能通过脂质双层，因此需要膜上特殊的载体蛋白转运。④质膜的脂质部分对带电的无机离子几乎都没有通透性，例如脂质双层对 Na^+、K^+ 等离子的通透能力比对水的通透能力小约 10^9 倍，因此 Na^+ 和 K^+ 需要借助离子通道介导才能通过质膜。

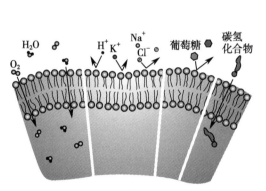

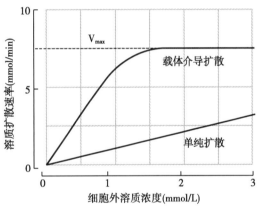

图 2-3　脂质双层对不同特性物质的通透性比较　　图 2-4　单纯扩散与载体介导易化扩散的速率比较

溶液中溶剂分子——水分子虽然是极性分子，没有脂溶性，但由于水分子小，且不带电荷，因此能够有限度地以渗透方式通过质膜。在有些质膜，水分子需要借助质膜上特异性水通道的帮助，才能有较高的渗透速率。机体可以通过向胞膜增加水通道或从胞膜移去水通道调节渗透速率。例如，肾脏集合管的上皮细胞可通过安装和移去膜上的水通道调节水从机体的排出率（见第二十六章）。

（三）易化扩散是膜蛋白介导的被动转运

不带电荷、非脂溶性的较大分子或带电荷无机离子的跨膜转运，需要借助于细胞膜上特殊的蛋白质的帮助，才能进行顺浓度梯度的跨膜转运。由细胞膜上蛋白质帮助所实现的物质跨膜扩散，称为易化扩散（facilitated diffusion）。根据膜蛋白质在物质转运过程中所起的作用不同，可将易化扩散分为以下两种形式。

1. 通道介导的易化扩散　通道有离子通道和水通道，分述如下。

（1）离子通道：细胞内液和外液中的 Na^+、K^+、Ca^{2+}、Cl^- 等是极性很强的水化离子，不能自由通过细胞膜的脂质双层。但离子的跨膜转运速率很高，这是因为离子可借助细胞膜上特殊的通道蛋白的帮助而实现其跨膜扩散。离子跨膜转运可介导信号的跨膜转导和细胞电活动等功能。

通道蛋白又称为离子通道(ion channel),是一类贯穿脂质双层、中央带有亲水性孔道的膜蛋白。所有的离子通道均无分解 ATP 的能力,因此通道介导的跨膜转运都是被动的,称为通道介导的易化扩散(facilitated diffusion via ion channel)。当孔道开放时,离子可顺浓度梯度和(或)电位梯度经孔道跨膜流动,无需与脂质双层相接触,从而能以极快的速度跨越质膜。据测定,经通道扩散的转运速率可达每秒 $10^6 \sim 10^8$ 个离子,远大于载体的每秒转运 $10^2 \sim 10^5$ 个离子或分子的速率,这是通道与载体之间最重要的区别。但离子通道绝不仅仅是一种单纯的亲水性孔道,通道动力学(channel kinetics)、通道门控(channel gating)和通道选择性(channel selectivity)是它有别于简单孔道的基本特征,也是它调控离子跨膜转运的基本机制。表 2-1 总结了离子通道的名称、亚型,以及高表达组织和功能。

表 2-1　离子通道的名称、亚型和功能

通道名称	亚　型	高表达组织/功能
Na⁺通道	电压门控性 Na⁺通道	形成动作电位
	非电压门控性 Na⁺通道	控制 Na⁺吸收,味觉形成
K⁺通道	电压门控性 K⁺通道(K_v)	K_v与细胞复极化有关
	内向整流 K⁺通道	主要与细胞静息电位的产生和维持有关
	延迟整流 K⁺通道(I_{Kr}和I_{Ks})	与细胞复极化有关
Ca²⁺通道	电压门控性 Ca²⁺通道	存在 L、N、P、Q、R 和 T 等亚型,以及配体门控型
	L-型 Ca²⁺通道	分别存在于心肌、脑、视网膜和骨骼肌,与动作电位时的 Ca²⁺内流有关
	N-型 Ca²⁺通道	在突触前膜表达,与神经递质释放有关
	P-型 Ca²⁺通道	在突触前膜、小脑浦肯野纤维表达,参与递质释放
	细胞内 Ca²⁺通道	
	Ryanodine 受体(RyR)	有 RyR1 ~ 3 三种亚型,RyR1 在骨骼肌表达,RyR2 在心肌表达,与兴奋-收缩耦联时钙池释放 Ca²⁺有关,RyR3 在脑组织表达
	IP₃受体	在内质网表达,与胞内 Ca²⁺释放有关
	Ca²⁺感受器	
	钙池操纵性 Ca²⁺通道	参与平滑肌细胞增殖
Cl⁻通道	细胞外配体门控 Cl⁻通道	有突触后膜 Cl⁻通道和,γ-氨基丁酸和甘氨酸受体亚型
	电压门控 Cl⁻通道(CLC)	有 CCL1 ~ 7、CLC-K1 和 CLC-K2 九种亚型,与膜电位稳定、细胞容积调节、Cl⁻重吸收等有关
	核苷酸敏感 Cl⁻通道(CLNS1A)	对细胞容积变化敏感
	细胞内 Cl⁻通道	有 CLIC1 ~ 4 四种亚型
	钙激活 Cl⁻通道	有 CLCA1 ~ 2 和肺内皮细胞黏附分子
环核苷酸(CNG)	门控阳离子通道	
	CNG 通道	属于电压门控 K⁺通道
	ATP 门控阳离子通道(ACC)	
	超极化激活环核苷酸门控 K⁺通道	P2X 受体家族
	K⁺/H⁺ ATP 酶	

通道名称	亚　　型	高表达组织/功能
水通道		有 10 种水孔蛋白（AQP），AQP0 分布于眼，与晶状体的半透性有关；AQP1 分布红细胞膜；AQP2 分布于肾脏集合管；AQP3 分布于集合管与胃肠道；AQP4 分布于下丘脑渗透压感受器和肾脏集合管
瞬时感受器电位（TRP）离子通道		有 TRPC（1 ~ 7），TPRM（1 ~ 8）和 TRPV（1 ~ 6），TRP 通道属于非选择性阳离子通道，与细胞增殖、味觉、细胞容量感受等功能有关

1）通道的动力学：离子通道的动力学特征可以从测定通道的平均开放时间和平均关闭时间来获得。电压依赖性离子通道的另外一个重要特征是它的激活速率和失活速率。通常通道的活动不仅是电压依赖性的，也是时间依赖性的。

2）通道的门控性：有少数几种通道是始终持续开放的，因此离子跨膜扩散是一个持续的过程。这类通道称为非门控性通道，如神经纤维膜上的钾漏通道，细胞间的缝隙连接通道等。然而许多离子通道具有"门"的结构，能够开放和关闭通道，称为门控（gating）。通道的门控受各种因素影响。根据门控机制的不同，可对离子通道进行分类（图 2-5）。

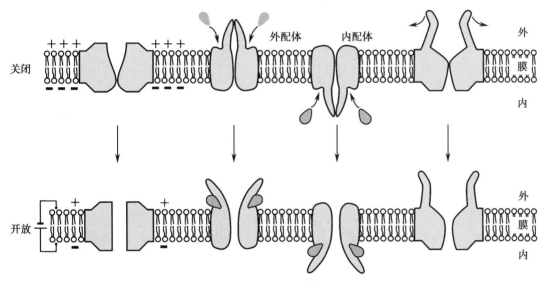

图 2-5　通道的门控性

（a）电压门控性：该通道因膜电位的变化而开启和关闭，故称为电压门控性通道（voltage-gated channel），又称电压依赖性（voltage-dependent）或电压敏感性（voltage-sensitive）通道。离子通道常以最容易通过的离子命名，如 K^+ 通道、Na^+ 通道、Ca^{2+} 通道等（图 2-6）。电压门控通道均有开放（激活）和关闭（静息状态，可被激活而开放）二种状态，有些电压门控通道还有失活（关闭，不可被激活）状态，如 Na^+ 通道。

电压门控性 Na^+ 通道由 α、β1 和 β2 三个亚基构成。一个 α 亚基含有四个跨膜结构域（Ⅰ-Ⅳ），而每个结构域含有六次跨膜 α 螺旋（S1-S6），N 和 C 端均位于胞浆侧；S1、S2 和 S3 片段连接通道及细胞膜的脂质，S4 为通道的电压感受器（又称 m 门），含有精氨酸和赖氨酸残基。其在跨膜电位发生去极化时，可使通道开放，S5 和 S6 之间的短肽发夹样 β 折叠（P 区）构成水相孔道的内衬。Ⅰ 和 Ⅱ 结构域之间含有多个蛋白激酶的磷酸化位点，如 E387 位点可与河豚毒（tetrodotoxin，TTX）结合，可阻断 Na^+ 通道。位于胞浆区的连接结构域 Ⅲ 的 S6 和 Ⅳ 结构域的 S1

Notes

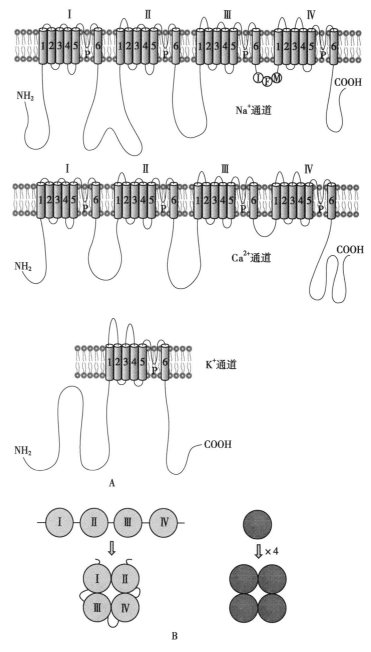

图 2-6　电压门控性 Na⁺、Ca²⁺和 K⁺通道 α 亚单位分子结构示意图
A. 推衍的 α 亚单位二级结构 Ⅰ、Ⅱ、Ⅲ 和Ⅳ代表四个同源结构域,圆圈中的字母代表氨基酸的一个字符;B. 4 个同源结构域形成通道的分子模型:Na⁺与 Ca²⁺的跨膜孔道均由一个 α 亚单位构成。K⁺通道的跨膜孔道由四个 α 亚单位构成

片段间 45 个氨基酸组成失活环,其中 1488~1490 位 IFM(异亮氨酸、苯丙氨酸和蛋氨酸)是通道失活所必需的,在持续去极化时可从细胞内阻塞孔道,发挥失活门(h 门)的作用。

(b) 配体门控性:另一种情况是细胞内外特定的物质(称为配体,ligand)与特异的通道蛋白(称为受体,receptor)结合后可引起通道蛋白成分发生构象变化,使通道的门被打开,也就是说,通道闸门的闭启受某种特定的化学物质调节。这类通道称为配体门控性通道(ligand-gated channel),也称为化学门控通道(chemical-gated channel)。这类通道本身既是通道又是受体,由通道蛋白的不同肽段构成,配体与受体结合后,通道即开放或关闭。按配体的来源不同,这类通道可分为细胞外配体门控通道和细胞内配体门控通道。

Notes

N_2 型乙酰胆碱（acetylcholine, ACh）受体是目前了解较多的一类配体门通道。它是由 4 种不同的亚单位组成的 5 聚体（αβαγδ）蛋白。每个亚单位的氨基酸序列高度同源，均有 4 个跨膜 α 螺旋，即 M1 ～ M4，其中 M2 跨膜段中除了疏水氨基酸外还间断出现少量丝氨酸和苏氨酸。它们排列在 α 螺旋的一侧，因而认为，整个孔道的内壁由五个 M2 亚单位构成，每个 M2 螺旋亲水氨基酸的一侧共同构成孔道的内壁，可允许 K^+ 和 Na^+ 离子通过。每个亚单位的 N 端和 C 端都朝向膜外，其中每个 α 亚单位 N 端的细胞外部分各有一个 ACh 结合位点。X 线衍射个电子显微镜图像分析的研究也初步了解了该通道的三维结构，每个亚单位贯穿细胞膜并伸出膜的两侧，它们围绕垂直于膜的轴线呈对称排列，形成一个梅花状的通道样结构，中心轴线即孔道所在的位置（图 2-7）。

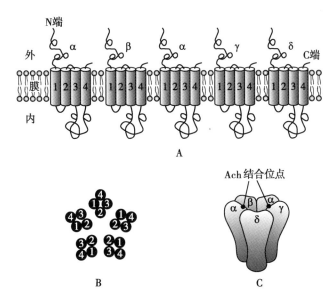

图 2-7　N_2 型乙酰胆碱受体阳离子通道的分子结构示意图

A. 5 个亚单位二级结构的示意图；B. 5 个亚单位共同形成通道的
三维结构示意图；C. 各亚单位所含 α 螺旋在通道结构中的位置

（c）机械门控性：机械性门控通道（mechanogated channel），又称机械敏感性（mechanosensitive）离子通道，是一类感受细胞膜表面应力变化，如摩擦力、压力、牵张力、重力、剪切力（shear stress）等，将细胞机械刺激的信号转化为电化学信号，最终引起细胞反应的离子通道。

目前比较明确的机械门控通道有两类，其一是对牵拉敏感的离子通道，是一种能直接被细胞膜牵拉所开放或关闭的非特异性阳离子通道；另一类是对剪切力敏感的离子通道。前者几乎存在于所有的细胞膜，研究较多的有血管内皮细胞、心肌细胞以及内耳中的毛细胞等；后者仅发现于血管内皮细胞和心肌细胞。当血管内皮细胞被牵拉时，通道开放，引起 Ca^{2+} 内流，使 Ca^{2+} 介导的血管活性物质分泌增多；内耳毛细胞顶部的听毛也是对牵拉力敏感的感受装置，听毛弯曲时，毛细胞顶端机械门控通道（一种非选择性阳离子通道）开放，引起 K^+ 离子内流，使膜去极化，膜电位发生改变引起毛细胞底部电压门控 Ca^{2+} 通道开放，触发递质释放，产生感受器电位（见第三十一章）。

3）离子选择性：不同通道对不同离子的通透性不同，通道只允许具有特定半径和电荷的离子通过，即通道的离子选择性。通道对离子的选择性取决于通道开放时水相孔道的几何大小和孔道壁的带电情况。根据通道对离子的选择性，可将通道分为 Na^+ 通道、Ca^{2+} 通道、K^+ 钾通道、Cl^- 通道等。但通道的离子选择性只是相对的而不是绝对的，比如，Na^+ 通道除主要对 Na^+ 通透外，对 NH_4^+ 也通透，甚至对 K^+ 也稍有通透。

（2）水通道：长期以来，普遍认为细胞内外的水分子是以简单扩散的方式透过脂质双层膜。

后来发现,某些细胞在低渗溶液中对水的通透性很高,很难以简单扩散来解释。如将红细胞移入低渗溶液后,水很快就进入红细胞,使细胞膨胀而发生溶血;但水生动物的卵母细胞在低渗溶液不膨胀。因此,人们推测水的跨膜转运除了简单扩散外,还存在某种特殊的机制,并提出了水通道的概念。目前发现与此类蛋白相似的蛋白质在生物界普遍存在。在人类细胞中已发现至少有 11 种,被命名为水孔蛋白(aquaporin,AQP)。AQP0～9 等均具有选择性地让水分子通过的特性。例如,肾脏中存在 AQP1(位于近端肾小管)及 AQP2(位于集合管)等,AQP1 本身就具有活性,而 AQP2 则受血管升压素(vasopressin)的调节(见第二十八章)。

　　2. 载体介导的易化扩散　载体(carrier)也称转运体(transporter),是介导小分子物质跨膜转运的另一类膜蛋白。被转运物与载体上特异性位点结合后,可引发载体蛋白的分子构象变化,从而使被转运物从膜的一侧转移到另一侧;随后,被转运物与载体解离,转运也就完成,同时载体也恢复原来的构型,可进行新一轮的转运。即经历一个结合-构象变化-解离的过程(图 2-8)。

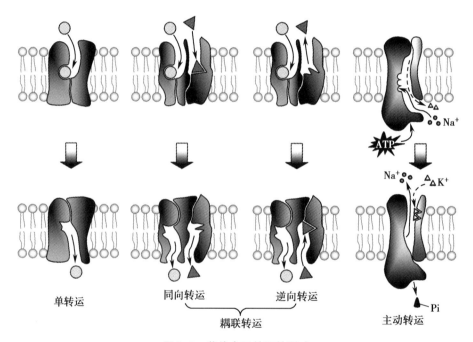

单转运　　同向转运　　逆向转运　　　　　　主动转运

耦联转运

图 2-8　载体介导转运的形式

　　(1) 转运体三种形式:

　　1) 单转运体:只能将一种溶质从膜的一侧转运至另一侧的载体,称为单转运(uniport),其载体称为单转运体(uniporter)。许多重要的营养物质,如葡萄糖、氨基酸、核苷酸等在膜上单转运体蛋白的介导下,由高浓度一侧向低浓度一侧的跨膜转运,称为载体介导的易化扩散(facilitated diffusion via carrier)。葡萄糖跨膜进入细胞的过程就是典型的单转运体介导的易化扩散,中介这一过程的是右旋葡萄糖单转运体,或称葡萄糖转运体(glucose transporter,GLUT),GLUT 至少有 5 种亚型,即 GLUT1～5,各分布于不同的组织,并具有不同的功能特性。GLUT1 是分布于多种组织细胞上的一种基本的葡萄糖载体;GLUT2 主要分布于肝细胞;GLUT5 分布于小肠黏膜上皮。肌肉和脂肪等组织细胞有 GLUT1 和 GLUT4 两种葡萄糖载体。

　　2) 同向转运体或反向转运体:可同时转运两种或两种以上溶质的载体,称为耦联转运体。如果被转运的分子或离子都向同一方向运动,即称为同向转运(symport),其载体称为同向转运体(symporter),如钠-葡萄糖同向转运体等;如果被转运物彼此向相反的反向运动,则称为反向转运(antiport)或交换(exchange),其载体称为反向转运体(antiporter)或交换体(exchanger),如

Na^+-H^+ 交换体、Na^+-Ca^{2+} 交换体等（图 2-8）。这些同向或异向转运体多以 Na^+ 浓度梯度为动力，将溶质从低浓度一侧转运入高浓度一侧（详见后述）。

3）泵蛋白：另有一类耦联转运体，该转运体上具有 ATP 酶的活性，可通过分解 ATP 所产生的能量，将溶质从低浓度一侧主动转运（泵）入高浓度一侧，又称为泵蛋白（pump protein），如钠泵（sodium pump）、钙泵（calcium pump）等（详见后述）。

（2）载体介导的转运的共同特性

1）结构特异性：载体蛋白质有较高的结构特异性，以葡萄糖为例，在同样浓度差的情况下，右旋葡萄糖的跨膜通量大大超过左旋葡萄糖（人体内可利用的糖类都是右旋的）；木糖则几乎不能被载运。

2）饱和现象：溶质经载体转运的速度远低于离子通道，可出现饱和现象（saturation）。如图 2-4 所示，当被转运物达到一定的浓度时，转运速度不再随被转运物浓度的增加而继续增大，此时转运速度达最大值。载体促进物质跨膜转运的过程类似于酶-底物反应的过程，跨膜扩散速度与被转运物浓度的关系也与酶促反应的初速度与底物浓度的关系类似，因此在酶-底物反应中使用的两个特征常数，即最大反应速度 V_{max} 和米氏常数（Michealis constant）K_m，通常也被用来描述载体介导的跨膜转运。在这里，V_{max} 表示最大扩散速度，反映某种载体蛋白构象转换的最大速率；K_m 表示达最大转运速率的一半时所需的被转运物浓度，反映载体蛋白对被转运物分子的亲和力和转运效率。K_m 值越小，表示亲和力和转运效率越高，反之亦然。

（3）竞争性抑制：如果某一载体对结构类似的 A、B 两种物质都有转运能力，则加入 B 物质将会减弱载体对 A 物质的转运能力，称为竞争抑制（competitive inhibition）。这是因为有一定数量的载体或其结合位点被 B 竞争性地占据。

二、主动转运是在耗能的条件下逆电-化学梯度进行的物质跨膜转运

（一）原发性主动转运是离子泵或质子泵介导的逆电-化学梯度的离子跨膜转运

原发主动转运（primary active transport）是由细胞膜上具有 ATP 酶活性的特殊蛋白直接水解 ATP 提供能量而将一种或多种物质逆着各自的浓度梯度或电化学梯度进行的跨膜转运。由于物质转运的方向是逆着浓度梯度或电化学梯度进行的，因而转运的结果是建立或维持某些物质在膜两侧的浓度梯度。在哺乳动物细胞上普遍存在的离子泵有钠-钾泵（sodium-potassium pump）和钙泵。钠-钾泵主要分布在质膜上，钙泵除存在于质膜上外，还分布在内质网或肌质网的膜上。

1. **钠-钾泵**　钠-钾泵也简称钠泵，因其具有 ATP 酶的活性，故也称 Na^+-K^+-ATP 酶（Na^+-K^+-ATPase）。钠泵每分解 1 分子 ATP 可将 3 个 Na^+ 移出胞外，同时将 2 个 K^+ 移入胞内，每个转运周期约需 10ms。由于钠泵的活动，可使细胞内的 K^+ 浓度约为细胞外液中的 30 倍，而细胞外液中的 Na^+ 浓度约为胞质内的 10 倍。当细胞内的 Na^+ 浓度升高或细胞外的 K^+ 浓度升高时，都可使钠泵激活，以维持细胞内外的 Na^+、K^+ 浓度梯度。

（1）钠泵的工作原理：钠泵分子结构中包括一个 α 亚单位和一个 β 亚单位。α 亚单位上包含了磷酸化位点、ATP 酶活性部位以及 Na^+、K^+ 的结合部位，是实现其功能的主要亚单位。钠泵的分子构象具有两种形式，一种是去磷酸化构象形式（E1），另一种是磷酸化的高能形式（E2）。钠泵的功能具有周期性活动的特点，当细胞内的 Na^+ 浓度增加时，E1 与胞内的 3 个 Na^+ 结合，同时结合并水解 ATP，自身则发生磷酸化，成为 E2 构象。当钠泵处于 E2 构象时，与 Na^+ 结合的位点朝向膜外，并且与 Na^+ 的亲和力降低，而与 K^+ 的亲和力提高，于是将 Na^+ 释放到胞外，同时再结合 2 个 K^+。此时，钠泵发生去磷酸化，重新回到 E1 构象，结合位点也随之朝向胞内，将结合的 K^+ 释放到胞内，紧接着开始下一个周期的活动（图 2-9）。

（2）钠泵的功能：细胞膜上的钠泵不断将 ATP 储存的化学能转变为维持 Na^+、K^+ 跨膜梯度

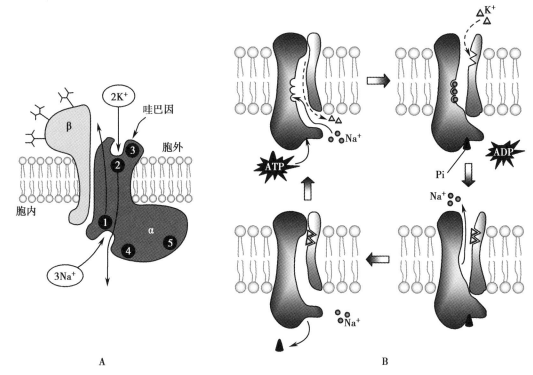

图 2-9   钠泵的结构与两种功能构象

A. α 亚单位的胞内部分有 Na^+ 结合位点①、磷酸化位点④和 ATP 结合位点⑤;胞外部分有一个 K^+ 结合位点②和哇巴因结合位点③;B. 钠泵的两种分子构象(E1 和 E2)的相互转换及 Na^+ 和 K^+ 跨膜转运示意图

的位能,其消耗的能量在哺乳动物细胞占代谢产能的 20% ~ 30% ,在某些活动的神经细胞甚至高达 70% 。可见,钠泵的活动对维持细胞的正常功能具有重要作用。钠泵的主要功能包括以下几个方面:①钠泵活动造成的细胞内高 K^+ 为胞质内许多代谢反应所必需。例如,核糖体合成蛋白质就需要高 K^+ 环境。②维持胞内渗透压和细胞容积。在静息状态下,膜对 Na^+、K^+、Cl^- 都有一定的通透性,虽然对 K^+ 的通透性相对较高,但由于膜内有机负离子(带负电的蛋白质、核苷酸等)几乎不能跨膜移出,因而限制了 K^+ 的外漏,而 Na^+ 和 Cl^- 却不断漏入胞内。钠泵的作用,把漏入胞内的 Na^+ 不断转运出去,以保持细胞正常的渗透压和容积。③建立 Na^+ 的跨膜浓度梯度,为继发性主动转运的物质提供势能储备。例如,在 Na^+-H^+ 交换、Na^+-Ca^{2+} 交换,以及葡萄糖和氨基酸在小肠和肾小管被吸收的过程中,H^+、Ca^{2+}、葡萄糖和氨基酸的逆浓度梯度转运,都是利用 Na^+ 经主动转运造成的跨膜浓度梯度作为驱动力的。④由钠泵活动形成的跨膜离子浓度梯度也是细胞发生电活动的前提条件(见第四章);⑤钠泵活动是生电性的,可直接影响膜电位,使膜内电位的负值增大。毒毛花苷是一种钠泵的特异性抑制剂。临床上常使用小剂量的毒毛花苷类药物抑制心肌细胞膜上的钠泵,通过降低质膜两侧 Na^+ 的浓度差以减小 Na^+-Ca^{2+} 交换的驱动力,使胞质内 Ca^{2+} 浓度增加,从而产生强心效应。

2. **钙泵**   钙泵是体内广泛分布的另一种离子泵,也称 Ca^{2+}-ATP 酶(Ca^{2+}-ATPase),位于质膜、肌质网或内质网的膜上。质膜的钙泵每分解 1 分子 ATP 可将 1 个 Ca^{2+} 由胞质内转运至胞外;肌质网或内质网的钙泵则每分解 1 分子 ATP 可将 2 个 Ca^{2+} 从胞质内转运至肌质网或内质网内。在这两种钙泵以及质膜的钠-钙交换体的共同作用下,使胞质内游离 Ca^{2+} 浓度保持在 0.1 ~ 0.2μmol/L 的水平,仅为细胞外液中 Ca^{2+} 浓度(1 ~ 2mmol/L)的万分之一。在胞内低浓度游离 Ca^{2+} 的背景下,细胞对胞质内 Ca^{2+} 浓度的增加非常敏感,经 Ca^{2+} 通道进入胞质内的 Ca^{2+} 成为触发或激活许多细胞生理过程的关键因素,如肌细胞的收缩、腺细胞的分泌、突触囊胞中递质的释

Notes

放,以及某些酶蛋白和通道蛋白的激活等。

3. **质子泵**　除钠泵和钙泵外,体内还有两种较为重要的离子泵,它们都是质子泵(proton pump)。一种是主要分布于胃腺壁细胞膜和肾小管闰细胞膜上的 H^+-K^+-ATP 酶,其主要功能是分泌 H^+;另一种是分布于各种细胞器膜上的 H^+-ATP 酶,可将 H^+ 从胞质内转运至溶酶体、内质网、突触囊泡等细胞器内。

(二) 继发性主动转运是载体介导的易化扩散与原发性主动转运相耦联的转运系统

有些物质主动转运的驱动力并不直接来自 ATP 的分解,而是来自原发性主动转运所形成的离子浓度梯度而进行的物质逆浓度梯度和(或)电位梯度的跨膜转运方式。这种间接利用 ATP 能量的主动转运过程,称为继发性主动转运(secondary active transport),其本质就是载体介导的易化扩散与原发性主动转运相耦联的主动转运系统。

1. **与钠泵活动耦联的继发性主动转运**　继发性主动转运在体内广泛存在。在绝大多数情况下,溶质跨膜转运的动力来自钠泵活动建立的 Na^+ 的跨膜浓度梯度,如葡萄糖和氨基酸在小肠黏膜上皮被吸收和在肾小管上皮被重吸收、跨膜 Na^+-H^+ 交换、Na^+-Ca^{2+} 交换和 Na^+-K^+-Cl^- 同向转运等。

(1) Na^+-葡萄糖同向转运体:葡萄糖在小肠黏膜上皮的主动吸收就是一个典型的继发性主动转运。它是由 Na^+-葡萄糖同向转运体和钠泵的耦联活动而完成的(图 2-10),转运过程如下:上皮细胞基底侧膜上钠泵的活动造成细胞内低 Na^+,并在顶端膜的内、外形成 Na^+ 的浓度差。顶端膜上的 Na^+-葡萄糖同向转运体利用膜两侧 Na^+ 的化学驱动力,将肠腔中的 Na^+ 和葡萄糖分子一起转运至上皮细胞内。在这一过程中,葡萄糖分子的转运是逆浓度梯度进行的。进入上皮细胞的葡萄糖分子可经基底侧膜上另一种葡萄糖载体扩散至组织液,完成葡萄糖在肠腔中的主动吸收过程。用药物抑制钠泵活动后,葡萄糖转运随即减弱或消失,表明葡萄糖转运对钠泵活动的依赖性。氨基酸在小肠也是以同样的方式被吸收的(图 2-10)。

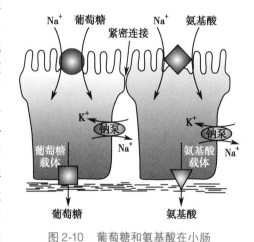

图 2-10　葡萄糖和氨基酸在小肠
黏膜上皮细胞的吸收
○Na^+-葡萄糖转运体　◇Na^+-氨基酸转运体
□葡糖糖载体　△氨基酸载体　○钠泵

(2) Na^+-Ca^{2+} 交换体:Na^+-Ca^{2+} 交换体(Na^+-Ca^{2+} exchanger)是一个由 938 个氨基酸残基构成的、包含 11 个疏水性跨膜片段的蛋白质,是细胞膜上的一个逆向转运系统。在大多数组织细胞,Na^+-Ca^{2+} 交换体是以转入 3 个 Na^+ 和排出 1 个 Ca^{2+} 的化学计量进行活动的。它的主要功能是利用钠泵活动建立的膜两侧 Na^+ 的浓度梯度势能,将细胞内的 Ca^{2+} 排出细胞,以维持细胞质内低的游离 Ca^{2+} 浓度。例如,心肌细胞在兴奋-收缩耦联过程中流入细胞内的 Ca^{2+},大部分是经 Na^+-Ca^{2+} 交换排出细胞的,少部分由肌膜上的钙泵排出细胞。如果用毒毛花苷抑制钠泵的活动,将减低 Na^+ 的跨膜浓度梯度,从而减小 Na^+-Ca^{2+} 交换的速率,造成细胞内 Ca^{2+} 浓度升高。

(3) Na^+-K^+-$2Cl^-$ 同向转运体:Na^+-K^+-$2Cl^-$ 同向转运体(Na^+-K^+-$2Cl^-$ symporter)是利用钠泵活动建立的跨膜 Na^+ 浓度梯度势能将细胞外的 1 个 Na^+、1 个 K^+ 和 2 个 Cl^- 转运入细胞内的一种同向转运体,已发现有 SCL12A1 ~ 7 和 KCC2 八种亚型,存在于肾脏与的亚型与 NaCl 的主动重吸收有关(见第二十六章)。

(4) Na^+-H^+ 交换体:Na^+-H^+ 交换体(Na^+-H^+ exchanger)能将细胞外的 1 个 Na^+ 转运入细胞内,同时将细胞内的 1 个 H^+ 转运出细胞,这对维持体内酸碱平衡有重要意义。

Notes

2. 与质子泵耦联的继发性主动转运   溶质跨细胞器膜转运的动力来自质子泵（H^+-ATP酶）活动建立的 H^+ 的跨膜浓度梯度。例如，去甲肾上腺素被神经末梢重摄取的过程需经过两次跨膜转运，首先是借助于 Na^+ 的跨膜梯度，将递质与 Na^+、Cl^- 一起经位于神经末梢质膜上的去甲肾上腺素转运体同向转运至胞质内，然后再利用 H^+ 的跨膜浓度梯度，由位于突触囊泡膜上的单胺类递质转运体将 1 个去甲肾上腺素分子转运入囊泡内，同时排出 2 个 H^+。

三、出胞和入胞是大分子物质或物质团块跨膜转运的主要形式

大分子物质或物质团块不能穿越细胞膜，它们可通过形成质膜包被的囊泡，以出胞（exocytosis）或入胞（endocytosis）的方式完成跨膜转运（图2-11）。

（一）出胞是细胞分泌、递质释放以及胞内其他大分子物质或物质颗粒的外排方式

出胞是指胞质内的大分子物质以分泌囊泡的形式排出细胞的过程。例如，外分泌腺细胞将合成的酶原颗粒和黏液排放到腺导管腔内，内分泌腺细胞将合成的激素分泌到血液或组织液中，以及神经纤维末梢将突触囊泡内的神经递质释放到突触间隙内等等，都属于出胞。分泌物通常是在粗面内质网的核糖体上合成，再转移到高尔

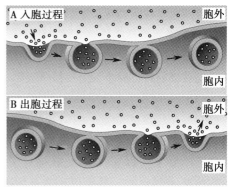

图 2-11   物质的入胞和出胞过程示意图

基体并被修饰成由膜结构包裹的分泌囊泡，囊泡逐渐移向细胞膜的内侧，并与细胞膜发生融合、破裂，囊泡的内容物被排出细胞，而囊泡膜随即成为细胞膜的组分。由于在出胞过程中囊泡膜融入细胞膜，因而会使细胞膜表面积有所增加。出胞有两种形式：①持续性出胞。囊泡内容物以上述方式不间断地被排出细胞，如小肠黏膜杯状细胞持续分泌黏液的过程；②调节性出胞。合成的物质首先储存于细胞膜内侧或某些特殊的部位，须在细胞受到某些化学信号或电信号的诱导时才被排出细胞，因而是一种受调节的出胞过程。神经末梢递质的释放就是动作电位到达神经末梢时才引起的出胞过程，这一过程由进入胞内的 Ca^{2+} 触发（见第三十章）。

（二）入胞是大分子物质或物质团块进入细胞的主要方式

入胞是指细胞外大分子物质或物质团块（如细菌、细胞碎片等）借助于细胞膜形成吞噬泡或吞饮泡的方式进入细胞的过程（图2-11）。以吞噬泡或吞饮泡的形式入胞的过程分别称为吞噬（phagocytosis）和吞饮（pinocytosis）。与出胞相反，入胞时由于一部分细胞膜形成吞饮泡，因而会使细胞膜的表面积有所减小。

1. 吞噬   被转运物质以固态形式进入细胞的过程称为吞噬。如细菌、死亡细胞或组织碎片等。吞噬发生时，细胞膜在受体和收缩蛋白等参与下伸出伪足将团块或颗粒包裹起来，经膜融合、离断后进入胞内，形成直径较大的吞噬泡（$1\sim2\mu m$）。吞噬仅发生于一些特殊的细胞，如单核细胞、巨噬细胞和中性粒细胞等。

2. 吞饮   被转运物质以液态形式进入细胞的过程称为吞饮。吞饮可发生于体内几乎所有的细胞，是多数大分子物质如蛋白质分子进入细胞的唯一途径。发生吞饮时，细胞在接触转运物处的膜发生凹陷，并逐渐形成囊袋样结构包裹被转运物，再经膜的融合、离断、进入胞内，形成直径较小的吞饮泡（$0.1\sim0.2\mu m$）。吞饮又可分为液相入胞（fluid-phase endocytosis）和受体介导入胞（receptor-mediated endocytosis）两种形式。

（1）液相入胞：液相入胞是指细胞外液及其所含的溶质以吞饮泡的形式连续不断地进入细胞内。进入细胞的溶质量和溶质的浓度成正比。

（2）受体介导入胞：受体介导入胞是通过被转运物与膜受体的特异性结合，选择性地促进

被转运物进入细胞的一种入胞方式。溶质选择性地进入细胞时,并没有带入较多的细胞外液,而且即使溶质的浓度很低,也不会影响有效的入胞过程。许多大分子物质,如运铁蛋白、低密度脂蛋白(low-density lipoprotein,LDL)、维生素 B_{12} 转运蛋白、多种生长因子、一些多肽类激素(如胰岛素)等都是以这种方式进入细胞的。受体介导入胞有重要的临床意义。例如,LDL 入胞后被溶酶体消化,将其结合的胆固醇释放出来被利用。如果 LDL 过高或 LDL 受体缺乏,LDL 则不能被正常代谢,可使血浆中 LDL 浓度升高,产生高胆固醇血症和动脉粥样硬化。

（三）细胞穿膜肽是一种新的、有效的生物活性分子细胞内转运工具

近来研究发现,一些来自人类免疫缺陷病毒、单纯疱疹病毒、果蝇以及人工设计合成的一些小分子多肽可有效携带外源性疏水大分子进入多种哺乳动物细胞,这些具有细胞穿透功能的多肽称为细胞穿膜肽(cellpenetrating peptides,CPP)。细胞穿膜肽的跨膜机制尚不十分清楚,但作为有效的生物活性分子细胞内转运工具,其在细胞生物学、基因治疗、药物体内转运等领域的研究和应用正受到广泛关注。

参考文献

1. 姚泰. 生理学. 第 2 版. 北京:人民卫生出版社,2010
2. 朱大年,王庭槐. 生理学. 第 8 版,北京:人民卫生出版社,2013
3. Guyton AC,Hall JE. Textbook of Medical Physiology. 12th ed. Philadelphia:Saunders,2011
4. Boron WF,Boulpaep EL. Medical Physiology. 2nd ed. Philadelphia:Saunders,2009
5. Barrett KE,Barman SM,Boitano S,Brooks HL. Ganong's Review of Medical Physiology. 24th ed. New York:McGraw Hill,2012
6. Fox SI. Human Physiology. 13th ed. New York:McGraw-Hill,2012
7. Singer SJ. Some early history of membrane molecular biology. Annu Rev Physiol,2004,66:1-27
8. Marguet D,Lenne PF,Rigneaultand H,He HT. Dynamics in the plasma membrane:how to combine fluidity and order. EMBO J,2006,25:3446-3457
9. Melo E,Martins J. Kinetics of bimolecular reactions in model bilayers and biological membranes. A critical review. Biophys Chem,2006,123:77-94
10. Jacobson K,Mouritsen OG,Anderson RG. Lipid rafts:at a crossroad between cell biology and physics. Nature Cell Biology,2007,9:7-14

Notes

第三章 细胞信号转导

细胞信号转导（cellular signal transduction）是指生物学信息在细胞间或细胞内转换和传递，并产生生物效应的过程。细胞的信号转导伴随着细胞的整个生命过程，所涵盖的范围非常广泛，本质上细胞内所有的生理、生化过程都属于信号转导的范畴。生物体内不同器官和组织之间、细胞与细胞之间、细胞内细胞器与细胞器之间、同一细胞器内不同亚结构之间以及分子之间都存在着广泛的信号转导过程。在多细胞生物，尽管不同器官之间存在远距离或近距离的信息沟通关系，但究其本质，仍然是一个细胞释放某种信息（大多数情况下是化学信号）再作用于另一个细胞的过程。信号转导通路及信号网络中各信号分子、信号分子间以及信号通路间的相互作用的改变，是许多人类疾病的分子基础，这已在癌症、动脉硬化、心肌肥大、炎症性疾病以及神经退行性疾病等发生发展的病理机制研究中取得了显著进展。另外，信号分子、信号转导环节，以及信号网络的节点，也是药物作用的有效靶点，是目前基础与临床医学、药物治疗学，乃至药物设计中最前沿的领域之一。

第一节 细胞信号转导的概念和一般特性

一、细胞外的化学信号是细胞最常感受到的刺激信号

单细胞生物或多细胞生物的个体细胞在其生命过程中，会不断受到来自外部环境的各种理化因素的刺激，并对这些刺激作出相应的反应，以使细胞的功能活动适应外界环境的变化，这是所有活细胞的一项基本功能。单细胞生物的生活环境是真正的外界环境。多细胞生物体内的绝大多数细胞的生活环境是细胞外液（即内环境），因此细胞外液的各种理化因素（特别是化学分子）的变化是它们最常感受到的外界刺激。细胞外的化学分子可能来自邻近细胞的旁分泌，也可能来自相距较远细胞的远距分泌。这些化学物质的种类繁多，分子量大小不等，可以是机体内源性产物，也可以是外源性物质（如异体蛋白、化学合成的药物等）。细胞感受外界化学信号的刺激通常是由膜或细胞内的一些特殊蛋白质（称为受体，详见第二章）识别和介导的。

一些物理性刺激信号（如温度、机械力、生物电、电磁波等）也可构成对细胞的刺激，但其种类和数量远没有化学信号多。在动物进化的过程中，这些物理性刺激信号大都由一些在结构和功能上高度分化了的特殊的感受器（如视网膜、耳蜗、前庭器官、肌梭、环层小体等）来感受，在相应的感受器细胞的表面膜引起某种电反应，后者通过传入神经传到相应神经中枢，引起相应感觉。

二、不同的细胞信号转导通路有三个共同特征

尽管细胞对刺激的反应千差万别，但细胞在接受外来刺激信号并发生跨膜信号转导的过程中，有下列几个共性特征。

（一）细胞信号转导可通过两种方式实现

在信号转导中，受体（receptor）和配体（ligand）是两个重要概念。受体是指细胞中具有接受和转导信息功能的蛋白质，分布于细胞膜中的受体称为膜受体，位于胞质内和核内的受体则分

别称为胞质受体和核受体。凡能与受体发生特异性结合的活性物质则称为配体。根据所介导的配体和受体的不同,信号转导可通过两类方式进行。一类是水溶性配体或物理信号先作用于膜受体,再依次经跨膜的和细胞内的信号转导机制产生效应,即通常所说指跨膜信号转导(transmembrane signal transduction)。另一类是脂溶性配体直接跨膜与胞质受体或核受体结合而发挥作用,这类方式都通过影响基因表达而产生效应。但近年来发现,由膜受体介导的信号转导也大都可改变转录因子活性而影响基因表达;类固醇激素也有膜受体,后者也可介导类固醇激素的快速生物效应。

(二) 细胞信号转导同时还具有信号放大功能

细胞信号转导不仅仅是简单的信号传递,同时还具有信号放大功能。这主要是因为信号转导系统中的一个上游信号分子可以激活几个下游信号分子,以此类推,遂产生了信号的级联放大,使少量的细胞外信号分子可以引发靶细胞的显著反应。理论上一个细胞外信号分子与膜受体结合后,最终可导致细胞内数千个功能蛋白分子活动的改变。

(三) 众多的信号通路构成信号网络系统

细胞的信号转导机制研究是目前生理学乃至生命科学研究的热点。已有资料表明,不仅信号转导通路的细节非常复杂,涉及蛋白质等相互作用以及相关基因的表达过程,而且各种信号转导通路间存在更为复杂的联系,构成信号间的交互对话(cross-talk)甚至是信号网络(signaling network)。尽管近年来对信号转导机制的研究已经取得了许多重大进展,相关资料涉及多个组学(omics),但仍属于亟待深入研究和探索的领域。

第二节　细胞信号转导的几种主要方式

细胞信号转导虽然涉及多种刺激信号在多种细胞引发的多种功能改变,但所涉及的几类膜受体蛋白质各具有很大的结构上的同源性,是由相近的基因家族编码的。根据它们的分子结构和信号转导方式,主要有离子通道型受体、G 蛋白耦联型受体、具有内在酶活性的受体(或称酶耦联型受体)、招募型受体以及核受体,这五类受体通过各自不同的细胞信号分子组成的信号通路而完成信号转导。但需要指出的是,一种细胞外化学信号在发挥其生物学作用时,可能并不仅仅使用一种跨膜信号转导方式,在不同细胞或同一细胞的不同膜部位,可能通过不同的信号转导方式影响细胞功能;不同的细胞外化学信号也可能使用相同的信号转导方式;相同的信号转导方式可能介导不同的细胞功能;一种细胞外化学信号作用于某种细胞时,其作用可能还随细胞的功能状态不同而不同。在研究细胞跨膜信号转导时,应考虑到细胞的这种对外界刺激发生反应的高度能动性和复杂性。下面简要介绍目前已区分出的五种主要的跨膜信号转导途径或方式。

一、离子通道型受体介导快速的跨膜信息传递

已如第二章所述,化学门控通道是一类兼有通道和受体功能的膜蛋白,其开放和关闭受某种化学物质(配体)的调控。这类离子通道实际上是由配体结合部位和离子通道两部分所组成,故也可称为离子通道型受体(ion channel receptor)或促离子型受体(ionotropic receptor),而调控这类通道的化学物质则是一些信号分子。离子通道型受体因其本身就是离子通道,当配体(激动剂)与受体结合时,离子通道开放,细胞膜对特定离子的通透选择性增加,由于通道所通透的离子种类不同而造成膜电位的不同改变(去极化或超极化),从而引起细胞兴奋或抑制。从神经递质与受体结合到产生膜电位改变仅需 0.5 毫秒,故离子通道型受体适于完成神经电信号的快速传递。常见的非选择性的阳离子通道受体有烟碱(N)型乙酰胆碱受体(nAChR)、谷氨酸促离子型受体(iGluR)等。例如,骨骼肌终板膜上的 ACh 受体阳离子通道与运动神经末梢释放的乙

酰胆碱（ACh）结合后，通道开放，可引起 Na⁺ 和 K⁺ 的跨膜移动（以 Na⁺ 内流为主），导致膜电位改变，最终引起肌细胞兴奋。而氯通道受体有甘氨酸受体、γ-氨基丁酸 A 受体等。例如，神经元膜中的 γ-氨基丁酸 A 受体受递质激活后，氯通道开放而引起 Cl⁻ 内流，使膜电位变得更负，导致突触后神经元兴奋性降低而引起抑制。这类信号转导路径简单，信号转导速度快，从递质与受体结合至产生细胞电活动仅需 0.5 毫秒左右的时间，是机体对外界刺激信号做出快速应答反应的基础。

电压门控通道（voltage-gated ion channel）和机械门控通道（mechanically gated ion channel）通常不称作受体，但事实上，它们是接受电信号和机械信号的受体，并通过通道的开、闭和离子跨膜流动的变化把信号传递到细胞内部。例如，心肌细胞 T 管膜上的 L 型 Ca²⁺ 通道是一种电压门控通道，当心肌细胞发生动作电位时，T 管膜的去极化可激活这种 Ca²⁺ 通道，引起 Ca²⁺ 内流，使肌浆 Ca²⁺ 浓度升高；内流的 Ca²⁺ 还作为第二信使，进一步激活肌浆网的 Ca²⁺ 释放通道，引起肌浆 Ca²⁺ 浓度的进一步升高，从而引发心肌细胞的收缩，这样就实现了由电信号（动作电位）引发的跨膜信号转导。由机械力信号引发的跨膜信号转导原理与此类似。例如，血管内皮细胞上具有机械门控通道。当内皮细胞受到血流切应力刺激时，可激活内皮细胞上的机械门控的非选择性阳离子通道，该通道的开放都有助于 Ca²⁺ 进入内皮细胞，胞内增多的 Ca²⁺ 作为第二信使可进一步激活一氧化氮合酶，后者再作用于精氨酸而生成一氧化氮（nitric oxide，NO），NO 引发血管舒张，从而实现切应力刺激（机械信号）的跨膜信号转导。

二、G 蛋白耦联型受体信号通路是较为普遍的信号转导途径

G 蛋白（G protein）全称鸟苷酸结合蛋白（guanine nucleotide-binding protein），由 1994 年诺贝尔生理学和医学奖美国科学家 Gilman 和 Rodbell 发现，是一类位于细胞膜胞浆面、能与 GDP 或 GTP 结合的糖蛋白。G 蛋白由 α、β、γ 三个亚基组成。以三聚体存在并与 GDP 结合者为非活化型，α 亚基与 GTP 结合并导致 β-γ 二聚体脱落时则变成活化型。活化型 G 蛋白可激活位于膜内侧的酶（如腺苷酸环化酶），导致第二信使（如 cAMP）产生改变，继而激活或抑制某些激酶（如蛋白激酶 A），导致某些功能蛋白质的磷酸化水平发生改变，从而导致一定的生物学效应。

（一）G 蛋白耦联型受体跨膜信号转导通路由多个信号分子组成

G 蛋白耦联型受体（G protein-coupled receptors，GPCRs）是目前已经发现的种类最多的受体，其信号转导过程亦最为复杂多样。组成该信号系统的信号分子包括 G 蛋白耦联型受体、G 蛋白、G 蛋白效应器、第二信使、蛋白激酶等一系列存在于细胞膜、胞质及核中的信号分子。

1. G 蛋白耦联受体　目前这类受体已有数百种以上被克隆，是由一条肽链构成的糖蛋白。该受体的激动剂（或配体）包括儿茶酚胺类激素、乙酰胆碱、5-羟色胺、引起嗅觉的物质、光量子、花生四烯酸类、淋巴细胞活性因子以及多数肽类激素。因此，这种受体也是与各种特异性药物作用机制联系最多的受体。这类受体尽管所结合的细胞外信号分子明显不同，但受体蛋白结构有很大的相似性，属于同一个超家族，都是由一条 7 次穿膜的肽链构成，因而也称之为 7 次跨膜受体（seven-spanning receptor）。肽链的 N 末端在细胞外，C 末端在细胞内，肽链在穿膜过程中形成 3 个细胞外环和 3 个细胞内环（图 3-1）。

2. G 蛋白　G 蛋白起着耦联膜受体和效应器蛋白（酶或离子通道）的作用。G 蛋白有异源三聚体 G 蛋白（heterotrimeric G protein）和单体 G 蛋白（monomeric G protein）两类，通常所说的 G 蛋白是指三聚体 G 蛋白。目前已知的三聚体 G 蛋白有 20 种以上，均由 α、β 和 γ 三个亚单位组成，其中 α 亚单位具有鸟苷酸结合位点和 GTP 酶活性。G 蛋白的激活过程如图 3-1 所示。非活化的 G 蛋白在膜内是与受体分离的，其 α 亚单位与二磷酸鸟苷（guanosine diphosphate，

Notes

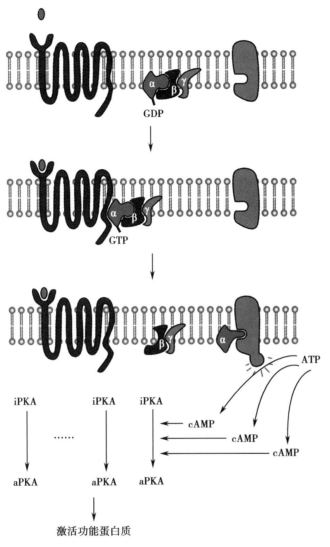

图 3-1 G 蛋白耦联受体的跨膜信号转导

iPKA:无活性 PKA;aPKA:有活性 PKA

GDP)相结合。当配体与受体结合后,受体发生构象改变,受体和 G 蛋白结合,并使之激活;激活的 G 蛋白α亚单位对 GTP 具有高度亲和力,与三磷酸鸟苷(guanosine triphosphate,GTP)结合后,解离出 GDP。α亚单位与 GTP 的结合使三聚体 G 蛋白分成两部分,即α-GTP 复合物和β-γ二聚体,两部分均可进一步激活它们的靶蛋白(G 蛋白效应器)。G 蛋白的激活是很短暂的,因为α-GTP 复合物一旦和它的靶蛋白结合,它的 GTP 酶就被激活,将结合的 GTP 分解成GDP,使α亚单位和它的靶蛋白双双失活。结合 GDP 的亚单位随之与β-γ二聚体再次结合成非激活状态的 G 蛋白。

根据 G 蛋白α亚单位的结构差异,可以将 G 蛋白分为 6 个亚族:G_s、$G_{i/o}$、G_q、G_t、G_g和 G_{12}。其中,G_s蛋白即兴奋性 G 蛋白("s"即 stimulatory),可激活细胞膜靠近胞质侧的腺苷酸环化酶(adenylate cyclase,AC);G_i即抑制性 G 蛋白("i"即 inhibitory),可抑制腺苷酸环化酶;G_t蛋白存在于视网膜的视杆细胞和视锥细胞的视盘上,与光的感受有关;G_{olf}蛋白存在于嗅觉细胞膜上,与嗅觉有关。一些细菌毒素可特异性激活某些 G 蛋白,可作为研究 G 蛋白的研究工具药。比如,G_s蛋白只能被霍乱毒素激活,G_i只能被百日咳毒素激活,而 G_t则既能被霍乱毒素激活,也能被百日咳毒素激活。G 蛋白每个亚族又有多个成员,其中有些成员的功能还待进一步阐明。新的 G 蛋白亚

Notes

族和每个亚族的新成员还可能被陆续发现。由 G 蛋白家族的复杂组成可以看出 G 蛋白耦联受体跨膜信号转导系统调节细胞功能活动之复杂和精细。

3. G 蛋白效应器　G 蛋白效应器(G protein effecter)有两种,即催化生成第二信使的酶和离子通道。G 蛋白调控的酶主要是细胞膜上的腺苷酸环化酶(AC)、磷脂酶 C(phospholipase C, PLC)、依赖于 cGMP 的磷酸二酯酶(phosphodiesterase,PDE),以及磷脂酶 A_2(phospholipase A_2, PLA_2),它们都是催化生成或分解第二信使的酶。G 蛋白也可直接或间接(通过第二信使)调控离子通道的活动(详见后)。

4. 第二信使　如果把激素、递质等细胞外的化学信号看作是其他器官或细胞释放、并向靶细胞传递信息的"第一信使"(first messenger)的话,由 G 蛋白效应器激活后所产生的、能将第一信使传至细胞膜的信息再传到胞质内靶分子的物质(一般为小分子)则称为第二信使(second messenger)。因为 G 蛋白和 G 蛋白效应器都存在于膜内侧且不与膜分离,因此通常不把 G 蛋白和 G 蛋白效应器看做第二信使。"信使"的概念是指其能将信息传递一定"距离",例如上述"第二信使"大都是游离的小分子,能将膜内侧的 G 蛋白效应器激活的信息传递至细胞质的某些靶蛋白,包括各种蛋白激酶和离子通道。目前已知的第二信使物质包括环一磷酸腺苷(cyclic adenosine monophosphate,cAMP)、环一磷酸鸟苷(cyclic guanosine monophosphate,cGMP)、三磷酸肌醇(inositol triphosphate,IP_3)、二酰基甘油(diacylglycerol,DG)、一氧化氮(NO)和 Ca^{2+} 等。

5. 蛋白激酶　目前已发现的蛋白激酶(protein kinase)有 100 多种,根据它们磷酸化底物蛋白机制的不同可分为两大类:一类是丝氨酸/苏氨酸蛋白激酶(serine/threonine kinase),它们可使底物蛋白中的丝氨酸或苏氨酸残基磷酸化,占蛋白激酶中的大多数;另一类是可使底物蛋白酪氨酸残基磷酸化的酪氨酸蛋白激酶(tyrosine kinase),它们的数量较少,主要在酶耦联受体的信号转导路径中发挥作用。许多蛋白激酶是被第二信使激活的,根据激活它们的第二信使,又可分为依赖 cAMP 的蛋白激酶(cAMP-dependent protein kinase)或称蛋白激酶 A(protein kinase A,PKA);依赖于 Ca^{2+} 的蛋白激酶,或称蛋白激酶 C(protein kinase C,PKC)等。

蛋白激酶可将 ATP 分子上的磷酸基团转移至底物蛋白,使其磷酸化,磷酸化的底物其荷电特性和构象发生变化,导致其生物学特性的变化。蛋白激酶的底物蛋白也可能是另一种蛋白激酶,如此便形成下游蛋白瀑布样的依次磷酸化,即磷酸化级联反应(phosphorylation cascade)。这种磷酸化反应是可逆的,因为细胞内还有大量蛋白磷酸酶(phosphatase),可使底物蛋白脱磷酸化。因此,当信号分子的作用减弱或去除时,会发生相反的脱磷酸反应。蛋白质的可逆磷酸化/脱磷酸化反应导致蛋白质的功能被激活或被抑制(有时是相反的效应),最终导致这些功能蛋白质所调节的细胞功能发生改变。

(二) G 蛋白耦联型受体跨膜信号转导系统包含多个信号转导通路

1. cAMP-PKA 信号通路　图 3-1 以 cAMP-PKA 信号通路为例,显示了 G 蛋白耦联型受体跨膜信号转导过程。cAMP 是由膜上的腺苷酸环化酶(AC)水解及环化胞质内的 ATP 生成的,生成的 cAMP 又可被磷酸二酯酶(PDE)迅速分解,生成 5'-AMP。正常情况下,它的生成与分解保持平衡,使胞内 cAMP 浓度保持在 $10^{-7}M$ 以下。但细胞膜的 G 蛋白耦联受体受到相应配体物质刺激后,由于 G 蛋白的激活导致 AC 的激活,使胞内 cAMP 水平在几秒钟之内可升高 5 倍以上。有些受体,如 β 型肾上腺素受体、促肾上腺皮质激素受体、胰高血糖素受体等,当它们与配体结合后,便激活一种能活化 AC 的兴奋性 G 蛋白,即 G_s。激活后的 G_s 分成两部分,即它的α亚单位与 GTP 形成的复合物和 β-γ 二聚体,前者与 AC 结合并使之激活,从而使胞内 cAMP 水平升高。另一些受体,如 $α_2$ 型肾上腺素受体、M_2 型 ACh 受体、生长抑素受体等,当它们与配体结合后可激活另一种能抑制 AC 活性的抑制性 G 蛋白,即 G_i。激活的 G_i 使 AC 活性下降,cAMP 水平降低。

cAMP 主要通过激活 PKA 来实现信号转导功能。在不同类型的细胞中,PKA 的底物蛋白不同,因此 cAMP 在不同的靶细胞中具有不同的功能。例如,肝细胞内 cAMP 的升高可激活 PKA,PKA 又激活磷酸化酶激酶,后者促使肝糖原分解;在心肌细胞,PKA 可使 Ca^{2+} 通道磷酸化,导致 Ca^{2+} 通道开放,细胞内 Ca^{2+} 浓度升高,因而增强心肌收缩力;在胃粘膜壁细胞,PKA 的激活可促进胃酸分泌。cAMP 也可通过调节离子通道来实现第二信使的作用(见后文)。

2. IP_3-Ca^{2+} 信号通路 许多配体与受体结合后可激活另一种 G 蛋白 Gq,Gq 可激活膜上的 PLC,PLC 可将膜脂质中的二磷酸磷脂酰肌醇(phosphatidylinositol bisphosphate,PIP_2)迅速水解为两种第二信使物质,即 IP_3 和 DG。IP_3 是水溶性小分子物质,它离开膜后结合于内质网或肌质网膜上的 IP_3 受体,三磷酸磷肌醇受体(inositol triphosphate receptor,IP_3R)是一种分布于内质网/肌质网膜上的化学门控的 Ca^{2+} 释放通道(Ca^{2+}-release channel),因这种通道对植物碱雷诺丁(ryanodine)敏感,因而又称为雷诺丁受体(ryanodine receptor,RyR)。Ryanodine 受体被 IP_3 激活后导致内质网或肌质网中 Ca^{2+} 的释放和胞质 Ca^{2+} 浓度升高(图 3-2)。

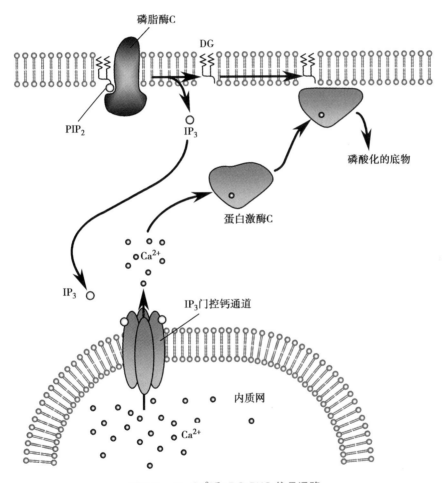

图 3-2 IP_3-Ca^{2+} 和 DG-PKC 信号通路

当一些可兴奋细胞(如心肌细胞)兴奋时,由于 L-型钙通道的开放、Ca^{2+} 内流,导致胞内某些区域 Ca^{2+} 浓度一过性升高。利用激光共聚焦显微镜可视化技术可记录到单个 L-型钙通道开放引起的这种 Ca^{2+} 浓度一过性升高,称为钙小星(calcium sparklets)。内流的 Ca^{2+} 作为第二信使,可进一步引发上述 Ca^{2+} 释放通道(IP_3 受体)开放,引起胞浆更大程度的 Ca^{2+} 浓度一过性升高(钙致钙释放),此时在激光共聚焦显微镜下表现为"钙火花"(calcium sparks)。有关钙火花形成的研究领域被形象地称为"火花学"(sparkology)。

Ca^{2+} 作为第二信使,在信号转导中具有重要的作用。它可直接作用于底物蛋白发挥调节作

Notes

用。如在骨骼肌,Ca^{2+} 与肌钙蛋白的结合可引发肌肉收缩,因此肌钙蛋白可看作是 Ca^{2+} 的受体。Ca^{2+} 的另一受体是钙调蛋白(calmodulin,CaM)。CaM 分子存在于所有的细胞之中,肽链上有 4 个高亲和力的 Ca^{2+} 结合位点。CaM 与 Ca^{2+} 生成的复合物可调节许多生理过程。例如,在平滑肌细胞,Ca^{2+}-CaM 复合物可结合于肌球蛋白轻链激酶(myosin light chain kinase,MLCK)并使之激活,导致肌球蛋白轻链磷酸化和平滑肌的收缩;在血管内皮细胞,Ca^{2+}-CaM 复合物结合并激活一氧化氮合酶(nitric oxide synthase,NOS),NOS 将 L-精氨酸转换为 NO 和胍氨酸,生成的 NO 扩散至平滑肌,引起血管舒张。在某些细胞,CaM 是作为酶分子中的亚单位存在的,Ca^{2+} 和 CaM 的结合可改变酶的活性。Ca^{2+}-CaM 复合物除了上述特异性调节底物酶的活性之外,更多的是通过激活依赖 CaM 的蛋白激酶(calmodulin-dependent protein kinase),使底物蛋白磷酸化,从而发挥调节作用。由于这类蛋白激酶的特异性不高,因而底物蛋白非常广泛,包括酶、骨架蛋白、离子通道、转录因子等。

3. DG-PKC 信号通路　Gq 耦联的膜受体可以激活 PLC,后者分解膜磷脂中的 PIP_2 生成两种第二信使,即 IP_3 和 DG。IP_3 进入胞质并诱发胞质 Ca^{2+} 浓度升高,而 DG 仍留在膜的内表面。存在于胞质中的 PKC 可被膜内侧的 DG 和膜磷脂中的磷脂酰丝氨酸(phosphatidylserine)结合并激活。PKC 有多种亚型,它们广泛分布于不同类型的组织细胞,激活后可使底物蛋白磷酸化,产生多种生物效应(图 3-2)。

4. G 蛋白-离子通道信号通路　G 蛋白也可直接地或通过第二信使调节离子通道的活动来实现信号转导。少数 G 蛋白可以直接调节离子通道的活动。例如,心肌细胞膜上的 M_2 型 ACh 受体与 ACh 结合后可激活 G_i,G_i 活化后生成的 α-GTP 复合物和 β-γ 二聚体都能激活 ACh 门控 K^+ 通道(K_{Ach} 通道)。G 蛋白在多数情况下是通过第二信使来影响离子通道活动的。例如,神经细胞和平滑肌细胞中都普遍存在有 Ca^{2+} 激活的 K^+ 通道(K_{Ca} 通道),细胞内 Ca^{2+} 浓度升高时可激活这类通道,导致细胞膜的复极化或超极化。在视杆细胞外段的膜上有大量的 cGMP 门控 Na^+ 通道,在光照时,视盘中的 cGMP 的分解加速,而造成 cGMP 依赖性 Na^+ 通道的关闭。在嗅感受细胞,气味刺激嗅感受器而使胞内 cAMP 水平升高,激活细胞膜上 cAMP 依赖性 Na^+ 通道。

三、酶耦联型受体信号通路主要调节细胞代谢、生长、分化等相对缓慢的生物学过程

一些肽类激素(如胰岛素)和细胞因子(如多种生长因子和白细胞介素等),当它们作用于靶细胞时,其相应的跨膜信号转导方式与前述两类方式不同,既没有 G 蛋白、第二信使和胞质内蛋白激酶的激活,受体本身也没有通道结构,而是通过细胞膜中一类具有酶活性的受体介导完成跨膜信号转导的。

这类受体可分为两类,一类是催化酶受体(catalytic enzyme receptor),如,受体酪氨酸激酶(receptor tyrosine kinase)、受体鸟苷酸环化酶(receptor guanylyl cyclase)、受体丝氨酸/苏氨酸蛋白激酶(receptor serine/threonine kinase,RSTK)和受体酪氨酸磷酸酶(receptor tyrosine phosphatase,RTPase)等。这类受体的共同特点是,受体本身具有激酶、环化酶或磷酸酶活性,不需要 G 蛋白和第二信使的参与,而是配体与受体胞外肽段结合后可催化受体胞内肽段上的激酶、环化酶或磷酸酶,从而影响细胞的功能。

另一类是招募型受体(recruitment receptor)。这类受体也是单次跨膜受体,受体分子的胞内域没有任何酶的活性,故不能进行生物信号的放大。但招募型受体的胞外域一旦与配体结合,其胞内域即可在胞浆侧招募激酶或转接蛋白(adaptor protein),激活下游不涉及经典第二信使的信号转导通路。常见有,结合酪氨酸激酶受体(tyrosine kinase associated receptor,TKAR),整合素受体(integrin receptor)、Toll 样受体(Toll-like receptors,TLR)等。下面分别叙述这两类受体信号转导通路的功能特点。

Notes

（一）催化酶受体跨膜信号转导的几种主要形式

1. 受体酪氨酸激酶　这类受体在结构上为糖蛋白,它们都只有一条肽链,分为膜外肽段、一个跨膜区和一个较短的膜内肽段。膜外肽段是配体识别和结合部位,相当于受体,依据膜外肽段的不同该类受体可分为许多类型;膜内片段具有内源性酪氨酸激酶活性,因而该受体称之为受体酪氨酸激酶或酪氨酸激酶受体。

该类受体主要介导与生长、发育有关的细胞因子(cytokines)和一部分肽类激素的生理作用。受体酪氨酸激酶被激活后通过下游信号转导最终将信号转导致细胞核,引起基因转录的改变。这类因子包括表皮生长因子(epidermal growth factor, EGF)、神经生长因子(nerve growth factor, NGF)、血小板源生长因子(platelet-derived growth factor, PDGF)、肝细胞生长因子(hepatocyte growth factor, HGF)、成纤维细胞生长因子(fibroblast growth factor, PGF)、白细胞介素(interleukins)和胰岛素(insulin)等。

该类受体与配体结合后,诱发相邻的两个同源或异源受体的低聚化(oligomerization)。除胰岛素受体家族外,其他受体单体大多发生双聚化(dimerization),双聚化本身可增加信息传递的多样化,并稳定活跃的受体。有些受体在与配体结合后可发生同源(指来自相同超家族的成员)三聚化(如 IL-3 和 TNFβ)或异源(指来自同一受体超家族的不同成员)双聚化或低聚化。异源双聚化有时还发生在受体单体与一附加蛋白(如 gp30)之间。异源双聚化在增加信号转导的多样性方面可能更为重要。其信号转导通路也称为丝裂原激活的蛋白激酶(mitogen-activated protein kinase, MAPK)通路,膜外肽段识别相应配基并与之结合后,可直接激活膜内侧肽段的酪氨酸激酶,该酶激活后一方面引发膜内肽段自身酪氨酸残基的磷酸化,另一方面可促进其他靶蛋白质中的酪氨酸残基发生磷酸化,由此再引发各种细胞内功能的改变。这一过程没有 G 蛋白和第二信使的参与,信号转导过程如图 3-3 所示。

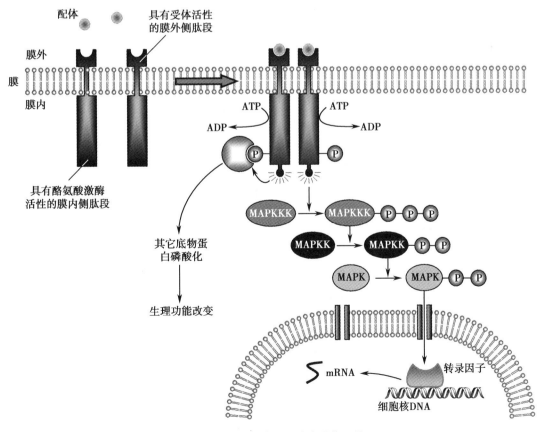

图 3-3　受体酪氨酸激酶的跨膜信号转导

MAPK 的激活除了上述的受体酪氨酸激酶途径外,还有 G 蛋白耦联受体-第二信使的激活途径。已知 DG-PKC 途径和 AC-cAMP 途径均可激活 MAPK。目前认为 MAPK 是外界信号刺激细胞增殖、分化的细胞内信号转导的交汇点。需要指出的是,小分子(单体)G 蛋白 Ras 参与了酪氨酸激酶受体介导的信号转导。但由于 Ras 并不与膜受体耦联,也不激活产生第二信使的酶,因此酪氨酸激酶受体信号转导系统没有与膜受体耦联的 G 蛋白和第二信使参与的概念仍然是成立的。

另有一形式,受体本身没有酪氨酸激酶的活性,但当它被配体激活时,立即与胞浆中酪氨酸激酶结合并使之激活,称之为结合酪氨酸激酶受体,可认为是一种招募型受体(详见下述)。

2. 受体丝氨酸/苏氨酸激酶   有些生长因子,如转化生长因子-β(transforming growth factor-β,TGF-β)超家族的受体具有丝氨酸/苏氨酸激酶活性,因而称为受体丝氨酸/苏氨酸激酶(RSTK)。TGF-β 超家族有 30 多个成员,包括激活素(activins)和抑制素(inhibins)等。这类因子具有增强或抑制细胞增殖和分化的作用,并调节许多细胞的迁移和黏附。RSTK 也是一个大家族,目前至少已分离出至少 17 个 RSTK 成员,这些 RSTK 可分为 Ⅰ 型和 Ⅱ 型两个亚家族。TGF-β 作用于细胞时,先与 Ⅱ 型 RSTK 结合,结合后的复合物再与 Ⅰ 型 RSTK 结合。当这种配基与 Ⅰ 型和 Ⅱ 型 RSTK 结合的复合物形成后,Ⅱ 型 RSTK 就使 Ⅰ 型 RSTK 磷酸化,从而完成跨膜信号转导。TGF-β 的一个重要作用是对细胞周期(cell cycle)的调节。一种原癌基因的表达产物 c-Myc 参与了细胞对 TGF-β 的反应,c-Myc 可直接影响锚定于 Myc 结合域的基因表达(图 3-4)。

非受体型丝氨酸/苏氨酸蛋白激酶(non-receptor serine/threonine kinases)这类激酶没有与配基结合的结构域,不能识别和结合细胞外配基,通常位于胞质,是第二信使的下游信号分子。这类激酶有以下四大类型:①cAMP 依赖性蛋白激酶;②Ca^{2+}/磷脂依赖性蛋白激酶;③Ca^{2+}/钙调蛋白依赖性蛋白激酶;④cGMP 依赖性蛋白激酶(Protein kinase G,PKG)。

3. 受体鸟苷酸环化酶   此类受体具有内在鸟苷酸环化酶(Guanylate cyclase,GC)活性,因此称为受体鸟苷酸环化酶,其肽链只有一个跨膜α螺旋,分子的 N 端有配体结合位点,位于膜外侧,C 端有鸟苷酸环化酶结构域,位于膜内侧。配体与受体结合后,可激活膜内侧的 GC。与 AC 激活不同的是此过程不需要 G 蛋白参与。GC 催化胞质内的 GTP 生成 cGMP,后者激活 PKG。PKG 和 PKA 一样,也是一种丝氨酸/苏氨酸蛋白激酶。PKG 进一步使靶蛋白磷酸化,从而影响细胞功能。受体鸟苷酸环化酶的一个重要配体是心房钠尿肽(atrial natriuretic peptide,ANP)(曾用名:心房肽,心钠素)。ANP 是由心房肌合成和释放的一类多肽,可刺激肾脏排泄钠和水,并使血管平滑肌舒张。此外,细菌热稳定肠毒素、海胆卵肽等肽类物质,也是这类受体的配体。NO 的受体也是一种 GC,但这种 GC 存在于胞质,称为可溶性鸟苷酸环化酶(soluble guanylate cyclase,sGC)。它由α和β两个亚单位构成。NO 作用于可溶性 GC,使胞质内的 cGMP 浓度和 PKG 活性升高,引起相应的细胞反应(图 3-4)。

4. 受体酪氨酸磷酸酶   酪氨酸磷酸酶(tyrosine phosphatase)是专一水解蛋白质中酪氨酸残基上的磷酸根基团的酯酶,分为受体酪氨酸磷酸酶(receptor tyrosine phosphatase,RTPase)和非受体型酪氨酸磷酸酶。

CD45(cluster determinant-45)是一种重要的 RTPase,位于 T 淋巴细胞和巨噬细胞等细胞膜上,其膜外区的肽段(N 端)具有受体功能,与抗原识别有关;其膜内肽段(C-端)有两个重复催化功能区,具有酪氨酸磷酸酶活性,可水解已被自身及底物蛋白肽链上已被磷酸化的酪氨酸残基上的磷酸基,从而发挥生物学作用。此外,根据 RTPase 的膜外结构特点,RTPase 还有其它三种类型,其功能不完全清楚,可能与细胞黏附及细胞与细胞的相互作用有关。

非受体酪氨酸磷酸酶(non-receptor tyrosine phosphatases):这类磷酸酶与 RTPase 相比分子量较小,只含有 1 个功能催化区。根据其分布部位和功能的不同可分为以下四大类型:①与胞膜相连域有关的非受体型酪氨酸磷酸酶;②核定位酪氨酸磷酸酶;③与 SH_2 相连的酪氨酸磷酸酶;

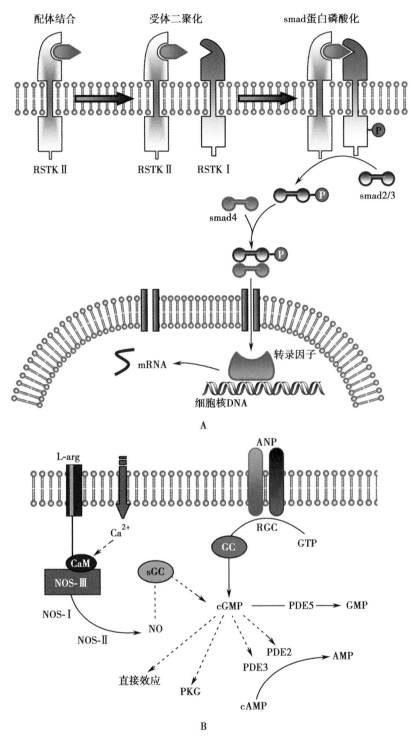

图 3-4　受体丝氨酸苏氨酸激酶和受体鸟苷酸环化酶的跨膜信号转导

ANP：A 型心房钠尿肽；CaM：钙调素；L-arg：L-精氨酸；GC：鸟苷酸环化酶；NOS：一氧化
氮合酶；PDE：磷酸二酯酶；RGC：受体鸟苷酸环化酶；RSTK：受体丝氨酸/苏氨酸激酶；
sGC：可溶性鸟苷酸环化酶

④细胞骨架酪氨酸磷酸酶。这些酶的功能目前还未完全阐明。

（二）招募型受体跨膜信号转导的几种常见形式

招募型受体主要调控造血细胞及免疫细胞的功能，其对信号转导的特异性通常需要共受体
或受体寡聚化来实现。招募型受体的主要配体是细胞因子等，受体涉及整合素受体、Toll 样受
体、肿瘤坏死因子受体、T 细胞受体等众多种类。酪氨酸激酶结合型受体也可属此类。几种主要

形式分述如下。

1. **结合酪氨酸激酶受体**　这类受体包括促红细胞生成素受体,生长素和催乳素受体,以及许多细胞因子和干扰素的受体。这类受体的分子结构中没有蛋白激酶的结构域,因此受体本身没有蛋白激酶活性,但当受体与配体结合后,就可和细胞内的酪氨酸蛋白激酶(如 JAK)结合并使后者激活,因此称为酪氨酸激酶结合型受体或受体相关酪氨酸激酶。酪氨酸激酶 JAK 被激活后,可对自身和胞质中的另一种的酪氨酸蛋白激酶(如 STAT)的酪氨酸残基进行磷酸化,后者又使转录因子磷酸化,最终导致基因转录的功能改变而发挥生物学作用。此类受体被配体激活后通常也发生受体的二聚化(图 3-5)。

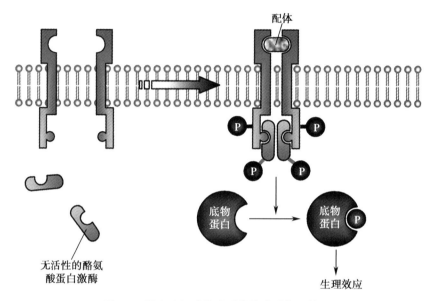

图 3-5　结合酪氨酸激酶受体的跨膜信号转导

2. **整合素受体**　整合素受体(也有称为整联蛋白受体)由 α 和 β 亚单位构成,称为强制性异二聚体。哺乳动物中有 18 个 α 和 8 个 β 亚单位,果蝇中有 5 个 α 和 2 个 β 亚单位,秀丽隐杆线虫中有 2 个 α 亚单位和 1 个 β 亚单位。α 和 β 亚单位各自分别一次跨膜,其胞浆内结构域较小。整合素受体是细胞-细胞间,以及细胞-细胞外基质(cell extracellular matrix,ECM)间相互作用的桥梁。整合素受体有两个主要功能:将细胞黏附于细胞外基质上和细胞外基质-细胞间的信号转导(图 3-6)。

(1) 将细胞黏附在细胞外基质上:整合素把细胞外基质与细胞内细胞骨架(特别是微丝)耦联在一起,细胞外基质中的配体可通过与 α 和 β 亚单位与整合素结合。整合素的配体包括,纤连蛋白,玻连蛋白,胶原蛋白和层粘连蛋白。细胞与细胞外基质之间的连接可以帮助细胞承受拉力,而使细胞外基质不被剥去。一个细胞产生的这种结合能力在个体发育中也至关重要。细胞黏附到细胞外基质是一个多细胞生物构成的最基本要求,整合素不是简单的挂钩,还可为细胞提供周围环境的关键信号。

(2) 细胞外基质-细胞间的信号转导:整合素通过调节受体酪氨酸激酶的细胞信号传导通路在细胞信号转导中起重要作用。整合素可以通过招募质膜上特异性的转接蛋白调节受体酪氨酸激酶信号转导过程。反之,当受体酪氨酸激酶被激活时,整合素可共定位于与受体酪氨酸激酶和它们相关的信号分子上。整合素通过对特异性受体酪氨酸激酶的调节性作用,参与对细胞的生长、细胞分裂、细胞生存、细胞分化和细胞凋亡过程的调节。

3. **Toll 样受体**　Toll 样受体(TLR)是在先天免疫系统中起到关键作用的一类蛋白质。它们是一次跨膜的非催化的受体,通常是在前哨细胞(如巨噬细胞和树突状细胞)上表达,能够结构性识

Notes

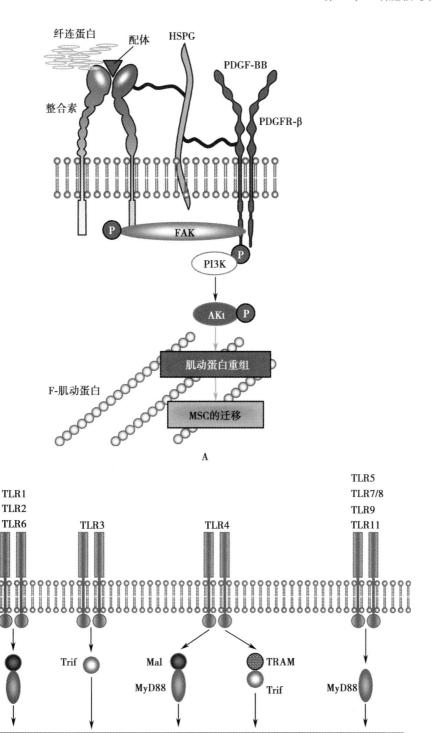

图 3-6 整合素受体和 Toll 样受体的跨膜信号转导

A. 整合素受体;B. Toll 样受体。HSPG:硫酸乙酰肝素蛋白聚糖;PDGF-BB:血小板衍生
生长因子-BB;PDGFRβ:血小板衍生生长因子受体 β;MSC:间充质干细胞

别微生物来源的保守分子。一旦这些微生物突破物理屏障,如皮肤或肠道黏膜,它们即被 TLR 识别,后者激活免疫细胞反应。TLR 包括 TLR1 ~ 13 亚型。Toll 样受体形成二聚体才产生功能。虽然大多数的 TLR 以同源性二聚体显示出功能,TLR2 可与 TLR1 或 TLR6 形成异源二聚体,每个二聚体都具有不同的配体特异性。当被 TLR 激活时,TLR 可招募胞浆内的转接蛋白,以便传播信号。已

Notes

知四个转接蛋白分子参与信号传导,包括,MyD88,TIRAP(也称为 Mal),TRIF 和 TRAM。TLR 信号可分成两个不同的信号传导通路,MyD88 依赖性和 TRIF 依赖性通路(图 3-6)。

四、核受体信号通路主要调节基因转录

前已述,与水溶性配体不同,脂溶性配体可直接进入细胞与胞质受体或核受体结合而发挥作用。由于胞质受体在与配体结合后,一般也要转入核内发挥作用,因而常把细胞内的受体统称为核受体(nuclear receptor)。核受体实质上是激素调控特定蛋白质转录的一大类转录调节因子。目前发现的核受体按其结构和功能分为类固醇激素受体家族和甲状腺素受体家族。类固醇激素受体(雌激素受体除外)位于胞浆,与热休克蛋白(heat shock protein,HSP)结合存在,处于非活化状态。配体与受体的结合使 HSP 与受体解离,暴露 DNA 结合区。激活的受体二聚化并移入核内,与 DNA 上的激素反应元件(hormone response element,HRE)相结合,增强或抑制基因的转录(图 3-7)。甲状腺素类受体位于核内,不与 HSP 结合,配体与受体结合后,激活受体并与 HRE 结合从而调节基因转录。基因转录的变化会导致蛋白质翻译水平的改变,从而在较长时间

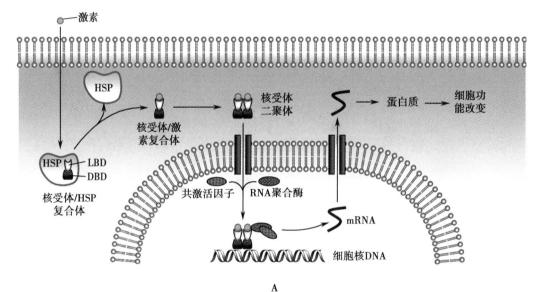

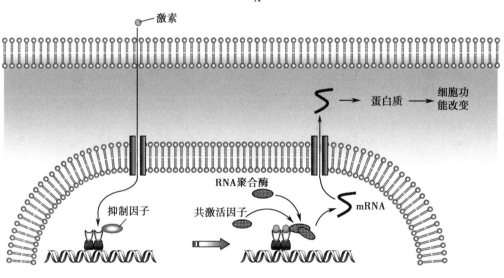

图 3-7　核受体信号转导过程
HSP:热休克蛋白;LBD:配体结合位点;DBD:DNA 结合位点

Notes

跨度内实现对细胞代谢和功能的调节。因此,外界信号不仅可使细胞出现即时反应,而且可通过基因表达的改变而造成细胞反应能力的长时程改变。

有的学者将由第二信使的作用而生成并进入核内调节基因转录的物质(大多为转录因子)称为第三信使(third messenger)。转录因子是在胞质内合成、然后进入核内调控基因转录的肽类物质。由于转录因子不都是在第二信使的作用下生成,因此严格来讲,转录因子不能都称为第三信使。目前学术界并不十分强调"第三信使"。

本章主要描述了细胞跨膜信号转导的共性和一般规律,需要指出的是,各条信号转导途径不是孤立存在的,它们之间存在着错综复杂的联系,形成所谓的信号网络或信号间的交互对话。事实上,信号分子之间实际存在的相互联系和作用,比目前了解的要复杂得多,还需要深入探讨。此外,本章对一些具体的信号转导通路没有进行详细讨论或没有叙述。比如,磷脂与细胞信号转导、光刺激和生物钟的信号转导、细胞骨架与信号转导、跨核膜信号转导、细胞钙信号转导、细胞凋亡的信号转导、蛋白质分子修饰(如乙酰化、甲基化等与表观遗传学密切相关的蛋白质修饰)与信号转导,以及细胞间的直接电耦联等,读者可参阅本书有关章节或其他资料。

(林默君)

参考文献

1. 姚泰. 生理学. 第 2 版. 北京:人民卫生出版社,2010

2. 朱大年,王庭槐. 生理学. 第 8 版,北京:人民卫生出版社,2013

3. Guyton AC,Hall JE. Textbook of Medical Physiology. 12th ed. Philadelphia:Saunders,2011

4. Boron WF,Boulpaep EL. Medical Physiology. 2nd ed. Philadelphia:Saunders,2009

5. Barrett KE,Barman SM,Boitano S,Brooks HL. Ganong's Review of Medical Physiology. 24th ed. New York:McGraw Hill,2012

6. Fox SI. Human Physiology. 13th ed. New York:McGraw-Hill,2012

7. 王建军,王晓民. 生理科学进展. 北京:高等教育出版社,2014

8. 孙大业,崔素娟,孙颖. 细胞信号转导. 第 4 版. 北京:科学出版社,2010

9. Kim SH,Turnbull J,Guimond S. Extracellular matrix and cell signalling:the dynamic cooperation of integrin, proteoglycan and growth factor receptor. Journal of Endocrinology,2011,209(2):139-151

10. Akira S,Takeda K. Toll-like receptor signalling. Nature Reviews Immunology,2004,4(7):499-511

11. Cheng H,Lederer WJ. Calcium sparks. Physiol Rev,2008,88:1491-1545

Notes

第四章 细胞的生物电活动

机体细胞在进行生命活动时伴有的电现象称为生物电(bioelectricity)。临床上诊断疾病时记录的心电、脑电、肌电和胃肠电等是器官水平上记录到的生物电,它们都以细胞水平生物电活动为基础。由于细胞生物电的产生是带电离子跨细胞膜流动后引起膜两侧电位差改变的结果,细胞生物电的传播也是沿细胞膜进行的,故细胞生物电也称为跨膜电位(transmembrane potential),简称膜电位(membrane potential)。细胞的膜电位大体上有两种表现形式,即静息状态下细胞未受到明显刺激时所具有的相对平稳的静息电位和细胞受到明显刺激时迅速发生、并向远方传播的动作电位。几乎所有的活细胞都具有静息电位,神经细胞、肌细胞和腺细胞还可产生动作电位。此外,某些细胞如感受器细胞还能发生性质介于静息电位和动作电位之间的局部电位。

第一节 静 息 电 位

一、静息情况下细胞膜两侧存在着外正内负相对稳定的电位差

静息情况下细胞膜两侧存在着外正内负相对稳定的电位差,称为静息电位(resting potential, RP)。如图 4-1 所示,将示波器的参考电极置于细胞外液并接地,将测量用的记录微电极(尖端极细,可小于1μm)由胞外逐渐插入到神经纤维的胞内。可以发现,当参考电极和记录电极均位于细胞外液中时,示波器荧光屏上的光点在零电位水平扫描,说明细胞膜外两点之间没有电位差;当把记录电极插入到细胞内时,荧光屏上的扫描线立即向下移动到一个较稳定的负值水平。这说明,静息情况下细胞膜两侧存在一个稳定的电位差,而且膜内侧的电位低于膜的外侧。根据测定,将细胞外液固定为零电位后,各种活细胞的膜内电位静息情况下都是负值,范围在 $-10 \sim -100$mV 之间,如骨骼肌细胞约-90mV,神经细胞约-70mV,平滑肌细胞约-55mV,红细胞约-9mV 等等。某些细菌和植物细胞的膜内电位可达-200mV。

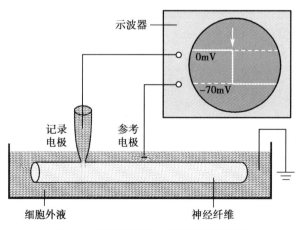

图 4-1 神经纤维静息电位测定示意图
示波器荧光屏上的箭头表示记录电极向细胞内插入

通常情况下,静息电位及其变化是通过电生理实验用微电极技术直接测定的。对于某些特别小的细胞、神经元的突起或细胞器(如线粒体)内的膜电位,可以借助电压敏感染料如Rhodamine 123、JC-1 等,通过光谱技术如流式细胞仪或激光共聚焦显微镜测定荧光强度间接测得。静息电位通常是平稳的直流电位,但某些具有自动节律性的神经细胞、心肌和平滑肌细胞,安静时也会出现自发性的电位波动(见呼吸、循环和消化等篇章)。

由于记录膜内电位时都以膜外作为零电位,故静息电位的大小可用细胞内负值的大小来判断。细胞内负值愈大,表示膜两侧的电位差愈大,也即静息电位愈大。例如,骨骼肌细胞的静息电位(约-90mV)比平滑肌细胞(约-55mV)要大。从细胞所在状态看,静息时细胞所处的外正内负的稳定状态称为极化(polarization);如果静息电位发生改变,膜两侧的电位差增大(如细胞内电位由-70mV 变化为-90mV),表示膜的极化状态增强,称为超极化(hyperpolarization);反之,如果膜两侧电位差减小(如细胞内电位由-70mV 变化为-50mV),表示膜的极化状态减弱,称为去极化(depolarization);去极化程度较高甚至使膜两侧电位极性表现为内正外负时,称为反极化或倒极化(reverse polarization),去极化过程中膜内电位超过零电位以上的部分,称为超射(overshoot);细胞膜去极化后再向静息电位方向恢复的过程,称为复极化(repolarization)。

与跨膜电位有关的一个重要参数是跨膜电场。跨膜电场可以直接影响带电离子的跨膜移动,跨膜电场还能通过影响某些膜蛋白(如电压门控离子通道)的构象从而改变细胞膜对离子的通透性。跨膜电场(E)可以根据跨膜电位差(Vm)和跨膜距离(d)按下式简单求得:

$$E = \frac{Vm}{d} (V/cm) \tag{4-1}$$

假定跨膜电位 Vm 为 100mV,跨膜距离 d 即膜的厚度为 4nm,则跨膜电场为:E = 100mV/4nm = 0.1V/4×10^{-9}cm = 250 000V/cm。可见,尽管跨膜电位不是很大,但实际上细胞膜承载着相当大的电场,这就为离子的跨膜移动和膜对离子的通透性奠定了基础。

二、静息电位是细胞内 K$^+$ 外流为主、多种离子转运的综合结果

(一)膜两侧离子的浓度梯度是引起离子跨膜扩散和形成平衡电位的驱动力

正常细胞的膜两侧分布有浓度明显不同的带电离子,特别是由于 Na$^+$-K$^+$泵的活动使细胞外保持了高浓度的 Na$^+$,细胞内保持了高浓度的 K$^+$。如表4-1 所示,哺乳动物骨骼肌细胞外的 Na$^+$浓度是细胞内的 10 多倍,而细胞内的 K$^+$浓度是细胞外的 30 多倍。假设细胞膜只对溶液中的一种带电离子有通透性,该离子将在浓度差(也称浓度梯度)的推动下从高浓度一侧向低浓度一侧跨膜扩散。由于离子本身带有电荷,随着离子跨膜扩散的进行,膜两侧将形成一个逐渐增大的电位差(扩散电位),该电位差又成为阻止该离子进一步跨膜扩散的力量。这时,带电离子的跨膜扩散受到膜两侧离子的浓度差和电位差两个驱动力的影响,两者的代数和即为电-化学驱动力(electrochemical driving force)。当阻碍离子扩散的电位差驱动力和促进离子扩散的浓度差驱动力相等时,电化学驱动力便等于零,离子的净移动停止,膜两侧的电位差也就稳定下来,这时的跨膜电位差被称为该离子的平衡电位(equilibrium potential)。根据离子在膜两侧的浓度,利用以下 Nernst 公式可计算出各种离子的平衡电位,也称 Nernst 电位:

$$E_X = -\frac{RT}{ZF}\ln\frac{[X]_i}{[X]_o} \tag{4-2}$$

式中 R 为气体常数,T 为绝对温度,Z 为离子价数,F 为法拉第常数,$[X]_i$ 和 $[X]_o$ 分别为离子 X 在膜内和膜外溶液中的浓度,E_X 则为计算所得的该离子的平衡电位(V,通常以胞外为零电位)。可见,离子平衡电位的大小决定于膜两侧离子的浓度比值。如果将式 4-2 中的离子价数 Z 定为+1 价,温度定为 29.2℃,同时将自然对数转换为常用对数,平衡电位 E_X 的单位用 mV 表示,则

Notes

Nernst 公式可简化为：

$$E_X = -60\lg\frac{[X]_i}{[X]_o}\tag{4-3}$$

从公式可知，对于任何单价离子来说，10 倍浓度差需要大约 60mV 的电位差来平衡。假设 $[K^+]_i$ 是 $[K^+]_o$ 的 10 倍，计算所得的 K^+ 平衡电位（K^+ equilibrium potential，E_K）就是 –60mV。也就是说，膜内 –60mV（以细胞外为零电位）的电位差恰好能够抵消 10 倍浓度差引起的 K^+ 离子外流。将实际膜两侧溶液中的 K^+ 浓度或 Na^+ 浓度代入式中，可分别计算出 E_K 和 Na^+ 平衡电位（Na^+ equilibrium potential，E_{Na}）。例如，哺乳动物多数细胞的 E_K 为 –90 ~ –100mV，E_{Na} 为 +50 ~ +70mV（见表 4-1）。

表 4-1　枪乌鲗大神经和哺乳动物骨骼肌细胞膜两侧主要离子的浓度及其平衡电位

		细胞外 （mmol/L）	胞质 （mmol/L）	平衡电位 （mV）	静息电位 （mV）
枪乌鲗大神经	$[Na^+]$	440	50	+55	
	$[K^+]$	20	400	–75	
	$[Cl^-]$	560	52	–60	–60
	有机负离子		385		
哺乳动物骨骼肌	$[Na^+]$	145	12	+67	
	$[K^+]$	4	155	–98	
	$[Cl^-]$	120	4	–90	–90
	有机负离子		155		

（二）静息时膜对 K^+ 较大的通透性和 K^+ 外流是形成静息电位的主要原因

科学家在 19 世纪就已经用电流计在肌肉或神经的损伤部位（横断面）与未损伤部位之间测量到电流流动。电流的流动方向显示，横断面为负电位。这与胞内 K^+ 外流形成胞内负的扩散电位一致，而与胞外 Na^+ 内流形成胞内正的扩散电位相反。据此，1902 年 Bernstein 创造性地将 Nernst 的平衡电位理论应用到生物膜上，提出了静息电位产生机制的"膜假说"。他假设安静情况下细胞膜只对 K^+ 具有通透性，胞内的 K^+ 将在浓度差推动下向细胞外扩散，而胞内的有机负离子受电荷吸引，可聚集在膜的内表面，同时限制外流的 K^+ 于膜的外表面。随着 K^+ 离子外流，形成的扩散电位（内负外正）逐渐增大，直到达到 E_K 为止。因而，细胞的静息电位就等于 K^+ 向细胞外跨膜扩散形成的 E_K。由于当时的电生理技术还不能真正记录到细胞内电位的确切数值，因此"膜假说"在此后 30 多年的时间内虽然被多数人所接受，但一直未能得到实验证实。1939 年，英国生理学家 Hodgkin 和 Huxley 利用枪乌鲗巨大神经轴突标本（直径可达 1mm）和当时较精密的示波器，从轴突的横断面上将直径仅 0.1mm 的电极纵向插入神经轴突内，第一次精确记录到了静息电位，该数值（–60mV）与计算得到的 E_K（–75mV）非常接近，而与 E_{Na}（+55mV）相距较远（见表 4-1）。同时，改变细胞外液中的 K^+ 浓度可使细胞静息电位数值发生明显改变。从而证实，Bernstein 关于静息电位形成机制的"膜假说"的主要内容是正确的，即静息电位的产生主要是安静时膜对 K^+ 通透性较大、细胞内高浓度的 K^+ 向细胞外扩散形成的。

临床上出现的高血钾可以强烈抑制心脏的兴奋和收缩功能，其原因就与高血钾引起静息电位减小（去极化）有关。高血钾时，膜两侧 K^+ 浓度梯度的减小使 K^+ 平衡电位减小，于是静息电位随之减小。膜电位的减小可引起心肌细胞兴奋性先升高、后降低和传导性降低（见第四篇），严重的高血钾是致命的，可引起心搏骤停。

Notes

（三）静息时膜对 Na^+ 具有的较低通透性和少量的 Na^+ 内流也参与静息电位的形成

Hodgkin 和 Huxley 的实验显示，实际测得的静息电位并不完全等于 E_K，而是略小于 E_K，或者说静息电位水平介于 E_K 和 E_{Na} 之间，只是更靠近 E_K。这说明，在静息电位形成中除了膜对 K^+ 具有较大通透性和 K^+ 外流这一主要因素外，膜对 Na^+ 具有的较低通透性和由此引起的少量 Na^+ 内流也有贡献。少量 Na^+ 逸入膜内，可抵消膜内一定的负电性，使膜电位在 E_K 基础上略微向 E_{Na} 方向发生一些偏转。因此，细胞的膜电位 E_m 应当是 E_K 和 E_{Na} 赋予一定权重后的代数和，可用以下 Goldman 方程表示：

$$E_m = \frac{P_K}{P_K + P_{Na}} E_K + \frac{P_{Na}}{P_K + P_{Na}} E_{Na} \tag{4-4}$$

式中 P_K 和 P_{Na} 分别为膜对 K^+ 和 Na^+ 的通透性；E_K 和 E_{Na} 的系数即权重因子分别为各自通透性占两者总通透性的百分比。权重因子从 0 到 1 变化，两个权重因子之和为 1。该式表明，膜电位不仅取决于不同离子跨膜浓度决定的平衡电位，也受制于膜对不同离子的通透性。

除了 K^+ 和 Na^+ 外，细胞外液中的主要离子还有 Ca^{2+} 和 Cl^-，细胞内液中还有有机负离子。但是，它们对静息电位的形成都没有明显作用。其中，细胞外 Ca^{2+} 的浓度安静时虽然可达到细胞内 Ca^{2+} 浓度的 1 万倍，计算所得的平衡电位 E_{Ca} 可达 E_{Na} 的两倍（+120mV 左右），但安静时细胞膜对 Ca^{2+} 的通透性很低，其在静息电位形成中的作用可被忽略。Cl^- 的跨膜移动通常是被动的，其在膜两侧的分布受跨膜电位决定。尽管静息电位总是等于（表 4-1）或更接近于 Cl^- 平衡电位，但 Cl^- 跨膜移动对静息电位的形成贡献不大。细胞内的有机负离子是保持细胞内电中性的主要离子，包括带负电的蛋白质和核苷酸等，细胞膜对它们几乎不通透，因此不存在跨膜扩散。但细胞内的有机负离子在 K^+ 外流形成静息电位的过程中可聚集在膜的内表面，这将限制外流的 K^+ 于膜的外表面，使静息电位仅存在于距离很小的膜的内表面和外表面两层之间，这与静息时细胞具有较大的跨膜电场有关。

安静情况下细胞膜对离子具有通透性主要是膜上存在着非门控漏通道（leak channel）（如神经纤维膜上的 K^+-Na^+ 漏通道，图 4-2）的缘故。非门控漏通道可持续开放，且对 K^+ 的通透性明显大于 Na^+ 的通透性。因此，根据式 4-4，静息电位就更接近于 E_K。由于不同细胞的漏通道对 K^+ 和 Na^+ 的通透性比值不同，因而静息电位的大小也有差异。例如，心肌和骨骼肌的细胞膜对 K^+ 和 Na^+ 的通透性比值较大（约 20～100），静息电位就较大，约 -80～-90mV；平滑肌细胞膜两者的比值较小（仅为 7～10），静息电位只有 -55mV 左右；视网膜上的视杆细胞安静时（未受到光照时），膜上已有相当数量的 Na^+ 通道开放，故静息电位更小，只有 -30～-40mV。

（四）钠泵的生电作用直接影响静息电位

钠泵通过主动转运可以维持细胞膜两侧 Na^+ 和 K^+ 的浓度差，从而为 Na^+ 和 K^+ 的跨膜扩散形成静息电位奠定基础，这是钠泵影响静息电位的间接作用。同时，钠泵活动本身具有生电作用，每分解 1 分子 ATP 可将 3 个 Na^+ 移出胞外，同时将 2 个 K^+ 移入胞内，相当于细胞外净增加了一个正电荷（图 4-2）或细胞内增加了一个负电荷。因此，钠泵活动将直接影响静息电位。钠泵的活动愈强，膜内电位的负值就愈大。但一般来说，钠泵的生电作用对静息电位形成的贡献并不大，在神经纤维可能不超过 5%。例如，用强心苷（一种钠泵的抑制剂）特异性抑制枪乌鲗巨轴突膜上的钠泵后，原先细胞内 -60mV 的电位仅向正的方向发生了 1.4mV 的偏转。

需要指出的是，如表 4-1 所示，细胞的静息电位（如 -90mV）既不等于 Na^+ 的平衡电位（+67mV），也不等于 K^+ 的平衡电位（-98mV）。这就意味着，安静情况总是存在着恒定的 Na^+ 内流和 K^+ 外流，只不过由于所带电荷相反、互相抵消，使静息电位基本不变。不断流入细胞内的 Na^+ 和流出细胞外的 K^+ 则需要通过钠钾泵主动转运，使膜两侧正常的 Na^+ 和 K^+ 浓度梯度得以维持。

Notes

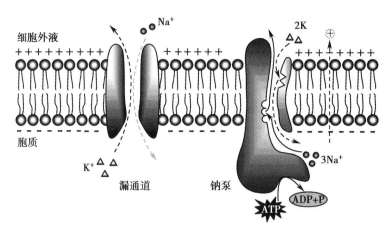

图 4-2　细胞膜上的漏通道和钠泵参与静息电位的形成

图左:漏通道,对 K⁺通透性较大(用深色箭头表示),对 Na⁺通透性较小(用浅色箭头表示);图右:钠钾泵,具有生电作用,每次运转使细胞外净增加一个正电荷

第二节　动作电位

一、动作电位是膜电位发生的一次短暂、快速、可远距离传播的电位变化

动作电位(action potential,AP)是指细胞受到一个有效刺激时膜电位在静息电位基础上发生的一次短暂、快速、可向远距离传播的电位波动。图 4-3 是利用细胞内记录方法记录到的神经纤维的动作电位示意图。当细胞受到一个有效刺激时,膜电位从−70mV 逐渐去极化到达阈电位水平(详见后),然后以再生性方式迅速去极化至+30mV,形成动作电位的升支;随后膜电位又迅速复极至接近静息电位的水平,形成动作电位的降支,二者共同形成尖峰状电位变化,称为锋电位(spike potential)。锋电位是动作电位的主要部分,被视为动作电位的标志。锋电位中膜电位发生倒转的部分,即一过性超出零电位水平以上的部分,称为超射。锋电位持续约 1 毫秒,随后出现膜电位低幅缓慢的波动,称为后电位(after potential)。后电位可分为前、后两个成分,前一个成分是锋电位之后复极化尚未恢复到静息电位的部分,称为后去极化电位(after depolarization potential,ADP);有些细胞还有后一个成分,即电位降低到静息电位水平以下的超极化,称为后超极化电位(after hyperpolarization potential,AHP)。由于发生动作电位的区域细胞外电位变负,细胞外记录中就将动作电位波形中位于基线以上的部分称为负电位,基线以下的部分称为正电位。同样,也将细胞内记录到的后去极化电位称为负后电位(negative afterpotential),将后超极化电位称为正后电位(positive afterpotential)。与超射的命名相对应,后超极化电位或正后电位这部分基线水平以下的电位波动也称为低射(undershoot)。

动作电位是神经细胞、肌细胞和腺细胞发生兴奋的共同标志。在动作电位的触发下,神经末梢可以释放神经递质、肌肉才能收缩、腺体才会分泌。此外,由于动作电位可以在同一细胞上或某些细胞之间快速传播,故动作电位是体内信息传导最快的方式。动作电位的持续时间和形态因细胞类型不同而不同。例如,神经细胞动作电位时程很短,锋电位呈尖峰状,仅持续 1ms 左右;骨骼肌细胞的动作电位也呈尖峰状,但时程较神经细胞略长,为数毫秒;心室肌细胞动作电位的复极化时相具有一个平台,时程可长达几百毫秒(见第九章)。尽管不同类型的细胞动作电位具有不同的形态,但所有细胞的动作电位都具有共同的特点。

(一)　动作电位的产生是"全或无"式的

可兴奋组织如神经或肌肉只有接受到有效刺激后方可产生动作电位。能引发动作电位的

Notes

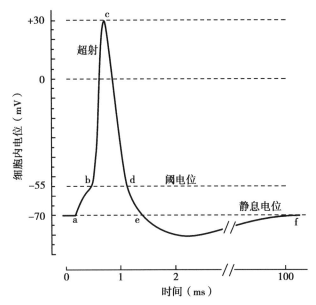

图 4-3　神经纤维动作电位模式图

ab:膜电位逐步去极化到达阈电位水平;bc:动作电位快速上升相;cd:动作电位快速复极相;bcd:构成锋电位;de:负后电位;ef:正后电位

最小刺激强度称为阈强度(threshold intensity)。刺激若达不到阈强度,只能引起局部电位,不能激发动作电位;刺激达到阈强度后,即可出现动作电位,而动作电位一旦出现,其幅度也达到最大;继续增大刺激强度,动作电位的幅度也不会随之继续增大。动作电位的这一特性,称为"全或无"(all or none)特性。对神经元来说,若要反映不同来源、不同性质和不同强度的刺激信息,显然不能通过改变动作电位的幅度(调幅)实现,只能通过改变动作电位的发放频率(调频)和序列来传递信息。

（二）动作电位在同一细胞上的传播是不衰减的

动作电位在细胞的某一部位产生后,其并不局限于受刺激的局部,而是沿质膜迅速向周围传播,且在同一细胞上动作电位的幅度不因传播距离的增加而衰减,这称为动作电位的可传播性。但是,动作电位在神经纤维上的传导是需要消耗一定时间的;在某些生理或病理性因素使静息电位水平、细胞膜两侧 Na^+ 浓度或 Na^+ 通道的功能状态发生改变时,动作电位的幅度则会发生相应的改变。

（三）连续产生的动作电位不会发生融合

给予可兴奋组织如神经一连串的刺激,可使神经产生连续的动作电位。但无论刺激频率多高,产生的动作电位之间总有一定间隔,不会叠加在一起,表现为一个个分离的脉冲式的发放。动作电位不发生融合的原因是,细胞在每次动作电位发生后的一段时间内对任何强度的刺激都不再发生反应,一定要等这段时间过去后,才能再次接受刺激产生动作电位,这段时间称为绝对不应期(见后),其持续时间大致与锋电位的持续时间相当。

二、动作电位是膜通透性发生改变后带电离子在电化学驱动力推动下快速跨膜移动的结果

（一）电化学驱动力可用膜电位与离子平衡电位的差值表示,其决定了离子跨膜移动的速率和方向

根据前面提到的 Nernst 公式,当测量到的膜两侧的电位差(E_m)等于某种离子的平衡电位(E_x)时,该离子的净扩散就为零,也即离子受到的电化学驱动力就等于零。因此,可以方便

Notes

地用膜电位与离子平衡电位的差值(E_m-E_x)表示该离子受到的电化学驱动力大小。两者差值为零时,电化学驱动力就为零;两者的差值愈大,电化学驱动力就愈大。离子的运动方向则取决于E_m和E_x的方向以及两者的大小。如果E_m与E_x方向相同,且E_m小于E_x(如E_m为$-70mV$,E_K为$-90mV$),表示电驱动力小于浓度驱动力,离子运动方向将由浓度驱动力决定;如果E_m与E_x方向相同,但E_m大于E_x(如E_m为$-90mV$,E_K为$-70mV$),表示电驱动力大于浓度驱动力,离子运动方向将由电驱动力决定;如果E_m与E_x方向相反(如E_m为$-70mV$,E_{Na}为$+60mV$),表示电驱动力和浓度驱动力方向相同,两者都可促进离子扩散,共同决定离子的运动方向。

据此,可以计算细胞处于静息电位或发生动作电位任一时刻各种离子受到的电化学驱动力。如图4-4所示,当细胞处于静息状态时(图4-4A),K^+和Na^+受到的电化学驱动力分别为:

$$K^+电化学驱动力:E_m-E_K=-70mV-(-90mV)=+20mV$$

$$Na^+电化学驱动力:E_m-E_{Na}=-70mV-(+60mV)=-130mV$$

数值的正负号表示驱动力的方向。以上表明,静息状态时K^+受到较小的外向驱动(图中箭头方向向上),而Na^+受到较大的内向驱动(图中箭头方向向下)。当细胞受到刺激发生动作电位时,尽管膜电位发生了显著变化,但各种离子的平衡电位是相对稳定的(因为动作电位期间离子的跨膜流动量只占离子总量的几万分之一,不会显著影响膜两侧的离子浓度比值)。因此,动作电位期间离子的电化学驱动力主要随膜电位的变化而变化。例如,当E_m去极化至锋电位超射水平$+30mV$时(图4-4B),K^+和Na^+受到的电化学驱动力分别为:

$$K^+电化学驱动力:E_m-E_K=+30mV-(-90mV)=+120mV$$

$$Na^+电化学驱动力:E_m-E_{Na}=+30mV-(+60mV)=-30mV$$

这表明,当膜去极化至最大程度后,K^+的外向驱动力较静息时明显增大,而Na^+的内向驱动力已经很小。

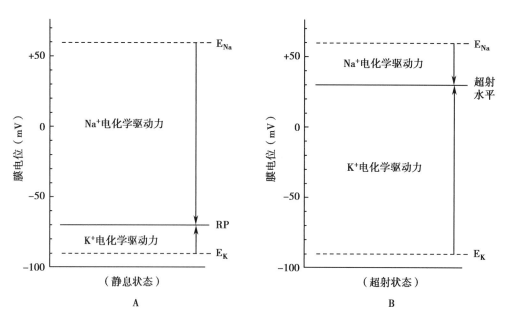

图4-4 离子电化学驱动力示意图

A. 静息状态下Na^+和K^+的电化学驱动力;B. 超射达到最大值时Na^+和K^+的电化学驱动力。E_{Na}:Na^+平衡电位;E_K:K^+平衡电位;RP:静息电位。水平虚线为离子平衡电位水平,实线为膜电位水平;箭头方向向下为内向驱动力,向上为外向驱动力

Notes

（二）动作电位的快速去极和复极起因于膜对 Na⁺ 和 K⁺ 通透性的变化

动作电位的产生是膜两侧带电离子跨膜移动的结果。带正电荷的离子由膜外向膜内转运增加时（如 Na⁺ 内流或 Ca²⁺ 内流），产生的内向电流（inward current）可使膜内电位的负值减小、甚至变正，引起膜的去极化。相反，带正电荷的离子由膜内向膜外转运增加时（如 K⁺ 外流），产生的外向电流（outward current）可使膜内电位变负，引起膜的超极化或在去极化基础上发生复极化。如上所述，静息状态时 Na⁺ 受到的内向驱动力较大，如果这时膜对 Na⁺ 的通透性突然增大，Na⁺ 介导的内向电流将使膜发生去极化，膜电位将趋向于 E_{Na}。的确，Hodgkin 和 Huxley 利用细胞内电极记录枪乌鲗巨轴突动作电位时发现，给予电刺激后轴突动作电位的峰值可达到 +50mV，非常接近 E_{Na}。因此，Hodgkin 和 Huxley 提出动作电位产生的钠学说，认为细胞在受到有效刺激时细胞膜对 Na⁺ 的通透性瞬时性增高，远大于 K⁺。其他证据也支持这一学说。例如，将浸浴枪乌鲗巨轴突的海水用葡萄糖溶液不同程度取代后，动作电位的幅度、去极化速度和动作电位的传导速度都降低了；给予枪乌鲗巨轴突连续几分钟刺激后，浸浴液中的同位素 ²⁴Na⁺ 大量进入到轴浆内。但是，细胞外 Na⁺ 替代和细胞外同位素 ²⁴Na⁺ 进入细胞内的定量研究仅仅提供了膜通透性改变的间接证据，直接测定膜对离子的通透性是 Hodgkin 和 Huxley 应用电压钳（voltage clamp）技术测定膜电导（membrane conductance，G）后实现的。

1. 电压钳测定跨膜电流可反映膜通透性 离子跨膜流动会产生膜电流（I_x），膜对离子的通透性可视为膜电导（G_x，即膜电阻的倒数），根据欧姆定律，G_x 与 I_x 及推动离子移动的电化学驱动力（E_m-E_x）的关系为：

$$G_x = I_x / (E_m - E_x) \tag{4-5}$$

该式表明，如果电化学驱动力（E_m-E_x）保持不变，膜电流（I_x）的变化就可以反映膜电导（G_x）即膜通透性的变化。然而，动作电位期间膜电位 E_m 在变化，电化学驱动力 E_m-E_x 也随之变化，因此这时膜电流 I_x 的变化就不能真实反映膜电导 G_x 的变化。只有将膜电位 E_m 固定到一定水平，保持驱动力恒定，膜电流 I_x 的变化才能反映膜电导的变化。1949 年，Cole 在玻璃微电极技术的基础上发明了电压钳技术。Hodgkin 和 Huxley 又将电压钳技术成功地应用于枪乌鲗巨轴突膜电导的研究，直接测定了动作电位期间不同膜电位下的膜电流，并计算出动作电位期间膜电导，揭示了动作电位期间不同离子的膜电导变化规律。

电压钳技术保持膜电位 E_m 不变的原理是，将来自细胞的膜电位 E_m 和钳制命令电位（Vc，人为固定膜电位的水平）进行比较，并将其差异以电流的形式经反馈电路向细胞内注入，直到由此改变的膜电位 E_m 与命令电位完全一致为止，从而可人为地将膜电位 E_m 钳制（固定）于任一水平（图 4-5）。

2. 动作电位期间 Na⁺ 电导和 K⁺ 电导发生了电压和时间依赖性的变化 如图 4-6A 所示，将神经细胞用电压钳的方法使膜电位（Vm）从 −70mV 突然钳制到 −130mV（60mV 超极化）时，没有出现膜电流的变化，表明超极化没有改变膜的通透性；相反，当膜电位由 −70mV 突然钳制到 −10mV（60mV 去极化）时（图 4-6B），则首先出现内向电流（向下偏转），随后转为外向电流（向上偏转），说明去极化刺激可引起膜通透性即膜电导发生改变。进一步的药理学实验发现，电压门控 Na⁺ 通道的特异性阻断剂河豚毒

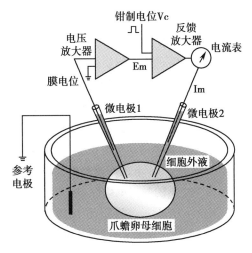

图 4-5 双电极电压钳示意图

微电极 1 用于记录细胞的膜电位（Em），微电极 2 用于向细胞内注射电流（Im）以钳制 Em 到指令电位（Vc）

(tetrodotoxin，TTX) 可阻断首先出现的内向电流，电压门控 K^+ 通道的特异性阻断剂四乙胺 (tetra-ethylammonium，TEA) 可阻断外向电流 (图 4-6B)。说明内向电流和外向电流分别是由 Na^+ (I_{Na}) 和 K^+ (I_K) 所介导的。

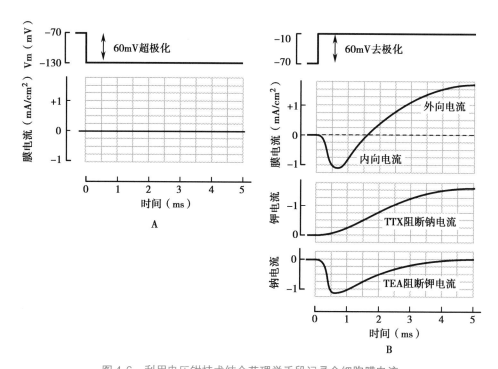

图 4-6   利用电压钳技术结合药理学手段记录全细胞膜电流

A. 将膜电位从 -80mV 钳制到 -140mV 时没有膜电流出现；B. 将膜电位从 -80mV 钳制到 -20mV 时出现了先内向、后外向的膜电流；TTX：河豚毒素 (钠通道阻断剂)；TEA：四乙胺 (钾通道阻断剂)

将随时间变化的 I_{Na} 和 I_K 分别代入膜电导计算公式 (式 4-5)，可分别得到去极化期间随时间变化的 G_{Na} 和 G_K。电导反映的是膜对离子的通透性，没有正负之分。同时，在计算机程序控制下给予细胞内施加一组钳制电压，逐次阶梯性将膜电位钳制到不同水平，可记录到不同膜电位下的 I_{Na} 和 I_K，将其代入膜电导公式 (式 4-5) 后即可计算出不同膜电位下的 G_{Na} 和 G_K。图 4-7A 显示了枪乌贼巨轴突在四个不同的膜电位钳制水平下 (上图)，G_{Na} (中图) 和 G_K (下图) 随电压和时间发生变化的情况。可见，G_{Na} 和 G_K 都有明显的电压依赖性和时间依赖性。

1) G_{Na} 和 G_K 的电压依赖性：如图 4-7A 所示，G_{Na} 和 G_K 都具有电压依赖性，即随着膜去极化程度加大，膜的 G_{Na} 和 G_K 也随之增大。G_{Na} 电压依赖性的意义在于，使膜去极化和 G_{Na} 之间由于 Na^+ 内流而呈现正反馈性活动 (图 4-7B)，从而使膜对 Na^+ 的通透性在极短时间内迅速提高 (可达静息时的 500 ~ 5000 倍)。这有助于细胞外的 Na^+ 在电化学驱动力作用下快速内流，使细胞膜快速去极化，形成陡峭的动作电位上升相。随膜去极化增强而延时增大的 G_K 可通过 K^+ 外流使去极化达到顶峰的动作电位迅速复极，以限制动作电位的持续时间 (图 4-7C)。

2) G_{Na} 和 G_K 的时间依赖性：时间依赖性是指保持膜电位不变时，离子电导随时间而改变的特征。如图 4-7A 所示，当膜电位从静息电位水平迅速去极化并保持在 +20mV 水平时，G_{Na} 在不足 1ms 的时间内迅速增加到峰值，随后很快自行下降，即 G_{Na} 的时间特征是迅速而一过性增大。G_K 的时间特征与 G_{Na} 不同，表现为逐渐增加，且达到峰值后可随去极化的保持而恒定不变，只有在复极化时才回到原先水平。G_{Na} 和 G_K 的先后增大保证了动作电位去极化和复极化过程顺序发生；膜电位去极化达到高峰后 G_{Na} 的快速下降使膜电位开始转向复极过程，而此时 G_K 的增大加速了动作电位的复极化。

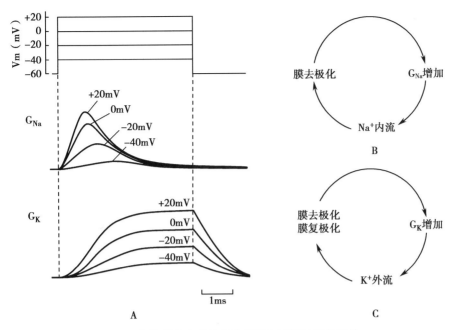

图 4-7 细胞膜钠电导和钾电导的电压及时间依赖性

A. 钠电导（G_{Na}）和钾电导（G_K）随去极化程度增加而增加，且 G_{Na} 在去极化时快速增大，随后自行下降，G_K 则经一定延迟后逐渐增大，复极化时才回到原先水平；B. 膜去极化和 G_{Na} 之间的正反馈；C. 膜电位改变与 G_K 的关系

　　动作电位发生复极化的因素（G_{Na} 的下降和 G_K 的增大）中，G_{Na} 的下降是主要因素。因为即使没有 G_K 的增大，细胞膜上非门控漏通道本身对 K^+ 就具有较高的通透性，加之动作电位去极化的过程中 K^+ 的电化学驱动力逐渐增大，因此也可出现 K^+ 外流和复极化。动作电位期间 G_K 增大是膜上电压门控 K^+ 通道开放所致，可在漏通道的基础上起到进一步加速复极的作用。

　　根据细胞膜 G_{Na} 和 G_K 各自特定的电压依赖性和时间依赖性特征，不难理解，动作电位的产生过程实际上就是 G_{Na} 和 G_K 依次发生改变后 Na^+ 内流和 K^+ 外流的过程：细胞在有效刺激作用下膜的 G_{Na} 首先增大→胞外的 Na^+ 在较大的内向驱动力作用下迅速内流→内向电流使细胞膜发生去极化→去极化与 G_{Na} 之间的正反馈活动使膜电位快速趋向于 Na^+ 的平衡电位，形成锋电位的去极化时相→去极化到达峰值后 G_{Na} 迅速减小、G_K 逐渐增大→胞内的 K^+ 在增大的外向驱动力作用下迅速外流→外向电流使细胞膜发生复极化，膜电位趋向于 K^+ 平衡电位，形成锋电位的降支。如果 G_K 增大的持续时间较长，膜电位在回到静息水平前后还可因 K^+ 持续缓慢的外流而使锋电位之后出现缓慢的电位波动，即后去极化电位和后超极化电位。

　　需要指出的是，某些细胞触发动作电位去极化时相的内向电流不是 Na^+ 而是 Ca^{2+} 介导的，如平滑肌细胞和心肌的窦房结自律细胞等。另外，由于河豚毒素可以特异性阻断电压门控钠通道，故临床上吃河豚中毒的病人可因钠通道阻滞出现神经肌肉麻痹症状，如全身麻木、四肢无力、眼睑下垂、行走困难、呼吸困难、血压下降等，严重的可在数小时内死亡。

（三）膜电导改变的实质是离子通道的开放和关闭

　　早在 1955 年，Hodgkin 和 Keynes 使用电压钳研究全细胞电流时已经推测，细胞膜上具有对电压敏感的离子通道（ion channel），它们对某种离子有选择性的通透能力；膜电导的变化就是膜上这些离子通道"开放"和"关闭"的结果。但直到 1976 年，Neher 和 Sakmann 采用膜片钳（patch clamp）技术首次记录到蛙骨骼肌纤维上极微弱、极短暂的单通道电流后，才证实了膜上离子通道的存在。

　　1. 膜片钳可记录到单个离子通道形成的电流　与初始电压钳技术不同的是，膜片钳技术采

Notes

用的记录电极尖端更细、且不刺入细胞内,仅与电极下的膜紧密封接,从而将电极下方的一小片膜(可能只包含一个或几个离子通道)进行电压固定(故称为膜片钳),由此可观测单个离子通道蛋白分子的电活动。图 4-8 就是利用膜片钳技术记录单通道活动的示意图(图 4-8A)和记录到的典型的去极化激活的 K^+ 通道的单通道电流(single channel current)(图 4-8B)。可见,单通道电流幅度很小,为皮安级(pA,10^{-12} 安培);单通道可以在开放和关闭之间快速跳转,使电流表现为一个个的矩形波;通道开关即门控(gate control)是全或无式的,开放或关闭的持续时间是随机的。

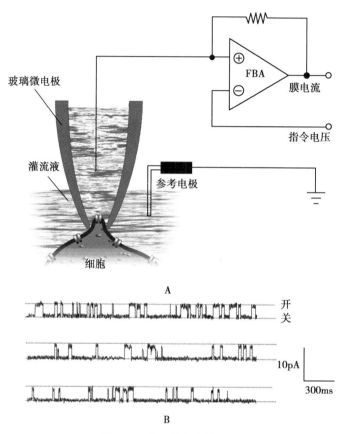

图 4-8　单通道电流的记录
A. 单通道电流记录装置示意图,FBA:反馈放大器;B. 连续记录的
去极化激活的 K^+ 单通道电流

　　反映单通道功能活动的指标有平均电流幅度 i、平均开放时间 T_0 和开放概率 P_0(通道处于开放状态的时间百分比)等,还可根据单通道电流和电压的关系(i-v 曲线)计算出单通道的电导 g。

　　2. 宏膜电流是单通道电流之和　　利用计算机将大量单通道电流叠加后与采用全细胞或一段神经纤维进行电压钳技术记录的膜电流即宏膜电流(macroscopical current)进行比较,发现两者非常相似,说明宏膜电流就是许多随机开放的单通道电流发生总和而形成的。宏膜电流与单通道电流之间的关系可用下式表示:

$$I = NP_0 i \tag{4-6}$$

式中 I 为全细胞模式记录的宏膜电流,i 为单通道电流,N 为通道开放的数目,P_0 代表通道的开放概率。宏膜电流与单通道电流的关系表明,全细胞模式观察到的宏膜电流变化可能是单通道开放数量、通道开放概率或单通道电导任一因素发生改变所致。所以,进一步利用膜片钳手段可

Notes

深入分析通道的动力学特征。例如,局部麻醉药利多卡因可以抑制神经纤维动作电位的发生,经单通道记录则发现,这种作用是通过抑制单通道的开放概率实现的。

另外,通过比较全细胞电流和单通道电流的幅度大小,还可推测细胞膜上离子通道分布的数量或密度。膜上离子通道分布的密度依通道和细胞的类型而不等,每平方微米可有 1 ~ 1000 个。

3. **形成动作电位的电压门控通道具有不同的功能状态**　根据 G_{Na} 和 G_K 的电压及时间依赖性特征,Hodgkin 和 Huxley 很早就提出了通道的工作模型(后被称为 H-H 模型),认为电压门控 Na^+ 通道有两个闸门,电压门控 K^+ 通道只有一个闸门,这些闸门的动力学特征不同(表 4-2),使通道表现出不同的功能状态(图 4-9)。其中,电压门控 Na^+ 通道的两个闸门即激活门(m 门)和失活门(h 门)是串联排列的,只有同时开放通道才能导通。静息电位条件下,电压门控 Na^+ 通道的 m 门完全关闭,h 门则接近完全开放,这种状态称为静息状态(resting state);当细胞膜发生快速强烈去极化(图 4-9A)时,m 门迅速打开,h 门则缓慢关闭,但在 h 门尚未关闭时,两个闸门可同时处于开放状态,G_{Na} 迅速增大,这种状态称为激活状态(activated state);很快,当 h 门移入通道中央后,即使去极化仍在继续,离子也不能通过,这使通道自行进入了失活状态(inactivated state)。只有经历了复极化过程,h 门才能从通道口逐渐退出,m 门才能回到通道中央,Na^+ 通道才能恢复原先的静息状态。可见,Na^+ 通道的激活是一过性的。对于电压门控 K^+ 通道而言,它的一个闸门即激活门(n 门)在静息电位时是关闭的,这时通道处于静息状态;当膜发生去极化时,n 门可以打开,但其反应速度较慢,Na^+ 通道激活并失活之后才打开,表现为延迟激活(表 4-2,图 4-9C)。所以,膜的 G_{Na} 和 G_K 具有明显不同的时间依赖性特征(见前)。有些细胞动作电位去极化时相是 Ca^{2+} 内流引起的,介导 Ca^{2+} 内流的电压门控 Ca^{2+} 通道也具有类似于电压门控 Na^+ 通道的门控机制。

表 4-2　电压门控 Na^+ 通道和 K^+ 通道的闸门构成及其对去极化的反应

通道类型	闸门	对去极化的反应	反应速度
Na^+	m	打开	快
	h	关闭	慢
K^+	n	打开	慢

三、动作电位的产生需要适当的刺激并使膜电位达到阈电位

(一)阈刺激或阈上刺激是引发细胞产生动作电位的有效刺激

动作电位的产生是细胞受到有效的物理或化学刺激的结果。刺激(stimulation)是指细胞所处环境因素出现的变化。事实上,环境中任何能量形式的理化因素的改变都可能构成对细胞的刺激,如光、声、重力、渗透压、温度、生物电等物理性刺激和激素、神经递质、细胞因子等化学性刺激。刺激要使细胞发生反应,特别是使某些细胞产生动作电位,必须达到一定的刺激量。刺激量通常包括三个参数,即刺激的强度、刺激的持续时间和刺激强度对时间的变化率。生理学实验中最常采用电脉冲作为人工刺激(如上述电压钳),因为电脉冲很容易控制刺激的三个参数,且刺激的重复性好,对组织的损伤性也小。在实际测量中,为方便起见,常采用强度指标,即将刺激的持续时间和刺激强度对时间的变化率固定,通过测定能使细胞或组织发生动作电位的最小刺激强度,即阈强度(threshold intensity)或阈值(threshold value),来反映细胞的兴奋性高低或变化。显然,阈值和细胞的兴奋性呈反变关系,引起细胞兴奋所需的阈值愈大,表示细胞的兴奋性愈低;反之,阈值愈小,则表示兴奋性愈高。阈刺激(threshold stimulus)就是指刚刚达到阈强度的刺激,阈上刺激和阈下刺激则分别是指强度大于或小于阈强度的刺激。所谓有效刺激,就

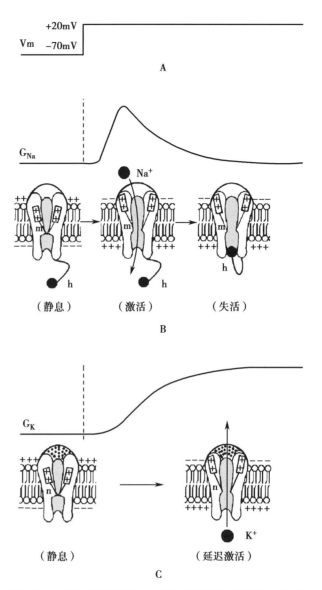

图 4-9 电压门控钠通道和电压门控钾通道功能状态示意图
A. 钳制电压；B. 去极化引起的 G_{Na} 改变(上)及相应的电压门控钠通道的三种功能状态(下)；C. 去极化引起的 G_K 改变(上)及相应的电压门控钾通道的两种功能状态(下)

是阈刺激或阈上刺激。

（二）阈电位是触发动作电位的膜电位临界值

在某些情况下,刺激引起的反应可能是细胞膜的超极化。例如,使用电压钳将膜内电位钳制到比静息电位更负的数值,或某些神经递质作用于细胞后引起带负电荷的 Cl⁻ 内流,此时细胞产生的不是兴奋,而是抑制。只有当刺激引起膜内正电荷增加,即负电位减小并减小到一个临界值(图 4-3)时,细胞膜中大量 Na⁺ 通道才能开放,从而触发动作电位产生,这个能触发动作电位的膜电位临界值称为阈电位(threshold potential,TP)。一般来说,阈电位的数值约比静息电位小 10~20mV,如神经细胞的静息电位为 -70mV,其阈电位可能在 -55mV 左右。尽管适度的阈下刺激能引起部分 Na⁺ 通道开放,出现 Na⁺ 内流而产生轻度的去极化,但由于达不到阈电位水平,其去极化效应很快被增加的 K⁺ 外流(去极化使 K⁺ 电化学驱动力增大)所抵消,而出现复极化。一旦刺激引起的去极化达到阈电位水平,这时 Na⁺ 通道开放的数量和由此形成的 Na⁺ 内流足以对抗 K⁺ 外流的影响,使 Na⁺ 内流引起的去极化与钠电导之间出现正反馈活动,从而使细胞膜在不足 1ms 的时间内迅速去极化到接近 E_{Na} 的水平。

影响阈电位水平的主要因素是电压门控 Na^+ 通道在细胞膜上的分布密度以及细胞外的 Ca^{2+} 水平。Na^+ 通道密度较大时，只需较小的膜去极化即可形成较大的 Na^+ 电流，因此阈电位水平较低或更接近静息电位。例如，神经元轴突始段的细胞膜上电压门控 Na^+ 通道分布的密度常常是最高的，故始段的阈电位水平较胞体或其他突起部位低，也即兴奋性最高。细胞外的 Ca^{2+} 水平也明显影响 Na^+ 通道的激活。细胞外 Ca^{2+} 浓度增高，可使 Na^+ 通道的电压激活范围上移，即向正电位水平发展，从而使细胞的兴奋性下降；相反，细胞外 Ca^{2+} 浓度降低，可使 Na^+ 通道的电压激活范围下移，向更负的方向（即静息电位水平）靠近，使细胞的兴奋性升高。

细胞外 Ca^{2+} 水平影响 Na^+ 通道激活的机制，可能是 Ca^{2+} 与膜表面的一些负电荷结合后改变了跨膜电场的缘故。细胞外较高的 Ca^{2+} 水平可增强静息状态下的跨膜电场，使 Na^+ 通道感受电场变化的 S4 跨膜段不易发生构型改变，通道保持较低的开放概率；细胞外 Ca^{2+} 水平降低则减弱了原有的跨膜电场，使 S4 跨膜段容易感受去极化刺激而发生构型改变，通道开放概率增高。临床上低钙所致的婴儿手足搐搦症正是由于低钙使骨骼肌细胞兴奋性增高的缘故。

前面所提到的阈刺激，实际上就是刚刚能够使细胞的静息电位发生去极化到达阈电位水平的刺激。动作电位之所以具有"全或无"的特征，其原因是刺激强度只决定膜电位能否达到阈电位水平，一旦到达阈电位，动作电位的爆发程度（如去极化的幅度和速度等）则是由 Na^+ 通道性状本身和 Na^+ 所受驱动力大小所影响，而不再与刺激强度变化相关。

四、动作电位传导的本质是局部电流触发细胞膜依次产生新的动作电位

（一）动作电位在无髓神经纤维或肌纤维上呈顺序式传导

动作电位在同一细胞上的传播称为传导（conduction）。动作电位一旦产生，就会沿着细胞膜向周围进行不衰减的传播，直到传遍整个细胞为止。动作电位传导的原理可用局部电流学说解释。图 4-10 显示了动作电位在神经纤维上的传导过程。在无髓神经纤维上（图 4-10A），产生动作电位的部位即兴奋部位的膜两侧电位呈现内正外负的反极化状态，而与它相邻的未兴奋部位仍处于内负外正的极化状态。因此，兴奋部位与未兴奋部位之间出现了电位差，并由此产生了由正电位区到负电位区的电流。这种在兴奋部位与邻近未兴奋部位之间流动的电流称为局部电流（local current）。局部电流流动的方向是：在膜内侧，电流由兴奋区流向邻近的未兴奋区，然后穿过膜流向细胞外，再经细胞外液由邻近的未兴奋区回到兴奋发生的起始部位，由此形成局部电流的完整回路。局部电流的跨膜流动使邻近未兴奋区膜内负值减小，即产生去极化。当去极化达到阈电位时即可触发该部位爆发动作电位，成为新的兴奋区（图 4-10A 下）。这样，动作电位的传导实际上是在一个个局部电流的刺激下，一个个新的动作电位不断产生的过程，就像"多米诺骨牌"一个推一个那样，只要每次去极化能够达到阈电位，每个新的动作电位就能可靠地发生，且其幅度只取决于当时的膜电导和膜两侧 Na^+ 的电化学驱动力大小，而与刺激强度和传播距离无关。这正是动作电位幅度在长距离传导中不衰减的原因。动作电位在肌纤维上的传导也属于这种顺序式传导。

实际上，除了动作电位以外，局部电位在细胞膜上的衰减性传播（见后）也涉及局部电流回路，只是局部电流大小即刺激强度和反应不同而已。动作电位传播时，兴奋部位和邻近安静部位之间的电位差可高达 100mV（即动作电位的幅值），是邻近安静部位去极化到阈电位所需幅值（10~20mV）的数倍，故局部电流的刺激强度远大于细胞兴奋所需的阈值。因此，生理情况下动作电位的传导是十分"安全"的。

（二）动作电位在有髓神经纤维上呈跳跃式传导

动作电位在有髓神经纤维上的传导也是在局部电流刺激下新的动作电位不断产生的过程。

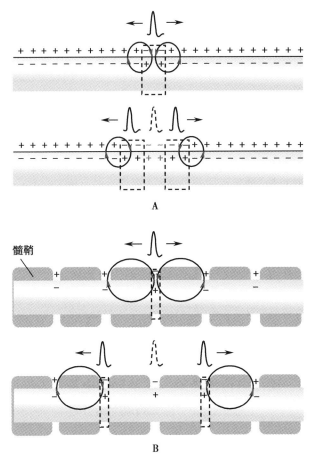

图 4-10　动作电位在神经纤维上的双向传导示意图

A. 动作电位在无髓神经纤维上的传导；B. 动作电位在有髓神经
纤维上的传导；虚线方框代表兴奋区，箭头表示兴奋传递方向

有髓纤维的髓鞘由胶质细胞反复包绕轴突（几层甚至上百层）形成（图 4-10B）。髓鞘包裹的区域较长（约 1～2mm），两段髓鞘之间的裸露区即郎飞结（node of Ranvier）较短（约 1～2μm）。髓鞘包裹区的轴浆与细胞外液之间膜电阻很大，因而跨膜电流很小，膜电位的波动达不到阈电位；而郎飞结处的轴突膜是裸露的，且 Na^+ 通道密集，形成的跨膜电流较大，容易达到阈电位。所以，动作电位只能在郎飞结处产生，局部电流只能在郎飞结之间形成回路。当邻近郎飞结产生的去极化达到阈电位时，即可触发新的动作电位（图 4-10B 下）。这种动作电位在有髓神经纤维上从一个郎飞结跨越结间区"跳跃"到下一个郎飞结的传导方式，称为跳跃式传导（saltatory conduction）。由于有髓纤维的局部电流强度较大，多个郎飞结可同时产生动作电位，从而加快了兴奋的传导速度。在无脊椎动物，提高动作电位传导速度的方式是增加轴突直径，例如枪乌鲗有直径达 1mm 的神经纤维（称为巨轴突），但传导速度也仅 30m/s 左右。高等动物以轴突的髓鞘化来提高传导速度，总直径不足 0.02mm 的有髓神经纤维，传导速度可达 100m/s 以上，比无髓神经纤维快得多。同时，有髓神经纤维的能量消耗较无髓神经纤维也大大减少，因为有髓神经纤维的动作电位只发生在郎飞结，跨膜流入的 Na^+ 和流出的 K^+ 数量较无髓纤维大大减少，故动作电位之后因主动转运所消耗的能量也大大减少。临床上，多发性硬化、视神经脊髓炎和急性播散性脑脊髓炎症等疾病发生时，可使中枢神经系统中的髓鞘进行性丢失；严重的糖尿病患者也可出现周围神经的脱髓鞘变化。这将使动作电位传导速度减慢，甚至完全中断，患者可出现瘫痪、感觉丧失等临床症状。临床上还利用肌电图仪测定神经干动作电位及其传导速度，作为神经肌肉损伤的鉴别和断肢再植后神经功能恢复的重要指标。

（三）动作电位在细胞之间可经缝隙连接快速传播

一般情况下,细胞与细胞之间的电阻很大,无法形成有效的局部电流。所以,动作电位通常只在同一细胞范围内传播。但在某些组织如脑内的某些核团、心肌、某些种类的平滑肌以及肝组织,细胞间存在缝隙连接(gap junction)。缝隙连接是一种特殊的细胞间连接方式,可使动作电位实现细胞间的直接传播。在缝隙连接处,相邻的两个细胞的质膜靠得很近(<3nm),每侧细胞膜上都规则地排列着一些蛋白颗粒,它们是由六个连接蛋白(connexin)单体形成的同源六聚体,称为连接子(connexon)。每个连接子中央有一个亲水性孔道。两侧膜上的连接子端端相连,使两个连接子的亲水性孔道对接,形成连通两个细胞的缝隙连接通道(gap junction channel)。这些缝隙连接通道通常是开放的,除了允许小分子的水溶性物质和离子在两个细胞之间通过外,当一个细胞产生动作电位后,局部电流可流经缝隙连接通道直接对另一个细胞构成刺激,从而实现动作电位在细胞之间的快速传播。

五、动作电位是可兴奋细胞的共有特征

（一）神经细胞、肌细胞和腺细胞被称为可兴奋细胞

广义地讲,机体、器官、组织或细胞受到刺激时,由相对静止转变为活动或由活动较弱变为活动较强的过程或反应形式称为兴奋(excitation)。机体内,神经细胞、肌细胞和腺细胞很容易接受刺激并发生明显的兴奋反应。而且,这些细胞都具有较多的电压门控 Na^+ 通道或电压门控 Ca^{2+} 通道,受刺激后首先发生的共同反应就是基于这些离子通道激活而产生的动作电位,而后才表现出不同的功能活动形式,如肌细胞发生收缩、腺细胞产生分泌、神经纤维上出现神经冲动。因此,生理学中常将神经细胞、肌细胞和腺细胞这三类能够产生动作电位的细胞称为可兴奋细胞(excitable cell),而将动作电位的产生过程或动作电位本身称为兴奋。对这些可兴奋细胞而言,它们接受刺激产生动作电位的能力就称为兴奋性(excitability)。

（二）细胞在一次兴奋后其兴奋性可发生周期性改变

研究证实,任何可兴奋细胞发生兴奋后,兴奋性都会相继发生以下变化(图4-11):

1. 绝对不应期　细胞发生一次兴奋后,其兴奋性即刻下降到“零”。包括细胞发生兴奋的当时以及兴奋后最初的一段时间,无论给予多强的刺激,细胞也不能被再次兴奋,这段时间称为绝对不应期(absolute refractory period)。绝对不应期大致相当于整个锋电位的持续时间。在锋电位升支期间,大部分 Na^+ (或 Ca^{2+})通道已处于激活状态,不存在再激活的问题;在锋电位降支期间,大部分 Na^+ (或 Ca^{2+})通道处于失活状态,不可能再次接受刺激而被激活。因而,整个锋电位期间细胞的兴奋性为零,暂时丧失了兴奋能力。在神经细胞和骨骼肌细胞,绝对不应期正好对应于锋电位时期,所以相继出现的锋电位不会发生融合。同时,由于绝对不应期的存在,组织产生或传导动作电位的最高频率受到限制。例如,神经细胞的绝对不应期很短,约为2ms,理论上神经细胞产生和传导动作电位的最大频率可达每秒500次;心室肌细胞的绝对不应期长达200ms,其产生动作电位的最大频率最多不超过每秒5次。

2. 相对不应期　相对不应期(relative refractory period)是绝对不应期之后细胞兴奋性逐渐恢复的时期。在这段时间中,细胞的兴奋性较正常为低,阈刺激不能引起兴奋,只有阈上刺激方可引起兴奋。相对不应期兴奋性较低的原因是,部分电压门控 Na^+ 通道还没有复活,给予较强的阈上刺激才能激活足够的 Na^+ 通道,引发动作电位。电压门控 Ca^{2+} 通道复活所需的时间比 Na^+ 通道的更长,因而由 Ca^{2+} 通道激活形成的动作电位相对不应期也较长。对神经纤维而言,相对不应期相当于锋电位之后的负后电位的前半段。

3. 超常期　相对不应期过后,有的细胞还会出现一个兴奋性轻度高于正常水平的时期,称为超常期(supranormal period)。超常期在时间上相当于神经纤维锋电位之后负后电位的后半段。这时,电压门控 Na^+ (或 Ca^{2+})通道已完全复活,但膜电位尚未完全回到静息电位,距离阈电

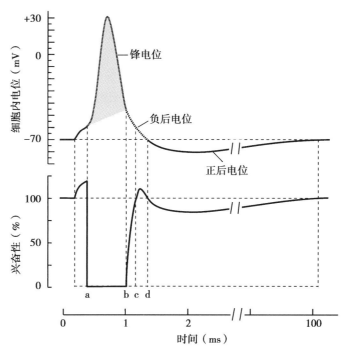

图 4-11   兴奋性变化与动作电位的时间关系示意图
ab：绝对不应期；bc：相对不应期；cd：超常期；de：低常期

位水平较近。所以，在超常期如受到一个阈下去极化刺激，就有可能使膜电位达到阈电位水平而发生一次新的兴奋。

4. 低常期   有的细胞在超常期之后又出现一个兴奋性低于正常水平的时期，称为低常期（subnormal period）。低常期在时间上相当于神经纤维锋电位之后的正后电位部分。这个时期虽然电压门控 Na^+（或 Ca^{2+}）通道已完全复活，但由于钾电导增大而使膜电位处于轻度的超极化状态，与阈电位水平的距离加大，故只有给予阈上刺激才能在低常期引起细胞再次兴奋。

第三节   电紧张电位和局部电位

一、细胞膜和胞质具有类似电缆的被动电学特性

（一）细胞膜具有电容特性

细胞膜脂质双层（厚约 4nm）具有绝缘性，膜的两侧是可导电的细胞内液和细胞外液。由于细胞膜的两侧面分别能够保持不同的电荷，这种形式类似于一个平行板电容器，因而细胞膜具有电容特性，即膜电容（membrane capacitance，C_m）。膜电容大小与细胞膜的表面积成正比，表面积愈大，膜电容就愈大；反之则愈小。例如，当细胞发生频繁的出胞活动时，细胞膜表面积可因囊泡与细胞膜融合而增大，这可反映在细胞膜电容的增加上。当带电离子发生跨膜流动时，相当于给膜电容充电，使不同极性的电荷积聚在膜的两侧，从而产生膜两侧的电位差，即膜电位。如前所述，安静情况下离子经漏通道流动可形成静息电位，细胞受到有效刺激后 Na^+ 和 K^+ 经电压门控通道流动则形成动作电位。

形成静息电位或产生动作电位只需少量离子跨膜移动，不会明显扰乱膜两侧的离子浓度梯度。例如，一个直径为 $10\mu m$、细胞内 K^+ 浓度为 100mM 的细胞，形成细胞内 $-61.5mV$ 的膜电位，只需 K^+ 向细胞外扩散 0.004%（不足万分之一）。

（二）细胞膜具有电阻特性

单纯的脂质双层电阻值极高，几乎是绝缘的。生物膜的脂质双层中由于嵌入了许多离子通

Notes

道(如漏通道、电压门控通道等)和转运体,电阻比单纯的脂质双层小很多。离子通道和转运体的数量越多、开放或活动越频繁,膜电阻(membrane resistance, R_m)就越小。通常用膜电阻的倒数即膜电导(G)来表示膜的通透性。细胞膜总的膜电导主要是由膜上各种离子通道所介导的。不同的离子通道在不同情况下具有不同的电导,其意义也不同。如前所述,安静情况下漏通道使膜的 G_K 较大,K^+ 外流使膜呈现静息电位时外正内负的极化状态;细胞受到有效刺激时,G_{Na} 和 G_K 相继改变,使膜顺序发生 Na^+ 内流和 K^+ 外流,形成动作电位的去极化和复极化时相(见前)。

(三) 细胞内液形成轴向电阻

神经纤维的轴突直径较小、纤维延伸的距离较长,其细胞内液形成的轴向电阻(R_i)也是影响电活动产生和传导的一个重要电学特性。一般来说,直径越小、轴向延伸的距离越长,轴向电阻就越大。

图 4-12A 是一个细胞膜和胞质的等效电路图。每一小片膜相当于一个 C_m 和 R_m 的并联电路。在膜的外侧,C_m 和 R_m 通过细胞外液短路而连通;在膜的内侧,轴向电阻 R_i 则将各个并联的 C_m 和 R_m 彼此相连。利用膜的等效电路,可分析细胞在静息时和受到刺激后膜电流与膜电位的变化规律。

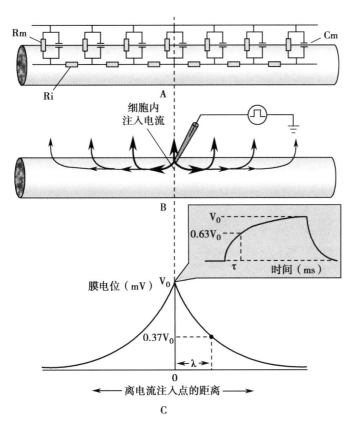

图 4-12 细胞膜的被动电学特性与电紧张电位示意图

A. 细胞膜的等效电路图;Rm:膜电阻;Cm:膜容;Ri:轴向电阻;B. 经微电极向细胞内注入电流后轴向电流和跨膜电流密度(用线条粗细表示)变化示意图;C. 电紧张电位幅度随传播距离增加呈指数性衰减,小插图显示电紧张电位形成的时间过程;λ:空间常数;τ:时间常数;Vo:注射电流部位的最大膜电位值

二、电紧张电位是由被动电学特性决定的膜电位

当给予细胞内如神经纤维的轴浆内注入一个直流电流时,由于细胞膜本身具有被动电学特

性,通过细胞膜的电流可在膜上产生一个膜电位。在电流注入点以外的细胞膜上,随着轴向距离的增加即轴向电阻的增大,跨膜电流会不断减小(图4-12B)。这使得跨膜电位随之形成一个规律的空间分布,即注入电流处的膜电位最大,注入点周围的膜电位以距离的指数函数衰减(图4-12C)。同时,由于膜电容的存在,跨膜电流流过时,充、放电需要一定时间,膜电位的上升或下降不能瞬间达到稳态值(图4-12C中的小图),而是作为时间的指数函数达到稳态的。这种完全由膜的被动电学特性决定、具有一定空间和时间分布特征的膜电位,称为电紧张电位(electrotonic potential)。实际上,体内由于膜主动特性的变化所产生的动作电位或局部电位(见后)在沿着细胞膜向周围传播时,正是以局部电流的形式流过具有被动电学特性的细胞膜,并首先产生电紧张电位的。

描述电紧张电位空间和时间分布特征的参数分别是空间常数(space constant)和时间常数(time constant)。空间常数用 λ 表示,它是指膜电位衰减至最大值37%时所扩布的空间距离(图4-12C)。λ 越大,表明电紧张电位扩布得越远。λ 主要受跨膜电阻 R_m 和轴向电阻 R_i 的影响,三者的关系为:

$$\lambda = \sqrt{R_m/R_i} \tag{4-7}$$

可见,增大 R_m(如有髓纤维)或减小 R_i(如加大直径),可使电紧张电位扩布的距离增大,信号损失减小。空间常数 λ 常常较小,一般介于 0.1~1mm 之间。对于神经轴突而言,注射电流引起的电紧张电位在离开注射点后 1~2mm 时即可发生95%的衰减。时间常数用 τ 表示(图4-12C中的小图),它是电位上升或下降到稳态值的63%时所需的时间。τ 越小,说明电紧张电位的生成速度越快。影响 τ 的因素有跨膜电阻 R_m、轴向电阻 R_i 以及膜电容 C_m,它们之间的关系为:

$$\tau = \sqrt{Rm \cdot Ri} \cdot Cm \tag{4-8}$$

可见,C_m 对时间常数的影响比 Rm 或 Ri 的影响更大,减小 C_m 可缩短电紧张电位达到稳态值的时间。一般来说,细胞的 τ 介于 1~20 毫秒之间。

电紧张电位完全由细胞膜的被动电学特性决定,具有以下特征:①幅度大小呈等级性,即随刺激强度(如注射电流)增大电紧张电位的幅度也随之增大;②传导呈衰减式,即随传播距离增加电紧张电位的幅度呈指数下降;③反应可以发生总和,即多个连续发生或同时发生的电紧张电位可叠加在一起,使反应幅度增大。

三、电紧张电位可影响膜的主动特性

电紧张电位的极性和幅度可影响细胞膜的主动电学特性。例如,在静息电位基础上,去极化电紧张电位达到一定程度可引起膜上的电压门控 Na^+ 通道或 Ca^{2+} 通道开放,甚至最终可使膜电位达到阈电位水平,从而引发动作电位。相反,超极化电紧张电位可使细胞内电位变得更负,离阈电位水平更远,细胞更不容易兴奋。如果用正、负两个电极在膜的外侧施加电刺激,可以在两个刺激电极下方同时产生电紧张电位(图4-13A),但只有负电极下方的细胞膜可以产生去极化电紧张电位,并引起动作电位。这是因为流过负电极下方的细胞膜上的跨膜电流相当于给胞内注入了正电荷。相反,正电极下方会产生与之方向相反的跨膜电流和超极化电紧张电位。另外,电紧张电位还可影响动作电位的产生和传导速度。例如,有髓神经纤维的轴突被髓鞘反复包裹,轴浆到细胞外液之间的膜电阻 R_m 明显增加,膜电容 C_m 大大减小。根据公式4-7和4-8,其电紧张电位的空间常数 λ 可明显增大,时间常数 τ 则明显减小。所以,有髓纤维的电紧张电位扩布更远、上升速度更快,可促使更远部位的细胞膜更快地受到电紧张电位的影响,从而加快动作电位的产生和传导速度。这是有髓神经纤维兴奋传导效率较高的重要原因之一。

Notes

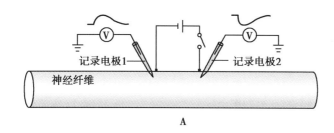

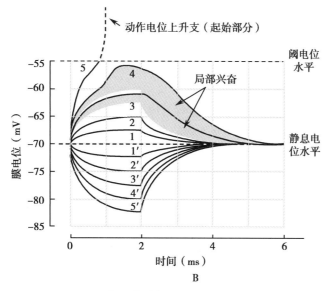

图 4-13 局部兴奋的实验装置和实验结果示意图

A. 刺激和记录实验装置。采用细胞外双极刺激。记录电极 1 置于细胞内靠近刺激电极负极处,记录电极 2 置于细胞内靠近刺激电极正极处。B. 细胞内记录的膜电位变化。静息电位水平以上为记录电极 1 记录到的去极化电紧张电位和叠加在其上的局部兴奋(阴影部分所示),静息电位水平以下为记录电极 2 记录到的超极化电紧张电位

四、局部电位是动作电位之外另一类重要的电信号

(一)局部电位是膜主动特性改变后少量离子跨膜移动的结果

电紧张电位的产生没有离子通道的激活和膜电导的改变,完全是由膜的被动特性决定的。与此相反,体内相当多的情况下(例如在电紧张电位的刺激或神经递质的作用下),细胞膜可出现主动特性改变即部分通道开放少量带电离子跨膜移动,从而出现轻度的膜电位波动。这种膜电位波动与大量通道开放形成的、可向远处传播的动作电位不同,被称为局部电位(local potential)。图 4-13 是用双极电极在细胞外给予神经纤维 5 次均匀增加刺激强度的直流电刺激时,分别在刺激电极的正极和负极附近的细胞内记录到的膜电位变化情况。根据电刺激时流过细胞膜的电流方向,正极下方细胞膜将受到超极化刺激而使膜电位发生超极化改变(图 4-13B 静息电位水平以下部分),负极下方细胞膜将受到去极化刺激而使膜电位发生去极化改变(图 4-13B 静息电位水平以上部分)。当刺激强度较小时,同样强度的去极化刺激和超极化刺激引起的电反应是对称的,其大小相等、方向相反(图 4-13B 中去极化反应 1 和 2 是相应超极化反应 1' 和 2' 的镜像),说明两者都是被动特性决定的电紧张电位;当刺激进一步增强时(仍然是阈下刺激),去极化引起的膜电位改变的幅度明显大于相应超极化刺激引起的电紧张电位的幅度(去极化反应 3 和 4 大于相应的超极化反应 3' 和 4',图中两个阴影部分分别表示两个去极化反应幅度超出相应超极化电紧张电位幅度的部分),说明这时已有膜的主动反应加入到去极化引起的膜电

位中。这是因为稍增大的去极化电紧张电位激活了少量的 Na^+ 通道,少量的 Na^+ 内流使膜发生的去极化与去极化电紧张电位相叠加的缘故。这种由少量 Na^+ 通道激活产生的去极化膜电位波动称为局部兴奋(local excitation),属于局部电位或局部反应。随着刺激强度进一步增大,超极化刺激引起的超极化电紧张电位幅度仍然保持均匀增加(图 4-13B 中 5),而同样强度的去极化刺激引起的膜电位改变则可达到阈电位水平,使大量 Na^+ 通道开放,从而爆发全或无式的动作电位(图 4-13B 中 5)。

(二)局部电位有兴奋性和抑制性两种类型

在体内,许多化学因素如神经递质与化学门控通道结合后可改变膜电导,直接引起局部电位。根据细胞膜发生去极化或超极化,可将局部电位分为兴奋性和抑制性两种类型。兴奋性局部电位也称局部兴奋,是指细胞膜发生的轻度(达不到阈电位)去极化,如骨骼肌终板膜上的终板电位(见第五章)、神经元突触后膜上的兴奋性突触后电位(见第三十章)、平滑肌细胞上的慢波电位(见第五章)和感觉神经末梢上的发生器电位(见第三十一章)等。抑制性局部电位是细胞膜发生的超极化,如神经细胞受到抑制性神经递质作用后在突触后膜上产生的抑制性突触后电位(见第三十章)、感光细胞受到光照刺激后产生的感受器电位(见第三十一章)等。

(三)局部电位具有电紧张电位的特征,随刺激强度和传播距离而改变

1. **幅度大小呈等级性**　局部电位的幅度可随刺激强度增大而增大,没有动作电位的全或无特性。例如,骨骼肌终板膜上的终板电位的幅度大小可随神经末梢释放的 ACh 的量而变化;视网膜感光细胞上感受器电位的幅度可随光照刺激强度的不同而不等。

2. **传导呈衰减式**　从发生局部电位的起点开始,随着传播距离的增大,局部电位的幅度呈指数性下降,传播距离一般不超过 1mm。因此,局部电位不能在膜上作远距离传导,仅有局部效应。

3. **反应可以发生总和**　由于局部反应没有不应期,多个局部反应可以在时间或空间上发生叠加。由多个相距较近的局部电位同时产生的叠加,称为空间总和(spatial summation);由连续刺激产生的多个局部电位先后产生的叠加,称为时间总和(temporal summation)。体内某些细胞(如神经细胞)可以接受不同来源、不同强度和不同性质的传入刺激,并形成大小和性质不同的局部电位,这些局部电位的总和效应,可使膜电位接近或远离阈电位水平,从而改变细胞的兴奋性。

与动作电位相比,局部电位不仅发生于可兴奋细胞,也可在其他细胞(如感受器细胞)上出现。同时,局部电位可以通过其幅度大小反映刺激强度的大小;可以通过空间和时间总和,实现对信号的编码与整合。因此,局部电位是体内除动作电位之外的另一类与信息传递有关的重要的电信号。

(祁金顺)

参考文献

1. 姚泰. 生理学. 第 2 版. 北京:人民卫生出版社,2010
2. 朱大年,王庭槐. 生理学. 第 8 版. 北京:人民卫生出版社,2013
3. 郑煜. 生理学. 北京:高等教育出版社,2010
4. Levy MN,Koeppen BM,Stanton BA. Berne and Levy Principles of Physiology. 4th ed. Philadelphia:Elsevier Mosby,2008
5. Guyton AC,Hall JE. Textbook of Medical Physiology. 12th ed. Philadelphia:Saunders,2011
6. Barrett KE,Barman SM,Boitano S,Brooks HL. Ganong's Review of Medical Physiology. 24th ed. New York:McGraw Hill,2012
7. Boron WF,Boulpaep EL. Medical Physology:A Cellular and Molecular Approach,updated 2nd ed. Philadelphia:Saunders,2012
8. 吴江. 神经病学. 第 2 版. 北京:人民卫生出版社,2012

Notes

第五章　肌细胞的收缩

　　肌肉的主要功能是将化学能转化为机械能,通过收缩产生力或运动。根据形态和功能特点,可将人体的肌肉分为骨骼肌(skeletal muscle)、心肌(cardiac muscle)和平滑肌(smooth muscle)三类。其中,骨骼肌的主要功能是保持身体的姿势和产生随意运动;心肌主要是向全身各器官、组织供血;平滑肌与消化道、呼吸道、输尿管和膀胱、子宫以及血管系统等器官的收缩和舒张功能有关。在骨骼肌和心肌的肌细胞中,由于粗细肌丝规律性的重叠和肌原纤维整齐的排列,显微镜下可见到特征性的横纹,故两者又被称为横纹肌。

第一节　骨骼肌细胞的兴奋和收缩

　　骨骼肌一般附着在骨骼上,并通过跨越关节的肌肉收缩形成杠杆运动。骨骼肌是随意肌,可由意志支配。当躯体运动神经上的传出冲动经神经-肌接头(neuromuscular junction)传递到骨骼肌后,骨骼肌才能发生兴奋并收缩。

一、骨骼肌细胞的兴奋和收缩依赖躯体神经的支配

(一)骨骼肌神经-肌接头处的兴奋传递是电信号-化学信号-电信号定向转换的过程

　　骨骼肌的神经-肌接头是一种特化的突触(synapse),它由运动神经末梢和与它接触的骨骼肌的细胞膜以及两者的间隙所构成。如图5-1所示,神经末梢在接近骨骼肌细胞处失去髓鞘,每一个裸露的轴突末梢进入肌肉后又广泛分支形成大量末端膨大的突触前终扣(presynaptic terminal bouton),每个终扣各嵌入到一条与它相对的肌膜凹陷又称终板(endplate)中,共同形成一个神经-肌接头。由此,骨骼肌的神经-肌接头由三部分组成:①接头前膜(prejunctional membrane),是嵌入肌细胞膜凹陷中的突触前终扣的膜;②接头后膜(postjunctional membrane),是与

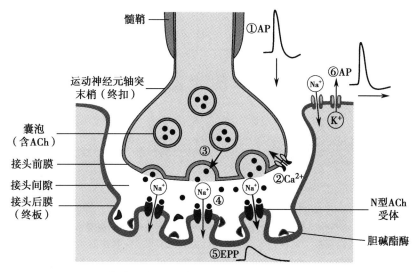

图 5-1　骨骼肌神经-肌接头的微细结构及传递过程示意图
AP:动作电位;EPP:终板电位

接头前膜相对的肌膜,也称为终板膜(endplate membrane);③接头间隙(junctional cleft),是接头前膜与接头后膜之间的一个达50nm的间隙,其中充满细胞外液。电子显微镜观察显示,突触前膜的胞质内除包含线粒体外,还有许多直径为50～60nm的球形囊泡,称为突触囊泡(synaptic vesicle)或突触小泡。一个突触小泡含有6000到10 000个乙酰胆碱(acetylcholine,ACh)分子。接头后膜即终板膜又进一步向内凹陷,形成许多皱褶,使其面积增加。终板膜上分布有烟碱型乙酰胆碱受体(nicotinic acetylcholine receptor,nAChR),并主要集中在皱褶的顶部,属于化学门控阳离子通道。

骨骼肌神经-肌接头的传递过程是通过神经递质乙酰胆碱的介导完成的,可简单概括为"电信号-化学信号-电信号"定向转换过程,其主要步骤如图5-1所示:①神经冲动沿神经纤维传导至轴突末梢,接头前膜发生去极化;②去极化引起接头前膜上的电压门控Ca^{2+}通道开放、Ca^{2+}内流;③接头前膜胞质内Ca^{2+}浓度的快速增高促使突触小泡向接头前膜移动,进而与接头前膜融合、破裂,将小泡所含的ACh分子全部释放至接头间隙;④ACh经扩散与终板膜上的nAChR结合,引起通道开放,出现以Na^+内流为主的离子跨膜移动;⑤内向电流使终板膜发生去极化,产生终板电位(end-plate potential,EPP);⑥终板电位以电紧张形式扩布至邻近的肌细胞膜,引发肌细胞爆发动作电位。分布在终板膜表面和接头间隙中的乙酰胆碱酯酶(acetylcholinesterase)可将与nAChR结合后的ACh迅速分解为胆碱和乙酸,终止兴奋传递。

(二)接头前神经末梢的去极化和钙内流诱发突触小泡释放乙酰胆碱

1. 去极化引起的神经递质释放是由Ca^{2+}内流介导的　Katz和Miledi(1967)首先证实了接头前末梢神经递质的释放是膜发生去极化所引起的。如图5-2所示,给予接头前神经末梢刺激使之产生一个正常的(去极化幅度达110mV)的动作电位时,在接头后的终板膜内可记录到一个较大的终板电位;当使用不同浓度的河豚毒(tetrodotoxin,TTX)将电压门控Na^+通道阻断后,随着接头前神经末梢动作电位幅度的减小,终板电位也随之减小;当接头前末梢去极化幅度小于40mV时,终板电位就不再出现。这说明,神经递质的释放随接头前末梢去极化程度的改变而改变。去极化程度越高,递质释放的量就越多;去极化小于一定程度就不能引起足够的递质释放,也就不能在接头后膜上产生终板电位。除去极化幅度外,动作电位持续时间和兴奋发生频率均

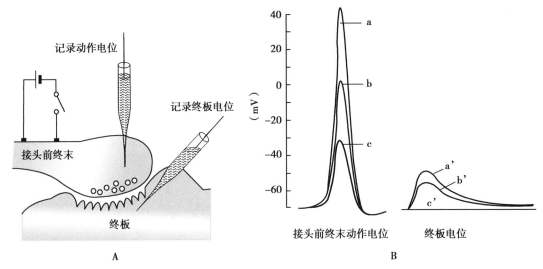

图5-2　接头前终末去极化的程度影响终板电位的幅度

A. 采用细胞内记录方法记录接头前神经末梢动作电位和骨骼肌终板电位的实验装置示意图。B. 接头前终末动作电位幅度和终板电位大小的关系比较。用TTX适当阻断电压门控Na^+通道可使刺激引起的接头前终末产生不同程度的去极化(a,b,c),在肌细胞膜上可记录到相应的不同幅度的终板电位(a', b',c')。当接头前末梢去极化程度小于40mV(C)时,终板电位消失(c')

Notes

可影响递质的释放。

动作电位引起递质释放并不是动作电位期间流入的 Na^+ 和流出的 K^+ 本身所引起,因为用 TTX 和四乙胺(tetraethylammonium,TEA)分别阻断 Na^+ 通道和 K^+ 通道后,在接头前末梢内人工注射去极化电流仍然可以引起递质的释放和终板电位的产生。Katz 和 Miledi 进一步研究发现,去极化引起的神经递质释放与细胞外液中的 Ca^{2+} 浓度直接相关。增加细胞外液中的 Ca^{2+} 浓度可以增强去极化引起的递质释放,降低 Ca^{2+} 浓度则使递质释放量减少,使用无钙灌流液时则完全不能引起递质释放和终板电位发生。据此,Katz 和 Miledi 提出了递质释放的钙假说(calcium hypothesis),认为接头前神经末梢存在大量的电压门控 Ca^{2+} 通道,当接头前膜发生去极化时,Ca^{2+} 通道激活、Ca^{2+} 内流,进而触发神经递质的释放。以后,微电极电压钳技术证实了接头前神经末梢确实存在有电压门控 Ca^{2+} 通道,尤其是囊泡集中的活性区(active zone)部位密度最高。并且发现,递质释放对 Ca^{2+} 内流的依赖性很强,Ca^{2+} 内流增加两倍,递质释放即可增加到原先的 16 倍。同时,接头前神经末梢特别是活性区部位 Ca^{2+} 浓度的升高是极其迅速的。动作电位到达时,活性区胞质中的 Ca^{2+} 浓度可在极短时间内由安静时的不足 $0.1\mu mol/L$ 增加到 $100\mu mol/L$ 以上,即提高 1000 多倍。随着动作电位的复极化,Ca^{2+} 内流停止,胞质内高浓度的 Ca^{2+} 被细胞膜上的钙泵、Na^+-Ca^{2+} 交换体主动转运到细胞外。于是,神经递质的释放在复极化完成后迅速终止。

2. **接头前膜的神经递质以量子形式释放**　Katz 等人进行深入研究后提出,接头前膜 ACh 等递质性物质是以量子释放(quantal release)的形式进行的。"量子"(quantum)是物理光学理论中定义光的不可再分割的最小单位,借用到这里是表示递质在接头或突触前膜处的释放是以最小包装单位进行的,递质释放的总量取决于释放的量子总数目。量子释放理论来源于 Fatt 和 Katz 著名的终板电位和微终板电位比较实验以及随后的电子显微镜观察。

20 世纪 50 年代初,Fatt 和 Katz 利用创建不久的微电极技术,在肌细胞的终板膜区域不仅记录到了刺激接头前神经末梢诱发的终板电位(EPP),也记录到了不给任何刺激时自发产生的、波幅很小但特性类似于 EPP 的去极化电位,称之为微终板电位(miniature end-plate potential,MEPP)。EPP 和 MEPP 均可被 nAChR 的拮抗剂箭毒特异性阻断,说明两者都是由 nAChR 通道激活介导的。MEPP 的幅度很小,经常固定在约 0.4mV 左右,不会再减小,说明它们可能是由接头前膜释放的一定最小分量的递质分子引起的,于是将能够形成 MEPP 的这一份不能再减小的递质分量,称为一个"量子"。为了证实量子是最小单位,递质释放的量取决于量子的数目,Fatt 和 Katz 还比较了 EPP 和 MEPP 的幅度关系(图5-3),发现:在细胞外液 Ca^{2+} 低浓度的条件下,刺激神经时终板膜上记录到的诱发性 EPP 的幅度总是自发性 MEPP 幅度的整数倍。这说明,MEPP 是单个量子的递质产生的反应,而 EPP 则是由多个量子产生的 MEPP 总和所致。因此,根据测得的 EPP 幅度与 MEPP 幅度(多为 0.4mV)的比值可计算出该 EPP 是由多少个"量子"同时释放形成的。例如,生理条件下一个动作电位到达神经末梢时,其诱发的 EPP 可以高达 50mV,这就意味着该 EPP 至少是由 50mV/0.4mV＝125 个量子同时释放所生成。

在电生理学方法发现递质释放呈量子特征的同时和以后,人们利用电子显微镜结合冰冻蚀刻技术直接观察到,接头前末梢的活性区处存在众多的突触囊泡,甚至可以在超薄切片上看到某些正在释放递质的囊泡与前膜融合后出现的开口向接头间隙的欧米伽(Ω)样结构。这些超微结构的研究为 Katz 等人量子释放的推论获得了直接的形态学证明,所谓的"量子",就是一个个存在于接头前膜内、包含了一定数目递质分子的突触囊泡。

(三) 终板膜上的 N_2 型胆碱能受体介导神经-肌接头快速的突触传递

骨骼肌终板膜上的 nAChR 属于 N_2 型胆碱能受体(N_2AChR),是由五个亚单位围在一起形成的化学门控通道。N_2AChR 的细胞外结构域上存在着两个 ACh 结合位点,只有当两个位点各与一个 ACh 分子结合后,受体中通道样的结构才能打开。通过测定翻转电位和离子取代实验,证实了 N_2AChR 通道开放时 Na^+、K^+、Ca^{2+} 和 Mg^{2+} 等阳离子均可通过,但 Na^+ 和 K^+ 的通透性最大。

Notes

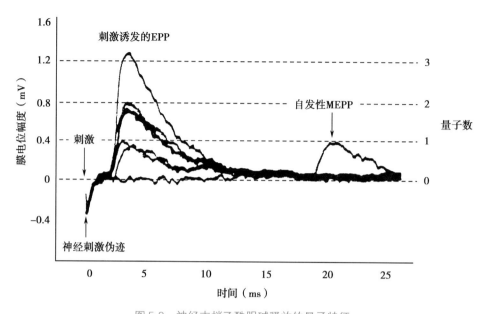

图 5-3   神经末梢乙酰胆碱释放的量子特征

将蛙骨骼肌纤维置于低钙(0.5mmol/L)高镁(5mmol/L)液中(减少递质释放)记录终板电位,
刺激运动神经诱发的终板电位(EPP)总是自发性微终板电位(MEPP)的整数倍

生理情况下,由于静息电位水平已接近 K^+ 的平衡电位,故 N_2 AChR 通道开放后主要是 Na^+ 介导的内向电流和由此引起的去极化终板电位。

(四)骨骼肌神经-肌接头的电信号传递是以 1:1 的方式进行的

如前所述,生理条件下一个动作电位到达支配骨骼肌的神经终末时,可引起一百多个突触囊泡几乎同时释放 ACh。大量的 ACh 分子与终板膜上密集的 nAChR 结合后,可引起终板膜发生幅度足够大(常大于 50mV)的 EPP。虽然终板膜上不存在电压门控 Na^+ 通道,不会产生"全或无"式的动作电位,但一个动作电位引起的 EPP 向周围电紧张扩布的结果,已经足以使邻近肌膜去极化达到阈电位,从而激活电压门控 Na^+ 通道,使肌细胞可靠地爆发一次"全或无"式的动作电位。因此,骨骼肌神经-肌接头处的电信号传递是以 1:1 的方式进行的。同时,结合于 nAChR 的 ACh 很快被乙酰胆碱酯酶水解,通道随即关闭,使 EPP 的持续时间仅几个毫秒。EPP 终止后,肌细胞的兴奋和收缩也终止,这也保证了一次神经冲动仅引起一次肌细胞兴奋。骨骼肌细胞动作电位的形状与神经纤维相似,呈尖锋状,但持续时间略长,约 2~4 毫秒;骨骼肌细胞动作电位的产生机制与神经纤维相似。

(五)骨骼肌神经-肌接头是某些药物或病理因素的作用靶点

骨骼肌神经-肌接头传递过程涉及两个不同细胞之间的多个环节和多种蛋白质,易受内环境因素变化的影响,也常常成为某些药物或病理因素的作用靶点。例如:肉毒杆菌毒素(botulinum toxin,BTX)可特异性抑制接头前膜递质乙酰胆碱的释放,使肌肉麻痹;黑寡妇蜘蛛毒素(latrotoxin,LTX)则能促进接头前膜乙酰胆碱的释放,导致肌肉痉挛性收缩;重症肌无力患者体内出现的自身抗体可特异性损伤终板膜上的 nAChR;筒箭毒(tubocurarine)是 nAChR 可逆性的竞争性拮抗剂,临床上广泛用作肌肉松弛药;有机磷是不可逆的胆碱酯酶抑制剂,可导致 ACh 在接头间隙大量蓄积,故有机磷中毒的患者骨骼肌可出现自发性兴奋和纤维性颤动。

二、骨骼肌细胞兴奋后到收缩前存在兴奋-收缩耦联过程

骨骼肌细胞的兴奋表现为肌膜上出现可传导的动作电位,骨骼肌细胞的收缩是细胞内部肌丝滑行引起的肌细胞长度或张力的机械性改变。将肌细胞的电兴奋和机械收缩联系起来的一系列过程,称为兴奋-收缩耦联(excitation-contraction coupling)。实现骨骼肌兴奋-收缩耦联的结

Notes

构基础是肌管系统,Ca²⁺是实现这一过程的耦联因子。

（一）肌管系统是实现兴奋-收缩耦联的结构基础

无论是骨骼肌还是心肌细胞,都具有两套独立的肌管系统,分别是横管(transverse tubule)和纵管(longitudinal tubule)(图5-4)。横管也称T管(T tubule),是肌膜向细胞内凹陷并向深部延伸而成,所以T管中的液体就是细胞外液。当肌膜兴奋时,动作电位沿肌纤维长轴方向传播,并经T管膜迅速传入到肌细胞深部的肌原纤维周围。骨骼肌的T管位于肌节中明带和暗带的交界处。纵管即L管,也称肌质网(sarcoplasmic reticulum,SR),相当于其他细胞的内质网。SR在肌细胞胞质中纵向包绕在每一肌小节周围。SR两端各与一组T管相接近,靠近T管附近时形成膨大即终池(terminal cisterna)。终池是细胞内贮存Ca²⁺的场所,在肌肉安静的情况下,终池内Ca²⁺的浓度比胞质内的Ca²⁺浓度高数千至上万倍,成为细胞内的Ca²⁺库。骨骼肌大多数T管的两侧都有终池,三者共同构成一个三联管(triad)结构。三联管在骨骼肌乃至心肌的兴奋-收缩耦联中起着关键的作用。

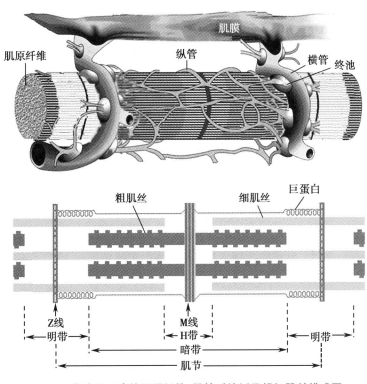

图5-4 骨骼肌细胞的肌原纤维、肌管系统以及粗细肌丝模式图

分子生物学技术分析表明,骨骼肌T管膜和SR膜上具有不同的功能蛋白分子。T管膜上除了有同肌膜一样的电压门控Na⁺和K⁺通道外,还有一种电压门控L型Ca²⁺通道(也称双氢吡啶受体)。这种Ca²⁺通道比较特殊,去极化时只有构型改变而没有Ca²⁺的内流。SR两端的终池膜上具有另一种Ca²⁺通道,其开放后终池内的Ca²⁺可经过它释放到胞质内。终池膜上的这种Ca²⁺通道可被植物碱雷诺丁特异性结合(高浓度还可阻断),故也称雷诺丁受体(ryanodine receptor,RyR)。另外,SR膜上还分布有密度很高、数量很多的Ca²⁺泵,它们对Ca²⁺的亲和力及转运效率都很高,每分解1分子ATP可逆浓度梯度将2个Ca²⁺从胞质转运至SR内储存。

（二）终池释放到胞质内的Ca²⁺是介导骨骼肌兴奋-收缩的耦联因子

在骨骼肌细胞兴奋后、收缩前,可观察到胞质内有一次快速的Ca²⁺浓度升高(图5-5),游离Ca²⁺浓度可由静息时几乎探测不到的0.1μmol/L迅速升高至1~10μmol/L水平。胞质内Ca²⁺浓度升高的持续时间很短暂,很快便回降到正常。这种胞质内游离Ca²⁺浓度迅速升高和迅速下降

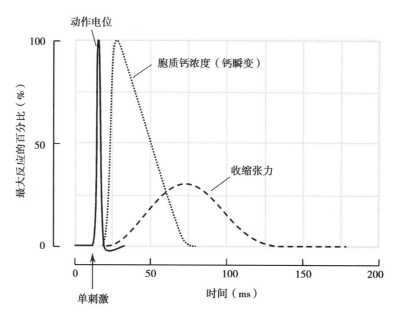

图 5-5 单刺激引起的细胞兴奋、钙瞬变和肌肉收缩三者之间的时间关系

的变化,称为钙瞬变(calcium transient)。肌肉的收缩和舒张是跟随胞质钙瞬变发生的。Ca^{2+}浓度的迅速升高可诱发肌肉收缩,Ca^{2+}浓度的迅速下降则与肌肉的舒张过程有关。细胞兴奋、钙瞬变和肌肉收缩三者的关系是:电兴奋触发钙瞬变,钙瞬变又决定肌肉的收缩和舒张。

骨骼肌兴奋-收缩耦联过程中胞质内增多的 Ca^{2+} 并非来自于细胞外,因为有实验表明,即使在细胞外液无 Ca^{2+} 的条件下,刺激肌膜同样也可引起胞质 Ca^{2+} 浓度升高和肌肉收缩。实验还进一步证实,骨骼肌 T 管膜上的 L 型 Ca^{2+} 通道实际上并没有发挥通道的作用。因为,该通道的完全开放需要几百毫秒的时间,而骨骼肌肌膜的动作电位仅持续几个毫秒,在如此短的时间内不可能有 Ca^{2+} 流入胞内。因此,骨骼肌胞质中增加的 Ca^{2+} 只能是来自细胞内的钙库,即终池。如上所述,终池膜上的 RyR 属于钙释放通道,一旦开放,终池内高浓度的 Ca^{2+} 会迅速释放到胞质内。问题是,终池膜上的 RyR 钙释放通道是如何打开的? 进一步的分子结构分析发现,骨骼肌 T 管膜上的 L 型 Ca^{2+} 通道向胞质内突出,终池膜上的 RyR(属于 1 亚型受体,即 RyR1)钙释放通道也向胞质方向突出,两者距离很近,形成对应的互补结构,这使终池膜上的 RyR1 对 T 管膜上的 L 型 Ca^{2+} 通道构象变化十分敏感。在安静情况下,T 管膜上的 L 型 Ca^{2+} 通道与终池膜上的 RyR1 亚单位相接触,使 RyR1 钙释放通道处于关闭状态;当细胞发生兴奋时,T 管膜上的 L 型 Ca^{2+} 通道作为电压敏感分子被去极化所激活,通过自身变构效应,直接引起终池膜上 RyR1 钙释放通道开放,使终池中的 Ca^{2+} 大量释放到胞质中。因此,骨骼肌的这种兴奋-收缩耦联也被称为电-机械耦联(图 5-6A)。显然,经骨骼肌兴奋-收缩耦联增加的胞浆 Ca^{2+} 几乎 100% 来自于内钙释放,而不是外钙内流。Ca^{2+} 浓度升高触发肌肉收缩的同时,胞质内高浓度的 Ca^{2+} 也激活了 SR 膜上的钙泵。如果没有后续的兴奋,当钙泵将胞质中增加的 Ca^{2+} 主动回收到 SR 内后,肌肉便出现舒张。

三、骨骼肌细胞收缩是 Ca^{2+} 与肌钙蛋白结合后引发的肌丝滑行

(一)骨骼肌细胞收缩和舒张的基本单位是肌节

骨骼肌的肌纤维内含有大量平行排列、纵贯肌细胞全长的肌原纤维(myofibril)。如图 5-4 所示,肌原纤维沿长轴呈现明暗相间的结构,构成明带(light band)和暗带(dark band)。当肌肉处于舒张状态时,暗带的中央有一段相对较亮的区域,称为 H 带,H 带的中央有一条横线,称为 M 线(M line)。明带中央也有一条线,称为 Z 线(Z line)。每两条相邻 Z 线之间的区域,包括一个位于中间部位的暗带和其两侧各 1/2 的明带,称为一个肌节(sarcomere)。肌节是横纹肌细胞

Notes

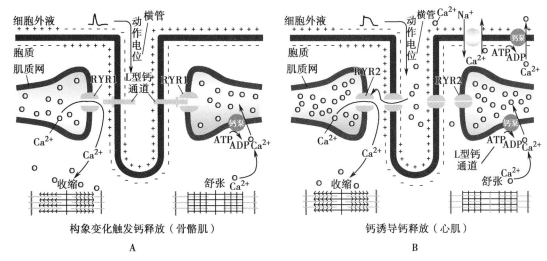

图 5-6　骨骼肌细胞和心肌细胞的兴奋-收缩耦联过程比较

A. 骨骼肌横管膜上 L 型 Ca^{2+} 通道的构象变化触发肌质网膜上钙释放通道（RyR1）开放,肌质网释放 Ca^{2+};B. 心肌细胞横管膜上 L 型 Ca^{2+} 通道开放,由胞外流入的少量 Ca^{2+} 激活肌质网膜上的钙释放通道（RyR2）,肌质网释放 Ca^{2+}（CICR）

收缩和舒张的基本功能单位。肌原纤维就是由众多端端相续的肌节构成的。肌原纤维上的明带和暗带是由于肌原纤维内存在两套粗细不同的肌丝,且粗细肌丝之间存在不同程度的重叠所造成的(图 5-4)。明带只有细肌丝(thin filament),直径约 5nm、长度为 $1.0\mu m$,其一端锚定在 Z 线处的骨架结构中,另一端以游离形式插入暗带的粗肌丝之间。暗带主要由粗肌丝(thick filament)组成。粗肌丝直径约 10nm,长度约 $1.6\mu m$,中间有细胞骨架蛋白将它们固定,形成 M 线。在安静情况下,M 线两侧没有细肌丝的插入部分,形成较明亮的 H 带,H 带两侧的暗带则是粗、细肌丝重叠区。由于粗、细肌丝重叠程度的不等,肌节的长度也就不等。当细肌丝从粗肌丝内完全滑出时,肌节长度最大,为粗肌丝加上两侧细肌丝的长度,即 $1.6+1.0+1.0=3.6\mu m$;在安静情况下,肌节长度为 $2.0\sim2.2\mu m$,说明粗、细肌丝已有相当程度的重叠。粗、细肌丝之间形成的规则性空间分布,有利于肌肉收缩时粗、细肌丝之间相互发生作用。

肌原纤维中除了粗肌丝和细肌丝外,还有弹性丝(elastic filament)。弹性丝由巨蛋白 titin（目前已知最大的蛋白,有 25 000 个氨基酸）组成,该蛋白从细肌丝的 Z 盘发起,向粗肌丝内延伸并与 M 线接触,将粗细肌丝连接在一起,故也称肌联蛋白(connectin)。巨蛋白除了维持粗细肌丝相对位置和正常结构外,一个重要的功能就是维持肌肉或肌小节舒张期间的静息长度。巨蛋白跨越明带的部分安静时呈适度的螺旋状,具有弹性。当肌肉受到生理性牵拉时,该螺旋部分可展开,以利牵拉;当牵拉的张力释放后,该部分又可弹性回缩成螺旋状,使肌肉回到牵拉前的长度;当肌肉受到剧烈牵拉时,titin 展开的部分可变硬,以对抗过度牵拉,防止肌节之间出现分离而使肌肉拉伤。

（二）粗、细肌丝由多种收缩蛋白和调节蛋白组成

粗肌丝是由众多肌球蛋白(myosin)分子组成的(图 5-7A)。每个肌球蛋白分子由两条缠绕在一起的重链(heavy chain)、两条碱性轻链(alkali light chain)和两条调节轻链(regulatory light chain)共同组成。两条重链的尾部呈杆状,相互缠绕形成肌球蛋白分子的主体;铰链部是重链由杆部伸出的部分,连接到头部,也称桥臂;重链的头部(head)是两条重链分开后形成的两个球形结构,即横桥(cross-bridge)。每个横桥分别又与一条碱性轻链和一条调节轻链形成复合物。其中,碱性轻链的作用是稳定肌球蛋白的头部,调节轻链的作用是调节横桥 ATP 酶的活性。在粗肌丝内,肌球蛋白分子呈束状排列,杆部都朝向 M 线,横桥连同铰链部一起由肌丝中向外伸出。每条粗肌丝上伸出的横桥约 300～400 个,沿长轴排成 6 列,分别与粗肌丝周围的 6 条细肌丝

Notes

相对应。横桥的主要特性有：①具有 ATP 酶活性,可结合并分解 ATP,释放的能量使横桥在粗肌丝主体上保持垂直的高势能状态(横桥获能);②能与细肌丝上的肌动蛋白结合,两者一旦结合,横桥即被活化,便将势能转化为动能,向 M 线方向扭动,将细肌丝拉入到粗肌丝内。

细肌丝由三种蛋白分子组成,分别称为肌动蛋白(actin)、原肌球蛋白(tropomyosin)和肌钙蛋白(troponin)。如图 5-7 所示,肌动蛋白分子呈球形,许多肌动蛋白分子聚合在一起构成一条双螺旋链,成为细肌丝的主体。肌动蛋白上具有横桥结合位点,与肌丝滑行直接相关,故与肌球蛋白一起被称为收缩蛋白。原肌球蛋白分子呈长杆状、首尾相连,形成的两条肽链以双螺旋形式缠绕在肌动蛋白构成的双螺旋沟壁上。肌肉舒张时,原肌球蛋白正好处于肌动蛋白和横桥之间(图 5-7B),将肌动蛋白上的位点遮盖,阻止横桥与肌动蛋白结合,这种作用称为原肌球蛋白的"位阻效应"。因此,原肌球蛋白被称为调节蛋白。原肌球蛋白分子上还结合有另一个调节蛋白,即肌钙蛋白。肌钙蛋白是一个球形分子,由三个亚单位组成,分别是肌钙蛋白 T(troponin T,TnT)、肌钙蛋白 I(troponin I,TnI)和肌钙蛋白 C(troponin C,TnC)。TnT 是一个连接亚单位,通过与原肌球蛋白结合,将肌钙蛋白分子连接到原肌球蛋白上;TnI 是一个抑制性亚单位,可与肌动蛋白结合,从而使原肌球蛋白能够保持在肌动蛋白的双螺旋沟壁上;TnC 含有一些带双负电荷的位点,是结合 Ca^{2+} 的亚单位(1 分子 TnC 可结合 4 个 Ca^{2+})。

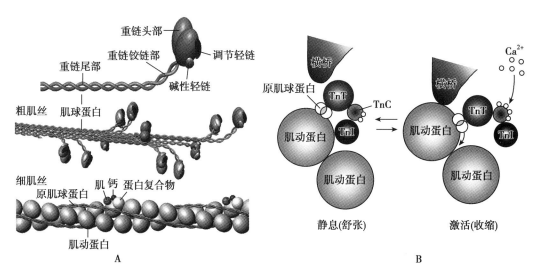

图 5-7　横纹肌肌丝分子结构及横桥的钙依赖性激活示意图
A. 粗、细肌丝的蛋白分子组成;B. 横桥的钙依赖性激活
TnT:肌钙蛋白 T 亚单位;TnC:肌钙蛋白 C 亚单位;TnI:肌钙蛋白 I 亚单位

(三) Ca^{2+} 与肌钙蛋白的结合引起肌球蛋白-肌动蛋白相互作用,发生肌丝滑行

1. 肌肉收缩的过程是横桥周期反复进行的过程　肌肉收缩的实质是将 ATP 分解释放的化学能转变为机械能,这种能量转换主要发生在肌球蛋白上的横桥与肌动蛋白反复作用的过程中。横桥与肌动蛋白结合、扭动、解离、复位、再结合的过程,称为横桥周期(cross-bridge cycling)。横桥周期具体包括以下几个主要过程(图 5-8):

(1) 横桥与细肌丝肌动蛋白结合:胞质中 Ca^{2+} 浓度升高后,Ca^{2+} 与细肌丝上的肌钙蛋白 C 亚单位结合;肌钙蛋白构象变化使肌钙蛋白 I 亚单位与肌动蛋白结合减弱,原肌球蛋白向肌动蛋白双螺旋沟内移动、"位阻效应"解除;肌动蛋白上的横桥结合位点暴露,处于高势能垂直状态的横桥与细肌丝肌动蛋白结合。

(2) 横桥扭动:横桥与肌动蛋白的结合后,磷酸分子与横桥脱离;横桥构象改变,向粗肌丝 M 线方向扭动 45°,拖动细肌丝向肌节中央滑行,将势能转变为肌节长度的缩短和(或)克服负荷的张力;同时,ADP 从横桥上解离下来。

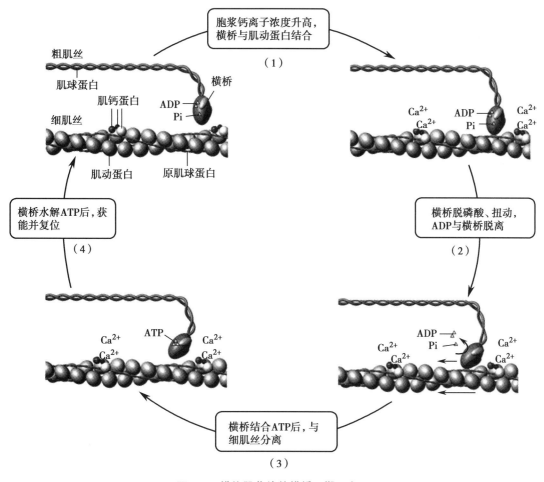

图 5-8　横纹肌收缩的横桥周期示意图

（3）横桥与细肌丝解离：在 ADP 解离的位点，ATP 分子与横桥的结合使横桥对肌动蛋白的亲和力降低，横桥与细肌丝解离。

（4）横桥水解 ATP 获能并复位：横桥具有 ATP 酶活性，可将结合的 ATP 分解，利用其化学能使扭动后的横桥重新竖起，与粗肌丝主干保持垂直而处于高势能状态。同时，结合有 ADP 和无机磷酸的横桥对肌动蛋白亲和力恢复。这时，如果胞质中仍然保持较高的 Ca^{2+} 浓度，肌动蛋白上的横桥结合位点就仍然暴露，横桥就与细肌丝上的下一个结合位点结合，进入下一个横桥周期。横桥每次扭动的距离约 11nm，随着横桥周期反复进行，细肌丝不断地被拖入到粗肌丝内，使肌小节缩短、肌肉收缩。当肌细胞动作电位消失、Ca^{2+} 被钙泵转运回 SR 后，胞质中 Ca^{2+} 浓度降低，Ca^{2+} 与肌钙蛋白分离，原肌球蛋白的"位阻效应"恢复，横桥周期即停止，肌肉便进入舒张过程，细肌丝退回到收缩前的位置。

由于 ATP 与横桥的结合可促使横桥与细肌丝解离，所以，肌肉靠足量的 ATP 可以保持肌肉本身的柔软性。人死亡后，ATP 持续分解，达到一定程度后，横桥与肌动蛋白不能分离，致使肌肉僵直、关节固定，尸体呈僵硬状态，称为尸僵（rigor mortis）。

2. 横桥周期的长短决定肌肉的收缩速度，激活横桥的数量影响肌肉的张力　首先，横桥周期的长短可影响肌肉缩短或张力产生的速度。周期越短，横桥扭动的速度越快，肌肉收缩或张力产生的速度也越快。当然，收缩速度快的肌肉，能量消耗也较多，因为无论周期长短，每一个横桥周期都消耗 1 分子 ATP。根据收缩速度，骨骼肌可分为快肌（如眼外肌）和慢肌（如小腿比目鱼肌），但多数肌肉由两种肌纤维混合而成。其中，慢肌具有较好的抗疲劳特性。快肌和慢肌收缩速度的差异主要是由于肌球蛋白分子序列和 ATP 酶活性不同所导致的。提高 ATP 酶活性可使横桥周期变短,后负荷增大则使横桥周期延长。其次,肌肉收缩产生的张力大小是由激活横桥的数量决定的。激活横桥是指与肌动蛋白结合后的横桥。由于阻力负荷的存在,激活横桥的扭动首先使有弹性的桥臂处于一定伸长状态,这就产生了张力。所有激活横桥产生张力的总和,就是肌肉收缩产生的总张力。当遇到较大阻力负荷时,横桥与肌动蛋白结合的时间延长,每瞬间处于激活状态的横桥数目增加,收缩的张力也随之增大。另外,粗肌丝上众多横桥的扭动是不同步的,当某些横桥与肌动蛋白脱离时,仍有众多其他的横桥与肌动蛋白处于结合状态,因而,肌肉收缩时张力的增加和长度的缩短都是平稳和连续的。

3. 肌丝滑行理论最初来自于对肌肉收缩过程中肌节长度变化的观察　肌肉收缩的肌丝滑行理论(myofilament sliding theory)是 20 世纪 50 年代初期 Huxley 等提出的。这一理论最直接的实验证据来源于肌肉收缩时对肌节长度变化的观察。当肌细胞收缩变短时,暗带的总长度不变,明带变短的同时 H 带相应变窄或消失、H 带两侧的暗带相应变长。这说明在肌肉收缩时,粗肌丝和细肌丝的长度都没有改变,只是细肌丝在粗肌丝之间向 M 线方向滑入,使暗带中粗、细肌丝重叠部分增加而已。

四、骨骼肌的收缩效能受多种因素影响,调整收缩强度主要依赖运动单位总和与频率效应总和

肌肉的收缩效能(performance of contraction)指肌肉收缩时的外在整体表现,包括收缩时产生的张力大小、缩短的程度,以及产生张力或肌肉缩短的速度等。例如,当阻力负荷较大时,肌肉收缩产生的张力可以逐渐达到最大,但由于不足以克服阻力负荷,因而没有长度的改变,这称为等长收缩(isometric contraction)。如果阻力负荷一定,当肌肉收缩产生的张力等于或大于阻力负荷时,肌肉开始以一定的速度缩短但张力则保持不变,这称为等张收缩(isotonic contraction)。影响横纹肌收缩效能的因素有前负荷、后负荷和肌肉收缩能力,骨骼肌收缩强度的调整主要是通过运动单位总和与频率效应总和实现的。

(一) 骨骼肌在最适初长度下收缩可产生最大张力

肌肉收缩前所承受的负荷称为肌肉的前负荷(preload)。在前负荷下,肌肉具有的一定长度称为肌肉的初长度(initial length)。因此,肌肉的前负荷也可用初长度来表示。如果保持其他条件不变,给予肌肉刺激使之发生等长收缩,可以测定不同初长度下肌肉收缩所能产生的最大主动张力,从而得到一条类似钟罩形的肌肉初长度与主动张力的关系曲线,即长度-张力曲线(图 5-9A)。长度-张力曲线表明,骨骼肌收缩具有一个最适初长度(optimal initial length),在这个长度下,肌肉进行等长收缩可以产生最大的主动张力,大于或小于这个长度,产生的肌张力都会下降。骨骼肌在最适初长度下承受的前负荷也称为最适前负荷(optimal preload)。肌肉的长度-张力关系是因肌节长度的改变所致粗、细肌丝重叠程度不等所决定的。如图 5-9A 所示,该骨骼肌产生最大张力(B-C 段)所对应的最适前负荷相当于肌节长度为 2.0 ~ 2.2μm。在这个初长度下,粗、细肌丝处于最佳重叠状态,粗肌丝上的横桥与细肌丝上结合位点能够充分利用,因而进行等长收缩时产生的肌张力可达到最大;当前负荷过小时(如图中 A 点),肌节长度过短,细肌丝可能穿过 M 线,造成两侧细肌丝相互重叠,或在 M 线处发生卷曲,从而影响了部分横桥与细肌丝的接触,肌肉收缩的张力相应减小;前负荷过大时,肌节被拉长,粗、细肌丝重叠的程度降低,可供利用的横桥和结合位点数量减少,收缩时产生的张力也随之下降。如果前负荷进一步增大,细肌丝完全从粗肌丝中拉出(图中 D 点),横桥则完全不能与细肌丝上的位点结合,这时肌肉不能发生收缩,张力为零。正常情况下,骨骼肌所附着的关节具有的一定的活动范围,这使骨骼肌在体内的自然长度能够保持在最适初长度附近,大约为最适初长度的 0.7 ~ 1.2 倍。

(二) 骨骼肌收缩时随后负荷增加而张力增大,但缩短速度减慢

肌肉开始收缩后所遇到的负荷称为肌肉的后负荷(afterload)。后负荷是肌肉收缩的阻力或

Notes

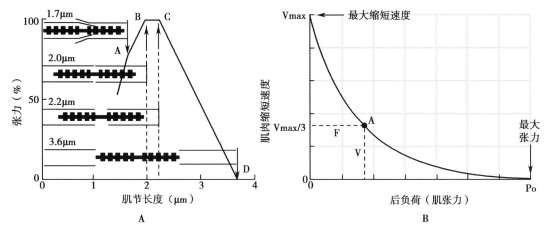

图 5-9 前负荷和后负荷对骨骼肌收缩效能的影响

A. 长度-张力曲线,显示前负荷(或初长度)与等长收缩时肌肉产生的最大主动张力的关系,四个肌节示意图分别对应于曲线上箭头所指的 A,B,C,D 四个不同的初长度;B. 张力-速度曲线,显示后负荷与等长收缩时肌肉缩短速度的关系,F:张力;V:缩短速度

做功的对象,能影响肌肉收缩产生的张力和速度。而且,肌肉在有后负荷作用的情况下收缩,总是先有张力的增加以克服后负荷的阻力,然后才有长度的缩短。缩短开始后,张力不再增大而保持恒定,并与后负荷等值。因此,后负荷亦可用肌张力表示。在等张收缩的条件下,通过测定不同后负荷状态下肌肉收缩时产生的张力和随后出现长度缩短时的缩短速度,可得到一条张力-速度曲线。如图 5-9B 所示,随着后负荷的增加,肌肉收缩产生的张力逐渐增加而缩短速度则逐渐减小。当后负荷增加到肌肉完全不能缩短时,便可产生最大的收缩张力(P_0);相反,当后负荷在理论上为零时,肌肉则可产生最大的缩短速度(V_{max})。根据物理力学原理,力和移动距离的乘积为功,力和移动速度的乘积为功率。因此,张力-速度曲线可以反映肌肉收缩时后负荷大小和肌肉输出功率之间的关系。肌肉的输出功率(P)就是肌肉克服后负荷所产生的张力(F)和缩短速度(V)的乘积($P=F\cdot V$),即张力-速度曲线上任意一点所在的横、纵坐标值的乘积(如图 5-9B 曲线上 A 点左下方的矩形面积)。显然,在张力-速度曲线上的两个极端值,即 V_{max}(F=0)和 P_0(V=0)处,肌肉的输出功率都为零;在这两个极端值之间,肌肉的收缩既有一定的张力,又有一定的缩短速度,故有一定的输出功率用于完成一定数值的功。适度的后负荷可以获得最大的肌肉作功能力。一般来说,当肌肉以 1/3 最大缩短速度收缩时,功率最高(如图中 A 点所示)。后负荷增大引起肌肉缩短速度减小是横桥周期延长的缘故,后负荷增大引起肌张力增大则是因激活的横桥数目增加的结果。

(三)肌肉收缩能力的增强可使骨骼肌收缩效能全面提高

肌肉的收缩能力(contractility)是指与前、后负荷无关的肌肉内在的收缩特性。肌肉收缩能力提高后,收缩时产生的张力和缩短的速度都会提高,使肌肉的做功效率增加。肌肉收缩能力提高的表现是长度-张力曲线上移和张力-速度曲线向右上方移动。前者表示在前负荷不变时肌肉进行等长收缩时产生的最大张力增加;后者表示当后负荷一定时,肌肉缩短的速度增加。肌肉收缩能力降低时,则出现相反的情况。肌肉收缩能力属于肌肉的内在特性,主要由兴奋-收缩耦联期间胞质中 Ca^{2+} 水平和横桥的 ATP 酶活性所决定,细胞内各种功能蛋白及其亚型的表达水平也影响肌肉的收缩能力。营养不良或长期卧床可导致肌肉萎缩,收缩能力下降;体育锻炼则能增强肌肉的收缩能力。

(四)骨骼肌主要依赖运动单位总和及频率效应总和调整收缩强度

1. 改变运动单位活动的数量可调整骨骼肌的收缩张力 骨骼肌收缩完全受中枢神经控制。每个肌纤维只接受一个运动神经元的支配,但一个运动神经元可以同时支配许多肌纤维。当一

Notes

个运动神经元兴奋后,它所支配的所有肌纤维将作为一个单位以"全或无"的形式收缩,因而可将一个运动神经元及其所支配的所有肌纤维称为一个运动单位(motor unit)。一块骨骼肌有数量不等的运动单位,中枢神经系统可以通过改变运动神经元兴奋的数量即改变运动单位活动的数量来调整肌肉的收缩强度,这种调节骨骼肌收缩效能的方式,称为运动单位总和(motor unit summation)或多纤维总和(multiple-fiber summation),也称空间总和(spatial summation)。少量运动单位活动时,肌肉仅发生较弱的收缩;较多的运动单位参与活动时,各运动单位的收缩在同一时间内发生总和,可以产生较大的肌张力。骨骼肌内的运动单位除了有一定数量外,还有大小区别。小运动单位只有几根肌纤维(如眼外肌),适于精细运动;大运动单位可有上千根肌纤维(如腓肠肌),可用于产生大的张力,维持姿势和行走。当中枢神经系统发起运动肌肉开始收缩时,仅有少量和较小的运动单位参与;随着运动强度的增大,会有逐渐增多和逐渐增大的运动单位被募集(recruitment)而发生收缩总和,以产生较大的肌张力。相反,肌肉舒张时,参与活动的运动单位数量逐渐减少,其中首先停止放电和收缩的是最大的运动单位,最后才是最小的运动单位。骨骼肌这种调节收缩强度的方式称为大小原则(size principle)。此外,一个运动单位的肌纤维在骨骼肌内是均匀分布的。这样,即使只有少数运动单位活动也能使整个肌肉出现的收缩保持均一性。

2. 改变骨骼肌的兴奋频率可调整骨骼肌的收缩张力　骨骼肌细胞兴奋后不应期很短(仅数毫秒),但骨骼肌一次兴奋引起的单个收缩持续时间较长(可达 25~200ms)。这就使骨骼肌有可能在一次单个收缩活动尚未结束时,能接受新的刺激而发生兴奋,使新的一次收缩叠加在前一次收缩的基础上。如图 5-10 所示,当骨骼肌受到一次短促刺激、发生一次动作电位时,仅出现一次短暂的收缩和舒张,称为单收缩(twitch)。当骨骼肌受到频率较高的连续刺激时,一个个单收缩发生总和的结果,肌张力将明显增高。这种依赖刺激频率增高而增大骨骼肌张力的收缩总和形式,称为频率效应总和(frequency summation),也称时间总和(temporal summation)。频率效应总和是中枢神经系统通过改变运动神经元发放冲动的频率来改变肌肉收缩的形式和张力的一种调节方式。由于刺激频率不等,肌肉表现的收缩形式和效能也不等。当刺激频率较低时,总和发生在前一次收缩过程的舒张期,会出现不完全强直收缩(incomplete tetanus),也称非融合强直(unfused tetanus);当刺激频率达到一定程度时,总和发生在前一次收缩过程的缩短期,就会出现完全性强直收缩(complete tetanus),也称融合性强直(fused tetanus),这时只有肌肉的缩短期而没有舒张期,收缩曲线平滑而连续,无舒张造成的痕迹。通常所说的强直收缩是指完全性强直收缩。在后负荷较大的等长收缩条件下,完全强直收缩产生的肌张力可为单收缩的 3~4 倍。这是因为,强直收缩时每次兴奋释放的 Ca^{2+} 会连同上次兴奋后胞质内剩余的 Ca^{2+} 合在一起,使细胞内 Ca^{2+} 浓度持续处于较高水平的缘故。生理条件下,骨骼肌的收缩几乎都是强直收缩,因为支配骨骼肌的传出神经上冲动是连续的,其频率足以引起骨骼肌产生不同程度的强

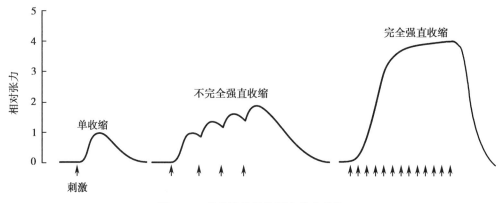

图 5-10　骨骼肌收缩的频率效应总和

直收缩。即使在静息状态下,中枢神经也经常发放低频率的神经冲动至骨骼肌,使之产生一定程度的强直收缩,这种微弱而持续的收缩称为肌紧张(muscle tonus)。肌紧张属于脊髓牵张反射的一种,受到多处高位中枢的调节。当高位中枢或脊髓发生病变时,肌紧张可出现增强或减弱(见第三十二章)。

肌肉的收缩和舒张都要消耗 ATP,属于主动过程。骨骼肌细胞中的 ATP 池很小,仅能支持几次收缩活动。ATP 池的补充有以下来源:①磷酸肌酸池将 ADP 转化为 ATP(见第二十二章)。但磷酸肌酸池也很小,大约为 ATP 池的 5 倍。②肌细胞有大量的糖原,肌肉收缩时可经代谢产生葡萄糖;肌肉也可从血液中获取葡萄糖。葡萄糖经氧化磷酸化和酵解,都可产生 ATP。③持续运动时,肌肉和血液中的甘油三酯可转化为脂肪酸,后者在肌细胞线粒体内经氧化,可为肌肉收缩提供 ATP。肌疲劳并不是由于能量的耗竭所致,因为疲劳所致收缩力下降时 ATP 池并未发生明显减少,肌肉也未出现僵直。代谢产物如乳酸的集聚可能是引起肌疲劳的因素之一。

第二节 心肌细胞的兴奋和收缩

心肌有多种细胞类型,其中与完成射血功能直接相关的是心房肌细胞和心室肌细胞。这些心肌细胞没有自律性,它们的兴奋由心脏窦房结细胞产生并下传的冲动所激发。心肌细胞的动作电位波形与骨骼肌明显不同,复极化时间较长,有一个明显的平台期(见第九章)。心肌细胞为短柱状,一般只有一个细胞核,多位于细胞中部。核的两端富有肌浆,其中含有丰富的糖原颗粒和线粒体,以适应心肌持续性节律收缩活动的需要。心肌细胞之间具有丰富的缝隙连接,故兴奋能够在细胞之间快速传播,使心房肌或心室肌的所有细胞几乎在同一时间发生兴奋和收缩。因而可将心房肌或心室肌分别视为一个电合胞体(electrical syncytium)。与骨骼肌类似,心肌也是横纹肌,收缩单位为肌节,肌原纤维被 SR 所包裹,也有 T 管嵌入到细胞内部(在 Z 线处排列)。心肌的收缩也是通过胞浆内 Ca^{2+} 与肌钙蛋白 C 亚单位的结合启动了横桥周期、发生肌丝滑行完成的。心肌收缩的终止也是因胞浆内 Ca^{2+} 浓度的降低所触发。但是,心肌的兴奋-收缩耦联过程以及主要影响心肌收缩效能的因素与骨骼肌明显不同。

一、心肌细胞的收缩需要胞外 Ca^{2+} 经 L 型钙通道进到胞内并触发肌质网释放 Ca^{2+}

与骨骼肌不同的是,心肌细胞胞质内升高的 Ca^{2+} 除大部分来自于 SR 释放外,也有少量是细胞外 Ca^{2+} 经 T 管膜上的 L 型 Ca^{2+} 通道流入的。并且,正是由 L 型 Ca^{2+} 通道进入胞质的少量 Ca^{2+} 激活了 SR 膜上的 RyR 钙释放通道,才导致 SR 的 Ca^{2+} 大量释放的。有研究表明,心肌细胞 T 管膜上的 L 型 Ca^{2+} 通道与骨骼肌的不同,在心肌动作电位持续时间较长(心室肌大约 200ms 左右)的条件下有足够的时间被激活,允许少量的 Ca^{2+} 经通道内流。并且,T 管膜上的 L 型 Ca^{2+} 通道也不和 SR 膜上的钙释放通道形成对接,两者之间被一个厚度约数十纳米的胞质层隔开。另外,终池膜上的钙释放通道也与骨骼肌不同,属于第 2 型 RyR 受体(RyR2)。该受体具有两种不同的 Ca^{2+} 结合位点,一种是启动较快、亲和力较低的 Ca^{2+} 激活位点,另一种是启动较慢、亲和力较高的 Ca^{2+} 失活位点。RyR2 的激活和失活受胞质侧 Ca^{2+} 的调控。当质膜上 L 型 Ca^{2+} 通道开放、胞外 Ca^{2+} 迅速内流时,在快速升高的 Ca^{2+} 刺激下,Ca^{2+} 与 RyR2 通道的激活位点快速结合,使通道开放,SR 内大量的 Ca^{2+} 释放到胞质中(图 5-6B)。这种由肌膜 L 型 Ca^{2+} 通道流入的少量 Ca^{2+} 引起 SR 释放大量 Ca^{2+} 的过程,称为钙诱导钙释放(calcium-induced calcium release,CICR)。随后,因 Ca^{2+} 与启动缓慢的 RyR2 通道失活位点结合,而使通道关闭。据测定,在心肌细胞的兴奋-收缩耦联过程中,经 L 型 Ca^{2+} 通道内流的 Ca^{2+} 仅占最终进入胞质 Ca^{2+} 总量的 10% ~20%,但它是导致 SR 大量释放其余 80% ~90% Ca^{2+} 的触发因素。在无 Ca^{2+} 的细胞外液中,心肌细胞即使出现了电

Notes

兴奋,也不能引起 SR 释放 Ca^{2+} 和肌肉收缩,称为兴奋-收缩脱耦联。但骨骼肌在同样条件下仍可出现钙瞬变和收缩。与骨骼肌类似,心肌细胞胞质内 Ca^{2+} 水平的升高引发了心肌细胞的收缩。同样,在 Ca^{2+} 浓度升高触发心肌收缩的同时,高浓度的 Ca^{2+} 也激发了 SR 膜上的钙泵,即肌质网 Ca^{2+}-ATP 酶(sarcoplasmic reticulum Ca^{2+} ATPase,SERCA),启动了 Ca^{2+} 回收,但此过程只能回收胞质中增多的 Ca^{2+} 的 80% ~90%,其余 10% ~20% 的 Ca^{2+} 则需要通过心肌细胞质膜上的钙泵即质膜 Ca^{2+}-ATP 酶(plasma membrane Ca^{2+} ATPase,PMCA)和 Na^+-Ca^{2+} 交换体转运至细胞外。Na^+-Ca^{2+}交换属于继发性主动转运,对于保持心肌正常的舒张功能十分重要。临床上,洋地黄类强心药可以抑制钠泵原发性主动转运,间接影响 Na^+-Ca^{2+} 交换,从而使 Ca^{2+} 在心肌细胞内蓄积,增强心肌的收缩能力。

心肌细胞 Ca^{2+} 的转导过程包括胞外 Ca^{2+} 内流、肌质网 Ca^{2+} 释放以及 Ca^{2+} 的回收和外排。心肌细胞动作电位的去极化可引起横管膜上 L 型钙通道开放、胞外 Ca^{2+} 内流,使胞质内局部产生高强度的钙脉冲,称钙小星(calcium sparklet);钙小星作用于 SR 终池膜侧 RyR2 上的钙激活位点后,终池内的 Ca^{2+} 释放到胞质中,形成的是钙火花(calcium spark);更多的钙火花在胞质内发生全细胞水平的总和,即构成心肌细胞的钙瞬变(calcium transient)。钙瞬变是胞质内 Ca^{2+} 迅速升高和迅速回降的过程。胞质内 Ca^{2+} 迅速回降是在 RyR2 钙依赖性失活的基础上,通过 SERCA 对 Ca^{2+} 进行回收、PMCA 和 Na^+-Ca^{2+} 交换体进行 Ca^{2+} 外排完成的。另外,心肌细胞内线粒体膜上的单转运体对 Ca^{2+} 也具有低亲和力和高转运率,能在更广泛的动力学范围内限制 Ca^{2+} 的瞬间变化,加速细胞内游离浓度的降低。如果心肌细胞 ATP 供应不足,可使心肌 SERCA 和 PMCA 活性降低,胞浆内 Ca^{2+} 浓度不能迅速降低并与肌钙蛋白解离,导致心室舒张迟缓和不完全,出现舒张性心力衰竭。

二、心肌收缩效能的改变主要是通过调节肌肉收缩能力实现的

与骨骼肌提高收缩效能的方式(增加细胞数量和刺激频率)不同,心脏的每次搏动已经是所有心房肌或心室肌细胞几乎同步发生的“全或无”式收缩(经缝隙连接快速传播兴奋),不存在参与活动的细胞数量变化;心肌特别长的有效不应期(相当于收缩期和舒张早期)也使得心肌细胞不能通过频率效应总和发生“完全强直收缩”,只能进行交替的收缩和舒张活动,以实现正常的充盈和射血功能。因此,心肌收缩效能的改变不能通过增加细胞数量和刺激频率完成。

心肌的收缩效能受前负荷影响。与骨骼肌在体内的自然长度接近最适初长度不同,心室舒张末期压力(左室约 5 ~6mmHg)即前负荷明显小于其最适前负荷(约 12 ~15mmHg)。因此,增加前负荷如增加回心血量可使心肌收缩力加强,搏出量增加。这种通过改变心肌初长度而引起心肌收缩力改变的调节属于心肌内在的异长自身调节(见第四篇),其意义是对搏出量进行微小而精细的调节,使搏出量与回心血量两者保持平衡。

心肌主要是通过调节收缩能力改变收缩效能的。收缩能力取决于兴奋-收缩耦联期间胞质中的 Ca^{2+} 水平以及调节蛋白的 Ca^{2+} 敏感性。在一定范围内,Ca^{2+} 浓度越高,Ca^{2+} 与肌钙蛋白 C 亚单位形成复合物的数量就越多,与肌动蛋白结合的横桥数也越多,收缩力就越强。通常情况下,心肌细胞胞质内的 Ca^{2+} 浓度仅使约 1/2 的肌钙蛋白 C 亚单位激活,所以心肌细胞具有较大的收缩期储备。通过自主神经支配和激素这些外来的调节机制可有效改变心脏内在的收缩特性(见第十二章)。例如,血液中的肾上腺素和心交感神经末梢释放的去甲肾上腺素可激活心肌细胞上的肾上腺素能受体,经跨膜信号转导使胞内的第二信使 cAMP 水平增高,并由此激活蛋白激酶A,使多种功能蛋白发生磷酸化。其中,肌膜上的 L 型 Ca^{2+} 通道的磷酸化会导致更多的 Ca^{2+} 内流,RyR2 的磷酸化可增加 Ca^{2+} 的释放,从而增强心肌的收缩能力。另外,洋地黄类强心药可以抑制钠泵,影响 Na^+-Ca^{2+} 交换,使 Ca^{2+} 在心肌细胞内蓄积,从而增强心肌的收缩能力。心肌通过提高收缩能力增加的搏出量要比加大前负荷的增量大得多(见第四篇)。

Notes

第三节　平滑肌细胞的兴奋和收缩

平滑肌是没有横纹的非随意肌。平滑肌细胞的静息电位较骨骼肌和心肌要小,某些平滑肌细胞还可在静息电位基础上自发产生节律性的轻度去极化和复极化即慢波(slow wave)。平滑肌细胞的动作电位可叠加在慢波的峰顶上,主要是 Ca^{2+} 内流形成的(见第十八章)。大多数平滑肌可以自主收缩,同时又接受自主神经和激素调节。与横纹肌相比,平滑肌细胞的 SR 不发达,胞质内 Ca^{2+} 浓度升高的途径有多种,Ca^{2+} 触发肌肉收缩的机制也较复杂。

一、平滑肌细胞缺乏横管、肌质网不发达,
粗、细肌丝的排列与横纹肌不同

平滑肌细胞一般呈梭形,典型的平滑肌细胞的直径为 $2\sim5\mu m$,长度为 $100\sim400\mu m$(骨骼肌细胞的宽度可为平滑肌细胞的 20 倍;长度为其数千倍)。平滑肌细胞没有横管,但肌膜上具有数量众多的小凹(caveola)。小凹内的细胞外液含有较多 Ca^{2+},小凹的膜上有 Ca^{2+} 通道。与小凹相对应的胞质内结构是发育很差呈小管状的 SR,两者共同形成平滑肌兴奋-收缩耦联的基础(图 5-11A)。平滑肌细胞内的 SR 不如横纹肌发达,但 SR 膜上除了具有 Ca^{2+} 敏感的钙释放通道即 RyR 外,还存在对三磷酸肌醇(IP_3)敏感的 IP_3 受体(IP_3R),该受体也是一种钙释放通道。平滑肌细胞内没有肌原纤维和肌节,因而亦无横纹。但平滑肌细胞内仍有大量平行排列的粗、细肌丝。细胞内还有较多的致密体(dense body)和致密斑,致密体位于胞质内(相当于横纹肌的 Z 线),致密斑存在于肌膜的内面,它们是细肌丝的附着点,可传递张力(图 5-11B)。平滑肌细胞内粗肌丝没有 M 线,故细肌丝可沿着粗肌丝的全长滑动,使平滑肌缩短程度达 80%(横纹肌则不足 30%)。同时,由于粗、细肌丝在梭形的细胞内斜向走行,粗肌丝上相邻的横桥摆动方向相反,因而平滑肌收缩呈螺旋扭曲而变短和增粗。

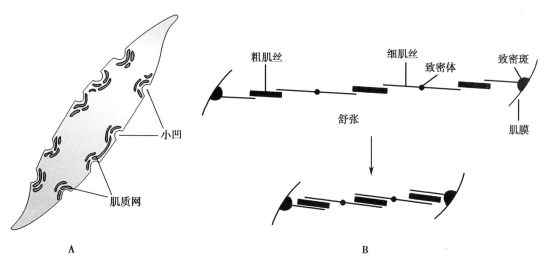

图 5-11　平滑肌细胞的结构和粗、细肌丝滑行示意图
A. 平滑肌细胞膜上的小凹以及与其相对应的内质网;B. 平滑肌细胞内的粗、细肌丝排列和收缩时的肌丝滑行示意图

二、电信号和化学信号都能引起平滑肌细胞胞质内 Ca^{2+} 浓度升高

(一)平滑肌细胞经兴奋-收缩耦联途径升高细胞内的 Ca^{2+} 浓度

平滑肌细胞动作电位的形成与 Ca^{2+} 通道激活有关。由于 Ca^{2+} 通道激活和失活都比较慢,故

平滑肌细胞的动作电位时程较长,一般为 10~50ms,是骨骼肌的 5~10 倍。如图 5-12 所示,平滑肌细胞在化学信号或牵张刺激作用下产生的动作电位传导至小凹的膜上时,能激活该处的电压门控 Ca^{2+} 通道,引起 Ca^{2+} 内流;进入胞内的 Ca^{2+} 还以类似心肌 CICR 的机制通过与 SR 膜上的 RyR 结合引起 SR 释放 Ca^{2+} 到胞质中。由于平滑肌的 SR 不发达,Ca^{2+} 主要是通过肌膜上的电压门控 Ca^{2+} 通道或机械门控 Ca^{2+} 通道由细胞外流入胞质内,只有少量的 Ca^{2+} 是通过 CICR 机制由 SR 释放的。临床上治疗高血压时,采用的硝苯地平、尼群地平等药物就是通过拮抗血管平滑肌上的钙通道,减少细胞内的 Ca^{2+} 含量而松弛血管平滑肌,达到降压目的的。

(二)平滑肌细胞经激动剂-收缩耦联途径升高细胞内的 Ca^{2+} 浓度

平滑肌细胞还可在不产生动作电位甚至没有任何膜电位改变的情况下接受化学信号而诱发胞内 Ca^{2+} 浓度升高,这一途径称为激动剂-收缩耦联(agonist-contraction coupling)。体内的化学信号包括兴奋性神经递质、激素或药物等可作用于平滑肌细胞膜上 G 蛋白耦联受体,经磷脂酶 C 途径,可使胞质内第二信使 IP_3 水平升高,进而作用于 SR 膜上 IP_3R,引起 Ca^{2+} 释放(图 5-12)。例如,去甲肾上腺素引起血管平滑肌收缩就是通过 G 蛋白耦联受体/磷脂酶 C 途径提高了胞内 Ca^{2+} 水平实现的,故临床上将去甲肾上腺素作为升压药;血管紧张素 Ⅱ 也是通过 G 蛋白耦联受体(AT1)/磷脂酶 C 途径引起胞内 Ca^{2+} 浓度升高,发挥强大的缩血管效应的,故使用血管紧张素转化酶抑制剂(如卡托普利等)减少血管紧张素 Ⅱ 的生成、使用血管紧张素 Ⅱ 受体(AT1)拮抗剂(如氯沙坦等)对抗血管紧张素 Ⅱ,均可降低胞内 Ca^{2+} 浓度,治疗高血压。与 Ca^{2+} 敏感的钙释放通道 RyR 相比,平滑肌 SR 膜上的 IP_3R 可能是更重要的。

三、Ca^{2+} 调控平滑肌收缩的靶点是粗肌丝上肌球蛋白头部的调节轻链

平滑肌的收缩也是通过肌球蛋白和肌动蛋白相互作用发生的肌丝滑行,也可被胞质内 Ca^{2+} 水平的增高所触发,并需要 ATP 提供能量。但是,平滑肌细胞的细肌丝不含肌钙蛋白,Ca^{2+} 调控平滑肌收缩的靶点不在细肌丝而在粗肌丝上。平滑肌细胞的粗肌丝也是由肌球蛋白所构成,但肌球蛋白头部上的调节轻链安静时可以抑制横桥与肌动蛋白的结合。这种抑制要通过胞质内肌球蛋白轻链激酶(myosin light chain kinase,MLCK)实现 Ca^{2+} 依赖性磷酸化才能解除抑制,实现横桥与激动蛋白的结合。如图 5-12 所示,当平滑肌细胞胞质内游离 Ca^{2+} 浓度增加时,Ca^{2+} 与胞质内的钙调蛋白(calmodulin,CaM)分子形成钙-钙调蛋白复合物(Ca^{2+}-CaM);Ca^{2+}-CaM 可进一步结合并激活胞质内的肌球蛋白轻链激酶 MLCK;活化的 MLCK 可使粗肌丝肌球蛋白横桥上的调节轻链发生磷酸化,使其抑制作用解除,从而使横桥与肌动蛋白发生结合、扭动、解离、复位、再结合,进入横桥周期,引起肌肉收缩。当胞质内的 Ca^{2+} 浓度恢复(经 SR 膜上的 Ca^{2+} 泵、肌膜上 Ca^{2+} 泵和钠钙交换体转运)后,MLCK 活性下降,这有助于平滑肌松弛。但仅有 Ca^{2+} 浓度的恢复和 MLCK 活性下降还不能让平滑肌发生舒张,只有当肌球蛋白调节轻链脱磷酸后,其阻抑作用恢复,横桥才不能与肌动蛋白结合,从而使平滑肌出现舒张。实现肌球蛋白调节轻链脱磷酸化的是肌球蛋白轻链磷酸酶(myosin light chain phosphatase,MLCP)。由于胞质内增高的 Ca^{2+} 需经历 Ca^{2+}-CaM 复合物形成、MLCK 激活、MLC 磷酸化等一系列过程才能启动横桥周期,故平滑肌的收缩发动较慢。同时,平滑肌横桥扭动后其上的 ADP 释放较慢,这使横桥与肌动蛋白接触的时间延长,扭动频率很低,甚至不到骨骼肌的 1/10。这一特点使平滑肌收缩时能持续保持较大的张力,但消耗的 ATP 量很少。

平滑肌松弛过程具有不同的调节通路。降低胞质内的 Ca^{2+} 浓度是使平滑肌松弛的有效因素,某些信号分子还可以不依赖 Ca^{2+} 直接影响 MLCK 或 MLCP 的活性,改变 MLC 的磷酸化或脱磷酸化状态,从而影响肌肉的紧张与松弛状态。例如,cAMP 可以抑制 MLCK,cGMP 可以激活 MLCP,两者均可引起平滑肌的舒张。相反,蛋白激酶 C 能抑制 MLCP 的活性,引起平滑肌收缩(图 5-12)。体内的舒血管活性物质一氧化氮(ON)和一氧化碳(CO),就是通过激活细胞中可溶

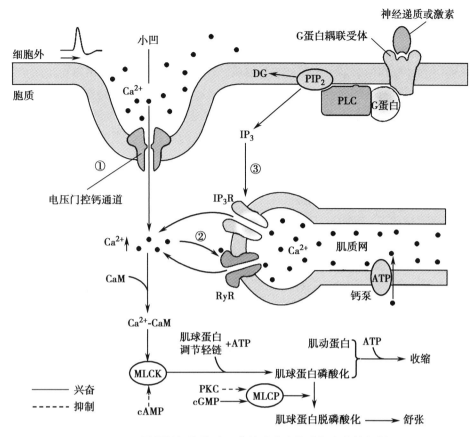

图 5-12 平滑肌细胞胞质 Ca^{2+} 浓度升高的途径和收缩机制

图左侧显示由①细胞膜电压门控 Ca^{2+} 通道和②肌质网 RyR 介导的兴奋-收缩耦联过程;图右侧显示由 G 蛋白耦联受体信号转导和③肌质网 IP_3R 介导的激动剂-收缩耦联过程。图下部显示平滑肌收缩机制。PLC:磷脂酶 C;PIP_2:二磷酸磷脂酰肌醇;DG:二酰甘油;IP_3:三磷酸肌醇;IP_3R:三磷酸肌醇受体;RyR:雷诺丁受体;CaM:钙调蛋白;Ca^{2+}-CaM:钙-钙调蛋白复合物;MLCK:肌球蛋白轻链激酶;MLCP:肌球蛋白轻链磷酸酶;cAMP:环一磷酸腺苷;PKC:蛋白激酶 C;cGMP:环一磷酸鸟苷

性的鸟苷酸环化酶,增高胞内 cGMP 水平,并由其激活 MLCP,使肌球蛋白轻链发生去磷酸化,从而使血管平滑肌细胞松弛,发挥舒张血管作用的。

四、根据兴奋传导、收缩活动和神经支配特征,平滑肌可分为单个单位平滑肌和多单位平滑肌两类

(一) 单个单位平滑肌类似合胞体、具有自律性,主要接受体液因素的调节

单个单位平滑肌(single-unit smooth muscle)是最常见的平滑肌类型,主要构成消化道、输尿管、子宫以及小血管等内脏器官管壁的平滑肌,故也称内脏平滑肌(visceral smooth muscle)。如表 5-1 所示,内脏平滑肌细胞之间存在大量缝隙连接,电活动可由一个肌细胞直接传播到其他肌细胞,其功能活动类似于合胞体,所有的肌纤维常作为一个整体单位对刺激发生反应,故称为单个单位平滑肌。这类平滑肌中有少数细胞具有自律性,可成为平滑肌活动的起步点(pacemaker),带动整个肌肉的电活动和机械活动。所以,在没有外来神经活动作用时,内脏平滑肌也可进行近于正常的收缩活动,如胃肠道、输卵管的蠕动等。

各种体液因子是调节内脏平滑肌功能活动的主要因素。内脏平滑肌细胞广泛表达各种递质和激素的受体,某些体液因素甚至可以在不发生动作电位的情况下(经激动剂-收缩耦联)引起肌肉的收缩或舒张。多数体液因素调节平滑肌的收缩都是通过影响肌膜上的 Ca^{2+} 通道或 SR

Notes

膜上的钙释放通道发挥作用的,胞质内不同水平的 Ca^{2+} 浓度可诱发不同强度的收缩。内脏平滑肌的收缩频率与慢波的频率有关(见第十八章)。外源性的神经调节不是发动内脏平滑肌收缩的必要条件,但来自自主神经的冲动可以调节内脏平滑肌的兴奋性、影响肌肉收缩强度与频率。自主神经与内脏平滑肌的联系方式不同于骨骼肌。自主神经纤维在进入平滑肌组织后多次分支,分支上形成许多念珠样的曲张体(varicosity),内含大量囊泡,是递质储存的场所和释放的来源。曲张体与内脏平滑肌细胞之间的距离往往较大,可达100nm;肌细胞膜上的受体分散在整个膜表面,也没有类似骨骼肌终板样的特化结构。因此,在神经和内脏平滑肌之间进行的兴奋传递耗时较长。

(二)多单位平滑肌细胞彼此独立、没有自律性,完全受自主神经控制

多单位平滑肌(multi-unit smooth muscle)包括皮肤的竖毛肌、眼内的虹膜肌和睫状肌、大气道及大血管的平滑肌等(表5-1)。与单个单位平滑肌不同,多单位平滑肌的肌细胞之间很少有缝隙连接,每个肌细胞的活动像骨骼肌一样都是彼此独立的,故称为多单位平滑肌。多单位平滑肌没有自律性,肌细胞的收缩活动完全受自主神经控制。与单个单位平滑肌相比,支配多单位平滑肌的自主神经数量更丰富,神经纤维上的曲张体和肌细胞之间的距离更近(仅20～30nm),这与骨骼肌神经-肌接头的特征类似。多单位平滑肌的收缩强度取决于被激活的肌纤维数目和神经冲动的频率,这一点也与骨骼肌依赖总和效应提高收缩力的特征相似。

表5-1 平滑肌的分类、分布和功能特点

分类	单个单位平滑肌(内脏平滑肌)	多单位平滑肌
分布	小血管、消化道、输尿管和子宫等	睫状肌、虹膜肌、竖毛肌以及呼吸道和大血管等
缝隙连接	大量	很少
自律性	少数细胞有	无
自主神经支配	不是必要条件;末梢曲张体和肌细胞之间的距离远	完全靠神经支配;末梢曲张体和肌细胞之间的距离近
牵张刺激	可引发肌肉收缩	不能引起收缩

(祁金顺)

参考文献

1. 姚泰.生理学.第2版.北京:人民卫生出版社,2010
2. 朱大年,王庭槐.生理学.第8版.北京:人民卫生出版社,2013
3. 郑煜.生理学.北京:高等教育出版社,2010
4. 颜光美.药理学.北京:高等教育出版社,2009
5. Levy MN, Koeppen BM, Stanton BA. Berne and Levy Principles of Physiology. 4th ed. Philadelphia:Elsevier Mosby,2008
6. Guyton AC, Hall JE. Textbook of Medical Physiology. 12th ed. Philadelphia:Saunders,2011
7. Barrett KE, Barman SM, Boitano S, Brooks HL. Ganong's Review of Medical Physiology. 24th ed. New York:McGraw Hill,2012
8. Boron WF, Boulpaep EL. Medical Physiology:A Cellular and Molecular Approach, updated 2nd ed. Philadelphia:Saunders,2012
9. Marieb EN. Human Anatomy & Physiology. 6th ed. San Francisco:Person Benjamin Cummings,2003
10. Pocock G, Richards CD. Human Physiology-The Basis of Medicine. 2nd ed. New York:Oxford University Press Inc,2004

Notes

第三篇　血液的功能

第六章　血液生理概述与血细胞生理

第七章　生理止血

第八章　血型与输血基本原则

血液是存在于心血管系统内的流体组织,由具有不同功能的血细胞和液体状基质所组成。血液在心脏舒缩活动的推动下沿血管在体内循环流动,起着运输物质和沟通各部分组织液的作用,不仅维持着体内各器官间的相互联系,并通过呼吸、消化、排泄等器官保持整个机体与外界环境的相互联系,在维持机体内环境稳态中起着非常重要的作用。血浆是内环境的一部分,其理化特性保持相对恒定。通过血液的运输作用,机体将从肺和消化道获得的 O_2 和营养物质运送到各器官、细胞,将细胞代谢产生的 CO_2、热及代谢终产物运送到肺、皮肤及肾等器官排出或散发到体外,并将各内分泌细胞分泌的激素运输到相应靶细胞完成体液调节。血液的功能的实现有赖于血细胞、血浆的参与,及血细胞与血浆的相互作用。血细胞主要由骨髓生成,各种血细胞的生成受到精细的调节。具有不同功能的血细胞有着各自独特的生理特性。红细胞的主要功能是运输 O_2 和 CO_2。血液具有免疫防御功能,血液中的白细胞、抗体、补体是机体抵御病原微生物和异物入侵的重要机制。血液还具有止血保护功能,血液中的血小板、凝血因子和纤溶系统在机体生理性止血反应中起重要作用,既可避免血管受损后血液的大量丢失,又可适时溶解凝血块以恢复血管的再通。红细胞存在不同的血型系统,其中 ABO 血型系统和 Rh 血型系统是医学上最为重要的血型系统,进行正确的血型鉴定和选择合适的供血者,是实现安全输血的前提。本篇主要讨论血细胞生理、生理止血和红细胞血型。

第六章　血液生理概述与血细胞生理

血液（blood）是由具有不同功能的血细胞和液体状基质所形成的流体组织，沿血管在体内循环流动，起着运输物质和沟通各部分组织液的作用。血液各功能的实现有赖于血浆及不同血细胞的共同参与。生理情况下血液各组分及理化特性保持相对恒定。当全身各器官发生疾病时常出现血液的成分或性质发生特征性的变化，故临床血液检查对于血液系统和非血液系统疾病的诊断均具有重要价值。

第一节　血液生理概述

一、血液由血浆和血细胞组成

血液由血浆（plasma）和悬浮于其中的血细胞（blood cells）组成。血细胞是血液的有形成分。

（一）血细胞可分为红细胞、白细胞和血小板三类

血细胞（blood cells）可分为红细胞（erythrocytes 或 red blood cell，RBC）、白细胞（leukocytes 或 white blood cells，WBC）和血小板（platelets 或 thrombocytes）三类，其中红细胞的数量最多，约占血细胞总数的99%，白细胞数量最少，约占血细胞总数的0.1%。血细胞在血液中所占的容积百分比称为血细胞比容（hematocrit）。正常成年男性的血细胞比容为40%～50%，成年女性为37%～48%。由于白细胞和血小板仅占血液总容积的0.15%～1%，故血细胞比容很接近血液中的红细胞比容。贫血患者的血细胞比容降低。由于红细胞在血管系统中的分布不均匀，大血管中血液的血细胞比容略高于微血管。

（二）血液的液体成分称为血浆

1. **血浆的基本成分为晶体物质溶液**　血浆含水量约为93%，其中溶解了多种电解质、小分子有机化合物和一些气体，从而构成血浆的基本成分。血浆中无机成分约占血浆重量的1%。由于这些溶质和水都很容易透过毛细血管的管壁，所以以血浆中电解质的含量与组织液的基本相同（表6-1）。血浆中含量最丰富的晶体物质是 Na^+ 和 Cl^-。细胞外液中的离子在维持细胞膜兴奋性、细胞外液渗透压和缓冲细胞外液 pH 的变化等方面有重要作用。

表6-1　人体各部分体液中电解质的含量（mEq/kg H_2O）

正离子	血浆	组织液	细胞内液	负离子	血浆	组织液	细胞内液
Na^+	153	145	10	Cl^-	111	117	3
K^+	4.3	4	159	HCO_3^-	27	28	7
Ca^{2+}	5.4	3	1	蛋白质	18	–	45
Mg^{2+}	2.2	2	40	其他	9	9	155
总计	165	154	210	总计	165	154	210

（引自 Rhoades RA，Tanner GA. Medical physiology. 2003）

2. **血浆与组织液成分的主要差别是血浆含有较多的血浆蛋白**   血浆蛋白(plasma proteins)是血浆中多种蛋白的总称。从表 6-1 中可以看出,血浆与组织液的主要差别是组织液蛋白含量甚少。用盐析法(salting-out)可将血浆蛋白分为白蛋白、球蛋白和纤维蛋白原三类;用电泳法(electrophoresis)又可进一步将球蛋白区分为 α_1、α_2、β 和 γ-球蛋白等(图 6-1),并可通过电泳图的密度扫描对电泳条带进行定量。正常成人血浆中蛋白的含量为 65~85g/L,其中白蛋白为 40~48g/L,球蛋白为 15~30g/L,白蛋白与球蛋白浓度比值(A/G)为 1.5~2.5。除 γ-球蛋白来自于浆细胞外,其他血浆蛋白主要由肝脏产生。肝病时常引起血浆白蛋白与球蛋白的比值下降。

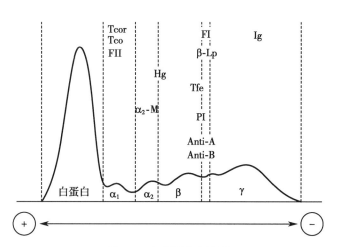

图 6-1   血浆蛋白电泳图

Albumin:白蛋白;α_1、α_2、β、γ:均为球蛋白;Tcor:皮质激素转运蛋白;
Tco:转钴蛋白;F Ⅱ:凝血酶原;Hg:触珠蛋白;α_2-M:α_2 巨球蛋白;
F Ⅰ:纤维蛋白原;β-Lp:β-脂蛋白;Tfe:运铁蛋白;PI:纤溶酶原;Ig:免
疫球蛋白;Anti-A:抗 A 凝集素;Anti-B:抗 B 凝集素

血浆蛋白是血液的重要成分,具有多种功能。血浆蛋白通过形成血浆胶体渗透压,参与维持正常的血浆量;作为载体参与多种物质的运输,多种脂溶性物质与之结合而被运输,如脂肪酸、胆红素、某些药物等可与白蛋白结合。甲状腺激素、肾上腺皮质激素、性激素等分别通过与血浆中的甲状腺素结合球蛋白、皮质类固醇结合球蛋白、性激素结合球蛋白结合使血浆中的这些激素不会很快地经肾脏排出,从而使它们在血浆中保持相对较长的半衰期。血浆蛋白被细胞吞饮后在细胞内分解为氨基酸,可再用于组织蛋白的合成,具有营养作用。此外,血浆蛋白参与血液凝固、抗凝和纤溶等生理过程(见第七章),血浆中的免疫球蛋白、补体是机体抵御病原微生物入侵的重要防御分子。

3. **血浆 pH 值和渗透压等理化性质保持相对稳定**   正常人血浆的 pH 值为 7.35~7.45。血浆 pH 值的相对恒定有赖于血液内的缓冲物质以及正常的肺、肾功能。血浆内的缓冲物质包括 $NaHCO_3/H_2CO_3$、蛋白质钠盐/蛋白质和 Na_2HPO_4/NaH_2PO_4 三个主要缓冲对,其中以 $NaHCO_3/H_2CO_3$ 最为重要。此外,红细胞内还有一些缓冲对参与维持血浆 pH 值的恒定。因此,全血的缓冲能力大于血浆。当血浆 pH 值低于 7.35 时,称为酸中毒;高于 7.45 时,称为碱中毒。血浆 pH 值低于 6.9 或高于 7.8 时都将危及生命。

溶液渗透压(osmotic pressure)的高低取决于溶液中溶质颗粒(分子或离子)数目的多少,而与溶质的种类和颗粒的大小无关。在渗透压差的作用下,水分子将由低渗透压侧通过半透膜向高渗透压侧渗透(osmosis)。血浆渗透压约为 300mOsm/kg·H_2O,相当于 770kPa 或 5790mmHg。血浆的渗透压主要来自溶解于其中的晶体物质。由晶体物质所形成的渗透压称为晶体渗透压(crystal osmotic pressure),其 80% 来自 Na^+ 和 Cl^-。由蛋白质所形成的渗透压称为胶体渗透压(colloid osmotic pressure),一般仅为 1.3mOsm/kg·H_2O,约相当于 3.3kPa(25mmHg)。在血浆蛋

Notes

白中,白蛋白的分子量较小,其分子数量远多于球蛋白,故血浆胶体渗透压的75% ~ 80%来自白蛋白。若血浆中白蛋白的数量减少,即使球蛋白增加而保持血浆蛋白总量不变,血浆胶体渗透压也将明显降低。细胞外液的晶体渗透压对于维持细胞内、外水的平衡和细胞的正常体积极为重要。而血浆胶体渗透压在调节血管内、外水的平衡和维持正常的血浆容量中起重要的作用。当血浆蛋白浓度降低时,可因血浆胶体渗透压降低而使液体滞留于血管外,引起水肿和血浆容量降低。血浆渗透压的维持有赖于神经体液因素的调节,其中抗利尿激素起着重要作用(详见第二十八章)。

二、不同血细胞的密度各异

正常人全血的相对密度为1.050 ~ 1.060,这取决于红细胞内血红蛋白的含量、血浆蛋白的含量和红细胞数量。但各种血液成分的相对密度不同,血浆、血小板、淋巴细胞、粒细胞和红细胞的相对密度分别为1.025 ~ 1.030、1.030 ~ 1.060、1.050 ~ 1.078、1.080 ~ 1.095 和 1.090 ~ 1.111。将抗凝的血液置于比容管中离心后,由于血细胞和血浆的密度不同,血液将分为三层,上层淡黄色液体为血浆,下层深红色的为红细胞,二者之间有一白色不透明薄层为白细胞和血小板,从而测定血细胞比容。此外,利用不同血液成分相对密度的差异,通过梯度离心的方法可以实现对血液不同成分的分离制备。

三、骨髓是成人血细胞生成的部位

成人的各种血细胞均起源于红骨髓(red marrow)。正常人每天分别产生2.0×10^{11}、1.0×10^{11} 和1.0×10^{11}个红细胞、血小板和粒细胞。但在个体的不同发育阶段,造血的部位发生规律性变迁。胚胎发育早期是卵黄囊造血,然后转移到肝、脾造血,最后骨髓成为造血的主要部位。若在胚胎发育早期切除卵黄囊,则可完全阻断卵黄囊及以后其他造血器官造血的发生,表明卵黄囊时期的造血干细胞与以后肝脾和骨髓造血有直接的关系。起源于卵黄囊的造血干细胞经血液循环相继种植于肝、脾、骨髓从而导致胚胎发育过程中造血部位迁移。婴儿出生时,几乎完全依靠骨髓造血,但在造血需要增加时,肝、脾可再参与造血以补充骨髓功能的不足。4 岁之后,骨髓腔的增长速度超过造血细胞增加的速度,脂肪细胞进入骨髓,逐渐填充骨髓腔的空间形成没有造血功能的黄骨髓(yellow marrow)。到18 岁左右时,具有造血功能的红骨髓仅分布于脊椎骨、髂骨、肋骨、胸骨、颅骨和长骨近端骨骺处,但这已足够进行正常造血。成人如果出现骨髓外造血,已无代偿意义,而是造血功能紊乱的表现。造血中心的迁移依赖于各造血组织中造血微环境的形成。

四、造血过程可分为三个阶段

造血(hemopoiesis)过程也就是各类造血细胞发育和成熟的过程。各类血细胞均起源于造血干细胞。根据造血细胞的形态与功能特征,一般把造血过程分为造血干细胞(hemopoietic stem cells)、定向祖细胞(committed progenitors)和形态可辨认的前体细胞(precursors)三个阶段。

(一)造血干细胞具有高度的自我更新和多向分化能力

造血干细胞数量少,只占骨髓有核细胞总数的0.5%,正常人约有2.0×10^4个造血干细胞,具有下列特点:①高度的自我更新(self renewal)能力:造血干细胞只进行不对称性有丝分裂。一个造血干细胞进行分裂产生的两个子细胞时,其中一个当即分化为早期定向祖细胞,而另一个则保持造血干细胞的全部特征不变,也就是说,造血干细胞本身并不扩增却又不断产生祖细胞;②多向分化的能力:造血干细胞能形成各系定向祖细胞,是所有血细胞的共同来源;③有很强的增殖潜能:在正常生理情况下,90% ~ 99.5%的造血干细胞处于细胞周期之外,也即处于不进行细胞分裂的相对静止状态(G_0期)。一旦机体需要,可以有更多的造血干细胞从 G_0期进入细胞

Notes

周期。因此,造血干细胞具有很强的增殖潜能。此外,处于静止状态的干细胞有利于对有丝分裂中发生轻微点突变的基因进行修复,避免发展为不可逆的多基因突变。

（二）定向祖细胞已经限定进一步分化的方向

从造血干细胞发育到定向祖细胞的阶段时,就限定了进一步分化的方向。将各系列的定向祖细胞在体外培养时,可形成相应血细胞的集落,即集落形成单位(colony forming unit,CFU)。形成红细胞集落的定向祖细胞称为红系定向祖细胞;另外还有粒-单核系祖细胞(CFU-GM)、巨核系祖细胞(CFU-MK)和淋巴系祖细胞。定向祖细胞进行对称有丝分裂,缺乏自我更新能力,边增殖边分化,其数量主要依赖于造血干细胞的分化而得到维持,也使得不同定向祖细胞处于不同的分化等级,其生物学特性不完全相同,如共同淋巴系祖细胞和共同髓系祖细胞分别只能向各淋巴系和髓系祖细胞分化;早期红系祖细胞和晚期红系祖细胞在体外培养时分别形成很大的爆式红系集落形成单位(burst forming unit-erythroid,BFU-E)和较小的红系集落形成单位(colony forming unit-erythroid,CFU-E)。造血干细胞的自我维持特性使得其数量不能扩增,因此,体内造血过程中的细胞大量扩增主要依赖祖细胞数目的扩增。

（三）前体细胞是形态学上可以辨认的各系幼稚细胞

到前体细胞阶段,造血细胞出现特异性形态特征,发育成为显微镜下可以辨认的各系幼稚细胞。这些细胞进一步分化成熟,成为具有特殊功能的各类终末成熟的血细胞,并有规律地释放入血液循环(图6-2)。在骨髓中,红系的造血细胞约占25%,其余主要是产生白细胞的造血细胞,而外周血中红细胞的数目是白细胞的500倍,这是因为红细胞的寿命比白细胞长。

采用形态学方法不能将造血干细胞和造血祖细胞与其他单个核细胞相区别。因为造血干

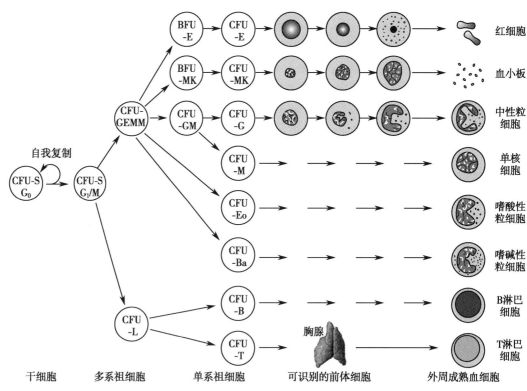

图6-2 血细胞生成模式图

CFU-S:脾集落形成单位;CFU-GEMM:粒红巨核巨噬系集落形成单位;BFU-E:红系爆式集落形成单位;CFU-E:红系集落形成单位;BFU-MK:巨核系爆式集落形成单位;CFU-MK:巨核系集落形成单位;CFU-GM:粒单系集落形成单位;CFU-G:粒系集落形成单位;CFU-M:巨噬系集落形成单位;CFU-Eo:嗜酸系集落形成单位;CFU-Ba:嗜碱系集落形成单位;CFU-L:淋巴系集落形成单位;CFU-B:B淋巴细胞集落形成单位;CFU-T:T淋巴细胞集落形成单位;G_0:G_0期;G_1/M:G_1期/M期

Notes

细胞在分化过程的不同阶段呈现不同的生物学特性，并可出现或消失某些细胞表面标志如分化抗原(cluster of differentiation,CD)，所以目前主要采用在体外培养中形成的各种类型的集落的生物学特性和细胞表面标志来分离、纯化和鉴定不同阶段的造血干/祖细胞。

由于造血干细胞具有自我复制和多向分化的能力，临床上可抽取正常人的骨髓，给造血或免疫功能低下的病人进行骨髓造血干细胞移植，即骨髓移植(bone marrow transplantation)，可使受者长期地重建造血和免疫功能。造血干细胞也是基因治疗中用作基因转染的理想靶细胞。造血干细胞具有自我更新能力，能在体内长期存在，若将目的基因导入造血干细胞，有可能在体内长期表达，使病人终生受益。虽然祖细胞的寿命有限，不能在体内长期重建造血，但其分化为成熟血细胞的过程比干细胞短，祖细胞移植后能比干细胞更早地改善外周血象。临床造血干细胞移植实际都是干/祖细胞移植。正常情况下，外周血液中存在少量造血干细胞(仅为骨髓造血干细胞的10%)，但通过适当处理(如给予粒细胞刺激因子)，将造血干/祖细胞从骨髓动员到外周血中，可使外周血中造血干细胞的含量提高数十倍甚至百倍，此时则可在外周血中采集到足够的外周血干细胞，并进行外周血干细胞移植。

五、造血微环境是造血干细胞定居、存活、增殖、分化和成熟的场所

在正常情况下，骨髓可释放少量造血干细胞进入外周血液中，但造血干细胞的定居、增殖、分化仅局限于造血组织内。在骨髓移植时，所输入的含较高浓度的造血干/祖细胞也只定居于造血组织。造血器官受到损伤后，造血功能的恢复只发生在基质成分重建之后。这表明造血细胞的自我更新和分化过程必须维持在紧邻的非造血基质细胞的基础上，即造血需要一个特殊的局部微环境来支持。实际上，在个体发育过程中造血中心的迁移也依赖于各造血组织中造血微环境的形成。造血微环境(hemopoietic microenvironment)是指造血干细胞定居、存活、增殖、分化和成熟的场所(T淋巴细胞在胸腺中成熟)，包括造血器官中的基质细胞、基质细胞分泌的细胞外基质和各种造血调节因子，以及进入造血器官的神经和血管。基质细胞指骨髓中的网状细胞、内皮细胞、成纤维细胞、巨噬细胞和脂肪细胞。这些细胞产生细胞因子，调节造血干细胞的增殖与分化。细胞外基质指骨髓中的胶原、蛋白多糖及糖蛋白。胶原形成支架，构筑造血空间。蛋白多糖粘于细胞表面，选择性结合细胞因子。糖蛋白促进细胞黏附，控制细胞移动。造血干细胞经静脉输入能很快归巢(homing)至骨髓。造血干细胞经黏附分子的介导黏附于骨髓内皮细胞，再在局部产生的趋化因子CXCL12(又称基质细胞衍生因子-1,SDF-1)的作用下穿越骨髓内皮屏障。造血微环境在血细胞生成的全过程中起调控、诱导和支持的作用，是支持和调节血细胞生长发育的局部环境，其改变可导致机体的造血功能异常。促进造血干细胞增殖的细胞因子主要是FL(Flt-3的配体)和促血小板生成素(TPO)。白细胞介素1、3、6(IL-1、IL-3、IL-6)、干细胞因子(SCF)等亦参与促进造血干细胞的增殖。转化生长因子(TGF)、干扰素(IFN)、肿瘤坏死因子(TNF)等细胞因子可抑制造血干细胞的增殖。机体在受到某些物理因素(γ射线、X射线)、化学因素(如氯霉素、苯等)和生物因素(如病毒)等的损害时，造血干细胞可发生质的异常和量的减少，或造血微环境的缺陷，可引起再生障碍性贫血。

值得指出的是，在骨髓以外的成年组织中都存在具有多向分化潜能的细胞，称之为成体干细胞(adult stem cell)。造血干细胞是目前研究最为清楚的成体干细胞。此外，在骨髓中还存在间充质干细胞(mesenchymal stem cell)。间充质干细胞是一类非造血成体干细胞，在适当条件下可分化为脂肪、骨、软骨、血管内皮、成纤维细胞等各种结缔组织细胞。近年来的研究还发现，利用外源导入基因或使用化学物质的方式可诱导已经分化成熟的体细胞逆向形成具有胚胎干细胞性质的多能性细胞，称之为诱导多能干细胞(induced pluripotent stem cells,iPS)。iPS在再生医学中有着巨大的潜力。2012年，日本科学家山中伸弥因为在创立诱导多能干细胞技术中的贡献而获得诺贝尔生理学或医学奖。

Notes

第二节   红细胞生理

正常的成熟红细胞无细胞核,细胞呈双凹圆碟形,直径为 $7 \sim 8\mu m$。红细胞是血液中数量最多的一种血细胞。我国成年男性红细胞的数量为 $(4.0 \sim 5.5) \times 10^{12}/L$,女性为 $(3.5 \sim 5.0) \times 10^{12}/L$。若血液中红细胞数量和血红蛋白浓度低于正常,称为贫血(anemia)。成熟的红细胞无线粒体,糖酵解是其获得能量的唯一途径。红细胞从血浆摄取葡萄糖,通过糖酵解产生 ATP,维持细胞膜上 Na^+ 泵的活动,以保持红细胞内外 Na^+、K^+ 的正常分布、细胞容积和双凹圆碟状的形态。

一、红细胞具有可塑变形性、悬浮稳定性和渗透脆性

红细胞具有可塑变形性、悬浮稳定性和渗透脆性。这些特性都与红细胞的双凹圆碟形有关。正常成人红细胞的体积约为 $90\mu m^3$,表面积约为 $140\mu m^2$,而相同体积的球形的表面积仅为 $100\mu m^2$。因此,正常的双凹圆碟形使得红细胞具有较大的表面积与体积比,从而具有较高的可塑变形性、悬浮稳定性和适度的渗透脆性。红细胞保持正常双凹圆碟形需消耗能量。

(一)红细胞在外力作用下发生可塑性变形

正常红细胞在外力作用下具有变形的能力,称为可塑变形性(plastic deformation)。外力撤消后,变形的红细胞又可恢复其正常的双凹圆碟形。这是因为红细胞无核,且正常的双凹圆碟形使红细胞具有较大的表面积与体积比,故红细胞在外力的作用下容易发生变形。如果红细胞成为球形,则表面积与体积之比降低,变形能力就会明显减弱。此外,当红细胞内容物的黏度增大或红细胞膜的弹性降低时,也会使红细胞的变形能力降低。血红蛋白发生变性或细胞内血红蛋白浓度过高时,可因红细胞内黏度增高而降低红细胞的可塑性。

红细胞的可塑变形性使红细胞能够通过比自身直径小得多的脾窦和毛细血管。衰老或有病变的红细胞的变形能力降低,难以通过直径只有 $0.5 \sim 3\mu m$ 的脾窦,进而被脾窦中的巨噬细胞吞噬而被清除。在骨髓中,由于未成熟的红细胞变形能力低,难以通过骨髓血窦裂隙,不易进入血液循环。此外,红细胞的变形能力还可影响血液的黏度。在高切率的条件下,由于红细胞变形成为流线型,对血液流动的流场干扰小,可使血液黏度降低。

(二)红细胞能相对稳定地悬浮于血浆中

红细胞的相对密度大于血浆,将经过抗凝处理的血液垂直静置于血沉管内时,红细胞会逐渐下沉。但正常的红细胞沉降缓慢,表明红细胞能相对稳定地悬浮于血浆中,称为悬浮稳定性(suspension stability)。通常将抗凝血静置后红细胞在第一小时末下沉的距离用来表示红细胞的沉降速度,称红细胞沉降率(erythrocyte sedimentation rate,ESR)。正常成年男性红细胞沉降率为 $0 \sim 15mm/h$,成年女性为 $0 \sim 20mm/h$。沉降愈快,表示红细胞的悬浮稳定性愈低。

红细胞能相对稳定地悬浮于血浆中,是由于红细胞与血浆之间的摩擦阻碍了红细胞的下沉。双凹圆碟形的红细胞具有较大的表面积与体积之比,所产生的摩擦相对较大,故红细胞下沉缓慢。在某些疾病时(如活动性肺结核、风湿热等),红细胞彼此之间能较快地以凹面相贴,形成红细胞叠连(rouleaux formation)。此时叠连的红细胞团块的总表面积与总体积之比减小,摩擦力相对降低,故红细胞沉降加快。若将正常人的红细胞置于红细胞沉降增快者的血浆中,红细胞也会较快发生叠连而沉降加速,而将红细胞沉降增快者的红细胞置于正常人的血浆中,则沉降率正常。这表明决定红细胞叠连形成快慢的因素不在于红细胞本身,而在于血浆成分的变化。血浆中纤维蛋白原、球蛋白及胆固醇的含量增高时,可加速红细胞叠连和沉降;血浆中白蛋白、卵磷脂的含量增多时则可延缓叠连的发生,使沉降率减慢。在血流停止或极其缓慢的区域,血管内红细胞常因叠连的形成导致血液黏度增大。

(三)红细胞在低渗溶液中发生膨胀破裂

红细胞在等渗的 0.9% NaCl 溶液中可保持其正常的形态和大小。若将红细胞悬浮于一系

列浓度递减的低渗 NaCl 溶液中,由于细胞内外渗透压的差异,水将不断渗入细胞内,当体积增加 30% 时红细胞由正常双凹圆碟形变为球形;体积增加 45% ~ 60% 时则细胞膜将出现大于 10nm 的破洞,这时血红蛋白逸出细胞外而发生溶血(hemolysis)。血红蛋白漏出后,细胞膜上的破洞可自行封闭而留下一个双凹圆碟形细胞膜空壳,称为影细胞(ghost cell)。正常人红细胞在 0.42% NaCl 溶液中开始破裂而溶血,在 0.35% NaCl 溶液中全部溶血。这表明只有当溶液渗透压降低到一定程度时红细胞才开始破裂,也即红细胞对低渗盐溶液具有一定的抵抗力。红细胞在低渗溶液中发生膨胀破裂的特性称为红细胞的渗透脆性(osmotic fragility),简称脆性。红细胞对低渗盐溶液的抵抗力降低,表示红细胞的脆性升高。在生理情况下,衰老红细胞的脆性较高,而初成熟的红细胞脆性较低。红细胞渗透脆性的高低主要取决于红细胞的表面积与体积之比。遗传性球形红细胞增多症患者的红细胞由于细胞膜脂质逐渐丢失,膜的表面积减小,细胞成为球形,故渗透脆性增高。在某些病理情况下,红细胞膜对 Na^+ 的通透性增高,Na^+ 内流增多,若经过 Na^+-K^+ 泵活动的代偿性增强仍不足以维持细胞内的低 Na^+ 状态,则细胞内的 Na^+ 浓度和渗透压将增高,水分子进入细胞,红细胞体积增大,变为球形,渗透脆性增高。故测定红细胞的渗透脆性有助于一些疾病的临床诊断。

等渗溶液和等张溶液　在临床和生理学实验中使用的各种溶液,如果其渗透压与血浆的渗透压相等,即称为等渗溶液(iso-osmotic solution),而渗透压高于或低于血浆渗透压的溶液则分别称为高渗或低渗溶液。浓度为 0.9% 的 NaCl 溶液为等渗溶液,悬浮于其中的红细胞可保持正常的形态和大小。值得指出的是,并非每种物质的等渗溶液都能使悬浮于其中的红细胞保持正常的形态和大小,如 1.9% 的尿素溶液虽然与血浆等渗,但将红细胞置于其中后,立即发生溶血。这是因为 NaCl 不易通过红细胞膜,而尿素分子却可自由通透而顺浓度梯度进入红细胞,导致红细胞内渗透压增高,水进入细胞内,使红细胞肿胀,以至破裂而发生溶血。一般把能够使悬浮于其中的红细胞保持正常形态和大小的溶液称为等张溶液(isotonic solution)。溶液的张力(tonicity)是由溶液中不能自由通过细胞膜的溶质的浓度决定的。等张溶液是由不能自由通过细胞膜的溶质所形成的等渗溶液。因此,0.9% NaCl 溶液(生理盐水)既是等渗溶液,也是等张溶液;1.9% 尿素虽是等渗溶液,却不是等张溶液。

二、红细胞的主要功能是运输 O_2 和 CO_2

血红蛋白(hemoglobin,Hb)是红细胞内含量最为丰富的蛋白成分,也是红细胞实现其运输 O_2 功能的重要物质。我国成年男性血红蛋白浓度为 120 ~ 160g/L,成年女性为 110 ~ 150g/L。血液中 98.5% 的 O_2 是以与血红蛋白结合成氧合血红蛋白的形式存在的。一旦红细胞破裂,血红蛋白逸出到血浆中,即丧失其运输 O_2 的功能。血液中的 CO_2 主要以碳酸氢盐和氨基甲酰血红蛋白的形式存在,分别占血液中 CO_2 总量的 88% 和 7%。红细胞内含有丰富的碳酸酐酶,在其催化下,CO_2 与 H_2O 迅速发生反应,生成碳酸,后者再离解为 HCO_3^- 和 H^+。因此,在红细胞的参与下,血液运输 CO_2 的能力可提高 18 倍。红细胞的双凹圆碟形状使它具有较大的气体交换面积,有利于红细胞内外 O_2 和 CO_2 的交换。此外,红细胞还参与对血液中的酸、碱物质的缓冲及免疫复合物的清除。

三、铁、叶酸和维生素 B_{12} 是红细胞生成所需的重要物质

骨髓是成人生成红细胞的唯一场所。红骨髓内的造血干细胞首先分化成为红系定向祖细胞,再经过红系前体细胞(包括原红细胞、早幼红细胞、中幼红细胞、晚幼红细胞及网织红细胞各个阶段)发育为成熟的红细胞。血红蛋白是红细胞中最重要的功能物质,由珠蛋白和血红素(heme)组成。血红蛋白的合成从原红细胞开始,持续到网织红细胞阶段。从红系造血的启动到生成网织红细胞,约需 3 ~ 5 天。网织红细胞在脾内停留 1 ~ 2 天,继续发育成熟后再进入血液循

环。新释放的红细胞在刚开始的 1~2d 内为网织红细胞,由于其持续时间较短,外周血中网织红细胞的数量只占红细胞总数的 0.5%~1.5%。当骨髓造血功能增强时,大量网织红细胞释放入血,血液中网织红细胞计数可高达 30%~50%。临床工作中常通过外周血网织红细胞计数来了解骨髓的造血功能。

在红细胞生成过程中,需要有足够的蛋白质、铁、叶酸和维生素 B_{12} 的供应。此外,红细胞生成还需要氨基酸、维生素 B_6、B_2、C、E 和铜、锰、钴、锌等微量元素。由于红细胞可优先利用体内的氨基酸来合成血红蛋白,故单纯因缺乏蛋白质而发生贫血者较为罕见。

(一) 铁是合成血红蛋白的必需原料

正常成人体内共有铁 3~4g,其中约 65% 存在于血红蛋白中,15%~30% 的铁与脱铁蛋白(ferritin)结合,以铁蛋白的形式储存于网状内皮细胞系统和肝细胞内。成人每天需要 20~30mg的铁用于红细胞生成,但每天仅需从食物中吸收 1mg 以补充被排泄的铁,其余 95% 来自于体内铁的再利用。衰老的红细胞被巨噬细胞吞噬后,血红蛋白分解所释放的铁可再利用于血红蛋白的合成。进入血液的铁通过与转铁蛋白(transferrin)结合而被运送到幼红细胞。当铁的摄入不足或吸收障碍,或因长期慢性失血导致机体缺铁时,可使血红蛋白的合成减少,引起低色素小细胞性贫血,即缺铁性贫血。

(二) 叶酸和维生素 B_{12} 是红细胞成熟所必需的物质

叶酸(folic acid)和维生素 B_{12}(vitamin B_{12})参与 DNA 的合成过程。叶酸在体内需转化成四氢叶酸后才能进行一碳单位的转运,参与 DNA 的合成。叶酸的转化需要维生素 B_{12} 的参与。维生素 B_{12} 缺乏时,叶酸的利用率下降,可引起叶酸的相对不足。因此,缺乏叶酸或维生素 B_{12} 时,都可导致 dTMP 和 dTTP 的生成障碍,DNA 的合成减少,停留于有丝分裂前期的细胞增多,幼红细胞分裂增殖减慢,红细胞体积增大,寿命缩短,导致巨幼红细胞性贫血。

正常情况下,食物中叶酸和维生素 B_{12} 的含量能满足红细胞生成的需要。正常人体内叶酸的贮存量约为 5~10mg,主要贮存于肝,每天叶酸的需要量为 200μg(孕妇和哺乳者每天需 300~500μg),当叶酸摄入不足或吸收障碍时,3~4 个月后可发生巨幼红细胞性贫血。维生素 B_{12} 的吸收需要内因子(intrinsic factor)的参与。内因子由胃黏膜的壁细胞产生,它与维生素 B_{12} 结合,保护维生素 B_{12} 免受消化酶的破坏,并通过回肠黏膜上特异受体的介导,促进维生素 B_{12} 在回肠远端的吸收。在胃大部分切除、胃的壁细胞损伤或回肠切除后,均可因维生素 B_{12} 吸收障碍而导致巨幼红细胞性贫血。在正常情况下,体内贮存有 3~5mg 维生素 B_{12},主要贮存于肝,每日需要量仅为 1~2μg,全胃切除后若不加干预,术后 5 年(2~10 年)才出现贫血。

四、体液调节是红细胞生成调节的主要方式

(一) 促红细胞生成素是机体红细胞生成的主要调节物

红系祖细胞向红系前体细胞的增殖分化,是红细胞生成的关键环节。红系祖细胞可分为早期红系祖细胞(BFU-E)和晚期红系祖细胞(CFU-E)两个亚群。促红细胞生成素(erythropoietin,EPO)是机体红细胞生成的主要调节物。EPO 为糖蛋白,基因定位于 7 号染色体,由 166 个氨基酸残基组成,分子量约为 34 000。在不同发育阶段的红系祖细胞上 EPO 受体的数量并不相同,随着红系祖细胞发育成熟,EPO 受体的数目增加,然后随红细胞的发育成熟,EPO 受体的数目又进行性下降,故 EPO 主要作用于红系祖细胞阶段。EPO 主要作为存活因子(survival factor)抑制晚期红系祖细胞(CFU-E)的凋亡,这是 EPO 促进 CFU-E 增殖和分化的前提。EPO 可激活血红蛋白等红系特异基因的表达,促进红系祖细胞向原红细胞分化及幼红细胞血红蛋白的合成;EPO还可促进网织红细胞的成熟与释放。JAK2/STAT-5 途径在介导 EPO 受体激活后胞内信号转导过程中起重要作用。给予机体 EPO 可刺激骨髓红细胞的生成,经 4~5d 即可出现较多的网织红细胞向外周血释放。目前临床上已经将重组的人 EPO 应用于促进贫血病人的红细胞生成。

Notes

EPO 受体的基因突变对 EPO 的敏感性增高或 EPO 基因突变导致 EPO 过度生成,与某些先天性红细胞增多症的发生有关。

由于早期红系祖细胞(BFU-E)因 EPO 受体的数量较少,EPO 对其影响较小。据报道,干细胞因子(stem cell factor,SCF)、白细胞介素-3(interleukin-3,IL-3)和粒细胞-巨噬细胞集落刺激因子(granulocyte-macrophage colony-stimulating factor,GM-CSF)等均可促进 BFU-E 增殖和发育。

血浆 EPO 的水平与血液血红蛋白的浓度呈负相关。贫血时体内 EPO 的增多可促进红细胞的生成;而红细胞增多时,EPO 的分泌减少,这一负反馈调节使血中红细胞的数量能保持相对稳定(图 6-3)。EPO 在体内的半寿期约 4～12h。EPO 主要通过与受体结合而被内化后在细胞内分解,仅 10% 的 EPO 从尿液中排出。

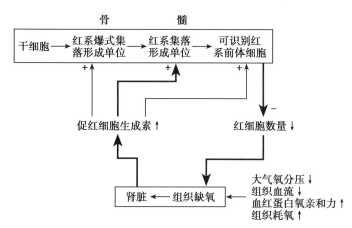

图 6-3　促红细胞生成素调节红细胞生成的反馈环
+表示促进　–表示抑制

在胚胎期,肝脏是合成 EPO 的主要部位。出生后,肾脏是产生 EPO 的主要部位。肾皮质肾单位肾小管周围的间质细胞(如成纤维细胞和内皮细胞)可产生 EPO。切除双肾后,血浆中 EPO 的浓度急剧降低。生理情况下,血浆中有一定水平的 EPO,可维持正常的红细胞生成。完全缺乏 EPO 时,骨髓中几乎没有红细胞生成;而存在大量 EPO 时,只要提供足够的造血原料,红细胞的生成可比正常时高 10 倍。因此,双肾实质严重破坏的晚期肾脏病患者常因缺乏 EPO 而发生肾性贫血。

组织缺氧是促进 EPO 分泌的生理性刺激因素。当外周血中红细胞数量减少和血红蛋白浓度降低时,红细胞携氧能力下降,血液和组织内的氧分压降低,可以刺激肾脏产生和释放 EPO,促进骨髓红系细胞的生成。与一般内分泌细胞不同的是,肾内没有 EPO 的贮存。缺氧可迅速引起 EPO 基因表达增加,从而使 EPO 的合成和分泌增多。任何引起肾脏氧供应不足的因素如贫血、低氧或肾血流减少等,均可促进 EPO 的合成和分泌,使血浆 EPO 含量增加。正常人从平原进入高原低氧环境后,由于肾脏产生 EPO 增多,可使外周血液红细胞的数量和血红蛋白含量增高。低氧促进 EPO 基因表达的机制与低氧诱导因子-1(hypoxia-inducible factors-1,HIF-1)的作用有关。HIF-1 是一种转录因子,由 HIF-1α 和 HIF-1β 两个亚基组成。虽然低氧可以促进 HIF-1α mRNA 和蛋白的表达,但 HIF-1α 蛋白水平主要受翻译后调节。在供氧正常状态下,HIF-1α 蛋白在泛素的介导下被降解。低氧时肾内 HIF-1 降解减少而促进 EPO 的表达。肾外组织缺 O_2 亦可促进肾分泌 EPO,这可能是由于肾外组织产生去甲肾上腺素、肾上腺素及前列腺素,后者再刺激肾脏产生 EPO。此外,正常人体内约 5%～10% 的 EPO 是由肾外组织(主要是肝细胞和肝内的 Kupffer 细胞)产生的,故双肾严重破坏而依赖人工肾生存的尿毒症患者,体内仍有低水平的红细胞生成。

（二）成年个体红细胞数目的性别差异与性激素的不同作用有关

雄激素对红系造血所起的作用主要是刺激肾脏的间质细胞产生 EPO,提高血浆中 EPO 的浓度,促进红细胞的生成。若切除双肾或给予抗 EPO 抗体,可阻断雄激素的促红细胞生成作用。此外,也有实验显示,雄激素刺激骨髓红系祖细胞增殖的效应先于体内 EPO 的增加,这表明雄激素也可直接刺激骨髓,促进红细胞的生成。雌激素可以抑制红细胞的生成,小剂量雌激素可降低红系祖细胞对 EPO 的反应,在很大剂量时雌激素还可能抑制 EPO 的生成,进而减少红细胞的生成。雄激素和雌激素对红细胞生成的不同效应,可能是成年男性红细胞数高于女性的原因之一。

此外,甲状腺激素、肾上腺皮质激素和生长激素等均可通过提高组织对氧的需求,促进红细胞生成。而转化生长因子、干扰素 γ 和肿瘤坏死因子等可抑制红系祖细胞的分化,对红细胞的生成起负性调节作用,这可能与慢性炎症状态时贫血的发生有关。

各种刺激因子与抑制因子的互相拮抗、互相影响,对红细胞的造血过程起到了稳定而灵敏的反馈调节。

五、正常人红细胞的平均寿命为 120 天

机体对衰老的和有缺陷的红细胞具有清除能力。正常人红细胞的平均寿命为 120 天,每天约有 0.8% 的红细胞主要因衰老而被破坏。

（一）衰老红细胞的变形能力减退

成熟的红细胞无细胞核,不能再合成蛋白质。随着红细胞的逐渐衰老,红细胞的糖酵解途径中多种关键酶的活性降低,糖酵解速率减慢,ATP 的供给不足,Na^+-K^+泵活动失调,细胞肿胀而成球形;红细胞在循环过程中由于氧化等因素可使得细胞膜局部受损,在通过肝脾时这些受损的局部可被清除,膜的表面积因衰老逐渐变小,变形能力减退。此外,衰老红细胞内还原型谷胱甘肽（GSH）含量降低,红细胞内氧化产生的 H_2O_2 不能还原为 H_2O,血红蛋白被氧化变性形成变性珠蛋白小体,沉积于红细胞膜的胞浆面,胞膜局部变僵硬,也使红细胞的变形能力减退。

（二）脾和肝是红细胞破坏的主要部位

衰老红细胞主要在脾、肝和骨髓中被破坏,并由单核-巨噬细胞清除。脾脏是识别和清除衰老红细胞最主要的器官,在切除脾脏后,循环血中球形红细胞增多。红细胞在流经脾脏时,由于衰老红细胞的变形能力减退,难以通过微小的孔隙,因此,容易滞留于脾脏而被巨噬细胞所吞噬。与脾脏相比,肝脏对红细胞微小改变的识别能力较差,故肝脏仅对畸变较明显的红细胞有清除作用。此外,体外研究还显示,衰老的红细胞易被吞噬,这提示在红细胞膜上可能存在老化抗原（senescent cell antigen）,血浆中的相应抗体与之结合后,可促进巨噬细胞对其识别和吞噬。

90% 的衰老红细胞被巨噬细胞吞噬,称为血管外破坏（extravascular destruction）。巨噬细胞吞噬红细胞后,将血红蛋白消化,释放出铁、氨基酸和胆红素,其中铁和氨基酸可被重新利用,而胆红素则在肝脏被排入胆汁中,最后排出体外。此外,还有 10% 的衰老红细胞在血管中受机械冲击而破损,称为血管内破坏（intravascular destruction）,所释放的血红蛋白立即与血浆中的触珠蛋白结合,进而被肝脏摄取;血红蛋白中的血红素经代谢释放出铁,生成胆红素,经胆汁排出。若血管内的红细胞被大量破坏,血浆中血红蛋白浓度过高而超出触珠蛋白与之结合的能力时,未能与触珠蛋白结合的血红蛋白将经肾排出,出现血红蛋白尿。

第三节　白细胞生理

白细胞为无色、有核的细胞,在血液中一般呈球形。白细胞可分为中性粒细胞（neutrophil）、嗜酸性粒细胞（eosinophil）、嗜碱性粒细胞（basophil）、单核细胞（monocyte）和淋巴细胞（lympho-

Notes

cyte)五类。前三者因其胞浆中含有嗜色颗粒,又总称为粒细胞(granulocyte)。正常成年人血液中白细胞数为$(4.0 \sim 10.0) \times 10^9/L$,其中中性粒细胞占50%~70%,嗜酸性粒细胞占0.5%~5%,嗜碱性粒细胞占0%~1%,单核细胞占3%~8%,淋巴细胞占20%~40%。

一、白细胞具有变形运动、趋化性、吞噬和分泌多种生理特性

除淋巴细胞外,白细胞都能伸出伪足做变形运动,凭借这种运动,白细胞得以穿过毛细血管壁,这一过程称为白细胞渗出(diapedesis)。白细胞的渗出有赖于白细胞与内皮细胞间的相互作用和黏附分子的介导。渗出到血管外的白细胞也可借助变形运动在组织内游走。在某些化学物质的吸引下,白细胞可迁移到炎症区发挥生理作用。白细胞朝向某些化学物质运动的特性,称为趋化性(chemotaxis)。能吸引白细胞发生定向运动的化学物质,称为趋化因子(chemokine)。人体细胞的降解产物、抗原-抗体复合物、细菌毒素和补体的激活产物等都具有趋化活性。白细胞可按照这些物质的浓度梯度游走到炎症部位。

白细胞吞入并杀伤或降解病原物及组织碎片的过程称为吞噬(phagocytosis)。具有吞噬作用的白细胞称为吞噬细胞(phagocyte)。白细胞的吞噬具有选择性。正常细胞表面光滑,其表面存在可以排斥吞噬的保护性蛋白,故不易被吞噬。坏死的组织和外源性颗粒,因缺乏相应的保护机制而易被吞噬。此外,在特异性抗体和某些补体的激活产物调理下,白细胞对外源性异物的识别和吞噬作用加强。白细胞借助血液的运输,从它们生成的器官运送到发挥作用的部位。

白细胞还可分泌白细胞介素、干扰素、肿瘤坏死因子、集落刺激因子等多种细胞因子,通过自分泌、旁分泌作用参与炎症和免疫反应的调控。

二、不同种类的白细胞具有不同的生理功能

各类白细胞均参与机体的防御功能。但不同的白细胞在机体的防御机制中扮演不同的角色,详见免疫学。

(一)中性粒细胞和由单核细胞发育而成的巨噬细胞是重要的吞噬细胞

中性粒细胞的胞核呈分叶状,故又称多形核白细胞(polymorphonuclear leukocyte)。血管中的中性粒细胞约有一半随血液循环,称为循环池(circulating pool),通常白细胞计数即反映这部分中性粒细胞的数量;另一半则附着在小血管壁,称为边缘池(marginal pool)。这两部分细胞可以相互交换,保持动态平衡。肾上腺素可促进中性粒细胞自边缘池进入循环池,在5~10分钟可使外周血中的中性粒细胞增高50%。此外,在骨髓中还贮备有约2.5×10^{12}个成熟的中性粒细胞,为外周血液中性粒细胞总数的15~20倍。炎症时,由于炎症产物的作用,可使骨髓内储存的中性粒细胞大量释放而使外周血液的中性粒细胞数目显著增高,有利于更多的中性粒细胞进入炎症区域。中性粒细胞有很强的吞噬活性,可吞噬细菌、衰老的红细胞、抗原-抗体复合物及坏死的细胞等。中性粒细胞也是体内变形游走能力最强的细胞,当细菌入侵时,在趋化性物质作用下可迅速自毛细血管渗出而被吸引到病变部位吞噬杀灭细菌,是首先到达炎症部位的效应细胞,6h左右局部中性粒细胞的数目达高峰。当血液中的中性粒细胞数减少到$1 \times 10^9/L$时,机体的抵抗力就会降低,容易发生感染。

从骨髓进入血液的单核细胞仍然是尚未成熟的细胞。单核细胞在血液中停留2~3d后迁移入组织中,细胞的体积增大,直径可达60~80μm,细胞内溶酶体颗粒和线粒体的数目增多,发育成为成熟的巨噬细胞(macrophage),具有比中性粒细胞更强的吞噬能力,可吞噬更多(约5倍于中性粒细胞)、更大的细菌和颗粒,并可消化某些细菌(如结核杆菌)的脂膜。由于单核细胞的趋化迁移速度较中性粒细胞慢,外周血和骨髓中储存的单核细胞数目较少,需要数天到数周时间巨噬细胞才能成为炎症局部的主要吞噬细胞。激活的单核-巨噬细胞对肿瘤和病毒感染细胞具有强大的杀伤能力,并能合成、释放集落刺激因子(CSF)、白介素(IL-1,IL-3,IL-6等)、肿瘤坏

Notes

死因子(TNFα)、干扰素(INF-α,INF-β)等,参与对其他细胞生长的调控。单核-巨噬细胞还可有效地加工处理并呈递抗原,在特异性免疫应答的诱导和调节中起关键作用。此外,单核细胞还可在组织中发育成树突状细胞(dendritic cell)。树突状细胞仅有微弱的吞噬活性,但它的抗原呈递能力远强于巨噬细胞,为目前所知功能最强的抗原提呈细胞,是机体特异性免疫应答的始动者。法国科学家 Hoffmann JA. 因为发现 DC 细胞及其在获得性免疫调控中的作用获得 2011 年诺贝尔生理学或医学奖。

(二)嗜碱性粒细胞和嗜酸性粒细胞与变态反应的发生与调节有关

成熟的嗜碱性粒细胞存在于血液中,只有在发生炎症时受趋化因子的诱导才迁移到组织中。当嗜碱性粒细胞被活化时可释放肝素、组胺、嗜酸性粒细胞趋化因子 A (eosinophile chemotactic factor A)和白三烯等多种生物活性物质。组胺和白三烯可使毛细血管壁的通透性增加,局部充血水肿,并可使支气管平滑肌收缩,从而引起荨麻疹、支气管哮喘等过敏反应。嗜碱性粒细胞被激活时,释放的嗜酸性粒细胞趋化因子 A 可吸引嗜酸性粒细胞,使后者聚集于局部,以限制嗜碱性粒细胞在过敏反应中的作用。此外,嗜碱性粒细胞还参与机体抗寄生虫、抗肿瘤免疫应答。

血液中嗜酸性粒细胞的数目有明显的昼夜周期性波动,清晨细胞数减少,午夜时细胞数增多。体内嗜酸性粒细胞主要存在于组织中,为血液中嗜酸性粒细胞的 100 倍。嗜酸性粒细胞虽有较弱的吞噬能力,主要选择性吞噬抗原抗体复合物,在抗细菌感染防御中不起主要作用。嗜酸性粒细胞可限制嗜碱性粒细胞和肥大细胞在速发型过敏反应中的作用,通过产生前列腺素 E 抑制其合成和释放生物活性物质,又通过吞噬和释放组胺酶、芳香硫酸脂酶、磷脂酶 D 等酶类清除嗜碱性粒细胞和肥大细胞排出的颗粒和分别灭活所释放的组胺、白三烯和血小板活化因子等的生物活性物质。在特异性免疫球蛋白 IgE 抗体和补体 C_3 的作用下,嗜酸性粒细胞可借助细胞表面的 Fc 受体和 C_3 受体黏着于蠕虫上,释放活性氧及颗粒内所含有的主要碱性蛋白、水解酶和过氧化物酶等酶类,损伤蠕虫虫体。当机体发生过敏反应及寄生虫感染时,常伴有嗜酸性粒细胞增多。此外,在某些情况下,嗜酸性粒细胞也可导致组织损伤,是在哮喘发生发展中组织损伤的主要效应细胞。

(三)淋巴细胞的主要功能是参与特异性免疫应答反应

淋巴细胞在免疫应答反应过程中起核心作用。根据细胞生长发育的过程、细胞表面标志和功能的不同,可将淋巴细胞分成 T 淋巴细胞、B 淋巴细胞和自然杀伤细胞(natural killer, NK)三大类。T 细胞主要与细胞免疫有关,B 细胞主要与体液免疫有关,而 NK 细胞则是机体天然免疫的重要执行者。淋巴细胞的功能详见免疫学。

三、不同白细胞的寿命不同

由于白细胞主要在组织中发挥作用,淋巴细胞还可往返于血液、组织液及淋巴之间,并能增殖分化,故白细胞的寿命较难准确判断。循环血液只是将白细胞从骨髓和淋巴组织运送到机体所需部位的通道。白细胞在血液中停留的时间较短。一般来说,中性粒细胞在循环血液中停留 8 小时左右即进入组织,4~5 天后即衰老死亡,或经消化道排出。正常情况下,老化的中性粒细胞的典型死亡方式是凋亡,凋亡之后的白细胞随即被巨噬细胞清除。若有细菌入侵,在急性炎症部位,中性粒细胞的死亡方式是坏死崩溃,中性粒细胞在吞噬过量细菌后,因释放溶酶体酶而发生自溶,与破坏的细菌和组织碎片共同形成脓液(pus)。单核细胞在血液中停留 2~3 天,然后进入组织,并发育成巨噬细胞,在组织中可生存约 3 个月。

第四节　血小板生理

血小板是最小的血细胞,无细胞核,呈双面微凸的圆盘状,直径为 2~3μm。当血小板与玻片接触或受刺激时,可伸出伪足而呈不规则形状。在电子显微镜下可见血小板内存在 α-颗粒、致密体等血小板贮存颗粒。正常成人血液中的血小板数量为(100~300)×10⁹/L。血小板在维持血管壁的完整性和生理止血过程中起重要作用。

一、血小板具有黏附、释放、聚集、收缩和吸附多种生理特性

(一)血小板对于非血小板表面有强的黏附能力

血小板黏着于非血小板表面称为血小板黏附(platelet adhesion)。血小板不能黏附于正常内皮细胞的表面。当血管内皮细胞受损时,血小板即可黏附于内皮下组织。血小板的黏附需要血小板膜上的糖蛋白(glycoprotein,GP)、内皮下成分(主要是胶原纤维)及血浆的 von Willebrand 因子(简称 vWF)的参与。血小板膜上有 GPⅠb-Ⅸ-Ⅴ、GPⅡb-Ⅲa(整合素 α$_{IIb}$β$_3$)等多种糖蛋白。GPⅠb-Ⅸ-Ⅴ是由 GPⅠb、GPⅨ和 GPⅤ通过非共价键组成的糖蛋白复合物,其中 GPⅠb 的氨基端有 vWF 因子的结合位点。血管受损后,内皮下胶原暴露,球形构象的 vWF 首先与胶原纤维结合,在微血管内高切率血流的作用下引起 vWF 变构为细纤维丝构象,然后变构的 vWF 再与 GPⅠb 结合,从而将血流中较快流动的血小板"勾住",使血小板离开血流并在血管受损表面滚动,初步锚定于损伤部位的胶原表面。因此,vWF 是血小板黏附于胶原纤维的桥梁。正常情况下,由于 vWF 未与胶原纤维结合,也就不能与血小板上的 GPⅠb 结合。vWF 与 GPⅠb-Ⅸ-Ⅴ的结合不仅可引起血小板的黏附,还可通过细胞内信号途径激活膜上 GPⅡb-Ⅲa,引起血小板的聚集反应(图6-4)。除胶原纤维以外,血小板的黏附还需要 Ca^{2+} 的参与。在 GPⅠb-Ⅸ-Ⅴ 复合物缺乏(巨大血小板综合征)、vWF 缺乏(von Willebrand病)和胶原纤维变性等情况下,血小板的黏附功能就受损,因而可能发生出血倾向。

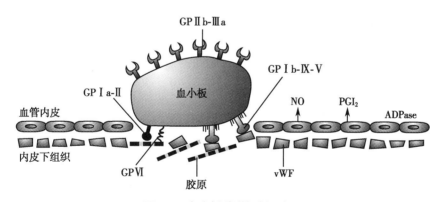

图6-4 血小板黏附机制示意图

血小板膜上有 GPⅠa-Ⅱa(又称整合素 α$_2$β$_1$)、GPⅥ、GPⅡb-Ⅲa 和 GPⅠb-Ⅸ-Ⅴ四种糖蛋白与血小板黏附有关。血小板分别通过 GPⅠa-Ⅱa 和 GPⅥ可直接与胶原结合而黏附于内皮下组织。GPⅡb-Ⅲa、GPⅠb-Ⅸ-Ⅴ 则通过 vWF 的桥联而间接结合于胶原上。GPⅥ和 GPⅠb-Ⅸ-Ⅴ不需激活即可参与血小板的黏附,但 GPⅥ与胶原结合的亲和力较低。GPⅠa-Ⅱa(α$_2$β$_1$)和 GPⅡb-Ⅲa 需激活后才参与血小板的黏附。血小板黏附之初,通过 GPⅠb 借助 vWF 黏附于内皮下胶原上,而后通过 GPⅥ直接黏附于胶原上,并引起血小板内一系列信号转导激活 GPⅠa-Ⅱa(α$_2$β$_1$)和 GPⅡb-Ⅲa,进一步牢靠地黏附于胶原上

(二)血小板可以释放多种生物活性物质

血小板内含有致密体、α-颗粒和溶酶体三种颗粒。致密体内主要含有 ADP,ATP,5-羟色胺和 Ca^{2+},其生物学作用主要与进一步促进血小板的活化有关。α-颗粒中也含有多种生物活性物质,其作用主要是促进血小板黏附(vWF、纤维蛋白原、纤维连接蛋白、凝血酶敏感蛋白等)、促进细胞生长(血小板因子4、血小板源生长因子、转化生长因子β、凝血酶敏感蛋白等)和凝血纤溶

的调节(β-血小板球蛋白、纤维蛋白原、凝血因子Ⅴ、凝血因子Ⅺ、高分子量激肽原、蛋白S、溶酶原激活物抑制剂-1等)。血小板受刺激后将贮存在致密体、α-颗粒或溶酶体内的物质排出的现象,称为血小板释放(platelet release)或血小板分泌(platelet secretion)。此外,血小板被激活后还可即时合成和释放血栓烷A_2(thromboxane A_2,TXA_2)等颗粒外物质。血小板释放的这些物质可以进一步促进血小板的活化、聚集,加速止血过程。

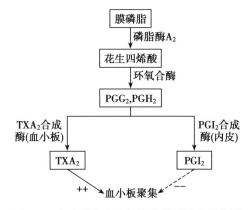

图 6-5　血小板和内皮细胞中前列腺素的代谢
TXA_2:血栓烷A_2;PGI_2:前列环素
+表示促进;-表示抑制

血小板释放的TXA_2具有强烈的聚集血小板和缩血管作用。血小板内并无TXA_2的贮存,当血小板受刺激而被激活时,血小板内的磷脂酶A_2被激活,进而裂解膜磷脂,游离出花生四烯酸,后者在环氧合酶作用下生成前列腺素G_2和H_2(PGG_2和PGH_2),并进一步在血小板的血栓烷合成酶的催化下生成TXA_2(图6-5)。阿司匹林因可抑制环氧合酶、减少TXA_2的生成而具有抗血小板聚集的作用。

(三) 血小板可以相互聚集形成血小板聚集物

血小板与血小板之间的相互粘着,称为血小板聚集(platelet aggregation)。血小板聚集需要纤维蛋白原、Ca^{2+}及血小板膜上GPⅡb-Ⅲa的参与。在静息的血小板膜上,GPⅡb-Ⅲa并不能与纤维蛋白原结合。当血小板激活时,GPⅡb-Ⅲa才被激活,在Ca^{2+}的作用下纤维蛋白原可与之结合,从而连接相邻的血小板,充当聚集的桥梁,使血小板聚集成团(图6-6)。体外实验中,在血小板悬液中加入致聚剂诱发血小板聚集时,悬液的透光度增高(图6-7)。因此,可以根据血小板悬液的透光度变化来动态了解血小板的聚集情况。血小板的聚集通常出现两个时相,即第一聚集时相和第二聚集时相。第一聚集时相发生迅速,也能迅速解聚,为可逆性聚集;第二聚集时相发生缓慢,但不能解聚,为不可逆性聚集。

激活的GPⅡb-Ⅲa也能与vWF结合。因此,处于活化状态的血小板既可通过膜上的GPⅡ

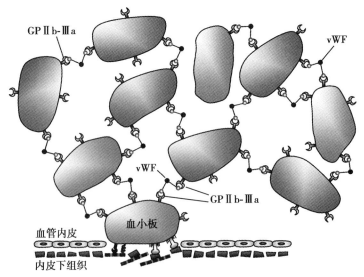

图 6-6　血小板聚集原理示意图
纤维蛋白原(或vW因子)可分别与相邻两个血小板上的GPⅡb/Ⅲa结合,
作为桥联将相邻两个血小板聚集在一起

Notes

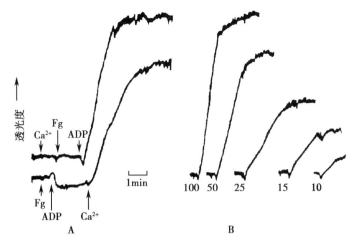

图 6-7　人血小板聚集有赖于致聚剂、纤维蛋白原和 Ca^{2+} 的参与

血小板悬液透光度的增加表明血小板发生聚集。图 A 显示人血小板的聚集需要致聚剂 ADP 及 Ca^{2+} 的共同参与,在悬液中单独加入 Ca^{2+} 或 ADP 都不能引起血小板聚集;图 B 显示纤维蛋白原(Fg)呈浓度依赖性参与人血小板聚集。图 B 曲线下的数值表示纤维蛋白原的浓度(μg/ml)

b-Ⅲa 与 vWF 结合而黏附于胶原纤维,也可通过 vWF 作为桥梁而相互聚集。GPⅠb 的缺陷可引起巨大血小板综合征,患者血小板的黏附功能降低,但对 ADP、胶原的聚集反应正常。GPⅡb-Ⅲa 的缺陷可引起血小板无力症,患者血小板的黏附功能及对 ADP、胶原的聚集反应均降低。

1. **血小板聚集激活剂**　目前已知多种生理性因素及病理性因素均可引起血小板聚集。生理性致聚剂主要有 ADP、肾上腺素、5-羟色胺、组胺、胶原、凝血酶、TXA_2 等;病理性致聚剂有细菌、病菌、免疫复合物、药物等。血小板聚集反应的形式可因致聚剂的种类及浓度不同而有差异。通常血小板的第一聚集时相由低浓度致聚剂诱导,而第二聚集时相的发生与血小板 ADP 和 TXA_2 的释放有关。这实际上是一个正反馈过程。

在血小板膜上存在各种致聚剂的相应受体,致聚剂与之结合后,大多数通过膜上 G 蛋白的介导激活磷脂酶 C(PLC),提高血小板内游离 Ca^{2+} 浓度,或通过抑制性 G 蛋白(G_i),抑制腺苷酸环化酶,降低血小板内 cAMP 浓度,均可促进血小板聚集。当胞浆中 Ca^{2+} 浓度增高时,可促进血小板膜上 GPⅡb/Ⅲa 复合物的结合和纤维蛋白原受体的形成,引起血小板聚集。胞质内 Ca^{2+} 浓度增高也可激活磷脂酶 A_2,促进 TXA_2 的生成。胞质内 Ca^{2+} 浓度增高还可促进肌球蛋白轻链磷酸化,引起血小板的收缩和释放反应。cAMP 增高可激活 PKA 通过多条途径抑制血小板的聚集。

2. **血小板聚集抑制物**　血小板聚集也接受前列环素(prostacyclin,PGI_2)和一氧化氮(NO)的负性调节。血管内皮细胞中含有前列环素合成酶,可使 PGH_2 转化为 PGI_2(图 6-8)。PGI_2 与 TXA_2 的作用相反,可提高血小板内 cAMP 的含量,具有较强的抗血小板聚集和舒张血管的作用。正常情况下,血管内皮产生的 PGI_2 与血小板生成的 TXA_2 之间保持动态平衡,使血小板不发生聚集。若血管内皮受损,局部 PGI_2 生成减少,将有利于血小板聚集的发生。内皮细胞和血小板本身都可释放 NO。NO 与 PGI_2 相似,可抑制血小板聚集。NO 抑制聚集的效应是通过提高血小板内 cGMP 的含量实现的。

(四)血小板具有收缩能力

血小板的收缩与血小板内的收缩蛋白有关。在血小板中存在着类似肌肉的收缩蛋白系统,包括肌动蛋白、肌凝蛋白、微管及各种相关蛋白。血小板活化后,胞质内 Ca^{2+} 增高,可引起血小板的收缩反应。血小板的外形改变、伪足形成、血块回缩等均与血小板的这种收缩能力有关。

Notes

当血凝块中的血小板发生收缩时,可使血块回缩。若血小板数量减少或功能下降,可使血块回缩不良。临床上可根据体外血块回缩的情况大致估计血小板的数量或功能是否正常。

（五）血小板可吸附和浓缩凝血因子

血小板表面可吸附血浆中的多种凝血因子(如凝血因子Ⅰ、Ⅴ、Ⅺ、ⅩⅢ等)。如果血管内皮破损,随着血小板黏附和聚集于破损的局部,可使局部凝血因子浓度升高,有利于血液凝固和生理止血。

二、血小板的主要功能是维持血管内皮的完整和发挥生理止血作用

（一）血小板有助于维持血管内皮的完整性

临床实践中早已发现,当血小板数降至 $50×10^9/L$ 时,患者的毛细血管脆性增高,微小的创伤,甚至仅血压升高,即可使毛细血管破裂而出现小的出血点。输入血小板后可防止其出血倾向。动物实验证实,在血小板减少时,输入新鲜血小板后,可在电子显微镜下观察到血小板黏附并融合到血管内皮中,从而维持血管内皮的完整。此外,血小板还可释放血小板源生长因子(platelet-derived growth factor,PDGF)等生长因子,促进血管内皮细胞、平滑肌细胞及成纤维细胞增殖,有利于受损血管的修复。

（二）血小板具有凝血和止血功能

生理情况下血小板以独立的个体形式存在于血液循环中,不与其他血小板或细胞发生相互作用。当血管损伤时,血小板迅速黏附于内皮下的胶原表面,然后相互聚集,在血管损伤局部快速形成血小板止血栓,封闭血管破口,防止血液流失。血小板还可促进凝血因子活化,加速纤维蛋白沉积。血小板膜上各种磷脂在膜两侧呈不对称分布,如在未活化状态下带负电的磷脂酰丝氨酸主要分布于膜的内侧面。血小板激活时,磷脂酰丝氨酸翻转到膜的外侧面,可作为 FⅧa 和 FⅤa 的结合位点,为内源性凝血途径提供磷脂表面。激活的凝血因子与血小板磷脂表面的结合,还可避免血浆中抑制剂的灭活。活化的血小板还可释放多种活性物质,引起血管收缩,促进伤口愈合。因此,血小板在生理止血过程中发挥重要作用(见第七章)。

三、血小板在骨髓生成,在脾脏破坏

（一）血小板的生成受多种因子调节

血小板是从骨髓成熟的巨核细胞(megakaryocyte)裂解脱落下来的具有生物活性的小块胞质。造血干细胞首先分化为巨核系祖细胞,然后再分化为原始巨核细胞,并经过幼巨核细胞而发育为成熟巨核细胞。骨髓窦壁外的成熟巨核细胞胞质伸向骨髓窦腔,并脱落成为血小板,进入血液。一个巨核细胞可产生 200~700 个血小板。从原始巨核细胞到释放血小板入血,需 8~10 天。进入血液的血小板,2/3 存在于外周循环血液中,其余贮存在脾脏和肝脏。

血小板生成素(thrombopoietin,TPO)是体内血小板生成调节最重要的生理性调节因子。TPO 的促血小板生成作用是通过其受体 C-Mpl 实现的。敲除 TPO 基因或其受体 c-mpl 基因的小鼠,其巨核细胞和血小板的数量仅为正常动物的 10% 左右。TPO 是由 332 个氨基酸组成的糖蛋白,质谱分析测定其分子量为 57.5kDa。体内 TPO 主要由肝脏生成。TPO 能促进造血干细胞的存活和增殖,刺激造血干细胞向巨核系祖细胞分化,并特异地促进巨核系祖细胞增殖和分化,以及巨核细胞的成熟与释放血小板。临床试验显示,重组人血小板生成素可有效促进血小板的生成。

（二）血小板主要在脾脏被破坏

血小板进入血液后,其寿命为 7~14 天,但血小板只在最初两天具有生理功能。血小板的破坏随血小板的日龄增高而增多。衰老的血小板主要在脾脏中被吞噬破坏。此外,在生理止血活动中,血小板聚集后,其本身将解体并释放出全部活性物质,表明血小板除衰老、破坏外,还可

在发挥其生理功能时被消耗。

四、血小板聚集率的测定是血小板功能检测的基础

在富含血小板的血浆中加入不同类型、不同浓度的致聚剂可发生聚集反应。血小板聚集是血小板活化及其释放反应、GPⅡb-Ⅲa 的活化等综合因素的共同表现,血小板聚集率的测定是血小板功能检测的基础。一般来说,只要存在影响血小板功能的因素,就有血小板聚集异常。在血栓前状态和血栓性疾病时血小板聚集反应增高。遗传性血小板功能缺陷,不同的血小板功能缺陷病对各种诱导剂的反应不同。血小板无力症患者因 GPⅡb-Ⅲa 复合物缺陷,ADP、胶原、花生四烯酸等生理性致聚剂不能诱导其血小板发生聚集,但对瑞斯托霉素有正常聚集反应。瑞斯托霉素为非生理性致聚剂,可激活 vWF 而促进 vWF 与 GPⅠb-Ⅸ-Ⅴ 的结合,进而诱导血小板聚集,无需 GPⅡb-Ⅲa 的参与。巨大血小板综合征患者因 GPⅠb-Ⅸ-Ⅴ 复合物缺陷,ADP、胶原和花生四烯酸能正常诱导血小板聚集,但瑞斯托霉素不能诱导聚集反应。环加氧酶抑制剂阿司匹林、TXA_2 合成酶抑制剂奥扎格雷钠、ADP 受体阻断剂氯吡格雷、腺苷酸环化酶激动剂 PGI_2、磷酸二酯酶抑制剂双嘧达莫、血小板 GPⅡb-Ⅲa 拮抗剂等均可抑制血小板聚集。在监测服用抗血小板药物对血小板聚集反应抑制程度时应根据药物的种类选择不同的致聚剂,如服用阿司匹林时,花生四烯酸对诱导血小板聚集率降低更为灵敏,而服用 ADP 受体阻断剂氯吡格雷时,以 ADP 作为致聚剂更敏感。一般而言,血小板聚集率降低比聚集率增高对疾病的诊断有更重要的意义。

（罗自强）

参考文献

1. 陈竺,陈赛娟.威廉姆斯血液学.第 8 版.北京:人民卫生出版社,2011
2. 姚泰.生理学.第 2 版.北京:人民卫生出版社,2010
3. 朱大年,王庭槐.生理学.第 8 版.北京:人民卫生出版社,2013
4. 张志南,郝玉书,赵永强等.血液病学.第 2 版.北京:人民卫生出版社,2011
5. 林果为,欧阳仁荣,陈珊珊等.现代临床血液病学.上海:复旦大学出版社,2014
6. 刘泽霖,贺石林,李家增等.血栓性疾病的诊断与治疗.第 2 版.北京:人民卫生出版社,2006
7. Barrett KE,Barman SM,Boitano S,Brooks HL. Ganong's Review of Medical Physiology. 24th ed. New York:McGraw Hill,2012
8. Guyton AC,Hall JE. Textbook of Medical Physiology. 12th ed. Philadelphia:Saunders,2011
9. Hoffman R,Banz EJ,Shattil SJ,et al. Hematology:Basic Principles and Practice,5th ed. New York:Churchill Livingstone,2009
10. Greer JP,Foerster J,Rodgers GM,et al. Wintrobe's Clinical Hematology. 12th ed. Philadelphia:Williams & Wilkins,2009

第七章 生 理 止 血

生理止血(hemostasis)是指血管受损后机体启动的引起出血自行停止的过程。生理性止血是机体重要的保护机制之一。临床上通过测定出血时间来了解生理性止血功能的状态。生理性止血功能减退时,可有出血倾向;而生理性止血功能过度激活,则可导致血栓形成。

第一节　生理性止血的基本过程

一、生理性止血包括一期止血和二期止血

一期止血依赖于血管收缩和血小板血栓形成。

1. **血管收缩**　生理性止血首先表现为受损血管局部及附近的小血管收缩,使局部血流减少,最快可在 0.2 秒左右完成。若血管破损不大,可使血管破口封闭,从而制止出血。引起血管收缩的原因有三个:①损伤性刺激通过神经反射使血管收缩;②血管壁的损伤引起局部血管平滑肌的收缩;③黏附于损伤处的血小板释放 5-羟色胺(5-HT)、TXA_2 等缩血管物质,引起血管收缩。

2. **血小板止血栓的形成**　血管损伤后,由于内皮下胶原暴露,在 1~2 秒内即有少量的血小板附着于内皮下的胶原上,这是形成止血栓的第一步。通过血小板的黏附,可识别损伤部位,使止血栓能正确定位于损伤部位,并通过血小板内一系列信号转导激活血小板。局部受损红细胞释放的 ADP 及在局部组织因子暴露所启动的凝血过程中生成的凝血酶,也均能活化血小板,使血小板在胶原表面铺展开来,并释放 ADP 及 TXA_2。血小板的伸展变形有利于血小板更好地与内皮下基质结合。释放的 ADP 及 TXA_2 可进一步激活血液中其他血小板,募集更多的血小板相互黏着而发生不可逆聚集,使血液中的血小板不断地聚集、黏着在已黏附固定于内皮下胶原上的血小板上,形成血小板止血栓,从而将伤口堵塞,达到初步止血,称一期止血(primary haemostasis)。一期止血主要依赖于血管收缩及血小板止血栓的形成。此外,受损血管内皮的 PGI_2 生成减少,也有利于血小板的聚集。

3. **血液凝固**　血管受损也可启动凝血系统,在局部迅速发生血液凝固,使血浆中可溶性的纤维蛋白原转变成不溶性的纤维蛋白,并交织成网,以加固止血栓,称二期止血(secondary haemostasis)。最后,局部纤维组织增生,并长入血凝块,达到永久性止血(图 7-1)。

此外,当血液经血管损伤处进入组织形成血肿引起血管外压力增高,或由于血管收缩导致血管内压下降时均有利于止血。还应指出的是,在不同大小的血管,生理止血各环节的相对重要性不同。在微血管,通过初期止血即可实现止血,而在较大的血管则需要血凝块的形成。在难以通过血小板血栓和凝血块形成而有效止血的大动脉血管,血管收缩是减少出血的有效途径,而由于大失血所引起的血压下降则是机体减少失血的最后防线。

二、血小板在生理止血过程中起重要作用

在生理止血过程中,血管收缩、血小板血栓形成及血液凝固三个过程是相继发生并相互重

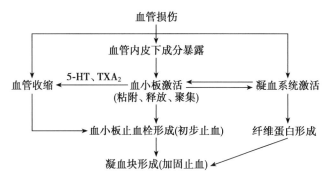

图 7-1　生理性止血过程示意图

5-HT:5-羟色胺;TXA$_2$:血栓烷 A$_2$

叠,密切相关的。只有在血管收缩使血流减慢时,血小板黏附才容易实现;血小板激活后释放的
5-HT 和 TXA$_2$又可促进血管收缩。活化的血小板可促进血液凝固而具有凝血功能。血液凝固的
反应也可促进血小板的活化。此外,血凝块中血小板的收缩,可引起血块回缩,挤出其中的血
清,而使血凝块变得更为坚实,牢固地封住血管的破口。因此,生理性止血的三个过程彼此相互
促进,使生理性止血能及时而快速地进行。因为血小板在生理性止血的三个环节中均起重要作
用,所以在止血过程中至关重要。当血小板减少或功能降低时,出血时间就会延长。由于皮肤、
黏膜组织的血管比肌肉关节的血管更依赖于血小板止血,因此,在临床上血小板减少的患者更
容易出现皮肤黏膜出血。

三、生理止血功能的评价

生理止血过程有赖于血管壁、血小板、凝血和纤溶系统的结构与功能的完整性及相互之间
的生理平衡。血管壁、血小板、凝血-抗凝及纤溶亢进的异常均可引起出血性疾病。实验检查是
诊断出血性疾病的重要依据。除血小板计数外,出血时间(bleeding time,BT)、毛细血管脆性试
验(capillary fragility test,CFT)和血块收缩试验(clot retraction test,CRT)是一期止血缺陷的常用
筛查试验。有关二期止血缺陷的常用筛查试验在本章后文中讨论。

1. **出血时间**　将皮肤刺破后,让血液自然流出到血液自然停止所需的时间称为出血时间。
WHO 推荐用模板法或出血时间测定器法(template bleeding time,TBT)测定,参考值为($6.9 \pm$
2.1)min,超过 9min 为异常。BT 的长短反映血小板的数量、功能以及血管壁脆性的变化。凝血
因子对 BT 影响较小。血小板明显减少、血小板功能异常、血管异常如遗传性出血性毛细血管扩
张症、服用抗血小板药物(阿司匹林等)均可导致 BT 延长。某些血液因子(如 vWF、FⅧ、FⅤ和
纤维蛋白原等)的严重缺乏也会导致出血时间延长。

2. **毛细血管脆性试验**　通过采用血压计袖带给上臂局部加压(标准压力)使静脉血流受
阻,致毛细血管负荷,检查一定范围内皮肤出现出血点的数目来估计血管壁的通透性和脆性。
血管壁的通透性和脆性与其结构和功能、血小板的数量和质量以及 vWF 等因素有关。正常人在
直径 5cm 的圆圈内的新出血点,成年男性低于 5 个,儿童和成年女性低于 10 个。如果上述因素
有缺陷,血管壁的脆性和通透性增加,新的出血点便增多。

3. **血块收缩试验**　血液在体外(37℃)试管中发生凝固后,由于血小板的收缩使得血块
回缩而析出血清。正常人血块 2h 开始收缩,18 ~ 24h 完全收缩,血块收缩率为 48% ~ 64%。
血小板数量减少和功能障碍(如血小板无力症)、低(无)纤维蛋白原血症等均可致血块收缩
不良。

第二节 血液凝固与抗凝

血液凝固(blood coagulation)是指血液由流动的液体状态变成不能流动的凝胶状态的过程,是生理性止血过程的重要环节。当血管受损时,一方面要求迅速凝血形成止血栓以避免血液的流失;另一方面要使凝血反应局限在损伤部位,以保持全身血管内血液的流体状态。组织损伤所形成的止血栓在完成止血使命后将逐步溶解,以恢复血管的畅通,也有利于受损组织的再生和修复。生理情况下止血栓的形成在空间与时间上都受到严格的控制。

血液凝固的实质就是血浆中的可溶性纤维蛋白原转变成不溶性的纤维蛋白的过程。当形成的纤维蛋白交织成网时,可把血细胞及血液的其他成分网罗在内,从而形成血凝块(图7-2)。血液凝固是一系列复杂的酶促反应过程,需要多种凝血因子的参与。

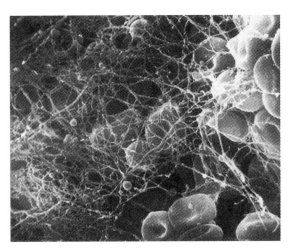

图7-2 凝血块的扫描电镜图

一、血液凝固有赖于多种凝血因子的参与

血浆与组织中直接参与血液凝固的物质,统称为凝血因子(coagulation factor,或 clotting factor)。目前已知的凝血因子主要有14种,其中12种已按国际命名法依发现的先后顺序用罗马数字进行编号,即凝血因子Ⅰ~ⅩⅢ(简称FⅠ~FⅩⅢ,其中FⅥ是血清中活化的FⅤa,已不再被视为一个独立的凝血因子)。此外还有前激肽释放酶、高分子激肽原等(表7-1)。在这些凝血因子中,除FⅣ是Ca^{2+}外,其余的凝血因子均为蛋白质;除FⅢ外,其他凝血因子均存在于新鲜血浆中。FⅡ、FⅦ、FⅨ、FⅩ、FⅪ、FⅫ、FⅩⅢ和前激肽释放酶都是丝氨酸蛋白酶,能对特定的肽链进行有限水解;但正常情况下这些蛋白酶是以无活性的酶原形式存在,必须通过其他酶的有限水解而暴露或形成活性中心后,才具有酶的活性,这一过程称为凝血因子的激活。习惯上在凝血因子代号的右下角加一个"a"(指 activated)表示"活化型",如FⅡ被激活为FⅡa。FⅢ、Ca^{2+}、FⅤ、FⅧ和高分子激肽原在凝血反应中起辅因子的作用。大多数凝血因子在肝脏内合成,其中FⅡ、FⅦ、FⅨ、FⅩ的生成需要维生素K的参与,故它们又称依赖维生素K的凝血因子。依赖维生素K的凝血因子的分子中均含有γ-羧基谷氨酸,它通过Ca^{2+}与血小板膜磷脂(主要是磷脂酰丝氨酸)结合而参与凝血。FⅡ、FⅦ、FⅨ、FⅩ上的谷氨酸在γ-羧化酶的作用下羧化为γ-羧基谷氨酸,其中维生素K是γ-羧化酶的辅酶。当肝脏病变或维生素K缺乏时,可因凝血因子合成障碍引起凝血功能异常。

Notes

表 7-1 凝血因子的某些特性

因子	同义名	合成部位	主要激活物	主要抑制物	主要功能
I	纤维蛋白原	肝细胞			形成纤维蛋白,参与血小板聚集
II	凝血酶原	肝细胞(需维生素 K)	凝血酶原酶复合物	抗凝血酶	凝血酶促进纤维蛋白原转变为纤维蛋白;激活 F V,F VIII,F XI,F XIII和血小板,正反馈促进凝血;与内皮细胞上凝血酶调节蛋白结合,激活蛋白质 C 和凝血酶激活的纤溶抑制物(TAFI)
III	组织因子	内皮细胞和其他细胞			作为 F VIIa 的辅因子,是生理性凝血反应过程的启动物
IV	钙离子(Ca^{2+})	—			辅因子
V	前加速素易变因子	内皮细胞和血小板	凝血酶和 F Xa,以凝血酶为主	活化的蛋白质 C	作为辅因子加速 F Xa 对凝血酶原的激活
VII	前转变素稳定因子	肝细胞(需维生素 K)	F Xa,F IXa,F VIIa	TFPI,抗凝血酶	与组织因子形成 VIIa-组织因子复合物,激活 F X 和 F IX
VIII	抗血友病因子	肝细胞	凝血酶,F Xa	不稳定,自发失活;活化的蛋白质 C	作为辅因子,加速 F IXa 对 F X 的激活
IX	血浆凝血活酶	肝细胞(需维生素 K)	F XIa,VIIa-组织因子复合物	抗凝血酶	F IXa 与 VIIIa 形成因子 X 酶复合物激活 F X
X	Stuart-Prower 因子	肝细胞(需维生素 K)	VIIa-组织因子复合物,F IXa-VIIIa 复合物	抗凝血酶,组织因子途径抑制物	与 Va 结合形成凝血酶原酶复合物激活凝血酶原;F Xa 还可激活 F VII,F VIII 和 F V
XI	血浆凝血活酶前质	肝细胞	F XIIa,凝血酶	α$_1$ 抗胰蛋白酶,抗凝血酶	激活 F IX
XII	接触因子或 Hageman 因子	肝细胞	胶原、带负电的异物表面	抗凝血酶	激活 F XI;激活纤溶酶原;激活前激肽释放酶
XIII	纤维蛋白稳定因子	肝细胞和血小板	凝血酶		使纤维蛋白单体相互交联聚合形成纤维蛋白网
—	高分子量激肽原	肝细胞			辅因子,促进 F XIIa 对 F XI 和前激肽释放酶的激活;促进前激肽释放酶对 F XII 的激活
—	前激肽释放酶	肝细胞	F XIIa	抗凝血酶	激活 F XII;激活纤溶酶原

二、凝血过程是一系列酶促反应的级联过程

血液凝固是凝血因子按一定顺序相继激活而生成凝血酶(thrombin),最终使纤维蛋白原(fibrinogen)变为纤维蛋白(fibrin)的过程。凝血酶原激活是在凝血酶原酶复合物的作用下进行的。因此,凝血过程可分为凝血酶原酶复合物(也称凝血酶原激活复合物)的形成、凝血酶原激活和纤维蛋白生成三个基本步骤。

Notes

（一）凝血酶原酶复合物的形成有两条途径

凝血酶原酶复合物可以通过内源性凝血途径和外源性凝血途径生成。两条途径的主要区别在于启动方式和参与的凝血因子不同。但两条途径中的某些凝血因子可以相互激活，故两者间相互密切联系，并不各自独立。

1. **内源性凝血途径**　内源性凝血途径（intrinsic pathway）是指参与凝血的因子全部来自血液，通常因血液与带负电荷的异物表面（如玻璃、白陶土、硫酸酯、胶原等）接触而被启动。当血液与带负电荷的异物表面接触时，首先 FXII 被异物表面激活为 FXIIa。FXIIa 有两方面作用：①激活 FXI 为 FXIa，从而启动内源性凝血途径；②激活前激肽释放酶（prekallikrein）为激肽释放酶（kallikrein）；后者可反过来激活 FXII，生成更多的 FXIIa，由此形成表面激活的正反馈效应。从 FXII 结合于异物表面到形成 FXIa 的过程，称为表面激活。表面激活还需要高分子量激肽原（high-molecular weight kininogen, HMWK）的参与，它作为辅因子大大加速 FXII、前激肽释放酶和 FXI 的激活过程。

在 Ca^{2+} 存在的情况下，表面激活所生成的 FXIa 可激活 FIX，生成 FIXa。FIXa 在 Ca^{2+} 的作用下与 FVIIIa 在活化的血小板膜磷脂表面结合成复合物，即内源性途径因子 X 酶复合物（tenase complex），可进一步激活 FX，生成 FXa。在此过程中，FVIIIa 作为辅因子，使 FIXa 对 FX 的激活速度提高 20 万倍。正常情况下，血浆中 FVIII 与 von Willebrand 因子（vWF）以非共价形式结合成复合物，可避免 FVIII 的降解。vWF 缺陷时血浆 FVIII 水平降低。FVIII 须从该复合物释出后，才能活化成为 FVIIIa。

2. **外源性凝血途径**　由来自血液之外的组织因子（tissue factor, TF）与血液接触而启动的凝血过程，称为外源性凝血途径（extrinsic pathway），又称组织因子途径。组织因子是一种跨膜糖蛋白，广泛存在于大多数非血管细胞表面及血管外膜层。在生理情况下，直接与循环血液接触的血细胞和内皮细胞不表达组织因子，但约有 0.5% 的 FVII 处于活化状态（FVIIa）。当血管损伤时，暴露出组织因子，后者与血浆中微量存在的 FVIIa 相结合形成 FVIIa-组织因子复合物。FVIIa-组织因子复合物可催化两个重要的反应：①激活 FX 生成 FXa。在此过程中，组织因子既是 FVII 和 FVIIa 的受体，使 FVIIa-组织因子复合物定位于损伤部位；组织因子又是辅因子，它能使 FVIIa 催化 FX 激活的效力增加 1000 倍。生成的 FXa 又能反过来激活 FVII，进而可使更多 FX 激活，形成外源性凝血途径的正反馈效应。②激活 FIX 生成 FIXa，而 FIXa 除能与 FVIIIa 结合而激活 FX 外，又能反馈激活 FVII。因此，通过 FVIIa-组织因子复合物的形成，使内源性凝血途径和外源性凝

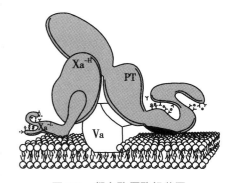

图 7-3　凝血酶原酶组装图

Va、Xa 和 PT 分别表示 FVa、FXa 和凝血酶原。凝血因子 Xa 由重链（Xa^{-H}）和轻链（Xa^{-L}）组成。FVa 为 FXa 的膜受体，并加速凝血酶原活化的速度。图中 Xa 和 PT 分子上的"Y"表示 γ-羧基谷氨酸，与 Ca^{2+} 结合（图中以"o"表示）。当 γ-羧基谷氨酸与 Ca^{2+} 结合后使 Xa 和 PT 暴露出膜结合位点

血途径相互联系，相互促进，共同完成凝血过程。此外，在组织因子的辅助下，FVIIa 也能自身激活 FVII 为 FVIIa。值得指出的是，在病理状态下，细菌内毒素、补体 C5a、免疫复合物、肿瘤坏死因子等均可刺激血管内皮细胞和单核细胞表达组织因子，从而启动凝血过程，引起弥漫性血管内凝血。

由内源性和外源性凝血途径所生成的 FXa，在 Ca^{2+} 存在的情况下可与 FVa 在磷脂膜表面形成 FXa-FVa-Ca^{2+}-磷脂复合物，即凝血酶原酶复合物（prothrombinase complex），进而激活凝血酶原（图 7-3）。

Notes

（二）通过共同的途径激活凝血酶原和生成纤维蛋白

凝血酶原在凝血酶原酶复合物的作用下水解释出凝血酶原片段 1.2（prothrombin fragment 1.2），被激活成为凝血酶。因此，测定血浆凝血酶原片段 1.2 可反映凝血酶的激活状态。凝血酶原酶复合物中的 FVa 为辅因子，可使 FXa 激活凝血酶原的速度提高 10 000 倍。凝血酶具有多种功能：①使纤维蛋白原（四聚体）从 N 端脱下四段小肽，即两个 A 肽和两个 B 肽，转变为纤维蛋白单体；②激活 FⅧ，生成 FⅧa。在 Ca^{2+} 的作用下，FⅧa 使纤维蛋白单体相互聚合，形成不溶于水的交联纤维蛋白多聚体凝块；③激活 FV、FⅧ和 FⅪ，形成凝血过程中的正反馈机制；④使血小板活化，为因子X酶复合物和凝血酶原酶复合物的形成提供有效的磷脂表面，也可加速凝血。在未激活的血小板，带负电荷的磷脂（如磷脂酰丝氨酸等）存在于膜的内表面。当血小板活化后，带负电荷的磷脂翻转到外表面，可促进因子X酶复合物和凝血酶原酶复合物的形成。上述凝血过程可概括为图 7-4。

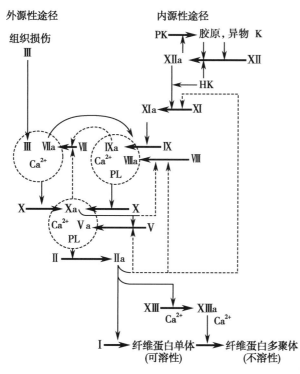

图 7-4 凝血过程示意图

——→催化作用 ➡变化方向 ┄┄正反馈促进

由于凝血是一系列凝血因子相继酶解、激活的过程，每步酶促反应均有放大效应，即少量被激活的凝血因子可使大量下游凝血因子激活，逐级接连下去，使整个凝血过程呈现出强烈的放大现象。例如，1 分子 FⅪa 最终可产生上亿分子的纤维蛋白。整个凝血过程实质上是由一系列凝血因子参与的瀑布式酶促反应的级联放大。

血液凝固后 1~2 小时，因血凝块中的血小板激活，使血凝块回缩，析出淡黄色的液体，称为血清（serum）。由于在凝血过程中一些凝血因子被消耗，故血清与血浆的区别在于前者缺乏纤维蛋白原及 FⅡ、FV、FⅧ、FⅩⅢ等凝血因子，但也增添了少量凝血过程中血小板释放的物质。

（三）组织因子是生理性凝血过程的启动物

在体内，当组织和器官损伤时，暴露出的组织因子和胶原虽可分别启动外源性凝血系统和内源性凝血系统，但临床观察发现，先天性缺乏 FⅫ和前激肽释放酶或高分子量激肽原的患者，几乎没有出血症状，这表明由这些因子所参与的表面激活过程在体内生理性凝血的启动中并不起重要作用。目前认为，外源性凝血途径在体内生理性凝血反应的启动中起关键性作用，而组

Notes

织因子则是生理性凝血反应过程的启动物。

当组织因子与FⅦa结合成复合物后,可分别激活FX和FIX,从而启动凝血反应,生成最初的凝血酶。但由于正常情况下在局部形成的FⅦa-组织因子复合物的数量有限,同时血小板尚未形成有效的磷脂膜表面,FⅧ与FV也没有被活化,特别是由于组织因子途径抑制物(详见后)对FXa与FⅦa-组织因子复合物的灭活作用,使得最初外源性凝血途径所形成的凝血酶太少,尚不足以实现止血功能。但这些少量激活的凝血酶通过对血小板的激活及对FV、FⅧ、FXI的激活可产生扩增放大效应。更为重要的是,组织因子-FⅦa复合物还可激活FIX为FIXa。FIXa不受组织因子途径抑制物的影响,它们可扩散到邻近活化的血小板表面与FⅧa结合形成内源性途径的因子X酶复合物,大量激活FXa,进而与FVa形成凝血酶原酶复合物,在活化的血小板上大量激活凝血酶,产生增强效应。因此,组织因子-FⅦa复合物对FXI的激活使得凝血过程绕过FⅫ而激活FIX,进而通过"截短的"内源性途径不断放大而形成大量因子X酶复合物,激活足量的FXa和凝血酶,完成纤维蛋白的形成过程。因此,体内凝血过程分为启动和放大两个阶段。组织因子是生理性凝血反应的启动物,而"截短的"内源性途径在放大阶段对凝血反应开始后的维持和巩固起非常重要的作用。FⅧ或FIX缺陷的患者由于FX的激活障碍均有明显的出血倾向,分别称之为血友病甲(hemophilia A)和血友病乙(hemophilia B)。

三、体内血液凝固过程受到多种负性调节

正常人在日常活动中发生轻微的血管损伤时,体内也常有低水平的凝血系统的激活,但循环血液并不凝固。即使当组织损伤而发生生理性止血时,止血栓也只局限于损伤部位,并不延及周围未损部位。这表明体内的生理性凝血过程在时间和空间上都受到严格的控制,并且是多因素综合作用的结果,其中血管内皮细胞在防止血液凝固反应的蔓延中起重要作用。

(一) 血管内皮具有抗凝作用

正常的血管内皮作为一个屏障,可防止凝血因子、血小板与内皮下的成分接触,从而避免凝血系统的激活和血小板的活化。血管内皮还具有抗血小板和抗凝血的功能:①血管内皮细胞可以合成、释放前列环素(PGI$_2$)和一氧化氮(NO),可抑制血小板的聚集;②内皮细胞膜上还有胞膜ADP酶(ecto-ADPase),可以分解ADP而抑制血小板的激活;③血管内皮细胞表面存在硫酸乙酰肝素蛋白多糖,血液中的抗凝血酶(antithrombin)(过去曾称为抗凝血酶Ⅲ)与之结合后,可灭活FⅡa、FXa等多种活化的凝血因子;④内皮细胞也能合成和分泌组织因子途径抑制物(tissue factor pathway inhibitor,TFPI)和抗凝血酶等抗凝物质;⑤内皮细胞还能合成并在膜上表达凝血酶调节蛋白(thrombomodulin,TM),通过蛋白质C系统参与对FVa、FⅧa的灭活。通过上述过程,内皮细胞可灭活来自凝血部位扩散而来的活化凝血因子,阻止血栓延伸到完整内皮细胞部位。此外,血管内皮细胞还能合成和分泌组织型纤溶酶原激活物(tissue plasminogen activator,t-PA),后者可激活纤维蛋白溶解酶而降解已形成的纤维蛋白,保证血管内血流通畅。因此,血管内皮受损,可引起血小板的活化、凝血与抗凝平衡的失调,以及因PGI$_2$和NO等扩血管物质的减少而导致局部血管的过度收缩,是引起血栓形成的重要因素。

(二) 凝血因子的激活局限于血管的受损部位

当血管局部损伤时,由于组织因子和胶原的暴露,可分别与FⅦ结合和引起血小板的黏附。由于组织因子镶嵌在细胞膜上,可起"锚定"作用,使FX的激活只发生在损伤区域。此外,因子X酶复合物对凝血酶原的激活是在活化血小板的磷脂膜表面上进行的,黏附于受损区域的血小板的活化,为凝血酶原的激活提供有效的磷脂表面。此外,纤维蛋白与凝血酶有高度的亲和力。在凝血过程中所形成的凝血酶,85%～90%可被纤维蛋白吸附,这不仅有助于加速局部凝血反应的进行,也可避免凝血酶向周围扩散。上述过程均有利于凝血因子的局部激活,使生理性凝血过程局限于血管的受损部位。

Notes

（三）血流的稀释及单核巨噬细胞的吞噬作用有助于防止凝血过程的扩散

进入循环的活化凝血因子可被血液稀释，并被血浆中的抗凝物质灭活，进而被单核巨噬细胞吞噬。实验证明，给动物注射一定量的凝血酶，若预先用墨汁封闭单核巨噬细胞系统，则动物可发生血管内凝血；如未封闭单核巨噬细胞系统，则不会发生血管内凝血。这表明单核巨噬细胞系统在体内抗凝机制中起重要的作用。

（四）生理性抗凝物质是体内抗凝的重要机制

正常人每1ml血浆中约含凝血酶300单位，当凝血反应在试管中发生时，凝血酶原可被全部激活。但在生理性止血时，每1ml血浆所表现出的凝血酶活性很少超过8~10单位，这表明正常人体内有很强的抗凝血酶活性。体内的生理性抗凝物质可分为丝氨酸蛋白酶抑制物、蛋白质C系统和组织因子途径抑制物三类，分别抑制激活的维生素K依赖性凝血因子（FⅦa除外）、激活的辅因子FVa和FⅧa，以及外源性凝血途径。

1. **丝氨酸蛋白酶抑制物**　血浆中含有多种丝氨酸蛋白酶抑制物，主要有抗凝血酶、C1抑制物、α1抗胰蛋白酶、α2-抗纤溶酶、α2-巨球蛋白，及肝素辅因子Ⅱ等。抗凝血酶是最重要的抑制物，负责灭活60%~70%的凝血酶，其次肝素辅因子Ⅱ，可灭活30%的凝血酶。抗凝血酶由肝脏和血管内皮细胞产生，通过与凝血酶及凝血因子FⅨa、FⅩa、FⅪa、FⅫa等分子活性中心的丝氨酸残基结合而抑制其活性。抗凝血酶与凝血因子的结合需要肝素的辅助。但正常情况下，循环血浆中几乎无肝素存在，抗凝血酶主要通过与内皮细胞表面的硫酸乙酰肝素结合而增强血管内皮的抗凝功能。抗凝血酶的缺乏，使静脉血栓形成的危险性增高。

2. **蛋白质C系统**　蛋白质C系统主要包括蛋白质C（protein C，PC）、凝血酶调节蛋白、蛋白质S和蛋白质C的抑制物。蛋白质C由肝脏合成，其合成需要维生素K的参与。蛋白质C以酶原形式存在于血浆中，凝血酶是其天然的激活剂。凝血酶调节蛋白是凝血酶激活蛋白质C的辅因子，它可使凝血酶激活蛋白质C的速度提高1000倍。当凝血酶离开损伤部位而与正常血管内皮细胞上的凝血酶调节蛋白结合时，可以激活蛋白质C，后者可水解灭活FⅧa和FVa，而抑制FX及凝血酶原的激活。凝血酶调节蛋白还可抑制凝血酶的促凝作用。因此，凝血酶调节蛋白是将凝血酶的促凝作用转变为抗凝作用的转换分子。此外，活化的蛋白质C还有促进纤维蛋白溶解的作用。血浆中的蛋白质S是蛋白质C的辅因子，可使激活的蛋白质C的作用大大增强。蛋白质C系统有缺陷者易发生血栓的形成。

3. **组织因子途径抑制物**　组织因子途径抑制物（tissue factor pathway inhibitor，TFPI）是一种糖蛋白，其分子量为34 000，主要由血管内皮细胞产生，是外源性凝血途径的特异性抑制物。目前认为，TFPI是体内主要的生理性抗凝物质。TFPI虽能与FⅩa和FⅦa-组织因子复合物结合而抑制其活性，但它只有在结合FⅩa后才能结合FⅦa-组织因子复合物。因此，TFPI并不阻断组织因子（TF）对外源性凝血途径的启动，待生成一定数量的FⅩa后，才通过与FⅩa的结合再进一步与FⅦa-组织因子复合物结合形成TF-FⅦa-TFPI-FⅩa四合体，从而灭活FⅦa-组织因子复合物，负反馈地抑制外源性凝血途径。TFPI可与内皮细胞表面的硫酸乙酰肝素结合，注射肝素可引起结合于内皮细胞的TFPI释放，血浆TFPI水平可升高几倍。

4. **肝素**　肝素（heparin）是一种硫酸化的葡萄糖胺聚糖（glycosaminoglycan），主要由肥大细胞和嗜碱性粒细胞产生。在肺和小肠黏膜中含量最高。生理情况下其在血浆中的含量甚微。肝素具有强的抗凝作用，但在缺乏抗凝血酶的条件下，肝素的抗凝作用很弱。肝素作为抗凝血酶的辅因子，能与抗凝血酶的赖氨酸基团结合，使其抗凝作用增强2000倍以上。因此，肝素主要通过增强抗凝血酶的活性而发挥间接抗凝作用。此外，肝素还可刺激血管内皮细胞释放TFPI而抑制凝血过程。

促凝和抗凝　临床工作中常常需要采取各种措施保持血液不发生凝固，或者加速血液凝固。外科手术时常可用温热盐水纱布等进行压迫止血。这主要因为纱布是异物，可激活因子Ⅻ

及血小板;又因凝血过程为一系列的酶促反应,适当加温可使凝血反应加速。反之,降低温度和增加异物表面的光滑度(如涂有硅胶或石蜡的表面)则可延缓凝血过程。此外,血液凝固的多个环节中都需要 Ca^{2+} 的参加,故通常用枸橼酸钠、草酸铵和草酸钾作为体外抗凝剂,它们可与 Ca^{2+} 结合而除去血浆中的 Ca^{2+},从而起抗凝作用。由于少量枸橼酸钠进入血液循环不致产生毒性,因此常用它作为抗凝剂来处理输血用的血液。维生素 K 拮抗剂如华法林可以抑制 FⅡ、FⅦ、FⅨ、FⅩ 等维生素 K 依赖性凝血因子的正常合成,在体内具有抗凝作用。肝素在体内、体外均能立即发挥抗凝作用,已广泛应用于临床防治血栓形成。

天然的普通肝素是一种分子量不均一(3000～15 000)的混合物,又称未分级肝素(unfractionated heparin,UFH),对 FⅩa 和凝血酶的活性具有相同的抑制作用,并可抑制血小板功能,作用较复杂,且能导致明显的出血倾向。分子量在 7000 以下的肝素称为低分子量肝素(low molecular weight heparin,LMWH),平均分子量为 5000,约为天然肝素的 1/3,对 FⅩa 的抑制强于对凝血酶的抑制(图 7-5),对血小板的影响小,不仅有较强的抗凝效果,而且半衰期长,较少引起出血倾向等副作用,所以更适于临床应用。

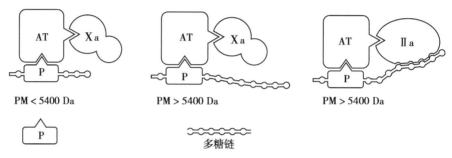

PM < 5400 Da   PM > 5400 Da   PM > 5400 Da

多糖链

图 7-5 肝素抗凝机制示意图

肝素通过分子中的一段特有戊糖序列与抗凝血酶结合,诱导抗凝血酶转变为高活性的变构,促进抗凝血酶与 FⅩa 的结合和对 FⅩa 的灭活。但肝素-抗凝血酶复合物对凝血酶(FⅡa)的抑制还需要凝血酶结合于肝素的多糖链上。该结合要求肝素的多糖链的长度至少达到 18 个糖基(其分子量相应达到 5400Da)。因此,普通肝素对 FⅩa 和凝血酶的抑制程度相同,而低分子量肝素对 FⅩa 的抑制大于凝血酶

四、凝血功能的评价

(一)凝血时间和活化的部分凝血活酶时间反映内源性凝血系统的凝血过程

静脉血放入试管(玻璃试管、塑料试管)中,观察自采血开始至血液凝固所需的时间,称为凝血时间(clotting time,CT),正常人 4～12 分钟(试管法)。若在受检血浆中加入活化的部分凝血活酶时间试剂(接触因子激活剂和部分磷脂)和 Ca^{2+} 后,观察血浆凝固所需要的时间称为活化的部分凝血活酶时间[部分凝血活酶时间(activated partial thromboplastin time,APTT)],正常人 31～43 秒。CT 和 APTT 均反映 FⅫ体外激活到纤维蛋白形成,即反映内源凝血系统的凝血过程的变化。FⅫ、FⅪ、FⅨ、FⅧ、FⅩ、FⅤ、FⅡ、激肽释放酶原、高分子量激肽原、纤维蛋白原缺乏及循环抗凝物质增加、应用抗凝药及纤溶亢进均可引起凝血时间和活化的部分凝血活酶时间延长。

(二)血浆凝血酶原时间反映外源性凝血系统的凝血过程

在被检血浆中加入 Ca^{2+} 和组织因子(组织凝血活酶,tissue thrombo-plastin),观测血浆的凝固时间,称为血浆凝血酶原时间(prothrombin time,PT),正常人 11～13 秒(手工法)。PT 由组织因子所启动,反映外源性凝血系统的凝血过程的变化。纤维蛋白原、FⅡ、FⅤ、FⅦ、FⅩ 缺乏或纤溶亢进、使用抗凝药物(如口服抗凝剂)和异常抗凝血物质等均可导致 PT 延长。

第三节　纤维蛋白溶解

正常情况下,组织损伤后所形成的止血栓在完成止血使命后将逐步溶解,从而保证血管内血流畅通,也有利于受损组织的再生和修复。但若纤溶系统活动亢进,可因止血栓的提前溶解而有重新出血的倾向;如果纤溶系统活动低下,则不利于血管的再通,并可加重血栓栓塞。因此,生理情况下止血栓的溶解过程在空间与时间上同样受到严格的控制。

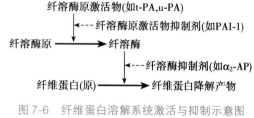

图 7-6　纤维蛋白溶解系统激活与抑制示意图
催化作用→　变化的方向➡　抑制作用---➤

止血栓的溶解主要依赖于纤维蛋白溶解系统(简称纤溶系统)。纤维蛋白被分解、液化的过程称为纤维蛋白溶解(fibrinolysis),简称纤溶。纤溶系统主要包括纤维蛋白溶解酶原(plasminogen,简称纤溶酶原,又称血浆素原)、纤溶酶(plasmin,又称血浆素)、纤溶酶原激活物(plasminogen activator)与纤溶抑制物。纤溶可分为纤溶酶原的激活与纤维蛋白(或纤维蛋白原)的降解两个基本阶段(图 7-6)。

一、纤溶酶原的激活是纤维蛋白溶解的关键步骤

正常情况下,纤溶酶原是纤溶酶的无活性前体,只有在被纤溶酶原激活物等转化为纤溶酶后才具有降解纤维蛋白的作用。纤溶酶原主要由肝产生。纤溶酶原在激活物的作用下发生有限水解,脱下一段肽链而激活成纤溶酶。

体内主要存在组织型纤溶酶原激活物(tissue plasminogen activator,t-PA)和尿激酶型纤溶酶原激活物(urinary-type plasminogen activator,u-PA)两种生理性纤溶酶原激活物。t-PA 是血液中主要的内源性纤溶酶原活化物,属于丝氨酸蛋白酶,基因位于 8 号染色体。生理情况下,t-PA 主要由血管内皮细胞合成。凝血酶可使内皮细胞大量释放 t-PA。此外,缓激肽、内皮素、血小板活化因子、血管升压素、肾上腺素等都可以使内皮细胞释放 t-PA。t-PA 主要被肝脏清除,其血浆半衰期约为 4~6 分钟。t-PA 有单链和双链两种形式。刚刚分泌出来的 t-PA 为单链 t-PA,已具有较低的纤溶酶原激活作用,其活性低于双链 t-PA,但在纤溶酶的作用下单链 t-PA 可迅速转变为双链 t-PA。在纤维蛋白的存在下,t-PA 可与吸附于纤维蛋白上的纤溶酶原形成三联体,其促进纤溶酶原激活的活性增加 1000 倍。t-PA 以非酶原的低活性形式分泌以及与纤维蛋白结合后活性增加的特性有利于确保纤维蛋白生成时纤溶的即刻启动和将纤溶限制于血凝块局部,并增强局部的纤溶强度。重组人组织型纤溶酶激活剂已经作为溶栓药物广泛用于临床血栓栓塞的溶栓治疗。

u-PA 是血液中仅次于 t-PA 的生理性活化物。内皮细胞、巨噬细胞、肾上皮细胞及某些肿瘤细胞可表达 u-PA。u-PA 也有单链和双链两种形式,新生成的 u-PA 为单链 u-PA,其活性低于双链 u-PA。单链 u-PA 可被纤溶酶、激肽释放酶裂解为双链 u-PA。u-PA 对纤维蛋白的亲和性低于 t-PA。u-PA 通过与细胞膜上的尿激酶型纤溶酶原激活物受体(urokinase-plasminogen activator receptor,u-PAR)结合(在单核细胞、巨噬细胞、成纤维细胞、内皮细胞及多种肿瘤细胞膜上存在 u-PAR),促进结合于细胞表面的纤溶酶原的激活。因此,u-PA 的主要功能是溶解血管外蛋白,如促进细胞迁移(排卵及着床、肿瘤转移等)和溶解尿液中的凝块,其次才是清除血浆中的纤维蛋白。

此外,在内源性凝血途径表面激活所生成的 FXIIa、激肽释放酶也可激活纤溶酶原,但正常情况下其激活活性不足总激活能力的 15%。因此,当血液与异物表面接触而激活 FXII 时,一方面

Notes

启动内源性凝血系统,另一方面也通过 FXⅡa、激活激肽释放酶而启动纤溶系统,使凝血与纤溶相互配合,保持平衡。FXⅡ缺乏引起血栓,可能与该途径的纤溶酶激活障碍有关。在体外循环的情况下,由于循环血液大量接触带负电荷的异物表面,此时 FXⅡa、激肽释放酶可以成为纤溶酶原的主要激活物。

纤溶酶原激活物可用于纤溶治疗,通过注射高剂量纤溶酶原激活物加速纤溶酶原的激活,从而降解纤维蛋白,达到溶栓的目的。由于 t-PA 在无纤维蛋白存在时活性较低,具有纤维蛋白相对特异性,但高剂量给药也可引起血浆纤维蛋白原的降解。通过重组技术合成的 t-PA 突变体瑞替普酶(reteplase)和替奈普酶(tenecteplase)具有更高的纤维蛋白特异性和更长的半衰期。此外,双链 u-PA 也被用于纤溶治疗,但比 t-PA 易发生血浆纤维蛋白原的降解。来自于 β-溶血性链球菌的链激酶(streptokinase)虽不具有酶的活性,但与纤溶酶原结合后可激活其他纤溶酶原。

二、激活的纤溶酶可降解纤维蛋白与纤维蛋白原

纤溶酶属于丝氨酸蛋白酶,它最敏感的底物是纤维蛋白和纤维蛋白原。在生理情况下,纤溶酶主要生成于纤维蛋白沉积的部位,并可将纤维蛋白和纤维蛋白原分解为许多可溶性小肽,为纤维蛋白降解产物(fibrin degradation products,FDPs)。纤维蛋白降解产物通常不再发生凝固,其中部分小肽还具有抗凝血作用。纤溶酶是血浆中活性最强的蛋白酶,特异性较低,除主要降解纤维蛋白及纤维蛋白原外,对 FⅡ、FⅤ、FⅧ、FⅩ、FⅫ等凝血因子、补体等也有一定的降解作用。

血液凝固过程中纤维蛋白的形成是触发纤溶的启动因素,通过纤溶酶选择性地产生并作用于纤维蛋白形成部位,即血凝块形成的部位,可以溶解纤维蛋白,以清除血凝块,恢复正常的血管结构和血流。但当纤溶亢进时,可因凝血因子的大量分解及纤维蛋白降解产物的抗凝作用而有出血倾向。

三、体内存在的纤溶抑制物可防止纤溶过快和过强

体内有多种物质可抑制纤溶系统的活性,主要有纤溶酶原激活物抑制物-1(plasminogen activator inhibitor type-1,PAI-1)和 α_2-抗纤溶酶(α_2-antiplasmin,α_2-AP),两者分别在纤溶酶原的激活水平和纤溶酶水平抑制纤溶系统的活性,防止血块过早溶解和避免出现全身性纤溶。此外,在血浆中还存在凝血酶激活的纤溶抑制物(thrombin-activatable fibrinolysis inhibitor,TAFI)。TAFI 为羧肽酶原,凝血酶与凝血酶调节蛋白结合后可激活 TAFI 为 TAFIa。后者可在羧基末端水解纤维蛋白,使之失去与 t-PA 和纤溶酶原结合的能力而抑制纤溶酶原的激活。

(一)PAI-1 通过抑制纤溶酶原激活物而降低纤溶

PAI-1 是分子量为 52kD 的糖蛋白,通过与 t-PA 和 u-PA 结合而使后者灭活,为血浆中主要的 t-PA 抑制物,在纤维蛋白溶解调控中起作用。PAI-1 生成的主要部位尚未最后确定,体内肝细胞、内皮细胞、巨噬细胞、脂肪细胞等多种细胞均可产生,PAI-1 通过与组织型纤溶酶原激活物和尿激酶结合而使后者灭活。血小板α颗粒中含有高浓度的 PAI-1。血小板活化时释放出的 PAI-1 使局部 PAI-1 水平迅速升高,可能对富含血小板的凝块中 t-PA 的活性起着生理性调控作用。

(二)α_2-AP 是体内主要的纤溶酶抑制物

α_2-AP 的分子量约 70kD,主要由肝脏产生。血小板 α 颗粒中也贮存有少量 α_2-AP,但仅占循环中 α_2-AP 总量的 5% 左右。血小板中所含的 α_2-AP 在血小板活化时释放出来,可以防止纤维蛋白过早降解。α_2-AP 属丝氨酸蛋白酶抑制物(serpin)超家族,通过与纤溶酶以 1:1 比例结合成共价复合物而抑制其活性,是体内主要的纤溶酶抑制物,在它的作用下,纤溶酶的 $T_{1/2}$ 只有 0.1 ~ 0.5 秒。在纤维蛋白凝块中,纤溶酶上 α_2-AP 的作用部位被纤维蛋白所占据,因此不易被 α_2-AP 灭活。

Notes

体内纤溶的生理调控主要在于调节纤溶酶生成的速率和生成的部位。在正常安静情况下，由于血管内皮细胞分泌的 PAI-1 的量为 t-PA 的 10 倍，加之 α_2-AP 对纤溶酶的灭活作用，血液中的纤溶活性很低。当血管壁上有纤维蛋白形成时，血管内皮分泌 t-PA 增多。同时，由于 t-PA 和纤溶酶原结合于纤维蛋白上，既提高了 t-PA 激活纤溶酶原的效率，也避免了 PAI-1 对 t-PA 的灭活及 α_2-AP 对纤溶酶的灭活。此外，纤溶酶还可将低活性单链的 u-PA 转化为高活性双链 u-PA，进一步促进局部纤溶酶原的激活，而凝血块中激活的血小板释放的 PAI-1 和 α_2-AP 可避免纤溶的过度激活。这样就能保证血栓形成部位既有适度的纤溶过程，又不致引起全身性纤溶亢进，从而维持凝血和纤溶之间的动态平衡。

四、纤溶活性的评价

纤溶亢进可分为原发性纤溶和继发性纤溶亢进。前者是指在某些疾病情况下由于纤溶酶原活化剂释放过多或纤溶抑制物减少所引起的纤溶活性增强；后者是指原发病引起凝血增强而继发纤溶亢进。血浆纤维蛋白（原）降解产物测定、D-二聚体定性试验及优球蛋白溶解时间是临床纤溶活性评价的常用筛查试验。

1. **血浆纤维蛋白（原）降解产物测定和 D-二聚体定性试验** 纤维蛋白（原）降解产物（FDPs）的增减可以反映体内纤溶酶活性的高低。原发性纤溶和继发性纤溶亢进均可引起 FDPs 增高。D-二聚体（D-dirner）是交联纤维蛋白在纤溶酶降解下产生的降解产物之一，为继发性纤溶特有的代谢物。正常人 D-二聚体定性试验为阴性，继发性纤溶亢进者为阳性。

2. **优球蛋白溶解时间** 血浆优球蛋白（euglobulin）包括纤维蛋白原、纤溶酶原和组织型纤溶酶原激活剂（t-PA）等组分，但不含纤溶酶抑制物。分离受检血浆的优球蛋白沉淀后，先加入适量钙溶液（加钙法）或凝血酶（加酶法）使纤维蛋白原转变为纤维蛋白凝块，然后优球蛋白中的纤溶酶原在 t-PA 的激活下转变为纤溶酶，使纤维蛋白凝块溶解，观察凝块完全溶解所需时间称为优球蛋白溶解时间（euglobulin lysis time，ELT），正常人为 90 ~ 240 分钟（加酶法）。ELT 缩短（<70 分钟）表明纤溶活性增强，ELT 延长表明纤溶活性减弱。

（罗自强）

参考文献

1. 陈竺,陈赛娟. 威廉姆斯血液学. 第 8 版. 北京:人民卫生出版社,2011
2. 姚泰. 生理学. 第 2 版. 北京:人民卫生出版社,2010
3. 朱大年,王庭槐. 生理学. 第 8 版. 北京:人民卫生出版社,2013
4. 张志南,郝玉书,赵永强等. 血液病学. 第 2 版. 北京:人民卫生出版社,2011
5. 林果为,欧阳仁荣,陈珊珊等. 现代临床血液病学. 上海:复旦大学出版社,2014
6. 邓家栋,扬崇礼,扬天楹等主编. 邓家栋临床血液病学. 上海:上海科学技术出版社,2001
7. 刘泽霖,贺石林,李家增等. 血栓性疾病的诊断与治疗. 第 2 版. 北京:人民卫生出版社,2006
8. Barrett KE,Barman SM,Boitano S,Brooks HL. Ganong's Review of Medical Physiology. 24th ed. New York: McGraw Hill,2012
9. Guyton AC,Hall JE. Textbook of Medical Physiology. 12th ed. Philadelphia:Saunders,2011
10. Hoffman R,Banz EJ,Shattil SJ,et al. Hematology:Basic Principles and Practice,5th ed. New York:Churchill Livingstone,2009
11. Greer JP,Foerster J,Rodgers GM,et al. Wintrobe's Clinical Hematology. 12th ed. Philadelphia:Williams & Wilkins,2009

Notes

第八章　血型与输血基本原则

血型(blood group)是指红细胞膜上特异性抗原的类型。自1901年Landsteiner发现第一个人类血型系统——ABO血型系统以来,至今已经发现ABO、Rh、MNSs、Lutheran、Kell、Lewis、Duff及Kidd等30个不同的红细胞血型系统。白细胞和血小板除了也存在一些与红细胞相同的血型抗原外,还有它们自己特有的血型抗原。白细胞上最强的同种抗原是人类白细胞抗原(human leukocyte antigen,HLA)。HLA系统是一个极为复杂的抗原系统,在体内分布广泛,是引起器官移植后免疫排斥反应的最重要的抗原。人类血小板表面也有一些特异的血小板抗原系统,如PI、Zw、Ko等。血小板抗原与输血后血小板减少症的发生有关。本章主要讨论红细胞的ABO血型系统和Rh血型系统。

第一节　红细胞血型

ABO血型系统和Rh血型系统是医学上最为重要的红细胞血型系统。血型鉴定是安全输血的前提。由于血型是由遗传决定的,血型鉴定对法医学和人类学的研究也具有重要的价值。Landsteiner因为发现人类红细胞血型而获得1930年诺贝尔生理学医学奖。

一、ABO血型系统是最重要的血型系统

(一)ABO血型分为A,B,AB,O四型

1. **ABO血型的分型**　ABO血型系统中有两种不同的抗原,分别称为A抗原和B抗原。在人类血清中含有与其相对应的两种抗体,即抗A抗体和抗B抗体。ABO血型的分型是根据红细胞膜上是否存在A抗原和B抗原而将血液分为A,B,O和AB型四型(表8-1)。当红细胞膜上A抗原和抗A抗体、B抗原和抗B抗体相结合时则发生红细胞凝集(agglutination)反应。这是因为每个抗体上具有$2 \sim 10$个抗原结合位点,抗体可在若干个带有相应抗原的红细胞之间形成桥梁,使它们聚集成簇。因此,血型抗原和血型抗体曾分别被称为凝集原(agglutinogen)和凝集素(agglutinin)。在补体的作用下,凝集的红细胞将发生破裂溶血。当给人体输入血型不相容的血液时,可发生血管内红细胞凝集和溶血的反应,严重时可危及生命。

ABO血型系统还有几种亚型,其中最重要的亚型是A型中的A_1和A_2亚型。A_1型红细胞上含有A抗原和A_1抗原,而A_2型红细胞上仅含有A抗原;A_1型血的血清中只含有抗B抗体,而A_2型血的血清中则含有抗B抗体和抗A_1抗体。同理,AB型血型中也有A_1B和A_2B两种主要亚型(表8-1)。虽然在我国汉族人中A_2型和A_2B型者分别只占A型和AB型人群的1%以下,但由于A_1型红细胞可与A_2型血清中的抗A_1抗体发生凝集反应,而且A_2型和A_2B型红细胞比A_1型和A_1B型红细胞的抗原性要弱得多,在用抗A抗体作血型鉴定时,容易将A_2型和A_2B型血误定为O型和B型。在输血时应注意A_2和A_2B亚型的存在。

2. **ABO血型的鉴定**　正确鉴定血型是保证输血安全的基础。常规ABO血型的定型包括正向定型(forward typing)和反向定型(reverse typing)。正向定型是用抗A与抗B抗体检测来检查红细胞上有无A或B抗原;反向定型是用已知血型的红细胞检测血清中有无抗A或抗B抗体,结果判断见表8-2。同时进行正向定型和反向定型是为了相互印证。

表 8-1　ABO 血型系统的抗原和抗体

血型		红细胞膜上的抗原	血清中的抗体
A 型	A_1	$A+A_1$	抗 B
	A_2	A	抗 B+抗 A_1
B 型		B	抗 A
AB 型	A_1B	$A+A_1+B$	无
	A_2B	A+B	抗 A_1
O 型		无 A,无 B	抗 A+抗 B

表 8-2　红细胞常规 ABO 定型

正向定型			反向定型			血型
B 型血清 （抗 A）	A 型血清 （抗 B）	O 型血清 （抗 A,抗 B）	A 型红 细胞	B 型红细胞	O 型红细胞	
–	–	–	+	+	–	O
+	–	+	–	+	–	A
–	+	+	+	–	–	B
+	+	+	–	–	–	AB

注：ABO 系统中除 A_1、A_2 亚型之外，还有 Ax 等亚型。Ax 红细胞与 B 型血清不发生凝集(或甚弱)，但可与 O 型血清发生凝集,故加用 O 型血清可发现 Ax 型,避免误定为 O 型。加用 O 型标准红细胞可检出血清中是否含有与 ABO 血型系统无关的红细胞抗体

　　在 5～6 周龄的人胚胎红细胞膜上已可检测到 A 和 B 抗原。婴儿红细胞膜上 A、B 抗原的位点数仅为成人的 1/3,到 2～4 岁时才完全发育。正常人 A 抗原和 B 抗原的抗原性终生不变。血型抗原在人群中的分布依地域和民族的不同而有差异。在中欧地区的人群中,40% 以上为 A型,近 40% 为 O 型,10% 左右为 B 型,6% 左右为 AB 型;而在美洲土著民族中,则 90% 为 O 型。在我国各民族中,ABO 血型的分布也不尽相同,汉族人群中 A 型、B 型和 O 型各占 30% 左右,AB型将近 10%。

　　（二）ABO 血型抗原上的寡糖链的组成与连接顺序决定抗原的特异性

　　1. ABO 血型有 A 和 B 两种抗原　　ABO 血型抗原为多糖抗原,其抗原的特异性是由红细胞膜上的糖蛋白或糖脂上所含的寡糖链决定的。A 和 B 抗原的特异性就取决于这些寡糖链的组成与连接顺序(图 8-1)。在 A 基因的控制下,细胞合成的 A 酶能使一个乙酰半乳糖氨基连接到H 物质上,形成 A 抗原;而在 B 基因控制下合成的 B 酶,则能把一个半乳糖基连接到 H 物质上,形成 B 抗原。O 基因由于存在一对碱基的突变,所生成的蛋白质无转移酶的活性,为无效基因。

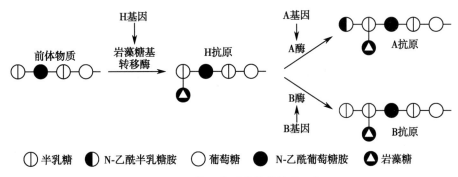

图 8-1　ABH 抗原物质的化学结构示意图

因此 O 型红细胞虽然不含 A、B 抗原，但有 H 抗原。若能采用某些特异性的酶在体外去除 A 抗原糖链末端上的乙酰半乳糖胺或 B 抗原糖链末端上半乳糖，就可将 A 型或 B 型红细胞转变为 O 型红细胞。实际上，H 抗原又是在另一个含四个糖基的前驱物质的基础上形成的。在 H 基因编码的岩藻糖基转移酶的作用下，在前驱物质半乳糖末端上连接岩藻糖而形成 H 抗原（图 8-1）。若 H 基因缺损，将缺乏岩藻糖基转移酶，则不能生成 H 抗原，也就不能生成 A 抗原和 B 抗原，但红细胞上有前驱物质，该血型称为孟买（Bombay）型。

对于 ABO 血型系统而言，A 和 B 抗原并不是 ABO 基因的直接产物。ABO 基因通过决定生成的转糖基酶的种类来决定催化何种糖基连接在前驱物质的哪个位置上，进而间接控制决定血型抗原特异性的寡糖链的组成，并决定血型的表现型。

2. ABO 血型的遗传由三个等位基因控制　人类 ABO 血型系统的遗传是由 9 号染色体（9q34.1-q34.2）上的 A、B 和 O 三个等位基因来控制的。在一对染色体上只可能出现上述三个基因中的两个，分别由父母双方各遗传一个给子代。三个基因可组成六组基因型（genotype）（表 8-3）。由于 A 和 B 基因为显性基因，O 基因为隐性基因，故血型的表现型（phenotype）仅四种。血型相同的人，其遗传基因型不一定相同。例如，表现型为 A 型血型的人，其基因型可为 AA 或 AO。但红细胞上表现型为 O 者，其基因型只能是 OO。由于表现型为 A 或 B 者可能分别来自 AO 和 BO 基因型，故 A 型或 B 型血型的父母完全可能生下表现型为 O 型的子女。利用血型遗传的规律，可以推知子女可能有的血型和不可能有的血型，可从子女的血型表现型来推断亲子关系。必须注意的是，法医学上依据血型来判断亲子关系时，只能做出否定的判断，而不能做出肯定的判断。

表 8-3　ABO 血型的基因型和表现型

基因型	表现型	基因型	表现型
OO	O	BB,BO	B
AA,AO	A	AB	AB

（三）ABO 血型抗体有 IgM 型抗体和 IgG 型抗体两类

血型抗体有天然抗体和免疫性抗体两类。ABO 血型系统存在天然抗体。新生儿出生后 2~8 个月开始自发出现 ABO 血型系统天然抗体，8~10 岁时达高峰。天然血型抗体多属 IgM 抗体，分子量大，不能通过胎盘。当机体接受了自身不具有的红细胞抗原刺激后可产生免疫性血型抗体。免疫性抗体属于 IgG 抗体，分子量小，能够通过胎盘进入胎儿体内。由于自然界广泛存在 A 抗原和 B 抗原，正常成年人可能接受其刺激而产生免疫性 IgG 型抗体。因此，如果母体的 ABO 血型与胎儿的 ABO 血型不合时，即使是第一胎，也可因母体内的免疫性血型抗体进入胎儿体内而引起胎儿红细胞的破坏，发生新生儿溶血病。由于血浆中大多存在可溶性 A 或 B 抗原物质，进入胎儿体内的免疫性血型抗体可被这些可溶性抗原中和，加之胎儿红细胞膜上的 A 或 B 抗原的数目较少，只有成人的 1/4，因此虽然人群中母婴 ABO 血型不合比较常见，但真正因 ABO 血型不合而发生新生儿溶血病者仅为少数。

二、Rh 血型系统是另一个重要的血型系统

（一）Rh 血型分为 Rh 阳性和 Rh 阴性两类

1940 年 Landsteiner 和 Wiener 用恒河猴（Rhesus monkey）的红细胞重复多次注射入家兔体内，使家兔体内产生抗恒河猴红细胞的抗体，再用含这种抗体的家兔血清与人的红细胞混合，发现在美洲白种人群中约 85% 的人的红细胞可被这种血清凝集，表明这些人的红细胞上具有与恒河猴红细胞同样的抗原，因此乃以"Rh"来命名该血型系统和相关抗原。凡是红细胞能被这种抗

恒河猴的抗血清凝集者称为 Rh 阳性血型,不能被凝集者称为 Rh 阴性血型。这一血型系统称为 Rh 血型系统。在我国汉族和其他大部分民族的人群中,Rh 阳性者约占 99%,Rh 阴性者只占 1% 左右。在有些民族的人群中,Rh 阴性者较多,如塔塔尔族为 15.8%,苗族为 12.3%,布依族和乌孜别克族为 8.7%。在这些民族居住的地区,Rh 血型的问题应受到特别重视。

（二）Rh 血型系统的抗原有 D、E、C、c、e 等多种

Rh 血型系统是红细胞血型中最复杂的一个系统,在我国是仅次于 ABO 血型系统的另一个具有重要意义的血型系统。已发现 50 多种 Rh 抗原(也称 Rh 因子),与临床关系密切的是 D、E、C、c、e 5 种,其抗原性的强弱依次为 D、E、C、c、e。因 D 抗原的抗原性最强,故临床意义最为重要。医学上 Rh 阳性通常是指红细胞上含有 D 抗原者,即 D 抗原阳性;而 Rh 阴性通常是指红细胞上缺乏 D 抗原者,即 D 抗原阴性。Rh 血型抗原为蛋白抗原,其特异性取决于蛋白质的氨基酸序列。控制 Rh 血型抗原的等位基因位于 1 号染色体,其表达产物是分子量为 30 000 ~ 32 000 的蛋白质。与 ABO 血型不同的是,Rh 抗原只存在于红细胞上,出生时已发育成熟。

（三）Rh 血型不存在抗 Rh 的天然抗体

与 ABO 系统不同,人的血清中不存在抗 Rh 的天然抗体,只有当 Rh 阴性者接受 Rh 阳性的血液后,才会通过体液免疫产生抗 Rh 的免疫性抗体,输血 2 ~ 4 月后血清中抗 Rh 抗体的水平达高峰。但免疫反应的强弱在不同的个体之间有差别。因此,Rh 阴性受血者在第一次接受 Rh 阳性的血液后,一般不产生明显的输血反应;但在第二次(甚至与首次接受 Rh 阳性的血液相隔数年之久)或多次再输入 Rh 阳性的血液时,即可发生抗原-抗体反应,输入的 Rh 阳性红细胞将被破坏而发生溶血。

Rh 系统与 ABO 系统之间的另一个不同点是抗体的特性。Rh 系统的抗体主要是 IgG,其分子量较小,能透过胎盘。当 Rh 阴性的孕妇怀有 Rh 阳性的胎儿时,Rh 阳性胎儿的少量红细胞或 D 抗原可以进入母体,使母体产生免疫性抗体,主要是抗 D 抗体。这种抗体可以透过胎盘进入胎儿的血液,使胎儿的红细胞发生溶血,造成新生儿溶血病,严重时可导致胎儿死亡。由于一般只有在妊娠末期或分娩时才有足量的胎儿红细胞进入母体,而母体血液中抗体的浓度是缓慢增加的,故 Rh 阴性的母体怀第一胎 Rh 阳性的胎儿时,很少出现新生儿溶血的情况;但在第二次怀有 Rh 阳性的胎儿时,母体内的抗 Rh 抗体有可能进入胎儿体内而引起新生儿溶血病。若在 Rh 阴性母亲生育第一胎后,及时输注特异性抗 D 免疫球蛋白,中和进入母体的 D 抗原,避免 Rh 阴性的母亲致敏,可使 Rh 同种免疫发生率从 12% 降至 2% 左右。由于在妊娠过程中也可能发生胎儿红细胞进入母体,因此,若在妊娠第 28 周增加一次产前抗 D 免疫球蛋白,可使 Rh 同种免疫发生率进一步降至 0.1%,从而有效预防第二次妊娠时新生儿溶血的发生。由于抗 Rh 抗体为 IgG,其激活补体的能力低于 IgM,故 Rh 血型不合时的红细胞破坏是通过巨噬细胞吞噬而实现的,为血管外溶血。

第二节 血量与输血原则

一、正常人血量保持相对恒定

（一）正常人的血量约占体重的 7% ~ 8%

血量(blood volume)是指全身血液的总量。全身血液的大部分在心血管系统中快速循环流动,称为循环血量(circulatory volume);小部分血液滞留在肝、肺、腹腔静脉及皮下静脉丛内,流动很慢,称为储存血量(reserved volume)。在运动或大出血等情况下,储存血量可被动员释放,进入循环,补充循环血量。正常成人的血液总量约相当于体重的 7% ~ 8%(成年女性较相同身高的男性为低),即每 kg 体重有 70 ~ 80ml 血液。因此,体重为 60kg 的人,血量为 4.2 ~ 4.8L。

血量的测定方法:通常采用稀释原理来分别测定血浆量和红细胞量。给动物静脉注射一定量不易透出血管的染料(如 T-1824,因能与血浆蛋白迅速结合而被滞留于血管内)或 ^{131}I 标记的血浆蛋白,待其与体内血浆混合均匀后,再抽取静脉血,测定血浆中 T-1824 或 ^{131}I 的稀释倍数,即可计算出血浆量。由于同位素标记的血浆白蛋白可逸出血管,因此用该方法测定时,测出的血浆量偏高。同理,也可静脉注射一定量用 ^{51}Cr 或 ^{32}P 标记的红细胞,待其与体内的红细胞混匀后,抽血测定标记的红细胞稀释的倍数,即可计算出全身红细胞的总容积。再按红细胞在血液中所占容积的百分比推算血液总量,即:血量=红细胞总容积/血细胞比容,或血量=血浆量/(1−血细胞比容)。由于血液经离心后,沉淀的红细胞部分仍有少量血浆残留在红细胞之间,此时应乘以0.96 进行校正,以排除红细胞间残留血浆的影响。同时,由于在各部分血管中红细胞的容积百分比不一致,静脉血的血细胞比容略高于全身平均血细胞比容,故在使用静脉血的血细胞比容计算血量时还应再乘以 0.91 进行校正,以免过高估算血量。

正常情况下体内的血量保持相对恒定,与正常平均值相差一般不超过 10%。正常血量的维持有赖于神经和体液因素的调节(见第 27 章)。保持正常的血量,维持循环系统的适度充盈度,是形成机体正常血压的前提。如果血量减少很多,血压即下降,将导致组织血流减少。因此,血量的相对恒定是维持正常血压和各组织、器官正常血液供应的必要条件(见第 11 章)。

（二）失血对机体的影响随着失血量的多少而不同

如果失血量较少,不超过全身量的 10% 时,将由于心脏活动的加强和血管的收缩,使得血管内血液充盈度尚无显著改变。与此同时,贮血库的血管收缩,释放一部分储存血液,使循环血量得以补充,因此机体可不出现明显的临床症状。如果失血量较多,达全身血量的 20% 时,机体的代偿功能将不足以维持血压于正常水平,就会出现一系列临床症状。如果失血量超过 30% 或更多,就可能危及生命(表 8-4)。因此,对于急性大失血的病人应及时输血以挽救病人生命。

表 8-4　不同失血量对人体的影响*

失血量(ml)	失血量/总血量	对机体的影响
500	10%	无明显反应,偶尔发生精神紧张性昏厥
1000	20%	有体位性低血压,可出现口渴、恶心、乏力、眩晕、手足厥冷、脉搏加快、血压降低、站立或轻微活动时可发生晕倒
1500	30%	卧位时即有低血压、心跳加快、颈静脉平坦、缺氧、脉搏微弱、皮肤苍白、湿冷、易死亡

* 成人男性,体重 70kg,血量 5000ml

失血后机体将产生一系列代偿反应以恢复血量。当失血量为血液总量的 10% 时,由于组织液透入血管可在 1~2 小时内恢复血浆的水分和电解质浓度。其次,通过肝脏加速合成蛋白质(主要是白蛋白)可在一天左右恢复血浆蛋白质的含量。而红细胞的恢复大约需要一个月的时间,这是由于失血缺氧引起促红细胞生成素增多。实际调查表明,体重 50~60kg 的成人,一次抽血 200~300ml,红细胞在一个月内可以完全恢复,甚至还可以稍稍超过给血前的水平。

二、确保安全输血应遵循的原则

输血(blood transfusion)是一种抢救伤员生命和治疗某些疾病的重要手段。但是,如果输血不当,就会给病人造成严重的损害,甚至危及生命。

（一）输血前必须鉴定血型,坚持同型输血

输血前必须鉴定血型,保证供血者与受血者的 ABO 血型相合。对于在生育年龄的妇女和需要反复接受输血的病人,还必须使供血者与受血者的 Rh 血型相合,特别要注意 Rh 阴性受血者产生抗 Rh 抗体的情况。

Notes

（二）即使 ABO 血型相同,仍必须进行交叉配血试验

为保证输血安全,即使已知 ABO 血型相同,还必须分别将供血者的红细胞与受血者的血清以及受血者的红细胞与供血者的血清进行混合,观察有无凝集反应,这一检验称为交叉配血试验(cross-match test)。由于交叉配血试验主要是检测受血者的血浆中有没有使供血者的红细胞发生凝集的抗体,因此把供血者的红细胞与受血者的血清之间的配合试验称为交叉配血的主侧;再将受血者的红细胞与供血者的血清作配合试验,称为交叉配血的次侧。进行交叉配血试验既可检验血型鉴定是否有误,又能发现供血者和受血者的红细胞或血清中是否还存在其他不相容的血型抗原或血型抗体。如果交叉配血试验的主、次两侧都没有发生凝集反应,即为配血相合,可以进行输血;如果主侧发生凝集反应,则为配血不合,严禁输血;如果主侧不发生凝集反应,而次侧发生凝集反应,称为基本相合,紧急情况下可以谨慎少量输入(见下文)。

（三）在紧急情况下谨慎进行异型输血

由于输血时主要考虑输入的红细胞不被受血者所破坏。在紧急情况下无相同血型时,可以选择 O 型血输给其他血型或将其他型血输给 AB 型受血者。因为 O 型血的红细胞上无 A 抗原和 B 抗原,不被受血者的相应抗体所凝集和破坏;AB 型血浆中不含抗 A、抗 B 抗体,不会针对 A、B 抗原而凝集和破坏供血者的红细胞。因此,曾把 O 型血和 AB 血型的人分别称为"万能供血者"和"万能受血者"。这种说法是不足取的。因为异型供血者的血浆中含有的抗 A、抗 B 抗体若未能被受血者的血浆足够地稀释,可使受血者的红细胞会发生广泛的凝集。因此,只能在紧急情况下进行少量异型输血,输血速度也不宜太快,以确保随供血者血浆输入的抗体能被有效稀释,并在输血过程中密切观察受血者的情况,如发生输血反应,必须立即停止输注。

（四）成分输血

随着医学和科学技术的进步,血液成分分离技术的广泛应用以及成分血质量的不断提高,输血疗法已经从原来的单纯的输全血发展到成分输血(component blood transfusion)的应用。成分输血是把人血中的各种不同成分,如红细胞、粒细胞、血小板和血浆,分别制备成高纯度或高浓度的制品,根据不同的病人对输血的不同要求,再输注给病人。严重贫血患者主要是红细胞量不足,总血量不一定减少,故适宜输注浓缩的红细胞悬液;大面积烧伤患者主要是由于创面渗出使血浆大量丢失,因此适宜输入血浆或血浆代用品,如右旋糖酐溶液等;对各种出血性疾病的患者,可根据疾病的情况输入浓缩的血小板悬液或含凝血因子的新鲜血浆,以促进止血或凝血过程。因此,成分输血可增强治疗的针对性,提高疗效,减少不良反应,且能节约血源。

（五）自体输血

自体输血(autologous blood transfusion)是采用患者自身血液成分,以满足本人手术或紧急情况下需要的一种输血疗法。采用自体输血时可于手术前若干日内定期反复采血贮存以备手术之需;也可临手术前自体采血,并在使用血浆代用品维持病人正常血容量的条件下开展手术,然后在需要时输还病人。此外,还可在手术过程中无菌收集出血,经适当处理后回输患者。因此,自体输血可避免异体输血所存在的艾滋病、乙型肝炎、疟疾等血液传染性疾病传播的潜在危险,以及异体输血所引起的移植物抗宿主反应,还可扩大血源。自体输血是一种值得推广的安全输血方式。

（罗自强）

参考文献

1. 陈竺,陈赛娟. 威廉姆斯血液学. 第 8 版. 北京:人民卫生出版社,2011
2. 姚泰. 生理学. 第 2 版. 北京:人民卫生出版社,2010
3. 朱大年,王庭槐. 生理学. 第 8 版. 北京:人民卫生出版社,2013
4. 张志南,郝玉书,赵永强等. 血液病学. 第 2 版. 北京:人民卫生出版社,2011
5. 林果为,欧阳仁荣,陈珊珊等. 现代临床血液病学. 上海:复旦大学出版社,2014

Notes

6. 李勇,马学严.实用血液免疫学-血型理论和实验技术.北京:科学出版社,2006

7. Barrett KE,Barman SM,Boitano S,Brooks HL. Ganong's Review of Medical Physiology. 24th ed. New York：McGraw Hill,2012

8. Guyton AC,Hall JE. Textbook of Medical Physiology. 12th ed. Philadelphia:Saunders,2011

9. Hoffman R,Banz EJ,Shattil SJ,et al. Hematology:Basic Principles and Practice,5th ed. New York:Churchill Livingstone,2009

10. Greer JP,Foerster J,Rodgers GM,et al. Wintrobe's Clinical Hematology. 12th ed. Philadelphia:Williams & Wilkins,2009

11. Daniels GL,Fletcher A,Garratty G,et al. Blood group terminology 2004:from the International Society of Blood Transfusion committee on terminology for red cell surface antigens. Vox Sang,2004,87(4):304-16

Notes

第四篇　血液循环

第九章　心脏的电生理学及生理学特性

第十章　心脏的泵血功能

第十一章　血管生理

第十二章　心血管活动的调节

第十三章　器官循环

循环系统(circulatory systerm)是一个相对封闭的管道系统,包括起主要作用的心血管系统(cardiovascular system)和起辅助作用的淋巴系统(lymphatic system)。心血管系统由心脏、血管和存在于心腔和血管腔内的血液组成,其中血管部分包括动脉、毛细血管和静脉。淋巴系统由淋巴管和淋巴器官组成,外周淋巴管收集部分组织液形成淋巴液,淋巴液沿淋巴管向心流动,最后汇入静脉,故淋巴管道可视为静脉的辅助管道。

在整个生命活动过程中,心脏不停地跳动,推动血液在心血管系统内循环流动,称为血液循环(blood circulation)。心脏节律性收缩和舒张活动是血液循环的动力。心房和心室不停地作节律性的有序收缩与舒张,是心脏实现泵血功能、推动血液循环的必要条件。动脉内的血液依靠心脏收缩射血传递给血流的动能、血管内液体静压力势能以及动静脉的压力差推动血管内的血液流动。与骨骼肌细胞类似,心肌细胞收缩之前也必须产生兴奋(标志是发生动作电位),后者触发肌质网释放钙离子,导致肌丝滑行,肌细胞收缩,完成兴奋-收缩耦联过程。

血液循环主要有以下功能。

1. **物质运输** 物质运输是循环系统的主要功能。血液在心血管组成的管道内按一定方向流动,周而复始,完成体内的物质运输,包括运输氧气、营养物质、激素和其他体液性因素和代谢产物。

2. **维持内环境稳定** 血液循环一方面可平衡不同器官的细胞外液(内环境)的多种理化指标(如 pH 值、离子浓度、渗透压、温度等),另一方面也可通过运输对内环境有调节作用的生物活性物质,以及通过肾脏等排泄器官排出代谢废物,对内环境起调节作用。

3. **调节体温** 机体的产热器官(如肝脏、肌肉等,严格来说机体的每一个活细胞都是一个产热单元)所产生的热量可以通过血液循环将热量带到其他器官、组织,达到热量转移和平衡的作用;同时,流动的血液也可将热量带到体表而散热;机体也可通过皮肤的血管收缩而减少流经皮肤的血量及热量,从而起到减少散热、保存热量的作用(特别是在寒冷环境中)。

4. **内分泌功能** 心脏和血管还是重要的内分泌器官,可分泌多种生物活性物质,如心脏分泌的心房钠尿肽、抗心律失常肽、心舒血管素、内源性洋地黄,以及血管分泌的内皮素、一氧化氮等。心血管分泌的这些活性物质对全身多个脏器的功能有调节作用。

因此,循环功能一旦发生障碍,机体的新陈代谢便不能正常进行,一些重要器官将受到严重损害,甚至危及生命。本篇将分别介绍心脏的泵血功能、心肌生物电现象、血管生理以及心血管活动的调节。

第九章 心脏的电生理学及生理学特性

心肌细胞属于可兴奋的肌肉细胞,具有受到刺激产生动作电位(兴奋)和收缩的特性。正常情况下,心脏中心肌细胞的节律性兴奋来源自窦房结,通过可靠的传导到达全部心肌细胞。兴奋通过兴奋-收缩耦联引发心肌细胞收缩。心脏泵血则有赖于心肌细胞有力而同步的收缩。

第一节 心肌细胞的电活动

所有横纹肌细胞的收缩是由发生在细胞膜上的动作电位(兴奋)所引发。心肌细胞的动作电位与骨骼肌细胞的明显不同,主要表现在:①能自发产生;②能从一个细胞直接传导到另一个细胞;③有较长的时程,可防止相邻收缩波的融合。为了理解心肌的这些特殊的电学特性以及心脏功能是如何依赖这些特性的,需要先了解心肌细胞的电活动表现与机制。

心肌细胞跨膜电位的形状及其形成机制比骨骼肌细胞的要复杂,不同类型心肌细胞的跨膜电位不仅在幅度和持续时间上各不相同,而且形成的离子基础也有差别。

一、心室肌细胞的电活动

根据组织学和生理学特点,可将心肌细胞分为两类:一类是普通的心肌细胞,即工作细胞,包括心房肌和心室肌。另一类是一些特殊分化了的心肌细胞,组成心脏的特殊传导系统,包括窦房结、房室结、房室束和浦肯野纤维。心房肌和心室肌细胞直接参与心脏收缩泵血。心房肌细胞与心室肌细胞的电活动形式与机制类似,以下以心室肌细胞为例说明工作细胞的电活动规律。

(一)静息电位

人类心室肌细胞的静息电位约为-90mV,其形成机制与骨骼肌细胞的类似,即静息电位的数值是 K^+ 平衡电位、少量 Na^+ 内流和生电性 Na^+-K^+ 泵活动产生电位的综合反映。心室肌细胞在静息时,膜对 K^+ 的通透性较高,K^+ 顺浓度梯度由膜内向膜外扩散所达到的平衡电位,是心室肌细胞静息电位形成的主要部分。由于在安静时心室肌细胞膜对 Na^+ 也有一定的通透性,少量带正电荷的 Na^+ 内流。另外,生电性 Na^+-K^+ 泵活动产生一定量的超极化电流。心室肌细胞静息电位的实际测量值是上述三种电活动的代数和。

(二)动作电位

心室肌细胞的动作电位与骨骼肌细胞的明显不同。心室肌细胞动作电位的主要特征在于复极过程复杂,持续时间较长,动作电位降支与升支不对称。通常将心室肌细胞兴奋的跨膜电位分为0、1、2、3、4 五个时期(图9-1),其主要离子机制见表9-1。

0 期即快速去极化期。心室肌细胞在邻近细胞电流的刺激下,首先引起部分电压门控式 Na^+ 通道开放及少量 Na^+ 内流,造成细胞膜部分去极化;当去极化达到阈电位水平(约-70mV)时,膜上 Na^+ 通道开放概率明显增加,出现再生性 Na^+ 内流,于是 Na^+ 顺其浓度梯度和电位梯度由膜外快速进入膜内,使膜进一步去极化,膜内电位向正电性转化,直至接近 Na^+ 平衡电位。决定0 期去极化的 Na^+ 通道是一种快通道,它激活开放的速度和失活关闭的速度都很快。由于 Na^+ 通道激活速度快,又有再生性 Na^+ 内流循环出现,这是心室肌细胞0 期去极速度快、动作电位升支

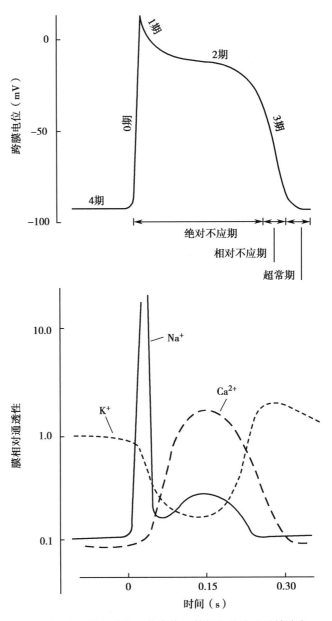

图 9-1 心室肌细胞的动作电位及其相应的膜通透性改变

表 9-1 参与心室肌细胞动作电位形成的主要离子机制

过程	时相	同义词	主要离子活动
去极化	0 期	快速去极化期	电压门控 Na^+ 通道开放
复极化	1 期	快速复极初期	电压门控 Na^+ 通道关闭 一种电压门控 K^+ 通道开放
	2 期	平台期	电压门控 L-型 Ca^{2+} 通道开放 几种 K^+ 通道开放
	3 期	快速复极末期	电压门控 L-型 Ca^{2+} 通道关闭 几种 K^+ 通道开放
静息期	4 期	电舒张期	K^+ 通道开放 Na^+-Ca^{2+} 交换体活动 Ca^{2+} 泵活动 Na^+-K^+ 泵活动

Notes

陡峭的原因。在心脏电生理学中,通常将由快 Na^+ 通道开放引起快速去极化的心肌细胞称为快反应细胞(fast response cell),如心房肌、心室肌及浦肯野细胞等,所形成的动作电位称为快反应动作电位(fast response action potential),以区别于以后将要介绍的慢反应细胞和慢反应动作电位。

1 期即快速复极初期。在复极初期,仅出现部分复极,膜内电位下降到 0mV 附近,与 2 期平滑过渡。在复极 1 期,快 Na^+ 通道已经失活,在去极化过程(-20mV)中有一 K^+ 通道被激活,两种因素使膜电位迅速下降到 0mV 水平。

2 期即平台期(plateau)。当复极膜电位达到 0mV 左右后,复极过程就变得非常缓慢,是心室肌细胞动作电位持续时间较长的主要原因,也是其区别于骨骼肌细胞动作电位的主要特征。平台期的形成与外向电流(K^+ 外流)和内向电流(主要是 Ca^{2+} 内流)的同时存在有关(图 9-1)。在平台期初期,两种电流处于相对平衡状态,随后,内向电流逐渐减弱,外向电流逐渐增强,总和的结果是出现一种随时间推移而逐渐增强的、微弱的外向电流,导致膜电位的缓慢复极化。平台期的外向离子流是由 K^+ 携带的,动作电位过程中心室肌细胞膜对 K^+ 的通透性随时间变化。平台期的内向离子流主要是由 Ca^{2+}(和少量 Na^+)负载的,当细胞膜去极到-40mV 时,心室肌细胞膜上的电压门控型 L(long-lasting)型 Ca^{2+} 通道被激活,Ca^{2+} 顺其浓度梯度向膜内缓慢扩散。L型 Ca^{2+} 通道主要对 Ca^{2+} 通透(也允许少量 Na^+ 通过),通道的激活、失活以及复活所需的时间均比 Na^+ 通道长,故又称为慢通道。Na^+-Ca^{2+} 交换体的生电活动对平台期也有贡献,3 个 Na^+ 进入细胞的同时交换出 1 个 Ca^{2+}。

3 期即快速复极末期。2 期复极末,膜内电位逐渐下降,延续为 3 期复极。在 3 期,复极速度加快,膜内电位由 0mV 附近较快地下降到-90mV,完成复极化过程。3 期复极是由于 L 型 Ca^{2+} 通道失活关闭,内向离子流终止,而外向 K^+ 流进一步增加所致。

从 0 期去极化开始,到 3 期复极化完毕的时间称为动作电位时程(action potential duration)。

4 期即静息期,又称电舒张期。4 期是膜复极完毕,心室肌细胞膜电位恢复到动作电位发生前的时期,基本上稳定于静息电位水平(-90mV)。由于在动作电位期间有 Na^+ 和 Ca^{2+} 进入细胞内和 K^+ 流出细胞,引起了细胞内外离子分布的改变,所以 4 期内离子的跨膜转运仍然在活跃进行,以恢复细胞内外离子的正常浓度梯度,保持心肌细胞的正常兴奋性。4 期内,细胞通过膜上生电性 Na^+-K^+ 泵的活动,排出 Na^+ 的同时摄入 K^+,并产生外向电流(泵电流)。在动作电位期间流入细胞的 Ca^{2+} 则主要通过细胞膜上的 Na^+-Ca^{2+} 交换体和 Ca^{2+} 泵排出细胞外,而由细胞内肌浆网释放的 Ca^{2+} 则主要由肌浆网上的 Ca^{2+} 泵摄回。

表 9-2 列出了参与心室肌细胞动作电位的重要离子通道的特征。

表 9-2 参与心室肌细胞动作电位的重要离子通道特征

电流	通道	门控机制	功能
I_{K1}	K^+ 通道(内向整流)	电压	在 4 期维持对 K^+ 的高通透性 延缓 4 期去极化 抑制 0 期~2 期
I_{Na}	Na^+ 通道(快通道)	电压	参与动作电位 0 期 其失活是引起 1 期的因素之一
I_{to}	K^+ 通道(短暂外流)	电压	参与动作电位 1 期
I_{Ca}	Ca^{2+} 通道(慢内流,L-通道)	电压与配体	参与动作电位 2 期 其失活是引起 3 期的因素之一 交感神经兴奋和 β-肾上腺素能激动剂可加强该电流

Notes

右上角：续表

电流	通道	门控机制	功　能
I_K	K$^+$通道(延迟整流)	电压	参与动作电位 3 期 细胞内 Ca^{2+}浓度升高可加强该电流
I_{KATP}	K$^+$通道(ATP-敏感)	配体	低[ATP]可增高膜对 K$^+$的通透性
I_{KACh}	K$^+$通道(乙酰胆碱)	配体	迷走神经兴奋可加强该电流 减慢 4 期去极化和心率 使静息膜电位超极化 缩短动作电位 2 期
I_f	Na$^+$通道(起搏电流)	电压与配体	超极化激活,参与 4 期去极化 交感神经兴奋和 β-肾上腺素能激动剂可加强该电流 迷走神经兴奋可抑制该电流

二、窦房结起搏细胞的电活动

特殊传导系统细胞具有自发产生动作电位或兴奋的能力,又称自律细胞(autorhythmic cell)。正常情况下,在所有特殊传导系统细胞中,以窦房结起搏细胞发生动作电位的频率最高。窦房结产生的节律性兴奋通过特殊传导系统扩布到心房肌和心室肌,引起心房和心室的节律性收缩。

窦房结起搏细胞的跨膜电位由 0 期、3 期和 4 期组成,没有 1 期和 2 期(图 9-2)。窦房结起搏细胞与心室肌细胞的跨膜电位有明显不同。心室肌细胞的 4 期膜电位在前一动作电位复极末基本达到静息电位水平,是基本稳定的,只有在外来刺激作用下,才产生动作电位。而窦房结起搏细胞的 4 期膜电位在前一动作电位复极末达到最大值(-70mV),即最大复极电位(maximal repolarization potential),然后,4 期膜电位立即开始自动的、逐步的去极化,达阈电位(-40mV)后引起一次新的动作电位。这种 4 期自动去极化(phase 4 spontaneous depolarization)过程,具有随时间而递增的特点,其去极化速度较缓慢,是自律细胞产生自动节律兴奋的基础。

0 期即去极化过程。当膜电位由最大复极电位(-70mV)自动去极达阈电位水平(约 -40mV)时,激活膜上的 L 型 Ca^{2+}通道,引起 Ca^{2+}内流,形成 0 期去极化。由于 L 型 Ca^{2+}通道的激活和失活缓慢,故 0 期去极化缓慢,持续时间较长。通常将由此类慢 Ca^{2+}通道开放引起的缓慢去极化兴奋的心肌细胞称为慢反应细胞(slow response cell),如窦房结细胞、房室结细胞等,所形成的动作电位称为慢反应动作电位(slow response action potential)。

3 期即复极化过程。与心室肌细胞的动作电位分期相比,窦房结起搏细胞的动作电位无 1 期和 2 期,0 期后直接进入 3 期。0 期去极化达到 0mV 左右时,L 型 Ca^{2+}通道逐渐失活,Ca^{2+}内流相应减少;同时,在复极初期,有一种 K$^+$通道被激活,出现 K$^+$外流。Ca^{2+}内流的逐渐减少和 K$^+$外流的逐渐增加,使细胞膜逐渐复极并达最大复极电位。

4 期又称 4 期自动去极化。窦房结起搏细胞 4 期自动去极化是外向电流和内向电流共同作用、最后产生净内向电流所形成。至少有三种机制参与 4 期自动去极化的形成。首先,4 期内细胞膜对 K$^+$的通透性进行性降低,导致 K$^+$外流逐渐减少,即外向电流的衰减;其次,细胞膜对 Na$^+$通透性轻度增加,内向电流增加。细胞膜对 Na$^+$/K$^+$通透性比值的逐渐增加引起膜电位从 K$^+$平衡电位向 Na$^+$平衡电位方向缓慢变化。最后,细胞膜对 Ca^{2+}通透性的轻度增大,导致正离子内流而去极化。

窦房结起搏细胞动作电位机制见表 9-3。

Notes

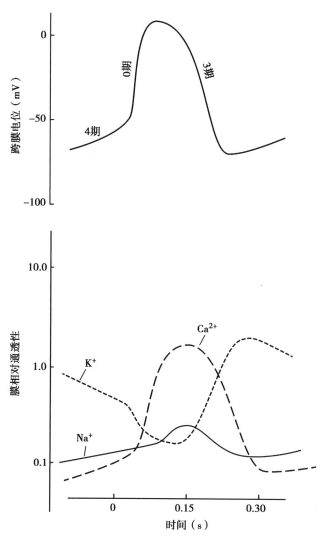

图9-2　窦房结起搏细胞的动作电位及其相应的膜通透性改变

表9-3　参与窦房结起搏细胞跨膜电位形成的主要离子机制

时相	同义词	主要离子活动
0 期	去极化	电压门控 L-型 Ca^{2+} 通道开放
3 期	复极化	电压门控 L-型 Ca^{2+} 通道关闭 一种 K^+ 通道开放
4 期	4 期自动去极化	K^+ 通道开放但通透性降低 Na^+ 通透性增加（I_f 通道开放） Ca^{2+} 通透性增加（T 型 Ca^{2+} 通道开放）

　　快反应细胞与慢反应细胞在心脏的分布位置及其动作电位形成机制不同,这两类细胞的相关特性比较请参见表9-4。

Notes

表9-4　快、慢反应动作电位的比较

	快反应动作电位	慢反应动作电位(起搏性)
动作电位时程	100～300ms	150ms(窦房结细胞),250～300ms(房室结细胞)
传导速度	0.01～0.10m/s	0.3～3.0m/s
涉及组织	心房肌细胞,心室肌细胞,希氏束,浦肯野纤维	窦房结,房室结
时相	0期:Na^+电导增加 1期:Na^+电导降低,I_{to}增加 2期:Ca^{2+}电导增加,K^+电导 3期:K^+电导增加,Ca^{2+}电导降低 4期:K^+电导	0期:Ca^{2+}电导增加 3期:K^+电导增加,Ca^{2+}电导降低 4期:I_f,K^+电导降低,Ca^{2+}电导增加
靶向抗心律失常药	Ia,Ib,Ic(0期),Ⅲ(3期)	Ⅱ类β受体阻断药(4期),Ⅳ类钙通道阻滞药(0期)

第二节　心肌的电生理学特性

　　心肌组织具有可兴奋组织的基本特性,即具有在受到刺激后产生动作电位的能力(兴奋性),将动作电位从产生部位扩布到同一细胞的其他部分和相邻心肌细胞的能力(传导性),在动作电位的触发下产生收缩反应(收缩性),也具有自己的独特特性,即自发产生动作电位的能力(自动节律性)。兴奋性、自动节律性、传导性和收缩性是心肌组织的四种生理特性。收缩性是心肌的一种机械特性,而兴奋性、自动节律性和传导性以细胞膜的生物电活动为基础,称为电生理特性(electrophysiological properties)。心脏组织各部分在兴奋过程中出现的生物电活动,通过心脏周围的导电组织和体液传导到身体表面,用专门仪器(心电图仪)可以记录到心脏兴奋过程发生的电变化,称为心电图(electrocardiogram, ECG)。心肌组织的电生理特性及其电活动是形成心电图的基础,疾病情况下的电生理特性及电活动的改变是异常心电图表现的原因。

一、兴　奋　性

　　兴奋性(excitability)是指细胞在受到刺激时产生兴奋(动作电位)的能力。衡量心肌兴奋性的高低,可以采用刺激阈值作为指标,阈值高表示兴奋性低,阈值低表示兴奋性高。

　　心肌细胞兴奋(动作电位)的产生机制与骨骼肌细胞的相同,即刺激引起细胞膜局部去极化,当去极化达到细胞膜上电压门控 Na^+ 通道(如心室肌)或 L 型 Ca^{2+} 通道(如窦房结起搏细胞)开放的阈电位,即引发动作电位。因此,静息电位或最大复极电位水平、阈电位水平以及细胞膜上 Na^+ 通道或 L 型 Ca^{2+} 通道的性状改变均可影响心肌细胞的兴奋性。

　　如图9-3所示,心室肌细胞受到刺激发生兴奋时,在动作电位大部分时程内细胞处于对任何强度的刺激都不发生反应的状态(不能产生动作电位),即为绝对不应期(absolute refractory period)。在近动作电位3期末的一段时程内,细胞对阈刺激不产生动作电位,但对阈上刺激则可产生动作电位,这一时程称为相对不应期(relative refractory period)。在比绝对不应期稍长的一个时期内,细胞对阈上刺激也不能产生可传导的动作电位,这一时期称为有效不应期(effective refractory period)。在动作电位结束即刻的一段时程,细胞对阈下刺激也能反应产生动作电位,表明心肌的兴奋性高于正常,故称为超常期(supranormal period)。

　　心肌细胞每产生一次兴奋,其膜电位将发生一系列有规律的变化,膜通道由备用状态经历

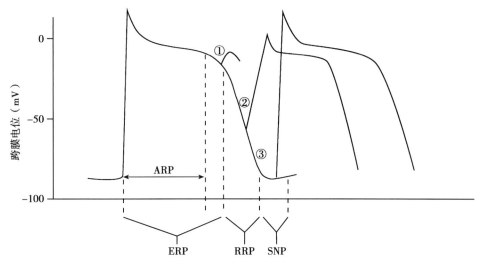

图 9-3　心室肌细胞动作电位期间及随后的兴奋性变化

ARP:绝对不应期(absolute refractory period);ERP:有效不应期(effective refractory period);
RRP:相对不应期(relative refractory period);SNP:超常期(supranormal period)。①、②、③分别
是在有效不应期、相对不应期、超常期给予不同强度额外刺激引发的细胞膜电位变化

激活、失活和复活等过程,兴奋性随之发生相应的周期性改变。兴奋性的这种周期性变化,影响心肌细胞对重复刺激的反应能力,对心肌的收缩反应和兴奋的产生及传导过程都具有重要的影响。

慢反应细胞发生动作电位过程中及随后的兴奋性的周期性改变与心室肌细胞类似,但是细节尚未完全阐明。

二、自动节律性

组织与细胞能够在没有外来刺激的条件下,自动地发生节律性兴奋的特性,称为自动节律性(autorhythmicity),简称自律性。衡量自动节律性的指标包括频率和规则性,前者指组织或细胞在单位时间(每分钟)内能够自动发生兴奋的次数,即自动兴奋的频率;后者则指在单位时间内这种自动兴奋的分布是否整齐或均匀。在正常情况下,心肌组织自动发生的兴奋都较规则,因此常以自动兴奋的频率作为衡量自律性的指标。临床上,则需要同时获取兴奋频率(心率)与兴奋是否规则(节律整齐)两方面的指标。

心脏的特殊传导系统具有自律性,但是特殊传导系统的不同部位的自律性存在等级差别(表9-5)。心脏始终依照当时情况下由自律性最高的部位所发出的兴奋来进行活动。正常情况下,窦房结的自律性最高,它自动产生的节律性兴奋向外扩布,依次激动心房肌、房室结、房室束、心室内传导组织和心室肌,引起整个心脏兴奋和收缩。窦房结是主导整个心脏兴奋和搏动的正常部位,故称之为正常起搏点(normal pacemaker)或原发起搏点(primary pacemaker),所形成的心脏节律称为窦性节律。而其他部位的自律组织并不表现出它们自身的自律性,只是起着传导兴奋的作用,故称之为潜在起搏点(latent pacemaker)。当疾病情况下,上级起搏点不能发放兴

表 9-5　心脏内自律细胞的三级起搏点

部位	起搏点	内在起搏频率(次/min)
窦房结	原发起搏点(primary pacemaker)	100
房室结	次级起搏点(secondary pacemaker)	40
浦肯野纤维	三级起搏点(tertiary pacemaker)	≤20

Notes

奋,则次一级起搏点就接替主导整个心脏的兴奋和搏动。但是,一般认为,浦肯野纤维由于内在起搏频率过低无法承担主导整个心脏起搏点的作用。

自律细胞的自动兴奋是4期自动去极化使膜电位从最大复极电位达到阈电位水平而引起的。因此,4期自动去极化速度、最大复极电位水平与阈电位水平影响自律细胞的自律性高低(图9-4)。

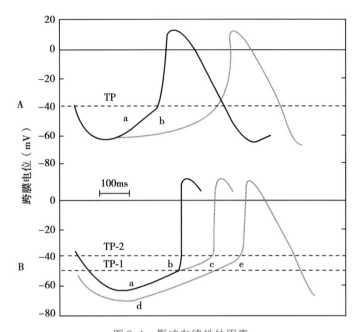

图9-4　影响自律性的因素

A. 起搏电位斜率由 a 减小到 b 时,自律性降低;B. 最大复极电位水平由
a 达到 d,或阈电位由 TP-1 升到 TP-2 时,自律性均降低;TP:阈电位

值得指出的是,正常心房肌与心室肌细胞的4期基本稳定,无法自动去极化达到阈电位水平引发动作电位。但是,当在病理情况如心肌缺血时,这些心肌细胞可以转变为异位起搏点(ectopic pacemaker)发放动作电位,主导整个或部分心脏的兴奋与收缩。

三、传　导　性

细胞与组织具有传导兴奋(动作电位)的能力,称为传导性(conductivity)。传导性的高低可用兴奋的扩布速度来衡量。

心脏内,心肌细胞与细胞之间通过闰盘端对端互相连接。闰盘内的缝隙连接(gap junction)保证了兴奋的跨细胞扩布。心肌细胞的兴奋以局部电流的形式通过缝隙连接直接进入邻近细胞(图9-5),引发动作电位并迅速扩布,实现同步性活动,使整个心房或心室成为一个功能性合胞体(syncytium)。因此,在心脏任何部位发生的动作电位也会通过这种细胞-细胞的传导方式

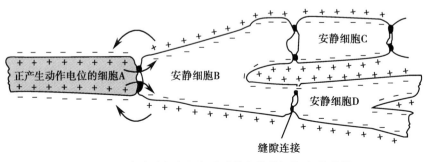

Notes

图9-5　局部电流与心肌细胞动作电位的细胞-细胞传导

扩布到整个心室肌或者心房肌。

兴奋在心脏内不同组织的传导速度并不相等(表9-6)。以浦肯野纤维的传导速度最快,而在窦房结与房室结内的传导速度最慢。房室结是正常时兴奋由心房进入心室的唯一通道。由于房室结细胞的直径较小,兴奋在房室结内的传导速度缓慢,通过房室结到达房室束时耗费了一定时间,这一现象称为房-室延搁(atrioventricular delay)。房-室延搁使心室在心房收缩完毕之后才开始收缩,不至于产生心房和心室收缩发生重叠的现象,有利于心室的充盈和射血。

表9-6 不同心肌组织的传导速度

组织	传导速度(m/s)	组织	传导速度(m/s)
窦房结	0.05	希氏束	1
心房传导通路	1	浦肯野纤维	4
房室结	0.02	心室肌	1

心肌细胞的兴奋传导速度至少受到三类因素的影响。第一,传导速度与心肌纤维的直径大小呈正变关系。直径小的细胞因其细胞内电阻大,产生的局部电流小于直径大的细胞,兴奋传导速度也较后者缓慢。第二,传导速度与局部去极化电流大小呈正变关系。动作电位0期去极化速度与幅度大,引起的局部电流密度大,影响范围广,兴奋传导速度就快。第三,传导速度与心肌细胞膜的被动电学特性、缝隙连接和胞浆性质有关。细胞膜的被动电学特性和胞浆性质的改变可以影响细胞内电阻。缝隙连接的电学性质可受到一些细胞外因素的影响,后者可引起连接蛋白的磷酸化/去磷酸化进而影响缝隙连接的通透性。

兴奋在心脏内的传播是以特殊传导系统为主干进行的有序扩布(图9-6)。正常情况下,窦

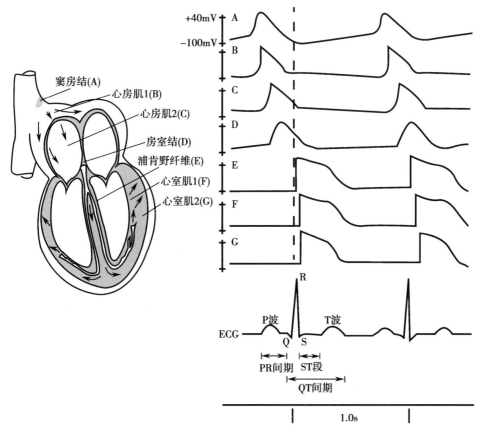

图9-6 心脏不同部位的动作电位与心电图

Notes

房结发出的兴奋通过心房肌传播到整个右心房和左心房,沿着心房肌组成的"优势传导通路"(preferential pathway)迅速传到房室结,经房室束和左、右束支传到浦肯野纤维网,引起心室肌兴奋,再直接通过心室肌将兴奋由内膜侧向外膜侧心室肌扩布,引起整个心室兴奋。如图9-6所示,心脏不同部位动作电位去极化的发生时间显示了心脏兴奋从窦房结发源、然后按照一定顺序到达心脏的不同部位。动作电位在通过房室结时传导非常缓慢,房室结细胞的4期自动去极化比窦房结以外的心肌细胞要快。兴奋在心室内的传导要比心房内传导要快得多。那些晚去极化的、具有较短动作电位时程的心室肌细胞反而先复极化,该现象的原因尚未完全阐明,但是会影响心电图表现。

第三节　心　电　图

　　心脏各部分在兴奋过程中出现的电活动通过细胞外液等导电物质传导,可以在身体表面用电极和仪器测到,即心电图。心电图反映心脏兴奋的产生、传导和恢复过程中的生物电变化,是记录电极之间的电位差,而与心脏的机械收缩活动无直接关系。

　　在心电活动周期的某一瞬间,心电图记录的是众多心肌细胞此刻产生的电活动所形成的许多微弱电场的总和。当较多心肌细胞同时去极化或复极化,心电图上观察到的电压变化也较大。正常时,由于通过心脏的电兴奋波(动作电位)以同样的途径扩布,在体表两点之间记录到的电压变化的时间模式也是一致的,可以在每个心电周期重复观察到。

　　临床常规使用的心电图记录是通过一套国际通用的标准导联系统测量得到的。常规心电图导联共包括12个导联,在体表的规定部位放置探测电极,通过导联线与心电图机相连。由于电极放置位置不同,不同的导联记录到的心电图波形也有所不同。但心脏每次兴奋在心电图记录中基本上都包括一个P波,一个QRS波群和一个T波,以及各波形之间形成的间期或时间段(图9-7)(表9-7)。

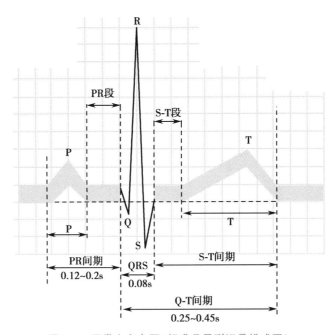

图9-7　正常人心电图(标准Ⅱ导联记录模式图)

Notes

表 9-7 心电图波形与时程及其意义

波形与间期		心 电 活 动
波形		
P 波		左右心房去极化过程
QRS 波群		左右心室去极化过程
T 波		心室复极过程
时程		
PR 间期(或 PQ 间期)	从 P 波起点到 QRS 波起点之间的时程	兴奋由心房、房室结和房室束到达心室并引起心室肌开始兴奋所需要的时间,即房室传导时间
QRS 时程	从 Q 波开始到 S 波结束之间的时程	心室去极化
QT 间期	从 QRS 波起点到 T 波终点的时程	从心室开始去极化到完全复极所经历的时间
ST 段	从 QRS 波群终点到 T 波起点之间的线段	心室各部分心肌细胞均处于动作电位的平台期

(夏　强)

参考文献

1. 朱大年,王庭槐. 生理学. 第 8 版. 北京:人民卫生出版社,2013
2. 王庭槐. 生理学. 第 2 版. 北京:高等教育出版社,2008
3. Eric PW,Hershel R,Kevin TS. Vander's Human Physiology:The Mechanisms of Body Function. 12th ed. New York:McGraw Hill,2011
4. David E. Mohrman,Lois J. Heller. Cardiovascular Physiology. 7th ed. New York:McGraw-Hill,2010
5. Valentin Fuster, Richard A. Walsh, Robert A. Harrington. Hurst's The Heart-Part 2. Foundations of Cardiovascular Medicine. 13th ed. New York:McGraw-Hill,2012
6. Irisawa H,Brown HF,Giles W. Cardiac pacemaking in the sinoatrial node. Physiol Rev,1993,73(1):197-227

Notes

第十章　心脏的泵血功能

心脏通过节律性的收缩和舒张驱动血液流动的作用称为心脏的泵功能(pump function)或泵血功能,是心脏的主要功能。心脏收缩时将血液射入动脉,并通过动脉系统将血液分配到全身各组织;心脏舒张时则血液通过静脉系统回流到心脏,使心脏充盈,为下一次射血做好准备。正常成年人安静时心脏每分钟可泵出约5L血液。

第一节　心脏的泵血过程和机制

一、心脏的一次收缩和舒张构成一个心动周期

心脏的一次收缩和舒张,构成一个机械活动周期,称为心动周期(cardiac cycle)。在一个心动周期中,心房和心室的机械活动都可分为收缩期(systole)和舒张期(diastole)。由于心室在心脏泵血活动中起主要作用,故心动周期通常是指心室的活动周期。

心动周期的长度与心率(heart rate)成反变关系。如果正常成年人的心率为75次/分,则每个心动周期持续0.8秒。如图10-1所示,在心房的活动周期中,先是左、右心房收缩,持续约0.1秒,继而心房舒张,持续约0.7秒。在心室的活动周期中,也是左、右心室先收缩,持续约0.3秒,随后心室舒张,持续约0.5秒。当心房收缩时,心室仍处于舒张状态;心房收缩结束后不久,心室开始收缩。心室舒张期的前0.4秒期间,心房也处于舒张状态,这一时期称为全心舒张期。在一个心动周期中,心房和心室的活动按一定的次序和时程先后进行,左、右两个心房和左、右两个心室的活动都是同步进行的,心房和心室的收缩期都短于其舒张期。心率加快时,心动周期缩短,收缩期和舒张期都相应缩短,但舒张期缩短的程度更大,这对心脏的持久活动是不利的。

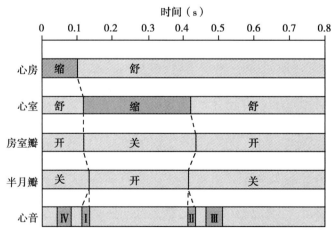

图 10-1　心动周期中心房和心室活动的顺序和时间

二、心脏的泵血依靠心房和心室的有序收缩和舒张

左、右心室的泵血过程相似,而且几乎同时进行。现以左心室为例,说明一个心动周期中心

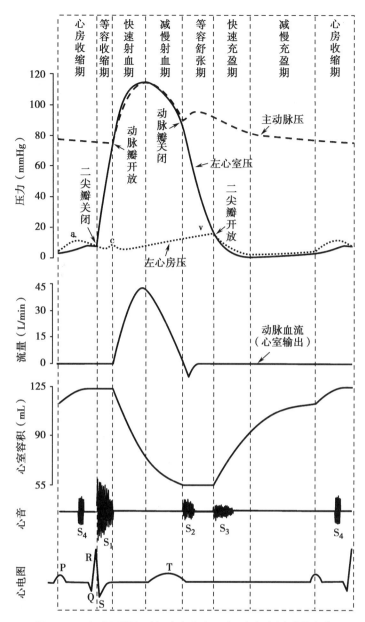

图 10-2 心动周期各时相中左心室压力、容积和瓣膜等变化

室射血和充盈的过程(图 10-2),以便了解心脏泵血的机制。

（一）心房收缩期内进入心室的血量只占心室总充盈量的约 1/4

心房收缩前,心脏处于全心舒张期,此时半月瓣关闭,房室瓣开启,血液从静脉经心房流入心室,使心脏不断充盈。在全心舒张期内,回流入心室的血液量占心室总充盈量的约 70%。全心舒张期之后是心房收缩期(period of atrial systole),历时 0.1 秒,心房壁较薄、收缩力不强,由心房收缩推动进入心室的血液通常只占心室总充盈量的 25% 左右。心房收缩时,心房内压和心室内压都轻度升高,但由于大静脉进入心房的入口处的环形肌也收缩,再加上血液向前的惯性,所以虽然静脉和心房交接处没有瓣膜,心房内的血液很少会反流入大静脉。

（二）心室收缩期内心室内压迅速增高并将心室内的血液射入大动脉

心室收缩期(period of ventricular systole)可分为等容收缩期和射血期,而射血期又可分为快速射血期和减慢射血期(图 10-2)。

1. **等容收缩期** 心室开始收缩后,心室内的压力立即升高,当室内压升高到超过房内压时,即可推动房室瓣使之关闭,因而血液不会倒流入心房。但此时室内压尚低于主动脉压,因此半月瓣仍处于关闭状态,心室暂时成为一个封闭的腔。从房室瓣关闭到主动脉瓣开启前的这段时期,心室的收缩不能改变心室的容积,故称为等容收缩期(period of isovolumic contraction)。此期持续约 0.05 秒。由于此时心室继续收缩,因而室内压急剧升高。在主动脉压升高或心肌收缩力减弱时,等容收缩期将延长。

2. 射血期   当心室收缩使室内压升高至超过主动脉压时,半月瓣就开放。这标志着等容收缩期的结束,进入射血期(period of ventricular ejection)。射血期又可因为射血速度的快慢而分为两期。

(1) 快速射血期:在射血的早期,由于心室射入主动脉的血液量较多,血液流速也很快,故称为快速射血期(period of rapid ejection)。此期持续约 0.1 秒。在快速射血期内,心室射出的血液量约占总射血量的 2/3。由于心室内的血液很快进入主动脉,故心室容积迅速缩小,但由于心室肌强烈收缩,室内压仍继续上升,并达到峰值,主动脉压也随之进一步升高。

(2) 减慢射血期:在射血的后期,由于心室收缩强度减弱,射血的速度逐渐减慢,故称为减慢射血期(period of reduced ejection)。此期持续约 0.15 秒。在减慢射血期内,室内压和主动脉压都由峰值逐渐下降。须指出的是,在快速射血期的中期或稍后,乃至整个减慢射血期,室内压已低于主动脉压,但此时心室内的血液因具有较高的动能,故仍可逆压力梯度继续进入主动脉。

(三) 心室舒张期内心室内压迅速下降并有利于血液由静脉经心房进入心室

心室舒张期(period of ventricular diastole)可分为等容舒张期和心室充盈期,心室充盈期又可分为快速充盈期、减慢充盈期和心房收缩期(图 10-2)。

1. 等容舒张期   射血后,心室开始舒张,室内压下降,主动脉内的血液向心室方向反流,推动半月瓣关闭;但此时室内压仍高于房内压,故房室瓣仍处于关闭状态,心室又暂时成为一个封闭的腔。从半月瓣关闭至房室瓣开启前的这一段时间内,心室舒张而心室的容积并不改变,故称为等容舒张期(period of isovolumic relaxation)。此期持续 0.06~0.08 秒。由于此时心室肌继续舒张,因而室内压急剧下降。

2. 心室充盈期   随着心室肌的舒张,室内压进一步下降,当室内压下降到低于房内压时,心房内的血液冲开房室瓣进入心室,进入心室充盈期(period of ventricular filling)。

(1) 快速充盈期:房室瓣开启初期,由于心室肌很快舒张,室内压明显降低,甚至成为负压,心房和心室之间形成很大的压力梯度,因此心室对心房和大静脉内的血液可产生"抽吸"作用,血液快速流入心室,使心室容积迅速增大,故这一时期称为快速充盈期(period of rapid filling),持续约 0.11 秒。在快速充盈期内,进入心室的血液量约为心室总充盈量的 2/3。

(2) 减慢充盈期:随着心室内血液充盈量的增加,房、室间的压力梯度逐渐减小,血液进入心室的速度也就减慢,故心室舒张期的这段时间称为减慢充盈期(period of reduced filling),持续约 0.22 秒。

(3) 心房收缩期:在心室舒张期的最后 0.1 秒,下一个心动周期的心房收缩期开始,使心室进一步充盈。

如上所述,心室肌的收缩和舒张是造成室内压变化,并导致心房和心室之间以及心室和主动脉之间产生压力梯度的根本原因;而压力梯度则是推动血液在心房、心室以及主动脉之间流动的主要动力。由于心脏瓣膜的结构特点和启闭活动,使血液只能沿一个方向流动。

右心室的泵血过程与左心室基本相同,但由于肺动脉压约为主动脉压的 1/6,因此在心动周期中右心室内压的变化幅度要比左心室内压的变动小得多。

三、心房的舒缩在心脏泵血中起初级泵的作用

（一）心房的初级泵作用决定心室收缩的心肌初长度

心房在心动周期的大部分时间里都处于舒张状态，其主要作用是接纳、储存从静脉不断回流的血液。在心室收缩和射血期间，这一作用的重要性尤为突出。在心室舒张的大部分时间里，心房也处在舒张状态（全心舒张期），这时心房只是静脉血液反流回心室的一个通道。只有在心室舒张期的后期，心房才收缩。由于心房壁薄，收缩力量不强，收缩时间短，其收缩对心室的充盈仅起辅助作用。心房收缩期间，进入心室的血量约占每个心动周期的心室总回流量的25%。然而，心房的收缩可使心室舒张末期容积进一步增大，也即心室肌收缩前的初长度增加，从而使心肌的收缩力加大，提高心室的泵血功能。如果心房不能有效地收缩，房内压将增高，不利于静脉回流，并间接影响心室射血功能。因此，心房的收缩起着初级泵的作用，有利于心脏射血和静脉回流。当心房发生纤维性颤动而不能正常收缩时，初级泵作用丧失，心室充盈量减少。这时，如果机体处于安静状态，则心室的每次射血量不至于受到严重影响；但是，如果心率增快或心室顺应性降低而使心室舒张期的被动充盈减少时，则可因心室舒张末期容积减少而使心室的射血量降低。

（二）在每个心动周期中心房内压发生规律性变化

在心动周期中，从左心房内记录的压力曲线上依次出现 a、c、v 三个较小的正向波（图 10-2）。心房收缩时房内压升高，形成 a 波的升支；随后心房舒张，房内压回降，形成 a 波的降支。a 波是心房收缩的标志。当心室收缩时，心室内的血液向上推顶已关闭的房室瓣并使之凸入心房，造成房内压略有升高，形成 c 波的升支；当心室开始射血后，心室容积减小，房室瓣向下移动，使心房容积扩大，房内压降低，遂形成 c 波的降支。此后，由于血液不断从静脉回流入心房，而此时房室瓣仍处于关闭状态，故心房内血液量增加，房内压持续升高，形成 v 波的升支；当心室舒张、充盈时，房室瓣开放，血液迅速由心房进入心室，房内压很快下降，形成 v 波的降支。在心动周期中，右心房也有类似的房内压波动，并可逆向传播到腔静脉，使腔静脉内压也出现同样的波动。在心动周期中，心房压力波的变化幅度较小。

第二节　心脏泵血功能的储备

一侧心室一次心脏搏动所射出的血液量，称为每搏输出量（stroke volume），简称搏出量。正常成年人在安静状态下，左心室舒张末期容积（end-diastolic volume，EDV）约 125mL，收缩末期容积（end-systolic volume）约 55mL，两者之差值即为搏出量，约 70mL（60~80mL）。一侧心室每分钟射出的血液量，称为每分输出量（minute volume），也称心输出量或心排出量（cardiac output）。左、右两侧心室的心输出量基本相等。

心输出量等于心率与搏出量的乘积。如果心率为 75 次/分，搏出量为 70mL，则心输出量约为 5L/min。一般健康成年男性在安静状态下的心输出量为 4.5~6.0L/min。女性的心输出量比同体重男性低 10% 左右。青年人的心输出量较老年人高。剧烈运动时，心输出量可达 25~30L，为安静时的 5~6 倍。这说明正常心脏的泵血功能有相当大的储备量。心输出量可随机体代谢需要而增加的能力，称为心泵功能储备或心力储备（cardiac reserve）。心泵功能储备可用心脏每分钟能射出的最大血量，即心脏的最大输出量来表示。训练有素的运动员，心脏的最大输出量远较一般人为高，可达 35L 以上，为安静时心输出量的 7 倍或更多。有些心脏病患者，静息时的心输出量与健康人无明显差异，尚能满足静息状态下机体代谢的需要，但在代谢活动增强（如进行肌肉活动）时，心输出量则不能相应增加，也就是说，心脏的最大输出量明显低于正常人，表明他们的心泵功能储备已经降低。实际上是在安静时已有相当部分的储备量被动用，而剩余的储

备量已不足以满足代谢活动增强时的需要。

心泵功能储备的大小主要决定于搏出量和心率能够提高的程度,因而心泵功能储备包括搏出量储备(stroke volume reserve)和心率储备(heart rate reserve)两部分。

一、搏出量储备的主要成分是收缩期储备

搏出量是心室舒张末期容积和收缩末期容积之差,所以,搏出量储备可分为收缩期储备和舒张期储备两部分。前者是通过增强心肌收缩能力和提高射血分数来实现的,而后者则是通过增加舒张末期容积而获得的。静息时,左室舒张末期容积约125ml,左室收缩末期容积约为55mL,搏出量为70ml。由于正常心室腔不能过分扩大,一般只能达到140ml左右,故舒张期储备仅15ml左右;而当心肌作最大程度收缩时,心室收缩末期容积可减小到不足20ml,因而收缩期储备可达35~40ml。相比之下,收缩期储备要比舒张期储备大得多。

二、心率储备是指通过加快心率而增加心输出量

正常健康成年人安静时的心率为60~100次/分。假如搏出量保持不变,使心率在一定范围内加快,最高心率达160~180次/分时,心输出量可增加至静息时的2~2.5倍,称为心率储备。但如心率过快(大于180次/分),由于舒张期过短,心室充盈不足,可导致搏出量和心输出量减少(图10-3)。

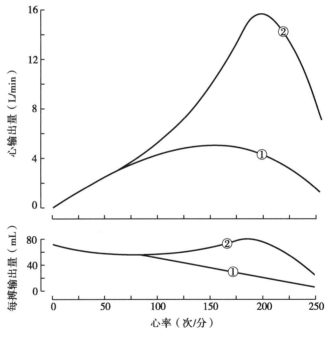

图 10-3　心率对心输出量的影响
曲线①:健康人安静时　曲线②:运动员

在心力衰竭患者,心肌收缩力减弱,搏出量减少,射血后心室内的剩余血量增多,心室舒张末期容积增大,表明收缩期储备和舒张期储备均下降。在这种情况下,常出现心率代偿性加快,以保证心输出量不致过低,也就是说,病人在静息状态下已动用心率储备。心力衰竭患者往往在心率增快到120~140次/分时心输出量就开始下降,表明此时心率储备已不足以代偿搏出量储备的降低,所以心力衰竭患者的心力储备显著低于正常人。

三、剧烈运动时可通过动用心率储备和收缩期储备提高心输出量

在进行强烈的体力活动时,体内交感-肾上腺髓质系统的活动增强,机体主要通过动用心率

Notes

储备和收缩期储备而使心输出量增加。在训练有素的运动员,心肌纤维增粗,心肌收缩能力增强,因此收缩期储备增加;同时,由于心肌收缩能力增强,可使心室收缩和舒张的速度都明显加快,因此心率储备也增加。此时,能使心输出量随心率加快而增多的最高心率将可提高到200~220次/分,心输出量最大可增加至正常时的7倍。

第三节 影响心输出量的因素

如前所述,心输出量等于搏出量与心率的乘积,因此凡能影响搏出量和心率的因素均可影响心输出量。而搏出量的多少则决定于心室的前负荷、后负荷和心肌收缩能力等。

一、心室收缩的前负荷决定心室搏出量和搏功

(一)心室舒张末期压力的高低可反映心室肌的前负荷

前负荷(preload)可使骨骼肌在收缩前处于一定的初长度(initial length)。对中空、近球形的心脏来说,心室肌的初长度决定于心室舒张末期的血液充盈量,换言之,心室舒张末期容积相当于心室的前负荷。由于测量心室内压比测定心室容积方便,且心室舒张末期容积与心室舒张末期压力在一定范围内具有良好的相关性,故在实验中常用心室舒张末期压力(end-diastolic pressure,EDP)来反映前负荷。又因为正常人心室舒张末期的心房内压力与心室内压力几乎相等,且心房内压力的测定更为方便,故又常用心室舒张末期的心房内压力来反映心室的前负荷。

(二)心肌通过异长自身调节能对搏出量进行精细的调节

与骨骼肌相似,心肌的初长度对心肌的收缩力量具有重要影响。但心肌的初长度和收缩功能之间的关系具有其特殊性。

1. **心功能曲线与心定律** 在实验中逐步改变心室舒张末期压力值,并测量射血心室的搏出量或每搏功,将每个给定的压力值时所获得的相对应的搏出量或每搏功的数据绘制成的曲线,称为心室功能曲线(ventricular function curve),见图10-4。心室功能曲线大致可分三段:①心室舒张末期压在5~15mmHg的范围内为曲线的上升支,随着心室舒张末期压的增大,心室的每搏功也增大。通常状态下,左心室舒张末期压仅5~6mmHg,而左心室舒张末期压为12~15mmHg是心室最适前负荷,说明心室有较大的初长度贮备。与骨骼肌比较,体内骨骼肌的自然长度已经接近最适初长度,故初长度贮备很小,即通过改变初长度调节骨骼肌收缩功能的范围很小。②心室舒张末期压在15~20mmHg的范围内,曲线趋于平坦,说明前负荷在其上限范围变动时对每搏功和心室泵血功能的影响不大。③心室舒张末期压高于20mmHg,曲线平坦或甚至轻度下倾,但并不出现明显的降支,说明心室前负荷即使超过20mmHg,每搏功仍不变或仅轻度减少。只有在发生严重病理变化的心室,心功能曲线才出现降支。

从心室功能曲线看,在增加前负荷(初长度)时,心肌收缩力加强,搏出量增多,每搏功增大。

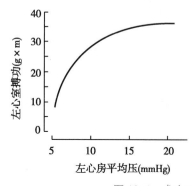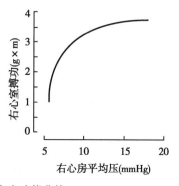

图10-4 犬左、右心室功能曲线

Notes

这种通过改变心肌初长度而引起心肌收缩力改变的调节,称为异长自身调节(heterometric auto-regulation)。

早在1895年,德国生理学家Frank在离体蛙心实验中就已观察到这种心肌收缩力随心肌初长度增加而增强的现象。1914年,英国生理学家Starling在狗的心-肺制备标本上也观察到,在一定范围内增加静脉回心血量,心室收缩力随之增强;而当静脉回心血量增大到一定限度时,则心室收缩力不再增强而室内压开始下降。Starling将心室舒张末期容积在一定范围内增大可增强心室收缩力这样一个现象称为心定律(law of the heart),后人称之为Frank-Starling定律,而把心室功能曲线称为Frank-Starling曲线。

2. 正常心室肌具有较强的抗过度延伸的特性　初长度对心肌收缩力影响的机制与骨骼肌的相似(见第五章),即不同的初长度可改变心肌细胞肌节中粗、细肌丝的有效重叠程度。当肌节的初长度为2.00~2.20μm时,粗、细肌丝处于最佳重叠状态,横桥活化时可与肌动蛋白形成连接的数目最多,肌节收缩产生的张力最大。此时的初长度即为最适初长度。在肌节长度达到最适初长度之前,随着前负荷和肌节初长度的增加,粗、细肌丝的有效重叠程度增加,活化时形成的横桥连接的数目增多,因而肌节以至整个心室的收缩力逐渐加强,心搏出量增多,每搏功增大。可见,心室功能曲线是心肌初长度与主动张力间的关系在整个心室功能上的反映。

与骨骼肌不同的是,正常心室肌具有较强的抗过度延伸的特性,肌节一般不会超过2.25~2.30μm,如果强行将肌节拉伸至2.60μm或更长,心肌将会断裂。因此,心功能曲线不会出现明显的下降趋势(图10-5)。心脏的可伸展性较小,主要是由于肌节内连接蛋白的存在。连接蛋白是一种大分子蛋白质,可将肌球蛋白固定在肌节的Z线上;它又具有很强的黏弹性,可限制肌节的被动拉长,而当心肌收缩后发生舒张时,由它产生的弹性回缩力是心室舒张初期具有抽吸力的细胞学基础,此外,心肌细胞外的间质内有大量胶原纤维,且心室壁多层肌纤维呈交叉方向排列;当心肌肌节处于最适初长度时,产生的静息张力已经很大,也使心肌不易被伸展。

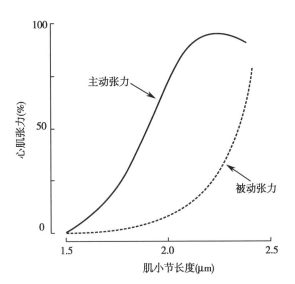

图10-5　心肌肌节初长度-主动张力关系曲线

心肌的这种能抵抗被过度延伸的特性对心脏泵血功能具有重要的生理意义。它使心脏在前负荷明显增加时一般不会发生搏出量和做功能力的下降。心室功能曲线不出现明显下降的趋势,并非表示心肌初长度在超过最适初长后不再对心肌收缩功能发生影响,而是初长度在这种情况下不再与室内压呈平行关系,也就是说,此时初长度不再随室内压的增加而增加。但在有些慢性心脏病患者,当心脏被过度扩张时,心室功能曲线可出现降支,表明此时心肌的收缩功能已严重受损。

Notes

3. 异长自身调节的生理学意义 异长自身调节的主要生理学意义是对搏出量的微小变化进行精细的调节,使心室射血量与静脉回心血量之间保持平衡,从而使心室舒张末期容积和压力保持在正常范围内。例如,在体位改变或动脉血压突然升高时,以及在左、右心室搏出量不平衡等情况下,心室的充盈量可发生微小的变化。这种变化可立即通过异长自身调节来改变搏出量,使搏出量与回心血量之间重新达到平衡状态。但若循环功能发生幅度较大、持续时间较长的改变,如肌肉活动时的循环功能改变,仅靠异长自身调节不足以使心脏的泵血功能满足机体当时的需要。在这种情况下,需要通过调节心肌收缩能力来进一步加强心脏的泵血功能。

(三)前负荷受静脉回心血量和射血后心室内剩余血量的影响

在整体情况下,心室的前负荷主要决定于心室舒张末期充盈的血液量。因此,凡能影响心室舒张期充盈量的因素,都可通过异长自身调节使搏出量发生改变。心室舒张末期充盈量是静脉回心血量和射血后心室内剩余血量的两者之和。

1. 静脉回心血量 在多数情况下,静脉回心血量的多少是决定心室前负荷大小的主要因素。静脉回心血量又受到心室充盈续时间、静脉回流速度、心包腔内压力和心室顺应性等因素的影响。

(1)心室充盈时间:当心率增快时,心动周期(尤其是心室舒张期)缩短,因而心室充盈时间缩短,心室充盈不完全,静脉回心血量减少;反之,心室充盈时间延长,心室充盈完全,则静脉回心血量增多。但如果在心室完全充盈后继续延长心室充盈的时间,则不能进一步增加静脉回心血量。

(2)静脉回流速度:在心室充盈持续时间不变的情况下,静脉回流速度越快,静脉回心血量就越多;反之,则静脉回流越少。静脉回流速度决定于外周静脉压与心房压之差。当外周静脉压增高(如循环血量增多、外周静脉管壁张力增高等)和(或)心房、心室内压降低时,静脉回流速度加快。

(3)心室舒张功能:心室舒张是一个主动和耗能的过程,与收缩期末的心肌细胞内升高的 Ca^{2+} 回降速率有关。舒张期 Ca^{2+} 回降速率越快,Ca^{2+} 与肌钙蛋白 Ç 结合位点解离并触发舒张过程也越快,心肌舒张速率就快,使得快速充盈期产生的心室负压就大,抽吸作用越强。在相同的外周静脉压条件下,静脉回流量就增多,心室能充盈更多的血量;如果这一机制受损(例如,通过减少 Ca^{2+} 由肌浆网摄取率),那么就会诱发心肌舒张速率下降,将减少全心舒张期,特别是在快速充盈期的静脉回流血量(即心室充盈量)。

(4)心室顺应性:心室顺应性(ventricular compliance,C_v)是指心室壁受外力作用时能发生变形的难易程度,通常用心室在单位压力差(ΔP)作用下所引起的容积改变(ΔV),即可用 $C_v = \Delta V/\Delta P$ 来表示,而心室僵硬度(ventricular stiffness,S_v)则是心室顺应性的倒数(即 $S_v = 1/C_v = \Delta P/\Delta V$)。心室顺应性是一个被动的过程,取决于左心室的几何形状和质量,左心室(纤维化)的黏弹特性和心包。心室顺应性高时,在相同的心室充盈压条件下能容纳更多的血量;反之,如心室顺应性降低,则心室充盈量减少。当发生心肌纤维化或心肌肥厚时,心室顺应性降低,使得舒张期,特别缓慢充盈期和心房收缩期的心室充盈量降低。这种心室充盈量的降低可通过提高心房压而代偿(图10-6)。

(5)心包腔内压力:正常情况下,心包的存在有助于防止心室的过度充盈。当发生心包积液时,心包腔内压力增高,可使心室充盈受到限制,导致静脉回心血量减少。

2. 射血后心室内的剩余血量 假如静脉回心血量不变,则射血后心室内剩余血量增加(如动脉血压突然升高使搏出量暂时减少)时也可使心室充盈量增加。但实际上,射血后心室内剩余血量增加时,舒张期心室内压也增高,静脉回心血量将会减少,因而心室充盈量并不一定增加。

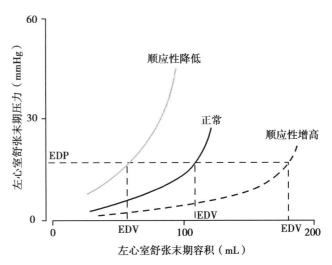

图 10-6　心室压力-容积曲线

EDP:舒张末期压力　　EDV:舒张末期容积

二、心室收缩的后负荷取决于动脉血压的高低

心室收缩时,必须克服大动脉血压,才能将血液射入动脉内。因此,大动脉血压是心室收缩时所遇到的后负荷(afterload)。

（一）后负荷增加时可使心室搏出量减少

在心肌初长度、收缩能力和心率都不变的情况下,如果大动脉血压增高,等容收缩期室内压的峰值将增高,结果使等容收缩期延长而射血期缩短,射血期心室肌缩短的程度和速度都减小,射血速度减慢,搏出量减少;反之,大动脉血压降低,则有利于心室射血。

大动脉血压的改变在影响搏出量的同时,还能继发性地引起心脏内的一些调节活动。当大动脉压突然升高而使搏出量暂时减少时,射血后心室内的剩余血量将增多,若舒张期静脉回心血量不变或无明显减少,则心室舒张末期容积将增大。此时可通过异长自身调节加强心肌的收缩力量,使搏出量回升,从而使心室舒张末期容积逐渐恢复到原先水平。尽管此时大动脉血压仍处于高水平,但心脏的搏出量不再减少。

在整体条件下,正常人主动脉压在 80 ~ 170mmHg 范围内变动时,心输出量一般并不发生明显的改变。这是因为除通过上述异长自身调节机制增加心肌初长度外,机体还可通过神经和体液机制以等长调节的方式改变心肌收缩的能力(见后文),使搏出量能适应于后负荷的改变。这种调节的生理意义在于当大动脉血压在一定范围内改变时心搏出量可维持在接近正常的水平。但当大动脉血压升高超过一定的范围并长期持续时,心室肌因长期加强收缩活动,心脏做功量增加而心脏效率降低,久之心肌逐渐发生肥厚,最终可能导致泵血功能的减退。如同在高血压病引起心脏病变时,可先后出现左心肥厚、扩张以至左心衰竭。

（二）射血期心室壁的张力反映心室收缩的后负荷

心室收缩时,只有当心室壁张力等于后负荷,心室才能开始缩短并射血。在射血过程中,心室壁张力不再增加,因此心室射血期的室壁张力可以直接反映心室的后负荷,心室壁张力的大小可以用 Laplace 定律进行计算,即

$$心室壁张力 = \frac{心室内压 \times 心室腔半径}{心室壁厚度}$$

由上式可知,心室壁张力与心室内压和心室腔的半径成正比。心室内压越高,心室壁张力就越大,后负荷也就越大。当动脉血压升高时,心室必须加强收缩,产生更大的室壁张力,

Notes

才能射出血液,故耗氧量增加,心脏做功效率降低。另外,当心室半径增大时,如果要使室内压维持原来水平,就必须增大心室壁张力,故后负荷也增大,心肌收缩需要产生更大的力量才能射血,所以心脏的做功效率也降低。心脏舒张末期容积增大导致后负荷增加的情况主要见于病理情况下的心脏。在正常健康心脏,这种情况下可被异常自身调节引起的心肌收缩力增强所掩盖。

三、心肌的收缩能力是决定心泵功能的重要因素,并受神经和体液调节

前负荷和后负荷是影响心脏泵血的外在因素,而肌肉本身的功能状态也是决定肌肉收缩效果的重要因素。心肌不依赖于前负荷和后负荷而能改变其力学活动(包括收缩的强度和速度)的内在特性,称为心肌收缩能力(myocardial contractility),又称心肌的变力状态(inotropic state)。在完整的心室,心肌收缩能力增强可使心室功能曲线向左上方移位,表明在同样的前负荷条件下,每搏功增加,心脏泵血功能增强。这种通过改变心肌收缩能力的心脏泵血功能调节,称为等长调节(homometric regulation)。

心肌收缩能力受多种因素的影响(图 10-7)。凡能影响心肌细胞兴奋-收缩耦联过程中各个环节的因素都可影响收缩能力,其中活化的横桥数目和肌球蛋白头部 ATP 酶的活性是影响心肌收缩能力的主要环节。在一定的初长度下,粗、细肌丝的重叠程度是两者结合形成横桥数量的先决条件,但并非所有这些横桥都能被激活成为活化的横桥。因此,在同一初长度下,心肌可通过增加活化的横桥数目来增强心肌收缩力。活化的横桥在全部横桥中所占的比例决定于兴奋时胞质内 Ca^{2+} 的浓度和(或)肌钙蛋白对 Ca^{2+} 的亲和力。儿茶酚胺(去甲肾上腺素和肾上腺素)在激动心肌细胞的β肾上腺素能受体后,可通过 cAMP 转导途径,激活细胞膜上的 L-型钙通道,增加 Ca^{2+} 内流,再通过 CICR 机制促进胞质内 Ca^{2+} 浓度升高,从而使心肌收缩能力增强。钙增敏剂(如

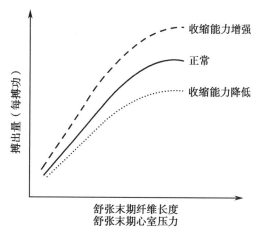

图 10-7　心功能曲线的影响因素

茶碱)可增加肌钙蛋白对 Ca^{2+} 的亲和力,使肌钙蛋白对胞质中 Ca^{2+} 的利用率增加,因而活化的横桥数目增多,心肌收缩能力增强。甲状腺激素可提高肌球蛋白 ATP 酶的活性,因而也能增强心肌收缩能力。老年人和甲状腺功能低下的患者,因为肌球蛋白分子亚型的表达发生改变,ATP酶活性降低,故心肌收缩能力减弱。

对心室收缩能力的评价不能采用衡量心脏泵血功能的指标(如搏出量、搏功),因为后者受前负荷和后负荷的影响。目前常用一些速度指标来测定心肌收缩能力,例如等容收缩期的心室内压变化速率(dP/dt)、射血期心室容积的变化速率(dV/dt)和心室直径的变化速率(dD/dt)等。其中尤以 dP/dt 最为常用,因为等容收缩期内前负荷和后负荷基本不变,故用 dP/dt 评价心肌收缩能力较为适合。

四、在一定范围内心率加快可增加心输出量

正常成年人在安静状态下,心率为 60~100 次/分,平均约 75 次/分。心率可随年龄、性别和不同生理状态而发生较大的变动。新生儿的心率较快;随着年龄的增长,心率逐渐减慢,至青春期接近成人水平。在成年人,女性的心率稍快于男性。在经常进行体力劳动或体育运动的人,平时心率较慢。在同一个体,安静或睡眠时的心率较慢,而运动或情绪激动时心率加快。

Notes

在一定范围内,心率加快可使心输出量增加。当心率增快但尚未超过一定限度时,尽管此时心室充盈时间有所缩短,但由于静脉回心血量的大部分在快速充盈期内进入心室,因此心室充盈量和搏出量不会明显减少,因而心率的增加可使每分输出量明显增加。但是,如果心率过快,当超过160~180次/分时,将使心室舒张期明显缩短,心舒期充盈量明显减少,因此搏出量也明显减少,从而导致心输出量下降。如果心率过慢,当低于40次/分时,将使心室舒张期过长,此时心室充盈早已接近最大限度,心舒期的延长已不能进一步增加充盈量和搏出量,因此心输出量也减少。

在整体情况下,心率受神经和体液因素的调节。交感神经活动增强时心率加快;迷走神经活动增强时心率减慢。循环血中肾上腺素、去甲肾上腺素和甲状腺激素水平增高时心率加快。此外,心率还受体温的影响,体温每升高1℃,心率每分钟可增加12~18次。

第四节　心脏泵血功能评价

心脏的主要功能是泵血。在临床医学实践和科学研究工作中,常常需要对心脏的泵血功能进行判断,也即心功能评价。心功能评价分可为:心脏射血功能评价和心脏舒张功能评价。

一、从心室压力变化评价心功能

心导管检查是评价心室功能的金标准。心导管术(cardiac catheterization)是指导管从周围血管插入、送至心腔及各处大血管的技术,用以获取信息,达到检查、诊断和某些治疗的目的。导管可送入心脏右侧各部及肺动脉,亦可送入心脏左侧各部及主动脉。应用心导管技术可同时进行压力和容积的测定等以评价心功能。

(一)以 dP/dt$_{max}$ 评价心脏射血功能

心导管术通过分别计算每搏输出量、射血分数和每搏功,以及心输出量、心指数和每分功可评价心室的射血功能。此外,心肌收缩能力检测也可以反映心脏射血功能。将心室收缩压曲线做一阶微分所产生心室压收缩压变化速率曲线(dP/dt)可作为心脏收缩能力的指标。图10-8分别为青年(A)和老年(B)小鼠左心室压与左心室变化率的同步记录;显示,dP/dt 峰值(dP/dt$_{max}$)

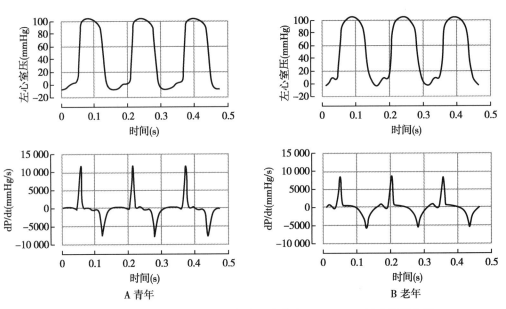

图10-8　小鼠左心室压(上)和左心室压变化率(dP/dt,下)同步记录曲线

由 11 100mmHg/s（A）下降为 8300mmHg/s（B），说明随着年龄的增大左心室收缩能力减弱。因此，dP/dt$_{max}$ 常被用来比较不同功能状态下心脏收缩能力。但由于 dP/dt$_{max}$ 还受其他因素影响，例如，左心室舒张末及主动脉血压升高都能增加 dP/dt$_{max}$。因此，有人认为将 dP/dt$_{max}$ 除以同一瞬间的心室压（P）即（dP/dt$_{max}$）/P 来评价心脏收缩能力比单纯 dP/dt$_{max}$ 更为合适。

（二）以 -dP/dt$_{max}$ 评价心室舒张功能

将心室舒张压曲线一阶微分所产生的心室压舒张压变化速率曲线（-dP/dt），可作为心脏舒张功能的指标。比较图 10-8A 和 B，可以看出 -dP/dt 峰值（-dP/dt$_{max}$）绝对值由 -7100mmHg/s（A）下降为 -5600mmHg/s（B），说明年龄增大也可使左心室舒张功能降低。-dP/dt$_{max}$ 可用来比较不同功能状态下心脏舒张功能。同样，将 -dP/dt$_{max}$ 除以同一瞬间的心室压（P）即（-dP/dt$_{max}$）/P 来评价心脏舒张能力比单纯 -dP/dt$_{max}$ 更为合适。

二、从心室容积变化评价心功能

超声心动图检测是临床最常用的无创检查方法，经过十多年来的发展，已成为目前无创评价心功能最为常用和最为重要的方法。可提供心室容积和压力的变化。

（一）心脏每次搏动和每分钟输出的血量主要是评价心泵收缩功能

1. **射血分数** 心室在每次射血时，并未将心室内充盈的血液全部射出。搏出量占心室舒张末期容积的百分比，称为射血分数（ejection fraction）。健康成年人的射血分数为 55%～65%。正常情况下，搏出量与心室舒张末期容积是相适应的，即当心室舒张末期容积增加时，搏出量也相应增加，而射血分数基本保持不变。在心室功能减退、心室异常扩大的病人，其搏出量可能与正常人无明显差异，但心室舒张末期容积增大，因此射血分数明显降低。因此，与搏出量相比，射血分数能更准确地反映心脏的泵血的效率，对早期发现心脏泵血功能异常具有重要意义。

2. **心指数** 心输出量与机体的新陈代谢水平相适应，可因性别、年龄及其他生理情况的不同而不同。一般健康成年男性在安静状态下的心输出量为 4.5～6.0L/min。女性的心输出量比同体重男性低 10% 左右。青年人的心输出量较老年人高。成年人在剧烈运动时，心输出量可高达 25～35L/min；而在麻醉情况下则可降到 2.5L/min。对不同身材的个体测量心功能时，若用心输出量作为指标进行比较，是不全面的。因为身材矮小和身材高大的机体具有不同的耗氧量和能量代谢水平，心输出量也就不同。调查资料表明，人在安静时的心输出量和基础代谢率（见第二十二章）一样，并不与体重成正比，而是与体表面积成正比。以单位体表面积（m²）计算的心输出量称为心指数（cardiac index）。安静和空腹情况下测定的心指数称为静息心指数，可作为比较身材不同个体的心功能的评定指标。例如，中等身材的成年人体表面积为 1.6～1.7m²，在安静和空腹的情况下心输出量为 5～6L/min，故静息心指数为 3.0～3.5L/（min·m²）。

在同一个体的不同年龄段或不同生理情况下，心指数也可发生变化。10 岁左右的少年静息心指数最高，可达 4L/（min·m²）以上。静息心指数随年龄增长而逐渐下降，到 80 岁时接近于 2L/（min·m²）。运动时，心指数随运动强度的增加大致成比例地增高。在妊娠、情绪激动和进食时，心指数均有不同程度的增高。

3. **超声心动图对心室收缩功能评价** 临床上超声心电图检测可以计算出以下这些参数，左心室舒张末内径（LVDd）、左心室收缩末内径（LVDs）、左心室舒张末容积（EDV）、左心室收缩末容积（ESV）、左心室射血分数（LVEF）、左心室缩短分数（LVFs）。其中左心室射血分数是评价绝大多数患者左心室收缩功能的首选指标。此外通过计算射血期心室容积的变化速率（dV/dt）和心室直径的变化速率（dD/dt）可用来反映心室收缩能力的变化。

（二）超声心动图是目前无创评价左心室舒张功能最为常用和最为重要的方法

图 10-9 显示：①A 和 B 为舒张期左心室容积随时间变化曲线及其一阶导数（心室容积变化速率，dV/dt）。正常人在舒张早期，二尖瓣开放即刻产生较大的左心室血液流入速率（e 波），而

Notes

左心房收缩时产生较小血液流入速率(a 波,e/a>1)。②在舒张功能障碍的患者,舒张速率减慢,等容舒张期时间延长(见图 10-8B 中,−dP/dt$_{max}$ 绝对值下降),在舒张早期左心室压力值较高,抽吸的作用变小(e 波变小);左心房收缩对左心室充盈的作用加大(a 波增大,e/a<1)。③压力-容积环(pressure-volume loops)向上和向左偏移;这种偏移表明左心室顺应性减少或僵硬度增加,即需要较高的压力,才能使一个可扩张性不良的心室达到相同的充盈容积(图 10-10D,详见下述)。

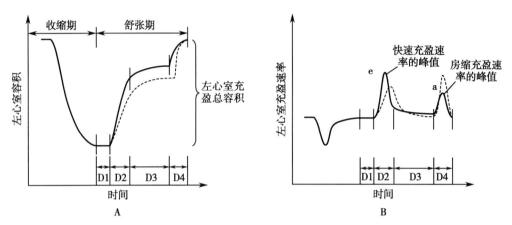

图 10-9　正常人(实线)和左心室舒张功能不全的患者(虚线)舒张功能的评价
A. 舒张期心室容积随时间变化曲线;B. 舒张期心室容积变化速率(dV/dt)
D$_1$:等容舒张期;D$_2$:快速充盈期;D$_3$:减慢充盈期;D$_4$:心房收缩期

三、从心室压力和容积变化评价心功能

综合心室压力和容积的信息以评价心功能的指标主要有两类,一是心脏做功量,二是心室压力-容积环。

(一) 测定心脏做功量可较全面地对心脏泵血功能进行评价

心脏所做的功可分为两类:一是外功,主要是指由心室收缩而产生和维持一定压力(室内压)并推动血液流动(心输出量)所做的机械功,也称压力-容积功;二是内功,指心脏活动中用于完成离子跨膜主动转运、产生兴奋和收缩、产生和维持心壁张力、克服心肌组织内部的黏滞阻力等所消耗的能量。

1. **每搏功**　心脏的每搏功(stroke work)简称搏功,是指心室一次收缩射血所做的外功,亦即心室完成一次心搏所做的机械外功。心脏收缩射血所释放的机械能除主要表现为将一定容积的血液提升到一定的压力水平而增加血液的势能外,还包括使一定容积的血液以较快的流速向前流动而增加的血流动能。这些参数可通过下面的算式计算。

$$压力-容积功=搏出量×心动周期中室内压增量$$

$$血液动能=\frac{1}{2}×(搏出量质量×血流速度^2)$$

$$每搏功=压力-容积功+血液动能$$

人体在安静状态下,血流动能在左心室每搏功的总量中所占的比例甚小,约仅 1%,故一般可忽略不计。所以,每搏功近似于搏出量乘以一个心动周期中室内压的增量值。可见,心肌收缩射血所释放的机械能主要用于射出具有一定压力增量的一定容积的血液。在医学上,室内压、房内压和血压多用毫米汞柱(mmHg)为单位,搏功的物理学含义即为将体积相当于搏出量的汞提升至相当于射血期左心室内压与心室舒张末期压之差值高度(mm)所做的功。由于射血期左心室内压是不断变化的,精确计算每搏功需将整个心动周期中压力与容积的变化进行积分。

Notes

但在实际应用中,常以平均动脉压代替射血期左心室内压平均值,而以左心房平均压代替左心室舒张末期压,因此,每搏功可用下式计算:

左心室每搏功(J)= 搏出量(L)×13.6(kg/L)×9.807×Hg 柱上升高度(mm)×1/1000

上式中,每搏功的单位是焦耳(J);搏出量的单位是升(L);力的单位换算为牛顿(N),故乘以 9.807;水银柱高度的单位用 m,故乘以 1/1000;13.6 是水银的密度。在具体计算左心室每搏功时,可用下式:

$$左心室每搏功(J)= 搏出量(L)×13.6(kg/L)×9.807(平均动脉压-$$
$$左心房平均压)(mm)×1/1000$$

若按搏出量为 70mL,平均动脉压为 92mmHg,平均心房压为 6mmHg,则每搏功为 0.803J。

2. **每分功** 每分功(minute work)简称分功,是指心室每分钟内收缩射血所做的功,亦即心室完成每分输出量所做的机械外功。每分功等于每搏功乘以心率。若按心率为 75 次/分计算,则每分功为 60.2J/min。

当动脉血压升高时,为克服加大的射血阻力,心肌必须增加其收缩强度才能使搏出量保持不变,因而心脏做功量必定增加。可见,与单纯的心输出量相比,用心脏做功量来评定心脏泵血功能将更为全面,尤其是在动脉血压水平不同的个体之间,或在同一个体动脉血压发生改变前

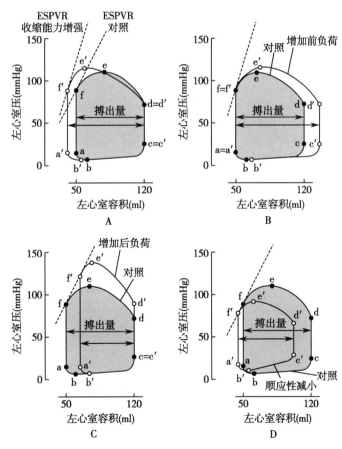

图 10-10 左心室压力-容积环

ac 和 a'c'为充盈期,包括快速充盈期、减慢充盈期和心房收缩期,其中 b 点为充盈期心室压最低值处;cd 和 c'd'为等容收缩期;de 和 d'e'为快速射血期;ef 和 e'f'为减慢射血期,e 点为射血期心室压最高值处;fa 和 f'a'为等容舒张期;abcdef 环为对照环,a'b'c'd'e'f'环为各种改变(A. 收缩能力增加;B. 前负荷增加;C. 后负荷增加;D. 顺应性减小)时的压力-容积环;ESPVR 为收缩末期压力-容积关系曲线

后,用心脏做功量来比较心脏泵血功能更显其优越性。

在正常情况下,左、右心室的输出量基本相等,但肺动脉平均压仅为主动脉平均压的 1/6 左右,故右心室的做功量也只有左心室的 1/6 左右。

(二) 应用心室压力-容积环可精确地评价不同条件下心功能

通过心导管术与超声心动图单独或联合应用可分别绘制出心室压力-时间曲线和心室容积-时间曲线(如图 10-2),以每个相对应时间点的压力和容积值绘制压力-容积曲线,可产生一个心室压力-容积环,如图 10-10 所示。该环是一个"位相图",描述在心动周期间心室压力-容积的关系:①该环逆时针环绕该环一周完成一个完整的心动周期,②虽然图上没有标出明确时间,但是该环是根据心动周期的每个时间点压力和容积依次绘制而成,③环上的两点之间的距离与实际所用的时间是不成正比。该环表示整个心动周期中的心室压力-容积关系曲线。其收缩末期压力-容积关系曲线(end-systolic pressure-volume relation,ESPVR)可反映心室收缩能力。心室压力-容积环变化也可用于反映前负荷和后负荷变化。舒张功能障碍的患者,压力-容积环向上和向左偏移;这种偏移表明左心室顺应性减少或僵硬度增加,即需要较高的压力,才能使一个顺应性下降的心室达到相同的充盈容积。

第五节　心　音

在心动周期中,心肌收缩、瓣膜启闭、血液流速改变形成的涡流和血液撞击心室壁和大动脉壁引起的振动,都可通过周围组织传递到胸壁,用听诊器便可在胸部某些部位听到相应的声音,即为心音(heart sound)。若用传感器将这些机械振动转换成电信号记录下来,便可得到心音图(phonocardiogram)。

心音发生在心动周期的一些特定时期,其音调和持续时间也有一定的特征。正常人的心脏在一次搏动过程中,可产生 4 个心音,即第一、第二、第三和第四心音。通常用听诊的方法只能听到第一和第二心音;在某些青年人和健康儿童可听到第三心音;用心音图可记录到 4 个心音。

一、第一心音标志心室收缩的开始

第一心音标志着心室收缩的开始,在心尖搏动处(左第五肋间锁骨中线上)听诊最为清楚,其特点是音调较低,持续时间较长。第一心音是由于房室瓣突然关闭引起心室内血液和室壁的振动,以及心室射血引起的大血管壁和血液涡流所发生的振动而产生的。

二、第二心音标志心室舒张的开始

第二心音标志着心室舒张期的开始,在胸骨旁第二肋间(即主动脉瓣和肺动脉瓣听诊区)听诊最为清楚,其特点是频率较高,持续时间较短。第二心音的产生主要与主动脉瓣和肺动脉瓣关闭,血流冲击大动脉根部引起血液、管壁及心室壁的振动有关。

三、第三心音是血液从心房流入心室引起的

在部分健康儿童和青年人,偶尔可听到第三心音。第三心音出现在心室快速充盈期之末,是一种低频、低振幅的振动,是由于快速充盈期之末室壁和乳头肌突然伸展及充盈血流突然减速引起的震动而产生的。

四、第四心音由心房收缩引起

第四心音出现在心室舒张的晚期,是与心房收缩有关的一组发生在心室收缩期前的振动,也称心房音。正常心房收缩时一般不产生声音,但异常强烈的心房收缩和在左心室壁顺应性下

Notes

降时,可产生第四心音。

　　心脏的某些异常活动可以产生杂音或其他异常的心音。因此,听取心音或记录心音图对于心脏疾病的诊断具有重要意义。

(林默君)

参考文献

1. 姚泰.生理学.第 2 版.北京:人民卫生出版社,2010
2. 朱大年,王庭槐.生理学.第 8 版.北京:人民卫生出版社,2013
3. Guyton AC,Hall JE. Textbook of Medical Physiology. 12th ed. Philadelphia:Saunders,2011
4. Boron WF,Boulpaep EL. Medical Physology:A Cellular and Molecular Approach,updated 2nd ed. Philadelphia:Saunders,2012
5. Barrett KE,Barman SM,Boitano S,Brooks HL. Ganong's Review of Medical Physiology. 24th ed. New York:McGraw Hill,2012
6. Fox SI. Human Physiology. 13th ed. New York:McGraw-Hill,2012
7. 朱妙章,唐朝枢,袁文俊,吴博威,臧伟进,朱大年.心血管生理与临床,第 2 版.北京:高等教育出版社,2012
8. Nagueh SF,Appleton CP,Gillebert TC,et al. Recommendations for the Evaluation of Left Ventricular Diastolic Function by Echocardiography. Journal of the American Society of Echocardiography,2008,22(2):107-133
9. Caudron J,Fares J,Bauer F,Dacher JN. Evaluation of left ventricular diastolic function with cardiac MR imaging. Radiographics,2011,31(1):239-59

Notes

第十一章　血　管　生　理

　　人体循环系统由心血管系统和淋巴系统共同组成,是一套连续的、封闭的管道系统(图 11-1/文末彩图 11-1)。其中,心血管系统包括心脏、动脉、毛细血管和静脉。血液由心室泵出,流经动脉、毛细血管和静脉,然后返回心房,如此循环往复。淋巴系统则由淋巴管和淋巴器官构成,其中的淋巴液从外周向心脏方向流动,最后汇入静脉,构成血液的一部分。循环系统的功能包括:提供组织所需的养分,运送其产生的废物,并在各组织间传递激素,维持组织液适合于细胞的生理环境。前两章中叙述了心脏的功能,本章主要叙述血管的分类及功能。

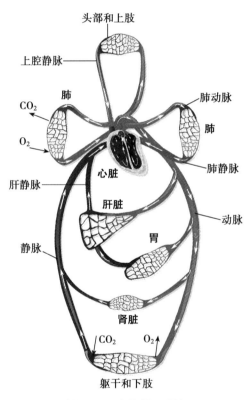

图 11-1　人体循环系统

第一节　各类血管的功能特点

　　体循环和肺循环中,动脉、毛细血管和静脉三者依次串联(图 11-2),其生理功能各不相同,但主要功能均为运送血液和进行物质交换。动脉将由心室泵出的血液输送到毛细血管,血液在此处与周围组织进行物质交换后,经由静脉回流到心房。

　　动脉和静脉管壁由内向外一般依次可分为内膜、中膜和外膜。内膜由内皮细胞(endothelial cell,EC)和内皮下层组成。内皮细胞作为血管的内衬面,为血液流动提供光滑的表面;同时构成通透性屏障,血液中的液体、气体和大分子物质可选择性地透过此屏障;内皮细胞还具有内分泌功能,能合成和分泌多种生物活性物质。中膜主要由弹性纤维、胶原纤维及血管平滑肌(vascular

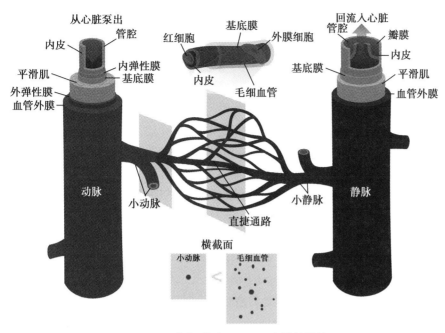

图 11-2 动脉、静脉以及毛细血管的结构

smooth muscle cell，VSMC）三种成分组成，其厚度及组成成分的比例因血管种类不同而异。弹性纤维使动脉具有可扩张性和在被扩张后发生弹性回缩。血管平滑肌的收缩和舒张可改变血管的口径，从而调节器官和组织的血流量。血管外膜由疏松结缔组织组成，其中含弹性纤维、胶原纤维及成纤维细胞。

一、血管可按其生理功能的不同进行分类

血管按照组织学结构，可分为大动脉、中动脉、小动脉、微动脉、毛细血管、微静脉、小静脉、中静脉和大静脉。在生理学中，一般按生理功能的不同将血管分为以下几类（图 11-3）：

（一）弹性贮器血管的作用是使心脏的间断射血变成血管中连续的血流并减小动脉血压波动

弹性贮器血管（windkessel vessel）是指主动脉、肺动脉主干及其发出的最大分支。此类血管

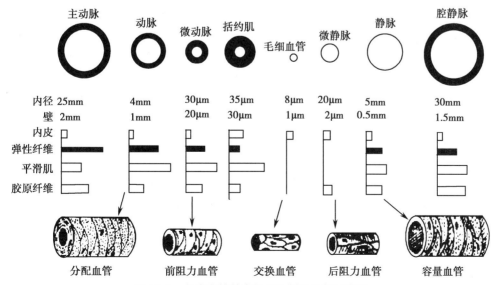

图 11-3 各类血管基本组织比例及功能示意图

Notes

的管壁坚厚,富含弹性纤维,有明显的可扩张性和弹性。左心室收缩射血时,主动脉压升高,从心室射出的血液一部分向前流动进入外周,另一部分则储存在大动脉中,使大动脉管壁扩张,同时也将心脏收缩所产生的部分能量以血管壁弹性势能的形式储存起来。当心脏进入舒张期时,主动脉瓣关闭,大动脉管壁的弹性回缩又将这些弹性势能转变为动脉血向前流动的动能。大动脉的这种弹性贮器作用使心室的间断射血得以转化为血液在血管中的连续流动,并减小心动周期中动脉血压的波动幅度(见后)。

(二)分配血管的作用是将心脏输出的血液输送到各个器官

分配血管(distribution vessel)是指中动脉,即从弹性贮器血管以后到分支为小动脉前的动脉管道,其中膜的平滑肌较多,故管壁收缩性较强,其功能是将血液输送至各器官组织。

(三)毛细血管前阻力血管的功能是控制器官、组织的血流阻力和血流量

毛细血管前阻力血管(precapillary resistance vessel)包括小动脉和微动脉,其管径较细,对血流的阻力较大。微动脉是最小的动脉分支,其直径一般为几十微米。微动脉管壁含有丰富的血管平滑肌,在平时保持一定的紧张性收缩,它们的舒缩活动可引起血管口径的明显变化,从而改变所在器官、组织的血流阻力和血流量,对于动脉血压的维持起重要作用。

(四)毛细血管前括约肌的舒缩活动可控制其后的毛细血管的启闭

毛细血管前括约肌(precapillary sphincter)是指环绕在真毛细血管的起始部的平滑肌。实际上,毛细血管前括约肌是末梢微动脉管壁的一些平滑肌,属于阻力血管的一部分。它的舒缩活动可以控制毛细血管的开放或关闭,因此可控制某一时间内毛细血管开放的数量。

(五)毛细血管是血液和组织液之间进行物质交换的场所

毛细血管(capillary)连接动脉和静脉,分布广泛。毛细血管之间互相连通,形成毛细血管网。毛细血管管径较细,管壁仅由单层内皮细胞组成,其外只有一薄层基膜包绕,故其通透性很高,是血管内血液和血管外组织液进行物质交换的主要场所,在功能上属于交换血管(exchange vessel)。

(六)毛细血管后阻力血管可影响体液在血管内和组织间隙内的分配情况

毛细血管后阻力血管(postcapillary resistance vessel)是指微静脉(venule)。微静脉的管径较小,可对血流产生一定的阻力,但其产生的阻力在血管系统总阻力中只占很小比例。然而,微静脉的舒缩活动可影响毛细血管前阻力和毛细血管后阻力的比值,继而改变毛细血管的血压及血容量以及滤过作用,影响体液在血管内和组织间隙内的分配情况。

(七)静脉在体内起血液贮存库即容量血管的作用

与同级的动脉相比较,静脉的数量较多、口径较粗、管壁较薄、可扩张性较大(即较小的压力变化就可使容积发生较大的变化),故其容量较大。在安静状态下,60% ~ 70% 的循环血量容纳在静脉系统中。较小的压力变化只能较轻微地改变静脉的口径,但静脉的容量却可因此而产生明显的变化,从而显著改变回流到心房的血量。因此,静脉在血管系统中可以发挥血液贮存库的作用,也称为容量血管(capacitance vessel)。人体内重要的容量血管有脾脏、肝脏、腹腔大静脉和皮下静脉丛,这些组织的血管很丰富或者顺应性很大。例如,脾脏体积缩小可释放 1000ml 的血液至周围循环,腹腔静脉收缩也可释放 300ml 血液进入循环。

(八)皮肤中短路血管的舒缩活动与体温调节有关

在血管床中还存在小动脉和小静脉之间的直接吻合,称为短路血管(shunt vessel)或动-静脉短路(arteriovenous shunt),主要分布于手指、足趾、耳郭等处的皮肤中,在功能上与体温调节有关。短路血管开放时,小动脉内的血液不经过毛细血管而直接流入小静脉。当周围环境温度升高时,短路血管开放增多,皮肤血流量增加,因此皮肤温度升高,散热量增加。相反,当环境温度降低时,短路血管关闭,减少皮肤的散热量(见第二十三章)。而且,短路血管的开放会相对减少组织对血氧的摄取,例如在某些病理状态下(如感染性和中毒性休克时),短路血管大量开放,加

重了组织的缺氧状态。

二、血管壁的内皮细胞与平滑肌细胞还具有内分泌功能

（一）血管内皮细胞可合成和释放若干种舒血管物质和缩血管物质

内皮细胞是一单层扁平上皮细胞，裱衬于血管腔的内表面，遍及全身大血管及各个脏器微血管的整个循环系统。以前人们认为，内皮细胞只是血液与组织之间的物理屏障。但后来知道，内皮细胞具有复杂的酶系统，是机体重要的代谢和内分泌器官之一，具有活跃的蛋白质合成功能，可以合成和分泌多种生物活性物质，参与血管收缩和舒张、凝血、免疫功能以及细胞增殖的调节。在正常情况下，血管内皮细胞释放的各种活性物质在局部维持一定的浓度比，对于调节血液循环、维持内环境稳定和生命活动的正常进行具有十分重要的意义。

血管内皮细胞合成和释放的舒血管物质包括一氧化氮（nitric oxide，NO）、内皮超极化因子（endothelium-derived hyperpolarizing factor，EDHF）、肾上腺髓质素（adrenomedullin，ADM）、利尿钠肽（natriuretic peptide，NP）、前列环素（prostacyclin，PGI2）、腺苷（adenosine）、一氧化碳（carbon monoxide，CO）、血栓素（thromboxane）等，它们与血管内皮细胞合成释放的主要缩血管活性物质内皮素（endothelin）、血管紧张素Ⅱ（angiotensin Ⅱ）、血栓素A2（thromboxane A2），前列腺素H2（prostaglandin H2），血小板活化因子（platelet-activating factor），血小板源生长因子（platelet-derived growth factor，PDGF）等相互制约，保持动态平衡。血管内皮细胞一旦受损，则释放NO等舒血管物质减少，血管局部的平衡就会受到影响，因此容易诱发高血压、动脉粥样硬化等疾病。

1. **舒血管活性物质**　一氧化氮（NO）是重要的内源性信息传递分子，体内多种细胞均可产生。NO是由L-精氨酸和O_2在一氧化氮合酶（nitric oxide synthase，NOS）催化下产生的。NO为气体分子，具有高度的脂溶性，可扩散至血管平滑肌细胞，使胞内钙离子浓度降低，从而导致血管舒张。

内源性活性物质一氧化氮（nitric oxide，NO）的发现历程颇为曲折有趣，是20世纪80年代生命科学领域的一大突破性进展。

NO的发现最早可追溯到1953年Furchgott博士的相关研究。当时Furchgott经过多次实验发表了首篇乙酰胆碱（acetylcholine，ACh）和组胺促使兔离体血管条收缩的论文，该结果一经发表就引起了很的大争论，因为当时公认的观点是给予动物静脉注射ACh可引发血管舒张。尽管随后有研究发现并报道ACh对离体血管的舒张作用，但研究者并未对这一争论作出明确的解释。ACh究竟是引发血管舒张还是收缩？这一问题在当时悬而未决。1978年，一次偶然的事件才使这一问题得以澄清。Furchgott实验室的技术员David在进行血管条实验时，为图方便，并没有按照规定的实验步骤制备螺旋血管条，而制备的是主动脉环。结果他发现，ACh不但不使主动脉环收缩，反而却诱发其舒张。Furchgott注意到了这一实验现象，便仔细检查了David的各项实验步骤，推测螺旋血管条和主动脉环这两种标本制备方法的不同可能是造成血管反应性差异的原因。于是他把对ACh呈舒张反应的主动脉环取出，重新制作成螺旋血管条，此时他注意到，在标本制备的过程中，血管内膜面受摩擦很少的血管条往往对ACh呈明显舒张反应，而受摩擦较多的血管条则对ACh无舒张或呈收缩反应。随后，Furchgott检查了该实验室一直使用的常规螺旋血管条制备方法，发现在制备的过程中，一直是把血管内膜面搭在指尖上进行操作。他们对此进行了改进，在标本制备时尽量使血管内膜保持完好，结果表明，血管条对ACh呈良好的舒张反应。这一现象提示，内膜的损害与否可能导致血管对ACh的反应性不同。采用组织染色的方法，Furchgott进一步发现对ACh无舒张或呈收缩反应的血管条不含血管内皮细胞，而对ACh呈舒张反应的血管条则包含有血管内皮细胞。这些结果均显示，血管内皮细胞的有无是血管条对ACh舒张与否的关键。那么，内皮细胞诱导血管舒张的可能机制是什么呢？

Furchgott通过一个精妙的实验，解决了上述问题。该实验分四步观察不同情况下离体血管

条对 ACh 的反应性,其中第三步即为"三明治"血管灌流模型(图 11-4):将去除内皮的横向血管条与保留内皮的纵向血管条并列挂在同一浴槽中,使其内膜面相近、相对,在加用 ACh 后立即移除保留内皮的纵向血管条。实验结果提示,在 ACh 刺激下,血管内皮细胞可以释放一种物质,导致血管舒张。他将这个物质命名为内皮细胞舒张因子(endothelium-derived relaxing factor, EDRF)。众多研究者对他的发现表示了关注,他们开始致力于探讨 EDRF 的本质。

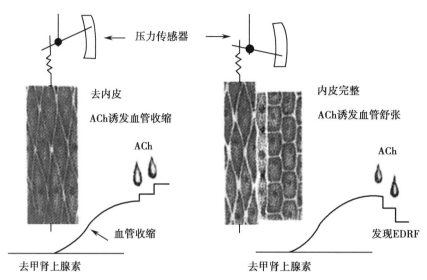

图 11-4　"三明治"血管灌流模型示意图

1977 年,默拉德(Murad)经过研究发现,硝酸甘油类物质舒张血管的作用是通过释放 NO 来实现的。NO 可激活平滑肌细胞上的鸟苷酸环化酶,进而产生 cGMP,后者使肌凝蛋白轻链去磷酸化,引起血管平滑肌舒张。1986 年,Ignarro 收集了 ACh 刺激主动脉血管环后所保存下来的培养液(内含 EDRF),观察发现该培养液可活化 GC,当在培养液中加入各种氧化、还原及抗氧化剂时,可影响其对腺苷酸环化酶的活化程度。其结果与 Murad 的理论相符,他进一步测量了培养液中的 NO 含量,发现 NO 的产生量与 GC 的活化程度成正比,因此他大胆推测,EDRF 就是 NO。

1987 年,Moncada 以"瀑布式淋浴"的方法,证实 EDRF 的化学本质为 NO。在该实验中,他们将培养的血管内皮细胞铺附于微载体上,然后将微载体装柱并以 Krebs 液洗脱,流出液瀑布式淋浴去内皮细胞的兔胸主动脉血管条,同时检测流出液中 NO 的含量,并将流出液与硝酸甘油的药理作用做定量对比,结果发现,由缓激肽诱导的血管内皮细胞释放的 EDRF 与 NO 在生物活性、半衰期等生物学特性上完全一致。现已证实,多种刺激均可促进内皮细胞合成和释放 NO,促进血管舒张。

1992 年《Science》杂志将 NO 评为年度明星分子(molecule of the year),同期的 Science 以醒目的"Just say NO"为封面、以"NO News is Good News"为题发表专论,对 NO 的发现及其生物学意义给予了高度评价。1998 年,因 Robert F. Furchgott,Ferid Murad 和 Louis J Ignarro 在 NO 的发现中所做出的贡献同时获得诺贝尔生理学或医学奖。

内皮超极化因子(EDHF)是血管内皮释放的另一种血管舒张因子,使血管平滑肌细胞膜电位超极化而达到舒张血管的目的,此为内皮依赖性血管松弛的重要机制。一般认为,超极化是由平滑肌细胞膜钙依赖的钾通道开放致使 K^+ 外流所致。EDHF 主要舒张小的阻力血管,而在大血管中 NO-cGMP 松弛机制可能占主导地位,并且抑制 EDHF 的生成。

利尿钠肽(NP)类包括三种不同的基因产物:A 型(ANP)、B 型(BNP)、C 型(CNP)。ANP 主要在心房中合成,故又称心钠素(atrial natriuretic factor, ANP);BNP 是心室中合成的循环激素;CNP 主要在脑中合成,近年又发现其在血管壁组织也有表达,并已证实人的血浆中含有 CNP。

Notes

CNP 是由 22 个氨基酸残基组成的多肽,具有扩血管、降血压、利钠、利尿和抑制血管平滑肌增生的作用。

内皮细胞还可产生和释放肾上腺髓质肽(adrenomedullin,AM),并以旁分泌的形式作用于血管平滑肌的 AM 受体,通过 G 蛋白激活鸟苷酸环化酶,升高胞内 cGMP 的含量,引起血管舒张。此外,AM 对血管平滑肌细胞增殖与迁移也有一定的抑制作用。

2. **缩血管活性物质** 内皮素(ET)是 1988 年 Yangagisawa 等人从猪主动脉内皮细胞中分离提纯出来的,由 21 个氨基酸残基组成。ET 有四种异构体,即 ET-1、ET-2、ET-3 和血管肠收缩肽。人的血管内皮细胞中只生成 ET-1,是迄今知道的作用最强的血管收缩物。ET 能够广泛作用于各种哺乳动物的各类血管平滑肌,使其张力增加,血管收缩,导致高血压、动脉粥样硬化等疾病的发生。ET 通过与靶细胞膜上的内皮素受体(endothelin receptor,ETR)结合而发挥其生物学效应。ETR 可分为 ET_AR、ET_BR、ET_CR 三类,其中 ET_AR 主要分布于血管平滑肌,对 ET-1 有高选择性亲和力。ET-1 与血管平滑肌细胞膜上的 ET_AR 结合后,激活磷脂酶 C(PLC),分解磷脂酰肌醇产生三磷酸肌醇(IP_3)和二酰基甘油(DAG),后两者促使胞内钙离子浓度升高,引起血管平滑肌收缩。此外,ET 对神经、内分泌、心脏、肾脏、呼吸道和细胞分裂增殖等都有影响。

(二)血管平滑肌细胞也可合成和释放生物活性物质

近年来,用免疫学和原位杂交技术证明,心血管系统中存在着独立的肾素-血管紧张素系统,可调节局部组织血管的紧张性和血流量(见第十二章)。

血管平滑肌细胞还可表达组织因子(tissue factor,TF),与凝血因子Ⅶ结合,可同时激活内源性和外源性凝血途径,参与生理性凝血过程(见第七章)。平滑肌细胞还可分泌激肽释放酶(kallikrein)、激肽原(kininogen)等物质,激活激肽释放酶-激肽系统(见第十二章),调节局部组织血管的紧张性和血流量。此外,平滑肌细胞还可以合成细胞外基质胶原,弹力蛋白和蛋白多糖。

(三)血管其他细胞的内分泌功能

血管壁中还含有大量成纤维细胞、脂肪细胞、肥大细胞、巨噬细胞和淋巴细胞等多种细胞。既往认为,这些细胞的功能是对血管起保护、支撑和营养作用。近年的研究发现,这些细胞还可以分泌多种血管活性物质,以旁分泌、自分泌的方式调节血管的舒缩功能及结构变化。如外膜周围的脂肪组织可以通过局部合成分泌血管紧张素原、血管紧张素Ⅱ,参与构成血管壁肾素-血管紧张素系统。

第二节 血流动力学

血流动力学(hemodynamics)是流体力学的一个分支,指血液在心血管系统中流动的力学,主要研究血流量、血流阻力、血压及其之间的相互关系。由于血管系统是比较复杂的弹性管道系统,血液是含有血细胞与胶体物质等多种成分的液体而不是理想液体,因此血流动力学既具有一般流体力学的共性,又有其自身的特点。

一、血流量与血管两端的压力差成正比,与血流阻力成反比

单位时间内流经血管某一横截面的血量称为血流量(blood flow),又称为容积速度(volume velocity),通常以 ml/min 或 L/min 为单位。血流速度(blood velocity)是指血液中一个质点在管内移动的线速度,通常以 cm/s 或 m/s 为单位。当血液在血管内流动时,血流速度与血流量成正比,而与血管的横截面积成反比。

(一)流体的流量与管道两端的压力差以及管道口径和长度间的关系可用泊肃叶定律表示

泊肃叶用内径从 0.03mm 至 0.14mm 的毛细管进行了流体力学的实验。他用压力使一定量的水流过这些不同口径的毛细管,测定所需的时间,从而得出了液体在管道系统中流动的规律,

称为泊肃叶定律(Poiseuille's law)。通过此定律可以计算出流量。泊肃叶定律可用下面的式子表示:

$$Q = \frac{\pi \triangle P r^4}{8\eta L}$$

也可表示为:

$$Q = K\frac{r^4}{L}(P_1 - P_2)$$

式中,Q 是液体流量,ΔP 是管道两端的压力差,r 为管道半径,L 是管道长度,η 是液体的黏滞度,K 为常数,与液体黏滞度 η 有关。

血液在血管中流动的规律,一般也符合泊肃叶定律。也就是说,单位时间内的血流量与血管两端的压力差(P₁-P₂)以及血管半径的 4 次方成正比,而与血管的长度成反比。在其他因素相同的情况之下,如果甲血管的半径是乙血管的两倍,那么,前者的血流量是后者的 16 倍。所以血管管径是决定血流量多少的重要因素。

根据泊肃叶定律,可推导出黏滞性液体在串联和并联管道系统中流动的规律。在串联的管道系统中,系统的血流阻力等于各段阻力之和;在并联管道系统中,系统血流阻力的倒数等于各并联成分血流阻力的倒数和。

应该指出,泊肃叶定律适用的条件是黏滞性液体在硬性管道的稳定流动。当应用于血液循环时,应注意 Q 与 ΔP 实际上并不成线性关系。这是由于血管不是刚性的管道,r 可以因 ΔP 的改变而发生改变,即跨壁压增大时可以对血管发生扩张作用。

（二）血液在血管内流动的形式可分为层流和湍流

血液在血管内的流动方式可以分为层流(laminar flow)和湍流(turbulence)。层流是一种规则流动,有清晰的流线。在层流的情况下,液体中每个质点的流动方向一致,与管道的长轴平行,但各质点的流速不同,在血管轴心处流速最快,越靠近管壁流速越慢,血流中血液的血细胞浓度也是越近血管轴心处越高。如图 11-5/文末彩图 11-5 所示,各箭头表示血流的方向,箭体的长度表示流速,在血管的纵剖面上各箭头的连线形成一抛物线。泊肃叶定律适用于层流状态。

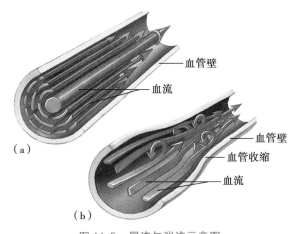

图 11-5　层流与湍流示意图
(a)血管中的层流;(b)血管中的湍流

正常情况下,血液循环中血液流动的方式以层流为主。当血流速度增加到一定程度之后,层流状态即被破坏,血液中各个质点的流动方向不再一致,出现漩涡,称为湍流。湍流是一种不规则的流动状态。发生湍流时,管道对液体流动的阻力剧增,为克服阻力所消耗的能量也明显增加,因此在相同压力差下血流量将减少。在湍流的情况下,泊肃叶定律将不再适用。

在管流中,判断层流和湍流的参数称为雷诺数(Reynolds number,Re)。这一参数定义为:

$$Re = \frac{VD\rho}{\eta}$$

式中,V 为血液的平均流速(cm/s),D 代表管腔直径(cm),ρ 代表血液密度(g/cm³),η 代表血液黏滞度(泊)。Re 为无量纲数,没有单位。通常当 Re 数超过 2000 时即可发生湍流。由上式可知,在血流速度快、血管口径大、血液黏滞度低的情况下,容易发生湍流。

正常情况下,心室内存在湍流,一般认为这有利于回流自肺不同部位的血液在心室内进行充分混合,以使左心室射出的血液含氧量更为均匀一致。在病理情况下,如房室瓣狭窄、主动脉瓣狭窄以及动脉导管未闭等,均可在体表闻及心内湍流引起的特殊杂音。

(三)血流阻力与血管半径的 4 次方成反比

血液在血管内流动时所遇到的阻力称为血流阻力(resistance of blood flow),其产生的主要原因是血液流动时血液与血管壁以及血液内部之间发生相互摩擦。摩擦消耗的能量一般表现为热能,这部分热能不能再转换成血液的势能或动能。因此血液流动时的能量逐渐消耗,促使血液流动的压力逐渐降低。在湍流的状态下,血液在血管中的流动方向不一致,阻力更大,故消耗的能量更多。正常时血流阻力的分配为:主动脉及大动脉占9%,小动脉及其分支占16%,微动脉占41%,毛细血管占27%,静脉系统占7%。可见小血管(小动脉及微动脉)是产生阻力的主要部位。

血流阻力一般不能直接测量,而是要通过测量血流量和血管两端的压力差计算得出,三者关系可用下式表示:

$$Q = \frac{(P_1 - P_2)}{R}$$

式中 Q 代表血流量,$P_1 - P_2$ 代表血管两端的压力差,R 代表血流阻力。该式表明血流量与血管两端的压力差成正比,与血流阻力成反比。结合泊肃叶定律,可得到计算血流阻力的公式:

$$R = \frac{8\eta L}{\pi r^4}$$

式中 R 代表血流阻力,η 代表血液黏滞度,L 代表血管长度,r 代表血管半径。由该式可知,血流阻力与血液的黏滞度以及血管长度成正比,与血管半径的 4 次方成反比。当血管长度相同时,血液黏滞度越高,或血管直径越小,则血流的阻力就越大。在同一血管床内,血管长度与血液黏滞度在一段时间内的变化不大,因此影响血流阻力的最主要因素为血管半径。体内各段血管中以微动脉处的阻力最大。

循环系统总阻力等于动脉、毛细血管和静脉系统阻力的总和。就单根血管而言,毛细血管的半径最小,其单位长度的阻力最大;但是从循环系统各段血管(指大动脉、小动脉、毛细血管、小静脉、大静脉)的总截面来看,由于处于并联位置的毛细血管的数量极大,使其总的截面积达到2500cm²,故毛细血管总的阻力在整个循环阻力中是最低的。单根微动脉的半径虽然大于毛细血管,但全身微动脉的总截面积仅40cm²,远小于毛细血管的总截面积。因此在完整机体中微动脉的阻力高于毛细血管。更为重要的是,交感缩血管纤维在小动脉和微动脉上分布的密度最高,交感缩血管活动对于这些血管的舒缩(即口径)的影响尤为明显,可使小动脉和微动脉的阻力发生很大的变化。因此,小动脉和微动脉不但是总的循环阻力的主要构成成分,而且在外周阻力的调节中起决定性的作用,故称为阻力血管(见前)。机体对各器官血流量分配的调节,就是通过控制各器官的阻力血管的口径进行的。

另外,根据泊肃叶定律还可推导出血液在相互串联或并联的管道系统中流动时的阻力。在串联的管道系统中,总的血流阻力等于各段阻力之和;在并联的管道系统中,总的血流阻力的倒数等于各并联成分血流阻力的倒数之和。

血流阻力还可以根据 $Q=(P_1-P_2)/R$ 的公式来计算。如果血压以 mmHg 为单位,血流量以 ml/s 为单位,则计算出的血流阻力的单位为"外周阻力单位"(peripheral resistance unit,PRU)。在成人循环系统中,体循环的血流量大约为 100ml/s,大动脉与大静脉之间的压力差大约为 100mmHg,所以体循环的总外周阻力大约为 $100mmHg/100ml \cdot s^{-1}=1PRU$。在全身血管强烈收缩时,总外周阻力可达到 4PRU;全身血管舒张时总外周阻力可降低至 0.2PRU。在肺循环中,平均肺动脉压为 16mmHg,平均左心房压为 2mmHg,从而产生 14mmHg 的压力差。在心输出量为 100ml/s 时,肺循环的血管阻力为 0.14PRU,约为体循环的 1/7。

二、血液黏滞度也是影响血流阻力的重要因素

血液黏滞度(blood viscosity)是指血液流经血管时血液的内在阻力,通常由血浆黏滞度、红细胞比容和红细胞的机械性质决定的。血液黏滞度和血浆黏滞度是血液流变学领域内常用的两个测量指标。血液黏滞度的变化可以影响血流阻力。在实际工作中通常使用相对黏度,即在相同的温度和切变速率条件下,待测液体与水的黏度的比值。如以水的黏度为1,则全血的黏度为 4.1~4.6,血浆的黏度为 1.5~1.7。在其他因素恒定的情况下,黏滞度越高,血管阻力就越大。影响血液黏滞度的主要因素有以下几方面。

(一) 血细胞比容是决定血液黏滞度最重要的因素,血细胞比容越大,血液黏滞度就越高

血液中血细胞占全血容积的百分比称为血细胞比容(hematocrit),是决定血液黏滞度的最重要的因素,血细胞比容越大,血液黏滞度就越高。男性血细胞比容平均值约为 42%,女性约为 38%。某些疾病时(如红细胞增多症)可影响血细胞比容,进而影响血液黏滞度。

(二) 血流的切率能影响血液的黏滞度,切率增高时血液黏滞度降低

层流状态下,相邻两层血液流速的差和液层厚度的比值,称为血流的切率(shear rate)。匀质液体的黏滞度不随切率的变化而改变,称为牛顿液(Newtonian fluid)。相反,全血为非匀质液体,其黏滞度则随切率的减小而增大,称为非牛顿液(non-Newtonian fluid)。切率较高时,层流现象更为明显,即红细胞集中在中轴,红细胞的长轴与血管纵轴平行,红细胞移动时发生的旋转以及红细胞之间的撞击都很少,故血液黏滞度较低。相反,当切率较低时,红细胞发生聚集,血液黏滞度增高。

(三) 在小血管中流动的血液黏滞度降低,血流阻力也降低

在大的血管,血管的口径不影响血管中血液的黏滞度,但当血液在直径小于 0.2~0.3mm 的微动脉内流动时,只要切率足够高,则血液黏滞度就随着血管口径的变小而降低。该现象称为 Fahraeus-Lindqvist 效应,其血管口径影响血液黏滞度的原因尚不完全清楚,但对机体有明显好处,否则血液在小血管中流动时的血流阻力将会增高。

(四) 温度降低时血液的黏滞度升高

血液的黏滞度随温度的降低而升高。人体的体表温度比深部温度低,故血液流经体表部分时血液的黏滞度会升高。如果将手指浸在冰水中,局部血液的黏滞度可成倍增加。因此,在寒冷的冬季要注意患者输液的液体温度对血液黏滞度的影响。

三、血管壁中的弹性纤维和胶原纤维使血管具有可扩张性和顺应性

(一) 血管的可扩张性是指血管跨壁压改变时血管容积可以发生相应的改变

当血管的跨壁压发生改变时,血管的容积可发生相应的改变。当跨壁压增大时,血管的容积增加。血管的这种性质称为血管的可扩张性(distensibility),可用单位跨壁压改变时引起的容积改变值占原有容积的百分比来表示,即

$$血管的可扩张性 = \frac{\Delta V}{\Delta P \times V_0}$$

式中,ΔV 为血管容积改变的量,ΔP 为跨壁压改变的量,V_0 为跨壁压改变前血管的初始容积。

血管容积的可扩张性是由血管壁结构的特性决定的,特别是血管壁中的弹性纤维和胶原纤维。弹性纤维存在于除毛细血管、微静脉和动-静脉吻合支以外的所有血管,因其结构特征而赋予血管弹性,并在一定的血管跨壁压下形成血管一定的张力。胶原纤维存在于除毛细血管以外的所有血管,其可伸展性比弹性纤维小得多。在正常情况下,血管壁中胶原纤维常处于松弛状态,在跨壁压升高时,胶原纤维才受到牵张而产生张力。

在生理学中,常常用血管的顺应性(compliance)来表示血管容积和跨壁压之间的关系。血管的顺应性是指单位跨壁压改变时引起的血管容积变化量,即:

$$血管的顺应性 = \frac{\Delta V}{\Delta P}$$

可见,如果跨壁压发生很小变化时就能引起血管容积的明显改变,就表示该血管的顺应性高。和前面可扩张性的公式比较可知,顺应性等于可扩张性与血管初始容积的乘积。也就是说,血管的顺应性与血管的初始容积有关,血管的初始容积愈大,则顺应性就愈小。

由于动脉和静脉管壁的解剖结构不同,它们的可扩张性和顺应性也有差别。对于典型的肌性动脉(如股动脉)来说,每次心脏射血时增加的跨壁压只使动脉的口径稍有增加,即其血容量增加并不多。在生理情况下,肌性动脉可以承受较大的跨壁压,而其阻力的变化较小,这是阻力血管的特点。静脉的可扩张性明显高于动脉,特别是在跨壁压较低的情况下。在一根处于松弛状态的静脉,当跨壁压从 0 增加到 10mmHg 时,其血容量可以增加大约两倍。然而,静脉在低跨壁压时有很高的顺应性,并不是因为管壁中有弹性纤维,而主要是由于血管横截面几何形状的改变。当静脉压低于 6~9mmHg 时,静脉的横截面一般呈椭圆形,而当静脉压稍有增高时,静脉横截面的形状就变为圆形(截面的周长不变),即截面积明显增大。因此,在生理情况下,静脉内的血容量可以在跨壁压仅有很小变化时发生很大的变化。所以静脉具有容量血管的特点,可以起血液储存库的作用。但是,当静脉压超过 10mmHg 后,静脉容积的增大就需要依靠静脉横截面周长的增加,在这种情况下,静脉的顺应性较小,也就是说,在跨壁压较大的范围内,静脉的顺应性明显小于动脉的顺应性。

在老年人,血管壁的弹性发生改变,特别是主动脉,表现为主动脉的口径增大。在成年前,主动脉的顺应性逐渐增大,但到老年,主动脉的顺应性降低。因此,老年人的脉压(见后)增大。并且,由于动脉血压一般随年龄增大而增高,而在跨壁压较高的情况下动脉的顺应性相应降低,这也是老年人脉压增大的原因之一。

血管的延迟顺应性(delayed compliance)是指当血容量突然增加时,血压先会迅速升高,但由于管壁平滑肌的缓慢延伸,使得血压在数分钟或数小时内逐渐恢复至正常水平。下面可用一个简单的实验来解释这一效应。在此实验中,我们先将一段静脉两端阻断,测得其静息血压为 5mmHg,再向血管内突然注入一定量的血液,静脉血压可迅速升高至 12mmHg。尽管注入的血液并没有流出血管,但血压仍会立即下降,在数分钟后下降至 9mmHg 左右;随后将注入的血液抽出,血压急降至 1mmHg 左右,紧接着血压将缓慢升高至最初的 5mmHg(图 11-6)。这说明静脉可以快速弹性扩张,但静脉管壁的平滑肌纤维拉伸与回缩却是一个相对缓慢的过程,随着平滑肌的逐渐延伸,血管紧张性也相应降低。所有的平滑肌组织均具备此特点。

血管的延迟顺应性在机体维持血压稳态的过程中发挥着重要作用。如,当人体接受大量输血时,循环系统可通过此机制容纳新增的血量而不致使血压发生过大的变化;当人体大量失血时,循环系统也可经过数分钟或数小时的自我调节后,适应低容量状态,维持血压稳定。

Notes

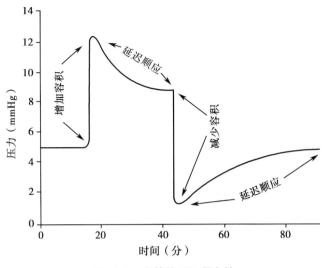

图 11-6　血管的延迟顺应性

（二）血管跨壁压改变时可以引起血管壁张力的改变

当血管的跨壁压增大时,将扩张血管,使血管横截面的周长增大(即血管半径增大),血管壁的张力就增大。血管壁张力(tension,T)与跨壁压(P)以及血管半径(r)的关系可用 Laplace 定律表示,即:

$$T = P × r$$

由上式可知,当跨壁压不变时,血管壁的张力与血管的半径成正比。在小血管,由于血管半径小,管壁的张力也较小。因此尽管毛细血管的管壁很薄,仍能承受较高的跨壁压(25mmHg)。

第三节　动脉血压和动脉脉搏

血管内流动的血液对单位面积血管壁的侧压力,称为血压(blood pressure),也即压强。按照国际标准计量单位规定,压强的单位为帕(Pa)或千帕(kPa),但习惯上用毫米汞柱(mmHg)作为血压的单位,1mmHg = 0.1333kPa。大静脉的压力较低,通常以厘米水柱(cmH$_2$O)为单位,1cmH$_2$O = 0.098kPa。

一、动脉血压是指动脉中流动的血液对血管壁的压强

动脉血压(arterial blood pressure)是指动脉内流动的血液对单位面积动脉管壁产生的侧压力,一般指主动脉的压力。由于大动脉中血压落差小,故通常将在上臂测得的肱动脉血压代表主动脉血压值。

（一）心血管系统有足够的血液充盈是形成动脉血压的前提条件

血液在循环系统中充盈的程度可用循环系统平均充盈压(mean circulatory filling pressure)来表示。在动物实验中,采用电刺激引起心室颤动使心脏暂时停止射血,血流也就暂停。此时在循环系统各部位所测得的压力值都是相同的,这一压力数值即为循环系统平均充盈压。用巴比妥麻醉的狗,其循环系统平均充盈压约为 7mmHg。人的循环系统平均充盈压估计接近这一数值。循环系统平均充盈压的数值高低取决于血量和循环系统容积之间的相对关系。如果血量增多或循环系统容积变小,则循环系统平均充盈压就升高;反之,若血量减少或循环系统容积增大,循环系统平均充盈压就降低。

（二）心室收缩射血为血压的形成提供能量

心室收缩向主动脉内射血,是形成动脉血压的必要条件。在心脏泵血前,动脉内已充盈具

Notes

有一定压力的血液,它与外周阻力共同构成心室泵血的阻力。如前所述,心室在收缩期所释放的能量既包括血液的动能,也包括大动脉扩张所储存的弹性势能,即压强能。在心室舒张期,被扩张的大动脉发生弹性回缩,将储存的势能转化为推动血液继续流动的能量。由于心脏射血是间断的,因此在心动周期中动脉血压也发生周期性的波动。另外,血液从大动脉向外周血管流动的过程中不断消耗能量,故动脉血压逐渐降低。机体安静时,体循环中毛细血管前阻力血管部分血压降落的幅度最大。

(三)循环系统的外周阻力是影响动脉血压的重要因素

小动脉和微动脉对血流有较大的阻力,成为循环系统外周阻力(peripheral resistance)的主要部分。由于外周阻力的存在,心室每次搏动射出的血液只有大约 1/3 在心室收缩期流到外周血管,其余的血液暂时蓄积在主动脉和大动脉中,使大动脉扩张,并使动脉血压升高。如果仅有心室收缩而没有外周阻力,则心室收缩期射入大动脉的血液将会迅速全部地流到外周,因此不能使动脉血压升高。

(四)主动脉和大动脉的弹性贮器作用可减小动脉血压在一个心动周期中的波动幅度

大动脉的弹性贮器作用表现为在心室射血期主动脉和大动脉被扩张,多容纳一部分血液,因此动脉血压在射血期不致升得过高。在心室舒张期,被扩张的大动脉发生弹性回缩,将在射血期多容纳的血液继续向外周方向推动,这一方面可使心脏的间断射血变为动脉内持续的血流,另一方面又能使舒张压保持在一定水平,即在舒张期动脉血压不致降得过低。因此,在一个心动周期中动脉血压的波动幅度远小于心室内压的变动幅度(图 11-7)。

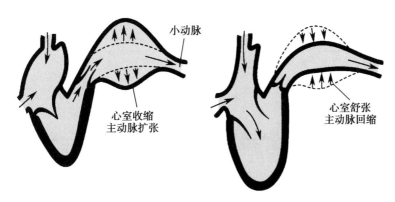

图 11-7　主动脉的弹性贮器作用示意图

动脉血压的测量方法　测量动脉血压是临床上监测生命体征最常用和最重要的方法之一。动脉血压的测量方法包括直接测量法和间接测量法。直接测量法是将导管的一端插入动脉,另一端连接到一装有水银的 U 形管,从 U 形管两边水银面的高度差即可读出测定部位的血压值。由于水银柱的惯性很大,不能即刻反映动脉血压的动态变化,故用这种方法只能测出动脉血压的平均值。现已有各种类型的压力换能器,可将压强能的变化转变为电能的变化,并能精确测算出心动周期中动脉血压的每一个瞬间数值。直接测量法通过穿刺插管技术最直接地反映血管内的压力,但因要求较高的操作技术,并具有一定创伤性,故难于在实践中广泛使用。目前临床上绝大多数采用的是无创、简便的间接测量法,即通过听诊法间接测量肱动脉的收缩压和舒张压。

图 11-8 所示为用听诊法测量动脉收缩压和舒张压的示意图。测量血压时,被测者一般取坐位,上臂的中点保持与心脏位置水平。测量者通过扪诊定位肱动脉,将血压袖带以适当力度缠绕于上臂,袖带下缘位于肘弯横纹上方 2～3cm 处。将听诊器膜形体件置于肘窝部肱动脉搏动处,然后迅速向袖带的气囊充气加压,当所加压力高于收缩压时,该处的肱动脉血流被完全阻断,肱动脉搏动消失,此时在听诊器上听不到任何声音。继续充气使汞柱升高 20～

Notes

30mmHg（2.6～4.0kPa），随后以每秒钟 2～3mmHg（0.267～0.400kPa）的速度缓慢放气，当袖带内压力刚刚低于收缩压的一瞬间，血流突入被压迫阻塞的血管段，形成涡流，此时听到第一次声响时的测量数值即为收缩压。当袖带压力降到等于或稍低于舒张压时，血流完全恢复畅通，听诊音消失。声音消失时的汞柱数值为舒张压。用听诊法测量动脉收缩压和舒张压并不十分准确，但是它与直接测量血压法所得结果相差不到10%。正式血压的测量，应相隔 2 分钟重复测量一次，取 2 次读数的平均值作为血压读数。如果 2 次测量的收缩压或舒张压读数相差大于 5mmHg，则应隔 2 分钟后再次测量，然后取 3 次读数的平均值作为血压读数。

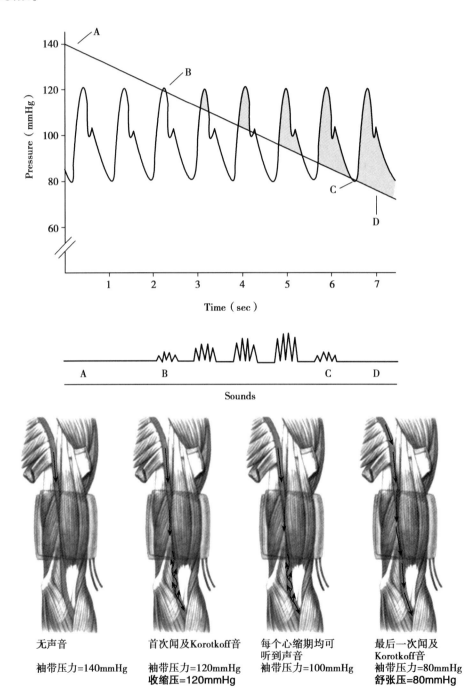

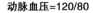
图 11-8　听诊法间接测量肱动脉的收缩压和舒张压

二、动脉血压可用收缩压、舒张压、脉压、平均动脉压等数值表示

心室收缩时,主动脉压力急剧升高,在心室收缩中期动脉血压的最高值称为收缩压(systolic pressure)。在心室舒张末期动脉血压的最低值称为舒张压(diastolic pressure)。收缩压和舒张压的差值称为脉搏压,简称为脉压(pulse pressure)。一个心动周期中每一瞬间动脉血压的平均值称为平均动脉压(mean arterial pressure)。由于心动周期中舒张期较长,所以平均动脉压接近舒张压,大约等于舒张压加 1/3 脉压(图 11-9)。我国健康成人在安静状态时的收缩压为 100 ~ 120mmHg (13.3 ~ 16.0kPa),舒张压为 60 ~ 80mmHg(8.0 ~ 10.6kPa),脉压为 30 ~ 40mmHg (4.0 ~ 5.3kPa)。动脉血压存在着个体、年龄和性别差异。随着年龄的增长,血压呈逐渐升高的趋势(表 11-1)。

表 11-1　一项调查研究所显示的不同年龄段人

年龄	收缩压/舒张压(mmHg)	
	男性	女性
1 天	70/–	–/–
3 星期	77/–	–/–
3 月	86/–	–/–
6 ~ 12 月	89/60	93/62
1 岁	96/66	95/65
6 岁	94/64	94/64
10 岁	103/69	103/70
12 岁	106/71	106/72
14 岁	110/73	110/74
16 岁	118/73	116/72
18 岁	120/74	116/72
20 ~ 24 岁	123/76	116/72
25 ~ 29 岁	125/78	117/74
30 ~ 34 岁	126/79	120/75
35 ~ 39 岁	127/80	124/78
40 ~ 44 岁	129/81	127/78
45 ~ 49 岁	130/82	131/82
50 ~ 54 岁	135/83	137/84
55 ~ 59 岁	138/84	139/84
60 ~ 64 岁	142/85	144/85
65 ~ 69 岁	143/83	154/85
70 ~ 74 岁	145/82	159/85
75 ~ 79 岁	146/81	158/84
80 ~ 84 岁	145/82	157/83
85 ~ 89 岁	145/79	154/82
90 ~ 94 岁	145/78	150/79
95 ~ 106 岁	145/78	149/81

"–"表示未作调查

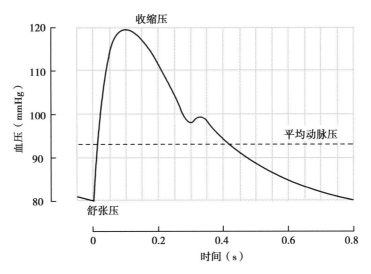

图 11-9　收缩压、舒张压和平均动脉压的关系

此外,正常人血压呈明显的昼夜波动,表现为夜间血压最低,清晨起床活动后血压迅速升高,大多数人的血压在凌晨 2~3 时最低,在上午 6~10 时及下午 4~8 时各有一个高峰,从晚上 8 时起血压呈缓慢下降趋势,表现为"双峰双谷",这一现象称为日节律(图 11-10)。在老年人中,这种日高夜低更为显著,有明显的低谷与高峰。

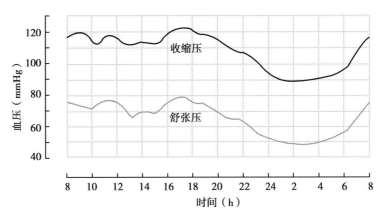

图 11-10　血压的日节律

高血压患者血压昼夜波动范围比较大,收缩压为 67±13mmHg,舒张压为 57±11mmHg,而且日间收缩压和舒张压的波动范围均明显大于夜间。根据高血压病人血压昼夜波动规律,临床上偶测血压应选择高峰时为宜,可采选上午 6~10 时及下午 4 到 8 时。了解这种现象对于高血压病人的药物治疗、精确给药的时间及剂量有一定的指导意义。但发病时间较长的高血压患者这种血压的日节律减弱甚至消失,可能与血管平滑肌的增生有关。

血液从主动脉流向外周的过程中,由于不断的克服血管对血流的阻力而消耗能量,血压会逐渐降低(图 11-11)。在各段血管中血压降落的幅度与该段血管对血流阻力的大小成正比。在主动脉和大动脉段,血压降落较小。如主动脉的平均压为 100mmHg(13.3kPa),到直径为 3mm 的动脉处,平均压仍在 95mmHg(12.6kPa)。到小动脉时,血流阻力大,血压降落的幅度也变大,在体循环中,动脉段的血流阻力最大,血压降落也最显著。如动脉起始端的血压为 85mmHg(11.3kPa),而毛细血管起始端血压仅为 30mmHg(4.0kPa),提示血液流经动脉后压力降落了 55mmHg(7.3kPa)。而血液经静脉回流至腔静脉汇入右心房时压力近乎于

Notes

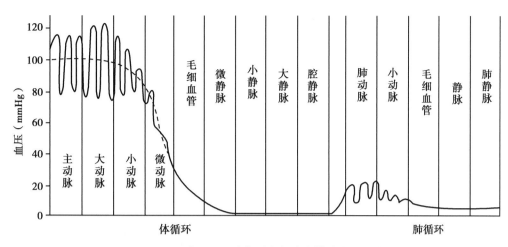

图 11-11 正常人取平卧位时各部分血管的血压示意图

0mmHg。

高血压(hypertension)是最常见的心血管疾病,以体循环动脉压增高为主要特征,可伴有心脏、血管、脑和肾脏等器官功能性或器质性改变的全身性疾病,可分为原发性高血压和继发性高血压。90% 以上的高血压病人病因不明称为原发性高血压(又称高血压病),目前认为与多种因素有关,包括遗传因素、环境因素、精神因素等。继发性高血压是指已有明确病因的高血压(如肾性高血压、嗜铬细胞瘤等)。高血压除了可引起与其本身有关的症状外,长期高血压还可成为多种心血管疾病的重要危险因素。

高血压的诊断标准不是一成不变的,而是随着最新流行病学的调查结果和循证医学的证据在不断修订。1979 年世界卫生组织(WHO)制定的高血压诊断标准为:收缩压 ≥160mmHg(21.3kPa)或舒张压≥95mmHg(12.6kPa)。1999 年 WHO 和世界高血压联盟(ISH)重新修订的高血压诊断标准为:收缩压≥140mmHg(18.7kPa)和(或)舒张压≥90mmHg(12.0kPa)。我国高血压诊断标准自 1959 年确定至今,已修订 4 次。第 4 次在 1999 年我国高血压学会防治指南研讨会上,决定采用 1999 年 WHO/国际高血压学会治疗指南有关高血压诊断和分级标准。这项标准的新观点要求根据年龄、性别、靶器官损害、心血管疾病或肾脏病史等评估和血压水平将病人分为低度危险、中度危险、高度危险和极高度危险四组,作为医师选择医疗措施、是否服用降压药物、是否治疗其他存在的危险因素等的依据。现认为,成人安静状态下血压≥140/90mmHg 即为高血压,低于 90/50mmHg 即为低血压。血压<130/85mmHg 为正常血压,理想血压是<120/80mmHg。

而在 2003 年 5 月,美国预防、检测、评估与治疗高血压全国联合委员会在第七次报告(JNC7)中对健康血压的规定更为严格,并首次提出了高血压前期(prehypertensive),即收缩压在 120～139mmHg 之间或舒张压在 80～89mmHg 之间(表 11-2)。2014 年,来自 Eighth Joint National Committee 协会的专家组成员制定了美国成人高血压治疗指南(JNC8),新指南中对血压的分类依然遵循 JNC7 的分类,只是提供了高血压开始治疗的时间点、治疗用药以及治疗目标等。此外,2013 年欧洲高血压学会/欧洲心脏病学会(ESH/ESC)提出了新的诊疗指南,但其血压分类标准依然与 2007 年提出的标准一致(表 11-3)。

当血压增高时,外周血管阻力升高,心室压力负荷(后负荷)加重。根据流行病学研究标准判断,血压升高是脑卒中和冠心病发病的独立危险因素。血压持久升高可引起心、脑、肾、血管等器官的继发性病变。长期高血压还可以导致心肌肥厚,最终可发展为心力衰竭;长期高血压也会导致动脉硬化,脑动脉硬化时易引发脑血管意外,如脑血栓、脑出血等(图 11-12)。

Notes

表 11-2　血压的分类(JNC 7 & 8)

血压分类	收缩压(mmHg)		舒张压(mmHg)
正常	<120	和	<90
高血压前期	120 ~ 139	或	80 ~ 89
1 期高血压	140 ~ 159	或	90 ~ 99
2 期高血压	≥160	或	≥100

注:若患者的收缩压与舒张压分属不同的级别时,则以较高的分级为准

表 11-3　血压的分类 [2013 年欧洲高血压学会/欧洲心脏病学会(ESH/ESC)]

血压分类	收缩压(mmHg)		舒张压(mmHg)
理想血压	<120	和	<80
正常	120 ~ 129	和(或)	80 ~ 84
正常高值	130 ~ 139	和(或)	85 ~ 89
1 期高血压	140 ~ 159	和(或)	90 ~ 99
2 期高血压	160 ~ 179	和(或)	100 ~ 109
3 期高血压	≥180	和(或)	≥110
单纯收缩性高血压	≥140	和(或)	<90

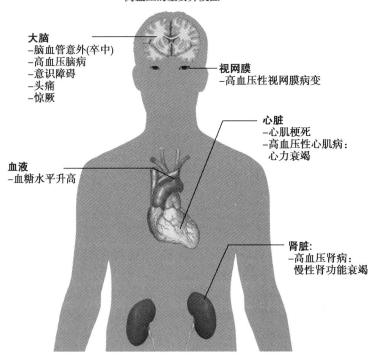

图 11-12　高血压的主要并发症

三、动脉血压的高低受搏出量、心率、外周阻力、动脉弹性和血量的影响

　　某种情况下动脉血压的变化,往往是多种因素相互作用的综合结果。凡是参与动脉血压形成的因素,都可影响动脉血压。一旦其中一个因素发生了变化,其他因素也将随之发生变化。为方便讨论分析,下面在对动脉血压的各种影响因素进行分析时,皆假定其他条件不变,而单独

Notes

分析某一因素变化时对动脉血压可能产生的影响。

（一）心脏每搏输出量的变化主要影响收缩压

当心脏每搏输出量增加时,心缩期射入主动脉的血量增多,动脉管壁所承受的侧压力也就增大,故收缩压明显升高。由于动脉血压升高,血流速度随之加快,在心舒末期存留在大动脉中的血量增加不多,故舒张压升高的幅度相对较小,脉压增大。平均动脉压也升高。另外当每搏输出量减少时,收缩压降低明显,脉压减小。反之亦然。故一般情况下,收缩压的高低主要反映心脏每搏输出量的多少。

（二）心率的改变对舒张压的影响较收缩压更显著

心率直接影响心动周期的长短,从而影响收缩期和舒张期的时程,其中主要是对舒张期时程的影响。心率加快时,心舒期明显缩短,血液流向外周的时间也缩短,故使心舒末期末存留在主动脉内的血量增多,致使舒张压升高。另外,尽管收缩期同样缩短了,但较高的动脉血压可使血流加快,因此收缩期仍有较多的血液流至外周,血液存留远不如舒张末期的多,故收缩压升高的程度较小,脉压减小。但是,如果心率过快,则舒张期过短,使心室充盈不足,导致心输出量减少,动脉血压下降。一般当心率超过 180 次/ 分时,会引起脉压下降。反之,当心率减慢时,舒张压下降的幅度比收缩压下降的幅度大,因而脉压增大。

（三）外周阻力的改变以影响舒张压为主

外周阻力增加时,血液向外周流动的速度减慢,心舒期内大动脉存留的血液增多,因而舒张压升高。然而,由于外周阻力的增加引起动脉血压升高,从而使血液流速加快,在心脏收缩期向外周流动的血量不会明显减少,因此收缩压升高的幅度比舒张压小,脉压也相应减小。反之,当外周阻力减小时,舒张压和收缩压都降低,但是舒张压降低得更为明显,因此脉压加大。可见,一般情况下,舒张压的高低可反映外周阻力的大小。

（四）主动脉和大动脉的弹性贮器作用可使心动周期中动脉血压的波动幅度减小

由于主动脉和大动脉的弹性贮器功能,使得每个心动周期中动脉血压的波动幅度明显小于心室内压力的波动幅度。老年人由于动脉管壁硬化,管壁的弹性纤维减少而胶原纤维增多,导致血管顺应性降低,大动脉的弹性贮器作用减弱,对血压的缓冲作用也就减弱,因而收缩压增高而舒张压降低,脉压明显加大。

（五）循环血量与血管系统容量的比例的改变可影响动脉血压

正常情况下,循环血量与血管系统容量是相适应的,循环系统充盈程度相对稳定,产生一定的体循环平均充盈压。失血后,循环血量减少,此时如果血管系统容量变化不大,那么体循环平均充盈压会降低,使动脉血压降低。在其他情况下,如果循环血量不变而血管系统容量增大,也会导致动脉血压下降。在循环血量增多时,如果血管系统容量没有明显的变化,则动脉血压升高。

四、心脏间断射血、弹性贮器血管及外周阻力的共同作用形成动脉脉搏

在每个心动周期中,随着心脏的舒缩活动,动脉内压力和容积发生周期性变化而导致动脉管壁发生周期性的搏动,称为动脉脉搏(arterial pulse)。脉搏搏动可以沿着动脉管壁向小动脉传播。检查脉搏时一般选择桡动脉。在特殊情况下,也可以检查颞动脉、颈动脉、股动脉和足背动脉等。

（一）动脉脉搏是由左心室射血引起的

每个心动周期中,当左心室收缩时将血液射入主动脉,由于主动脉的顺应性及外周阻力的作用,使心缩期射入主动脉的血液仍有一部分暂时存留在大动脉内,动脉管壁因此被动扩张;而当心室舒张停止射血时,大动脉发生弹性回位,因此形成了血管的搏动。

（二）动脉脉搏的波形中有上升支和下降支

用脉搏描记仪记录到的浅表动脉脉搏波形的图形,称为脉搏图或脉搏波。一般来说,典型的动脉脉搏图包括以下几个组成部分:

Notes

1. **上升支**   正常的脉搏波上升支较陡,是快速射血期主动脉压迅速升高使管壁扩张所致,其斜率和幅度受射血速度、心输出量以及射血所遇阻力等因素的影响。阻力大、心输出量小、射血速度慢,则斜率小、幅度低;反之则斜率大、幅度高。

2. **下降支**   心室进入减慢射血期,射入动脉的血量减少,动脉血压开始降低,动脉管壁发生弹性回缩,存留在动脉内的血液继续向外周流动,形成脉搏图下降支的前段。随后,心室舒张,动脉血压继续下降,形成脉搏曲线下降支的后段。在心室舒张、主动脉瓣关闭的瞬间,主动脉内的血液向心室方向反流,动脉管壁回缩,使下降支有一切迹,称为降中峡(dicrotic notch)。反流的血液使主动脉瓣迅速关闭,同时使主动脉的根部容积增大,主动脉内反流的血液受到闭合的主动脉瓣的阻挡,因而形成一个折返波,在脉搏图上表现为降中峡后面一个短暂向上的小波,称为降中波。下降支的形状可大致反映外周阻力的高低及主动脉瓣的功能状态。外周阻力增高时,脉搏波降支的下降速率变慢、切迹的位置则较高;反之,在外周阻力较小时,则下降速度快、切迹位置较低,切迹以后的下降支坡度小,较为平坦。

某些心血管系统疾病会导致动脉脉搏波形的异常。如主动脉粥样硬化时,主动脉顺应性减

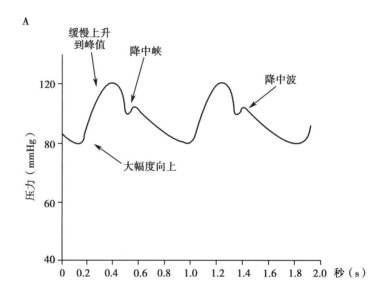

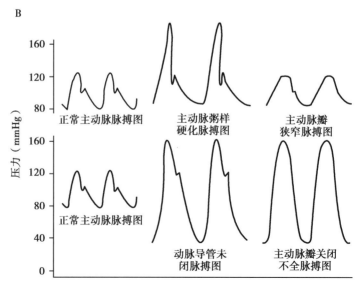

图 11-13 正常及病理情况的动脉脉搏图

A. 正常升主动脉脉搏波形;B. 病理情况下的动脉脉搏波形

小,弹性贮器作用减弱,动脉血压的波动幅度增大,脉搏波上升支的斜率和幅度也加大。而主动脉狭窄时,射血阻力大,上升支的斜率和幅度均较小;主动脉瓣关闭不全时,由于心舒期主动脉内血液反流入心室,主动脉血压急剧降低,降支不出现降中峡(图11-13)。

（三）大动脉的脉搏波可沿动脉管壁很快传播至小动脉,动脉管壁的顺应性越大,传播速度越慢

动脉脉搏是沿着动脉管壁传向末梢血管,而不是由血流传播的,它的传播速度远远大于血流速度。脉搏波的传播速度主要与血管的顺应性有关。在一定的范围内,动脉管壁的顺应性越大,脉搏传播速度就越慢。反之亦然。大动脉脉搏波的传播速度为 $7 \sim 10m/s$,小动脉为 $15 \sim 35m/s$。由于小动脉和微动脉的血流阻力最大,所以在微动脉之后脉搏搏动大大减弱,到毛细血管段,脉搏基本消失。老年人因动脉硬化,动脉顺应性降低,脉搏传播速度可增高到 $10m/s$。由于动脉脉搏与心输出量、动脉的顺应性以及外周阻力等因素密切相关,因此在某些情况下脉搏可以反映心血管系统的异常情况。

第四节　静脉血压和静脉回心血量

如前所述,作为血液回心的通道以及容量血管,静脉具有容量大、易扩张又能收缩的特点。静脉的收缩和扩张可有效地调节回心血量和心输出量,使循环功能可适应不同生理条件下的需要。

一、静脉血压和右心房压之差是血液回流入心脏的驱动力,中心静脉压可反映血容量的多少与心脏射血能力的强弱

体循环的血液由左心室射出,经动脉、毛细血管不断克服外周阻力消耗能量,到达微静脉时,血压降低至 $15 \sim 20mmHg$,因而静脉压很低。血液流经下腔静脉时,静脉压只有 $3 \sim 4mmHg$,进入右心房时,血压最低,接近于零。因此,静脉血压和右心房压之差是静脉中血液回流入心脏的驱动力。通常将右心房和胸腔内大静脉血压称为中心静脉压(central venous pressure, CVP),而将各器官静脉的血压称为外周静脉压(peripheral venous pressure)。中心静脉压数值较低,正常变动范围为 $4 \sim 12cmH_2O$,其高低取决于心脏射血能力和静脉回心血量之间的相互关系。若心脏射血能力强,能及时将回流入心脏的血液射入动脉,中心静脉压就较低。如果心脏射血能力减弱,右心房和腔静脉淤血,中心静脉压就升高。另外,如果静脉回流速度加快,中心静脉压也会升高。在中心静脉压升高时,静脉回流将会减慢,较多的血液滞留在外周静脉,外周静脉压随之升高。由于中心静脉压能反映回心血量、心脏的射血能力和右心功能及血容量的关系,故临床上监测中心静脉压的动态改变可作为反映血容量的参考。血压低且中心静脉压低于正常,同时伴有周围血管收缩的表现时,提示有效血容量不足,静脉回流不够,据此可以补充血容量,可快速输入胶体溶液,如血浆、全血或右旋糖酐等。每输入200ml,应检测中心静脉压1次,以决定是否需要继续输入液体。血容量补足后,中心静脉压上升。如果动脉血压低而中心静脉压高于正常,或者中心静脉压虽不高,但稍补充血容量后即升高,而动脉血压仍未改善,则提示心功能不佳,有心脏射血障碍、静脉淤血或循环血量过多等情况。

二、重力对静脉压有较大的影响,一定的跨壁压是保持静脉充盈的必要条件

因为地球重力场的影响,血管内血液本身的重力作用于血管壁,产生一定的静水压。各部分血管静水压的高低取决于人体所取的体位。平卧时,由于身体各个部分的位置大都处于和心脏相同的水平,因而静水压也就大致相同。当人体由平卧转为直立时,足部血管内的血压比卧

Notes

位时高,增高的部分相当于从足到心脏这一段血柱所产生的静水压,约 90mmHg(12kPa),见图 11-14 。而心脏水平以上部分血管内的压力则比卧位时低,例如颅顶脑膜矢状窦内的压力可降到 −10mmHg(−1.33kPa)。重力形成的静水压的高低对于处于同一水平的动脉和静脉而言是相同的,但是它对静脉的影响远远大于对动脉的影响,这是因为静脉管壁较薄,其充盈程度受到跨壁压的影响较大。跨壁压(transmural pressure)是指血液对管壁的压力与血管外组织对管壁的压力之差。一定的跨壁压是保持血管充盈扩张的必要条件。当跨壁压减小到一定程度的时候,血管就不能保持膨胀状态而发生塌陷。静脉管壁较薄,管壁中弹性纤维和平滑肌都较少,因此当跨壁压降低时就容易发生塌陷,此时静脉容积也减小;相反,当跨壁压增大时,静脉充盈扩张,容积增大。人在直立时,心脏水平以下部位的静脉充盈扩张,可以比卧位时多容纳大约 500ml 血液,导致静脉血液回流减少、中心静脉压降低、搏出量和心输出量减少、收缩压降低。这些变化会引发机体的神经和体液调节机制,使阻力血管收缩,心率加快,血压很快可以恢复。许多动物由于四足站立,多数容量血管都处于心脏水平以上,所以体位改变时血量分配的变化就不像人类那么明显。

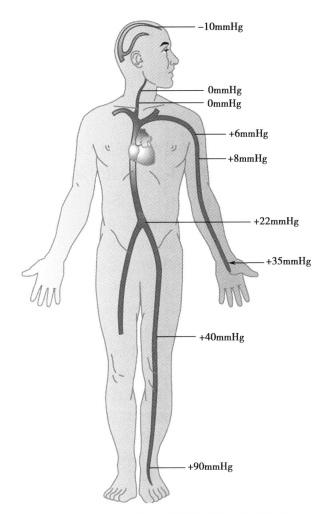

图 11-14   直立体位对不同部位静脉血压的影响

三、静脉回心血量取决于外周静脉压和中心静脉压之差及静脉对血流的阻力

(一) 静脉对血流的阻力较小,受微静脉舒缩活动和跨壁压的影响

在静脉系统中,血液从微静脉回流到右心房,压力仅降低约 15mmHg,可见静脉对血流的阻力很小,约占整个体循环总阻力的 15%。静脉的血流阻力小是与静脉的功能相适应的。微静脉

是毛细血管后阻力血管(见前),其舒缩活动可影响毛细血管前阻力和毛细血管后阻力的比值,继而改变毛细血管的血压。微静脉收缩,毛细血管后阻力升高,如果毛细血管前阻力不变,则毛细血管前阻力和后阻力的比值变小,于是毛细血管血压升高。因而,微静脉的舒缩活动可以决定毛细血管压力和体液在血管和组织间隙的分布情况(见后),并间接地调节循环血量。

静脉跨壁压的改变也可改变静脉的扩张状态,从而使静脉对血流的阻力也随之改变。大静脉处于扩张状态时,对血流的阻力很小;但是当血管塌陷,管腔截面由圆形变成椭圆形时,其管腔截面积减小,故血流阻力增大。此外,血管周围组织对静脉的压迫作用也可增加静脉对血流的阻力。例如颈部皮下的颈外静脉直接受到外界大气压的压迫;锁骨下静脉在跨越第一肋骨时受肋骨的压迫;腹腔内的大静脉受到腹腔器官的压迫等。

原发性下肢静脉曲张(图 11-15/文末彩图 11-15)即指仅涉及隐静脉,主要表现为下肢浅静脉伸长、迂曲而呈曲张状态,多见于从事持久站立工作者、重体力劳动者、妊娠、慢性咳嗽以及久坐少动者。此部分人群由于以上因素,使瓣膜受到过度的压力,逐渐松弛,不能紧密关闭。当隐-股或隐-腘静脉连接处的瓣膜遭到破坏而关闭不全后,就可影响远侧和交通静脉的瓣膜。由于离心愈远的静脉承受的静脉压愈高,因此曲张静脉在小腿部远比大腿部明显。

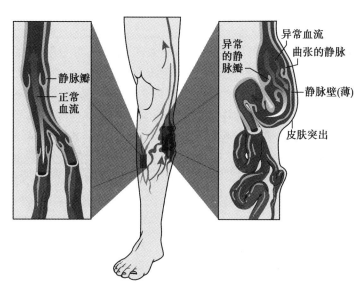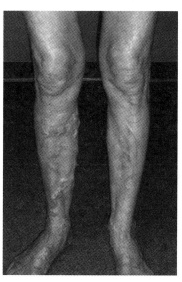

图 11-15　原发性下肢静脉曲张

(二) 静脉回心血量受体循环平均充盈压、心肌收缩力和静脉跨壁压等因素的影响

单位时间内静脉回心血量的多少取决于外周静脉压和中心静脉压的差,以及静脉对血流的阻力。凡是影响这三者的因素,都能够影响静脉回心血量。

1. **体循环平均充盈压**　体循环平均充盈压是反映血管系统充盈程度的指标。实验证明,血管系统内血液充盈程度愈高,静脉回心血量就愈多。当血量增加或交感神经兴奋使容量血管收缩时,体循环平均充盈压升高,静脉回心血量就增多;反之,静脉回心血量减少。

2. **心肌收缩力**　心脏收缩为推动血液在心血管系统内循环提供动力。因此,静脉回心血量与心肌收缩力呈正变关系。心肌收缩力强时,射血时心室排空就较完全,在心舒期室内压就较低,因而对心房和静脉内血液的抽吸力量就较大,回心血量较多。反之,则回心血量较少。右心衰竭时,右心室射血能力显著减弱,心舒期右心室内压较高,回心血量显著减少,导致血液淤积在右心房和大静脉内,患者可出现颈静脉怒张、肝充血肿大、下肢水肿等体征。左心衰竭时,左心房压和肺静脉压升高,导致血液淤积在肺部,造成肺淤血和肺水肿。

3. **体位改变**　由于静脉管壁薄、在跨壁压较小的情况下可扩张性较高,因此在体位发生改变时可因静脉跨壁压的改变而影响静脉回流。体位由卧位变为立位时,身体低垂部分的静脉因跨壁压增大而扩张,容纳的血液增多,可多容纳约 500ml 的血液,因此回心血量减少。站立时,下肢静脉容纳血量增加的多少受到静脉瓣、肌肉运动和呼吸运动等的影响(见后)。体位改变对静脉回心血量的影响,在高温环境中更加明显。高温时,皮肤血管舒张,皮肤血管内容纳的血液增多,此时若长时间站立不动,回心血量就会明显减少,导致心输出量减少和脑血供不足,可引起头晕甚至昏厥。长期卧床的患者,静脉管壁的紧张性较低、可扩张性较高,同时腹壁和下肢肌肉的收缩力减弱,对静脉的挤压作用减小,当由平卧位突然站起时,大量血液因重力作用而淤滞于下肢,使回心血量减少,导致心输出量减少,动脉血压下降,脑组织血供不足,严重的可发生昏厥。

4. 骨骼肌的挤压作用　人体在站立的情况下进行下肢肌肉运动,下肢肌肉在收缩时可对肌肉内和肌肉间的静脉产生挤压作用,使静脉回流加快;当肌肉舒张时,位于肌内和肌间的静脉内压力降低,有利于血液从毛细血管流入静脉而使静脉充盈,当肌肉再次收缩时,又可将较多的血液挤向心脏。同时,静脉内的瓣膜使血液只能向心脏方向流动而不能倒流。因此,骨骼肌和静脉瓣膜对静脉回流起着"泵"的作用,称为"静脉泵"或者"肌肉泵"。当下肢肌肉进行节律性的舒缩活动比如步行时,肌肉泵的作用就能很好地发挥。因为肌肉收缩可将静脉内的血液挤向心脏,而肌肉舒张时,静脉内压力降低,有利于微静脉和毛细血管内的血液流入静脉并使之充盈。肌肉泵的这种作用对于立位时降低下肢静脉压和减少血液在下肢静脉内的潴留具有十分重要的意义。例如,当站立不动时,足部的静脉压为 90mmHg(12kPa),步行时则降低到 25mmHg(3.3kPa)以下;跑步时,两下肢肌肉泵每分钟挤出的血液可以达到数升。在这种情况下,下肢肌肉泵的做功在一定程度上加速了全身的血液循环,对心脏的泵血起辅助作用。但是,如果肌肉维持在紧张性的收缩状态而不是做节律性的运动,则静脉受到持续的压迫,静脉回流反而减少。

5. 呼吸运动　呼吸运动能促进静脉回流,故称为呼吸泵。由于胸膜腔内压为负压(见第十四章),因此胸腔内大静脉的跨壁压较大,经常处于充盈扩张状态。吸气时,胸腔容积加大,胸膜腔负压值进一步增大,使胸腔内的大静脉和右心房更加扩张,压力也进一步降低,有利于外周静脉内的血液回流至右心房,使回心血量增加。呼气时,胸膜腔负压减小,由静脉回流入右心房的血量也就相应减少。

呼吸运动对肺循环静脉回流的影响和对体循环的影响不同。吸气时,随着肺的扩张,肺部的血管容积增大,能贮留较多的血液,因而肺静脉回流到左心房的血量减少,左心室的输出量也就相应地减少。呼气时的情况则相反。

四、右心房的血压波动可逆行传播到大静脉产生静脉脉搏

动脉有明显的脉搏波,但在抵达毛细血管时脉搏波已经消失,故外周静脉通常没有脉搏波动。但在每个心动周期中,右心房的血压波动可以逆行传播到与心房相连的大静脉,使它们的压力和容积发生周期性的波动,从而产生静脉脉搏(venous pulse)。在正常情况下,静脉脉搏并不明显;但在心力衰竭的患者,静脉压升高,右心房内的压力波较容易逆传到大静脉,因此常可在颈部见到较明显的静脉搏动。

第五节　微　循　环

一、微循环遍布于全身各脏器与组织,是实现心血管功能的最终场所

微循环(microcirculation)遍布于全身各脏器与组织,是心血管系统与组织直接接触的部分。血液循环最基本的功能是运输营养物质到组织,并带走组织中的代谢废物。这一功能就是在微

循环部分实现的。微循环发生障碍时,组织器官的功能丧失,可导致衰竭和疾病。同时,微循环还控制流经组织的血流量,影响动脉血压和静脉回流量,并通过组织液的生成和回流影响全身或局部体液的分布。

（一）微循环是微动脉和微静脉之间的血液循环,由微动脉、后微动脉、毛细血管前括约肌、真毛细血管和微静脉等部分组成

一个典型的微循环由微动脉、后微动脉、毛细血管前括约肌、真毛细血管、直捷通路、动-静脉吻合支和微静脉等部分组成(图 11-16/文末彩图 11-16)。身体各个器官、组织的结构和功能不同,微循环的结构也就不同。人手指甲皱皮肤的微循环形态比较简单,微动静脉之间仅由呈袢状的毛细血管相连。骨骼肌和肠系膜的微循环形态则复杂得多。

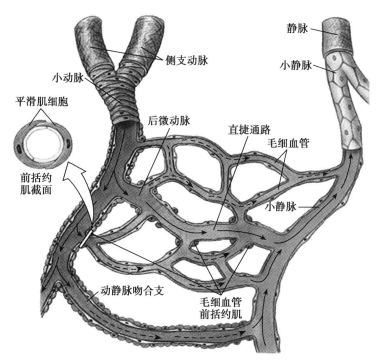

图 11-16 肠系膜微循环模式图

1. **微动脉** 微动脉(arteriole)是小动脉的末梢分支,管壁有完整的平滑肌层,其管壁厚度(W)与其内径(r)的比值(W/r)较大,当管壁外层的环形肌收缩或舒张时可使管腔内径显著缩小或扩大,起着控制微循环血流量的"总闸门"作用。

2. **后微动脉** 微动脉分支成为管径更细的微动脉,称为后微动脉(metarteriole),其管壁只有一层平滑肌细胞。每根后微动脉供血给一根至数根真毛细血管。

3. **毛细血管前括约肌** 在真毛细血管起始端通常有 1～2 个平滑肌细胞,形成环状的毛细血管前括约肌,其收缩状态决定进入真毛细血管的血流量,在微循环中起"分闸门"的作用。微动脉、后微动脉和毛细血管前括约肌三者都是微循环的"毛细血管前阻力血管"。

4. **毛细血管** 毛细血管的壁由单层内皮细胞构成,外面有一薄层基膜包围,内皮细胞之间的相互连接处有微细裂隙,成为沟通毛细血管内外的孔道,因此毛细血管的通透性较大。毛细血管的数量多,与组织液进行物质交换的面积大。人体全身约有 400 亿根毛细血管。假设毛细血管的平均半径为 3mm,平均长度为 750mm,则每根毛细血管的表面积约为 14 000mm²,由于微静脉的起始段也有交换功能,估计每根毛细血管的有效交换面积为 22 000mm²。因此,估计全身毛细血管(包括有交换功能的微静脉)总的有效交换面积可达 1000m²。

5. **微静脉** 毛细血管内的血液经微静脉进入静脉,最细的微静脉管径不超过 20～30mm,管

Notes

壁没有平滑肌,属于交换血管。较大的微静脉则有平滑肌,属于毛细血管后阻力血管,起控制微循环血流量的"后闸门"作用,其活动还受神经体液因素的影响。

微静脉的功能在于其舒缩状态可以影响毛细血管血压,从而影响体液交换和静脉回心血量。微动脉和微静脉之间还可以通过直捷通路(thoroughfare channel)和动-静脉吻合支相互沟通。它们都为微循环提供了一条不经真毛细血管网的快速通路,可使一部分血液由动脉迅速流入静脉。

微循环有不同的形态构型,以适应组织器官的需要。主要构型有发夹型、疏网型、网囊型、丝球型、密网型及珊瑚型,各型微循环存在于不同的器官。

(二) 微循环的血流通路主要有迂回通路、直捷通路和动-静脉短路几种类型

1. **迂回通路**　血液由微动脉流经后微动脉进入毛细血管网,最后汇入微静脉。该通路中真毛细血管数量多,管壁很薄,通透性大,迂回曲折,相互交错形成网状,穿插于各细胞间隙。毛细血管中血流缓慢,是血液和组织液之间进行交换的主要场所。所以微循环迂回通路又称为营养性通路。在一个微循环通路中,真毛细血管并不都处于开放的状态,开放的毛细血管的数量与器官当时的代谢水平相适应。处于安静状态的组织,真毛细血管的不同部位是轮流开放的,由毛细血管前括约肌的收缩和舒张控制(见后)。

2. **直捷通路**　直捷通路是指血液经微动脉、后微动脉和通血毛细血管进入微静脉的通路。通血毛细血管由后微动脉移行而成,其管壁平滑肌逐渐减少以至消失。直捷通路常见于骨骼肌中,比较短而直,血流阻力较小,流速较快,经常处于开放状态;其主要功能是使一部分血液经此通路快速流入静脉,从而保证组织血流量的相对恒定。血液在此通路中也可与组织液进行少量的物质交换。

3. **动-静脉短路**　微循环中一部分血液可由微动脉经过动-静脉吻合支直接流入微静脉。此通路主要分布于指、趾、唇和鼻等处的皮肤及某些器官内,它是调节局部组织血流量的重要结构。该通路的血管壁较厚,有发达的纵行平滑肌层和丰富的血管运动神经末梢,血流速度快,无物质交换功能,故称为非营养性通路,其功能主要是参与体温调节。在一般情况下,皮肤的动-静脉吻合支经常处于关闭状态,有利于保存体内的热量;当环境温度升高时,动-静脉吻合支开放,使皮肤血流量增加,皮肤温度升高,可增加辐射散热(见第二十三章)。在多种疾病导致的休克中,动静脉短路和直捷通路大量开放,患者虽处于休克状态,但皮肤仍较温暖,此即所谓"暖休克"。此时,由于大量微动脉血液通过吻合支进入微静脉,未与组织细胞进行物质交换,故会加重组织缺氧,使病情恶化。

二、微循环的血流量主要受后微动脉和毛细血管前括约肌的血管舒缩活动控制

(一) 毛细血管压取决于毛细血管前阻力和毛细血管后阻力的比值

血液在流经血管网时,由于不断克服阻力,血压逐渐下降,当进入真毛细血管后,血压明显降低。毛细血管血压的高低取决于毛细血管前阻力和毛细血管后阻力的比值,当这一比值增大时,血压降低;反之,毛细血管前、后阻力比值减小时,毛细血管血压升高。据测量,毛细血管的动脉端血压为 30～40mmHg,毛细血管的中段血压为 25mmHg,静脉端为 10～15mmHg。这为组织液在毛细血管处的生成和回流提供了动力。

(二) 微循环的血流阻力主要由毛细血管前阻力血管的舒缩状态决定

微循环中的血流一般为层流,其血流量与微动脉和微静脉之间的血压差成正比,与微循环中总血流阻力成反比。由于在总的血流阻力中微动脉处的阻力占较大的比例,因此微动脉的阻力对控制微循环的血流量起主要作用。

在通常情况下,某一器官在一定时间内的血流量一般是稳定的,但是在同一时间内不同微

Notes

血管中以及同一血管内不同时间内的血流速度均有较大差异。这是因为后微动脉和毛细血管前括约肌不断发生每分钟约5~10次的交替性的收缩和舒张活动,称为血管舒缩活动(vasomotion)。微血管的舒缩活动可控制毛细血管的开放和关闭。当其收缩时,毛细血管关闭,导致毛细血管周围组织代谢产物积聚、氧分压降低。而积聚的代谢产物和低氧状态(尤其是后者)反过来可以导致局部的后微动脉和毛细血管前括约肌舒张,于是毛细血管开放,局部组织积聚的代谢产物被血流清除。随后,后微动脉和毛细血管前括约肌又收缩,使毛细血管关闭。如此周而复始。可见,血管舒缩活动主要与局部组织的代谢活动有关。安静状态下,骨骼肌组织同一时间内只有20%~35%的毛细血管处于开放状态。当组织代谢活动增强时,更多的毛细血管开放,使血液和组织、细胞之间发生交换的面积增大,交换的距离缩短,从而满足组织的代谢需求。因此,微循环的血流量和组织的代谢活动水平是相适应的。

三、微循环的基本功能是通过扩散、滤过、重吸收和吞饮等 方式实现血液和组织液之间的物质交换

组织、细胞与血液间的物质交换是通过组织液(interstitialuid)作为中介进行的。组织液充满组织、细胞之间的空隙(组织间隙),是组织、细胞直接所处的环境。组织、细胞通过细胞膜与组织液发生物质交换,而组织液和血液之间则通过毛细血管壁进行物质交换。

(一)毛细血管处物质交换最主要的方式是扩散

1. **物质通过毛细血管壁的扩散** 血液和组织液之间进行物质交换的最重要的方式是扩散(diffusion),即液体中溶质分子的热运动。毛细血管壁由单层内皮细胞构成,管壁上还有许多微小的孔隙,因此,毛细血管内外液体中的分子,只要其直径小于毛细血管壁的孔隙,就能够通过管壁进行扩散。分子的扩散是随机而杂乱的运动,因而当血液流经毛细血管时,血液内的分子可以扩散入组织液,组织液内的分子也可以扩散入血液。某种物质在管壁两侧的浓度差是该物质进行扩散的驱动力,即从浓度高的一侧向浓度低的一侧发生净移动。

2. **扩散的速率** 溶质分子在单位时间内通过毛细血管壁进行扩散的速率与该分子在毛细血管壁两侧(血浆侧和组织液侧)的浓度差、毛细血管壁对该分子的通透性、毛细血管壁的有效交换面积等因素成正比,与毛细血管壁的厚度(即扩散距离)成反比。脂溶性物质,例如O_2和CO_2,可以直接通过毛细血管内皮细胞的细胞膜扩散,因而扩散速率极快。非脂溶性物质,例如钠离子、氯离子和葡萄糖等,则需要通过毛细血管壁的孔隙进行扩散,因此毛细血管壁对这些溶质的通透性与它们分子的大小有关。分子愈小,通透性就愈大。尽管毛细血管壁孔隙的总面积不超过毛细血管壁总面积的千分之一,但由于分子热运动的速度非常快,高于毛细血管血流速度数十倍,因此,血液在流经毛细血管时,血浆和组织液中的溶质分子仍有充分的时间进行物质交换。

(二)毛细血管壁两侧静水压和胶体渗透压的差异可使液体发生滤过和重吸收,在组织液的生成中起重要作用

由于毛细血管壁两侧液体的静水压和胶体渗透压的差异,液体中的水分和溶质可发生通过毛细血管壁的移动。水分和溶质由毛细血管向组织液的跨壁移动,称为滤过(filtration),而向相反方向的移动则称为重吸收(reabsorption)。当毛细血管壁两侧的静水压不等时,水分子就会通过毛细血管壁由压力高的一侧向压力低的一侧移动,水中的溶质分子,如果分子直径小于毛细血管壁的孔隙,也可以随同水分子一起滤过。当毛细血管壁两侧胶体渗透压不等时,水分子可由胶体渗透压低的一侧向胶体渗透压高的一侧移动,这是因为血浆蛋白质等胶体物质较难以通过毛细血管壁的孔隙,因此血浆的胶体渗透压可以限制血浆的水分子向毛细血管外移动。血液和组织液之间通过滤过和重吸收方式进行的物质交换虽然只占总的物质交换的一小部分,但在组织液的生成中起重要作用。

（三）血浆蛋白可以吞饮的方式通过毛细血管壁

在毛细血管内皮细胞一侧的液体可以被内皮细胞膜包围并吞饮（pinocytosis）入细胞内,形成吞饮囊泡,继而囊泡被运送至细胞的另外一侧,并被排至细胞外。一般认为,较大的分子如血浆蛋白等可由此种方式通过毛细血管进行交换。

（四）微循环中毛细血管有特殊孔隙的器官具有特殊的物质交换能力

一些器官含有特殊的毛细血管孔隙以适应特殊的功能需求,如脑、肝、胃肠道和肾小球的毛细血管都有一些特点。脑中毛细血管内皮细胞的连接很紧密,只允许小分子,如水、O_2、CO_2 通过(见第十三章)。肝毛细血管内皮细胞间的裂隙十分大,血浆中几乎所有溶解的物质,包括血浆蛋白,都可从血液进入肝组织中。胃肠道毛细血管壁的孔隙介于肝与肌肉之间。肾小球毛细血管壁有直径 70～90nm 的小孔,称为窗孔(fenestration),小分子溶质以及小分子量的蛋白质可自由通过(见第二十四章)。

总之,微循环是人体内器官、组织进行物质交换的场所。人体内环境的稳态依赖于微循环功能的正常运行,当微循环功能出现障碍时,可直接影响组织的新陈代谢活动,发生疾病。因此,了解微循环的状态对临床诊断和治疗都具有重要的价值。目前检查人体微循环功能的主要方法是用特殊的微循环显微镜对甲襞和眼环结膜微循环进行检查,可以检测出宏观检查仪器如CT、磁共振等都尚不能发现的病变。因此,微循环检查具有早发现、早诊断的作用。

第六节　组织液的生成

血浆中的液体经毛细血管滤过至组织间隙,形成组织液。组织液是细胞赖以生存的内环境(internal environment)。组织液绝大部分呈胶冻状,不能自由流动,因而不会因重力作用而流到身体的低垂部分。将注射针头插入组织间隙,也不能抽出组织液。但凝胶中的水及溶解于水的各种溶质分子的扩散运动并不受凝胶的阻碍,仍可与血液和细胞内液进行物质交换。凝胶的基质主要由胶原纤维及透明质酸细丝构成。邻近毛细血管的小部分组织液呈溶胶状态,可自由流动。由于毛细血管壁具有选择性的通透性,组织液中各种离子的成分与血浆中的相同,但是组织液中蛋白质的浓度明显低于血浆。

一、组织液的生成和重吸收取决于毛细血管的有效滤过压,
二者处于动态平衡状态

在生理情况下,组织液由毛细血管的动脉端不断产生;同时,一部分组织液又经毛细血管的静脉端返回毛细血管内,另一部分组织液则经淋巴管回流入血液循环。因此,正常组织液的量处于动态平衡状态。这种动态平衡取决于四种因素的共同作用,即:毛细血管压、组织液静水压、血浆胶体渗透压和组织液胶体渗透压。其中,毛细血管压和组织液胶体渗透压是促使液体由毛细血管内向外滤过的力量,而组织液静水压和血浆胶体渗透压则是将液体由毛细血管外向内重吸收的力量(图 11-17)。滤过的力量和重吸收的力量之差,称为有效滤过压(effective filtration pressure)。可用下式表示:

有效滤过压=（毛细血管压+组织液胶体渗透压）-（组织液静水压+血浆胶体渗透压）

如有效滤过压为正值,则液体滤过毛细血管;如为负值,则发生重吸收。单位时间内通过毛细血管壁滤过的液体量等于有效滤过压和滤过系数 K_f 的乘积。滤过系数的大小取决于毛细血管壁对液体的通透性和滤过面积。不同组织的毛细血管滤过系数差别很大,脑和肌肉的滤过系数都很小,而肝脏和肾小球的滤过系数很大。总的来说,流经毛细血管的血浆,约有 0.5%～2% 在动脉端以滤过的方式进入组织间隙,约有 90% 在静脉端被重吸收,其余约 10%(包括滤过的白蛋白分子)进入毛细淋巴管,形成淋巴液。

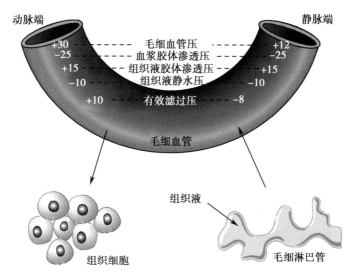

图 11-17　组织液生成和回流示意图(图中各数值的单位为 mmHg)

二、组织液的生成受多种因素的影响

在正常机体内,血浆滤过和重吸收之间保持动态平衡,因此组织液总量维持相对恒定。如果这种动态平衡遭到破坏,发生组织液生成过多或者重吸收减少,组织间隙就有过多的液体潴留,形成组织水肿(edema)。

（一）毛细血管壁两侧静水压差增高可使组织液生成增加

毛细血管壁两侧静水压差是指毛细血管血压和组织液静水压之间的差值,是促进毛细血管内液体滤出的力量。全身或局部的静脉压升高,是毛细血管两侧静水压差增高的主要成因。静脉压升高可逆向传递到微静脉和毛细血管静脉端,使后者的静水压增高;如果组织液静水压不变,则毛细血管壁两侧静水压差增高,使组织液的生成多于重吸收,从而引起水肿。局部静脉压增高的常见原因是血栓阻塞静脉腔,肿瘤或瘢痕压迫静脉壁等。全身体循环静脉压增高的常见原因是右心衰竭;而肺静脉压增高的常见原因则是左心衰竭。

（二）毛细血管壁两侧胶体渗透压差降低可使组织液生成增加

毛细血管壁两侧胶体渗透压差是指血浆胶体渗透压和组织液胶体渗透压之间的差值,是毛细血管内外液体交换中限制血浆液体向外滤出的力量。正常人血浆胶体渗透压为 25mmHg,其高低取决于血浆蛋白,尤其是白蛋白的浓度。如果毛细血管壁两侧胶体渗透压差降低,可导致毛细血管动脉端滤出增多而静脉端重吸收减少,液体在组织间隙内积聚。在某些肾脏疾病时,血浆蛋白(尤其是白蛋白)浓度降低,血浆胶体渗透压相应下降,使毛细血管壁两侧胶体渗透压差降低,有效滤过压增大,严重时可引起水肿。

（三）毛细血管壁通透性增高也可使组织液生成增加

在感染、烧伤、冻伤等情况下,微血管受损,其通透性可显著提高。在这种情况下,血浆蛋白不仅可随液体从毛细血管壁滤出,也可从其他微血管,尤其是微静脉壁滤出,从而使血浆胶体渗透压下降,组织胶体渗透压升高,有效滤过压增大,促使毛细血管内的液体更多地进入组织间隙,组织液生成增多。此时,如果淋巴回流不足以将积聚的组织液带走,就会出现水肿。

（四）淋巴回流受阻可导致淋巴水肿

正常情况下,淋巴管中的淋巴回流畅通,不仅能把毛细血管滤出液中所含的少量蛋白质输送回血液循环,而且在组织液生成增多时还能代偿地增加回流,把增多的组织液带走,防止组织液在组织间隙中过多积聚(见后),故可把它看成一种重要的抗水肿因素。在某些病理情况下

Notes

（如丝虫病，或对乳腺肿瘤进行根治手术而将腋窝淋巴结切除后），淋巴管道发生阻塞，淋巴回流受阻，组织液就可在组织间隙中积聚。由于淋巴管阻塞而引起的水肿，称为淋巴水肿（lymphedema）。淋巴水肿时，水肿液中的蛋白质浓度往往较高。

三、体内不同器官、组织的组织液静水压是不同的

在测定血压时，一般只要将一个导管插入血管，将导管的另一端连接到测压装置就可以了。但如果要测定组织液的静水压，在技术上就困难得多，因为组织液绝大部分呈胶冻状，不能自由流动，一般导管的口径都远远大于要求，而且将导管插入组织间隙的操作本身也可能改变组织液的压力。Guyton 曾用一个中空、壁上有小孔的塑料小球埋在动物的皮下组织中，待创口愈合，$1 \sim 2$ 星期后，将细导管插入皮下塑料小球的腔内，测得压力为$-2 \sim -10$mmHg。因此他认为组织液的静水压是负压。

现在一般认为，体内不同器官、组织的组织液静水压是不同的。皮下组织和肺的组织液静水压是负压，约为-2mmHg；而肝脏、肾脏等有包膜的实质器官的组织液静水压为$+1 \sim +3$mmHg，脑的组织液静水压为$+6$mmHg。有人认为，皮下组织的负压的生理意义是可以使疏松的皮下组织联系得更加紧密。

另外，组织间隙中液体量的改变也会影响组织液的静水压。当组织间隙中的液体稍有增加时，组织间隙的顺应性很低，因此组织液静水压会明显升高。但是当组织间隙内的液体量进一步增多时，组织间隙中胶原纤维和蛋白多糖形成的胶冻状结构被破坏，组织间隙的顺应性明显增大，因此组织间隙内可以积聚较多的液体，而组织液静水压的升高幅度并不大。在这种情况下，皮下疏松结缔组织的顺应性明显高于其他组织，因此当发生水肿时，皮下组织水肿的程度明显高于肌肉组织。

第七节 淋巴液的生成和回流

淋巴系统是循环系统的一个组成部分，由淋巴管、淋巴结、脾等组成，是组织液回流入血的一条重要的旁路。近来有人认为，毛细淋巴管是广义微循环的一个组成部分。毛细淋巴管的盲端起始于组织间隙，相互吻合成网，并逐渐汇合成大的淋巴管。淋巴管收集全身的淋巴液，最后由右淋巴导管和胸导管导入静脉。

在正常情况下，从毛细血管动脉端滤过的液体量近似于从静脉端重吸收的液体量，但可存在一定的不平衡，即重吸收的液体量略少于滤过的液体量。组织中增加的这些少量的液体，也即净滤过（net filltration），由淋巴回收，并最终进入血液循环。

一、组织液通过体内的淋巴通道返回血液循环

机体内几乎所有组织都有其特定的淋巴通道，从组织间隙带走多余的液体，但表皮组织、中枢神经系统、肌内膜以及骨组织除外（图 11-18）。其实，在这些组织中也存在一些微小的组织间通道，称为前淋巴管，组织液就是通过这些通道流动的，这些液体可以流入淋巴管或者脑脊液，并最终返回血液循环。

身体低垂部位的淋巴液最后都汇入胸导管，最终在左颈内静脉和锁骨下静脉的连接处注入血循环，如 11-18 图所示。此外，来自左侧头颈部、左臂、左胸部的淋巴液也是注入胸导管，而后才进入血液循环的。而来自右侧头颈部、右臂和右胸部的淋巴液则进入右淋巴管，其内的淋巴液较胸导管内的淋巴液少很多，在右锁骨下静脉和右颈内静脉连接处注入静脉系统。乳腺癌（女性最常见的恶性肿瘤之一）最主要的转移途径便是通过淋巴系统的转移。所以，乳腺癌术后要根据患者的具体情况行相应的淋巴结清扫术。

Notes

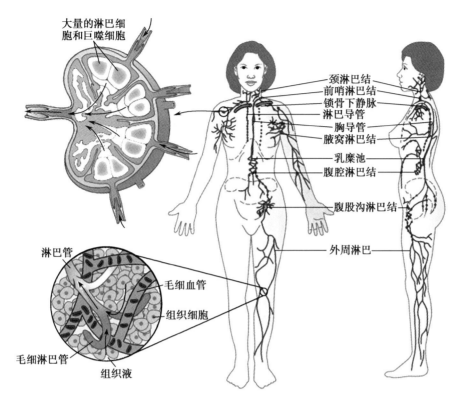

图 11-18 人体淋巴系统示意图

二、毛细淋巴管以盲端的形式起始于组织间隙中

体内除软骨、骨、骨髓及牙等组织外,毛细淋巴管呈网状遍布全身。毛细淋巴管的盲端始于组织间隙,管壁由单层内皮细胞组成,管壁外无基膜,故通透性极高,大分子蛋白质、脂类、细菌、癌细胞等均较容易进入。毛细淋巴管的内皮细胞通过结合细丝与周围的结缔组织相连接。在毛细淋巴管起始处,内皮细胞的边缘呈叠瓦状相互覆盖,形成只能向管腔内开启的单向活瓣,可阻止进入淋巴管的组织液反流入组织间隙。组织液多时,组织间隙中胶原纤维和毛细淋巴管之间的胶原细丝可以拉开相互重叠的内皮细胞边缘,使内皮细胞之间出现较大的缝隙,便于组织液进入毛细淋巴管(图 11-19)。

三、淋巴液来源于组织液,后经淋巴管收集,最后由
右淋巴导管和胸导管导入静脉

组织液进入淋巴管即成为淋巴液(lymph)。组织间隙中的液体通过毛细淋巴管稍膨大的盲端吸收,其吸收的动力来源于组织液与毛细淋巴管内淋巴液之间的压力差。压力差升高则淋巴液产生的速度加快;反之,压力差变小时淋巴液的生成减慢。由于淋巴液来源于组织液,因而淋巴液成分与血浆十分相近,但蛋白质的含量一般较血浆的低。体内各处淋巴液中蛋白含量也不相同。在淋巴液中,蛋白质以小分子居多,因为含有纤维蛋白原,所以淋巴液在体外能凝固。

毛细淋巴管彼此吻合成网,逐渐汇合成较大的集合淋巴管,集合淋巴管壁平滑肌的收缩活动和淋巴管腔内的瓣膜共同构成"淋巴管泵",可促进淋巴回流。

健康成人在安静时,每小时大约有 120ml 的淋巴液流入血液循环,其中约 100ml 经胸导管、约 20ml 经右淋巴导管引流入血液。人体每天大约生成 2~4L 的淋巴液,大致相当于全身的血浆总量。值得指出的是,每天由淋巴液带回到血液的蛋白质多达 75~200g,从而能维持血浆蛋白

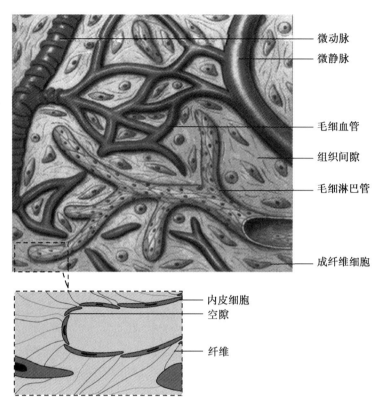

图 11-19　毛细淋巴管起始端结构示意图

的正常浓度,并使组织液中蛋白质浓度保持较低的水平(见后)。

四、淋巴液的生成和回流受组织液压力、毛细淋巴管压力和局部组织压力等因素影响

淋巴液的生成速度缓慢而不均匀,可在较长一段时间内处于停滞状态。在骨骼肌作节律性运动、血量增多、静脉压升高,以及在体表进行按摩等情况下,淋巴液的生成加快。

（一）组织液压力升高或毛细淋巴管压力降低可使淋巴液的生成增加

组织液进入毛细淋巴管的动力是组织液与毛细淋巴管内淋巴液之间的压力差。任何能增加组织液压力或降低毛细淋巴管压力的因素均可增加淋巴液的生成,其中,组织液压力增加的影响更为重要。以下几种情况可使组织液压力升高。

1. **毛细血管血压升高**　毛细血管前、后阻力的比值决定毛细血管血压的高低。在炎症、肌肉运动等情况下,这一比值减小,毛细血管血压升高,组织液生成增多,组织液压力增加,从而使组织液与毛细淋巴管内淋巴液之间的压力差增大,淋巴液生成也就增加。

2. **血浆胶体渗透压降低**　肝脏疾病、某些肾脏疾病或营养不良时,由于血浆蛋白生成减少或大量丢失,使血浆胶体渗透压降低,有效滤过压增大,组织液生成增多,组织液压力增高,从而导致淋巴液生成增多。

3. **毛细血管壁通透性和组织液胶体渗透压增高**　冻伤、化学伤、过敏反应时,因局部组织释放大量组织胺、激肽类等炎症介质,使毛细血管壁的通透性增大,部分血浆蛋白渗出,使组织液胶体渗透压增高,有效滤过压增大,组织液生成增多,从而导致组织液压力增高,淋巴生成增加。由于淋巴液来源于组织液,而组织液是从毛细血管渗出的液体,因此决定淋巴液成分的重要因素是毛细血管壁的通透性。毛细血管壁通透性增高时,由于一部分血浆蛋白进入组织,故淋巴液中的蛋白质的含量增多。

Notes

（二）肌肉收缩、动脉搏动、外部物体对组织的压迫等可促进淋巴液回流

淋巴管的结构中有平滑肌和瓣膜，因此淋巴管平滑肌收缩和瓣膜的单向开放可共同起"淋巴管泵"的作用。当淋巴管内充满淋巴液而使管壁扩张时，淋巴管平滑肌就收缩，产生压力，推动淋巴液的流动；由于淋巴管内存在瓣膜，故淋巴液只能向一个方向回流。由于淋巴管壁薄、管内压力低，所以任何来自外部对淋巴管的压力都能推进淋巴液的流动，如淋巴管周围骨骼肌的节律性收缩、相邻动脉的搏动，以及外部物体对组织的压迫等，都可成为推动淋巴回流的动力。反之，淋巴管和淋巴结的急、慢性炎症、肉芽肿形成等，均可引起淋巴系统阻塞，使局部淋巴回流发生障碍，大量的淋巴液滞留在组织间隙内，产生淋巴水肿。晚期丝虫病时，由于丝虫在淋巴管内生长，造成严重的淋巴水肿，并且皮肤也变得粗糙，形似象皮，尤其是在下肢、阴囊等处，称为"象皮肿"（elephantiasis）。

五、淋巴回流具有回收、运输、防御和免疫以及调节体液平衡的作用

（一）淋巴回流对维持正常血浆蛋白浓度有重要意义

液体由毛细血管进入组织成为组织液时，同时也有一部分蛋白质滤出到组织液中。这些蛋白质不能逆浓度差进入毛细血管；而毛细淋巴管上皮细胞瓦片状的排列方式可使蛋白质分子很容易进入毛细淋巴管，并最后经淋巴回流入静脉。每天由淋巴液运回血液循环的蛋白质约75～200g，约占血液中蛋白质的一半，从而在维持血浆蛋白浓度的稳态中起重要的作用，同时也使组织液中蛋白质的浓度保持在较低的水平。将组织间隙内的蛋白质带回血循环是淋巴系统的一个重要功能，若无此功能机体将会在24小时内死亡。如果淋巴管阻塞，可导致组织液中蛋白质增加，胶体渗透压增高，诱发淋巴水肿。

（二）淋巴回流可将小肠吸收的脂肪及其他营养物质运送至循环血液

小肠绒毛的毛细淋巴管对营养物质特别是脂肪的吸收起重要的作用。经肠道吸收的脂肪，80%～90%是经过这一途径被输送入血液的。另外，少量胆固醇和磷脂也经淋巴管吸收并被运输进入血液循环。

肠道的淋巴回流有别于其他部位。小肠的淋巴液中含有脂肪，呈乳糜状，称为乳糜液。乳糜液由肠淋巴管吸收后，经集合淋巴管汇入肠淋巴干，再经乳糜池、胸导管汇入左侧的颈静脉角，进入静脉回流。这一过程称为乳糜回流。当此回流途径中的淋巴管因先天发育缺陷或因后天的创伤、手术、肿瘤、丝虫病等原因造成乳糜液倒流或外漏时，乳糜液会出现在胸腔、腹腔、肾、阴道、下肢等部位，称为乳糜反流。乳糜反流实质上是淋巴管系统的疾病，也是目前的医学难题之一。

（三）淋巴回流还具有防御和免疫功能

当组织受损伤时，可能有红细胞、异物、细菌等进入组织间隙。这些物质可被淋巴液带走。淋巴液在回流途中要经过多个淋巴结，淋巴结的淋巴窦内有大量具有吞噬功能的巨噬细胞，能将红细胞、细菌或其他微粒清除掉。此外，淋巴结产生的免疫细胞也可经淋巴循环到达外周组织，参与机体的免疫机制。

（四）淋巴回流在维持体液平衡中也起一定的作用

淋巴液的总量虽然不大，回流速度也较缓慢，但一天中回流的淋巴液总量可达2～4L，相当于全身血浆的总量，因此在调节血浆量和组织液量的平衡中起重要作用。严重的淋巴回流受阻，可造成局部水肿，甚至可引起循环血量减少。

（王庭槐）

参考文献 ——

1. 姚泰. 生理学. 第2版. 北京：人民卫生出版社，2010

Notes

2．朱大年，王庭槐. 生理学. 第8版. 北京：人民卫生出版社，2013

3．Guyton AC，Hall JE. Textbook of Medical Physiology. 12th ed. Philadelphia：Saunders，2011

4．Barrett KE，Barman SM，Boitano S，Brooks HL. Ganong's Review of Medical Physiology. 24th ed. New York：McGraw Hill，2012

5．James PA，Oparil S，Carter BL et al. 2014. Evidence-Based Guideline for the Management of High Blood Pressure in Adults Report From the Panel Members Appointed to the Eighth Joint National Committee(JNC8). JAMA，2014，311(5)：507-520

6．中国高血压防治指南修订委员会. 中国高血压防治指南(2010年修订版). 北京：人民卫生出版社，2010

7．Linda SC. BRS Physiology. 5th ed. Philadelphia：Saunders，2010

8．Robert OB. Braunwald's Heart Disease：A Textbook of Cardiovascular Medicine. 8th ed. Philadelphia：Saunders，2012

Notes

第十二章 心血管活动的调节

生理情况下,人体的心血管活动具有适应内外环境变化的能力,主要是通过调整心脏活动的快慢或强弱、血管的收缩或舒张、血量的减少或增多等机制,使心输出量、器官组织的血流量能适应和满足机体代谢、精神活动及生理功能的需要。传统生理学通常将心血管活动的调节分为神经调节、体液调节和自身调节。

第一节　心血管活动的神经调节

神经系统对心血管活动的调节是以反射的形式进行的。调节心血管活动的神经反射一般属负反馈调节,调节环路的组成如下:

1. 感受器(detector,或 receptor,或 sensor)　能感受心血管系统控制变量变化的探测器或受体,通过能量转换把这些变量转变为电信号。

2. 传入神经通路(afferent neural pathway)　将来自感受器的电信号传入到中枢神经系统。

3. 协调中枢(coordinating center)　即控制中枢,位于中枢神经系统中,能将外周传入的信号与调定点(set point)比较后产生误差信号,并处理信息和产生适当的反应。

4. 传出神经通路(efferent neural pathway)　将协调中枢的反应传到外周。

5. 效应器(effectors)　作用于控制变量,并校正与调定点的差异。

一般认为,机体存在双重感受器及神经反射机制以调控平均动脉血压。主要感受器是压力感受器(baroreceptor),感受血管壁的扩张。辅助感受器是化学感受器(chemoreceptor),感受血液中 PO_2、PCO_2 和 pH 的变化。控制中枢位于中枢神经系统内,主要在延髓,但大脑皮质和下丘脑也参与调节。效应器包括心脏的起搏细胞和心肌细胞、动脉和静脉的平滑肌细胞及肾上腺髓质。

众所周知,中枢神经系统的活动会影响心血管系统的功能。情绪紧张可以引起脸红和心跳加快;剧烈疼痛或紧张可以因为广泛的血管扩张和心率减慢引起晕厥。这些心血管系统的复杂反应也属于神经调节范围。

一、动脉压力感受性反射可在短时间内快速调节血压以保持其相对稳定

动脉压力感受性反射的基本过程见图 12-1。当动脉血压升高,压力感受器兴奋信息通过传入神经到达协调中枢,经过处理后发出信息经传出神经到心脏和血管(效应器),引起血管舒张(vasodilation)和心率减慢(bradycardia),血压回降。反之,当动脉血压降低时,通过反射可引起血管收缩(vasoconstriction)和心率加快(tachycardia),血压回升。

(一)动脉压力感受器

心血管系统内存在一系列的压力感受器。在动脉系统中感受较高压力的感受器为高压力感受器(high-pressure baroreceptor),而位于静脉系统中感受较低压力的感受器为低压力感受器(low-pressure baroreceptor)。两个最重要的高压力感受器是颈动脉窦和主动脉弓。

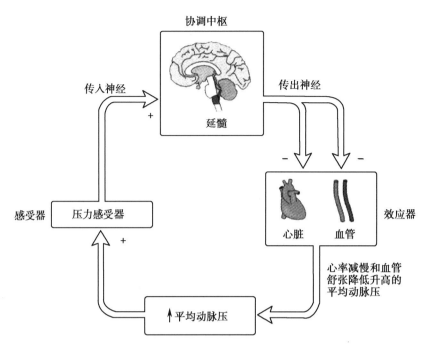

图 12-1　动脉血压升高时的压力感受性调节

压力感受装置是位于颈动脉窦和主动脉弓动脉管壁中分支卷曲的有髓感觉神经纤维末梢,来自胞体位于脑干旁神经节中的双极神经元一端,神经元的另一端纤维投射到延髓。动脉跨壁压差增加导致血管壁扩张,压力感受器变形。压力感受器的适宜刺激是动脉管壁的扩张,而不是血压本身。直接牵拉颈动脉窦和主动脉弓的动脉管壁可引起压力感受器传入纤维上的神经放电频率增加。在一定范围内,传入神经冲动的频率与血管壁的扩张程度成正变关系。

如图 12-2 的实验所示,动脉跨壁压增加(从 75mmHg 到 125mmHg)可引起感受器细胞的去极化内向电流,产生感受器电位(receptor potential)。这个压力增加引发了感受器电位的双相反应,即压力增加开始时较大的去极化(动态成分,dynamic component),及随后中等大小并稳定的去极化(静态成分,static component)。感受器电位是一个分级电反应,其幅度与牵张程度呈正变关系。感受器电位去极化幅度大,传入神经的冲动频率较高。膜片钳研究表明,在主动脉弓压力感受器神经元胞体存在一种非选择性阳离子通道,对牵张敏感,可被 Gd^{3+} 阻断。这些通道可能是压力感受器神经末梢上的机械-电换能器。

颈动脉窦和主动脉弓压力感受器对血压变化的反应存在差异。颈动脉窦内压力变化对体循环动脉血压的影响比主动脉内压力更大。与颈动脉窦压力感受器比较,主动脉弓压力感受器在动态反应和静态反应激活上具有更高的阈值,可以继续对较高水平的血压增高产生反应,此时颈动脉窦压力感受器已经饱和无法再增加传入冲动;对血压变化速率较不敏感;对血压升高的反应有效度大于对血压降低的反应。

（二）传入神经

当动脉血压改变引起感觉神经放电频率变化,电信号传递到延髓。颈动脉窦压力感受器的传入神经是窦神经(sinus nerve),加入舌咽神经后进入延髓,感觉神经元胞体位于舌咽神经的岩(下)神经节。主动脉弓压力感受器的传入神经加入迷走神经后进入延髓,感觉神经元胞体位于迷走神经的结状(下)神经节。

（三）反射中枢

在生理学中,通常将中枢神经系统中与控制心血管活动有关的神经元的集中部位(神经核团)称为心血管中枢(cardiovascular center)。参与调控压力感受性反射的所有延髓神经核团称

Notes

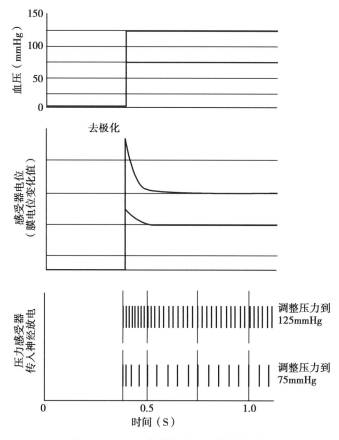

图 12-2　压力感受器对血压升高的反应

为延髓心血管中枢,可以粗略地分为血管运动区(vasomotor area)、心抑制区(cardioinhibitory area)和心加速区(cardioacceleratory area)。延髓心血管中枢接受来自压力感受器的所有重要信息,是机体心血管活动稳态的主要协调中枢。

大多数来自两个高压力感受器的投射终止于孤束核,传入纤维释放的神经递质可能是谷氨酸或 P 物质。部分孤束核神经元表达有可被细胞外 ATP 激活的 P_{2x} 嘌呤受体。

来自孤束核的抑制性中间神经元投射到位于延髓腹外侧区的血管运动区。血管运动区包括延髓尾端腹外侧区的 A1、C1 区以及下橄榄核群等核团。刺激 C1 区的神经元可引起血管收缩反应。如果不被来自孤束核的中间神经元抑制,C1 区神经元可产生导致血管收缩的紧张性传出冲动。因此,血压升高可刺激压力感受器发放冲动,后者可引起孤束核中间神经元抑制 C1 神经元,最终导致血管舒张。C1 神经元的簇放电模式与心动周期相关。这一 C1 途径可解释压力感受性反射中的血管反应。

来自孤束核的兴奋性中间神经元投射到心抑制区。心抑制区包括疑核和迷走神经背核。迷走神经背核神经元的活动可解释压力感受性反射中的心脏反应(如心率减慢)。心加速区位于延髓背侧区,刺激心加速区的神经元可导致心率加快和心肌收缩力加强。孤束核的中间神经元可通过抑制心加速区引起心率减慢和心肌收缩力减弱。

延髓心血管中枢接受来自延髓以上的脑干、下丘脑、大脑和小脑等处与心血管活动相关神经元的信息,进行较复杂的信息整合后传出冲动到外周,调控心血管活动。

(四)传出神经

延髓心血管中枢对来自压力感受器的传入信息进行处理后,将信息与来自其他途径的信息进行整合,然后通过传出神经发出信息到外周组织。压力感受性反射的传出途径有两个,即自主神经系统的交感神经和副交感神经。

Notes

1. **交感神经传出**　压力感受器兴奋的传入信息到达孤束核,抑制了延髓C1区和心加速区。位于这两个区的延髓-脊髓神经元(bulbospinal neuron)向脊髓发出轴突与交感神经节前神经元形成突触,此突触的神经递质未明。

交感神经节前神经元的胞体位于脊髓 T1 ~ L3 的中间外侧柱灰质。经过多次辐散(divergence)和聚合(convergence),来自节前神经元的多数轴突与位于椎旁交感链神经节和椎前神经节中的交感节后神经元形成突触,相应的神经递质是乙酰胆碱,节后神经元上的受体是 N_2 乙酰胆碱受体。交感神经节后纤维的支配范围较广,功能多样,但控制血压的神经纤维沿大血管走行并支配动脉、微动脉和静脉。

交感神经活动加强引起血管收缩。压力感受性反射引起的血管舒张是由于其抑制了血管运动区 C1 神经元的紧张性传出活动。由于 C1 区的延髓-脊髓神经元与 T1 ~ L3 间的交感节前神经元形成突触联系,在 T1 以上水平切断脊髓导致血压剧烈下降,而 L3 以下横断脊髓并不引起血压下降。

支配心脏的交感神经节后纤维从颈神经节和星状神经节发出形成心脏神经。因此,在 T1 以上水平横断脊髓可阻断交感节前神经元的高位中枢的信息输入。另外,部分交感神经节前纤维经内脏神经直接支配肾上腺髓质。

2. **副交感神经传出**　压力感受器兴奋的传入信息到达孤束核,激动位于疑核和迷走神经背核中的神经元。这些神经元是投射到心脏的迷走神经副交感节前神经元。迷走神经的传出纤维沿颈总动脉下行,最后与心房壁中的副交感节后神经节中的神经元形成突触,这些纤维释放的神经递质是乙酰胆碱,作用于节后神经元上的 N_2 乙酰胆碱受体。副交感节后纤维较短,支配窦房结、心房和心室。

（五）动脉血压神经调控中的效应器

心血管系统有多种效应器管参与维持体循环血压:心脏,动脉,静脉和肾上腺髓质。

1. **心脏**　见表 12-1。

表 12-1　交感与副交感神经对心血管系统的作用

效应器反应	交感或副交感	节后纤维释放的神经递质	受体	G 蛋白	酶或蛋白质	第二信使
心跳加快	交感	去甲肾上腺素	心脏起搏细胞 β_1	Gαs	激活 AC	[cAMP]i↑
心跳减慢	副交感	乙酰胆碱	心脏起搏细胞 M_2	Gi$\beta\gamma$ 的直接作用	GIRK K$^+$通道	ΔVm
心肌收缩力增强	交感	去甲肾上腺素	心肌细胞 β_1	Gαs Gαs 对 L 型钙通道的直接作用	激活 AC	[cAMP]i↑
心肌收缩力减弱	副交感	乙酰胆碱	心肌细胞 M_2 受体 去甲肾上腺素神经元突触前 M_2 受体	Gαi Gαi	抑制 AC 抑制 AC	[cAMP]i↓ 神经元[cAMP]i↓
多数血管收缩（如:皮肤）	交感	去甲肾上腺素	血管平滑肌细胞 α_1	Gαq	激活 PLC	[Ca^{2+}]i↑
部分血管收缩	交感	去甲肾上腺素	血管平滑肌细胞 α_2	Gαi/o	抑制 AC	[cAMP]i↓

Notes

效应器反应	交感或副交感	节后纤维释放的神经递质	受体	G 蛋白	酶或蛋白质	第二信使
多数血管舒张（如：肌肉）	肾上腺髓质	肾上腺素	血管平滑肌细胞 β₂	Gαs	激活 AC	[cAMP]i ↑
勃起血管舒张	副交感	乙酰胆碱	去甲肾上腺素神经元突触前 M₂ 受体	Gαi	抑制 AC	神经元[cAMP]i ↓
		乙酰胆碱	内皮细胞 M₃	Gαq	激活 PLC，钙释放，激活 NOS	NO 扩散到血管平滑肌细胞
		NO	血管平滑肌细胞内 NO 受体（如 GC）	–	刺激 GC	[cGMP]i ↑
		VIP	血管平滑肌细胞 VIP 受体	Gαs	刺激 AC	[cAMP]i ↑
唾液腺血管舒张	副交感	乙酰胆碱	腺体细胞 M 受体	–	激活激肽释放酶	激肽
防御反应中肌肉血管舒张	交感	乙酰胆碱	去甲肾上腺素神经元突触前 M₂ 受体	Gαi	抑制 AC	神经元[cAMP]i ↓

（1）心脏神经：即心交感神经。交感节后神经纤维释放去甲肾上腺素，支配窦房结、心房和心室，作用是增加心率和心肌收缩力。两侧心交感神经对心脏的支配并不完全对称，右侧心交感神经对窦房结的支配占优势，兴奋时主要引起心率加快；而左侧心交感神经主要影响心肌收缩力，兴奋时主要引起心肌收缩力加强。一般来说，心交感神经紧张性心加速作用并不明显，静息时，心交感神经的放电频率低于心迷走神经。

（2）心迷走神经：迷走神经节后神经纤维释放乙酰胆碱，对心脏有较强的紧张性作用。切断迷走神经或给予阿托品（atropine，阻断乙酰胆碱的作用）可增加心率；刺激迷走神经可减慢心率。两侧心迷走神经对心脏的支配也不完全对称，右侧迷走神经对窦房结的支配占优势，主要影响心率；左侧迷走神经对房室结的支配占优势，主要影响房室传导速度。刺激迷走神经达一定强度可降低心肌收缩力。

2. 血管　见表 12-1。

（1）交感缩血管神经：交感缩血管神经广泛分布在机体的血管系统。在肾脏和皮肤血管的神经支配较丰富，在冠状动脉和脑血管相对稀少，在胎盘血管则缺如。交感缩血管神经节后纤维释放去甲肾上腺素，与血管平滑肌细胞膜上的 α 肾上腺素受体结合引起血管收缩。在多数血管床，交感缩血管神经的紧张性放电减少会导致血管舒张。

（2）副交感舒血管神经：副交感舒血管神经仅分布于少数器管，如唾液腺、部分胃肠腺体和外生殖器的血管舒张性勃起组织等。副交感舒血管神经的节后纤维释放乙酰胆碱，引起血管舒张。另外，副交感舒血管神经可能释放一氧化氮或其他辅递质（cotransmitter）舒张血管。

（3）交感舒血管神经：交感舒血管神经起源于大脑皮质，下行纤维经下丘脑和中脑接替，通过延髓到达脊髓中间外侧柱灰质换神经元并发出节前纤维，经神经节换元后发出节后纤维支配骨骼肌血管，神经递质是乙酰胆碱，与骨骼肌血管平滑肌细胞膜上的 M 受体结合，导致血管舒张。交感舒血管神经平时无紧张性活动，仅在发生情绪激动或发动防御反应时才发放冲动。

3. 肾上腺髓质　内脏神经中的交感神经节前纤维支配肾上腺髓质中的嗜铬细胞，后者等同于交感神经节的神经元。交感神经节前纤维末梢释放乙酰胆碱，作用于肾上腺髓质嗜铬细胞上

Notes

的 N 受体,嗜铬细胞主要释放肾上腺素(epinephrine),还有少量的去甲肾上腺素(norepinephrine),这些递质进入血流对血液循环产生广泛影响。肾上腺髓质释放的肾上腺素影响心脏和血管的活动,调控体循环动脉血压。

高压力感受性反射的生理意义主要在于调节短期(short-term)动脉血压的变化,维持动脉血压的稳定。例如在由平卧位起立时,由于心脏水平以上的器官组织血液供应突然减少,颈动脉窦内压力下降,通过高压力感受性反射使血管收缩和心率加快,动脉血压升高,避免头部血压过低导致晕厥发生。

二、化学感受性反射在缺血、缺氧时可调节心血管活动

动脉压力感受器是血压调节的主要感受器,是血压短期调节的主要信息传入途径。机体的第二套感受器即辅助感受器是动脉的外周化学感受器,能感受血液中 PO_2、PCO_2 和 pH 的变化,对动脉血压发挥一定调节作用。压力感受器传入信息到达延髓血管运动中枢,发挥负向驱动作用引起血管舒张;而外周化学感受器传入信息到达延髓血管运动中枢,发挥正向驱动作用导致血管收缩。而这两种感受器对心脏的作用是一致的,来自感受器的传入信息对心脏抑制中枢发挥正向驱动作用,导致心率减慢(图 12-3)。

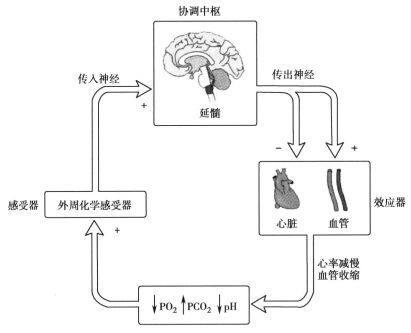

图 12-3　心血管系统的化学感受性调节

延髓呼吸中枢包含有处理外周化学感受器传入信息的整合区,可明显影响延髓心血管中枢的活动。当动脉血液中 PO_2 降低、PCO_2 升高或 pH 降低时可刺激外周化学感受器,传入神经放电频率增加。在没有对抗信息传入的情况下,延髓对外周化学感受器传入的固有反应是通过传出神经引起血管收缩和心率减慢。PO_2、PCO_2 和 pH 的反向变化导致心脏和血管的反向效应。

外周化学感受器位于颈动脉窦和主动脉弓压力感受器附近,分别称为颈动脉体和主动脉体,其主要作用是参与呼吸的调节。颈动脉体位于颈总动脉分叉处,其传入神经走行于窦神经中。颈动脉体的化学敏感细胞为球细胞(glomus cell),与加入舌咽神经的神经纤维形成突触。主动脉体位于主动脉弓处,其传入神经走行于迷走神经中。主动脉体的球细胞与迷走神经中的神经纤维发生突触联系。这两种传入纤维入颅后终止于孤束核。当动脉血液中 PO_2 降低、PCO_2 升高或 pH 降低可引起传入神经放电频率增加。在三种血液化学因素中,影响球细胞活动的最

重要因素是 PO₂ 降低。

生理情况下,人体动脉血中 PO₂ 波动不大,不足以影响动脉血压和心率。外周化学感受器只在严重低氧(hypoxia)时起作用(如失血性低血压)。从图 12-3 可见,低氧或 PO₂ 降低作用于外周化学感受器产生的心血管固有反应包括血管收缩和心率减慢。但在真实环境条件下,低氧引起心率加快。其原因主要与低氧兴奋化学感受器导致呼吸运动的反射性加强,肺牵张感受器传入冲动抑制心抑制中枢有关(见第十七章呼吸运动的调节)。

三、心肺低压力感受器反射可对有效循环血量进行调节

与动脉高压力感受器不同,低压力感受器位于循环系统的低压力部位,如肺动脉、心房与静脉交界处、心房和右心室。这些感受器的扩张主要依赖于静脉回心血量。这些机械感受器能探测到循环系统的"饱满度",是调节有效循环血量的容量感受器;这些感受器也参与心输出量的调节。因此,低压力感受器间接调节动脉血压。

在低压力感受器中研究最多的是心房感受器(atrial receptor)。心房感受器是心房壁中的裸露有髓纤维末梢,分 A 型纤维和 B 型纤维两类,传入神经加入迷走神经中。A 型纤维放电与心房收缩期同步,主要监测心率;B 型纤维在心室收缩期呈簇状放电,心房充盈时放电频率逐渐增加,主要检测心房容量增加。中心静脉压是右心房充盈的主要决定因素,B 型纤维也可感受中心静脉压的变化。因此,B 型低压力感受器主要检测有效循环血容量和静脉回流。

低压力感受器的传入神经与高压力感受器和外周化学感受器的传入神经类似,走行在迷走神经中并投射到孤束核和延髓心血管中枢的其他核团。其传出神经和效应器官也类似。然而,牵张高压力感受器可减慢心率和全身性血管舒张,而牵张心房 B 型压力感受器则加快心率和减少交感缩血管纤维传出(肾脏除外)。减弱心房牵张对心率几无作用,但会增加肾脏交感神经纤维传出冲动。因此,高压力感受器对牵张(血压升高)的反应是趋于降低血压,而低压力感受器对牵张("饱满度"增加)的反应是趋于排出液体。

心房感受器的传入纤维投射不仅投射到延髓,还投射到下丘脑中合成血管升压素(抗利尿激素)的神经元。心房牵张增加会减少血管升压素的分泌和释放,导致水利尿并降低体液总量。

心房牵张除了刺激神经末梢外,还可牵拉心房肌细胞自身引起非神经性反应,即心房肌细胞释放心房钠尿肽。心房钠尿肽是一种较强的舒血管物质,也可引起利尿,增加肾脏排泄钠,降低有效循环血量和血压。

第二节　心血管活动的体液调节

心血管活动的神经调节作用较快,体液调节则侧重于维持循环系统的稳态。多数情况下,体液调节对心血管活动的调控以小时或天计,远远慢于以递质为中介的神经反射调节。

循环系统的体液调节可以分为两种类型:①释放在血液中或血管平滑肌细胞附近的血管活性物质(vasoactive subtance),调节动脉和静脉的血管运动张力,影响血流分布;②非血管活性物质(nonvasoactive substance),作用于非心血管系统的靶器官,通过调节细胞外液容量调节有效循环血量,进而参与平均动脉压和心输出量的调节。

一、参与中、长期循环系统调节的血管活性物质

内分泌和旁分泌的血管活性物质可引起血管收缩或舒张(表 12-2)。很多情况下,旁分泌调节多于内分泌调节。调控血管的化学物质包括:胺类,肽类或蛋白质类,花生四烯酸衍生物,气体分子(如一氧化氮)。

Notes

表 12-2　血管活性物质

缩血管物质	舒血管物质
肾上腺素（经 α_1 受体）	肾上腺素（经 β_2 受体）
5-羟色胺	组胺
血管紧张素 II	心房钠尿肽
血管升压素	缓激肽
内皮素	PGE_2，PGI_2
	一氧化氮

（一）生物胺类

单胺类物质可以是缩血管性的（肾上腺素和 5-羟色胺），也可以是舒血管性的（组胺）。

1. 肾上腺素（epinephrine）　血液中的肾上腺素来自肾上腺髓质的分泌。血管对肾上腺素的反应取决于血管平滑肌细胞上肾上腺素受体的类型和分布情况。肾上腺素与 α_1 受体结合引起血管收缩，与 β_2 受体结合引起血管舒张。由于 β_2 受体只局限分布于骨骼肌、心脏、肝脏、肾上腺髓质等处的血管，所以肾上腺素不是一个全身性的舒血管物质。肾上腺素也可以与心肌细胞上的 β_1 受体结合引起心率加快和心肌收缩力增强。对心血管系统来说，与交感神经末梢释放的去甲肾上腺素比较，来自肾上腺髓质的儿茶酚胺类物质的作用通常较为次要。

2. 5-羟色胺（serotonin）　5-羟色胺存在于神经末梢、血小板和肥大细胞。5-羟色胺是一种缩血管物质，循环血液中的 5-羟色胺一般不参与心血管系统的全身性调节，主要参与局部血管调节。5-羟色胺在血管受损时的作用特别重要，参与生理止血过程。

3. 组胺（histamine）　组胺存在于神经末梢、肥大细胞。组织损伤或发生炎症时，肥大细胞释放组胺。组胺是一种舒血管物质，但可引起内脏平滑肌收缩（如哮喘时的支气管平滑肌）。

（二）肽类

血管活性肽类可以是缩血管性的，也可以是舒血管性的。

1. 血管紧张素 II（angiotensin II，Ang II）　作为肾素-血管紧张素-醛固酮系统（见第二十八章水和电解质的平衡及其调节）的成分之一，Ang II 是一种强力的缩血管物质。肾脏分泌的肾素（renin）将血液中来自肝脏的血管紧张素原（angiotensinogen）水解成十肽的血管紧张素 I，然后在血浆或组织中（特别是肺血管内皮细胞表面）的血管紧张素转换酶（angiotensin-converting enzyme）作用下水解成八肽的 Ang II，氨基肽酶（aminopeptidase）将血管紧张素 II 分解为七肽的血管紧张素 III，后者的血管活性较 Ang II 弱。

在血管平滑肌细胞，Ang II 与 G 蛋白耦联的血管紧张素受体 1A 亚型（AT_{1A}）结合，激活磷脂酶 C，增加 $[Ca^{2+}]_i$，引起平滑肌细胞收缩。然而，正常情况下，Ang II 在血液中的浓度并不足以引起全身性的缩血管作用。Ang II 主要在失血、运动、肾血流量降低时发挥心血管调控作用。肾脏灌注压降低可引起肾素释放。血浆 Ang II 升高导致内脏和肾脏血管的较强收缩，其引起的肾血流量减少导致更多肾素释放和更高的 Ang II 水平。这种危险的正反馈可能引发急性肾衰竭。

Ang II 还有广泛的其他作用，可间接增高机体的平均动脉压：

（1）增强心肌收缩力；

（2）降低肾血流量，增加肾脏的 Na^+ 重吸收；

（3）Ang II 和 Ang III 刺激肾上腺皮质释放醛固酮；

（4）在中枢神经系统，Ang II 引起渴觉，并导致血管升压素释放；

（5）促进交感节后神经末梢释放去甲肾上腺素；

（6）Ang II 有心脏生长因子样作用。

Notes

2. **血管升压素**(vasopressin)　是由下丘脑神经元合成、神经垂体释放的一种缩血管物质，又称抗利尿激素(antidiuretic hormone)。血管升压素的受体至少有两种，即 V_1 和 V_2 受体。血管升压素与血管平滑肌细胞的 V_1 受体结合，通过 PLC 途径引起胞浆内 $[Ca^{2+}]$ 升高，血管强烈收缩；血管升压素与肾集合管 V_2 受体结合，激活腺苷酸环化酶引起胞浆内 $[cAMP]$ 升高，通过增加水通道蛋白表达促进水的重吸收。

生理情况下，血管升压素的缩血管作用不明显。当其血液浓度远高于强抗利尿作用浓度时，才显示血管收缩作用。失血性休克可引起较多的血管升压素释放，导致血管收缩以短暂恢复动脉血压。

3. **内皮素**(endothelin)　内皮素由血管内皮细胞所分泌。在大多数血管，内皮素引起强烈而持久的血管收缩。许多急性和慢性病理因素(如低氧)可促进内皮素分泌。内皮素有三种亚型，即 ET-1、ET-2 和 ET-3。ET-1 在血管内皮细胞内生成，即通常所称的内皮素。内皮素受体可分为 ET_A、ET_B 和 ET_C 三类。激活 ET_A 引起血管收缩，ET_{B1} 介导血管舒张，ET_{B2} 则介导血管收缩，而 ET_C 作用未明。ET-1 与 ET_A 受体结合后，激活 PLC，生成 IP_3，释放细胞内储 Ca^{2+} 进入胞浆；另外，ET-1 促进细胞外 Ca^{2+} 进入胞浆。最后导致胞浆内 $[Ca^{2+}]$ 升高，激活 Ca^{2+}-CaM，激活肌凝蛋白轻链激酶，引起肌凝蛋白轻链磷酸化，血管平滑肌收缩。

虽然内皮素是最强的缩血管物质(同样分子数情况下比较)，但是这种旁分泌物质是否在全身血压稳态中起主要作用尚不清楚。

4. **心房钠尿肽**(atrial natriuretic peptide)　心房肌细胞在受牵张时释放心房钠尿肽，引起血管舒张和肾脏利尿利钠。有效循环血量减少会抑制心房钠尿肽的释放，进而减少钠的排泄。心房钠尿肽与受体鸟苷酸环化酶结合后，胞浆内 $[cGMP]$ 升高，引起血管舒张，并通过多种机制促进肾脏钠和水的排泄。

虽然心房钠尿肽的舒血管作用较强，但可能不参与全身性动脉血压的调节。由于心房钠尿肽较强的利尿利钠作用，可引起血浆容量减小，血压降低。

5. **激肽**(kinin)　人体至少有三种舒血管激肽：①在血浆中生成的九肽的缓激肽(bradykinin)；②从组织释放的十肽的赖氨酰缓激肽(lysyl-bradykinin)；③存在于尿液中的甲二磺酰赖氨酰缓激肽(methionyl-lysyl-bradykinin)。这些激肽是激肽原(kininogen)被激肽释放酶(kallikrein)降解的产物。与组胺类似，激肽引起血管平滑肌细胞舒张，但收缩内脏平滑肌。激肽被激肽酶(kininase)分解而失去活性。激肽酶Ⅱ即血管紧张素转换酶。因此，血管紧张素转换酶(激肽酶Ⅱ)既生成缩血管物质(Ang Ⅱ)，又破坏舒血管物质(缓激肽)，加强了缩血管作用。

(三)前列腺素类

许多组织合成花生四烯酸衍生物——前列腺素类物质。血管内皮细胞中的前列环素合酶以花生四烯酸为底物来源生成前列腺素 I_2(prostaglandin I_2，PGI_2，又称前列环素(prostacyclin)，PGI_2 通过增高胞浆中 $[cAMP]$、促进肌凝蛋白轻链激酶磷酸化、减少肌凝蛋白轻链磷酸化引起血管舒张。PGI_2 在出生时扩张肺血管具有特别重要的意义。与 PGI_2 一样，前列腺素 E_2(PGE_2)也有强大的舒张血管作用。

前列腺素类物质参与全身血管活动的调控。

(四)一氧化氮

血管内皮细胞可合成和释放一种引起血管平滑肌较强舒张的物质，称为内皮舒张因子(endothelium-derived relaxing factor)，后来明确其分子为一氧化氮(nitric oxide)。一氧化氮也可抑制血小板黏附和聚集，引起血小板解聚。一氧化氮合酶(nitric oxide synthase，NOS)作用于底物精氨酸生成一氧化氮，血管内皮细胞中的 NOS 是结构型 NOS Ⅲ。缓激肽、乙酰胆碱、血流切应力等可激活 NOS Ⅲ。一氧化氮是脂溶性气体分子，扩散穿过内皮细胞膜进入血管平滑肌细胞内，作用于可溶性鸟苷酸环化酶，后者分解 GTP 生成 cGMP。cGMP 依赖的蛋白激酶(PKG)使肌凝

Notes

蛋白轻链激酶磷酸化,抑制肌凝蛋白轻链激酶,引起肌凝蛋白轻链的磷酸化程度降低,减少肌凝蛋白与肌纤蛋白的交互作用,平滑肌细胞松弛,血管舒张。

虽然一氧化氮是一种较强的旁分泌舒血管物质,其是否参与全身性血压稳态调控尚不清楚。

二、参与长期血压调节的细胞外液容量调控途径

细胞外液容量(extracellular fluid volume)包括血浆和组织液。血浆和组织液中的小分子物质可通过毛细血管壁自由交换,所以整个细胞外液的渗透压相等。由于血浆容量基本恒定,约占细胞外液容量的20%,因此细胞外液容量的变化也会引起血浆容量的成比例改变。

从有效滤过压(第十一章血管生理)的形成机制看,决定血浆和组织液之间液体交换的因素主要是跨毛细血管的静水压差和有效渗透压差。因此,组织液生成的有效滤过压的改变会影响血浆容量,进而影响血压。

由于细胞外液容量和有效滤过压在影响血浆容量方面的重要性,可以推测机体会存在感知细胞外液容量、组织液容量和血容量的特殊感受器。有效循环血量(effective circulating volume)是一个功能性指标,可反映组织的灌注程度,并可被相应的压力或容量感受器探测到。目前已知存在两类调节有效循环血量的机制:①位于颈动脉窦和主动脉弓的高压力感受器,其具有双重作用,一是通过反射产生心血管效应的短期调节,二是循环血量的较长期调节(通过自主神经系统影响肾脏功能)。②位于肺动脉、心房和心室的低压力感受器,通过对心血管系统的直接和间接作用调节有效循环容量。除了这两类感受器外,还有其他感受器监测有效循环容量:肾动脉压力感受器,肝脏牵张感受器,心房肌细胞,中枢神经系统的渗透压感受器。

上述有效循环容量感受器发送信息到主要效应器肾脏,改变尿中 Na^+ 的排泄速率。这些传送到肾脏的信息通过四种平行的效应器途径发挥作用:①肾素-血管紧张素-醛固酮系统;②自主神经系统;③神经垂体释放血管升压素;④心房肌细胞释放心房钠尿肽。在四种平行途径中,最重要的是肾素-血管紧张素-醛固酮系统。肾脏通过调节机体的总 Na^+ 含量决定有效循环容量的大小。因此,肾脏是控制血容量的最关键器官,并是长期血压调控中的主角。

第三节　心血管活动的自身调节

心血管活动的神经调节和体液调节虽各有侧重,但是都属于来自心血管系统以外的外部调控(extrinsic control)。心血管活动的自身调节(autoregulation 或 self-regulation)是指心血管系统的器官和组织根据自身的特性调控功能活动的过程,这些内在调控(intrinsic control)过程与神经和激素因素无关。心血管活动的自身调节是维持心血管功能正常的一个不可或缺的生理过程,与神经调节和体液调节一起共同维持循环系统的稳态。心血管活动的自身调节包括心脏的自身调节和血管的自身调节,前者主要是心率和搏出量的调节,后者主要是血管口径的调节。

一、心脏的自身调节包括心率和搏出量的自身调节

有关心脏泵功能的自身调节部分已在前面章节介绍(第十章心脏的泵血功能)。这里主要简单叙述心率和搏出量的自身调节。

(一)心率的自身调节

当复极化时间延长,心率减慢。复极化间期一般是由窦房结发放的动作电位特性所决定的。窦房结起搏细胞的最大复极电位、4期自动去极化速率及阈电位都会影响窦房结动作电位之间的时间间隔以及心率。起搏细胞的一些内在调控因素(如 $[K^+]_o$、$[Ca^{2+}]_o$)的改变,将明显影响一些离子电流的大小,进而影响窦房结起搏细胞的活动和心率的快慢。

(二)搏出量的自身调节

心搏出量是一侧心室舒张末期容积与收缩末期容积这两个变量之差。心脏的一些自身因

素会影响这两个变量。

1. 舒张末期容积 影响舒张末期容积的主要因素包括:心室充盈压,心室充盈时间,心室顺应性。

2. 收缩末期容积 影响收缩末期容积的主要因素有:前负荷,后负荷,心率,心肌收缩性能。

有些因素可同时影响心室舒张末期容积与收缩末期容积。例如,心率加快会同时减小舒张末期容积与收缩末期容积。因此,心率对搏出量的最终影响(心室舒张末期容积与收缩末期容积之间的差值)可能不易预测。

二、血管的自身调节包括主动性充血、反应性充血和血流的自身调节

机体器官和组织的血流量取决于该器官、组织的动静脉压力差及其血管阻力。在平均动脉压基本保持不变的情况下,器官、组织的血流量则主要取决于阻力血管的口径,微动脉是决定器官和组织血流量最重要的阻力血管。血管的自身调节包括三种现象:主动性充血,血流自身调节和反应性充血。

(一) 主动性充血

当代谢活动增强时,多数器官和组织的血流量会增加,称为主动性充血(active hyperemia)(图 12-4)。例如,供应运动骨骼肌的血流量增加与肌肉的运动量成正比。主动性充血是多数活动器官和组织微动脉舒张的结果。

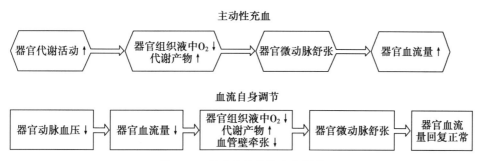

图 12-4 器官血流量的自身调节

在主动性充血中,引起微动脉平滑肌舒张的原因是微动脉周围细胞外液中局部化学因素的改变,这种改变是微动脉周围组织细胞的代谢活动增加所引起的。当组织活动增加时,最明显的变化是局部的 O_2 浓度降低,O_2 是细胞氧化磷酸化过程中生成 ATP 所必需。另外,当代谢活动增强时,局部浓度升高的化学因素有:CO_2,H^+,腺苷,K^+,类花生酸类物质(eicosanoids),影响渗透压的代谢产物,缓激肽,一氧化氮等。

以上化学因素的局部改变(O_2 浓度降低,其他化学因素浓度升高)都可以引起微动脉舒张,是多数器官和组织主动性充血的机制。这个过程中没有神经和激素参与。

(二) 血流自身调节

在主动性充血中,器官和组织的代谢活动增强是导致局部血管舒张的始发因素。然而,在动脉血压改变引起器官或组织血供变化时,微动脉阻力会受局部因素的影响而发生改变,微动脉阻力的变化方向是在血压改变时朝向维持血流接近恒定或正常,所以称为血流自身调节(flow autoregulation)(图 12-4)。例如,当某一器官的动脉血压降低(如供应该器官的动脉部分阻塞),通过自身调节机制引起微动脉舒张,该器官的血流量趋于相对恒定或接近正常水平。

血流自身调节的机制主要涉及两个方面。首先,代谢因素是参与血流自身调节的重要因素。当动脉血压降低导致器官血流量减少,O_2 供应也相应减少,细胞外液中的 O_2 浓度降低。同

Notes

时,由于血流量减少不能及时带走细胞代谢物,导致细胞外液中的 CO_2、H^+ 及代谢产物浓度都增高,类花生酸类物质产生也增加。这种情况与主动性充血中器官和组织代谢活动增强时代谢产物增加的情况类似,都反映了血液供应与细胞代谢活动水平之间的失衡。然而,主动性充血的血管舒张与血流自身调节的血管舒张存在明显的不同,在机制上虽然都涉及局部代谢因素,但前者是器官组织的活动增强引起代谢产物增加,后者是器官组织的血压降低导致血流量减少导致清除不足而引起代谢产物积聚。当动脉血压降低,通过血流自身调节恢复器官组织的血流供应;当动脉血压增高,器官组织的血流供应增加,清除了舒张血管的化学因素,同时增加了 O_2 浓度,微动脉收缩,维持了器官组织局部血流的相对恒定。其次,在一些器官和组织,微动脉平滑肌在动脉血压升高时受到牵张而发生收缩,反之,动脉血压降低对血管壁的牵张减弱而发生血管平滑肌舒张。这种微动脉平滑肌对牵张的直接反应称为肌源性反应(myogenic response)。肌源性反应的发生机制是由于机械牵张引起血管平滑肌细胞膜上的牵张敏感 Ca^{2+} 通道激活,细胞外 Ca^{2+} 内流导致胞浆中 Ca^{2+} 浓度升高,引起平滑肌收缩增强。

（三）反应性充血

当器官或组织的血液供应被完全阻断一段时间,在阻断解除即刻,血流量出现短暂而明显的增加,这种现象称为反应性充血(reactive hyperemia)。反应性充血基本上是血流自身调节的一种极端形式。在无血流期间,受影响区域的微动脉由于局部化学因素的改变发生扩张,当阻断解除时,血流通过这些已经扩张的微动脉导致局部血流量大大增加。

（夏　强）

参考文献

1. 朱大年,王庭槐. 生理学. 第 8 版. 北京:人民卫生出版社,2013
2. 王庭槐. 生理学. 第 2 版. 北京:高等教育出版社,2008
3. Eric PW,Hershel R,Kevin TS. Vander's Human Physiology:The Mechanisms of Body Function. 12th ed. New York:McGraw Hill,2011
4. David E. Mohrman,Lois J. Heller. Cardiovascular Physiology. 7th ed. New York:McGraw-Hill,2010
5. Valentin Fuster,Richard A. Walsh,Robert A. Harrington. Hurst's The Heart-Part 2. Foundations of Cardiovascular Medicine. 13th ed. New York:McGraw-Hill,2012
6. Irisawa H,Brown HF,Giles W. Cardiac pacemaking in the sinoatrial node. Physiol Rev,1993,73(1):197-227

Notes

第十三章 器官循环

体内各器官的血流量、血压和血流阻力及其变化规律遵循流体力学的基本原理,血流量与该器官的动、静脉血压差成正比,与血流阻力成反比。但是,因为各器官的结构和功能各不相同,器官内血管的分布也各有特点,所以每一器官的血液循环及其调节也有其自身的特点。本章主要讨论心、肺、脑等重要器官的血液循环。

第一节 冠脉循环

心脏的血液循环称为冠脉循环(coronary circulation),其作用是为心脏提供血液供应。

一、冠脉循环的解剖特点是冠状血管易受心肌的挤压和毛细血管丰富

(一)心肌由冠状动脉供血

心肌的血液供应来自左、右冠状动脉。左冠状动脉分为前室间支(又称为前降支)和旋支,与右冠状动脉构成冠状动脉的三支主干。左、右冠状动脉及其分支的走行方向可有多种变异。在多数人,前室间支供应左心室前壁、心尖、右心室前壁的一小部分和室间隔前2/3;旋支供应左心房、左心室前壁的一小部分、左心室侧壁和左心室后壁的一部分;右冠状动脉供应右心房、右心室前壁的大部分、右心室侧壁及后壁、左心室后壁的一部分、室间隔后1/3、窦房结和房室结。与左、右冠状动脉分支伴行的多数静脉的血液经冠状窦回流到右心房;右心室前壁的部分静脉血液经心前静脉回流到右心房;极少量静脉血液经心内膜下的心最小静脉直接回流到相应的心腔内。

(二)冠状动脉的许多小分支垂直穿入心肌

冠状动脉的主干及其大分支走行于心脏表面,其小分支常以垂直方向穿入心肌至心内膜下,分支成网。冠状动脉分支的这种走行方式使血管容易在心肌收缩时受到压迫。

(三)心肌毛细血管数量很多

心肌的毛细血管非常丰富,毛细血管数与心肌纤维数的比例约为1:1;在心肌横截面上,每平方毫米面积内约有2500条毛细血管。因此,心肌细胞与冠脉血液之间的物质交换能很快进行。当心肌纤维因负荷过大而发生代偿性肥厚时,毛细血管的数量并不相应增多,因此肥厚的心肌容易发生相对缺血。

(四)冠脉吻合支扩张后可建立侧支循环

冠状动脉同一分支的近端与远端之间或不同分支之间有侧支互相吻合。在人体,这些吻合支在心内膜下较多,但较细小,血流量极少,因此当冠状动脉突然阻塞时,不易及时建立侧支循环,常常导致心肌梗死。如果冠脉阻塞是缓慢形成的,则侧支可于数周内扩张,其管径可达100~500μm,血流量增加,从而建立有效的侧支循环,发挥代偿作用。

二、冠脉血供丰富并呈周期性变化

(一)冠脉血供非常丰富

在安静状态下,人体冠脉血流量(coronary blood flow)为 200 ~ 250ml/min,占心输出量的 4% ~ 5%。每100g 心肌组织血流量 60 ~ 80ml/min。当心肌活动加强时,冠脉扩张,血流量增加。冠脉最大程度扩张时,其血流量可增加到每100g 心肌 300 ~ 400ml/min,即安静时的 5 倍。

(二)冠脉血流量受心肌收缩的影响而发生周期性变化

由于冠状动脉的分支大多垂直于心脏表面穿入心肌到达心内膜,因此心肌的节律性收缩活动对冠脉血流量的影响很大,使之呈周期性变化。图 13-1 显示狗的左、右冠状动脉血流量在一个心动周期中的变化。在等容收缩期,心肌强烈收缩,压迫冠状血管,使冠脉血流量急剧减少,左冠状动脉血液甚至发生倒流;在快速射血期,冠状动脉血压随主动脉血压升高而升高,从而使冠脉血流量增加;在减慢射血期,冠脉血流量又有所下降;在心室舒张期,虽然冠脉血压降低,但由于心室收缩的压迫作用解除,血流阻力减小,因此冠脉血流量快速增加,在舒张早期达高峰,然后逐渐回降。心房收缩或舒张对冠脉血流量的影响不明显。因为左心室的肌肉比右心室的厚,所以左心室活动的影响更为显著。可见,冠状动脉主要在心室舒张期供血。一般而言,心室收缩期左冠状动脉的血流量大约只有舒张期的20% ~ 30%。当心肌收缩加强时,冠脉血流量在心室收缩期所占比例更小。因此,冠脉血流量的多少主要取决于主动脉舒张压的高低和心室舒张期的长短。体循环外周阻力增大时,主动脉舒张压升高,冠脉血流量也增多;心率加快时,心动周期缩短,主要引起舒张期缩短,因而冠脉血流量减少。

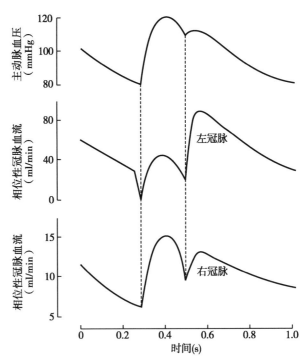

图 13-1　一个心动周期中左、右冠状动脉血流量和主动脉血压的变化
情况示意图(两条虚线之间为心室收缩期)

三、冠脉血流量受心肌代谢水平和神经、体液因素的调节

冠脉血流量受神经、体液和心肌代谢水平等因素的影响,其中最重要的因素是心肌的代谢水平。

Notes

（一）冠脉血流量随心肌代谢水平升高而增加

心肌活动的能量几乎完全来源于有 O_2 代谢。因为心肌做功量大，所以耗 O_2 量大。成年人安静状态下，每100g 心肌耗 O_2 量达 7~9ml/min，流经心脏的血液中，65%~75% 的 O_2 被心肌摄取、利用。因此，当心肌的代谢活动增强时，其提高从单位血液中摄取 O_2 的潜力较小。此时，机体主要通过扩张冠脉，增加冠脉血流量，来适应心肌对 O_2 需求的增加。实验证明，冠脉血流量与心肌代谢水平成正比；切断心脏的神经支配后，这种关系依然存在。因此，有人将这一调节方式归为心肌血流量的自身调节。

心肌耗 O_2 量增加或心肌组织中 O_2 分压降低均可引起冠脉舒张，进而使冠脉血流量增加。但是，引起冠脉舒张的因素并非缺 O_2 本身，而是心肌的某些代谢产物，如腺苷、H^+、CO_2、乳酸等，其中最受关注的是腺苷。ATP 分解为 ADP 和 AMP，为心肌活动提供能量，AMP 进一步分解，产生腺苷（adenosine）。心肌代谢增强时，腺苷生成增多，作用于冠脉，可产生强烈的舒血管效应。随后，腺苷很快被破坏，因此不会引起对机体其他部位的扩血管效应。目前认为，腺苷通过激活血管平滑肌细胞膜上的腺苷受体，使细胞内 cAMP 含量升高，抑制细胞外 Ca^{2+} 内流，从而使血管平滑肌舒张，产生扩张冠脉并增加冠脉血流量的作用。

（二）神经因素对冠状血管具有直接和间接双重作用

冠状动脉受心交感神经支配，其平滑肌细胞膜上存在着 α 和 β 肾上腺素能受体。当心交感神经兴奋时，其末梢释放去甲肾上腺素，作用于 α 受体，使冠状动脉收缩，血流量减少；也可作用于 β 受体，使冠状动脉舒张，血流量增加，但该作用不明显。换言之，心交感神经对冠状动脉的直接作用主要是使其收缩，血流量减少。心交感神经末梢释放去甲肾上腺素的同时还激活心肌细胞膜上的 β 受体，使心率加快，心肌收缩加强，代谢水平升高，从而间接引起冠状动脉舒张，血流量增加。在动物实验中，给予 β 肾上腺素能受体拮抗剂后，刺激交感神经只引起直接的冠状动脉收缩反应。

冠状血管也受心迷走神经支配。心迷走神经兴奋对冠状动脉的直接作用是使其舒张。但是，迷走神经兴奋可使心率减慢，心肌代谢水平降低，从而间接引起冠状动脉收缩，血流量减少。在动物实验中，如果使心率保持不变，则刺激迷走神经时只表现出直接的冠状动脉舒张效应。

总之，在整体情况下，心交感神经或心迷走神经对冠脉血流量的直接影响很快被心肌代谢水平的变化引起的间接效应所抵消或掩盖。

（三）多种体液因素也可影响冠脉血流量

肾上腺素和去甲肾上腺素可直接作用于冠脉平滑肌细胞 α 或 β 肾上腺素能受体，引起冠状动脉收缩或舒张，但主要是通过作用于心肌细胞 β 受体，增强心肌细胞代谢活动，间接引起冠状动脉舒张，血流量增加。甲状腺激素也可提高心肌细胞代谢水平，间接引起冠脉血流量增加。血管紧张素Ⅱ和大剂量血管升压素可使冠状动脉收缩，血流量减少。此外，内皮素、血栓素 A_2 等可使冠状血管收缩，血流量减少；NO、前列环素（PGI_2）、组胺、缓激肽、5-羟色胺等可使冠状血管舒张，血流量增加。

第二节　肺　循　环

肺有两套血液循环，即肺循环和支气管循环。从右心室、肺动脉经肺毛细血管、肺静脉到左心房的血液循环称为肺循环（pulmonary circulation）。肺循环的主要功能是从肺泡气中摄取 O_2，并向肺泡排出 CO_2，实现肺换气。支气管循环属于体循环的一部分，其动脉为支气管动脉，源自胸主动脉或其分支，对支气管和肺组织起营养作用。支气管动脉末梢与肺循环之间有吻合支相通，部分支气管静脉血液可通过吻合支直接进入肺静脉和左心房，加上由心最小静脉直接回流到左心腔内的极少量来自冠脉循环的静脉血液，使主动脉血液中掺入 1%~2% 的静脉血。

Notes

一、肺循环是一个低阻力和低压力的大容量系统

(一)肺循环的血流阻力小

肺循环途径短,血管口径较粗,血管的总横截面积大,而且全部血管位于胸腔内,受胸膜腔内负压的影响而经常处于扩张状态。因此,肺循环的血流阻力很小,是一个低阻力系统。

(二)肺循环的压力低

因为血流阻力较小,所以肺循环的血压较低,是一个低压力系统。在正常人,右心室收缩压约为22mmHg,舒张压为0~1mmHg;肺动脉收缩压与右心室内压相等,舒张压约为8mmHg,平均肺动脉压约为13mmHg;肺毛细血管平均血压约为7mmHg;肺静脉和左心房内压为1~4mmHg(图13-2)。因此,与体循环相比,肺循环的血压要低得多。

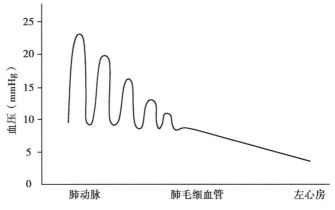

图 13-2   肺循环各部位血压示意图

肺循环毛细血管平均血压约为7mmHg,而血浆胶体渗透压平均为25mmHg,因此有效滤过压为负压。这一负压有利于组织液被吸收入毛细血管,而且可使肺泡膜与毛细血管壁紧密相贴,有利于肺泡和血液之间的气体交换。在某些病理情况下,如左心衰竭时,肺静脉压力升高,肺毛细血管血压随之升高,可使液体积聚在肺组织间隙甚至进入肺泡,造成肺水肿(pulmonary edema)。

很多原因都可以引起肺动脉血压升高,甚至导致肺动脉高压(pulmonary arterial hypertension,PAH),如左心疾病、先天性心脏病、慢性缺氧性疾病、肺血栓栓塞症等。

(三)肺循环的血容量大而且容易发生变化

在机体处于安静状态时,肺部的血容量约为450ml,约占全身血量的9%。因为肺组织和肺血管的顺应性或可扩张性高,所以肺部血容量容易发生较大的变化。例如,在用力呼气时,肺部血容量可减少到200ml,而在深吸气时可增加到1000ml。在每一呼吸周期中,肺循环的血容量也会发生周期性变化,并对左、右心室每搏输出量以及动脉血压产生影响。在吸气时,由腔静脉回流入右心房的血量增多,右心室的每搏输出量随之增加;此时由于肺扩张可使肺循环血管受到牵拉而扩张,因而由肺静脉回流入左心房的血量减少,左心室每搏输出量随之减少;随后,扩张的肺血管很快被充盈,由肺静脉回流入左心房的血量逐渐回升。呼气时则发生相反的变化。因此,吸气相前半期动脉血压因左心室每搏输出量减少而降低,后半期因左心室每搏输出量增加而回升;呼气相前半期,动脉血压继续升高,呼气相后半期又开始下降。呼吸周期中出现的周期性血压波动称为动脉血压的呼吸波(respiratory wave of blood pressure)或二级波。血压呼吸波的波动幅度一般为4~6mmHg,深呼吸时可达20mmHg。由于肺的血容量较大,而且变动范围较大,因而肺循环血管具有贮血库的作用。

Notes

二、肺循环血流量受神经、体液和低氧等因素的影响

(一) 肺循环血流量受交感神经和迷走神经双重神经调节

肺循环血管平滑肌细胞受交感神经和迷走神经支配。交感神经兴奋可直接引起肺血管收缩,血流量减少。但是,在整体情况下,交感神经兴奋时,体循环血管也收缩,将一部分血液挤入肺血管,使肺循环血流量增加。刺激迷走神经可使肺血管舒张,肺循环血流量增加。

(二) 肺循环血流量受缩血管和舒血管体液因素的影响

血液中的肾上腺素、去甲肾上腺素、血管紧张素 II、血栓素 A_2、前列腺素 $F_{2\alpha}$、组胺、5-羟色胺、内皮素等都能使肺血管收缩,血流量减少;而乙酰胆碱、缓激肽、前列环素、NO 等能使肺血管舒张,血流量增加。

(三) 低氧可引起肺循环血管收缩

血液 O_2 分压降低可影响血管的舒缩活动,但是对体循环血管和肺循环血管的影响正相反。在体循环,低氧(hypoxia)使血管舒张;而在肺循环,则使血管收缩。低氧引起的肺循环血管收缩反应称为低氧性肺血管收缩反应(hypoxic pulmonary vasoconstriction,HPV)。HPV 的机制尚不清楚。离体肺也能产生 HPV,因此可以排除神经和体液因素的作用。有人认为,低 O_2 直接作用于肺血管平滑肌细胞膜,使细胞去极化和 Ca^{2+} 内流,进而导致 HPV。HPV 的意义在于可以减少低通气肺泡的血流量,有利于维持适当的通气/血流比值(见第十五章)。但是,长期慢性低 O_2 可造成肺动脉高压和右心室因负荷过重而发生肥厚。

第三节 脑 循 环

脑组织的血液循环称为脑循环(cerebral circulation)。

一、脑循环血流量大而变动范围小

(一) 脑循环的血流量大

脑组织的代谢水平高,其正常活动对血液供应的依赖性特别强,因此血流量大,耗 O_2 多。在安静情况下,每 100g 脑组织的血流量为 50~65ml/min,全脑血流量为 750~900ml/min,虽然脑的重量只占体重的 2%,但是其血流量却占心输出量的 15% 左右;每 100g 脑组织的耗 O_2 量为 3~3.5ml/min,全脑耗 O_2 量约占全身耗 O_2 量的 20%。神经细胞对缺血、缺氧非常敏感,脑血流停止 5~10 秒钟后即可导致意识丧失,停止 5 分钟以上将引起不可逆性脑组织损伤。脑卒中(stroke)是一种突发的脑循环障碍性疾病,又称中风或脑血管意外,可造成严重脑功能障碍。脑卒中可分为缺血性脑卒中和出血性脑卒中,前者因脑内动脉狭窄或闭塞所致;而后者因脑内血管破裂所致。

(二) 脑循环血流量的变动范围小

脑位于容积固定的骨性颅腔内,而充满颅腔的脑、脑血管和脑脊液都是不可压缩的,因而脑血管的舒缩活动受到一定程度的限制,脑血流量的变动范围也就较小。动物发生惊厥时,脑中枢强烈兴奋,脑血流量仅增加约 50%;而心肌和骨骼肌活动加强时,血流量可分别增加 4~5 倍和 15~20 倍。脑、脑血管和脑脊液三者容积之和也是固定的,因此,当脑组织发生水肿或脑脊液容量增加时,可产生颅内高压,增加脑血流阻力,减少脑血流量。

二、脑脊液相当于脑和脊髓的组织液和淋巴

脑脊液(cerebrospinal fluid)是充满脑室系统、蛛网膜下腔和脊髓中央管内的无色透明液体,主要由侧脑室、第三脑室和第四脑室的脉络丛分泌,少量由室管膜上皮和毛细血管产生。侧脑

室脉络丛产生的脑脊液经室间孔进入第三脑室,与第三脑室脉络丛产生的脑脊液一起,经中脑导水管流入第四脑室,再与第四脑室脉络丛产生的脑脊液一起,经第四脑室正中孔和两个外侧孔流入蛛网膜下腔,然后再流向大脑背面,由蛛网膜绒毛吸收入静脉窦,最后回流入血液,如此完成脑脊液循环。蛛网膜绒毛内有直径为 $4\sim12\mu m$ 的活瓣状细微管道,当蛛网膜下腔的压力高于静脉窦内的压力时,管道开放,脑脊液进入静脉窦血液内;当蛛网膜下腔的压力低于静脉窦内的压力时,管道关闭,防止液体由静脉窦向蛛网膜下腔反流。脑脊液的生成和吸收维持着动态平衡。成人脑脊液总量约为 150ml,每天生成脑脊液约 800ml,同时被等量吸收入血液。正常人卧位时,脑脊液压约为 10mmHg。当脑脊液的吸收受阻时,脑脊液压力就会升高,并影响脑的血流量和脑功能。

脑脊液在脑和脊髓与颅腔和椎管之间起着缓冲作用,对脑和脊髓有保护意义。脑脊液的浮力作用可以使脑的重量由 1400g 减轻到仅 50g 左右,因此减轻了脑的重力对脑底部神经和血管的压迫。此外,脑脊液还是血液与脑和脊髓神经组织之间物质交换的媒介;脑组织中没有淋巴管,由毛细血管壁漏出的少量蛋白质可随脑脊液回流入血液,因此脑脊液也是脑组织液中的蛋白质回流入血的媒介。

三、血-脑脊液屏障和血-脑屏障对脑具有保护作用

脑脊液各种成分的浓度与血浆不同(表13-1),蛋白质含量极微,葡萄糖浓度也较低;HCO_3^-、Cl^- 和 Mg^{2+} 的浓度较高,而 K^+ 和 Ca^{2+} 的浓度较低;有些大分子物质也较难从血液进入脑脊液。因此,在血液与脑脊液之间存在着一道屏障,即血-脑脊液屏障(blood-cerebrospinal fluid barrier)。血液与脑组织之间也存在着类似的屏障,称为血-脑屏障(blood-brain barrier)。血-脑脊液屏障和血-脑屏障限制了某些物质或药物在血液与脑脊液之间和血液与脑组织之间的自由交换。但是,脂溶性物质如 O_2、CO_2 等很容易通过血-脑脊液屏障和血-脑屏障;某些麻醉药以及酒精也很容易

表 13-1   人脑脊液与血浆各种成分的比较

成分(单位)	脑脊液	血浆	脑脊液/血浆比
Na^+ (meq/kg H_2O)	147.0	150.0	0.98
K^+ (meq/kg H_2O)	2.9	4.6	0.62
Mg^{2+} (meq/kg H_2O)	2.2	1.6	1.39
Ca^{2+} (meq/kg H_2O)	2.3	4.7	0.49
Cl^- (meq/kg H_2O)	113.0	99.0	1.14
HCO_3^- (meq/L)	25.1	24.8	1.01
PCO_2 (mmHg)	50.2	39.5	1.28
pH	7.33	7.40	
渗透压(mosm/kg H_2O)	289.0	289.0	1.00
蛋白质(mg/dL)	20.0	6000.0	0.003
葡萄糖(mg/dL)	64.0	100.0	0.64
无机磷(mg/dL)	3.4	4.7	0.73
尿素(mg/dL)	12.0	15.0	0.80
肌酐(mg/dL)	1.5	1.2	1.25
尿酸(mg/dL)	1.5	5.0	0.30
胆固醇(mg/dL)	0.2	175	0.001

Notes

透过血-脑屏障。在脑室系统,脑脊液与脑组织之间被室管膜所分隔;在脑和脊髓的表面,脑脊液与脑和脊髓之间分别被软脑膜和软脊膜所分隔。室管膜和软脑膜、软脊膜为一薄层上皮细胞,其通透性较高,因此脑脊液中几乎所有的物质较容易进入脑和脊髓的组织间隙。在临床上或实验研究中,还可将不易通过血-脑脊液屏障和血-脑屏障的药物或试剂直接注入脑脊液中,使之能较快进入脑组织。

无孔的毛细血管壁和脉络丛细胞中运输各种物质的特殊载体系统构成了血-脑脊液屏障的结构基础。毛细血管内皮、基膜和星形胶质细胞的血管周足可能是血-脑屏障的形态学基础。

血-脑脊液屏障和血-脑屏障对于维持神经细胞周围化学环境的稳定以及防止血液中有害物质侵入脑内具有重要意义。例如,即使在实验中使血浆 K^+ 浓度加倍,脑脊液中的 K^+ 浓度仍能维持在正常的较低水平,因此脑内神经元的兴奋性不会因为血浆 K^+ 浓度的变化而发生明显改变。由于血-脑脊液屏障和血-脑屏障的存在,血液中的去甲肾上腺素、乙酰胆碱、多巴胺、甘氨酸等不易进入脑内,从而避免了对脑内神经元正常功能活动的干扰。在脑缺氧、脑损伤、脑肿瘤等情况下,屏障的作用减弱,可导致脑脊液的理化特性、血清学和细胞学特性的改变以及脑组织功能的改变。临床上,采集脑脊液进行检测,有助于诊断神经系统某些疾病。

脑内位于脑室周围的一些部位,如下丘脑第三脑室周围、延髓最后区等,统称为室周器(circumventricular organ)。这些区域的毛细血管对许多物质的通透性高于其他脑区,因此这些部位的屏障作用比较薄弱。这种结构特点具有一定的生理意义。例如,下丘脑渗透压感受器(osmoreceptor)就是第三脑室前壁细胞对晶体渗透压的变化有特殊敏感性的结构基础,此处血-脑屏障薄弱,感受器既可感受血液中 Na^+ 浓度升高的刺激,也可感受脑脊液中 Na^+ 浓度升高的刺激,进而调节血管升压素的释放(见第二十七章)。此外,下丘脑分泌的激素可通过无屏障功能的毛细血管进入血液。

四、脑血流量主要受自身调节和局部体液因素的调节

(一)脑血管的自身调节机制使脑血流量在动脉血压发生较大变动时仍能保持稳定

脑血流量与脑动、静脉压力差成正比,与血流阻力成反比。在正常情况下,颈内静脉压接近于右心房压,且变化不大,因此颈动脉压是影响脑血流量的主要因素。如图 13-3 所示,当平均动脉血压在 $60 \sim 140$ mmHg 范围内变动时,脑血管可通过自身调节(autoregulation)机制改变血流阻力而使脑血流量保持相对恒定。平均动脉压低于 60mmHg 时,脑血流量明显减少,可导致脑的功能活动异常。当平均动脉压高于脑血管自身调节上限时,可因毛细血管血压过高而引起脑水肿,也可引起脑功能障碍。

(二)二氧化碳分压升高或氧分压降低可使脑血流量增加

二氧化碳分压(P_{CO_2})升高或氧分压(P_{O_2})降低对血管平滑肌细胞有舒张作用,但是在整体情况下, P_{CO_2} 升高或 P_{O_2} 降低可通过化学感受性反射引起血管收缩,因此对组织、器官血流量的影响不明显。然而,脑血管与其他部位的血管不同,化学感受性反射对脑血管的缩血管效应很小,所以血液 P_{CO_2} 升高或 P_{O_2} 降低对脑血管的舒张效应非常明显,从而导致脑血流量增加。现在认为, P_{CO_2} 升高通过增加 NO 引起脑血管舒张; P_{O_2} 降低可通过 NO 和腺苷的生成以及 K^+ 通道的激活使脑血管舒张。肺通气过度时, CO_2 呼出过多,血液 P_{CO_2} 降低,脑血流量减少,可引起头晕等症状。

(三)脑组织代谢增强可使脑血流量增加

脑组织代谢活动加强时,局部血管舒张,血流量增加。这种舒血管效应可能是由于舒血管代谢产物如 H^+ 、 K^+ 、腺苷、 CO_2 增多和 P_{O_2} 降低所致。脑组织的代谢产物也可通过促进神经元释放 NO 引起脑血管扩张。

Notes

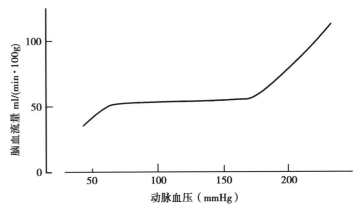

图 13-3 脑血流量与动脉血压之间的关系示意图

（四）一氧化氮可使脑血流量增加

血液中的一些活性物质如乙酰胆碱、缓激肽、组胺、ATP 等，可以使脑血管内皮细胞合成和释放 NO，引起脑血管舒张，血流量增加。脑组织的代谢产物可使神经元释放 NO，进而引起脑血管扩张，血流量增加。

（五）神经因素对脑血流量的调节作用较小

脑血管接受交感神经、副交感神经以及肽能神经纤维支配，但是神经末梢的分布密度较小，对血管的作用不明显。多种心血管反射活动对脑血流量的影响也都不大。

（郑　煜）

参考文献

1. 姚泰. 人体生理学. 第 3 版. 北京：人民卫生出版社，2001
2. 姚泰. 生理学. 第 2 版. 北京：人民卫生出版社，2010
3. 朱大年，王庭槐. 生理学. 第 8 版. 北京：人民卫生出版社，2013
4. Barrett KE，Barman SM，Boitano S，Brooks HL. Ganong's Review of Medical Physiology. 24th ed. New York：McGraw Hill，2012
5. Guyton AC，Hall JE. Textbook of Medical Physiology. 12th ed. Philadelphia：Saunders，2011
6. Sherwood L. Human Physiology：From Cells to Systems. 7th ed. Belmont：Brooks/Cole，2010

Notes

第五篇 呼 吸

第十四章 肺通气

第十五章 肺换气与组织换气

第十六章 氧和二氧化碳在血液中的运输

第十七章 呼吸运动的调节

呼吸(respiration)是机体与外界环境之间进行气体交换的过程。通过呼吸,人体不断地从外界摄取 O_2,同时将生物氧化过程中所产生的 CO_2 排出体外,从而维持内环境的相对稳定和保证新陈代谢的正常进行。正常成人体内 O_2 储存量约为1550ml。如果停止呼吸,体内储存的 O_2 仅能维持6分钟机体的正常代谢。因此,呼吸是维持机体生命活动所必需的基本生理过程之一,一旦呼吸停止,生命便将终结。

第十四章 肺 通 气

在高等动物和人体,呼吸的全过程是由三个相互衔接并同时进行的环节组成(图 14-1),即外呼吸、气体在血液中的运输和内呼吸。外呼吸(external respiration)是指肺与外环境之间的气体交换(肺通气)以及肺泡与肺毛细血管血液之间的气体交换(肺换气)过程;内呼吸(internal respiration)是指组织毛细血管血液与组织细胞之间的气体交换以及组织细胞的生物氧化过程;而血液对气体的运输则将外呼吸和内呼吸衔接起来。在不同功能状态下,机体对 O_2 的需求和代谢产生的 CO_2 量都可发生显著的变化,因此呼吸功能也必须发生适应性的调节。呼吸的全过程是涉及呼吸、循环、神经等多个系统协调配合的生理过程。由于肺通气是整个呼吸过程的基础,通常所说的呼吸(breathing),仅指肺通气即外呼吸而言。

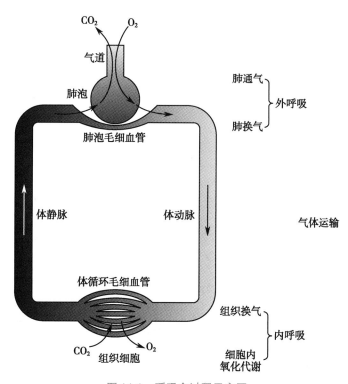

图 14-1 呼吸全过程示意图

第一节 肺通气原理

肺与外界环境之间进行气体交换的过程,称为肺通气(pulmonary ventilation)。实现肺通气的结构基础包括呼吸道、肺泡和胸廓等。呼吸道是肺通气时气体进出肺的通道,同时还具有加温、加湿、过滤和清洁吸入气体以及引起防御反射等保护作用。肺泡是肺换气的主要场所。胸廓不仅容纳和保护气道和肺,而且通过呼吸肌的运动为肺通气提供动力。肺通气能否进行,取决于推动气体流动和阻止气体流动两种力的相互作用,推动气体流动的动力必须克服阻止气体流动的阻力,方能实现肺通气。

一、呼吸运动引起的肺内压变化是肺通气的动力

(一)肺内压的变化是肺通气的直接动力

气体沿压力梯度运动,因此,肺泡与大气之间的压力差是实现肺通气的直接动力。当肺内压低于大气压时,气体进入肺泡,这一过程即是吸气(inspiration);当肺内压高于大气压时,气体从肺泡流出,这一过程即是呼气(expiration)。在一定的海拔高度,大气压是相对恒定的,只有通过肺内压的主动升降才能形成肺内压与大气压之间的压力梯度。

1. **肺通气过程中肺内压的周期性变化**   肺泡内的压力称为肺内压(intrapulmonary pressure)。在呼吸暂停(如屏气)、声门开放、呼吸道畅通时,肺内压与大气压相等。吸气时,肺的容积增大,肺内压下降,低于大气压,外界的空气在肺内压与大气压之差的推动下进入肺泡,随着肺内气体逐渐增加,肺内压也逐渐升高,至吸气末,肺内压升高到与大气压相等,气流也就停止。在呼气时,肺的容积减小,肺内压升高并超过大气压,气体由肺内流出,肺内气体逐渐减少,肺内压逐渐下降,至呼气末,肺内压又降到与大气压相等。

呼吸过程中肺内压变化的程度,与呼吸运动的缓急、深浅和呼吸道是否通畅有关。平静呼吸时肺容积的变化较小。吸气时,肺内压较大气压低1~2mmHg,若以大气压为0,则肺内压为-2~-1mmHg;呼气时肺内压较大气压高1~2mmHg(图14-2)。用力呼吸或呼吸道不够通畅时,肺内压变动的程度增大。在紧闭声门的情况下尽力作呼吸运动,吸气时肺内压可低至-100~-30mmHg,呼气时可高达60~140mmHg。

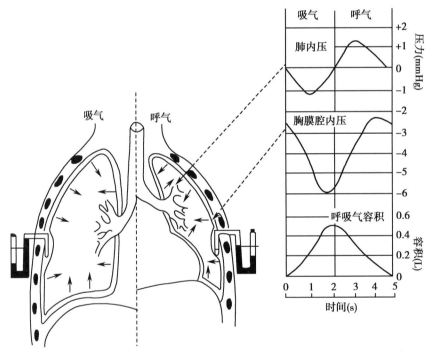

图 14-2 呼吸过程中肺内压、胸膜腔内压及呼吸气容积的变化
(右)以及胸膜腔内压的直接测量(左)示意图

2. **人工呼吸的原理**   由上可见,在呼吸运动过程中,正是由于肺内压的周期性交替升降,造成肺内压和大气压之间的压力差。这一压力差是推动气体进出肺的直接动力。根据这一原理,在人的自然呼吸停止时,可以用人为的方法建立肺内压和大气压之间的压力差,维持肺的通气,这就是人工呼吸(artificial respiration)。人工呼吸分为正压法和负压法。正压呼吸是人为地提高气道开口处的压力,使之高于肺内压,将气体压入肺内,形成吸气;借助胸廓的弹性回缩形成呼气。常见的有呼吸机正压通气和口对口人工呼吸。而人为节律性举臂压背或挤压胸廓为负压

人工呼吸。在实施人工呼吸时,应注意保持呼吸道的通畅,否则操作无效。

(二)呼吸肌的收缩和舒张是肺通气的原动力

自然呼吸情况下,肺的周期性扩张和缩小引起肺内压发生周期性变化,但是,肺本身不具有主动扩张和缩小的能力,肺容积及肺内压的变化是由胸廓的扩大和缩小引起的。在中枢神经系统的控制下,呼吸肌发生节律性收缩和舒张,使胸廓腔的容积发生周期性变化,并带动胸廓内的肺也随之张缩。可见,呼吸肌收缩和舒张引起的节律性呼吸运动是肺通气的原动力。

1. **呼吸肌与呼吸运动** 呼吸肌收缩和舒张引起的胸廓节律性扩大和缩小称为呼吸运动(respiratory movement)。

吸气肌(inspiratory muscle)主要是膈肌和肋间外肌,还有一些辅助吸气肌,如斜角肌和胸锁乳突肌等。膈肌位于胸腔与腹腔之间,构成胸腔的底,是最重要的吸气肌。静息时,膈肌呈穹窿状向上隆起,收缩时,隆起的顶部下移,从而增大胸腔的上下径。膈顶每下降1cm,胸腔容积可增大约250ml。肋间外肌分布于相邻的两肋之间,肌纤维起自上一肋骨的下缘,斜向前下方走行,止于下一肋骨的上缘。当肋间外肌收缩时,可以将上位肋骨下拉而将下位肋骨上提,这一对下拉和上提的力大小相等而作用方向相反,但上肋力臂小于下肋力臂,所以肋间外肌收缩的净效应是肋骨和胸骨上举,同时肋骨下缘向外侧偏转,从而增大胸腔的前后径和左右径(图14-3)。平静呼吸时,膈肌和肋间外肌均参与吸气过程,使胸腔的上下径、前后径和左右径都增大,引起胸腔容积增大,其中因膈肌收缩而增加的胸腔容积约占一次通气量的4/5,而肋间外肌所起的作用远不如膈肌显著。用力吸气时,除膈肌和肋间外肌的收缩外,斜角肌和胸锁乳突肌等辅助吸气肌也发生收缩,加强上提胸骨和第一肋骨,使胸腔容积进一步增大。

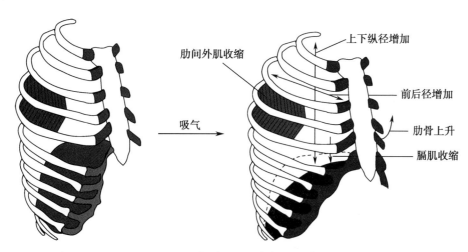

图 14-3 吸气时膈肌和胸廓运动示意图

呼气肌(expiratory muscle)主要有腹肌和肋间内肌。腹肌收缩时,腹内压升高,压迫腹腔脏器将膈肌向上推移,同时牵拉下部肋骨向下向内移位,使胸腔上下径减小。肋间内肌的走行方向与肋间外肌的相反,收缩时可使肋骨向下向内移位,同时向内侧翻转。使胸腔的前后径和左右径都缩小。因此,腹肌和肋间内肌收缩时,胸腔的容积减小。

2. **呼吸运动的形式** 正常人在安静时进行平稳而均匀的呼吸运动,称为平静呼吸(eupnea),其频率为每分钟12~18次,小儿较快,老人偏慢。平静呼吸时,吸气是主动的,由膈肌和肋间外肌收缩引起;膈肌和肋间外肌舒张时,胸廓靠肺的弹性回缩牵引而缩小,引起肺容积减小和肺内气体的排出而发生呼气。因此,平静呼吸时呼气动作是被动的,无需呼气肌的参与。在机体进行运动时,或吸入气CO_2含量增加而O_2含量减少时,或通气阻力增大等情况下,呼吸运动将加深加快。这种形式的呼吸运动称为用力呼吸(forced breathing)或深呼吸(deep breath-

ing），这时不仅参与收缩的吸气肌数量更多，收缩更强，而且呼气时呼气肌收缩，因而吸气和呼气都是主动过程。在缺 O_2 或 CO_2 增多较严重的情况下，不仅呼吸大大加深，而且可出现鼻翼扇动，同时还会产生胸部困压的感觉，称为呼吸困难（dyspnea）。

因参与活动的呼吸肌的主次、多少和用力程度不同，呼吸运动可呈现为腹式呼吸和胸式呼吸。膈肌的收缩和舒张可引起腹腔内的器官位移，造成腹部的起伏，因此以膈肌舒缩活动为主的呼吸运动称为腹式呼吸（abdominal breathing）。肋间外肌收缩和舒张时主要表现为胸部的起伏，因此，以肋间外肌舒缩活动为主的呼吸运动称为胸式呼吸（thoracic breathing）。一般情况下，呼吸运动是腹式和胸式混合式呼吸，只有在胸部或腹部活动受限时才会出现某种单一的呼吸形式。例如，在妊娠后期、肥胖、腹腔炎症等情况下，膈肌的活动受限制，则出现明显的胸式呼吸；胸膜炎或胸腔积液时，由于疼痛的影响，出现更明显的腹式呼吸；婴儿因肋骨斜度小，呼吸时不易扩大胸廓的前后与左右径，故主要是腹式呼吸。

（三）胸膜腔内负压是维持肺扩张状态的重要条件

肺位于胸廓内，随胸廓的张缩而扩大和缩小，这是实现正常肺通气的基本条件。如果将肺自胸腔取出（或者打开胸腔），肺不仅不能主动地扩张，而且因组织的弹性回缩力，肺泡将塌陷（临床上称为肺不张）至其"自然容积"，此时肺内气体的容积约为 500ml，相当于肺的最大容积的 10%。但是，正常情况下，即使是用力呼气末，肺内的气体也并不全部排出体外，肺的容积（残气量）也远超过其"自然容积"，这说明肺始终都维持着一定程度的扩张状态。肺容积的这一特点对于正常肺通气和肺换气很重要。在肺与胸廓内壁之间存在一个密闭的腔隙，称为胸膜腔，其内的压力低于大气压。正是由于胸膜腔内的负压，使肺保持在扩张的状态。

1. 胸膜腔   胸膜是覆盖在胸壁内面、膈上面和肺表面的一层浆膜。胸膜紧贴于肺表面并伸入肺裂内的部分称为胸膜脏层，而紧贴于胸廓内壁的部分称为胸膜壁层。胸膜脏层和壁层在肺根处相互移行，形成左、右两个封闭的腔隙，称为胸膜腔（pleural cavity）（图 14-2）。左右胸膜腔互不相通。实际上胸膜腔是两个潜在的腔隙，胸膜脏层和壁层彼此紧贴，中间仅有一薄层浆液。这一薄层浆液有两方面的作用：一是在两层胸膜之间起润滑作用，减少呼吸运动中两层胸膜的摩擦；二是浆液分子的内聚力使两层胸膜贴附在一起，不易分开。因此，密闭的胸膜腔把肺和胸廓这两个弹性结构耦联在一起，使不具有主动张缩能力的肺可以自如地随胸廓的容积变化而扩大和缩小。

2. 胸膜腔内负压   胸膜腔内的压力简称胸内压（intrapleural pressure），可用连接检压计的注射针头斜刺入胸膜腔内直接测定，也可用测定食管内压来间接反映胸膜腔内压。在平静呼吸过程中，胸膜腔内压始终低于大气压（即负压），并随呼吸过程而发生周期性波动（图 14-2）。肺通气阻力增大时，胸膜腔内压波动将大幅增加，用力呼气时胸膜腔内压可高于大气压。

胸膜腔内负压的形成与肺和胸廓的自然容积不同有关。在人的生长发育过程中，由于胸廓的发育比肺快，胸廓的自然容积大于肺的自然容积。在胸膜腔密闭的情况下，由于胸廓的自然容积比肺大，而脏层胸膜与壁层胸膜紧贴在一起，故肺总是处于一定程度的扩张状态。被扩张的肺所产生的弹性回缩力使肺趋于缩小。同时，由于肺回缩所形成的内向牵引也使胸廓的容积小于其自然容积，从而使胸廓形成向外扩展的弹性回位力，使胸廓的容积趋于扩大，以回到其自然容积位置。因此，在肺的内向弹性回缩力和胸廓的外向弹性回位力的作用下，胸膜腔的容积有扩大的趋势，故形成负压。

由于重力和体位的影响，整个胸膜腔内的负压并不是均匀的。坐位或直立位时，胸膜腔内负压存在着自上而下的梯度，即胸腔顶部负压大而底部负压小（图 14-4）。传统上采用连接水柱而非水银柱的检压计测量胸膜腔压力，所以胸膜腔内压通常用厘米水柱（cmH_2O）来表示。

3. 胸膜腔内负压的生理意义   如前所述，在生理情况下，即使是在呼气末，肺也处于扩张状态。而肺的扩张状态能否维持，取决于跨肺压（肺泡壁内外压力差）能否克服肺的弹性回缩压。

Notes

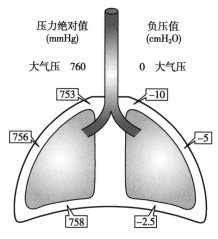

压力绝对值 (mmHg)　　负压值 (cmH₂O)

大气压 760　　　　0 大气压

753　　　　−10

756　　　　−5

758　　　　−2.5

图 14-4　平静呼气末胸膜腔
各部分的压力

跨肺压=肺内压−胸内压,在气流停止而气道与大气相通时(如吸气末或呼气末),肺内压与大气压相等,此时,跨肺压=胸内压。由此可见,正是由于胸膜腔内的负压,使肺保持在扩张的状态。

胸膜腔内的负压不但作用于肺,维持肺的扩张状态,也作用于胸腔内的其他器官,特别是作用于壁薄而可扩张性较大的腔静脉和胸导管等,可影响静脉血和淋巴液的回流。一旦胸膜破裂,胸膜腔与大气相通,空气将立即进入胸膜腔内,形成气胸(pneumothorax),此时胸膜脏层和壁层彼此分开,胸膜腔内负压消失,胸膜腔内压等于大气压,因此促使肺扩张的跨肺压消失,肺将因其本身的弹性回缩力而塌陷,胸廓的呼吸运动不再能引起肺的张缩,肺通气功能下降,同时,静脉血和淋巴回流也将受阻致循环血量减少,严重时将危及生命。此时,治疗的关键是使胸膜腔密闭以恢复胸内负压。

二、肺通气阻力包括弹性阻力和非弹性阻力

呼吸肌运动所产生的肺通气动力,必须克服肺通气的阻力,才能实现肺通气。肺通气阻力增大是临床上肺通气障碍最常见的原因。肺通气的阻力有两种:一是弹性阻力,包括肺的弹性阻力和胸廓的弹性阻力,是平静呼吸时的主要阻力,约占总通气阻力的70%;二是非弹性阻力,包括气道阻力,惯性阻力和组织的黏滞阻力,只有在气体流动时才会发生,故称动态阻力,约占总通气阻力的30%。

(一)弹性阻力主要由肺和胸廓的弹性回缩力形成

物体在外力的作用下发生变形时,可产生对抗外力作用引起变形的力,称为弹性阻力(elastic resistance)。弹性阻力的大小可用顺应性的高低来度量。顺应性(compliance)是指弹性体在外力作用下发生变形的难易程度。在空腔脏器,顺应性的大小可用单位跨壁压(transmural pressure)的变化(ΔP)所引起的容积变化(ΔV)来表示。如用 C 表示顺应性,则

$$C = \frac{\Delta V}{\Delta P}$$

由此可见,空腔器官的顺应性与弹性阻力呈反变关系,即顺应性越大,弹性阻力就越小,也就是在一定的跨壁压作用下越容易被扩张。

1. **肺的弹性阻力与肺顺应性**　肺被扩张时可产生弹性回缩力,肺的弹性回缩力可对抗跨肺压引起的肺扩张,因而是吸气的阻力,呼气的动力。肺的弹性阻力可用肺顺应性(lung compliance, C_L)表示,即

$$肺顺应性(C_L) = \frac{肺容积的变化(\Delta V)}{跨肺压的变化(\Delta P)} L/cmH_2O$$

肺顺应性受肺总量的影响。肺总量较大者与较小者相比,吸入同样容积的气体后产生的跨肺压变化较小,即肺总量大,其顺应性较大;反之,顺应性较小。因此,在用顺应性来反映不同个体肺的弹性阻力时应排除肺总量的影响,即测定单位肺容量下的顺应性,称为比顺应性(specific compliance)。

在离体条件下,肺因其自身的弹性回缩力而恢复其自然容积。在此基础上,向肺内加压充气(相当于吸气),并记录相应的充气压和充气量,直至达到肺的最大容积为止。这样就可绘制肺充气过程中的压力-容积曲线,也就是肺顺应性曲线。然后再逐渐减压放气(相当于呼气),同

Notes

样可以得到肺放气过程中的肺顺应性曲线。如果向肺内充生理盐水,然后再从肺内抽出生理盐水,也可以获得相应的肺顺应性曲线(图14-5)。从图14-5可以看出:①向肺内充气比向肺内充生理盐水所需压力要大得多,前者约为后者的3倍。这是因为在充气时,肺泡内衬液和肺泡气之间存在液-气界面,从而产生表面张力,球形液-气界面表面张力的合力是指向中心的,使肺具有缩小的倾向,阻碍肺的扩张。在充盐水时,消除了肺泡内的液-气界面,因此没有肺泡表面张力的作用,只留下肺组织本身的弹性回缩力。②肺充气过程中的顺应性曲线呈"S"形,在肺容积较小(如肺不张)或较大时,曲线较平坦,斜率较小,表明肺的顺应性较低,不容易被扩张;而在中等容积时,曲线斜率较大,表明此时肺的顺应性较大,容易被扩张。实际上,正常成年人在平静呼吸时,肺容积处于曲线中段,此时肺的顺应性较大,约为0.2L/cmH₂O,故平静呼吸时肺的弹性阻力小,呼吸比较省力。③在肺充气和放气过程中所测得的顺应性曲线彼此分离,这一现象称为滞后现象(hysteresis);而在充生理盐水或抽取生理盐水过程中所测得的顺应性曲线则相互重叠,没有滞后现象,这说明表面张力是形成滞后现象的关键。

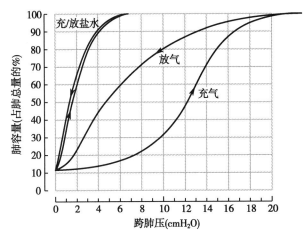

图14-5　体外实验获得的肺顺应性曲线

(1) 肺弹性阻力的来源:上面的实验说明,肺弹性阻力来自两方面:一是肺组织本身的弹性回缩力,约占肺总弹性阻力的1/3;二是肺泡内面的液体层与肺泡内气体之间的液-气界面表面张力所产生的回缩力,约占肺总弹性阻力的2/3。

肺组织本身的弹性阻力主要来自弹力纤维和胶原纤维等弹性成分,当肺被扩张时,这些纤维被牵拉而倾向于回缩。肺扩张越大,对这些纤维组织的牵拉作用越强,肺的回缩力和弹性阻力便越大;反之,肺扩张程度越小时弹性阻力就越小。

肺泡内壁有一薄层液体,它与肺泡内气体形成了液-气界面。由于液体分子间的吸引力远大于液体与气体分子间的吸引力,因而使液体表面有尽量缩小的倾向,即表面张力(surface tension),其大小可用Laplace定律计算,即

$$P = \frac{2T}{r}$$

式中P为肺泡内压力,T为表面张力,r为肺泡半径。

如图14-6A所示,两个大小不同的肺泡彼此连通,如果大小肺泡的表面张力相同,则表面张力使小肺泡内压力超过大肺泡内的压力,气体将从小肺泡流向大肺泡,这将造成图14-6B的情形,即小肺泡塌陷而大肺泡膨胀,肺泡将失去稳定性,其结果是肺泡的总面积将大大减少,从而影响肺泡与血液间的气体交换。

(2) 肺表面活性物质:正常情况下,肺泡表面有一层活性物质,能使肺泡的表面张力减小。肺表面活性物质(pulmonary surfactant)是复杂的脂类和蛋白质混合物,是由肺泡的Ⅱ型上皮细胞

Notes

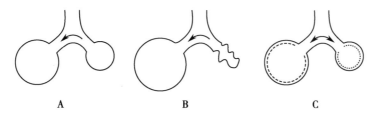

图 14-6 肺表面活性物质可防止肺泡塌陷

A、B 注解见正文;C 中肺泡表面的点示肺泡表面活性物质,左侧大肺泡的
表面活性物质密度较低,右侧小肺泡的表面活性物质密度较高

及呼吸性细支气管的 Clara 细胞合成并释放的。脂类约占表面活性物质总量的 90%,其中约一半是二棕榈酰卵磷脂(dipalmitoyl phosphatidyl choline,DPPC);蛋白质约占表面活性物质总量的 10%,包括血浆蛋白(主要是白蛋白)和脂蛋白(SP-A、SP-B、SP-C、SP-D)。肺表面活性物质中的脂类(如 DPPC)分子的一端是非极性疏水的脂肪酸,另一端是极性的,易溶于水。这些分子垂直排列于肺泡液-气交界面,极性端插入液体层,非极性端朝向肺泡腔,形成单分子层分布在肺泡液-气界面上,可减弱液体分子之间的相互作用力,从而降低肺泡表面张力,其密度随肺泡的张缩而改变。SP-A 和 SP-D 是水溶性蛋白,主要作用是参与呼吸道的固有免疫;SP-B 和 SP-C 是脂溶性蛋白,可促进 DPPC 等脂类表面活性物质进入液-气界面形成单分子层,SP-B 基因缺失的婴儿可发生严重的呼吸衰竭。

肺表面活性物质的作用是降低肺泡液-气界面的表面张力而使肺泡的回缩力减小,具有以下重要的生理意义。

1)增高肺的顺应性:据估计,肺泡表面活性物质可使肺泡表面张力降低达 80% ~ 90%,大大降低了吸气阻力,使吸气时肺的顺应性增大,吸气做功减少。

2)维持肺泡容积的稳定性:因为肺表面活性物质的密度随肺泡半径变化(图 14-6C),所以在小肺泡或呼气时,表面活性物质的密度较高,降低表面张力的作用强,肺泡表面张力小,可以防止肺泡塌陷;在大肺泡或吸气时,表面活性物质的密度减小,肺泡表面张力增加,可以防止肺泡过度膨胀。这样就保持了肺泡的稳定性。

3)减少肺间质和肺泡内的组织液生成:由于肺泡表面张力是指向肺泡腔内的,对肺泡间质产生“抽吸”作用,使肺泡间质的静水压降低,组织液生成增加,因此肺泡表面张力很高时有可能导致肺水肿。肺表面活性物质可降低肺泡表面张力,从而减弱表面张力对肺泡间质的“抽吸”作用,并防止肺水肿的发生。

胎儿在 6 ~ 7 个月之后肺泡 Ⅱ 型细胞才开始合成和分泌肺表面活性物质。因此,早产婴儿可因缺乏肺表面活性物质而发生肺泡塌陷,导致新生儿呼吸窘迫综合征(neonatal respiratory distress syndrome,NRDS),或称透明膜病。临床上可应用抽取羊水并检查胎儿表面活性物质含量的方法,协助判断发生这种疾病的可能性,以便采取措施,加以预防。例如,如果肺表面活性物质缺乏,则可延长妊娠时间或用药物(糖皮质类固醇)促进其合成。对出生后的婴儿也可给予外源性肺表面活性物质进行替代治疗,预防新生儿呼吸窘迫综合征的发生。成人患肺炎、肺血栓等疾病时,也可出现肺表面活性物质减少。另外,长期吸烟者肺表面活性物质比不吸烟者少。

综上所述,肺组织本身的弹性回缩力和肺泡表面张力构成了通气过程中肺的弹性阻力。肺充血、肺组织纤维化或肺泡表面活性物质减少都可导致弹性阻力增大,使肺顺应性降低,患者表现为吸气困难;而肺气肿时,肺组织的弹性成分被大量破坏,肺组织本身的回缩力减小,肺顺应性增大,患者表现为呼气困难(图 14-7)。

2. 胸廓的弹性阻力 胸廓的弹性阻力来自胸廓的弹性成分。胸廓处于自然位置时(如平静呼气末),肺容量约为肺总量的 67% 左右,此时胸廓无变形,不表现出弹性阻力。肺容量小于

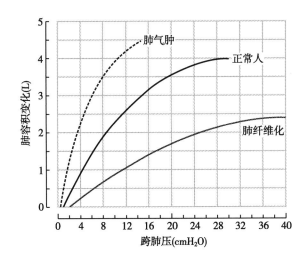

图 14-7   正常人、肺气肿和肺纤维化患者呼气时的肺顺应性曲线

肺总量的 67% (如深呼气)时,胸廓被牵引向内而缩小,其弹性阻力向外,是吸气的动力,呼气的阻力;肺容量大于肺总量的 67% (如吸气)时,胸廓被牵引向外而扩大,其弹性阻力向内,成为吸气的阻力,呼气的动力。所以胸廓的弹性阻力既可能是吸气或呼气的阻力,也可能是吸气或呼气的动力,视胸廓的位置而定。这与肺的情况不同,肺的弹性阻力总是吸气的阻力。在肥胖、胸廓畸形、胸膜增厚和腹腔内占位病变等情况下,胸廓顺应性降低,但因此引起肺通气障碍的情况较少,所以临床意义相对较小。

肺和胸廓是相互串联的两个弹性体,其总弹性阻力为肺和胸廓的弹性阻力之和。肺和胸廓在平静呼气末的位置和肺容量的大小取决于肺内向回缩力和胸廓外向弹性回位力之间的平衡状态。当肺回缩力下降时(如肺气肿),平衡位置向外移位,胸廓外扩呈桶状,胸膜腔负压减小;当肺回缩力增高时(如肺纤维化),平衡位置向内移位,胸廓容积缩小,胸膜腔负压增高。

(二) 非弹性阻力的主要成分是气道阻力

1. 非弹性阻力与气道阻力的概念   非弹性阻力(non-elastic resistance)是在气体流动时产生的,并随流速加快而增加,属于动态阻力。肺通气过程中的非弹性阻力包括惯性阻力、黏滞阻力和气道阻力,其中气道阻力(airway resistance)来自气体流经呼吸道时气体分子间和气体分子与气道壁之间的摩擦,是非弹性阻力的主要成分,约占 80% ~90%。健康人在平静呼吸时,总气道阻力约为 $1 \sim 3cmH_2O/(L \cdot s)$,而在某些呼吸道疾病(如阻塞性肺病)患者,总气道阻力可超过 $10cmH_2O/(L \cdot s)$。

2. 气道阻力的分布   在整个呼吸道,气道阻力的分布是不均匀的。表 14-1 比较了正常人与慢性阻塞性肺病患者各部分气道的阻力。正常情况下,鼻咽部和直径大于 2mm 的气道的阻力之和占总气道阻力的 80% 以上,而小于 2mm 气道的阻力仅占总气道阻力的 20%,这主要是因为小气道的总横截面积远超过大气道的横截面积,而且小气道内气流的线速度较慢。但是,在慢性阻塞性肺病患者,总气道阻力的增加却主要源自小气道阻力的增加。

表 14-1   健康成人与慢性阻塞性肺病(COPD)患者的气道阻力$[cmH_2O/(L \cdot s)]$

气道位置	正常人	COPD 患者	气道位置	正常人	COPD 患者
鼻、咽、喉	0.6	0.6	直径<2mm 气道	0.3	3.5
直径>2mm 气道	0.6	0.9	总气道阻力	1.5	5.0

3. 影响气道阻力的因素   气道阻力受气道管径、气流形式和气流速度的影响。根据流体力学的原理,气体在管道中以层流的形式流动时,管壁对气流的阻力符合泊肃叶定律,即

Notes

$$R = \frac{8\eta L}{\pi r^4}$$

式中,R是气道阻力,η、L和r分别是气体的黏滞度、管道的长度和管道的半径。由于阻力与管道半径的4次方成反比,气道管径大小是影响气道阻力的最主要因素。气道半径减小10%就可使气道阻力增加52%,气流减少34%。女性的气道阻力比男性大,可能是由于女性气道比较狭窄的缘故。

气流有层流(laminar flow)和湍流(turbulence)形式。气流线速度快、气体密度高而黏滞度低、或者管道不规则,都容易发生湍流,从而使气道阻力增大。自气管至肺泡,气流形式是湍流与层流交替,在气管和支气管分叉处(或气道某处有黏液、渗出物、肿瘤或异物等)往往出现湍流,而在呼吸性支气管主要是层流。与氮气相比,氦气的密度低而黏滞度高,用氦气代替吸入气中的氮气,可减少湍流从而降低气道阻力,因此临床上有时给气道阻力增高的患者吸入80%氦气+20%氧气的混合气体,以达到降低气道阻力的目的。

在肺通气过程中,气道阻力也随肺容量而变化(图14-8)。吸气时(肺容量增大),气道阻力逐步降低;呼气时(肺容量减小),气道阻力逐步增大。吸气时气道阻力降低的原因是:①肺容积增大,肺实质对气道壁的外向牵引作用增大,使气道的管径增大;②吸气时胸内压降低,呼吸道内外的跨壁压增大,使气道被动扩张;③吸气时交感神经的紧张性增高,使气道平滑肌舒张,气道管径增大。在呼气时上述因素发生相反的变化,气道管径变小,通气阻力增大。因此,支气管哮喘等慢性阻塞性肺病患者呼气比吸气更为困难。

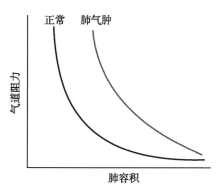

图 14-8　肺容积对气道阻力的影响

4. 气道阻力的调节　气道阻力受神经和体液因素的调节

(1) 神经调节:呼吸道平滑肌受交感、副交感双重神经支配,二者均有紧张性作用。副交感(迷走)神经末梢释放乙酰胆碱(acetylcholine,ACh),ACh与气道平滑肌M_3受体结合,使气道收缩,气道管径变小,阻力增加,阿托品(atropine)可阻断这一作用。交感神经末梢释放去甲肾上腺素(norepinephrine,NE),NE与气道平滑肌β_2受体结合,使气道舒张,气道管径变大,阻力降低。

近年来发现,气道阻力还受非肾上腺素能非胆碱能(NANC)神经调节。兴奋性NANC神经系统是一种无髓鞘感觉神经系统,其神经递质是P物质,而该物质存在于气道迷走神经化学敏感性的C类传入纤维中。当气道上皮损伤后暴露出C纤维传入神经末梢,受物理性刺激或炎症介质的刺激,引起局部轴突反射,沿传入神经侧索逆向传导,并释放感觉神经肽,如P物质(SP)、神经激肽A(NKA)、神经激肽B(NKB)和降钙素基因相关肽(CGRP)等,结果引起支气管平滑肌收缩、血管通透性增强、黏液分泌增多等。哮喘患者比正常人更易发生神经源性炎症,即感觉神经释放神经肽的能力更强。抑制性NANC神经系统是产生气道平滑肌松弛的主要神经系统,其神经递质为血管活性肠肽(VIP)和一氧化氮(NO)。

(2) 体液调节:肾上腺素(epinephrine)与β_2受体的亲和力远超过NE,常作为拟交感药物被用来解除气道痉挛(如哮喘发作)。前列腺素(prostaglandin)中,$PGF_{2\alpha}$可使气道收缩,而PGE_2则使之舒张。吸入气中CO_2含量增加时可以刺激支气管和肺的C类纤维,反射性地使支气管收缩,气道阻力增加。在发生变态反应时,肺间质的肥大细胞脱颗粒,释放大量组胺、白三烯等介质,可引起细支气管和终末细支气管黏膜水肿和平滑肌痉挛性收缩,造成气道狭窄,导致呼吸困难。气道上皮细胞也可合成、释放内皮素,使气道平滑肌收缩。

Notes

5. **动态肺顺应性与静态肺顺应性的差异可反映气道阻力的大小**　静态顺应性的测定是在阻断气流的条件下进行的。在不阻断气流的条件下测得的顺应性称为动态顺应性(dynamic compliance)。在呼吸过程中,肺通气的动力不仅要克服弹性阻力引起肺和胸廓的扩大和缩小,还需克服气道阻力,才能推动气体进肺或出肺。在动态条件下,当气道阻力增高时,在相同跨肺压的作用下所引起的进肺和出肺的气流速度减慢,若呼吸频率较快,吸气或呼气的时间较短,则相应的肺容积变化降低,表现为肺动态顺应性降低;而在呼吸频率较慢时,尽管气道阻力增高,由于吸气或呼气时间较长,肺泡最终能充盈或恢复到正常容积,表现出正常的肺动态顺应性。由此可见,在气道阻力增高的情况下,肺动态顺应性呈现频率依赖性的降低(图14-9)。

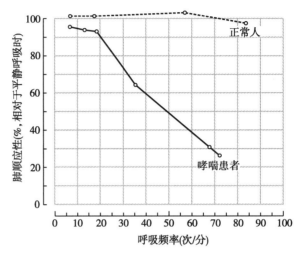

图14-9　动态肺顺应性的频率依赖性

第二节　肺通气功能的评价

如前所述,肺通气过程受呼吸肌收缩活动、肺和胸廓弹性以及气道阻力等多种因素的影响。因此,呼吸肌麻痹、肺或胸廓的弹性发生变化、气胸和呼吸道阻塞等都可以造成肺通气障碍。临床上将呼吸肌麻痹、肺或胸廓的弹性改变以及气胸等引起的肺扩张受限称为限制性肺病(restrictive pulmonary disease),因限制性肺病引起的肺通气不足被称为限制性肺通气不足(restrictive hypoventilation);将支气管痉挛、气道内异物或气道内分泌物过多以及气道外肿瘤压迫等引起的气道阻力增加称为阻塞性肺病(obstructive pulmonary disease),因阻塞性肺病引起的肺通气不足称为阻塞性肺通气不足(obstructive hypoventilation)。临床上常采用肺量计测定和评估患者的肺通气功能是否受损和受损程度以及鉴别肺通气功能降低的类型。

一、肺容积和肺容量是反映进出肺气体量的指标

(一) 肺容积包括潮气量、补吸气量、补呼气量和残气量

肺容积(lung volume)是指肺容纳气体的体积,随呼吸运动而变化。通常将肺容积分为潮气量、补吸气量、补呼气量和残气量四种互不重叠的基本肺容积,它们全部相加后等于肺总量(图14-10)。

1. **潮气量**　每次呼吸时吸入或呼出的气体量为潮气量(tidal volume,TV)。正常成人平静呼吸时,潮气量为400~600ml,平均为500ml。运动时,潮气量增大。

2. **补吸气量**　平静吸气末,再尽力吸气所能吸入的气体量为补吸气量(inspiratory reserve volume,IRV)。补吸气量反映了吸气的储备量,正常成人为1500~2000ml。

Notes

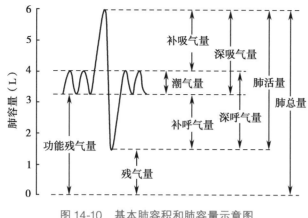

图 14-10 基本肺容积和肺容量示意图

3. 补呼气量 平静呼气末,再尽力呼气所能呼出的气体量为补呼气量(expiratory reserve volume,ERV)。补呼气量反映了呼气的储备量,正常成人为 900～1200ml。

4. 残气量 最大呼气末尚存留于肺内不能呼出的气体量为残气量(residual volume,RV)。正常成人残气量为 1000～1500ml,远大于肺的自然容积(后者约 500ml),说明即使在最大呼气末,肺也处于一定程度的扩张状态。残气量的存在可避免肺泡在低容积条件下发生塌陷,而肺泡一旦塌陷,则需要极大的跨肺压才能使之再次扩张(图 14-5)。

(二)肺容量是两项或两项以上肺容积之和

两项或两项以上基本肺容积之和,称为肺容量(lung capacity),包括以下几项:

1. 深吸气量 平静呼气末做最大吸气所能吸入的气体量称为深吸气量(inspiratory capacity,IC),是潮气量与补吸气量之和,是衡量最大通气潜力的一个重要指标。胸廓、胸膜、肺组织和呼吸肌等的病变,可使深吸气量减少而降低最大通气潜力。

2. 功能残气量 平静呼气末存留于肺内的气量称为功能残气量(functional residual capacity,FRC),是补呼气量与残气量之和,正常成人约为 2500ml,占肺总容量 40% 左右。功能残气量的生理意义是缓冲呼吸过程中肺泡气氧和二氧化碳分压(P_{O_2} 和 P_{CO_2})的变化幅度。由于功能残气量的稀释作用,吸气时,肺内 P_{O_2} 不致突然升得太高,P_{CO_2} 不致降得太低,呼气时,P_{O_2} 则不会降得太低,P_{CO_2} 不会升得太高。这样,肺泡气和动脉血液的 P_{O_2} 和 P_{CO_2} 就不会随呼吸而发生大幅度的波动。

3. 肺活量 在最大吸气后,再作尽力呼气时所能呼出的气量称肺活量(vital capacity,VC),是潮气量、补吸气量及补呼气量之和。正常成人平均值,在男性约为 3500ml,女性约为 2500ml。肺活量与性别、年龄、体表面积、呼吸肌强弱以及肺和胸廓的弹性等因素有关,因而个体差异较大。但在同一个体则变异不大,重复测定一般误差不超过 5%。所以定期观察个人肺活量的改变,可作为反映肺组织或呼吸器官病理变化或呼吸肌力量强弱的指标。

4. 肺总量 肺所能容纳的最大气量,称为肺总容量或肺总量(total lung capacity,TLC),是肺活量与残气量之和,其大小因性别、年龄、身材、运动锻炼情况和体位改变而异,成年男性平均约为 5000ml,女性约为 3500ml。

5. 用力肺活量、用力呼气量和最大呼气流量 肺活量反映了肺一次通气的最大能力,在一定程度上可作为肺通气功能的指标。但测定肺活量时若不考虑呼气的时程和速度,测得的肺活量不能充分反映肺组织的弹性状态和气道的通畅程度,即不能充分反映通气功能的状况。因此,临床上用肺量计测量和评估肺通气功能时,还采用用力肺活量、用力呼气量和最大呼气流量等指标。

让受试者尽力吸气至肺总容量后再尽力尽快呼气所能呼出的最大气体量,称为用力肺活量

(forced vital capacity,FVC)。正常时 FVC 略小于在没有时间限制条件下测得的肺活量；但在气道阻力增高时，用力肺活量可明显低于肺活量。在测定用力肺活量时，同步记录流量和肺容量，可绘制出用力肺活量曲线(图 14-11)和最大呼气流量-肺容积曲线(图 14-12)。根据用力肺活量曲线，可以得知一次最大吸气后再尽力尽快呼气时，在一定时间内所能呼出的气体量，这就是用力呼气量(forced expiratory volume,FEV)。为排除肺容积差异的影响，通常以第 1、2、3 秒末 FEV 占用力肺活量的百分数(FEV$_1$/FVC)表示。正常情况下，FEV$_1$/FVC、FEV$_2$/FVC 和 FEV$_3$/FVC 分别约为 83%、96% 和 99%，其中以 FEV$_1$/FVC 的价值最大。

最大呼气流量-肺容积曲线(图 14-12)反映了呼气过程中流量(或流速)与肺容积的关系。该曲线升支较陡，而降支较缓慢。从该曲线可以得到四个主要指标：即用力肺活量、最大呼气流量(peak expiratory flow rate,PEFR)、呼出 50% 或 75% 肺活量时的呼气流量(V$_{MAX50}$ 和 V$_{MAX75}$)。

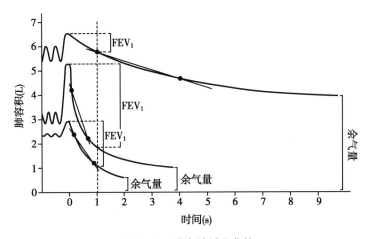

图 14-11　用力肺活量曲线

上、中、下线分别为阻塞性肺疾病患者、正常人和限制性肺疾病患者的
用力肺活量曲线。曲线斜率降低表示 FEV$_1$/FVC 减小

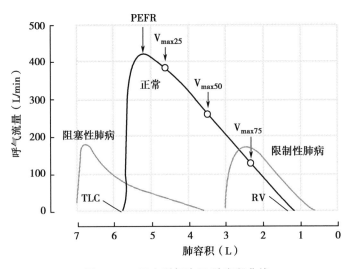

图 14-12　最大呼气流量-肺容积曲线

在临床肺功能测定中，肺活量、残气量、功能残气量、用力呼气量、肺总量等指标常受到重视。潮气量、深吸气量和补吸气量是辅助指标，一般不作为肺容量异常的依据。表 14-2 比较了阻塞性和限制性肺通气障碍时各项指标的异常变化。

Notes

表 14-2   阻塞性和限制性肺疾病的肺功能测量差异

	阻塞性肺疾病	限制性肺疾病
肺容积和肺容量	TLC↑（主要由于 RV 和 FRV↑） VC 通常↓,但也可正常	TLC、RV、FRV 明显↓ VC 明显↓
呼气流速	FVC 轻度↓,FEV$_1$ 明显↓ FEV$_1$/FVC 明显↓	FVC 和 FEV$_1$ 均↓ FEV$_1$/FVC 接近正常
最大呼气流量-容积曲线	曲线左移(因 TLC↑),峰值↓	曲线右移(因 TLC↓),峰值↓

二、肺通气量和肺泡通气量分别反映肺通气的程度和效率

（一）肺通气量反映肺通气的程度

1. **肺通气量**　肺通气量(pulmonary ventilation)是指每分钟吸入或呼出的气体总量,它等于潮气量和呼吸频率的乘积。正常成人平静呼吸时,呼吸频率为每分钟 12～18 次,潮气量为 500ml,则肺通气量为 6～9L/min。肺通气量随性别、年龄、身材和活动量的不同而有差异。

2. **最大随意通气量**　体力劳动或运动时,肺通气量增大。在生理学中,将受试者在尽力作最深而快的呼吸时每分钟所能吸入或呼出的最大气体量称为最大随意通气量(maximal voluntary ventilation)。最大随意通气量反映单位时间内充分发挥全部通气能力所能达到的通气量,是估计一个人能进行多大运动量的生理指标之一。测定时,一般只测量 10s 或 15s 的最深最快的呼出或吸入气量,再换算成每分钟的最大通气量。最大通气量一般可达 150L/min,即 25 倍于肺通气量。

3. **通气贮量百分比**　对平静呼吸时的每分通气量与最大通气量进行比较,可以了解通气功能的贮备能力,通常用通气贮量百分比表示,即:

$$通气贮量百分比 = \frac{最大通气量 - 每分平静通气量}{最大通气量} \times 100\%$$

其正常值等于或大于93%。任何降低肺或胸廓顺应性、降低呼吸肌收缩的力量或速度、或增大气道阻力的因素,都可减小最大随意通气量。

（二）肺泡通气量反映肺通气的效率

在肺通气过程中,每次吸入的气体,并不都参与气体交换,只有进入到有正常血供的肺泡的气体才参与肺换气。

1. **解剖无效腔与生理无效腔**　每次吸入的气体,一部分将留在鼻与终末细支气管之间的呼吸道内,不参与肺泡与血液之间的气体交换,这部分呼吸道(传导气道)的容积称为解剖无效腔(anatomical dead space),在正常成人约为 150ml。进入肺泡的气体,也可因某些肺泡得不到足够的血液供应而不能都与血液进行气体交换,因此,将未发生气体交换的这部分肺泡的容量称为肺泡无效腔(alveolar dead space)。肺泡无效腔与解剖无效腔一起,称为生理无效腔(physiological dead space)。健康人平卧时,生理无效腔等于或接近于解剖无效腔。

2. **肺泡通气量**　由于无效腔的存在,每次吸入的新鲜空气不能全部达到肺泡与血液进行气体交换。因此,真正有效的气体交换量应以每次吸气的肺泡通气量为准。在生理学中,肺泡通气量(alveolar ventilation)是指每分钟吸入肺泡的新鲜空气量,即

$$肺泡通气量 = (潮气量 - 无效腔气量) \times 呼吸频率$$

由于功能残气量(约 2500ml)的存在,通常每次呼吸的有效通气量(约 350ml)仅使肺泡内的气体更新约 14%;若潮气量减少或功能残气量增加,均可使肺泡气体的更新率降低,不利于肺换气。此外,潮气量和呼吸频率的变化对肺通气量和肺泡通气量有不同的影响。在潮气量减半和

呼吸频率加倍或潮气量加倍而呼吸频率减半时,肺通气量保持不变,但是肺泡通气量却发生明显变化。由表14-3可见,对肺换气而言,浅而快的呼吸是不利的。深而慢的呼吸虽然可以增加肺泡通气量,但同时也会增加呼吸做功。适当深度与频率的平静呼吸,消耗的能量少而肺泡通气量较大。

表14-3　不同呼吸频率和潮气量对肺泡通气量的影响

呼吸频率 (次/分)	潮气量 (ml)	肺通气量 (ml/min)	肺泡通气量 (ml/min)
16	500	8000	5600
8	1000	8000	6800
32	250	8000	3200

临床上,在某些情况下(如支气管镜检查、治疗呼吸衰竭等)会使用一种特殊形式的人工通气,即高频通气。通常采用细套管,将接近于解剖无效腔容积的脉动气流以高速喷射到患者气道内,其频率可为每分钟60~100次或更高。尽管潮气量小于解剖无效腔,但这种浅而快的人工通气却能保持有效的肺通气和肺换气,其原理可能与气体对流的加强及气体分子扩散加速有关。

三、呼吸功反映呼吸肌为实现肺通气的能量消耗

呼吸功(work of breathing)是指呼吸过程中呼吸肌克服通气阻力实现肺通气所做的功。呼吸功等于压力变化(g/cm^2)和容积变化(cm^3)的乘积,也即跨肺压的变化和潮气量的乘积,单位是$kg \cdot m$。正常人在平静呼吸时,呼吸功主要用于吸气,其中65%用于克服呼吸过程中的弹性阻力,28%用于克服气道阻力,7%用于克服黏滞阻力。体力活动加强时,呼吸的频率和深度增加,呼气也有主动成分的参与,呼吸功可增加许多倍。由于此时通过呼吸道的气流加速,气道阻力增高,用于克服气道阻力所做功的比例增高。在病理情况下,当弹性和(或)非弹性阻力增大时,也可使呼吸功增大。

不同的呼吸形式对呼吸功产生不同的影响。当肺通气量保持不变时,呼吸功的大小与呼吸的频率和深度有关(图14-13)。在进行深而慢的呼吸时,用于克服弹性阻力所做的功增加,而克

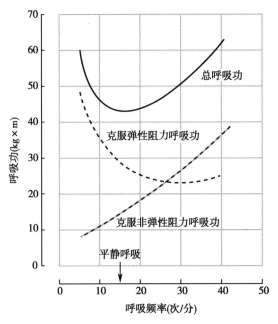

图14-13　呼吸功与呼吸频率的关系

服气道阻力所做的功减少;在进行浅而快的呼吸时,用于克服气道阻力所做的功增加,而用于克服弹性阻力所做的功减少。在肺顺应性降低、弹性阻力增高时(如肺炎、肺纤维化病人),机体常呈现浅而快的呼吸,以减少克服弹性阻力所做的功;在气道阻力增高时(如哮喘病人),机体常呈现深而慢的呼吸,以减少克服气道阻力所做的功。

在平静呼吸时,呼吸耗能仅占全身总耗能的3%。剧烈运动时,呼吸耗能可升高25倍,但由于全身总耗能也增大15~20倍,所以呼吸耗能仅占全身总耗能的3%~4%。

(向　阳)

参考文献

1. 姚泰. 人体生理学. 第3版. 北京:人民卫生出版社,2001
2. 姚泰. 生理学. 第2版. 北京:人民卫生出版社,2010
3. 孙秀泓,罗自强. 肺的非呼吸功能基础与临床. 北京:人民卫生出版社,2003
4. 朱蕾,刘又宁,于润江. 临床肺功能. 北京:人民卫生出版社,2004
5. 王建军,王晓明. 生理科学进展. 北京:高等教育出版社,2014
6. Guyton AC,Hall JE. Textbook of Medical Physiology. 12th ed. Philadelphia:Saunders,2011
7. Barrett KE,Barman SM,Boitano S,Brooks HL. Ganong's Review of Medical Physiology. 24th ed. New York:McGraw Hill,2012

Notes

第十五章　肺换气与组织换气

肺换气是与肺通气过程伴随进行的。在肺通气过程中,进入到肺泡内的新鲜空气通过很薄的组织层与流经肺泡的毛细血管血液进行气体交换,这个过程称为肺换气(gas exchange in the lungs),而组织毛细血管血液与组织细胞之间的气体交换过程称为组织换气(gas exchange in the tissue)。机体通过不断的肺通气使肺泡气的 O_2 分压和 CO_2 分压保持相对稳定,为气体交换的进行奠定了基础。

第一节　肺换气和组织换气的基本原理

一、呼吸气体是以扩散的方式进行交换的

气体分子不停地进行着无定向的运动,其结果是气体分子从分压高处向分压低处发生净转移,这一过程称为气体扩散。气体扩散速率受多种因素的影响,可以下式表示:

$$气体扩散速率 \propto \frac{\Delta P \cdot T \cdot A \cdot S}{d \cdot \sqrt{MW}}$$

式中 ΔP 为扩散气体的分压差;T 为温度;A 为气体的扩散面积;S 为气体分子的溶解度;d 为气体的扩散距离;MW 为气体的分子量。

(一) 气体的分压差是气体扩散的动力

气体的分压(partial pressure)是指混合气体中每一种组成气体产生的压力,它等于混合气体的总压力乘以该组成气体在混合气体中所占的容积百分比。例如空气是混合气体,总压力为760mmHg,其中 O_2 的容积百分比约21%,因此 O_2 分压(P_{O_2})为760×21%,即159mmHg;CO_2 的容积百分比约为0.04%,故 CO_2 分压(P_{CO_2})为760×0.04%,即0.3mmHg。

两个区域之间的分压差(ΔP)是气体扩散的动力。分压差大,则扩散快;反之,分压差小则扩散慢。同时,气体的分压差也决定了气体扩散的方向。

(二) 气体分子的扩散系数是决定气体扩散速率的自身因素

Graham 定律指出,气体分子相对的扩散速率与气体分子量(MW)的平方根成反比。因此,质量轻的气体扩散较快。如果扩散发生于气相和液相之间,则扩散速率还与气体在溶液中的溶解度(S)成正比。一般以 1 个大气压,38℃时,每 100ml 液体中溶解的气体的 ml 数来表示气体的溶解度。溶解度与分子量平方根之比($S/\sqrt{MW}$)称为扩散系数(diffusion coefficient),它取决于气体分子本身的特性。CO_2 在血浆中的溶解度(51.5)约为 O_2(2.14)的 24 倍,CO_2 的分子量(44)略大于 O_2 的分子量(32),所以 CO_2 的扩散系数约为 O_2 的 20 倍。这是临床上肺通气或肺换气障碍时常表现为缺氧的原因之一。

二、大气与人体不同部位的气体分压存在差异

空气中各气体的容积百分比一般不因地域不同而异,但分压却因总大气压的变动而改变。高原大气压较低,各气体的分压也低。吸入的空气在呼吸道内被水蒸气饱和,所以呼

吸道内吸入气的成分已不同于大气,各种气体成分的分压也发生相应的改变。呼出气是无效腔内的吸入气和部分肺泡气的混合气体。空气、肺泡气、血液及组织液中各种气体的分压见表 15-1。

表 15-1　海平面大气与人体不同部位各气体的分压(mmHg)

	O_2	CO_2	N_2	H_2O	合计
空气	159	0.30	597	3.7	760
肺泡气	104	40	569	47	760
动脉血	100	40	573	47	760
静脉血	40	46	573	47	706
组织液	30	50	573	47	700

第二节　肺　换　气

一、肺换气过程中肺毛细血管内血液的气体分压发生变化

当静脉血经肺动脉到达肺泡毛细血管时,由于 O_2 和 CO_2 可以自由通过肺泡膜,并且膜两侧气体存在分压差,使 O_2 和 CO_2 能从分压高的一侧向分压低的一侧扩散。从图 15-1 可以见到:肺泡气 Po_2(104mmHg)高于静脉血 Po_2(40mmHg),所以 O_2 从肺泡扩散入静脉血;肺泡气 Pco_2(40mmHg)低于静脉血 Pco_2(46mmHg),所以 CO_2 从静脉血扩散入肺泡。经过肺内气体交换后,静脉血就转变为含 O_2 多、含 CO_2 少的动脉血。正常情况下,O_2 和 CO_2 在血液和肺泡间的扩散都极为迅速,不到 0.3 秒即可达到平衡。血液流经肺毛细血管的时间约 0.7 秒,因此当血液流经肺毛细血管全长约 1/3 时,肺换气过程基本完成,表明肺换气具有

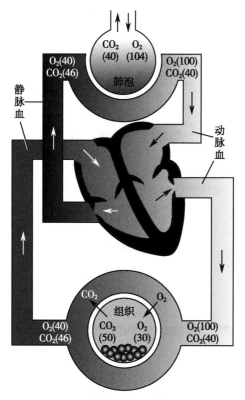

图 15-1　肺换气与组织换气示意图

很大的贮备能力。

二、呼吸膜是实现肺换气的结构基础

肺泡气体通过呼吸膜(respiratory membrane)与血液气体进行交换。气体扩散速率与呼吸膜的厚度成反比,呼吸膜越厚,单位时间内交换的气体量就越少。呼吸膜由六层结构组成(图15-2):含肺表面活性物质的液体层、肺泡上皮细胞层、上皮基底膜、肺泡上皮和毛细血管之间的间隙(基质层)、毛细血管的基膜和毛细血管内皮细胞层。虽然呼吸膜有六层结构,但却很薄,平均总厚度约为0.6μm,有的部位只有0.2μm,气体易于扩散通过。肺毛细血管平均直径约为5μm,因此,红细胞膜通常能接触到毛细血管壁,O_2、CO_2几乎不必经过血浆层就可到达红细胞或进入肺泡,因此扩散距离短,交换速度快。任何使呼吸膜增厚或扩散距离增加的疾病如肺纤维化、肺水肿等,都会降低扩散速率,减少扩散量。运动时,由于血流加速,气体在肺部的交换时间缩短,这时呼吸膜的厚度或扩散距离的改变对肺换气的影响便显得更加突出。因此,肺纤维化和肺水肿的患者在运动时气体交换明显降低,呼吸困难加重。

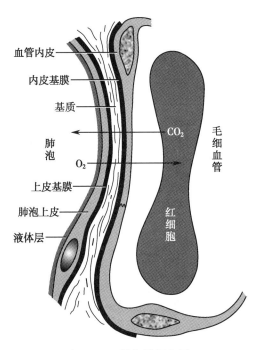

图 15-2　肺泡膜示意图

据估计,正常人有三亿多个肺泡,呼吸膜的总面积约为 $50\sim100m^2$,为体表面积的 $25\sim50$ 倍。在静息情况下,右心室每搏输出量约为60ml。这60ml静脉血分布在 $50\sim100m^2$ 的面积上,形成一个很薄的液体层,使气体能迅速进行交换。实际上,安静时仅有约 $40m^2$ 的呼吸膜参与气体交换,故有巨大的贮备面积。运动时,由于肺毛细血管开放的数量和开放程度增加,参与气体交换的面积也大大增加。而肺不张、肺实变、肺气肿、肺叶切除或肺毛细血管关闭和阻塞,均可使呼吸膜扩散面积减小,进而影响肺换气。当呼吸膜总面积小于健康人的1/3或1/4时,气体交换速度甚至不能满足静息时机体的需要。

三、肺通气与肺血流的匹配程度影响肺换气的效率

气体交换是在肺泡气和流经肺泡毛细血管的血液之间进行的,适宜的肺通气量和适宜的肺血流量是实现正常肺换气的前提。也就是说,肺内气体交换依赖于两个泵的协调配合,一个是气体泵,实现肺泡通气,肺泡气体得以不断更新,提供 O_2,排出 CO_2;另一个是血液泵,向

肺循环泵入相应量的血液,带来机体产生的 CO_2,带走摄取的 O_2。如果肺通气正常而肺血流不足,或者肺血流正常而肺通气不足,都将影响肺换气的效率,从而导致机体缺氧和 CO_2 蓄积。

肺通气与肺血流的匹配程度可用通气/血流比值来衡量。通气/血流比值(ventilation-perfusion ratio)是指每分钟肺泡通气量($\dot{V}_A$)和每分钟肺血流量($\dot{Q}$)之间的比值,简写为 $\dot{V}_A/\dot{Q}$。正常成年人安静时的通气血流比值为 0.84($\dot{V}_A$ 为 4200ml/min,$\dot{Q}$ 为 5000ml/min)。如果 $\dot{V}_A/\dot{Q}$ 值增大,就意味着通气过剩,血流相对不足,部分肺泡气体未能与血液气体充分交换,致使肺泡无效腔(即生理无效腔)增大;反之,$\dot{V}_A/\dot{Q}$ 值降低,则意味着通气不足,血流相对过多,部分血液流经通气不良的肺泡,静脉血中的气体不能得到充分更新,犹如发生了功能性动-静脉短路。由此可见,无论 $\dot{V}_A/\dot{Q}$ 值增大或减小,都会降低肺内气体交换的效率,导致机体缺 O_2 和 CO_2 潴留。

健康成人肺总的 $\dot{V}_A/\dot{Q}$ 值约为 0.84,但肺泡通气量和肺毛细血管血流量在肺内的分布是不均匀的,因此,各个局部的 $\dot{V}_A/\dot{Q}$ 值并不相同。例如,人在直立位时,由于重力的作用,胸膜腔负压存在着一个自上而下的梯度(见图 14-4),使肺尖部肺泡通气优于肺底部,同样由于重力的作用,肺尖部血流量却比肺底部相对减少,所以肺尖部的通气/血流比值较大,可高达 3.3,而肺底部的比值较小,可低至 0.63(图 15-3)。正常情况下,虽然存在着肺泡通气/血流比值的不均一性,但由于呼吸膜面积远远超过肺换气的实际需要,所以并未明显影响 O_2 的摄取和 CO_2 的排出。肺气肿等阻塞性肺病情况下,部分细支气管被阻塞,导致流经阻塞区域的血液不能进行有效的气体交换($\dot{V}_A/\dot{Q}$ 值降低),也可导致某些区域肺泡壁的破坏,使这些区域虽有通气但流过的血量少($\dot{V}_A/\dot{Q}$ 值增大),因此就大大增加了肺泡通气/血流比值的不均一性。这些病变可严重损害肺的气体交换功能。

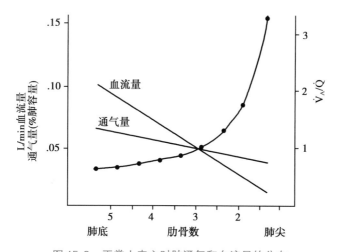

图 15-3 正常人直立时肺通气和血流量的分布

肺本身具有调节局部肺泡通气/血流比值的能力。在通气不良的肺泡,肺泡气氧分压较低,可使这部分肺泡的肺动脉分支收缩,血流量减少。这种改变可使右心室泵出的混合静脉血流向通气良好的肺泡,有利于气体交换。但是,在高原环境下,由于大气 Po_2 低,肺动脉发生广泛的收缩,可导致肺动脉高压。

四、肺扩散容量反映肺换气的效率

在单位分压差(1mmHg)下,每分钟通过呼吸膜进行扩散的气体的毫升数,称为肺扩散容量(diffusing capacity of the lung,D_L),即

$$D_L = \frac{V}{P_A - P_C}$$

Notes

式中,V代表每分钟通过呼吸膜的气体量(ml/min),P_A代表肺泡气中该气体的平均分压,P_C代表肺毛细血管血液内该气体的平均分压。D_L是衡量呼吸气体通过呼吸膜的能力的一种指标,其单位是$ml/(min \cdot mmHg)$。正常成年人在安静时,O_2的D_L平均约$20ml/(min \cdot mmHg)$,CO_2的D_L为O_2的约20倍。个体的大小、体位改变和肌肉运动都可以影响D_L。在平卧位时,由于肺血流量增加和$\dot{V}_A/\dot{Q}$比值的改善,D_L比直立位增大15%~20%。身材高大者因为肺容积和呼吸膜的面积大于身材矮小者,故D_L增大。运动时由于参与肺换气的呼吸膜面积和肺毛细血管血流量的增加以及通气、血流的不均匀分布得到改善,故D_L增加。当肺部发生疾病时,D_L可因有效扩散面积减小或扩散距离增加而降低。

第三节 组 织 换 气

血液流经体循环的毛细血管时,与组织之间进行气体交换。与肺换气不同,组织换气完全在液相中完成,O_2和CO_2净扩散方向与肺换气的方向相反。

一、毛细血管血液与组织液之间气体的分压差是组织换气的驱动力

组织细胞在有氧代谢中不断消耗O_2并产生CO_2,因此组织细胞内及细胞间液(即组织液)的P_{O_2}总是低于毛细血管中血液的P_{O_2},而P_{CO_2}总是高于毛细血管血液的P_{CO_2}。当动脉血液流经组织毛细血管时,O_2便顺着分压差从血液向组织液和细胞扩散,CO_2则由组织液和细胞向毛细血管血液扩散(图15-1),毛细血管血液中的P_{O_2}从动脉端向静脉端逐渐降低,而P_{CO_2}则逐渐升高,完成组织换气。动脉血因失去O_2和得到CO_2而转变为静脉血。血液P_{CO_2}的升高有利于红细胞中的HbO_2解离(见第十六章),可以释放更多的O_2供组织细胞利用。

二、组织气体交换过程受多种因素影响

(一)距离毛细血管远的细胞获得的O_2量较少

随着组织细胞离毛细血管的距离的增大,气体在组织中的扩散距离增大,扩散速率减慢,换气减少。在骨骼肌中,每条毛细血管供血区域的半径为$200\mu m$,在脑组织中约为$20\mu m$,因此肌细胞获得的O_2量低于脑细胞。在组织发生水肿时,由于局部组织中组织液的积聚,加大了气体扩散的距离,间接影响组织、细胞的气体交换。组织液的积聚又可使组织液静水压增加,压迫小血管而阻碍血流,使组织的氧供减少甚至中断。

(二)组织的血流量减少时组织换气量降低

当组织的血流减少时,毛细血管血液与组织液之间的气体分压差减小,O_2和CO_2的扩散速率也将减慢,从而导致局部缺氧和O_2增多。

(三)组织的代谢率增高时气体的扩散速率增大

当组织的代谢率增高时,耗O_2量和CO_2产量增加,组织P_{O_2}降低,P_{CO_2}增高,驱动气体扩散的分压差增大,组织换气增多。组织活动增强、代谢水平升高所引起的局部温度、P_{CO_2}和H^+浓度的升高,可使毛细血管开放的数量增加,局部血流量增加,并缩短气体扩散距离。此外,局部温度、P_{CO_2}和H^+浓度增高时还可降低Hb与O_2的亲和力,有利于红细胞中O_2的释放。

临床上可通过采集动脉血样品,用专门的气敏电极分别测出P_{O_2}、P_{CO_2}和pH三个数据,并推算出一系列参数,称为血气分析,反映肺通气和换气功能的状况,并用于酸碱平衡的评估。

Notes

(向　阳)

参考文献

1. 姚泰. 人体生理学. 第 3 版. 北京：人民卫生出版社, 2001
2. 姚泰. 生理学. 第 2 版. 北京：人民卫生出版社, 2010
3. 孙秀涨, 罗自强. 肺的非呼吸功能基础与临床. 北京：人民卫生出版社, 2003
4. 朱蕾, 刘又宁, 于润江. 临床肺功能. 北京：人民卫生出版社, 2004
5. 王建军, 王晓明. 生理科学进展. 北京：高等教育出版社, 2014
6. Guyton AC, Hall JE. Textbook of Medical Physiology. 12th ed. Philadelphia：Saunders, 2011
7. Barrett KE, Barman SM, Boitano S, Brooks HL. Ganong's Review of Medical Physiology. 24th ed. New York：McGraw Hill, 2012

第十六章　氧和二氧化碳在血液中的运输

肺泡中的氧（oxygen，O_2）经肺换气进入血液，再由血液运输到机体各器官和组织，供细胞利用；由细胞代谢产生的二氧化碳（carbon dioxide，CO_2）经组织换气进入血液，再由血液运输到肺，呼出体外。因此，血液是运输 O_2 和 CO_2 的媒介。

第一节　氧和二氧化碳在血液中的存在形式

一、氧和二氧化碳以物理溶解和化学结合两种形式存在于血液中

O_2 和 CO_2 二者都以物理溶解和化学结合两种形式存在于血液中。

根据 Henry 定律，某种气体在溶液中溶解的量与该气体的分压和溶解度成正比，与温度成反比。温度为37℃时，O_2 在血液中的溶解度为 0.003ml/100ml/1mmHg，CO_2 的溶解度为 0.064ml/100ml/1mmHg。按此计算，动脉血氧分压（Po_2）为 100mmHg，则每 100ml 动脉血液含溶解的 O_2 约为 0.3ml；静脉血二氧化碳分压（Pco_2）为 46mmHg，则每 100ml 静脉血液含溶解的 CO_2 约为 2.9ml。正常成人安静状态下，心输出量约为 5L/min，因此，物理溶解于动脉血液中的 O_2 流量仅约 15ml/min，物理溶解于静脉血液中的 CO_2 流量约为 145ml/min。然而，在安静状态下，机体耗 O_2 量约为 250ml/min，CO_2 生成量约为 200ml/min。显然，假设单靠物理溶解形式来运输 O_2 和 CO_2，则心输出量必须增加约 17 倍才能满足机体基础活动对 O_2 的需求，增加约 1.4 倍才能满足对排出 CO_2 的需求，这势必极大地增加循环系统的负担。实际上，机体在进化过程中形成了非常有效的 O_2 和 CO_2 的化学结合运输形式，使血液对 O_2 的运输量增加约 65 至 140 倍，对 CO_2 的运输量增加近 20 倍，因而既能减轻循环系统的负荷，又能满足机体在不同状态下的代谢需要。如表 16-1 所示，血液中的 O_2 和 CO_2 主要以化学结合的形式存在，而物理溶解的 O_2 和 CO_2 所占比例极小。

表 16-1　血液中物理溶解和化学结合的 O_2 和 CO_2 的含量（ml/100ml 血液）和百分比（%）

	动　脉　血			混合静脉血		
	物理溶解（%）	化学结合（%）	合计（%）	物理溶解（%）	化学结合（%）	合计（%）
O_2	0.31(1.5)	20.00(98.5)	20.31(100)	0.11(0.7)	15.20(99.3)	15.31(100)
CO_2	2.53(5.2)	46.40(94.8)	48.93(100)	2.91(5.5)	50.00(94.5)	52.91(100)

二、血液中物理溶解的氧和二氧化碳量很少但很重要

虽然血液中以物理溶解形式存在的 O_2 和 CO_2 很少，但也很重要。在肺换气或组织换气过程中，进入血液的 O_2 和 CO_2 都是先溶解在血浆中，提高各自的分压，再发生相应的化学结合；O_2 和 CO_2 从血液释放时，也是溶解的先逸出，分压下降，然后化学结合的 O_2 和 CO_2 再分离出来，溶解到血浆中。因此，物理溶解是 O_2 和 CO_2 化学结合的"桥梁"。物理溶解和化学结合两种形式之间处于动态平衡。下面主要讨论 O_2 和 CO_2 的化学结合形式的运输。

第二节　氧　的　运　输

一、血液中氧的主要运输形式是化学结合

血液中以物理溶解形式存在的 O_2 量仅约占血液总 O_2 含量的 1.5%，化学结合的约占 98.5%。O_2 的化学结合形式是氧合血红蛋白（oxyhemoglobin 或 oxygenated hemoglobin，HbO_2）。血红蛋白（hemoglobin，Hb）是运输 O_2 的载体。此外，Hb 还参与 CO_2 的运输（见第三节）。

二、血红蛋白是运输氧的载体

Hb 分子由 1 个珠蛋白（globin）和 4 个血红素（heme）（又称亚铁原卟啉）组成（图 16-1）。每个珠蛋白含 4 条多肽链，分别与 1 个血红素相连接，每条多肽链和与之相连的血红素构成 Hb 分子的一个亚单位，Hb 分子是由四个亚单位组成的四聚体。每个血红素又由 4 个吡咯基组成一个环，中心为一个 Fe^{2+}，是 Hb 分子与 O_2 结合的部位。不同 Hb 分子的珠蛋白的多肽链的组成不一样。成人的 Hb（HbA）由 2 条α链和 2 条β链组成，为 $\alpha_2\beta_2$ 结构；胎儿的 Hb（HbF）由 2 条α链和 2 条γ链组成，为 $\alpha_2\gamma_2$ 结构。每条α链含有 141 个氨基酸残基；每条β链或γ链含有 146 个氨基酸残基，HbA 的β链与 HbF 的γ链的区别在于其中有 37 个氨基酸残基不一样。HbF 对 O_2 的亲和力比 HbA 高，有利于胎儿由母体获取 O_2。出生后 4 个月左右，大约 90% HbF 即为 HbA 所取代。

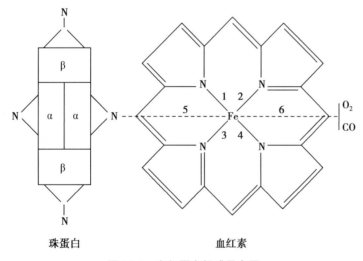

图 16-1　血红蛋白组成示意图

Hb 的 4 个亚单位之间和亚单位内部由盐键连接。Hb 与 O_2 的结合或解离将影响盐键的形成或断裂，使 Hb 四级结构的构型发生改变，Hb 与 O_2 的亲和力也随之而发生变化，这是 Hb 氧解离曲线呈 S 形和波尔效应（Bohr effect）（见后）的基础。

三、氧与血红蛋白的结合是血液运输氧的基础

（一）氧与血红蛋白的结合是可逆的

O_2 与 Hb 可以结合，也可以解离，即反应是可逆的，其反应方向取决于 Po_2 的高低，当血液流经 Po_2 高的肺部时，Hb 与 O_2 结合，形成氧合 Hb；当血液流经 Po_2 低的组织时，氧合 Hb 迅速解离，释放 O_2，成为脱氧 Hb，如下式所示。该反应非常迅速，而且不需要酶的催化。因此，Hb 是 O_2

的良好运载工具,其结构和量以及功能发生改变均可影响血液对 O_2 的运输。

$$Hb+O_2 \xrightleftharpoons[Po_2 \text{ 低}]{Po_2 \text{ 高}} HbO_2$$

(二) 氧与血红蛋白结合是氧合而非氧化

Fe^{2+} 与 O_2 结合后,其离子价仍然是二价。因此, O_2 与 Hb 的结合过程是氧合作用(oxygenation),而不是氧化反应(oxidation);结合了 O_2 的 Hb 称为氧合血红蛋白(oxyhemoglobin,HbO_2),而不是氧化 Hb。同理,HbO_2 释放 O_2 的过程是脱氧作用(deoxygenation),而不是还原反应(reduction);没有结合 O_2 的或释放 O_2 之后的 Hb 称为脱氧血红蛋白(deoxyhemoglobin 或 deoxygenated hemoglobin),而不是还原 Hb。

(三) 1 分子血红蛋白可结合 4 分子氧

如前所述,每一 Hb 分子含有 4 个血红素,每个血红素含有一个能与 O_2 结合的 Fe^{2+}。因此,1 分子 Hb 可以结合 4 分子 O_2,即 1mol Hb 可结合 4mol O_2。因为理想气体的摩尔容积为 22.4L,成人 Hb 的分子量为 64 458,所以在 100% O_2 饱和状态下,1g Hb 可以结合的最大 O_2 量为 1.39ml(22.4L×1000×4÷64 458 = 1.39ml)。正常情况下,红细胞内存在着少量不能结合 O_2 的高铁血红蛋白(methemoglobin,$HbFe^{3+}OH$)以及其他影响 Hb 与 O_2 结合的因素(如少量 CO),因而 1g Hb 实际结合的 O_2 量低于 1.39ml,通常按 1.34ml 计算。100ml 血液中,Hb 所能结合的最大 O_2 量称为 Hb 的氧容量(oxygen capacity of Hb);Hb 实际结合的 O_2 量称为 Hb 的氧含量(oxygen content of Hb);Hb 氧含量占 Hb 氧容量的百分比称为 Hb 的氧饱和度(oxygen saturation of Hb)。例如,血液中 Hb 浓度为 15g/100ml 时,Hb 的氧容量为 1.34×15 = 20.1(ml/100ml 血液),如果 Hb 的氧含量是 20.1ml(如动脉血),则 Hb 氧饱和度是 100%;如果 Hb 氧含量是 15ml(如静脉血),则 Hb 氧饱和度约为 15/20×100% = 75%。通常情况下,血浆中溶解的 O_2 极少,可忽略不计,因此,Hb 氧容量、Hb 氧含量和 Hb 氧饱和度可分别视为血液的氧容量(oxygen capacity of blood)、血液的氧含量(oxygen content of blood)和血液的氧饱和度(oxygen saturation of blood)。

(四) 氧与血红蛋白的结合或解离可影响血红蛋白对氧的亲和力

Hb 有两种构型,即紧密型和疏松性。脱氧 Hb 为紧密型(tense form,T 型),氧合 Hb 为疏松型(relaxed form,R 型)。R 型 Hb 对 O_2 的亲和力高,大约为 T 型的 500 倍。在 O_2 与 Hb 结合或解离过程中,Hb 的构型会因变构效应而发生相应转换。当 O_2 与 Hb 的 Fe^{2+} 结合后,Hb 分子中的盐键逐步断裂,其分子构型逐步由 T 型变为 R 型,因此对 O_2 的亲和力逐步增加;相反,Hb 在释放 O_2 的过程中,其分子构型逐步由 R 型变为 T 型,对 O_2 的亲和力逐步降低。也就是说,Hb 的 4 个亚单位无论在结合 O_2 或释放 O_2 时,彼此间有协同效应。例如,Hb 的 1 个亚单位与 O_2 结合后,由于变构效应,其他亚单位更易与 O_2 结合;反之,当 HbO_2 的 1 个亚单位释出 O_2 后,其他亚单位更易释放 O_2。这一特点决定了 Hb 氧解离曲线(见后)呈特殊的"S"形(sigmoid shape)。

(五) 氧合血红蛋白与脱氧血红蛋白的颜色不同

HbO_2 吸收短波光(如蓝光)的能力较强,而脱氧 Hb 吸收长波光(如红光)的能力较强。因此,HbO_2 呈鲜红色,脱氧 Hb 呈暗紫色。动脉血液因含 HbO_2 较多而呈红色,而静脉血液因含脱氧 Hb 较多而呈暗紫色。

当血液中的脱氧 Hb 含量达 5g/100ml 血液以上时,皮肤、黏膜呈暗紫色,这种现象称为发绀(cyanosis)。出现发绀时,常常表示机体缺 O_2,即发绀是缺氧的标志之一。但是,也有例外,在临床实际工作中应予以高度重视。例如,红细胞增多(如高原性红细胞增多症)时,脱氧 Hb 含量可达 5g/100ml 血液以上而出现发绀,但机体并不一定缺 O_2。相反,在严重贫血患者,脱氧 Hb 含量不易达到 5g/100ml 血液以上,机体可因贫血而缺氧,但并不一定出现发绀;CO 中毒时,CO 与 Hb 结合形成一氧化碳血红蛋白(carbonmonoxyhemoglobin 或 carboxyhemoglobin,HbCO),使血液呈樱桃色,机体可以有严重缺 O_2,但并不出现发绀。

四、氧解离曲线反映血红蛋白与氧的亲和力

(一)氧解离曲线反映血红蛋白与氧的解离或结合关系

Hb 氧饱和度或血液氧含量取决于血液的 P_{O_2}。以血液 P_{O_2} 为横坐标,Hb 氧饱和度或血液氧含量为纵坐标,可绘制成表示血液 P_{O_2} 与 Hb 氧饱和度或血液氧含量的关系的曲线,即氧解离曲线(oxygen dissociation curve)或血红蛋白氧解离曲线(oxygen dissociation curve of hemoglobin)(图16-2)。该曲线既表示在不同 P_{O_2} 下 O_2 与 Hb 的解离情况,同样也反映在不同 P_{O_2} 时 O_2 与 Hb 的结合情况。

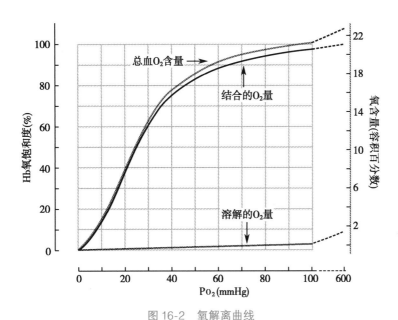

图 16-2　氧解离曲线

测定条件:温度 37℃,血液 pH 7.4,P_{CO_2} 40mmHg,Hb 浓度 15g/100ml

(二)氧解离曲线可依其特点和意义划分为三段

前已述及,由于 Hb 的变构效应,氧解离曲线呈特殊的"S"形。根据氧解离曲线的变化特点和功能意义,可将其分为三段。

1. **氧解离曲线上段**　氧解离曲线的上段(右段)相当于血液 P_{O_2} 在 60~100mmHg 之间时的 Hb 氧饱和度或血液氧含量。这段曲线的特点是比较平坦,表明血液 P_{O_2} 在这个范围内的变化对 Hb 氧饱和度或血液氧含量影响不大,可以认为它是曲线中反映 Hb 与 O_2 结合的部分。例如,血液 P_{O_2} 为 100mmHg(相当于动脉血的 P_{O_2})时,Hb 氧饱和度为 97.4%,血液的氧含量约为 19.4ml/100ml 血液。如果增加吸入气的 P_{O_2},使血液 P_{O_2} 提高到 150mmHg,则 Hb 氧饱和度为 100%,只增加了 2.6%;血液氧含量约为 20.0ml/100ml 血液,增加不到 1ml。相反,当 P_{O_2} 从 100mmHg 下降到 60mmHg 时,Hb 氧饱和度仍然可达 90%;血液氧含量约为 18.0ml/100ml 血液,减少不到 2ml。因此,即使在高原、高空或某些呼吸系统疾病时,吸入气或肺泡气 P_{O_2} 有所下降,但只要不低于 60mmHg,Hb 氧饱和度仍能维持在 90% 以上,血液仍可携带足够量的 O_2,不致引起明显的低氧血症。可见,Hb 对血液氧含量具有缓冲作用,这有助于稳定组织中的 P_{O_2} 和对组织的供 O_2 量。

2. **氧解离曲线中段**　氧解离曲线的中段相当于血液 P_{O_2} 在 40~60mmHg 之间的 Hb 氧饱和度或血液氧含量,其特点是较陡。如上述,动脉血液 P_{O_2} 为 100mmHg,Hb 氧饱和度为 97.4%,血液氧含量约为 19.4ml/100ml 血液;而静脉血液 P_{O_2} 为 40mmHg,Hb 氧饱和度约为 75%,血液氧

含量约 14.4ml/100ml 血液,即每 100ml 血液流经组织时释放了 5ml O_2。血液流经组织时释放出的 O_2 容积占动脉血液氧含量的百分数称为 O_2 的利用系数(utilization coefficient of oxygen),安静时为 25% 左右。安静状态下,以心输出量为 5L 计算,人体每分钟耗 O_2 量约为 250ml。因此,氧解离曲线中段反映了机体在安静状态下血液对组织的供 O_2 情况。

3. **氧解离曲线下段**   氧解离曲线的下段(左段)相当于血液 Po_2 在 15~40mmHg 之间时的 Hb 氧饱和度或血液氧含量。该段曲线的特点是最陡,表明血液 Po_2 发生较小变化即可导致 Hb 氧饱和度或血液氧含量的明显改变。在组织活动加强(如运动)时,组织中的 Po_2 可降至 15mmHg,HbO_2 进一步解离,释放出更多 O_2,Hb 氧饱和度也随之明显降低,血氧含量仅约 4.4ml/100ml 血液。在这种情况下,每 100ml 血液能为组织提供 15ml O_2,O_2 的利用系数可提高到 75%,是安静时的 3 倍,因此保证了机体对 O_2 需求的增加。当环境中(如高原)的 Po_2 较低时,也可通过这一途径维持对组织的 O_2 供。另外,氧含量低的静脉血液流经肺部时,只要 Po_2 轻度升高,就可使 Hb 氧饱和度明显增加,血液便可携带较多的 O_2。可见,这段曲线反映了 Hb 对组织 Po_2 的波动具有缓冲作用,对组织供 O_2 具有很强的贮备能力。需要指出的是,在组织需 O_2 量增加或环境 Po_2 降低等情况下,机体还可通过加强循环系统的活动(如增加心输出量)来增加对组织的供 O_2。

(三)氧解离曲线上的 P_{50} 可作为反映血红蛋白与氧亲和力的指标

Hb 与 O_2 的亲和力可受多种因素的影响而发生改变。通常用 P_{50} 表示 Hb 对 O_2 的亲和力。如图 16-3 所示,P_{50} 是 Hb 氧饱和度为 50% 时血液的 Po_2,正常值约为 26.5mmHg。P_{50} 增大,表明 Hb 对 O_2 的亲和力降低,需更高的 Po_2 才能使 Hb 氧饱和度达到 50%,氧解离曲线右移;P_{50} 降低,表示 Hb 对 O_2 的亲和力增加,达 50% Hb 氧饱和度所需 Po_2 降低,氧解离曲线左移。用 P_{50} 作为反映 Hb 与 O_2 亲和力的指标,是因为氧解离曲线在该区段较为陡直,对影响 Hb 与 O_2 亲和力的因素更为敏感,发生的变化较明显,便于观察和分析。

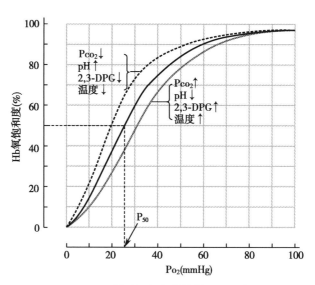

图 16-3   影响氧解离曲线的主要因素

(四)血红蛋白运输氧的功能受血液理化因素以及血红蛋白的质和量的影响

Hb 与 O_2 的结合或解离可受多种因素的影响,使氧解离曲线的位置或 P_{50} 发生偏移,亦即使 Hb 对 O_2 的亲和力发生变化,从而影响 Hb 对 O_2 的运输功能。影响 Hb 运 O_2 功能的因素很多,包括血液的 Pco_2、pH、温度、有机磷化合物、CO 等理化因素以及血红蛋白本身的质和量。

1. **血液二氧化碳分压和氢离子浓度的影响**   1904 年,Bohr 首次报道 Pco_2 升高可以降低 Hb 对 O_2 的亲和力。因此,后来将 Pco_2 以及氢离子浓度([H^+])的改变对氧运输的影响称为波尔效应(Bohr effect)。Pco_2 或 [H^+] 升高时,Hb 对 O_2 的亲和力降低,P_{50} 增大,氧解离曲线右移;反之,

Notes

P_{CO_2} 或[H^+]降低时,Hb 对 O_2 的亲和力增加,P_{50} 降低,氧解离曲线左移(图16-3)。波尔效应的发生主要与 pH 改变时 Hb 发生构型变化有关。酸度增加时,H^+ 与 Hb 多肽链某些氨基酸残基结合,促进盐键形成,使 Hb 分子向 T 型转变,从而降低 Hb 对 O_2 的亲和力;酸度降低时,则促使盐键断裂并释放出 H^+,使 Hb 向 R 型转变,对 O_2 的亲和力增加。此外,Hb 与 O_2 的结合也受 P_{CO_2} 的影响,一方面,P_{CO_2} 改变时,可通过 pH 的改变产生间接效应;另一方面,可通过 CO_2 与 Hb 结合而直接影响 Hb 与 O_2 的亲和力,但这种作用不明显。

波尔效应有重要的生理意义,它既可促进肺毛细血管血液中 Hb 与 O_2 的结合,又有利于组织毛细血管血液中的 HbO_2 释放 O_2。当血液流经肺部时,CO_2 从血液向肺泡扩散,血液 P_{CO_2} 随之下降,[H^+]也降低,两者均使 Hb 对 O_2 的亲和力增大,促进 O_2 与 Hb 结合,血液 O_2 含量增加;当血液流经组织时,细胞代谢过程中产生的 CO_2 从组织扩散入血液,血液 P_{CO_2} 和[H^+]则随之升高,进而使 Hb 对 O_2 的亲和力降低,促进 HbO_2 解离,为组织提供 O_2。

2. **温度的影响**　温度升高时,Hb 对 O_2 的亲和力降低,P_{50} 增大,氧解离曲线右移,可促进 O_2 的释放;温度降低时相反,氧解离曲线左移,不利于 O_2 的释放(图16-3)。温度的影响可能与 H^+ 的活度有关。温度升高时,H^+ 的活度增加,可降低 Hb 对 O_2 的亲和力;反之,可增加其亲和力。

组织代谢活动增强(如运动)时,局部组织温度的升高以及 CO_2 和酸性代谢产物的增多都有利于 HbO_2 解离,因此组织可获得更多的 O_2,以适应组织代谢增加的需要。临床上进行低温麻醉手术时,低温有利于降低组织的耗 O_2 量;然而,当组织的温度降低至20℃时,即使 P_{O_2} 为40mmHg,Hb 氧饱和度仍能维持在90%以上,此时可由于 HbO_2 对 O_2 的释放减少而导致组织缺 O_2,但血液因 O_2 含量较高而呈红色,因此容易疏忽组织缺 O_2 的情况。

3. **2,3-二磷酸甘油酸的影响**　红细胞中含有丰富的磷酸盐,如2,3-二磷酸甘油酸(2,3-diphosphoglycerate,2,3-DPG)、ATP 等,其中特别是2,3-DPG 在调节 Hb 与 O_2 的亲和力中具有重要作用。2,3-DPG 浓度升高时,Hb 对 O_2 的亲和力降低,P_{50} 增大,氧解离曲线右移;反之,2,3-DPG 浓度降低时,Hb 对 O_2 的亲和力增加,P_{50} 减小,氧解离曲线左移(图16-3)。在 Hb 两条 β 链之间的空隙中有许多正电荷,带负电荷的2,3-DPG 容易与其结合,促使 Hb 向 T 型转变,从而降低 Hb 对 O_2 的亲和力。此外,红细胞膜对2,3-DPG 的通透性较低,当红细胞内2,3-DPG 生成增多时,还可以提高细胞内[H^+],通过波尔效应降低 Hb 对 O_2 的亲和力。

2,3-DPG 是红细胞无 O_2 糖酵解的产物。在慢性缺 O_2、贫血、高原低 O_2 等情况下,糖酵解加强,红细胞内2,3-DPG 增加,氧解离曲线右移,有利于释放较多的 O_2,改善组织的缺 O_2 状态。在血库中用抗凝剂枸橼酸-葡萄糖液保存三周后的血液,糖酵解停止,红细胞内2,3-DPG 含量因而下降,导致 Hb 与 O_2 的亲和力增加,O_2 不容易解离出来。如果用枸橼酸盐-磷酸盐-葡萄糖液作抗凝剂,这种影响较小。因此,在临床上,给病人输入大量经过长时间贮存的血液时,应考虑到这种血液在组织中释放的 O_2 量可能较少。

4. **一氧化碳的影响**　一氧化碳(carbon monoxide,CO)是一种无色、无味、无刺激性的气体。正常体内有少量 CO,可能具有化学信使作用;但大剂量 CO 会有毒性作用,因为它可与 Hb 结合,占据 Hb 分子中与 O_2 结合的位点(图16-1),使 Hb 氧饱和度和血液氧含量显著下降(图16-4)。CO 与 Hb 的亲和力约为 O_2 的250倍,这意味着在极低的 P_{CO} 下,CO 就可以取代 HbO_2 中的 O_2。例如,当肺泡气 P_{CO} 为0.4mmHg(正常肺泡气 P_{O_2} 为100mmHg,仅约为 P_{O_2} 的1/250)时,CO 便可与 O_2 等量地与 Hb 竞争性结合,使 Hb 氧饱和度下降到50%,血液氧含量显著减少。此外,当 CO 与 Hb 分子中一个血红素结合后,将增加其余3个血红素对 O_2 的亲和力,使氧解离曲线左移,妨碍 O_2 的解离(图16-4)。所以,CO 中毒既妨碍 Hb 与 O_2 的结合,又妨碍其对 O_2 的解离,危害极大。吸入气中 CO 浓度为0.1%(此时肺泡气 P_{CO} 约为0.6mmHg)即可致人死亡。CO 中毒时的处理首先是切断其来源,通风;吸入纯 O_2 有助于快速置换与 Hb 结合的 CO,高压舱加压吸入效果更好;吸入5% CO_2 刺激呼吸中枢,增加肺泡通气量,也有助于排出 CO。这些措施可以使 CO 的排出速度加快10倍。

Notes

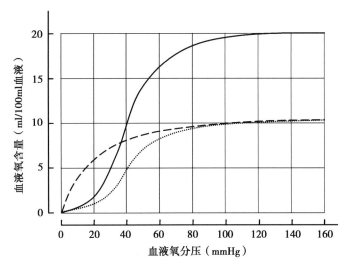

图 16-4　正常、CO 中毒和贫血时不同 P_{O_2} 与血液氧含量的关系

实线:血红蛋白浓度为 14g/100ml 血液的正常情况;段虚线:血红蛋白浓度正常,但其中 50% 被 CO 占据的情况;点虚线:血红蛋白浓度为 7g/100ml 血液的贫血情况

5. 血红蛋白的质和量的影响　Hb 与 O_2 的结合还受其自身性质的影响。例如,如果 Hb 因其分子中的 Fe^{2+} 氧化成 Fe^{3+} 而形成高铁 Hb,便会失去携 O_2 的能力;胎儿的 Hb 与 O_2 的亲和力较高,有助于胎儿血液流经胎盘时从母体摄取 O_2;珠蛋白多肽链中氨基酸的变异也会影响 Hb 的运 O_2 能力,如 α 链第 92 位的精氨酸被亮氨酸取代,Hb 与 O_2 的亲和力就会增加数倍,从而导致组织缺 O_2。Hb 含量降低也会减少 O_2 的运输。例如,在贫血患者,Hb 量减少,血液氧含量减少(图 16-4),机体在安静状态下可能不会出现缺 O_2,但活动增强时,可发生供 O_2 不足。

第三节　二氧化碳的运输

一、血液中二氧化碳的主要运输形式也是化学结合

成年人在安静状态下,机体代谢过程中,每分钟大约产生 200ml CO_2。经组织换气扩散进入血液的 CO_2,以物理溶解和化学结合两种形式运输,其中物理溶解的 CO_2 约占 CO_2 总运输量的 5%,化学结合的约占 95%。化学结合的形式主要是碳酸氢盐和氨基甲酰血红蛋白,前者约占 CO_2 总运输量的 88%,后者约占 7%。表 16-2 显示血液中各种形式的 CO_2 的含量(ml/100ml 血液)、所占百分比(%)和各种形式释出的 CO_2 量(动、静脉血 CO_2 含量差值)及其所占百分比(%)。

表 16-2　血液中各种形式 CO_2 的含量(ml/100ml 血液)、所占百分比(%)和释出量及其所占百分比(%)

	动脉血		静脉血		动、静脉血含量差值	释出量所占百分比
	含量	%	含量	%		
CO_2 总量	48.5	100.00	52.5	100.00	4.0	100.00
溶解的 CO_2	2.5	5.15	2.8	5.33	0.3	7.50
HCO_3^- 形式的 CO_2	43.0	88.66	46.0	87.62	3.0	75.00
氨基甲酰血红蛋白形式的 CO_2	3.0	6.19	3.7	7.05	0.7	17.50

Notes

二、碳酸氢盐和氨基甲酰血红蛋白是二氧化碳的主要化学结合运输形式

（一）在血浆中二氧化碳主要以碳酸氢钠的形式运输

从组织扩散入血的 CO_2 首先溶解于血浆。一小部分溶解的 CO_2 与 H_2O 结合生成 H_2CO_3，H_2CO_3 又解离成 HCO_3^- 和 H^+。HCO_3^- 主要与血浆中的 Na^+ 结合生成 $NaHCO_3$，H^+ 被血浆缓冲系统缓冲，血浆 pH 无明显变化。在肺部，反应向相反方向进行，CO_2 被释放出来，并通过肺换气和肺通气被排出体外。因为血浆中缺乏碳酸酐酶，所以这一反应过程较为缓慢，需要数分钟才能达到平衡。

溶解的 CO_2 也能与血浆蛋白的游离氨基反应，生成氨基甲酰血浆蛋白，但形成的量极少，而且动脉血与静脉血中的含量很接近，表明血浆蛋白在 CO_2 的运输中所起的作用不大。

（二）在红细胞中二氧化碳主要以碳酸氢钾和氨基甲酰血红蛋白的形式运输

组织细胞产生的 CO_2 经组织换气溶解于血浆中，绝大部分扩散进入红细胞内，以碳酸氢钾和氨基甲酰血红蛋白形式运输，如图16-5所示。

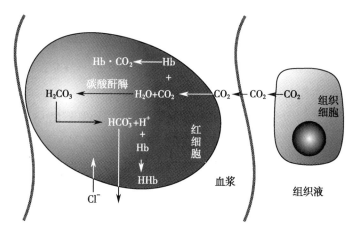

图 16-5　CO_2 在血液中的运输示意图

1. 碳酸氢钾形式的运输　血浆中的 CO_2 进入红细胞后，一部分与 H_2O 反应生成 H_2CO_3，H_2CO_3 解离成 HCO_3^- 和 H^+，如下式。

$$CO_2 + H_2O \xlongequal{\text{碳酸酐酶}} H_2CO_3 \rightleftharpoons HCO_3^- + H^+$$

由此生成的一部分 HCO_3^- 主要与 K^+ 结合，生成 $KHCO_3$，H^+ 主要与 Hb 结合而被缓冲。红细胞内含有较高浓度的碳酸酐酶（carbonic anhydrase），在其催化下，CO_2 与 H_2O 结合生成 H_2CO_3 的反应极为迅速，其反应速率可增加 5000 倍，不到 1s 即可达到平衡。在这一反应过程中，红细胞内 HCO_3^- 的浓度不断增加，一部分 HCO_3^- 便顺着浓度梯度通过红细胞膜扩散进入血浆，红细胞内负离子因此而减少。因为红细胞膜不允许正离子自由通过，而允许小的负离子通过，所以 Cl^- 便由血浆扩散进入红细胞，这一现象称为氯转移（chloride shift）。在红细胞膜上有特异的 HCO_3^--Cl^- 载体，运载这两种离子进行跨膜交换。这样，HCO_3^- 便不会在红细胞内堆积，有利于上述反应的进行和 CO_2 的运输。随着 CO_2 的进入，红细胞内的渗透压由于 HCO_3^- 或 Cl^- 的增多而升高，H_2O 便进入红细胞以保持其渗透压平衡，并使静脉血的红细胞轻度"肿胀"。同时，因为动脉血中的一部分液体经淋巴而不是经静脉回流，所以静脉血的红细胞比容比动脉血的高 3% 左右。

上述 CO_2 与 H_2O 反应生成 H_2CO_3 的反应是可逆的，反应的方向取决于 P_{CO_2}。在肺部，反应

Notes

向相反方向进行。因为肺泡气的 P_{CO_2} 比静脉血的低,所以血浆中溶解的 CO_2 首先扩散入肺泡,红细胞内的 HCO_3^- 与 H^+ 生成 H_2CO_3,碳酸酐酶又加速 H_2CO_3 分解成 CO_2 和 H_2O,CO_2 从红细胞扩散入血浆,而血浆中的 HCO_3^- 便进入红细胞以补充消耗了的 HCO_3^-,Cl^- 则扩散出红细胞。这样,以 HCO_3^- 形式运输的 CO_2 在肺部被释放出来,经肺换气和肺通气被排出体外。

由上述可见,碳酸酐酶在 CO_2 的运输中具有非常重要的意义,因此,临床上使用碳酸酐酶抑制剂如乙酰唑胺(acetazolamide)时,应注意可能会影响 CO_2 的运输。有动物实验资料表明,乙酰唑胺可以使组织 P_{CO_2} 由正常的 46mmHg 升高到 80mmHg。

2. 氨基甲酰血红蛋白形式的运输　扩散进入红细胞的一部分 CO_2 与 Hb 的氨基结合,生成氨基甲酰血红蛋白(carbaminohemoglobin,HHbNHCOOH),这一反应无需酶的催化,而且迅速、可逆,其反应方向取决于 P_{CO_2},如下式。

$$HbNH_2O_2-H^+ + CO_2 \underset{\text{在肺}}{\overset{\text{在组织}}{\rightleftharpoons}} HHbNHCOOH + O_2$$

调节这一反应的主要因素是氧合作用,即 Hb 与 O_2 的结合。脱氧 Hb 与 CO_2 结合形成 HHbNHCOOH 的能力比 HbO_2 的强。在组织,部分 HbO_2 解离释放出 O_2,变成脱氧 Hb,与 CO_2 结合生成 HHbNHCOOH。此外,脱氧 Hb 的酸性比 HbO_2 弱,更易与 H^+ 结合,因而也可促进反应向右进行,并缓冲 pH 的变化。在肺部,HbO_2 的生成增多,促使 HHbNHCOOH 解离,释放 CO_2 和 H^+,反应向左进行。Hb 的氧合与脱氧反应的这一调节作用有重要意义,从表 16-2 可以看出,虽然以氨基甲酰血红蛋白形式运输的 CO_2 仅约占 CO_2 总运输量的 7%,但在肺部排出的 CO_2 中却有大约 17.5% 是从氨基甲酰血红蛋白释放出来的。

三、二氧化碳解离曲线反映二氧化碳含量与血液二氧化碳分压的关系

表示血液中 CO_2 含量与 P_{CO_2} 关系的曲线称为 CO_2 解离曲线(carbon dioxide dissociation curve)。由图 16-6 可见,与氧解离曲线相似,血液中 CO_2 的含量随 P_{CO_2} 的升高而增加。但是,与氧解离曲线不同,CO_2 解离曲线接近线性而不是呈"S"形,而且血液中的 CO_2 含量没有饱和点。因此,CO_2 解离曲线的纵坐标不用饱和度而用浓度表示。

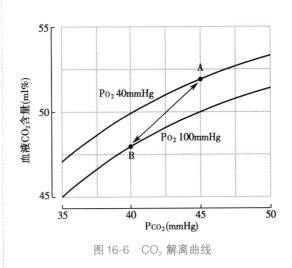

图 16-6　CO_2 解离曲线

在图 16-6 中,A 点表示 P_{O_2} 为 40mmHg、P_{CO_2} 为 45mmHg 的静脉血液的 CO_2 含量,约为 52ml/100ml 血液;B 点表示 P_{O_2} 为 100mmHg、P_{CO_2} 为 40mmHg 的动脉血液的 CO_2 含量,约为 48ml/100ml 血液。可见,每 100ml 血液流经肺部时可释出 4ml CO_2。

四、氧与血红蛋白的结合通过霍尔登效应影响血红蛋白对二氧化碳的运输

O_2 与 Hb 结合可促使 CO_2 释放,而脱氧 Hb 则容易与 CO_2 结合,这一现象称为霍尔登效应(Haldane effect)。从图 16-6 可以看出,在相同的 P_{CO_2} 下,动脉血(HbO_2 多)携带的 CO_2 比静脉血少。因为 HbO_2 酸性较强,而脱氧 Hb 酸性较弱,所以脱氧 Hb 容易与 CO_2 结合,生成 HHbNHCOOH;也容易与 H^+ 结合,使 H_2CO_3 解离过程中产生的 H^+ 被及时中和,有利于提高血液运输 CO_2

Notes

的量。因此,在组织中,由于 HbO_2 释出 O_2 而成为脱氧 Hb,通过霍尔登效应可促进 Hb 摄取并结合 CO_2;相反,在肺部,则因 Hb 与 O_2 结合,霍尔登效应表现为促进 CO_2 的释放。可见,O_2 和 CO_2 的运输不是孤立进行的,而是相互影响的,CO_2 通过波尔效应影响 Hb 对 O_2 的结合和释放,O_2 又通过霍尔登效应影响 Hb 对 CO_2 的结合和释放。

(郑 煜)

参考文献

1. 姚泰. 人体生理学. 第 3 版. 北京:人民卫生出版社,2001
2. 姚泰. 生理学. 第 2 版. 北京:人民卫生出版社,2010
3. 朱大年,王庭槐. 生理学. 第 8 版. 北京:人民卫生出版社,2013
4. Barrett KE,Barman SM,Boitano S,Brooks HL. Ganong's Review of Medical Physiology. 24th ed. New York: McGraw Hill,2012
5. Guyton AC,Hall JE. Textbook of Medical Physiology. 12th ed. Philadelphia:Saunders,2011
6. Sherwood L. Human Physiology:From Cells to Systems. 7th ed. Belmont:Brooks/Cole,2010

Notes

第十七章 呼吸运动的调节

呼吸运动是由呼吸肌的节律性收缩活动所引起的胸廓的扩大和缩小,是肺通气的动力来源,也是整个呼吸过程的基础。呼吸节律起源于呼吸中枢。呼吸运动的频率和深度会随着机体内、外环境的改变而发生相应变化,以适应机体代谢活动对气体(O_2 和 CO_2)交换的需要。此外,机体在完成其他某些功能活动(如说话、唱歌、吞咽以及喷嚏反射、咳嗽反射等)时,呼吸运动也必须与这些活动相协调。

第一节 呼吸中枢与呼吸节律的形成

一、各级呼吸中枢在呼吸节律的形成和呼吸运动的调节中所起的作用不同

在中枢神经系统内,与呼吸节律的形成和呼吸运动的调节相关的神经元群称为呼吸中枢(respiratory center)。呼吸中枢广泛分布于中枢神经系统多个部位,包括脊髓、低位脑干和大脑皮层等,但它们在呼吸节律的形成和呼吸运动的调节中所起的作用却有所不同。

(一)脊髓是联系高位呼吸中枢和呼吸肌的中继站

脊髓中有支配呼吸肌的运动神经元,它们位于第 3~5 颈段(支配膈肌)和胸段(支配肋间肌和腹肌等)脊髓的前角。相应呼吸肌在脊髓前角运动神经元支配下发生收缩、舒张,引起呼吸运动。据文献记载,早在公元 2 世纪,Galen 就观察到斗剑士或动物在高位颈脊髓受到损伤时,呼吸运动便停止。在动物实验中(见下述),如果在延髓和脊髓之间做一横切,呼吸运动便立即停止。这些现象清楚地表明,脊髓本身以及呼吸肌和支配呼吸肌的运动神经元不能产生节律性呼吸运动;脊髓前角中的呼吸肌运动神经元只是联系高位呼吸中枢和呼吸肌的中继站。

脊髓灰质炎病毒侵及骨骼肌运动神经元,白喉杆菌毒素导致神经纤维脱髓鞘,肉毒杆菌毒素阻碍神经-肌接头乙酰胆碱释放,杜氏肌营养不良症等均可能使呼吸运动减弱,降低肺通气效率,还可能因为减弱咳嗽效率而诱发肺炎。绞刑致死和自缢身亡不是像通常想象的那样因为绞绳阻断呼吸道而引起的窒息,而是因为颈髓受到牵拉损伤而引起的呼吸运动停止。

(二)低位脑干是呼吸节律的起源部位

1. 三级呼吸中枢学说的形成和修正 低位脑干指脑桥和延髓。1923 年,Lumsden 用横切脑干的方法对猫进行实验研究,观察到在不同平面横切脑干,可使呼吸运动发生不同的变化(图17-1),并证明了哺乳动物的基本呼吸节律产生于低位脑干。

Lumsden 观察到,在中脑和脑桥之间(图 17-1,A 平面)横切脑干后,动物的呼吸运动无明显变化;但在延髓和脊髓之间(图 17-1,D 平面)横切后,呼吸运动立即停止。如果在脑桥的上、中部之间(图 17-1,B 平面)横切,呼吸运动将变慢变深;如果再切断双侧迷走神经,吸气运动便大大延长,仅偶尔为短暂的呼气运动所中断,这种形式的呼吸运动称为长吸式呼吸(apneusis)。如果再在脑桥和延髓之间(图 17-1,C 平面)横切,则不论迷走神经是否完整,长吸式呼吸都消失,并出现喘息(gasping)样呼吸,表现为节律不规则的呼吸运动。根据以上研究资料,Lumsden 提出了所谓的三级呼吸中枢学说,即在延髓内有喘息中枢(gasping center),产生最基本的呼吸节律;在脑桥下部有长

吸中枢(apneustic center)，对吸气运动产生紧张性易化作用；在脑桥上部有呼吸调整中枢(pneumotaxic center)，对长吸中枢产生周期性抑制作用，在三者的共同作用下，形成正常的呼吸节律(respiratory rhythm)。后来的研究肯定了关于延髓有呼吸节律基本中枢和脑桥上部有呼吸调整中枢的结论，但未能证实脑桥下部存在长吸中枢，认为长吸式呼吸只是某种特殊的功能状态。

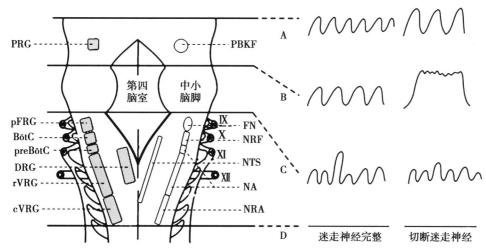

图 17-1　低位脑干呼吸中枢(左)和在不同平面横切脑干后呼吸运动的变化(右)示意图
BötC:包钦格复合体,cVRG:尾段腹侧呼吸组,DRG:背侧呼吸组,FN:面神经核,NA:疑核,NRA:后疑核,NRF:面神经后核,NTS:孤束核,PBKF:臂旁内侧核和 Kölliker-Fuse 核,PRG:脑桥呼吸组,pFRG:面神经核旁呼吸组,pre-BötC:前包钦格复合体,rVRG:头段腹侧呼吸组,Ⅸ、Ⅹ、Ⅺ、Ⅻ分别为第 9、10、11、12 对脑神经,A、B、C、D 为横切脑干平面

在脑损伤、脑脊液压力升高、脑膜炎等病理情况下，可出现比奥呼吸(Biot breathing)。比奥呼吸是一种病理性的周期性呼吸运动，表现为一次或多次强呼吸运动后，继以长时间呼吸运动停止，之后又再次出现数次强呼吸运动，其周期变动较大，短则仅 10 秒，长则可达 1 分钟。比奥呼吸常是死亡前出现的危急症状，其发生原因尚不清楚，可能是疾病已侵及延髓呼吸中枢所致。

2. 呼吸神经元在低位脑干中的分布和主要功能　在 20 世纪 60 年代后的大约二十多年中，微电极记录研究揭示，在中枢神经系统内，有的神经元呈节律性放电，其节律性与呼吸周期相关，这些神经元称为呼吸神经元(respiratory neuron)或呼吸相关神经元(respiratory-related neuron)。在猫低位脑干，呼吸神经元主要集中分布于左右对称的三个区域(图 17-1)。①延髓背内侧的背侧呼吸组(dorsal respiratory group,DRG)。DRG 相当于孤束核腹外侧部，主要含吸气神经元，其轴突下行兴奋膈肌运动神经元，引起膈肌收缩而吸气。②延髓腹外侧的腹侧呼吸组(ventral respiratory group,VRG)和包钦格复合体(Bötzinger complex,BötC)。VRG 又分为尾段 VRG(cVRG)和头段 VRG(rVRG)，前者相当于后疑核及其邻近区域，后者相当于疑核及其邻近区域。cVRG 主要含吸气神经元，其轴突下行投射，兴奋脊髓肋间外肌运动神经元，引起吸气；rVRG 有多种类型呼吸神经元，有的属于运动神经元，其轴突支配喉部辅助呼吸肌，可调节气道阻力；有的在延髓内部或向脑桥投射，形成呼吸神经元回路，调节呼吸节律。VRG 向头端延伸的区域称为 BötC，相当于面神经后核，主要含呼气神经元，其轴突下行投射到脊髓肋间内肌和腹肌呼气运动神经元，兴奋时可引起主动呼气。③脑桥头端背侧的脑桥呼吸组(pontine respiratory group,PRG)。PRG 相当于结合臂旁内侧核(nucleus parabrachialis medialis,NPBM)及与其相邻的 Kölliker-Fuse(KF)核，二者合称为 PBKF 核，为呼吸调整中枢所在部位，主要含呼气神经元，其作用是限制吸气，促使吸气向呼气转换。

20 世纪 90 年代初，有学者在新生大鼠研究发现，在 VRG 与 BötC 之间，相当于疑核头段腹外

Notes

侧,存在着一个所谓前包钦格复合体(pre-Bötzinger complex,pre-BötC)的区域(图 17-1),目前认为它可能是哺乳动物呼吸节律起源的关键部位。此外,有资料表明,在 BötC 头端,面神经核腹外侧的一个区域具有中枢化学感受性作用,并可能驱动主动呼气的发生,该区域被称为面神经核旁呼吸组(parafacial respiratory group,pFRG)(图 17-1)。

(三)大脑皮层对呼吸运动具有一定程度的随意调节作用

呼吸运动还受脑桥以上中枢部位的影响,如大脑皮层、边缘系统、下丘脑等。特别是大脑皮层,在一定程度上能够随意调节呼吸运动。大脑皮层一方面可通过皮层脑干束调节低位脑干呼吸中枢的基本节律性活动;另一方面可通过皮层脊髓束和皮层脑干束,调节脊髓和脑干呼吸运动神经元的活动,在一定程度上随意调节呼吸运动。大脑皮层的这种随意调节作用有利于保证与呼吸运动相关的其他功能活动的完成,如说话、唱歌、哭、笑、吞咽、排便、某种姿势的维持等;一定程度的随意屏气或加深加快呼吸也靠大脑皮层的随意控制来实现;大脑皮层还可通过条件反射前馈性调节呼吸运动的频率和深度,如体育比赛开始前的呼吸加深加快。可见,呼吸运动受大脑皮层随意调节系统和低位脑干非随意调节系统的双重调节。

临床上可以出现自主呼吸和随意呼吸分离的现象。例如,当在脊髓前外侧索下行的自主呼吸通路受损时,自主节律性呼吸运动出现异常甚至停止,但病人仍可通过随意呼吸,或依靠人工呼吸机来维持肺通气,如果不进行人工呼吸,一旦病人入睡,呼吸运动就会停止;脑干呼吸中枢受损时,自主呼吸功能自然会消失,常危及生命。然而,大脑皮层受损的"植物人"或位于脊髓侧索的皮层脊髓束受损的患者,可以进行自主呼吸运动,但对呼吸运动的随意调节能力丧失,比如喉部刺激可以诱发咳嗽反射,但不能应要求而主动咳嗽。

二、关于呼吸节律的形成机制有起步细胞和神经元网络两种学说

前已述及,延髓是基本呼吸节律的起源部位。关于正常呼吸节律的形成机制,目前有两种学说,即起步细胞学说和神经元网络学说。

起步细胞学说(pacemaker theory)认为,节律性呼吸运动犹如心脏窦房结起搏细胞的节律性兴奋引起整个心脏产生节律性收缩一样,是由延髓内具有起步样活动的神经元的节律性兴奋引起的,延髓头端腹外侧区的前包钦格复合体可能就是呼吸节律起步神经元的所在部位。Smith 等发现,新生大鼠前包钦格复合体内有一类神经元,当其膜电位被钳定于 $-55 \sim -45 \text{mV}$ 之间时,能自发产生节律性放电活动;前包钦格复合体中的部分吸气神经元在舌下神经根放电之前 300ms 左右便开始放电,用 CNQX 灌流脑片阻断神经元间的兴奋性联系后,该类神经元的自发节律性放电仍然存在;用低浓度 Ca^{2+} 或高浓度 Mg^{2+} 溶液灌流脑片,阻断神经元之间的突触传递后,仍可在前包钦格复合体内记录到其自发节律性放电。这些资料提示,前包钦格复合体内存在着具有内在起步活动能力的神经元,呼吸节律可能是由它们产生的。但是,这样的神经元的起步机制是什么,它们是否也存在于成年整体动物,尚待阐明。

神经元网络学说(neuronal network theory)认为,呼吸节律的产生依赖于延髓呼吸神经元之间复杂的相互联系和相互作用。有学者在大量实验研究资料基础上提出了多种模型,其中最有影响的是中枢吸气活动发生器(central inspiratory activity generator,CIAG)和吸气切断机制(inspiratory off-switch mechanism,IOS)模型(图 17-2)。该模型认为,在延髓内存在着 CIAG 和 IOS,CIAG 的活动逐渐增强,并兴奋吸气运动神经元,引起吸气;CIAG 还能增强脑桥呼吸调整中枢和延髓 IOS 的活动。IOS 接受来自 CIAG、脑桥呼吸调整中枢和迷走神经肺牵张感受器传入信息的兴奋作用而活动增强,当增强到一定阈值时,便抑制 CIAG 的活动,使吸气终止而转为呼气,即吸气被切断。在呼气过程中,IOS 因接受的兴奋性影响减少而活动减弱,CIAG 的活动便逐渐恢复,导致吸气再次发生。如此周而复始,引起节律性呼吸运动。由于脑桥呼吸调整中枢的活动和迷走神经肺牵张感受器的传入活动可增强 IOS 的活动,促

Notes

进吸气转为呼气,所以在实验中如果损毁脑桥呼吸调整中枢并切断迷走神经,动物便出现长吸式呼吸。

由于方法学的限制,有关起搏细胞学说的实验依据多来自新生动物,而关于神经元网络学说的依据主要来自成年动物,将在新生动物离体标本上的实验结果用于解释成年动物呼吸节律产生原理时,应当注意生长发育因素的影响和离体实验的局限性。两种学说中哪一种是正确的或是否两种都正确,至今难以确定。很可能两种机制都起作用,只是在动物的不同发育阶段,各自的地位有所不同,在新生期以起步细胞的活动起主导作用,而随着动物的生长发育,呼吸神经元之间的相互作用加强,神经元网络的作用越来越重要。但是,无论怎样,

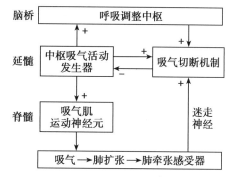

图 17-2 呼吸节律形成机制
神经元网络学说示意图
+:兴奋;−:抑制

即使呼吸节律的产生依赖于起步细胞的活动,神经元网络的作用对于完整机体正常节律性呼吸活动的频率、深度和样式的维持也是必需的。

第二节 呼吸运动的反射性调节

呼吸运动的节律虽然起源于脑,但是其频率、深度和样式等可受到来自呼吸器官本身以及血液循环等其他器官系统感受器传入冲动的反射性调节,下面讨论几种重要的呼吸反射。

一、化学感受性反射持续调节呼吸运动

动脉血液、脑脊液或局部组织液中的 O_2、CO_2 和 H^+ 等化学因素引起的呼吸(和心血管)反射称为化学感受性反射(chemoreceptive reflex)。机体通过呼吸运动调节血液中 O_2、CO_2 和 H^+ 的水平,动脉血中 O_2、CO_2 和 H^+ 水平的变化又通过化学感受性反射调节呼吸运动,从而维持机体内环境中这些因素的相对稳定。

（一）化学感受性反射的感受器可分为外周化学感受器和中枢化学感受器

化学感受器(chemoreceptor)是指其适宜刺激是 CO_2、H^+ 和缺 O_2 等化学因素的感受器。参与呼吸运动(以及心血管活动)调节的化学感受器因其所在部位的不同而分为外周化学感受器(peripheral chemoreceptor)和中枢化学感受器(central chemoreceptor)。

1. 外周化学感受器 外周化学感受器位于颈总动脉分叉处和主动脉弓区,分别称为颈动脉体和主动脉体(图 17-3)。比利时生理学家 Heymans 于 1930 年首次证明颈动脉体和主动脉体在化学感受性呼吸调节中的作用,并因此获得 1938 年诺贝尔生理学或医学奖。颈动脉体的传入神经为窦神经,后者汇入舌咽神经;主动脉体的传入神经汇入迷走神经干内(在家兔独立成束,称为主动脉神经,与迷走神经并行,入颅前汇入迷走神经)。动脉血液中 P_{O_2} 下降、P_{CO_2} 升高或 H^+ 浓度升高,作用于颈动脉体和主动脉体化学感受器,分别兴奋窦神经和迷走神经,经延髓孤束核中继,主要引起呼吸加深加快,肺通气量增加,也可调节心血管系统的活动(见第十二章)。虽然颈动脉体和主动脉体二者都参与呼吸运动和循环功能的调节,但颈动脉体主要参与呼吸运动调节,而主动脉体在循环功能调节方面更为重要。由于颈动脉体的解剖位置有利于研究,所以对外周化学感受器的研究主要集中在颈动脉体。

颈动脉体和主动脉体的血液供应非常丰富,每分钟流经它们的血量大约是各自重量的 20 倍,即 100g 该组织血流量约为 2000ml/min(每 100g 脑组织血流量约为 54ml/min)。一般情况下,其动、静脉 P_{O_2} 差几乎为零,即它们始终处于动脉血液的环境之中。可见,其丰富的血供与其

Notes

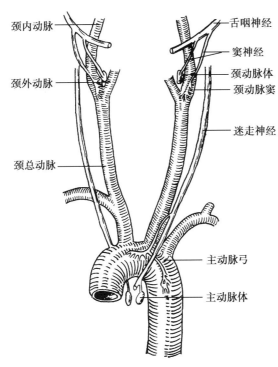

图 17-3　颈动脉体和主动脉体的解剖位置示意图

敏感的化学感受功能有关,而并非因为其自身代谢水平很高。

当机体缺 O_2 时,外周化学感受器所感受的刺激是其所处环境 Po_2 的下降,而不是动脉血 O_2 含量的降低。在实验中,如果保持颈动脉体灌流液的 Po_2 在 100mmHg,仅减少灌流量,其传入冲动频率也增加,这是因为当灌流量减少时,颈动脉体从单位体积灌流液中摄取的 O_2 量相对增加,细胞外液的 Po_2 降低。因此,贫血或 CO 中毒患者,血液 O_2 含量虽然下降,但是其 Po_2 仍正常,只要血流量不减少,化学感受器传入神经放电频率并不增加,因而不能增强呼吸运动。

当血液中 Pco_2 升高和 $[H^+]$ 升高时,外周化学感受器可因 H^+ 进入其细胞内而受到刺激,引起传入神经动作电位频率增高,进而增强呼吸运动。血液中的 CO_2 容易扩散进入外周化学感受器细胞,使细胞内 $[H^+]$ 升高;而血液中的 H^+ 不易进入细胞。因此,相对而言,CO_2 对外周化学感受器的刺激作用比 H^+ 强。

在实验中还可观察到,上述三种因素对外周化学感受器的刺激作用有相互增强的现象。当机体发生呼吸或循环功能衰竭时,三种因素常常同时存在,它们的协同作用有利于增强对外周化学感受器的刺激,共同促进呼吸运动的代偿性增强反应。

图 17-4 为颈动脉体的细胞构成以及血管分布和神经支配示意图,可见其细胞有两种类型,即 Ⅰ 型细胞(球细胞)和 Ⅱ 型细胞(鞘细胞),细胞周围包绕着丰富的毛细血管,接受传入、传出神经支配。Ⅰ 型细胞呈球形,含有大量囊泡,内含递质,如多巴胺、乙酰胆碱、ATP 等,这类细胞起感受器的作用。Ⅱ 型细胞数量较少,没有囊泡,其功能不详,可能起支持作用。窦神经的传入纤维末梢分支穿插于 Ⅰ、Ⅱ 型细胞之间,与 Ⅰ 型细胞形成特化的接触,包括单向突触、交互突触、缝隙连接等,传入神经末梢可为突触前和(或)突触后成分。交互突触在 Ⅰ 型细胞与传入神经末梢之间构成一种反馈环路,通过释放递质调节化学感受器的敏感性。目前认为,Ⅰ 型细胞受到刺激时,通过一定途径使细胞内 $[Ca^{2+}]$ 升高,由此触发递质释放,引起传入神经纤维兴奋。关于通过何种途径使细胞内 $[Ca^{2+}]$ 升高是当前研究的热点之一。颈动脉体的传出神经支配包括交感神经和副交感神经,交感神经使颈动脉体血管收缩,血流量减少;副交感神经的作用可能是降低 Ⅰ 型细胞对低 O_2 刺激的敏感性。

2. 中枢化学感受器　摘除动物外周化学感受器或切断其传入神经后,吸入 CO_2 仍能增加肺通气;增加脑脊液 CO_2 和 $[H^+]$,也能增强呼吸运动。最初认为这是由于 CO_2 直接刺激呼吸中枢所致。后来大量动物实验研究表明,在延髓还存在着一

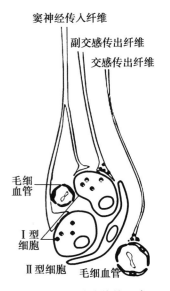

图 17-4　颈动脉体的细胞、血管和神经支配示意图

Notes

些不同于呼吸中枢但可影响呼吸活动的化学感受区,这些区域被称为中枢化学感受器,受到刺激时可反射性增强呼吸运动。

20 世纪 60 年代初,Mitchell 等发现,局部应用酸性人工脑脊液、尼古丁或乙酰胆碱于猫延髓腹外侧表面时,动物的肺通气量增加;而应用局部麻醉药或使局部冷却时,肺通气量减少。延髓腹外侧浅表区就是中枢化学感受器的所在部位。中枢化学感受器左右对称,可以分为头、中、尾三个区(图 17-5A)。头端和尾端区都有化学感受性;中间区不具有化学感受性,但局部阻滞或损伤中间区,可以使动物的通气量降低,并使头端、尾端区受刺激时引起的肺通气量增加的反应消失,提示中间区可能是头端区和尾端区传入冲动向脑干呼吸中枢传递的中继站。近年来,有资料表明,在斜方体后核、孤束核、中缝核、蓝斑、下丘脑等部位也有化学敏感神经元。目前,关于中枢化学感受器的部位有两种截然不同的观点,一种是分散学说,另一种是特化学说,前者认为中枢化学感受器分布于上述多个中枢部位,而后者则强调一个特殊区域,即斜方体后核的重要性。

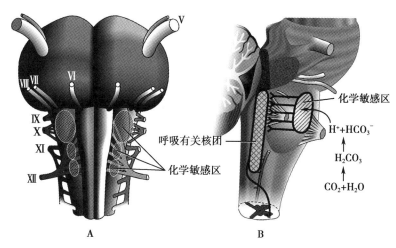

图 17-5　中枢化学感受器的部位和适宜刺激示意图

如果保持 pH 不变,用含高浓度 CO_2 的人工脑脊液灌流脑室,则不会引起肺通气量增加,因此,虽然中枢化学感受器局部[H^+]或 CO_2 增加均可增加肺通气量,但其适宜刺激是脑脊液和局部细胞外液中的 H^+,而不是 CO_2。然而,血液中的 CO_2 能迅速自由通过血脑屏障,使中枢化学感受器细胞外液中的[H^+]升高,从而刺激中枢化学感受器,再引起呼吸中枢兴奋(图 17-5B)。由于脑脊液中碳酸酐酶含量很少,CO_2 与水的水合反应很慢,所以对 CO_2 的反应有一定的时间延迟。血液中的 H^+ 几乎不能通过血脑屏障,故血液 pH 的变化对中枢化学感受器的作用较小,而且也很缓慢。

当体内 CO_2 持续增多时,在最初数小时内,呼吸兴奋反应很明显,但是在随后 1～2 天内,呼吸兴奋反应逐渐减弱到原来的 1/5 左右,即对 CO_2 的反应发生了适应。这是因为:①肾对血液 pH 具有调节作用;②血液中的 HCO_3^- 也可缓慢透过血-脑屏障和血-脑脊液屏障,使脑脊液和局部细胞外液 pH 回升,减弱 H^+ 对呼吸运动的刺激作用。由于这些调节机制的作用,血液中的 CO_2 对呼吸运动的急性驱动作用较强,而慢性刺激作用较弱。

中枢化学感受器与外周化学感受器不同,它不感受低 O_2 的刺激,但对 H^+ 的敏感性较高,反应潜伏期较长。中枢化学感受器的功能可能主要是通过影响肺通气来调节脑脊液的 H^+ 浓度,使中枢神经系统有一个稳定的 pH 环境;而外周化学感受器的作用则主要是在机体缺 O_2 时驱动呼吸运动,以改善缺 O_2 状态。

（二）二氧化碳分压升高、H^+离子浓度升高和缺氧均可兴奋呼吸运动

1. **CO_2 对呼吸运动的影响**　很早就知道,在麻醉动物或人,动脉血液 P_{CO_2} 降到很低水平时

Notes

可出现呼吸暂停;随意过度通气也可以使呼吸运动受到抑制。因此,一定水平的P_{CO_2}对维持呼吸中枢的基本活动是必要的。实际上,CO_2是调节呼吸运动的最重要的生理性化学因素。

当肺通气或肺换气功能障碍以及吸入气体中CO_2浓度增加时,血液P_{CO_2}将升高(称为高碳酸血症);代谢活动增强(如运动时)也可以使血液P_{CO_2}升高。在这些情况下,呼吸运动将反射性加深、加快,肺通气量增加(图17-6),从而使血液P_{CO_2}向正常水平恢复。但是,血液P_{CO_2}过高将导致中枢神经系统包括呼吸中枢活动的抑制,引起呼吸困难、头痛、头昏,甚至昏迷,出现CO_2麻醉。总之,CO_2在呼吸调节中经常起作用,血液P_{CO_2}在一定范围内升高,可对呼吸运动产生兴奋作用,但超过一定限度则有抑制作用。

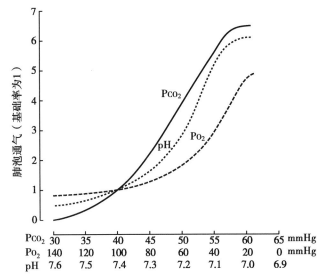

图 17-6　改变动脉血液 P_{CO_2}、P_{O_2}、pH 三因素之一
而维持另外两个因素正常时的肺泡通气反应

CO_2刺激呼吸运动是通过中枢化学感受器和外周化学感受器两条途径实现的。去除外周化学感受器的作用后,CO_2引起的通气反应仅下降约20%;动脉血P_{CO_2}只需升高2mmHg就可刺激中枢化学感受器,引起肺通气增强反应;而刺激外周化学感受器,动脉血P_{CO_2}需升高10mmHg。可见,中枢化学感受器在CO_2引起的肺通气反应中起主要作用。不过,因为中枢化学感受器的反应较慢,所以当动脉血P_{CO_2}突然增高时,外周化学感受器在引起快速呼吸反应中具有重要作用。另外,当中枢化学感受器受到抑制、对CO_2的敏感性降低或产生适应后,外周化学感受器的作用就显得很重要。

因为某种原因使呼吸运动受到刺激时,例如心力衰竭或脑干损伤,可引起呼吸中枢的反应增强,使肺通气量增加,呼出CO_2增多,因此肺泡气P_{CO_2}下降,血液P_{CO_2}也下降。这种低P_{CO_2}的血液到达脑部,呼吸中枢因缺少足够的CO_2刺激而受到抑制,于是呼吸运动变慢、变浅,甚至停止;呼吸运动的抑制又使CO_2的排出减少,血液P_{CO_2}升高,P_{CO_2}升高的血液到达脑部后,又刺激呼吸中枢,使呼吸运动变快、变深,再次引起P_{CO_2}下降,呼吸运动因而再次受到抑制,如此周而复始。这种病理性的周期性呼吸运动称为陈-施呼吸(Cheyne-Stokes breathing)。陈-施呼吸的特点是呼吸运动逐渐增强增快再逐渐减弱减慢甚至暂停,如此交替出现,每个周期约45秒至3分钟。

2. H⁺对呼吸运动的影响　　当动脉血液[H⁺]升高(如呼吸性或代谢性酸中毒)时,呼吸运动加深、加快,肺通气量增加;相反,当[H⁺]降低(如呼吸性或代谢性碱中毒)时,呼吸运动受到抑制,肺通气量降低(图17-6)。H⁺对呼吸运动的调节也是通过外周化学感受器和中枢化学感受器实现的。中枢化学感受器对H⁺的敏感性比外周化学感受器的高,约为后者的25倍。但是,H⁺通过血脑屏障的速度较慢,限制了它对中枢化学感受器的作用。因此,血液中的H⁺主要通过

Notes

刺激外周化学感受器对呼吸运动产生促进作用。如前所述,脑脊液中的 H^+ 才是中枢化学感受器最有效的刺激物。

3. **缺 O_2 对呼吸运动的影响**　吸入气 Po_2 降低(如初上高原)以及肺通气或肺换气功能障碍时,血液 Po_2 将下降,因而呼吸运动加深、加快,肺通气量增加;反之,肺通气量降低(图 17-6)。通常在动脉血 Po_2 下降到 80mmHg 以下时,肺通气量才出现较明显的增加。可见,动脉血 Po_2 的改变对正常呼吸运动的调节作用不大,机体严重缺 O_2 时其作用才有重要意义。此外,在严重肺气肿、肺心病患者,由于肺换气功能障碍,导致机体慢性缺 O_2 和 CO_2 潴留,长时间的 CO_2 潴留使中枢化学感受器对 CO_2 的刺激产生适应,而外周化学感受器对低 O_2 刺激的适应很慢,在这种情况下,低 O_2 对外周化学感受器的刺激就成为驱动呼吸运动的主要因素。因此,如果给慢性缺 O_2 病人吸入纯 O_2,则可能由于解除了低 O_2 的刺激作用而引起呼吸抑制,所以在临床应用 O_2 时应高度注意。

切断动物外周化学感受器的传入神经后,急性低 O_2 对呼吸运动的刺激效应完全消失,因此缺 O_2 对呼吸运动的刺激作用完全是通过外周化学感受器实现的。缺 O_2 对中枢神经系统包括呼吸中枢的直接作用是抑制性的。缺 O_2 通过作用于外周化学感受器引起的呼吸中枢兴奋作用可以对抗其直接抑制作用,从而使呼吸运动增强,肺通气量增加。但是,在严重缺 O_2 时,如果外周化学感受器的反射效应不足以克服缺 O_2 对呼吸中枢的直接抑制作用,将导致呼吸运动的抑制。

(三) CO_2、H^+ 和缺 O_2 在呼吸运动调节中有相互影响

图 17-6 显示 CO_2、H^+ 和 O_2 三种因素只改变一种因素而保持其他两种因素不变时引起的肺通气效应。从图中可见,三者引起的肺通气反应的程度大致接近。然而,在自然呼吸情况下,一种因素的改变往往会引起另外一种或两种因素相继改变或几种因素的同时改变。因此,三者之间具有相互作用,对肺通气的影响既可发生总和而增强,也可相互抵消而减弱。图 17-7 为一种因素改变而对另两种因素不加控制时的情况。可以看出,CO_2 对呼吸运动的刺激作用最强,而且比其单因素作用时(图 17-6)更加显著;H^+ 的作用次之;缺 O_2 的作用最弱。血液 Pco_2 升高时,$[H^+]$ 也随之升高,两者的作用发生总和,使肺通气反应比单纯 Pco_2 升高时更强。血液 $[H^+]$ 升高时,因肺通气量增加而使 CO_2 排出增加,导致 Pco_2 下降,$[H^+]$ 也有所降低,因此可部分抵消 H^+ 对呼吸运动的刺激作用,使肺通气量的增加比单因素 $[H^+]$ 升高时小。血液 Po_2

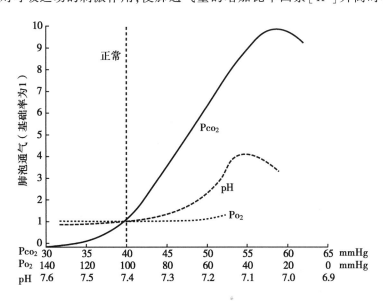

图 17-7　改变动脉血液 Pco_2、Po_2、pH 三因素之一
而不控制另外两个因素时的肺泡通气反应

Notes

降低时,也因肺通气量增加而呼出较多的 CO_2,使 Pco_2 和 $[H^+]$ 降低,从而减弱缺 O_2 对呼吸运动的刺激作用。

二、肺牵张反射有助于防止肺过度扩张或萎陷

1868 年,Breuer 和 Hering 发现,在麻醉动物,肺扩张或向肺内充气可引起吸气活动的抑制,而肺萎陷或由从肺内抽气则可引起吸气活动的加强。切断迷走神经后,上述反应消失,说明这是由迷走神经参与的反射性效应。这种由肺扩张引起的吸气抑制或由肺萎陷引起的吸气兴奋的反射称为肺牵张反射(pulmonary stretch reflex)或黑-伯反射(Hering-Breuer reflex)。肺牵张反射包括肺扩张反射和肺萎陷反射两种成分。

(一) 肺扩张反射可促进吸气运动转换为呼气运动

肺扩张反射(pulmonary inflation reflex)是肺扩张时抑制吸气活动的反射。感受器位于从气管到细支气管的平滑肌中,属于牵张感受器,其阈值低,适应慢,又称为慢适应感受器。肺扩张时,牵拉呼吸道,肺牵张感受器受到刺激,其传入纤维为迷走神经中的有髓神经纤维,冲动传入延髓,通过一定的神经联系促使吸气运动转换为呼气运动,该作用类似于呼吸调整中枢的作用。刺激这类牵张感受器还能引起气道平滑肌舒张和心率加快。肺扩张反射的生理意义在于加速吸气运动向呼气运动的转换,使呼吸周期缩短,即呼吸频率增加。在动物实验中,将两侧颈迷走神经切断后,动物的吸气过程延长,吸气加深,呼吸变得深而慢。

有人比较了 8 种动物的肺扩张反射,发现其敏感性有种属差异,兔和大鼠的肺扩张反射最敏感,猫和犬的次之,而人的最低。人出生 4~5 天后,肺扩张反射的敏感性即显著减弱。在成人,潮气量超过 1500ml 时,才可能出现肺扩张反射。所以在平静呼吸时,肺扩张反射一般不参与呼吸运动的调节。在肺顺应性降低的病理情况下,肺扩张时对气道的牵张刺激增强,可以引起该反射,使呼吸运动变得浅而快。

(二) 肺萎陷反射可促进呼气运动转换为吸气运动

肺萎陷反射(pulmonary deflation reflex)是肺萎陷时增强吸气运动或促进呼气运动转换为吸气运动的反射。感受器同样位于气道平滑肌内,但其性质尚不清楚。肺萎陷反射一般在较大程度的肺萎陷时才出现,所以在平静呼吸时并不发挥调节作用,但对防止呼气过深以及在肺不张等情况下可能起一定的作用。

三、呼吸肌本体感受性反射可增强呼吸肌的收缩强度

肌梭是骨骼肌的本体感受器。肌梭受到牵张刺激时,可以反射性地引起其所在骨骼肌收缩,这种反射称为骨骼肌牵张反射(muscle stretch reflex)。骨骼肌牵张反射属本体感受性反射(proprioceptive reflex)(见第三十二章)。在麻醉的猫,切断双侧迷走神经,并在第七颈段平面横切脊髓,排除相应传入冲动的影响后,牵拉膈肌可引起膈肌肌电活动增强;切断动物的胸段脊神经背根后,呼吸运动减弱。在人类,呼吸肌本体感受性反射对正常呼吸运动的调节作用较小,在呼吸肌负荷增加(如哮喘,气道阻力增大)时可能具有一定作用。

四、防御性呼吸反射具有重要的保护意义

主要的防御性呼吸反射包括咳嗽反射和喷嚏反射。

(一) 咳嗽反射有助于清除喉以下呼吸道内的刺激物

咳嗽反射(cough reflex)是常见的重要防御性呼吸反射。咳嗽反射的感受器位于喉、气管和支气管的黏膜。大支气管以上部位的感受器对机械刺激敏感,二级支气管以下部位对化学刺激敏感。传入冲动经迷走神经传入延髓,触发咳嗽反射。

Notes

咳嗽时,先是一次短促的或较深的吸气,继而声门紧闭,呼气肌强烈收缩,肺内压和胸膜腔内压急剧上升,然后声门突然开放,由于肺内压很高,肺内气体便由肺内高速冲出,进而排出喉以下呼吸道内的异物或分泌物。剧烈咳嗽时,可因胸膜腔内压显著升高而阻碍静脉回流,使静脉血压和脑脊液压升高。

(二)喷嚏反射有助于清除鼻腔内的刺激物

喷嚏反射(sneeze reflex)类似于咳嗽反射,不同的是刺激作用于鼻粘膜的感受器,传入神经是三叉神经,反射效应是腭垂下降,舌压向软腭,而不是声门关闭,呼出气主要从鼻腔喷出,以清除鼻腔中的刺激物。

除受上述反射性调节外,呼吸运动还受其他多种感受器的传入性影响。例如,肺毛细血管充血或肺泡壁间质积液时,肺毛细血管旁感受器(juxtacapillary receptor,简称 J 感受器)受到刺激,信息经迷走神经无髓纤维传入延髓,引起反射性呼吸暂停,继以呼吸浅快、血压降低、心率减慢;颈动脉窦、主动脉弓、心房、心室等处的压力感受器(baroreceptor)受到刺激时,可反射性抑制呼吸运动。但是,在正常情况下,这些反射活动对呼吸运动的调节作用较弱,意义有限。

第三节　特殊条件下的呼吸运动及其调节

在前面两节中,主要讨论了正常人体在一般情况下(如安静、在海平面呼吸空气等),呼吸运动的调节。实际上,机体还可能处于某些特殊条件之下,例如运动、高海拔、潜水、加速度、失重、旋转、高温、低温、胚胎期、新生期等。在不同情况下,呼吸运动或呼吸运动的变化各有特点,其发生机制也不完全一样。本节将简要介绍在运动、高海拔和潜水(或高气压)状态下呼吸运动的变化及其调节机制。

一、运动时呼吸运动的增强与多种因素有关

运动时,呼吸运动因机体代谢活动增强而加深、加快,肺通气量增加,潮气量可从安静时的 500ml 增加到 2000ml,呼吸频率可从 12 ~ 18 次/min 增加到 50 次/min,肺通气量可达 100L/min 以上。运动开始时,通气量骤然升高,继而进一步缓慢升高;运动停止时,通气量先骤然降低,继而缓慢下降,最后恢复到运动前的水平(图 17-8)。

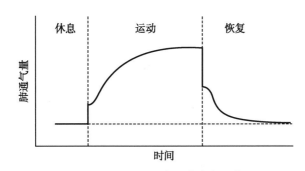

图 17-8　运动时肺通气量的变化示意图

运动开始时肺通气量的骤升与条件反射有关,是在运动锻炼过程中逐渐形成的。仅仅给予运动暗示,受试者并未开始运动,也可出现肺通气量增大的反应,而且这一反应的程度与受试者过去的经验、精神状态、所处场景等因素有关。此外,运动开始后,来自肌肉、肌腱、关节等本体感受器的传入冲动也可反射性地兴奋呼吸运动,引起肺通气量急剧增加。

运动过程中肺通气量的增加除了与上述因素有关外,还与化学感受性反射调节等因素有关。中等程度运动时,虽然动脉血液 pH、P_{CO_2} 和 P_{O_2} 的均值可保持相对稳定,但是它们随呼吸

Notes

运动而周期性波动的幅度却增大,此时仍可通过化学感受性反射使肺通气量增加。剧烈运动时,血液 pH、P_{CO_2} 和 P_{O_2} 的均值也会发生改变,表现为 pH 降低、P_{CO_2} 升高和 P_{O_2} 下降,这些变化可通过化学感受性反射使肺通气量进一步增加。运动时,血浆 K^+ 浓度可以升高,K^+ 也可刺激外周化学感受器,使呼吸运动增强。另外,体温升高在运动性肺通气量增加的反应中可能也有一定作用。

运动停止后,肺通气量并不立即恢复到安静水平,这是因为运动时机体耗 O_2 量增加,而 O_2 的供应相对不足,欠下了"氧债"(oxygen debt),运动停止后必然有一个偿还的过程。然而,此时引起肺通气量增加的刺激因素不是 CO_2 的增加(因为此时血液 P_{CO_2} 正常或较低),也不是缺 O_2(因为此时血液 P_{O_2} 正常或较高),而是由于乳酸血症引起的 H^+ 浓度升高。在偿还氧债时,体内聚积的乳酸的 80% 转化为糖原,20% 被代谢为 CO_2 和 H_2O。

二、高海拔环境中呼吸运动可因缺氧而受到影响

海平面大气压为 760mmHg,随着海拔高度的增加(如登山、飞行等),虽然空气的组成成分不变,但是其总压力和各组成成分的分压都会逐渐降低。在海拔 5500m,大气压约为 380mmHg,P_{O_2} 约为 79mmHg,约为海平面的 1/2;在海拔 8844m 的珠穆朗玛峰顶,大气压约为 250mmHg,P_{O_2} 约为 52mmHg,约为海平面的 1/3。

高海拔对机体功能的影响主要来自缺 O_2,而低压的作用不明显。在海拔 3500m 时,就可出现缺 O_2 反应,表现为乏力、倦怠、嗜睡、头痛、恶心,有时可有欣快感;海拔 5500m 时,可出现抽搐;海拔 7000m 以上时,可发生昏迷甚至死亡。

在呼吸运动调节方面,急性缺 O_2(如乘飞机到达高原)时,可通过刺激外周化学感受器反射性引起肺通气量增加。如前所述,在完整机体自然呼吸情况下,肺通气增加使 CO_2 排出增多,因而减弱了机体对缺 O_2 的通气反应。慢性缺 O_2(如乘汽车上高原或久居高原)时,除肺通气量增加外,心血管活动、造血、内分泌、代谢等功能都会发生改变。

平原居民进入低 O_2 环境后,对于长期持续性缺 O_2 刺激产生的适应性生理反应或状态称为低 O_2 习服(acclimatization to hypoxia)。习服可增强机体在低 O_2 环境中的工作能力,或使机体能上到更高的海拔高度而不出现严重的缺 O_2 反应。习服开始于进入低 O_2 后几十分钟。习服所需时间与海拔高度有关,在海拔 2900m,习服只需 4 天即可完成;在 4300m 大约需要 10 天;在 8000m 则需要 30 天以上。引起机体产生低 O_2 习服的机制包括肺通气量增加,红细胞增多,肺扩散容量增加,组织毛细血管数量增多,细胞利用 O_2 的能力增强等。

三、潜水(或高气压)对机体可能造成多种不利影响

潜水时,机体所处环境的压力将增加。海水深度每增加 10m 或淡水深度每增加 10.4m,环境压力将增加 1 个大气压,气体总压力和气体各组成成分的分压亦随之升高。如果潜水超过一定深度,过高的环境压力可导致机体生理功能紊乱或病理性损伤,严重时甚至死亡。

(一) 高气压可造成压力性组织损伤

人体组织主要由液体组成,因此不会因为环境压力的增加而被压缩。但是肺内气体却有相当大的可压缩性。人在潜入 20m 深的海水中时,肺内气体的容积将被压缩至在海平面时的 1/3。假设一个潜水员的肺总容量为 4500ml,余气量为 1500ml,那么当吸气至肺总容量后下潜到 20m 深处时,其肺内容积将被压缩至 1500ml,相当于余气量,已不能再呼出气体了。实际上,此时肺泡内气体的分压升高,气体可扩散进入血液,所以肺容积可小于余气量,造成肺泡塌陷。因此,潜水时,潜水员必须呼吸与所处环境压力一致的气体,才能防止肺泡塌陷。相反,潜水员自水下上升过程中,肺泡气随着环境压力的减小而膨胀,可引起肺组织压力性损

Notes

伤,导致气栓和气胸。因此,在上升过程中,潜水者应有效地将气体呼出体外,以免出现压力性损伤。

潜水时,随着压力的升高,呼吸运动将变得深而慢,其机制不明。可能是因为随着压力升高,气体密度增大,从而使呼吸阻力增加所致。

快速大深度潜水时,可出现高压神经综合征(high-pressure nervous syndrome),表现为肢体或全身性震颤、恶心、呕吐、眩晕、思维障碍等。

(二)高分压下气体对组织具有毒性作用

持续性吸入高 Po_2 气体,可使体内 O_2 自由基含量增加而对组织产生毒性作用。当环境压力为 3 个大气压并吸入纯 O_2 时,动脉血液 Po_2 约为 2200mmHg,此时血液中物理溶解的 O_2 量可达 6.6ml/100ml 血液以上。正常组织耗 O_2 量为 5ml/100ml 血液,所以溶解的 O_2 足以满足组织代谢的需要,不需动用化学结合的 O_2,因此静脉血中的血红蛋白也呈氧合状态,而组织中的 Po_2 非常高。在这样的高 Po_2 情况下 1 小时至数小时,便可引起急性 O_2 中毒,主要表现为惊厥,继而昏迷,还可出现面部肌肉颤动、心悸、出汗、眩晕、恶心、指端发麻等。长时间吸入 Po_2 为 0.6 个大气压以上的 O_2,可引起慢性 O_2 中毒,主要表现为胸骨后不适、胸痛、咳嗽、呼吸困难等。因此,随着下潜深度的增加,必须降低吸入气中 O_2 的浓度和分压,以防止 O_2 中毒。

N_2 与其他惰性气体一样,当其分压增加到一定程度时,便能产生麻醉效应。如果潜水员吸入空气,下潜到 50m 时,可因血液 N_2 分压(P_{N_2})升高而出现注意力分散、记忆力减退、思维和判断能力降低、肌肉运动协调性下降等症状;下潜 90m 深时,可出现神志丧失。He(氦气)在组织的溶解度低,而且其麻醉效应仅为 N_2 的 1/8,同时 He 的分子量小,密度低(仅为 N_2 的 1/7),吸入时阻力小,所以吸入一定比例的 He、O_2、N_2 混合气可以增加下潜深度。

潜水时,为了对抗高压对胸腹壁的压迫,潜水员必须呼吸加压的空气或其他气体,同时还要常规移除多余的 CO_2,以防止其分压升高。但是,当潜水员采用呼吸用具时,CO_2 可以在通气管道中堆积而被重复吸入,导致肺泡和血液 Pco_2 升高,因而引起呼吸运动增强增快,肺通气量增加。当动脉血液 Pco_2 超过 80mmHg 时,可因中枢神经系统受到抑制而导致 CO_2 麻醉效应,此时呼吸运动反而受到抑制。

(三)快速减压可引起减压病

潜水或进入高压环境时,肺泡气 P_{N_2} 增高,N_2 进入血液,并被运输到组织,使组织中 P_{N_2} 升高,直至肺泡、血液和组织中的 P_{N_2} 达到平衡,这一过程称为 N_2 饱和过程。相反,出水减压时,组织细胞中的 N_2 进入血液,然后经肺换气排出体外,直至肺泡、血液和组织中的 P_{N_2} 达到另一平衡状态,这一过程称为 N_2 脱饱和过程。N_2 脱饱和过程较为缓慢,常常需要数小时,甚至数天,取决于下潜深度以及在水下停留的时间。下潜越深,停留时间越长,则 N_2 脱饱和需要的时间越长。在适宜的减压速度下,从组织释放入血的 N_2 能够经肺换气及时被呼出体外。如果潜水者出水过快,超过了安全减压的速度,则 N_2 就会滞留在组织和血管内,形成气泡和气栓,导致减压病(decompression sickness)。减压病不仅可以发生在潜水者深潜出水时,也可能发生在航天员升空时。飞行时机舱内若不人工加压,飞机升空时,N_2 亦能从血液或组织中溢出形成气泡,引起减压病。如果发生减压病,可让患者进入加压舱,先行加压,使 N_2 重新进入组织,随后再逐渐降低舱内压力,使组织中的 N_2 缓慢释放进入血液,并被呼出体外,从而解除减压病。

(郑　煜)

参考文献

1. 姚泰. 人体生理学. 第 3 版. 北京:人民卫生出版社,2001

Notes

2. 姚泰. 生理学. 第 2 版. 北京：人民卫生出版社,2010

3. 朱大年,王庭槐. 生理学. 第 8 版. 北京：人民卫生出版社,2013

4. 朱文玉,于英心. 医学生理学教学指导. 北京：北京大学医学出版社,2004

5. Barrett KE,Barman SM,Boitano S,Brooks HL. Ganong's Review of Medical Physiology. 24th ed. New York：McGraw Hill,2012

6. Guyton AC,Hall JE. Textbook of Medical Physiology. 12th ed. Philadelphia：Saunders,2011

7. Sherwood L. Human Physiology：From Cells to Systems. 7th ed. Belmont：Brooks/Cole,2010

Notes

第六篇　消化和吸收

第十八章　消化道功能概述

第十九章　食物在口腔和胃内的消化

第二十章　小肠内消化和大肠的功能

第二十一章　消化道的吸收功能

消化系统是组成机体的重要系统之一,由消化道和消化腺组成。消化道自上而下依次为口腔、咽、食管、胃、小肠和大肠。其中小肠由十二指肠、空肠、回肠组成,大肠又分为盲肠、阑尾、结肠、直肠和肛管。临床上通常把从口腔到十二指肠的一段,称为上消化道,空肠以下的部分称下消化道。消化腺包括唾液腺、胃腺、肠腺、胰腺、肝脏等,可分泌消化液。食物在消化道内完成消化和吸收。本篇介绍消化道和消化腺的主要功能,以及食物消化和吸收的过程。

第十八章　消化道功能概述

人体所需的营养物质来源于食物。食物中的水、无机盐和维生素等小分子营养物质可以直接被吸收利用,而糖类、蛋白质和脂肪等大分子有机物必须在消化道内分解为结构简单的小分子物质,才能被吸收和利用。食物在消化道内被分解成可吸收的小分子物质的过程称为消化(digestion)。消化的方式有两种,一种是机械性消化(mechanical digestion),是指通过消化道的运动将食物磨碎,并使其与消化液充分混合,同时将食物不断向消化道远端推送的过程;另一种是化学性消化(chemical digestion),是指通过消化腺分泌消化液,由消化液中的消化酶将食物中的大分子物质分解成可被吸收的小分子物质的过程。上述两种消化方式同时进行,相互配合,共同作用,为机体的新陈代谢不断地提供养料和能量。经消化后的小分子物质以及水、无机盐和维生素,通过消化道黏膜进入血液和淋巴液的过程,称为吸收(absorption)。食物中未被消化吸收的残渣,以粪便的形式被排出体外。消化和吸收是两个相辅相成、紧密联系的过程,并受到神经和体液因素的调节。

第一节　消化道的神经支配

消化道的活动受外来自主神经系统和消化道内在神经丛的支配,两者协调统一,共同调节消化道的运动和消化腺的分泌。

一、支配消化道的神经包括自主神经和内在神经

(一) 自主神经是调节消化道活动的主要神经

除口腔、咽、食管上段及肛门外括约肌受躯体神经支配外,消化道其他部位受交感神经和副交感神经的双重支配,其中副交感神经的影响较大。

1. 交感神经　支配胃肠道的交感神经从脊髓胸5~腰2节段的侧角发出,节前纤维离开脊髓后进入交感神经链,分别在腹腔神经节、肠系膜神经节换元。节后纤维主要终止于内在神经丛的胆碱能神经元。少数节后纤维也可直接支配胃肠道的平滑肌、血管平滑肌及腺体细胞。交感神经兴奋时对内在神经元活动、消化道的运动、消化腺的分泌通常起抑制作用,但对消化道的括约肌则起兴奋作用,并引起血管平滑肌的收缩,使血流减少。

2. 副交感神经　支配消化道的副交感神经主要走行于迷走神经和盆神经中,其节前纤维进入胃肠道后终止于胃肠道壁内神经元,与壁内神经元形成突触,节后纤维主要支配胃肠道的平滑肌细胞和腺体细胞。大部分副交感神经节后纤维末梢通过释放乙酰胆碱对消化道运动、消化腺分泌和内在神经元活动起兴奋作用,但对括约肌则起抑制作用。少数副交感神经节后纤维末梢释放的神经递质是肽类物质,如血管活性肠肽、P物质、脑啡肽和生长抑素等,在胃的容受性舒张、机械刺激引起的小肠充血等过程中起作用。

(二) 内在神经可通过局部反射完成局部调节

消化道除了受外来自主神经支配外,还受胃肠道内在神经的调控。内在神经系统(intrinsic nervous system)是指分布于消化道管壁内的神经元和神经纤维组成的复杂神经网络,又称为壁内神经丛或肠神经系统(enteric nervous system,ENS)。内在神经系统由感觉神经元、运动神经元

和中间神经元组成,其中感觉神经元感受消化道内机械、化学和温度等刺激,运动神经元支配消化道平滑肌、腺体和血管,中间神经元参与胃肠道运动和腺体分泌调节。根据壁内神经元合成、释放的神经递质不同,可分为胆碱能、去甲肾上腺素能、嘌呤能、五羟色胺能、肽能神经元。内在神经系统构成一个完整的、相对独立的神经系统,可完成局部反射活动,故可称为肠脑(brain-in-the-gut)。内在神经系统包括两类神经丛,根据神经丛所在位置,分别是位于环行肌与纵行肌之间的肌间神经丛(myenteric plexus)和位于黏膜下层的黏膜下神经丛(submucosal plexus)(图18-1)。

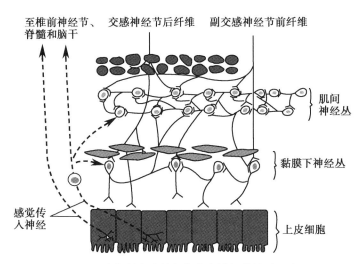

图 18-1　消化道内在神经与自主神经的关系示意图

1. **肌间神经丛**　大部分肌间神经节中的神经元都是运动神经元,也含有感觉神经元和中间神经元,故肌间神经丛主要参与消化道运动的控制。肌间神经丛兴奋,可提高胃肠的紧张性收缩,提高胃肠道节律性收缩强度和频率,提高胃肠蠕动的速度。运动神经元以兴奋性神经元为主,也有少量的抑制性神经元。兴奋性神经元通过释放乙酰胆碱(acetylcholine,ACh),作用于平滑肌细胞膜上的毒蕈碱受体(M受体)而起作用。有些神经元还释放P物质(substance P)和缓激肽(bradykinin)。抑制性神经元分泌抑制性递质,主要包括去甲肾上腺素、血管活性肠肽(vasoactive intestinal peptide,VIP)、一氧化氮(nitric oxide,NO)、ATP等。其中NO是舒张胃肠平滑肌最重要的调节因子,而VIP和NO之间存在协同作用,可相互促进释放,使平滑肌舒张。抑制性递质还可抑制胃肠道括约肌活动。大多数肌间神经丛中的中间神经元释放乙酰胆碱,作用于运动神经元或其他中间神经元。

2. **黏膜下神经丛**　黏膜下神经丛主要调节腺细胞、内分泌细胞、上皮细胞的分泌和局部血流量。其中兴奋性的分泌运动性神经元释放乙酰胆碱和VIP,作用于腺体细胞或上皮细胞。黏膜下神经丛也含有大量的感觉神经元,作为促分泌反射的传入支,接受机械牵张刺激和化学刺激。大多数黏膜感觉神经元并不对刺激直接发生反应。黏膜中的肠嗜铬细胞(enterochromaffin cell),又称EC细胞,在受到机械或化学刺激后释放5-羟色胺(5-hydroxytryptamine,5-HT),后者再作用于感觉神经元。感觉神经元投射到肠神经节和背根神经的末梢释放降钙素基因相关肽(calcitonin gene-related peptide,CGRP),后者作用于黏膜下中间神经元,再经中间神经元释放乙酰胆碱作用到黏膜下的其他神经元,如:作用于黏膜下分泌运动性神经元,调节肠黏膜的分泌;作用于肌间神经元的运动神经元,调节平滑肌的收缩和舒张;作用于黏膜下使血管扩张的神经元,促进血管扩张。

内在神经系统各神经元之间有神经纤维相互联系,形成一个局部的神经网络,可以独立完成局部反射活动,同时也接受外来神经的支配或作为外来神经的中继站。肠神经系统中神经元的类型及其主要作用见表18-1。

表18-1　肠神经系统中神经元的类型以及主要作用

神经元类型	功　　能
运动神经元	
支配肌肉细胞的运动神经元	
兴奋性神经元	促进平滑肌的收缩
抑制性神经元	抑制平滑肌的收缩
支配血管运动神经元	舒张血管
支配上皮细胞的运动神经元	促进电解质和水的分泌
支配腺体细胞的运动神经元	促进有机物质分泌
支配内分泌细胞的运动神经元	促进激素分泌
感觉神经元	对牵拉和化学刺激产生反应
中间神经元	参与胃肠道运动、分泌和血管运动等局部反射活动
肠神经节传出神经元	参与胃肠道运动、分泌和血管运动等反射活动

二、支配消化道的神经通过反射调节消化道功能

消化道在神经系统参与下,通过反射完成对消化管运动和消化腺分泌的调节。根据胃肠道的外来神经和内在神经的支配及其活动,可将胃肠道神经反射分为三类(图18-2)。

（一）经中枢神经系统的反射

消化系统功能活动的调节主要是经中枢神经系统参与下完成的反射。反射的基本过程包括从胃肠道感受器接受刺激,经传入神经到脊髓或脑干,然后回到胃肠道。反射分为非条件反射和条件反射。

1. **非条件反射**　引起非条件反射的刺激是食物及其消化产物对消化道感受器的机械和化学刺激。传入冲动经第 V、Ⅶ、Ⅸ、Ⅹ 等脑神经和脊神经,基本中枢位于脊髓和延髓。此外,下丘脑、小脑、大脑皮质等高级中枢也参与调节。传入信息经中枢整合后,发出传出冲动经传出神经调节消化道平滑肌和消化腺的活动。一些反射的传入神经和传出神经均为迷走神经,此类反射又称为迷走-迷走反射(vago-vagal reflex)。

2. **条件反射**　一些条件刺激,如食物的性状、气味、进食环境以及与食物和进食有关的第二信号(如语言、文字等),刺激眼、鼻、耳等特殊感觉器官,通过Ⅰ、Ⅱ、Ⅷ等相应的脑神经传入中枢,引起相应的条件反射,调节消化道的运动和消化腺的分泌。"望梅止渴"即是通过条件反射刺激唾液分泌的典型例子。

（二）经肠神经系统的反射

内在神经系统通过局部反射调节消化道的运动和消化腺的分泌。消化道感受器产生的传入冲动一方面上传至中枢,通过传出神经影响内在神经元的功能,调节胃肠道功能活动(长反射);另一方面传入冲动也可直接达到内在神经元,通过局部反射引起胃肠道活动的改变(短反射)。

（三）经肠神经节传出神经介导的反射

来源于胃肠道上皮细胞的感觉信息(图18-1),经传入神经到达椎前神经节后,更换神经元并发出神经纤维至内在神经或直接到达效应细胞形成的反射。这些反射还可经过较长距离,到达胃肠道的其他部位,引起胃肠道活动的改变。如来源于胃的信号可引起结肠的收缩,称为胃

Notes

结肠反射;来源于十二指肠、空肠等信息可抑制胃运动和胃液分泌,称为肠胃反射。两者都是由肠神经节传出神经介导的反射。

神经系统对胃肠道功能的调节可通过中枢神经系统、壁内神经丛、肠神经节传出纤维三种途径实现(图18-2)。

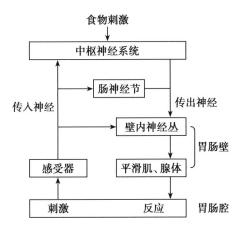

图 18-2　消化道神经反射与调节

第二节　消化道平滑肌的生理特性

在整个消化道肌肉组织中,除口腔、咽、食管上段和肛门外括约肌是骨骼肌外,其余部分都是平滑肌。消化道平滑肌是胃肠运动的基础,通过其舒缩活动,对进入消化道的食物进行研磨、混合和推进,完成食物的消化和吸收。

一、消化道平滑肌表现出与其功能相适应的基本特征

消化道平滑肌具有肌肉组织的共同特性,如兴奋性、传导性和收缩性,但由于其结构、功能和生物电活动不同,又有其自身的特性。消化道平滑肌这些特点与消化道平滑肌的功能是相适应的。

1. 兴奋性　消化道平滑肌兴奋性较骨骼肌低,其潜伏期、收缩期和舒张期均比骨骼肌长,且变异较大。

2. 自动节律性　消化道平滑肌有一定的自动节律性,但频率较低,节律性远不如心肌规则。

3. 紧张性　消化道平滑肌经常保持微弱的持续收缩状态。这种紧张性对保持消化道管腔内一定的基础压力、维持消化器官一定的形状和位置具有重要意义。此外,紧张性也是消化道其他运动形式产生的基础。

4. 伸展性　消化道平滑肌能适应进行很大程度伸展的需求,使中空的消化器官(尤其是胃)能容纳较多食物而不发生明显的压力变化。

5. 对理化刺激的敏感性　消化道平滑肌对电刺激和针刺、刀割等刺激不敏感,但对缺血、温度、机械牵张和化学刺激等则很敏感。

二、消化道平滑肌细胞膜电位表现有静息电位、慢波和动作电位

消化道平滑肌细胞的生物电活动有三种类型,即静息电位、慢波和动作电位。

1. 静息电位　消化道平滑肌细胞的静息电位很不稳定,波动较大,实测值为-60 ~ -50mV。静息电位的产生主要是由细胞内 K^+ 外流和生电性钠泵活动形成。此外,还有少量 Na^+、Cl^-、Ca^{2+} 的跨膜流动参与静息电位的形成。

Notes

2. 慢波 消化道平滑肌细胞在静息电位基础上自发产生的、节律性的去极化和复极化电位波动,由于其频率较慢而称为慢波(slow wave)。由于慢波决定平滑肌的收缩节律,又称基本电节律(basal electrical rhythm,BER)。慢波波幅为 10～15mV,持续时间由几秒至十几秒不等,频率随部位不同而异,如胃为 3 次/分,十二指肠为 11～12 次/分,从十二指肠开始向下其频率逐渐下降,至回肠末端为 8～9 次/分。

慢波起源于消化道纵行肌和环行肌之间的 Cajal 细胞(interstitial Cajal cell,ICC)。ICC 是分布在消化道自主神经末梢和平滑肌细胞之间的一类特殊细胞,既不是神经细胞也不是平滑肌细胞,而是一种兼有成纤维细胞和平滑肌细胞特性的间质细胞。目前认为 ICC 是消化道平滑肌兴奋的起搏细胞,ICC 与平滑肌细胞的突起距离很近,在许多部位形成缝隙连接。ICC 产生的电活动可以电紧张形式扩布到纵行肌和环行肌细胞,从而诱发平滑肌的节律性电活动。

过去认为,慢波本身不引起平滑肌收缩,但它能使细胞的静息电位减小,一旦达到阈电位,肌细胞膜上的电压依从性钙通道便开放,从而产生动作电位并引起肌肉收缩。现在认为,平滑肌细胞存在两个临界膜电位值,即机械阈(mechanical threshold)和电阈(electrical threshold)。当慢波去极化达到或超过机械阈时,细胞内 Ca^{2+} 增加,激活细胞收缩,不一定引发动作电位;当去极化达到或超过电阈时,则引起动作电位发放,这时进入细胞内的 Ca^{2+} 增大,收缩进一步增强,慢波上负载的动作电位数目越多,肌肉的收缩就越强(图 18-3)。

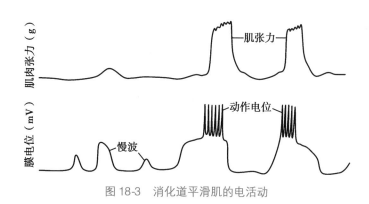

图 18-3 消化道平滑肌的电活动

慢波的产生与细胞膜上生电性钠泵活动的周期性减弱和停止有关,用毒毛花苷(ouabain)抑制钠泵活动后,慢波电位消失。慢波的产生不依赖于神经系统,但慢波的幅度和频率受神经和体液因素的调节。

3. 动作电位 消化道平滑肌受到各种理化因素的刺激后,膜电位在慢波电位的基础上可进一步去极化,当达到阈电位水平时,钙通道开放,大量 Ca^{2+} 内流而产生动作电位。平滑肌动作电位时程很短,为 10～20ms,故又称快波。动作电位常叠加在慢波的峰顶上,幅度为 60～70mv。动作电位的锋电位可单个出现,也可成簇出现,这取决于刺激的强度,刺激强度越强,锋电位个数越多。

目前认为,平滑肌细胞缺乏快 Na^+ 通道,但存在一种开放和关闭速度较快 Na^+ 通道慢的钙-钠通道,这种通道允许 Ca^{2+} 和少量 Na^+ 内流,从而使细胞发生去极化,产生动作电位的去极化相。由于该通道的开放和关闭均较缓慢,因此与神经细胞和骨骼肌细胞相比,平滑肌细胞动作电位持续时间相对较长。动作电位的复极化主要由 K^+ 通道开放、K^+ 外流引起。

慢波、动作电位和平滑肌收缩三者之间有如下的关系:在慢波基础上产生动作电位,动作电位触发平滑肌收缩,肌肉收缩的幅度和张力与动作电位锋电位的数目有关(图 18-3)。慢波虽然有时也能引起肌肉收缩,但幅度很低,并且较少出现。一般认为,慢波是平滑肌收缩的起步电位,是收缩节律的控制波,决定消化道平滑肌蠕动的节律、方向和速度。

三、钙离子是消化道平滑肌收缩的关键因子

消化道平滑肌收缩与骨骼肌类似,需要 Ca^{2+} 作为耦联因子来启动兴奋-收缩过程。Ca^{2+} 通过钙调蛋白结合,使激活肌球蛋白轻链激酶活化,提高 ATP 酶活性,使肌球蛋白和肌动蛋白滑行而引起收缩。平滑肌收缩时,细胞内的 Ca^{2+} 一方面来自细胞外液,另一方面由细胞内钙库(主要是肌质网)释放钙离子。平滑肌细胞膜上有两种 Ca^{2+} 通道,一种是电压依赖性 Ca^{2+} 通道(voltage-dependent Ca^{2+} channel),主要由动作电位的去极化所激活,慢波去极化达到机械阈时也可引起该通道开放;另一种是受体控制性 Ca^{2+} 通道(receptor-operated Ca^{2+} channel),主要由去甲肾上腺素激活。肌质网释放 Ca^{2+} 也是通过 Ca^{2+} 通道,该通道的调节机制主要有两种,一种是三磷酸肌醇(inositol triphosphate,IP_3)与其受体结合后引起 Ca^{2+} 通道开放,二是进入胞质的 Ca^{2+} 可激活肌质网上对 Ca^{2+} 敏感的雷诺丁受体(RyR),诱发肌质网释放 Ca^{2+}。

乙酰胆碱、儿茶酚胺、组胺等体液物质能影响平滑肌的收缩。多数体液物质是通过影响 Ca^{2+} 通道的开关而发挥作用。乙酰胆碱可与 M 受体结合,激活 Ca^{2+} 通道,使胞外 Ca^{2+} 内流增加,引起继发性肌质网 Ca^{2+} 释放,从而使平滑肌收缩。儿茶酚胺通过兴奋细胞膜上 α 肾上腺素能受体,使 Ca^{2+} 激活的 K^+ 通道开放,K^+ 外流增加,肌膜发生超极化,导致平滑肌兴奋性减低;若与 β 肾上腺素能受体结合,则使细胞内 cAMP 合成增加,促进肌质网上的 Ca^{2+} 泵激活,从而降低细胞内 Ca^{2+},导致平滑肌舒张。组胺对平滑肌有兴奋和抑制双重效应,如果组胺和 H_1 受体结合,可使肠道平滑肌发生去极化,动作电位增多,平滑肌收缩加强;若与 H_2 受体结合,则能使细胞内 cAMP 含量增多,导致平滑肌舒张。

第三节　消化系统的分泌功能

消化道内有许多可分泌消化液的消化腺和细胞,参与对食物的化学性消化。此外,消化道还有许多内分泌细胞分泌胃肠激素,参与对消化系统功能活动的调节。

一、消化腺通过外分泌功能参与对食物的化学消化

(一)消化液含有多种消化酶

消化道内存在许多能够分泌消化液的消化腺,包括唾液腺、胃腺、胰腺、肝脏、小肠腺和大肠腺。这些腺体每日分泌的消化液为 $6 \sim 8L$,其中绝大部分被胃肠道重吸收回血液。消化液主要由各种消化酶、无机离子和水组成,其中最重要的是多种消化酶,能对不同的食物进行相应的化学性消化。消化液每天的分泌量与重吸收量参见图 18-4。

(二)消化液的功能

消化液主要由水、无机物和有机物组成。这些成分在食物的消化过程中发挥重要的生理功能,主要表现在:①消化液中的消化酶将食物中的大分子物质分解为可吸收的小分子物质;②消化液中的无机物可为各种消化酶提供适宜的 pH 环境;③消化液中大量的水分能稀释食物,使之与血浆渗透压相等,有利于食物的吸收;④消化液中还含有黏液、抗体等,能保护消化道黏膜免受理化因素的损伤和抵抗病原微生物的侵害。

(三)消化液的分泌受神经和体液因素的调节

消化期内,消化腺细胞受到进食刺激分泌增加,并受到神经和体液的调节。腺体细胞膜上存在多种受体,不同的神经递质和体液因子与之结合,可通过不同的受体信号转导机制影响其分泌活动。

1. **神经调节**　支配消化腺的神经包括自主神经和壁内神经。刺激副交感神经可引起消化腺分泌增加;刺激交感神经对腺体的分泌有双重效应,若单独刺激交感神经时能轻度增加腺体

Notes

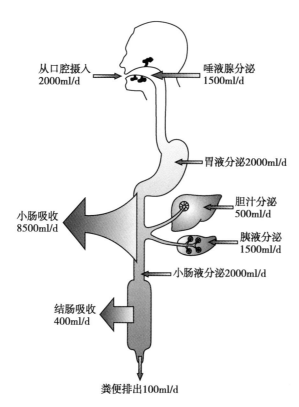

图 18-4 消化道每日分泌和吸收的液体量

分泌,但如果在副交感神经或体液因素已经引起腺体大量分泌的情况下再刺激交感神经,则可通过引起腺体血管收缩而使腺体分泌减少。此外,食物机械刺激、化学刺激都能够通过肠壁内神经系统进行局部调节,通过肠壁神经反射使消化道上皮浅层和深部的腺体分泌消化液。

2. 体液调节 食物的机械、化学、温度等刺激可引起消化道释放多种胃肠激素,胃肠激素通过内分泌、旁分泌等途径,作用于相应的消化腺,调节消化液的分泌。

二、消化道是机体最大的内分泌器官

(一) 多种内分泌细胞分泌胃肠激素

消化道具有重要的内分泌功能。消化道内存在 40 多种内分泌细胞,这些细胞都具有摄取胺的前体、进行脱羧而产生肽类或活性胺的能力。通常将这类细胞统称为胺前体摄取和脱羧细胞(amine precursor uptake and decarboxylation cell),简称 APUD 细胞。现已知道,具有这种能力的细胞颇多,神经系统、甲状腺、肾上腺髓质、腺垂体等组织中也含有 APUD 细胞。胃肠道黏膜中内分泌细胞的总数远超过体内其他内分泌细胞的总和,因此,消化道被认为是体内最大最复杂的内分泌器官。由胃肠道黏膜的内分泌细胞合成和释放的具有生物活性的化学物质统称为胃肠激素(gastrointestinal hormone)。人类发现的第一个激素促胰液素就是一种胃肠激素。

消化道的内分泌细胞有开放型和闭合型两类(图 18-5)。大多数为开放型细胞,其细胞呈锥形,顶端有微绒毛突起伸入胃肠腔中,直接感受胃肠腔内食物成分和 pH 刺激,从而产生细胞的分泌活动。闭合型细胞较少,主要分布在胃底和胃体的泌酸区和胰腺。这种细胞无微绒毛,不直接接触胃肠道,激素的分泌受神经和周围环境的影响。

胃肠激素中对消化器官功能影响较大的胃肠激素有促胃液素(gastrin)、促胰液素(secretin)、缩胆囊素(cholecystokinin,CCK)和抑胃肽(gastric inhibitory peptide,GIP)等,其来源及分布见表 18-2。

Notes

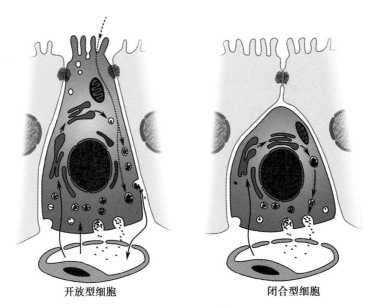

开放型细胞　　　　　　闭合型细胞

图 18-5　消化道内分泌细胞形态模式图

表 18-2　消化系统主要激素、来源与分布

激素名称	来源	分布
促胃液素	G 细胞	胃窦、十二指肠
促胰液素	S 细胞	十二指肠、空肠
缩胆囊素	I 细胞	十二指肠、空肠
生长抑素	D 细胞	胃窦、胰岛
抑胃肽	K 细胞	十二指肠、空肠
胃动素	Mo 细胞	胃、小肠
胰岛素	B 细胞	胰岛
胰高血糖素	A 细胞	胰岛
胰多肽	PP 细胞	胰岛、胃、小肠、大肠
神经降压素	N 细胞	回肠

（二）胃肠激素通过多种分泌方式调节胃肠功能

胃肠激素从内分泌细胞分泌释放后，作用于相应的靶细胞而产生生理效应，作用的方式包括以下几种（图 18-6）：

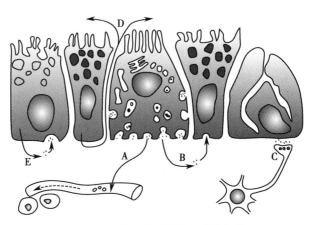

图 18-6　胃肠激素分泌方式示意图

A. 内分泌；B. 旁分泌；C. 神经内分泌；D. 管腔分泌；E. 自分泌

Notes

1. 内分泌 胃肠激素从内分泌细胞分泌出胞,经血液循环途径达到靶细胞而发挥作用。多数胃肠激素如促胃液素、缩胆囊素、抑胃肽等都是通过这种经典的内分泌途径发挥作用。

2. 旁分泌 一些胃肠激素分泌出胞后,通过局部组织液扩散至邻近的靶细胞起作用,这种作用方式称为旁分泌(paracrine)。胃窦部和胰岛内 D 细胞释放生长抑素,通过旁分泌途径作用于邻近的分泌促胃液素的 G 细胞和胰岛内的其他内分泌细胞,产生抑制性调节作用。

3. 神经内分泌 有些胃肠激素由胃肠道神经元合成,经神经纤维末梢分泌并发挥作用,这种方式称为神经内分泌(neurocrine),如血管活性肠肽、铃蟾肽等。

4. 管腔分泌 胃肠激素由内分泌细胞释放后,沿细胞与细胞之间的缝隙扩散进入胃肠腔内发挥作用,称为管腔分泌(solinocrine)。

5. 自分泌 胃肠激素从内分泌细胞分泌后,直接作用于该细胞自身或周围的同类细胞,称为自分泌(autocrine)。

（三）胃肠激素具有多种重要的生理功能

胃肠激素的生理作用非常广泛,除了调节消化器官的活动外,对体内其他器官的功能活动也有作用。

1. 调节消化腺的分泌和消化道的运动 不同的胃肠激素对不同的消化腺、平滑肌和括约肌产生的调节作用各不相同;同样,一个消化器官的活动又往往接受多种胃肠激素的调节。如促胃液素能促进胃液、胰液、胆汁分泌,促进胃和小肠的运动;促胰液素能促进胰液和胆汁分泌,抑制胃和小肠的运动。表 18-3 列出了主要的胃肠激素及其主要生理功能。

表 18-3 几种主要胃肠激素的生理作用及其释放的刺激因素

激素名称	主 要 功 能	引起激素释放的刺激因素
促胃液素	刺激胃酸分泌;提高胃运动	ACh、蛋白产物、胃扩张
促胰液素	刺激胰液分泌;抑制胃酸分泌和胃运动	胃酸
缩胆囊素	刺激胰酶分泌;使胆囊收缩和 Oddi 括约肌舒张;抑制胃分泌和胃运动	脂肪、蛋白质产物
生长抑素	抑制胃泌素分泌和酸分泌	胃酸
抑胃肽	刺激胰岛素分泌	葡萄糖、脂肪酸、氨基酸
胃动素	抑制胃运动;刺激禁食胃和小肠收缩	迷走神经、酸、脂肪

2. 营养作用 一些胃肠激素具有促进消化道组织代谢和生长的作用,称为激素的营养作用(tropic action)。如促胃液素能刺激胃泌酸腺区黏膜和十二指肠黏膜 DNA、RNA 和蛋白质的合成,从而促进其生长。动物实验显示,长期注射五肽促胃液素可引起胃壁增厚。临床也观察到,患有促胃液素瘤的患者血清中促胃液素水平升高,并伴有胃黏膜增厚;反之,切除胃窦的患者血清促胃液素水平降低并伴有胃黏膜萎缩。缩胆囊素对胰腺外分泌组织生长也具有促进作用。

3. 调节其他激素的释放 胃肠激素能调节体内其他激素的释放,如抑胃肽对胰岛素的分泌有很强的刺激作用。进食后,食物对消化道黏膜的刺激引起抑胃肽分泌,后者再刺激胰岛素分泌,可使血液葡萄糖浓度尚未升高时胰岛素分泌就开始增加,这种前馈调节对于防止餐后血糖过高而从尿中丢失糖具有重要意义。

4. 免疫功能 肠黏膜固有层及上皮细胞层内有丰富的淋巴细胞,构成肠黏膜免疫系统,是肠黏膜屏障的重要组成部分,对防止肠腔内病原微生物、未降解蛋白质等抗原入侵发挥积极的免疫作用。胃肠激素可刺激淋巴组织中免疫细胞增生,促进炎症介质、细胞因子、免疫球蛋白的产生、释放,促进白细胞的趋化和吞噬作用。同时,许多免疫细胞也能分泌胃肠激素,如巨噬细胞可分泌 P 物质、生长抑素、铃蟾肽(bombesin)、β-内啡肽,淋巴细胞可分泌 β-内啡肽等。肠神

Notes

经系统和肠黏膜免疫系统之间存在直接的信息联系,可通过旁分泌等途径实现肠神经免疫通讯(enteric neuroimmune communication,ENIC)。有些神经肽如 P 物质、降钙素基因相关肽等,介导内在神经系统和免疫系统的相互作用。

(四) 部分胃肠激素同时存在于脑内

有些胃肠激素不仅存在于胃肠道,也可存在于中枢神经系统,这种双重分布的肽类物质统称为脑-肠肽(brain-gut peptides)。迄今已被确认的脑-肠肽至少有 20 多种,如促胃液素、促胰液素、缩胆囊素、生长抑素和血管活性肠肽等。脑-肠肽具有广泛的生物活性,如调节消化道活动和消化腺的分泌、调节代谢、调节免疫功能、调节摄食活动等。

第四节   消化道血液循环的特点

流经消化器官的血流量,对于消化管和消化腺的功能,具有支持和保证作用。若血管收缩导致血流量减少,消化液分泌随之减少,消化管运动也随之减弱,消化和吸收能力均降低。因此,消化道血液循环与消化系统的功能密切相关。

一、消化道血流特点与其功能相适应

1. **消化道是机体最大的储血器官**   安静状态下,消化系统的血流量约占心输出量的 1/3。这不仅可满足胃肠道血液供给的需要,还可以使胃肠道的血管系统起贮血库的作用。在急性大量失血或其他严重应激情况下,这部分贮存的血液可被释放进入循环,以保证心、脑等重要器官的供血。

2. **胃肠道动脉血管分布呈网络样结构**   胃肠道相邻动脉间彼此沟通,相互吻合形成动脉弓,由动脉弓发出分支再相互吻合形成次级动脉弓,因此,任何一支动脉都可以为胃肠道的几个区域供血,胃肠道任何一处都接受多支动脉同时供血。动脉弓网络样结构可保证胃肠道在各种功能状态下都能得到充分的血液供应。

3. **静脉血经肝回心**   消化道、胰腺、脾的静脉血液经门静脉入肝,经肝窦汇入肝静脉,再经腔静脉回到右心房。肝脏的网状内皮细胞能够清除从肠道进入血液的细菌和一些特殊物质,避免其进入全身循环产生不利影响。

二、消化道血流受神经、体液、局部组织代谢等因素调节

消化道的血流量与局部组织的活动水平密切相关。进食后,由于消化道组织的代谢率增加,导致局部组织代谢产物如腺苷生成增多,使血管舒张,血流量增加。进食活动也可以刺激多种胃肠激素的释放,如缩胆囊素、血管活性肠肽、促胃液素和促胰液素等,引起血管舒张,血流量增多。消化道某些腺体还能释放血管舒张素和缓激肽等舒血管物质。

消化道血流量也受神经调节。副交感神经兴奋,乙酰胆碱可直接扩张血管,引起局部血流量增加。另外,副交感神经兴奋时胃肠道运动、分泌、吸收功能增强,组织代谢加强,耗氧量增加,CO_2 和其他组织代谢产物增多,从而引起血管舒张,血流量增多。交感神经兴奋,去甲肾上腺素通过 α 肾上腺素能受体引起胃肠道血管收缩,血流量减少,但数分钟后,由于局部代谢产物的增加,血流量即可恢复,基本维持胃肠道的血液供应。作用于血管平滑肌 β2 肾上腺素能受体,使血管平滑肌舒张。由于 α 和 β2 受体在胃肠道血管平滑肌的分布密度不同,所以交感神经兴奋时,胃肠道血流出现重新分布现象,即黏膜层与黏膜下层的血管收缩,血流减少,而肌层的血管舒张,血流增加,而胃肠道总的血流量改变并不大。消化道内在神经也参与对消化道局部血流量的调节,如血管活性肠肽可引起结肠、直肠的血管舒张,使血量增加。

Notes

(邹   原)

参考文献

1. 姚泰. 生理学. 第 2 版. 北京：人民卫生出版社，2010
2. 朱大年，王庭槐. 生理学. 第 8 版. 北京：人民卫生出版社，2013
3. Guyton AC，Hall JE. Textbook of Medical Physiology. 12th ed. Philadelphia：Saunders，2011
4. Johnson LR. Physiology of the Gastrointestinal Tract. 5th ed. New York：Academic Press，2012

第十九章 食物在口腔和胃内的消化

食物的消化从口腔开始。食物在口腔内经咀嚼被磨碎并与唾液混合,形成食团,经吞咽到达胃。胃是消化道中一个袋状的膨大部分,能暂时贮存食物,并对食物进行初步消化,然后将其排送到小肠,小肠是食物消化和吸收的主要部位。

第一节 食物在口腔的消化

口腔通过两种方式对食物进行消化,一种是通过咀嚼对食物进行机械性消化,另一种是通过唾液腺分泌唾液对食物进行化学性消化。

一、唾液由多种唾液腺分泌,消化作用较弱

(一)唾液主要由水、无机盐和有机物组成

人口腔内有三对大唾液腺,即腮腺、颌下腺和舌下腺,另外还有许多分散的小的唾液腺。唾液(saliva)是由这些唾液腺分泌的腺液混合而成,每天分泌量一般为800~1500ml,无色无味,pH为6.0~7.0。唾液内容物中含水、有机物和无机物。其中水分占99%,有机物主要为黏蛋白,此外还有球蛋白、氨基酸、尿素、尿酸、唾液淀粉酶(salivary amylase)和溶菌酶等,无机物有 Na^+、K^+、Ca^{2+}、HCO_3^-、Cl^-等。唾液为低渗液体,渗透压50mOsm~300mOsm/($kg \cdot H_2O$),当分泌速率增加,唾液腺导管上皮细胞对 Na^+ 和 Cl^- 的重吸收减弱时,唾液中 Na^+ 和 Cl^- 的浓度升高。唾液中 K^+ 的浓度总是高于血浆,表明唾液腺细胞分泌 K^+ 是一个主动过程。

(二)唾液具有湿润、清洁、保护、消化、排泄等作用

唾液的生理功能包括:①湿润口腔、溶解食物以引起味觉,便于吞咽和说话;②清洁和保护口腔,冲洗和清除食物残渣;③唾液中淀粉酶可分解淀粉为麦芽糖;④冲淡和中和有害物质,使进入体内的某些异物可随唾液排出;⑤唾液中溶菌酶具有杀菌作用。

(三)唾液分泌受神经、体液因素调节

在安静情况下,唾液腺以每分钟0.5ml左右的速度分泌唾液,量少稀薄,主要功能是湿润口腔,称为基础分泌(basic secretion);进食时在神经的调节下,唾液的分泌明显增多。神经系统通过条件反射和非条件反射两种方式调节唾液分泌。进食时,食物对舌、口腔和咽的机械性、化学性和温热性刺激引起的唾液分泌,为非条件反射;进食过程中,食物的性状、颜色、气味、进食环境、进食信号、甚至与食物和进食有关的第二信号(言语)等,均可引起明显的唾液分泌,为条件反射。"望梅止渴"可认为是条件反射性唾液分泌的经典例子。

非条件反射性唾液分泌可分为口腔期及食管胃小肠期。食物进入口腔,刺激舌、口腔和咽部黏膜的机械性、化学性和温热性感受器,信息通过第Ⅴ、Ⅶ、Ⅸ、Ⅹ对脑神经传入到延髓的上涎核和下涎核(唾液分泌的基本中枢),然后通过第Ⅶ、Ⅸ对脑神经的副交感和交感神经纤维到达唾液腺(以副交感神经为主)。副交感神经兴奋释放乙酰胆碱(ACh),后者作用于腺细胞膜上的 M 型胆碱能受体,引起细胞内三磷酸肌醇(IP_3)释放,触发细胞内钙库释放 Ca^{2+} ,使腺细胞的分泌功能加强、腺体的肌性上皮细胞收缩、腺体血管舒张,从而促进唾液分泌,分泌的唾液量多而稀薄(图19-1);阿托品(atropine)(M 型胆碱能受体拮抗剂)可阻断上述作用,从而抑制唾液分

泌。唾液腺还受交感神经的支配,交感神经释放的递质为去甲肾上腺素,后者作用于腺细胞膜上的 β 肾上腺素能受体,引起细胞内 cAMP 水平增高,使唾液腺分泌黏稠的唾液。此外,唾液分泌还受来自下丘脑和大脑皮层的嗅觉、味觉感受区等高级中枢神经信号的调节,例如,当一个人闻到或吃到自己喜欢的食物时,唾液的分泌量往往比闻到或吃到不喜欢的食物时多。来自食管、胃和十二指肠上部的反射也能引起唾液分泌,通常在吞咽刺激性的食物或发生恶心时唾液分泌增多,其主要生理意义在于稀释或中和刺激性物质。刺激交感神经引起的唾液分泌量远远弱于刺激副交感神经引起的唾液分泌量。其他因素如前列腺素能通过释放 ACh 间接促进唾液分泌;血糖浓度升高时可通过改变副交感神经中枢的兴奋性使唾液分泌增加。

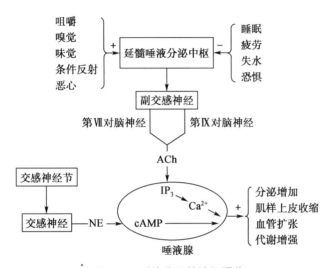

图 19-1　唾液分泌的神经调节

二、咀嚼是将摄入口腔中的食物转变为食团的过程

　　咀嚼(mastication)是由各咀嚼肌按一定顺序收缩和舒张完成的复杂的动作。咀嚼肌(包括咬肌、颞肌、翼内肌、翼外肌等)是骨骼肌,可做随意运动。当食物触及齿龈、硬腭前部和舌表面时,口腔内感受器和咀嚼肌的本体感受器受到刺激,产生传入冲动,反射地引起节律性的咀嚼活动。

　　在正常咀嚼时,切牙用于咬切,尖牙适于撕碎,磨牙用于研磨。咀嚼的主要作用是对食物进行机械性加工,通过上、下牙以相当大的压力相互接触,将食物切割或磨碎。切碎的食物与唾液混合形成食团(bolus),可便于吞咽。咀嚼还可以使唾液淀粉酶与食物充分接触、混合,产生化学性消化作用。此外,咀嚼还能加强食物对口腔内各种感受器的刺激,反射性地引起胃、胰、肝和胆囊的活动加强,为下一步消化和吸收做好准备。

三、吞咽是将口腔中的食团经由咽和食管送入胃腔的连续的反射过程

(一)吞咽过程分为口腔期、咽期和食管期

　　吞咽(deglutition,swallowing)是指口腔内的食团经咽和食管进入胃的过程。吞咽动作由一系列高度协调的反射活动组成,根据食团在吞咽时经过的解剖部位,可将吞咽动作分为三个时期。

　　1. 口腔期　口腔期(oral phase)是指食团从口腔进入咽的时期。主要通过舌的运动把食团由舌背推入咽部,是一种随意运动,受大脑皮层控制。

　　2. 咽期　咽期(pharyngeal phase)是指食团从咽进入食管上端的时期。食团刺激咽部的触觉感受器,冲动传到位于延髓和脑桥下端网状结构中的吞咽中枢,发动一系列快速的反射动作,

Notes

软腭上举,咽后壁向前突出,封闭鼻、口、喉通路,防止食物进入气管或逆流鼻腔,食管上括约肌舒张,食团从咽部进入食管。

3. **食管期**　食管期(esophageal phase)是指食团由食管上端经贲门进入胃的时期。此期主要是通过食管的蠕动(peristalsis)实现的。蠕动是空腔器官平滑肌普遍存在的一种运动形式,由平滑肌顺序舒缩引起,形成一种向前推进的波形运动。食管蠕动时,食团前面有舒张波,食团后面跟随有收缩波,从而挤压食团,使食团向食管下端移动。

(二) 食管下括约肌的主要作用是阻止胃内容物向食管反流

食管与胃之间虽然在解剖上不存在括约肌,但有一段长 3～5cm 的高压区,其内压力比胃内压约高 5～10mmHg,能阻止胃内容物逆流进入食管,起类似生理性括约肌的作用,故也称之为食管下括约肌(lower esophageal sphincter, LES)。当食物进入食管后,刺激食管壁上的机械感受器,反射性地引起食管下括约肌舒张,允许食物进入胃内。食团进入胃后,食管下括约肌收缩,恢复其静息时的张力,防止胃内容物反流入食管。

当食管下 2/3 部的肌间神经丛受损时,食管下括约肌不能松弛,导致食团入胃受阻,从而出现吞咽困难、胸骨下疼痛、食物反流等症状,称为食管失弛缓症,临床亦称之为贲门失弛缓症(Achalasia, Cardiospasm)。

食管下括约肌受迷走神经抑制性和兴奋性纤维的双重支配。食物刺激食管壁可反射性地引起迷走神经的抑制性纤维末梢释放血管活性肠肽(VIP)和 NO,引起食管下括约肌舒张。当食团通过食管进入胃后,迷走神经的兴奋性纤维兴奋,末梢释放乙酰胆碱,使食管下括约肌收缩。体液因素也能影响食管下括约肌的活动,如食物进入胃后,可引起促胃液素和胃动素等的释放,使食管下括约肌收缩;而促胰液素、缩胆囊素和前列腺素 A_2 等则使其舒张。此外,妊娠以及过量饮酒、吸烟等可使食管下括约肌的张力降低。

第二节　食物在胃内的消化

胃是消化道中最膨大的部分。成人胃的容量约为 1～2L,具有贮存和初步消化食物的功能。食物由食管进入胃内后,经过胃的机械性和化学性消化,食团逐渐被胃液溶解,形成食糜(chyme)。胃的运动使食糜逐次、少量地通过幽门,进入十二指肠。

一、胃液对食物进行初步的化学性消化

胃对食物的化学性消化是通过胃壁黏膜层内的多种外分泌腺细胞分泌胃液来实现的。胃液是一种纯净无色的酸性液体,pH 为 0.9～1.5,正常成人每日分泌胃液的量约为 1.5～2.5L,主要成分有盐酸、胃蛋白酶原、黏液、内因子和碳酸氢盐。

(一) 胃腺主要包括胃泌酸腺、幽门腺、非泌酸细胞等

胃黏膜存在三种外分泌腺:①贲门腺,位于胃与食管相连接处的宽约 1～4cm 的环状区,为黏液腺;②泌酸腺,存在于胃底的大部及胃体全部,为混合腺;③幽门腺,分布于幽门部,为分泌碱性黏液的腺体。除上述三种胃腺外,还有分布于胃黏膜所有区域的上皮细胞,它们分泌黏稠的黏液构成胃表面黏液层(图 19-2)。

1. **胃泌酸腺**　典型的泌酸腺由三种细胞组成:①颈黏液细胞(neck mucous cell),主要分泌黏液(mucus)和少量胃蛋白酶原(pepsinogen);②主细胞(chief cell),又称胃酶细胞(zymogenic cell),分泌大量胃蛋白酶原;③壁细胞(parietal cell),也称泌酸细胞(oxyntic cell),分泌盐酸(HCl)和内因子。

(1) 盐酸的分泌:胃液中的盐酸也称胃酸。基础胃酸分泌是指胃排空后 6 小时,没有任何食物刺激情况下的胃酸分泌。基础胃酸分泌在不同人或同一人在不同的时间是不同的,平均为

Notes

0~5mmol/h,而且表现出昼夜节律性,即早晨 5~11 时分泌率最低,下午 6 时至次晨 1 时分泌率最高。正常人的基础胃酸分泌量约为最大分泌量的 10%。影响基础胃酸分泌的因素可能与迷走神经的紧张性和少量促胃液素的自发释放有关。在食物或药物刺激下,胃酸的分泌量大大增加。正常人的最大胃酸分泌量可达 20~25mmol/h。通常 HCl 的分泌量与壁细胞的数目和功能状态直接相关。

胃液中 H^+ 的浓度为 150~170mmol/L,比血浆浓度高 300 万倍,因此,壁细胞分泌 H^+ 是逆着巨大的浓度梯度进行的主动过程。

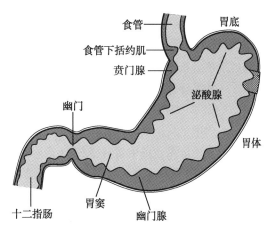

图 19-2　胃的解剖分区

现已证明,H^+ 的分泌是依靠壁细胞顶端膜上的质子泵(proton pump)实现的。质子泵是一种镶于壁细胞顶端膜内陷形成的分泌小管膜上的转运蛋白,具有转运 H^+、K^+ 和催化 ATP 水解的功能,故也称 H^+-K^+ ATP 酶(H^+-K^+ ATPase)。质子泵可被质子泵抑制剂所阻断,该类药物已经广泛应用于临床,用于抑制胃酸的分泌。

壁细胞分泌盐酸的基本过程如图 19-3 所示。壁细胞分泌的 H^+ 是由细胞内的水解离生成的。在分泌小管膜上的质子泵的作用下,H^+ 从细胞质主动转运到分泌小管中,然后进入胃腔。质子泵每水解 1 分子 ATP 所释放的能量,能驱使一个 H^+ 从胞质进入分泌小管,同时驱动一个 K^+ 从分泌小管进入壁细胞内。H^+ 与 K^+ 的交换是 1 对 1 的电中性交换。在顶端膜主动分泌 H^+ 和换回 K^+ 时,顶端膜上的 K^+ 通道和 Cl^- 通道也同时开放。进入细胞内的 K^+ 又经 K^+ 通道进入分泌小管腔,而细胞内的 Cl^- 通过 Cl^- 通道进入分泌小管腔内,并与 H^+ 形成 HCl。当需要时,HCl 由壁细胞分泌入胃腔。壁细胞内余下的 OH^- 在碳酸酐酶(carbonic anhydrase,CA)的催化下与 CO_2 结合,形成 HCO_3^-,HCO_3^- 通过壁细胞基底侧膜上的 Cl^-—HCO_3^- 逆向交换机制被转运出细胞,而 Cl^- 则被转运入细胞内,再经顶端膜上的 Cl^- 通道进入分泌小管腔。此外,壁细胞基底侧膜上的 Na^+-K^+-ATP 酶将细胞内的 Na^+ 泵出细胞,同时将 K^+ 泵入细胞,以补充由顶膜丢失的部分 K^+。

在消化期,由于胃酸大量分泌的同时有大量 HCO_3^- 进入血液,使血液暂时碱化,形成餐后碱潮(postprandial alkaline tide)。

胃酸的生理作用包括:①激活胃蛋白酶原,并为胃蛋白酶提供适宜的酸性环境;②使食物中的蛋白质变性,从而有利于蛋白质的水解;③杀灭随食物进入胃内的细菌,对维持胃及小肠内的无菌状态具有重要意义;④盐酸随食糜进入小肠后,可促进促胰液素和缩胆囊素的分泌,进而引起胰液、胆汁和小肠液分泌;⑤盐酸造成的酸性环境还有利于小肠对铁和钙的吸收。但是,如果盐酸分泌过多,将会侵蚀胃和十二指肠黏膜,诱发或加重溃疡病。若胃酸分泌过少,可引起腹胀、腹泻等消化不良症状。

（2）胃蛋白酶原的分泌:胃蛋白酶原主要由胃泌酸腺的主细胞合成和分泌。黏液颈细胞、贲门腺和幽门腺的黏液细胞以及十二指肠近端的腺体也能分泌胃蛋白酶原。胃蛋白酶原以无活性的酶原形

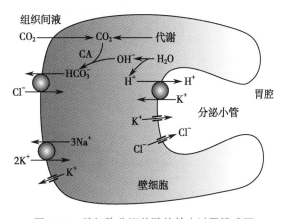

图 19-3　壁细胞分泌盐酸的基本过程模式图

式储存在细胞内,进食、迷走神经兴奋等刺激可引起其释放增多。胃蛋白酶原进入胃腔后,在HCl作用下,从酶原分子中水解掉一个小分子的肽后,转变成有活性的胃蛋白酶(pepsin),分子量由43 500减小到35 000。已被激活的胃蛋白酶对胃蛋白酶原也有激活作用(自身激活)。胃蛋白酶可水解食物中的蛋白质,使其分解成腺和胨、少量多肽以及氨基酸。胃蛋白酶只有在酸性环境中才能发挥作用,其最适pH为1.8~3.5。当pH超过5.0时,胃蛋白酶完全失活。

(3) 内因子的分泌:壁细胞在分泌盐酸的同时,也分泌一种被称为内因子(intrinsic factor)的糖蛋白。内因子有两个活性部位,一个活性部位与进入胃内的维生素B_{12}结合,形成内因子-维生素B_{12}复合物,可保护维生素B_{12}免遭肠内水解酶破坏。当内因子与维生素B_{12}的复合物运行至远侧回肠后,内因子的另一活性部位便与回肠黏膜细胞膜上的受体结合,促进维生素B_{12}的吸收。缺乏内因子时,维生素B_{12}的吸收就会发生障碍,从而影响红细胞的生成,造成恶性贫血。引起胃酸分泌的各种刺激,如迷走神经兴奋、组胺等,均可使内因子分泌增多;而萎缩性胃炎、胃酸缺乏的人内因子分泌量减少。

2. **黏液-碳酸氢盐屏障**　胃液中含有大量的黏液,它们是由胃黏膜表面的上皮细胞、泌酸腺、贲门腺和幽门腺的黏液细胞共同分泌的,其主要成分为糖蛋白。由于黏液具有较高的黏滞性和形成凝胶的特性,分泌后即覆盖在胃黏膜表面,在胃黏膜表面形成一层厚约500μm的保护层。这个保护层可在黏膜表面起润滑作用,减少粗糙食物对胃黏膜的机械损伤。胃黏膜内的非泌酸细胞能分泌HCO_3^-;另外,组织液中少量的HCO_3^-也能渗入胃腔内。进入胃内的HCO_3^-并非直接进入胃液中,而是与胃黏膜表面的黏液联合形成一个保护胃黏膜不受损伤的屏障,称为黏液-碳酸氢盐屏障(mucus-bicarbonate barrier)(图19-4),它能有效地保护胃黏膜不受胃内盐酸和胃蛋白酶的损伤。因为黏液的黏稠度为水的30~260倍,可显著减慢离子在黏液层的扩散速度。当胃腔内的H^+通过黏液层向上皮细胞方向扩散时,其移动速度明显减慢,并不断地与从黏液层下面向上扩散的HCO_3^-碰撞,两种离子在黏液层内发生中和。在这个过程中,黏液层中形成一个pH梯度,黏液层靠近胃腔侧呈酸性,pH为2.0左右,而靠近上皮细胞侧则呈中性,pH为7.0左右。因此,胃黏膜表面的黏液层可有效地防止胃内的H^+对胃黏膜的直接侵蚀作用以及胃蛋白酶对胃黏膜的消化作用。

除了由黏液和HCO_3^-形成的黏液-碳酸氢盐屏障外,胃黏膜上皮相邻的上皮细胞顶端膜之间

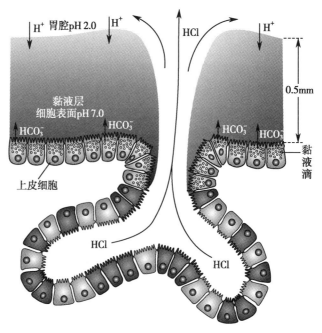

图19-4　胃黏液-碳酸氢盐屏障模式图

存在的紧密连接(tight junction)也形成胃黏膜的屏障,这种结构可防止胃腔内的H⁺向黏膜扩散,称为胃的黏膜屏障(mucosal barrier)。

大量饮酒或服用吲哚美辛(消炎痛)、阿司匹林等药物,不但可抑制黏液及HCO_3^-的分泌,破坏黏液-碳酸氢盐屏障,还能抑制胃黏膜合成前列腺素,降低细胞保护作用,从而损伤胃黏膜。硫糖铝等药物能与胃黏膜粘蛋白络合,并具有抗酸作用,对胃黏液-碳酸氢盐屏障和胃黏膜屏障都有保护和加强作用,因而被用于临床治疗消化性溃疡。

目前已公认,幽门螺杆菌感染可导致消化性溃疡。幽门螺杆菌能产生大量活性很高的尿素酶,将尿素分解为氨和CO_2。氨可以中和胃酸,从而使这种细菌能在酸度很高的胃内生存。尿素酶和氨的积聚还能损伤胃黏液层和黏膜细胞,破坏黏液-碳酸氢盐屏障和胃黏膜屏障,致使H⁺向黏膜反流,从而导致消化性溃疡的发生。

3. **胃黏膜的细胞保护作用**　胃黏膜具有很强的细胞保护作用(cytoprotection)。这种作用一方面源于黏液-碳酸氢盐屏障,另一方面也归功于黏膜的紧密连接。近年来发现,胃黏膜上皮细胞不断合成和释放相对大量生物活性物质,如前列腺素(PGE_2)和前列环素(PGI_2),能直接作用于黏膜细胞,激发细胞的抵抗力,防止或明显地减轻有害物质对胃肠细胞损伤或致坏死作用的能力,称为细胞保护作用(cytoprotection)。某些类固醇、非类固醇的消炎药物如吲哚美辛、阿司匹林等就是通过特异性抑制胃黏膜组织内源性前列腺素的合成和释放而造成对黏膜损伤。通常把这种作用称为直接细胞保护作用。而胃黏膜上经常存在的弱酸刺激也能通过促进胃黏膜细胞合成前列腺素,有效地减轻或防止强刺激对胃黏膜的损伤,这种情况称为适应性细胞保护作用(adaptive cytoprotection)。

消化道黏膜的细胞保护作用的机制尚未阐明。已知前列腺素和胃肠激素可激活黏膜细胞内的腺苷酸环化酶,提高细胞内 cAMP 的水平,这可能是细胞保护作用机制之一。此外,前列腺素或胃肠激素通过抑制胃酸分泌、增加黏液和HCO_3^-分泌、改善胃黏膜血流量,可促进损伤的胃黏膜上皮细胞快速修复,也在细胞保护中起重要作用。

(二)消化期胃液分泌可分为头期、胃期和肠期三个时相

空腹时,胃液的分泌量很少。进食可刺激胃液大量分泌,称为消化期胃液分泌。根据消化道感受食物刺激的部位,将消化期的胃液分泌分为头期、胃期和肠期三个时相。

1. **头期胃液分泌**　主要是由头面部感受器感受食物刺激引起的神经反射。进食时,食物的颜色、形状、气味、声音以及咀嚼、吞咽动作,可刺激眼、耳、鼻、口腔、咽等处的感受器,通过传入冲动反射性地引起胃液分泌,称为头期胃液分泌。用假饲的方法可以证明头期胃液分泌的存在。如图 19-5 所示,给狗事先造成一个食管瘘和一个胃瘘,当狗进食时,摄取的食物都从食管瘘流出体外,并未进入胃内,但这时却有胃液的分泌,胃液从胃瘘流出。

引起头期胃液分泌的机制包括条件反射和非条件反射。前者是指食物的颜色、形状、气味、声音等对视、听、嗅觉器官的刺激引起的反射;后者则是当咀嚼和吞咽时,食物刺激口、咽等处的机械和化学感受器,这些感受器的信号经传入神经传到位于延髓、下丘脑、边缘叶和大脑皮层的反射中枢。迷走神经是这些反射共同的传出神经,其末梢主要支配胃腺和胃窦部的G 细胞,既可直接促进胃液分泌,也可通过促胃液素间接促进胃液分泌(图 19-6)。

支配胃黏膜壁细胞的迷走神经节后纤维末梢释放 ACh,阿托品可阻断迷走神经兴奋引起的壁细胞分泌,但不能阻断迷走神经兴奋引起的胃泌素分泌。研究发现,支配 G 细胞引起促胃液素释放的迷走神经

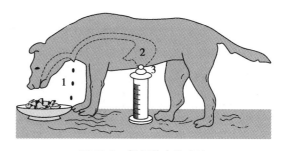

图 19-5　假饲的实验方法
1. 食物从食管切口流出;2. 胃;3. 从胃瘘收集胃液

Notes

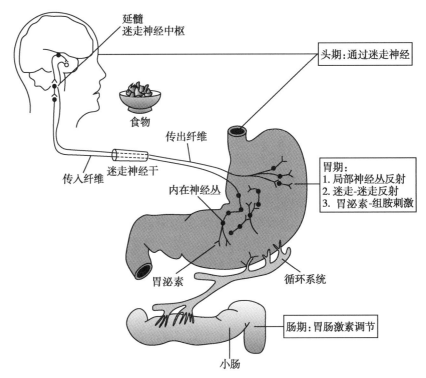

图 19-6　消化期胃液分泌的时相及其调节

节后纤维末梢释放铃蟾素(bombesin),也称促胃液素释放肽(gastric-releasing peptide,GRP)。在头期胃液分泌中,迷走神经直接通过释放 ACh 的机制更为重要。

　　头期胃液分泌的特点是持续时间长,分泌量多,酸度及胃蛋白酶原的含量均很高;且和食欲有很大关系,可口的食物引起的胃液分泌远高于不可口的食物,人在情绪抑郁或惊恐时,头期胃液分泌可受到显著抑制。

　　2. 胃期胃液分泌　是由进入胃腔的食物刺激胃壁机械和化学感受器引起的。食物入胃后,可直接刺激胃壁上的机械感受器和化学感受器,进一步促进胃液大量分泌,其主要途径是:①食物直接扩张胃,刺激胃底、胃体部感受器,产生的兴奋性冲动通过迷走-迷走神经长反射和壁内神经丛的短反射,直接或通过促胃液素(见后)间接引起胃腺分泌(图 19-6);②扩张刺激幽门部的感受器,通过壁内神经丛作用于 G 细胞,引起促胃液素释放;③食物的化学成分,主要是蛋白质的消化产物肽和氨基酸,可直接作用于 G 细胞,引起促胃液素分泌。不同氨基酸对胃酸分泌的刺激作用不同。在人类,苯丙氨酸和色氨酸的作用最强,而糖和脂肪本身并不直接刺激促胃液素的分泌。其他化学物质如咖啡、可口可乐、茶、牛奶、乙醇、钙离子等也能引起胃液大量分泌。

　　胃期分泌的胃液量约占进食后总分泌量的 60%,酸度和胃蛋白酶的含量也很高。

　　3. 肠期胃液分泌　主要是通过体液因素引起的。将食糜、肉的提取液、蛋白胨液等通过瘘管直接注入十二指肠内,也可引起胃液分泌轻度增加,说明当食物离开胃后,还有继续刺激胃液分泌的作用。机械扩张游离的空肠袢也能增加胃液的分泌,切断支配胃的神经后,此种分泌仍然存在,说明肠期的胃液分泌主要是通过体液调节机制实现的,神经调节可能并不重要。当食物进入小肠后,通过机械性和化学性刺激作用于小肠黏膜,可使其分泌一种或几种胃肠激素,通过血液循环再作用于胃。在食糜的作用下,十二指肠黏膜除了能释放促胃液素外,还能释放一种称为肠泌酸素(entero-oxyntin)的激素,也能刺激胃酸分泌。在胃窦被切除的患者中发现,进食后仍有血浆促胃液素水平的升高,说明十二指肠释放的促胃液素是肠期引起胃液分泌的体液因素之一。

　　肠期分泌的胃液量少,酸度不高,消化能力也不很强。这可能与酸、脂肪、高张溶液进入小肠后对胃液分泌的抑制作用有关。

（三）胃液分泌受神经和体液因素的影响

胃液的分泌受神经和体液因素的调节,神经调节主要是通过迷走神经的活动实现,体液调节主要是通过激素或生物活性物质如促胃液素、组胺等实现的。

1. 促进胃液分泌的内源性物质

（1）乙酰胆碱:支配胃的迷走神经节后纤维及部分肠壁内神经末梢释放乙酰胆碱(acetylcholine,ACh),直接作用于壁细胞上的 M_3 受体,引起胃酸分泌,还可刺激胃泌酸区黏膜内的肠嗜铬样细胞(enterochromaffin-like cell,ECL cell)和 G 细胞,使它们分别释放组胺和促胃液素,间接引起壁细胞分泌胃酸。另外,ACh 还可通过抑制 D 细胞释放生长抑素(somatostatin),从而加强其对 G 细胞的直接刺激作用(图 19-7)。

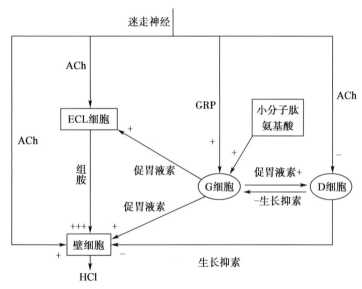

图 19-7　迷走神经刺激胃酸分泌途径示意图

（2）组胺:组胺(histamine)对胃酸的分泌具有极强的刺激作用。它由胃泌酸区黏膜中的 ECL 细胞分泌,通过局部扩散到达邻近的壁细胞,与壁细胞上的 H_2 型受体结合,引起胃酸分泌。ECL 细胞上存在促胃液素受体、胆碱能受体和 β 肾上腺素能受体。促胃液素、ACh 和肾上腺素可分别作用于各自的受体,引起 ECL 细胞释放组胺而调节胃液的分泌。其中,促胃液素和 ACh 对 ECL 细胞的刺激作用通过 Ca^{2+} 调节,肾上腺素的作用则是通过提高细胞内 cAMP 的浓度来调节分泌。另外,ECL 细胞上还有生长抑素受体和 H_3 受体,生长抑素和组胺类似物可通过相应受体抑制组胺的释放(图 19-8)。甲氰咪胍及其类似物可阻断组胺与 H_2 受体结合而抑制胃酸分泌,有助于十二指肠溃疡的愈合,该类物质也是临床常用的抑酸药物。

（3）促胃液素:促胃液素(gastrin)是由胃窦及十二指肠和空肠上段黏膜中 G 细胞分泌的一种胃肠激素,其作用广泛,主要刺激胃酸和胃蛋白酶原分泌。其机制为促胃液素激活壁细胞上的促胃液素受体后,通过壁细胞内的鸟嘌呤核苷酸结合蛋白激活磷脂酶 C,后者使三磷酸肌醇生成增多,继而使细胞内 Ca^{2+} 浓度增高,使壁细胞分泌盐酸增加(图 19-8)。促胃液素又能作用于 ECL 细胞上的相应受体,促进 ECL 细胞分泌组胺,再通过组胺刺激壁细胞分泌盐酸。促胃液素的这种作用可能比其直接刺激壁细胞分泌盐酸的作用更为重要。

此外,Ca^{2+}、低血糖、咖啡因和酒精等也可刺激胃酸分泌。

引起壁细胞分泌胃酸的大多数刺激物均能促进主细胞分泌胃蛋白酶原及黏液细胞分泌黏液。ACh 是主细胞分泌胃蛋白酶原的强刺激物;促胃液素也可直接作用于主细胞;H^+ 可通过壁

Notes

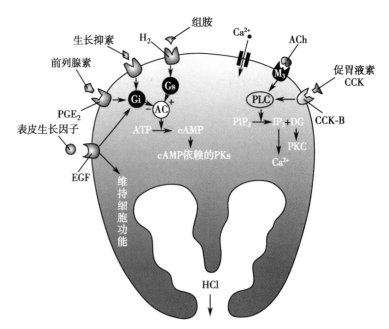

图 19-8　乙酰胆碱、组胺、促胃液素等刺激胃酸分泌的细胞机制示意图

内神经丛反射性促进胃蛋白酶原释放；十二指肠黏膜中的内分泌细胞分泌的促胰液素和缩胆囊素也能刺激胃蛋白酶原分泌。

2. 盐酸、脂肪和高张溶液抑制胃液分泌

（1）盐酸：盐酸（HCl）是胃腺的分泌物。当 HCl 分泌过多时，可以负反馈方式抑制胃酸分泌。一般来讲，胃窦内 pH 降到 1.2～1.5 时，胃酸分泌就会抑制，其原因是 HCl 直接抑制胃窦黏膜内的 G 细胞，使促胃液素释放减少。此外，HCl 还能直接刺激胃黏膜中的 D 细胞分泌生长抑素，间接地抑制促胃液素和胃酸分泌。十二指肠内的 pH 降到 2.5 以下时，也能抑制胃酸的分泌，作用机制可能是：①胃酸刺激小肠黏膜释放促胰液素，后者对促胃液素引起的胃酸分泌有明显的抑制作用；②盐酸刺激十二指肠球部释放一种抑制胃酸分泌的肽类激素—球抑胃素（bulbo-gastrone）。但球抑胃素的化学结构尚未最后确定。

（2）脂肪：脂肪及其消化产物进入小肠后，可刺激小肠黏膜分泌促胰液素、缩胆囊素、肠抑胃肽、血管活性肠肽和胰高血糖素，这些具有抑制胃分泌和胃运动作用的激素，统称为肠抑胃素（enterogastrone）。20 世纪 30 年代，我国生理学家林可胜从小肠黏膜中提取到一种物质，将此物质注入血液中后可使胃液分泌的量、酸度和消化能力降低，并抑制胃的运动。他将此物质命名为肠抑胃素。但肠抑胃素至今未能提纯。现认为它可能不是一个独立的激素，而是几种具有此种作用的激素的总称，小肠黏膜中存在的抑胃肽、促胰液素等多种激素都具有肠抑胃素的特性。

（3）高张溶液：十二指肠内的高张溶液可通过两条途径抑制胃液分泌：①兴奋小肠内渗透压感受器，通过肠-胃反射（entero-gastric reflex）抑制胃液分泌；②通过刺激小肠黏膜释放一种或几种胃肠激素而抑制胃酸分泌。

二、胃平滑肌的运动对食物进行机械性消化，并将食物排入十二指肠

胃壁平滑肌通过有规律的收缩和舒张，对进入胃内的食物进行机械性消化。胃在消化期和非消化期具有不同的运动功能，消化期胃运动的主要作用是接纳和贮存食物，对食物进行机械性消化，使食物与胃液充分混合，形成糊状的食糜，然后以适当的速率向十二指肠排放；非消化期的胃运动则是清除胃内的残留物。一般可将胃分为头区和尾区两部分，头区是指胃底和胃体上 1/3 部分，其运动较弱，主要功能是接纳和贮存食物，调节胃内压及促进液体的排空。胃体的

其余 2/3 和胃窦称为尾区,有较明显的运动,其主要功能是混合、磨碎食物,形成食糜,并加快固体食物的排空。

（一）胃的运动形式有容受性舒张、紧张性收缩和蠕动。

1. 容受性舒张　在咀嚼和吞咽时,食物对咽、食管等处感受器的刺激可引起胃头区肌肉的舒张,使胃腔的容量由空腹时的 50ml 左右增加到进食后的 1.0 ~ 1.5L,并在容纳食物的同时保持胃内压相对稳定。胃壁肌肉的这种活动称为容受性舒张(receptive relaxation)。这种舒张也可以防止胃内压力突然升高导致胃内容物迅速排到十二指肠,或因食管下括约肌张力不全而引起的胃内容物反流入食管。胃的容受性舒张是通过迷走-迷走反射(vago-vagal reflex)(即传入和传出神经都是迷走神经)实现的,切断人或动物双侧迷走神经后,容受性舒张不再出现。在这一反射过程中,迷走神经传出纤维末梢释放的递质不是乙酰胆碱,可能是某种肽类物质(如血管活性肠肽)或一氧化氮。

2. 紧张性收缩　紧张性收缩(tonic contraction)是消化道平滑肌共有的运动形式,它可以使胃腔内保持一定的压力,有助于胃液渗入食物内部,促进化学性消化;同时还可使胃保持一定的形状和位置,防止胃下垂。

3. 蠕动　胃的蠕动开始于食物摄入胃腔后约 5 分钟,是一种起始于胃的中部,向幽门方向推进的收缩波(图 19-9),约每 15 ~ 20 秒出现一次。

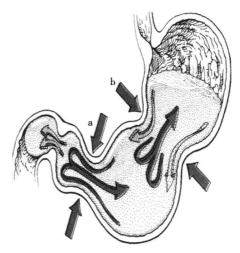

图 19-9　胃蠕动示意图
a 和 b 分别示一个蠕动波

每个蠕动波到达幽门需要约 1min,因此,当前一个蠕动波还在进行中时,后一个蠕动波已经开始,常形容为一波未平,一波又起。蠕动波起始时较弱,在传播途中逐渐加强,速度也逐渐加快。蠕动波一直传播到幽门,并将 1 ~ 2ml 食糜送入十二指肠。胃蠕动的这种作用也被称为幽门泵。有时蠕动波传播速度很快,可超越胃内食物的推进速度,当它到达胃窦时,由于胃窦肌肉的强力收缩,可将部分食糜反向推回到近侧胃窦或胃体。食糜的这种后退有利于块状食物在胃内进一步被磨碎。也有些蠕动波在传播途中逐渐消失。

胃蠕动的生理意义主要在于:①磨碎进入胃内的食团,并使其与胃液充分混合,以形成糊状的食糜;②将食糜逐步地推入十二指肠。

胃蠕动的频率受胃平滑肌细胞慢波控制,一般为 3 次/分钟。胃的慢波起源于胃大弯上部,沿纵行肌向幽门方向传播。胃肌的收缩通常发生在慢波出现后的 6 ~ 9 秒,动作电位出现后的 1 ~ 2 秒。胃的慢波可分为三个时相(图 19-10),其形状类似于心肌细胞的动作电位,但其持续时间约为心肌细胞动作电位的 10 倍。慢波的第一时相为上升相(去极相),是由电压门控钙通道和电压门控钾通道激活产生的;第二时相为平台相,是由内向的钙电流和外向的钾电流达到平衡时产生的;第三时相为下降相(复极相),在此时期,电压门控钙通道失活,钙离子介导的钾通道开放,由此产生复极化(图 19-10)。在慢波期间,当去极化超过收缩阈值时,胃平滑肌就会出现收缩。去极化的范围越大以及肌细胞去极化(在阈值以上)的持续时间越长,则胃平滑肌收缩就越强。

（二）胃的运动受神经和体液因素调节

胃的运动既受神经调节,也受体液因素的调节。如前所述,迷走神经兴奋可引起胃容受性舒张,但支配胃的这种迷走神经,其末梢释放的神经递质不是 ACh,而是 VIP 或 NO。一般情况下,当迷走神经兴奋时,可使胃的慢波和动作电位的频率增加,从而使胃的收缩频率和强度增

Notes

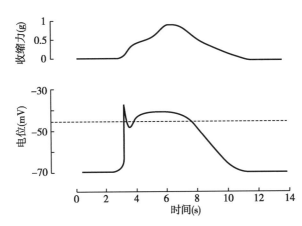

图 19-10　狗胃平滑肌收缩和细胞
内记录的慢波电位之间的关系

加。交感神经兴奋时,胃的收缩频率和收缩强度则下降。许多胃肠激素也影响胃的运动,如促胃液素和胃动素均可促使胃电节律加快,胃窦收缩增强,从而促进胃排空;生长抑素、胰高血糖素、抑胃肽和促胰液素等能抑制胃的运动。

（三）移行性复合运动是胃肠道消化间期特征性的周期性运动

人胃在空腹时呈现以间歇性强力收缩伴有较长静息期为特征的周期性运动,并向肠道方向扩布。胃肠道在消化间期的这种运动称为移行性复合运动(migrating motor complex,MMC)。MMC 的每一个周期为 90～120 分钟,可分为四个时相(图 19-11)。

Ⅰ相为运动静止期。此时只能记录到慢波电位,不出现胃肠收缩,持续 45～60 分钟。

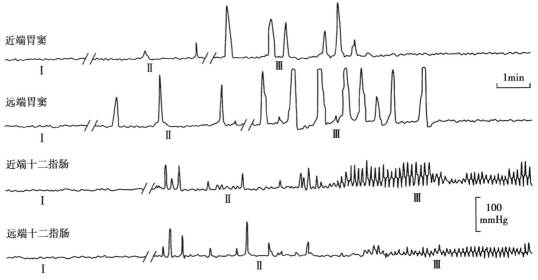

图 19-11　从胃窦和十二指肠记录的消化间期移行性复合运动(MMC)的时相变化
Ⅰ相波为慢波电位;Ⅱ相波为不规则的锋电位;Ⅲ相波为近端胃窦移行至远端并扩布至十二
指肠;Ⅳ相波未显示

Ⅱ相为少锋电位期。此时可记录到少量不规则的锋电位,胃肠出现散发的蠕动,持续时间为 30～45 分钟。

Ⅲ相为强烈收缩期。此时每个慢波电位上均叠加成簇的锋电位,胃肠出现规则的高振幅收缩,持续 5～10 分钟。

Ⅳ相为过渡期。是从Ⅲ相转至下一周期Ⅰ相之间的短暂时期,持续时间约 5 分钟。

胃的 MMC 起始于胃体的上 1/3 部,其收缩波以每分钟 5～10cm 的速度向远端扩布,90 分钟后可达回肠末端。其生理作用是将空腹时吞下的唾液、胃黏液、上次进食后遗留的残渣、脱落的细胞碎片和细菌等清除干净,因而起"清道夫"的作用。如果消化间期胃肠运动减弱,可引起功能性消化不良及肠道细菌过度繁殖等情况。

MMC 的发生和移行运动受肠道神经系统和胃肠激素的调节,如 MMC Ⅰ相可能受 NO 的调

Notes

控,而胃动素可能参与触发 MMC Ⅲ相。

（四）胃排空过程受胃-十二指肠压力差以及肠-胃反射等因素的影响

食糜由胃排入十二指肠的过程称为胃排空(gastric emptying)。一般在食物入胃后 5min 即有部分食糜被排入十二指肠。胃排空的动力来自近端胃的收缩和远端胃的蠕动。蠕动波到达幽门时,幽门括约肌开放一次,大约有 1～2ml 食糜被排进十二指肠。影响胃排空的因素很多,大致有下面几种。

1. **食糜的理化性状和化学组成**　一般来说,稀的、流体状的食物比稠的或固体食物排空快,颗粒小的食物比大块的食物排空快,等渗溶液比非等渗溶液排空快。在三种主要营养物中,排空最快的是糖类,蛋白质次之,脂肪的排空最慢。通常混合物排空的时间为 4～6 小时。

2. **胃和十二指肠间的压力差**　胃运动是产生和增高胃内压的原因。一般说来,胃内容物的量和一些体液因素如促胃液素等,都能加强胃的运动。胃内容物体积增加可使胃壁扩张,刺激胃壁内的机械感受器,引起壁内神经反射及迷走-迷走反射,使胃的运动加强,胃内压升高,因此胃与十二指肠间的压力差增大,从而加速胃的排空。胃排空的速率与胃内容物量的平方根成正比。食物的扩张刺激和化学成分还可引起促胃液素的释放,后者对胃运动有刺激作用,也能加快胃的排空。另一方面,幽门和十二指肠的收缩则是胃排空的阻力。

3. **十二指肠内的酸、脂肪和高渗状态**　在十二指肠壁上存在着多种感受器,酸、脂肪、高渗溶液及机械扩张均可刺激这些感受器,反射性地抑制胃的运动(图 9-12),使胃排空减慢。这个过程称为肠-胃反射(entero-gastric reflex),其传出冲动可经迷走神经、壁内神经、甚至还可能经交感神经等几条途径到达胃,通过增加幽门括约肌的紧张度,抑制胃的排空。十二指肠内引起肠-胃反射的因素包括十二指肠的扩张程度、对黏膜的机械刺激、食糜的酸度、渗透压、蛋白质和脂肪的分解产物等。肠-胃反射对胃酸的刺激特别敏感,当小肠内 pH 降到 3.5～4.0 时,即可引起肠-胃反射,从而可延缓酸性食糜进入十二指肠,保护十二指肠黏膜免受酸的侵蚀,同时可保证进入十二指肠和小肠上部的蛋白质得以充分消化。

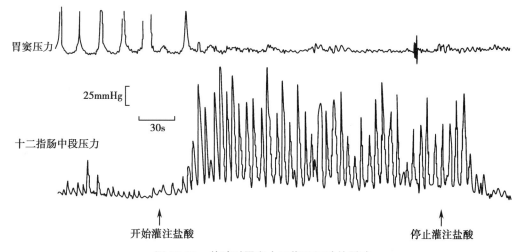

胃窦压力

25mmHg

30s

十二指肠中段压力

开始灌注盐酸　　　　　　　　　　　　停止灌注盐酸

图 19-12　盐酸对胃和十二指肠运动的影响
以每分钟 6ml 的速度向狗十二指肠内灌注 100mmol/L 盐酸导致胃的运动抑制,十二指肠的运动加强

总之,进餐后,胃内食物的理化刺激可通过相关的神经、体液途径促进胃内容物的消化和排空;而排入十二指肠的食糜则可刺激肠壁的相关感受器,反射性地抑制胃的运动和胃排空。通过促进和抑制胃运动的这两种力量的相互作用,可使胃内食糜以适合小肠消化和吸收的速度逐次少量排出,直至胃内容物被全部排空。

Notes

三、呕吐是一个复杂的反射动作

呕吐(vomiting)是机体经过一系列复杂的反射活动将胃及肠内容物从口腔强力排出体外的过程。各种机械的和化学的刺激作用于舌根、咽部、胃、大小肠、胆总管、泌尿生殖器官等处的感受器，都可以引起呕吐。视觉和内耳前庭位置觉的改变以及颅内压升高也可以引起呕吐。引起呕吐的感觉冲动由迷走神经和交感神经的感觉纤维、舌咽神经及其他传入神经传入，到达延髓外侧网状结构背外侧缘的呕吐中枢(vomiting center)，传出冲动则沿迷走神经、交感神经、膈神经和脊神经等传至胃、小肠、膈肌和腹壁肌肉，使胃和食管下端舒张，膈肌和腹肌猛烈收缩，从而挤压胃内容物，使其通过食管和口腔被排出体外。呕吐时，十二指肠和空肠上段的运动也加强，蠕动加快，甚至转为痉挛，胃和十二指肠之间的压力差发生倒转，十二指肠内容物逆流入胃，故呕吐物中可混有胆汁和小肠液。

由于呕吐中枢在解剖定位和功能上与呼吸中枢、心血管中枢之间有密切的联系，故呕吐时常会伴有呼吸和心血管方面的反应。在延髓呕吐中枢的附近，还存在一个特殊的化学感受区，一些中枢性催吐药，如阿扑吗啡等，可刺激这个化学感受区，通过它再兴奋呕吐中枢，引起呕吐。

呕吐是一种具有保护意义的防御性反射，可把胃内的有害物质排出。但长期剧烈的呕吐则会影响进食和正常消化活动，并丢失大量消化液，造成体内水、电解质和酸碱平衡的紊乱。

（刘传勇）

参考文献

1. 侯晓华. 消化道运动学. 北京：科学出版社，1998
2. 管又飞. 刘传勇. 医学生理学. 第 3 版. 北京：北京大学医学出版社，2013
3. 姚泰. 生理学，第 2 版，北京：人民卫生出版社，2010
4. 朱大年，王庭槐. 生理学. 第 8 版. 北京：人民卫生出版社，2013
5. Berne RM. Levy MN. Physiology. 6th ed. Philadelphia：Mosby Elsevier，2008
6. Johnson LR. Physiology of the Gastrointestinal Tract. 5th ed. New York：Academic Press，2012

第二十章 小肠内消化和大肠的功能

食糜由胃进入十二指肠后,即开始小肠内的消化过程。小肠是消化管中最长的一段,成人全长约5~7米。上端从胃幽门起始,下端与大肠相接,可分为十二指肠、空肠和回肠三部分。小肠是完成消化作用的主要部位,是整个消化过程中最重要的阶段。经过小肠内消化后,食物中的营养物质变为结构简单、能够被小肠上皮细胞吸收的小分子物质。此外,小肠也是食物吸收的主要部位,各种营养成分在小肠内被吸收入血液或淋巴液。小肠内未被消化的食物残渣,从小肠推进到大肠,经过大肠内细菌的发酵、腐败作用,形成粪便,通过排便反射,排出体外。

第一节 小肠的化学消化与机械消化

小肠是整个消化道内消化能力最强的部位。在小肠内,食物既受到胰液、胆汁和小肠液的化学性消化,又受到小肠运动的机械性消化。

一、小肠内胰液、胆汁、小肠液参与食物的化学消化

小肠是消化道内消化能力最强的部位,这是由于小肠内有多种消化腺,能分泌大量的消化液,包括胰腺分泌的胰液、肝脏产生的胆汁和小肠腺分泌的小肠液。这些消化液中含有消化不同营养物质的消化酶以及无机离子等物质,使食糜变成可被吸收的小分子物质。

(一)胰液是消化道内最重要的消化液

胰腺是整个消化道内最重要的分泌腺,兼有内分泌和外分泌功能。内分泌部又称为胰岛,能分泌多种激素,参与机体的代谢活动(见第三十九章);外分泌部由腺泡和导管组成,腺泡细胞和导管上皮细胞分泌消化酶、无机物和水,这些外分泌物构成胰液。胰液在消化期经胰腺导管排入十二指肠(图20-1)。

1. 胰液的性质、成分与作用 胰液(pancreatic juice)是无色、无味的碱性液体,pH为7.8~8.4,成年人每日分泌量为1~2L,渗透压与血浆相等。其主要成分是水、HCO_3^-、Na^+、K^+、Cl^-等无机离子及各种消化酶。消化酶由胰腺的腺泡细胞分泌,主要有胰淀粉酶、胰蛋白酶、糜蛋白酶、胰脂肪酶等。

(1)碳酸氢盐:碳酸氢盐主要由胰腺的小导管上皮细胞所分泌,这些细胞内含有高浓度的碳酸酐酶,在碳酸酐酶的催化下,CO_2和H_2O中OH^-结合生成HCO_3^-并分泌到胰液中(图20-2)。胰液的酸碱度取决于HCO_3^-的浓度。人胰液中碳酸氢盐的最高浓度为145mmol/L,生理状态下,其浓度随胰液分泌率增加而增加,这也是胰液呈碱性的主要原因。HCO_3^-的主要作用是中和进入十二指肠的胃酸,保护肠黏膜免受胃酸的侵蚀,同时为小肠内的多种消化酶发挥作用提供适宜的pH环境。

(2)胰淀粉酶:胰淀粉酶(pancreatic amylase)属于α-淀粉酶,能将食物中淀粉、糖原和大部分碳水化合物分解为麦芽糖,以及少量麦芽三糖、葡萄糖等。胰淀粉酶发挥作用的最适pH为6.7~7.0。胰淀粉酶的水解作用效率高、速度快。

(3)胰蛋白酶和糜蛋白酶:腺泡细胞分泌的胰蛋白酶原(trypsinogen)和糜蛋白酶原(chymotrypsinogen)是以无活性的酶原形式分泌。随胰液进入小肠后,小肠液中的肠激酶

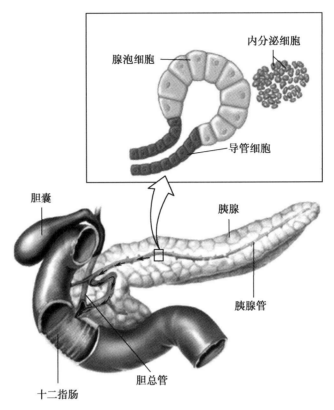

图 20-1 胰腺的结构

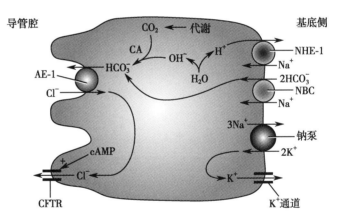

图 20-2 胰腺导管上皮细胞上的离子转运通路

（enterokinase）迅速激活胰蛋白酶原为有活性的胰蛋白酶（trypsin）。胰蛋白酶一旦形成，可以正反馈的形式进行自我激活，同时还可以激活糜蛋白酶（chymotrypsin）等胰液中其他的蛋白水解酶原。胰蛋白酶属于肽链内切酶，主要水解碱性氨基酸组成的肽键，如水解肽链中赖氨酸和精氨酸，并产生以碱性氨基酸为羧基末端的肽链。糜蛋白酶也属于肽链内切酶，能迅速分解变性蛋白质，主要水解芳香族氨基酸组成的肽键，如苯丙氨酸、酪氨酸、色氨酸的肽键，产物是羧基末端带有芳香族氨基酸的多肽。胰蛋白酶和糜蛋白酶的作用相似，都能将蛋白质水解为䏛和胨，当它们协同作用于蛋白质时，可将蛋白质分解为小分子的多肽和氨基酸。此外，胰液中氨基寡肽酶、羧基肽酶可分别作用于肽链的氨基和羧基端肽键，释放出具有自由羧基的氨基酸。另外，胃酸及组织液也能激活胰蛋白酶原。

（4）胰脂肪酶：胰脂肪酶（pancreatic lipase）以活性形式分泌，可水解甘油三酯，水解产物为甘油一酯、甘油和脂肪酸。胰脂肪酶在胰腺分泌的辅脂酶（colipase）和肝脏分泌的胆盐的帮助下

Notes

发挥作用。此外,胰液中还有胆固醇酯酶和磷脂酶。胆固醇酯酶可水解胆固醇酯成为胆固醇和脂肪酸。小肠内与磷脂消化有关的磷脂酶主要是磷脂酶 A_2,磷脂酶 A_2 以无活性的形式分泌,被胰蛋白酶激活。磷脂酶 A_2 可水解细胞膜的卵磷脂。

辅脂酶是脂肪酶的辅助因子,由胰腺腺泡细胞分泌。辅脂酶以酶原形式分泌,在胰蛋白酶的作用下变为有活性的辅脂酶。辅脂酶对胆盐微胶粒有较强的亲和性,可牢固结合在微胶粒表面,待脂肪酶与辅脂酶结合后,脂肪酶-辅脂酶-胆盐在甘油三酯的表面形成三元络合物,牢固地附着在脂肪颗粒表面,从而使胰脂肪酶能在油-水界面上发挥水解作用。因此,辅脂酶的主要作用,一是防止胆盐把脂肪酶从脂肪表面置换下来,保护脂肪酶不被胆盐抑制;二是有助于脂肪酶锚定、吸附在油滴表面发挥作用;三是使脂肪酶的最适 pH 由 8.5 降至 6.5,从而接近近端小肠内的 pH。

正常胰液中还含有羧基肽酶、核糖核酸酶、脱氧核糖核酸酶等水解酶,分别水解羧基末端的肽链、核糖核酸、脱氧核糖核酸。胰液中含有水解三大营养物质的消化酶,因而是最重要的一种消化液。如果胰液分泌障碍,会明显影响蛋白质和脂肪的消化和吸收,但对糖的消化和吸收影响不大。脂肪吸收障碍可影响脂溶性维生素 A、D、E、K 的吸收。

2. 胰液分泌的调节　在非消化期,胰液分泌量很少,仅占最大分泌量的 10% ~20%。进食可引起胰液大量分泌。与胃液分泌的调节相同,消化期胰液分泌受神经和体液因素的双重调节,包括头期、胃期和肠期。头期主要是神经调节,胃期和肠期以体液调节为主(图 20-3)。

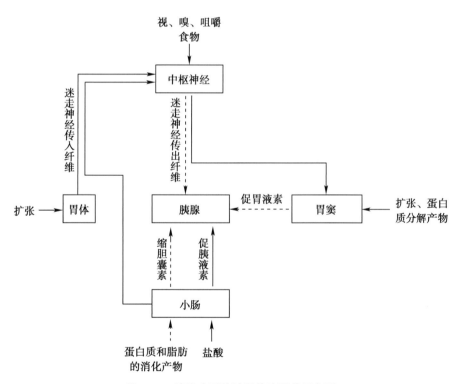

图 20-3　胰液分泌的神经体液调节示意图

（1）头期:头期胰液分泌与胃液分泌调节的头期相同,食物的色、形、味等均可引起含酶多但液体量少的胰液分泌。一方面因为食物的颜色、气味等刺激头部视觉、嗅觉等感受器,通过条件反射引起胰液的分泌;另一方面,食物直接刺激口、咽部的感受器,通过非条件反射引起胰液的分泌。反射的传出神经是迷走神经,其末梢释放乙酰胆碱(ACh)。乙酰胆碱作用的靶细胞主要是胰腺的腺泡细胞,对导管上皮细胞的作用较弱。因此,迷走神经兴奋引起的胰液分泌是胰酶的含量较多,但水和 HCO_3^- 的含量较少。此外,迷走神经还可通过促进胃窦和小肠黏膜释放促胃液素,后者通过血液循环作用于胰腺,间接引起胰液的分泌,但这一作用较弱。头期的胰液分泌量占消化期胰液分泌量的20%左右。

（2）胃期：食物进入胃后,对胃产生机械、化学刺激,通过迷走-迷走反射引起含酶多但液体量少的胰液分泌。食物扩张及蛋白质的消化产物也可刺激胃黏膜释放促胃液素,间接引起胰液分泌。餐后碳酸氢盐的分泌还取决于食糜进入十二指肠的胃酸的量,因此,胃内食糜成分的不同可使胰腺的分泌发生改变。此期胰液分泌只占消化期胰液分泌量的5%～10%。

（3）肠期：肠期胰液分泌是消化期胰腺分泌反应的最重要时相,此期的胰液分泌量多,约占消化期胰液分泌量的70%,胰酶和碳酸氢盐含量也高。进入十二指肠的各种食糜成分,特别是蛋白质、脂肪的水解产物对胰液分泌具有很强的刺激作用。肠期胰液分泌主要是通过体液因素刺激实现的。参与这一时相调节胰液分泌的体液因素主要是促胰液素和缩胆囊素。此外,消化产物刺激小肠黏膜并通过迷走-迷走反射,引起胰液分泌。

促胰液素(secretin)由小肠上段黏膜 S 细胞分泌,是由 27 个氨基酸残基组成的多肽。其主要作用于胰腺导管上皮细胞,引起水和碳酸氢盐分泌,使胰液量增加,但胰酶含量很低。此外,促胰液素还可刺激胆汁的分泌,抑制胃酸分泌和胃的排空。盐酸是引起促胰液素分泌的主要刺激物,其他刺激促胰液素释放的物质包括蛋白质分解产物和脂肪酸,糖类几乎没有作用。

缩胆囊素(cholecystokinin,CCK)由小肠黏膜中的 I 细胞产生,是由 33 个氨基酸残基组成的多肽。CCK 除在小肠黏膜存在外,还广泛分布于中枢神经系统中,包括皮层额叶、皮层梨状区、尾核、海马、丘脑、下丘脑、小脑和间脑,是一种重要的脑肠肽。在胃肠道,CCK 的主要作用是刺激胰腺腺泡细胞分泌胰酶,促进胆囊平滑肌收缩,并引起奥狄氏(Oddi)括约肌舒张,促进胰液的分泌和胆汁的排放。此外,CCK 还可抑制胃酸分泌和胃排空,调节小肠、结肠运动,也可作为饱感因素调节摄食。引起 CCK 释放的因素由强至弱依次为蛋白质分解产物、脂肪酸、盐酸和脂肪,糖类一般没有作用。

促胰液素和缩胆囊素的促胰液分泌作用是通过不同的细胞内信号转导机制实现的。促胰液素以 cAMP 为第二信使;缩胆囊素则通过激活磷脂酰肌醇系统,在 Ca^{2+} 介导下发挥作用。二者共同作用于胰腺时有相互加强的作用。

3. 胰液分泌的反馈性调节 实验观察到,向动物十二指肠内注入胰蛋白酶,可抑制 CCK 和胰酶的分泌;若向十二指肠内灌注胰蛋白酶的抑制剂,则可刺激 CCK 的释放和胰酶的分泌。结果表明,肠腔内的胰蛋白酶对胰酶的分泌具有负反馈调节作用。进一步研究显示,蛋白水解产物及脂肪酸可刺激小肠黏膜 I 细胞释放 CCK 释放肽(CCK-releasing peptide,CCK-RP),后者可引起 CCK 的释放,促进胰酶的分泌。另外,CCK-RP 也可促进胰蛋白酶的分泌,分泌的胰蛋白酶又可反过来使 CCK-RP 失活,以负反馈形式抑制 CCK 和胰蛋白酶的进一步释放。这种负反馈调节的生理意义在于防止胰蛋白酶的过度分泌。

正常情况下,胰液中的蛋白水解酶并不消化胰腺自身,这是因为除了由于蛋白水解酶以酶原的形式存在外,胰液中还含有胰蛋白酶抑制物(trypsin inhibitor)。该抑制物是胰腺腺泡细胞分泌的多肽,在 pH 3～7 的环境内与胰蛋白酶1:1的比例结合,阻止胰蛋白酶原激活。由于胰液中的其他蛋白水解酶需要胰蛋白酶激活,因此该抑制物同时也抑制了其他酶的活性,从而防止了胰腺自身的消化。当胰腺受到损伤或导管阻塞时,胰液排出受阻,胰管内压力升高,胰腺腺泡破裂,胰蛋白酶渗入胰腺组织中而被激活,胰腺组织自身被消化,导致胰腺细胞和间质水肿,引起急性胰腺炎。严重时,消化酶与坏死组织液又可通过血循环及淋巴管途径输送到全身,引起全身脏器损害,产生多种并发症甚至是死亡。

（二）胆汁有助于脂肪的消化和吸收

胆汁(bile)是由肝细胞分泌的。在消化期,胆汁经肝管、胆总管直接排入十二指肠;在消化间期,分泌的胆汁经胆囊管进入胆囊贮存,进食时再由胆囊排入十二指肠。刚从肝细胞分泌出

Notes

来的胆汁称肝胆汁,贮存于胆囊内的胆汁称胆囊胆汁。

1. 胆汁的性质、成分和作用　胆汁是一种味苦的有色液体,成年人每日分泌量为800~1000ml。肝胆汁呈金黄色或橘黄色,pH值为7.4;胆囊胆汁为深棕色或墨绿色,pH值为6.8。胆汁的成分很复杂,除水、钠、钾、钙、碳酸氢盐等无机成分外,还有胆盐、胆色素、胆固醇、卵磷脂和黏蛋白等有机成分,胆汁中无消化酶。

(1) 胆盐:胆盐(bile salt)是胆汁酸与甘氨酸或牛磺酸结合形成的钠盐或钾盐,是胆汁参与消化和吸收的主要成分,对脂肪的消化和吸收有重要作用。图20-4为胆盐的结构示意图。

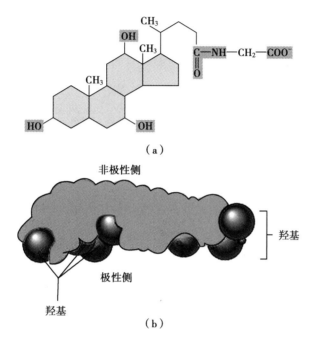

图20-4　胆盐的分子结构(a)及模式图(b)

1) 乳化脂肪:乳化作用是将一种液体分散到另一种不相溶的液体中的过程。具有乳化作用的表面活性剂称为乳化剂(emulsifier)。胆汁中的胆盐、胆固醇和卵磷脂等都可作为乳化剂,降低脂肪的表面张力,使脂肪乳化成微滴,从而增加胰脂肪酶的作用面积,促进脂肪的消化分解(图20-5)。

2) 促进脂肪吸收:胆盐可与脂肪酸、甘油一酯、胆固醇等结合形成水溶性复合物,运载脂肪分解产物到肠黏膜表面,促进脂肪消化产物的吸收。

3) 促进脂溶性维生素吸收:胆汁在促进脂肪分解产物吸收的同时,也促进脂溶性维生素A、D、E、K的吸收。

4) 利胆作用:胆盐进入肠道发挥生理作用后,大部分在回肠末端被吸收入血,由门静脉运送到肝,再进入胆汁,而后又被排入肠内,这个过程称为胆盐的肠-肝循环(enterohepatic circulation of bile salt)(图20-6)。通过肠-肝循环到达肝细胞的胆盐还可刺激肝细胞合成和分泌胆汁,此作用称为胆盐的利胆作用。含胆汁成分的药物能促进胆汁分泌或胆囊排空,发挥利胆作用,常用于胆石症、胆囊炎的治疗。胆汁酸结合树脂类药物进入肠道不被吸收,可与胆汁酸结合,阻滞胆汁酸的肠肝循环和反复利用,可消耗胆固醇,发挥降血脂作用。

(2) 胆色素:胆色素(bile pigments)是胆汁的主要基本成分之一,约占胆汁固体成分的2%。人胆汁中主要为胆红素,其氧化产物胆绿素和还原产物尿胆色素原或粪胆色素原很少。胆色素是血红蛋白的降解产物。血浆中胆红素含量为0.2mg%~0.8mg%,若肝脏对胆红素的摄取减少,血中胆红素浓度超过2mg%时,胆红素会扩散进入组织,表现为黄疸。胆道阻塞、胆道内压升

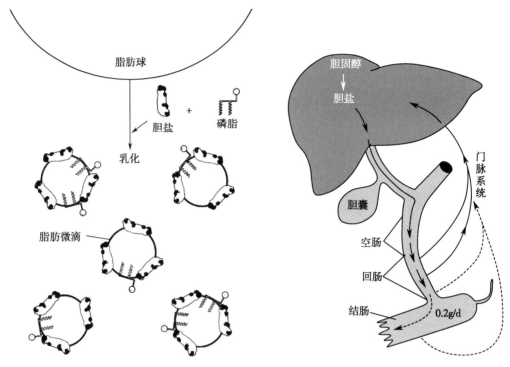

图 20-5　胆盐的乳化作用　　　　　　　　　图 20-6　胆盐的肠肝循环示意图

高也可引起黄疸。尿液中排出的尿胆色素原,经氧化后变成尿胆色素呈黄色。粪便的颜色主要是由于胆红素经肠内细菌还原生成粪胆色素原,再氧化成粪胆色素所致。

(3) 胆固醇:胆固醇(cholesterol)是体内脂肪的代谢产物,约占胆汁固体成分的4%。它不仅参与形成细胞膜,而且是合成胆汁酸、维生素 D 以及甾体激素的原料。肝脏可将占全身总量约一半的胆固醇转化为胆汁酸。胆汁中的胆盐、胆固醇和卵磷脂保持一定的比例是维持胆固醇呈溶解状态的必要条件。当胆固醇分泌过多或胆盐、卵磷脂合成减少时,胆固醇容易沉积而形成胆结石。

2. 胆汁的分泌、排放及其调节　在消化期,胆汁经肝管、胆总管直接排入十二指肠。在消化间期,分泌的胆汁经胆囊管进入胆囊贮存,待进食时在神经和体液因素的影响下,胆囊收缩,奥狄氏(Oddi)括约肌舒张,胆汁再由胆囊排入十二指肠,参与小肠内的消化。消化道内的食物是引起胆汁分泌和排出的自然刺激物,高蛋白质食物引起胆汁分泌最多,高脂肪或混合食物次之,糖类食物的作用最小。

胆汁的分泌与排放受到神经和体液因素的调节,以体液调节更为重要。

(1) 神经调节:在胆管、胆囊和奥狄括约肌组织中有丰富的交感、副交感神经及内在神经丛。进食动作以及食物对胃、小肠等的机械和化学刺激,可通过迷走神经引起胆汁分泌增加和胆囊收缩,切断迷走神经或用胆碱受体阻断剂均可阻断这种反应。迷走神经还可通过引起促胃液素的释放而间接促进胆汁分泌和胆囊收缩。胆囊平滑肌也接受交感神经的支配,胆囊平滑肌上有 α 和 β 肾上腺素能受体。α 受体激动时引起胆囊平滑肌收缩,β 受体激动时平滑肌舒张。因为 β 受体占优势,当交感神经兴奋引起胆囊舒张,从而有利于胆汁的贮存。

(2) 体液调节:胃肠激素对胆汁分泌具有重要的调节作用。缩胆囊素是引起胆囊收缩作用最强的胃肠激素。在胆管、胆囊和奥狄氏括约肌上均有缩胆囊素受体分布。小肠内蛋白质和脂肪的分解产物可有效刺激小肠黏膜中的 I 细胞释放 CCK,CCK 通过血液途径到达胆囊,引起胆囊强烈收缩和奥狄氏括约肌舒张,使胆汁大量排出。研究表明,血中 CCK 浓度是决定胆囊排空和充盈的主要因素。促胰液素除作用于胰腺引起胰液分泌外,还主要作用于胆管系统,主要是

Notes

促进胆汁中水和 HCO_3^- 的分泌,对胆盐分泌无作用。促胃液素可通过内分泌途径直接作用于肝细胞和胆囊,促进肝胆汁分泌和胆囊收缩。在胆管、胆囊和奥狄氏括约肌上还分布有生长抑素受体,生长抑素可拮抗 CCK 对胆囊和奥狄氏括约肌的作用,抑制肝细胞胆汁的生成和分泌,参与对胆汁分泌的调节。此外,胆盐可通过肠肝循环发挥利胆作用。

（三）肝脏具有多种重要的生理功能

肝(liver)是人体最大的实质性器官。成年人肝的重量约1500g,约占体重的1/40～1/50。肝被韧带分为左右两叶,右叶大而厚,左叶小而薄。肝门的右前方有胆囊窝,容纳胆囊。胆囊为呈梨形的囊状器官,末端变细成胆囊管,与肝总管合成胆总管。

1. **肝的血流特点**　肝脏的血流量大,约占心输出量的1/4,每分钟进入肝脏的血流量为1000～1200ml。进入肝的血管有两条,即肝动脉和肝门静脉。其中肝动脉是营养血管,其分支构成小叶间动脉,走行在肝小叶之间,进一步分支形成终末肝微动脉,最后注入肝血窦。小叶间动脉还分出若干分支供应被膜、间质和胆管的营养。肝门静脉是功能血管,在肝门处分左、右两支分别进入左、右肝叶,继而穿行于肝小叶间,构成小叶间静脉,再分成小支构成终末门微静脉,最后也注入肝血窦。中央静脉收集肝血窦的血液,汇合成小叶下静脉,单独走行在小叶间结缔组织内,管腔较大,壁也较厚。小叶下静脉再汇成肝静脉,出肝后汇入下腔静脉。肝接受肝动脉和门静脉的双重血液供应,使得肝既可以从肝动脉的体循环血液中接受由肺组织运来的氧气和其他器官运来的代谢产物,又可以从门静脉的血液中获得大量的由肠道吸收的营养物质。

2. **肝的功能**　肝是人体重要的消化腺,也是物质代谢的重要器官。除了产生胆汁,参与脂肪的消化与吸收外,肝还有其他多种重要的功能。

（1）参与糖、脂肪、蛋白质、维生素、激素的代谢:

1）维持血糖浓度相对恒定:通过糖原合成、糖原分解和糖异生维持血糖浓度的相对恒定。血糖浓度的相对恒定确保全身各组织,特别是大脑和红细胞的能量供应。

2）参与脂质的消化、吸收、分解、合成、运输等代谢:肝能分泌胆汁,促进脂质的消化和吸收。肝能利用糖及某些氨基酸合成三酰甘油、磷脂和胆固醇,并以极低密度脂蛋白(VLDL)的形式分泌入血,供肝外组织、器官摄取利用。当肝合成三酰甘油的量超过其合成与分泌 VLDL 的能力时,三酰甘油便堆积在肝内,造成脂肪肝。肝也是脂肪酸 β-氧化的重要场所。此外,肝是人体合成胆固醇的主要器官,合成的胆固醇占全身合成胆固醇总量的80%以上,是血浆胆固醇的主要来源。肝也是胆固醇的重要排泄器官,肝可将胆固醇转化为胆汁酸,随胆汁排入肠腔。

3）参与蛋白质的合成和分解代谢:肝除合成自身固有蛋白质外,还合成与分泌血浆蛋白质。除 γ-球蛋白外,几乎所有的血浆蛋白均来自肝。血浆脂蛋白所含的多种载脂蛋白,如 apoA、B、C、E 等也是在肝中合成。凝血因子大部分是肝合成的,所以肝细胞严重受损时,可出现凝血时间延长及出血倾向。

肝是清除血浆蛋白质(白蛋白除外)的重要器官。肝细胞膜有特异的受体可识别铜蓝蛋白、α_1-抗胰蛋白酶等血浆蛋白质而将其吞入肝细胞内,在溶酶体中降解。肝含有关氨基酸代谢的酶,如转氨酶、脱羧酶等,是体内氨基酸分解和转变的重要场所。当肝细胞受损时,细胞内酶逸出,致使血浆中酶活性升高,临床上检测血浆中某些酶活性的增高可作为诊断肝病的指标。

4）参与维生素的吸收、储存、运输与转化:肝是体内含维生素较多的器官。人体内维生素 A、E、K 及 B_{12} 主要储存在肝,肝中维生素 A 的含量占体内总量的95%。肝还可以合成维生素 D 结合球蛋白和视黄醇结合蛋白,通过血液循环运输维生素 D 与维生素 A。肝分泌的胆汁酸可促进脂溶性维生素 A、D、E、K 的吸收。维生素 K 参与肝细胞中凝血酶原及凝血因子Ⅶ、Ⅸ、Ⅹ的合成,维生素 K 吸收障碍会出现出血倾向。

5）参与激素代谢:激素的合成与灭活处于动态平衡,使血液中激素水平总是维持相对恒定。正常情况下血液中各种激素都保持一定含量,激素在发挥其调节作用后,被机体代谢,从而

Notes

降低或失去其活性,此过程称激素的灭活(inactivation)。多种激素主要在肝被灭活。肝细胞表面具有胰岛素、去甲肾上腺素等激素受体,可以特异地结合这些激素,通过内吞作用,将激素吞入细胞内进行分解代谢。

(2) 参与造血、储血和调节循环血量:胚胎、新生儿的肝脏有造血功能,长大后不再造血。由于血液通过门静脉和肝动脉两根血管流入肝脏,因此肝脏的血流量和血容量都很大。因此,肝脏在储血和调节循环血量中具有重要作用。

(3) 参与免疫防御功能:肝脏有 Kupffer 细胞,可吞噬、消化病原,或者经过初步处理后交给其他免疫细胞进一步清除。血液或其他淋巴组织里的淋巴细胞参与肝脏的炎症反应。

(4) 解毒功能:肝有两条输出通路,肝静脉与体循环相连,胆管系统与肠道相通,使肝的代谢废物可随胆汁排入肠腔。代谢产物、有毒物质、药物等绝大部分在肝脏被处理后变得无毒或低毒。在严重肝病时,如晚期肝硬化、重型肝炎,解毒功能减退,体内有毒物质就会蓄积,损害其他器官,还会进一步加重肝脏损害。

(5) 再生功能:肝脏有很强的再生能力,肝大部切除(约70%)后,动物经过 4 ~ 8 周修复,剩余的肝脏能再生至原来的肝脏重量。肝脏的再生功能实际上是一种代偿性增生,是肝脏对受到损伤的细胞修复和代偿反应。

(四) 小肠液的主要作用是稀释小肠内容物

小肠有两种腺体,一种是十二指肠腺,一种是小肠腺。小肠液由十二指肠腺和小肠腺分泌。

1. 小肠液的性质、成分和作用　十二指肠腺又称勃氏腺(Brunner's gland),分布于十二指肠黏膜下层,分泌碱性黏稠液体。该液体 pH 为 8.2 ~ 9.3,内含黏蛋白。十二指肠液的主要作用中和进入十二指肠的胃酸,保护十二指肠黏膜免受胃酸的侵蚀;同时具有润滑作用,保护肠黏膜免受食糜的机械性损伤。

小肠腺又称李氏腺(Lieberkühn's crypt),分布于全部小肠的黏膜层内,其分泌液构成了小肠液的主要部分。小肠液是一种弱碱性液体,pH 为 7.6,渗透压与血浆渗透压相近。成人分泌量为每日 1 ~ 3L,其中除水和无机盐外,还含有肠激酶、黏蛋白等。大量的小肠液有助于稀释肠腔内容物,有利于食糜的消化和吸收。

肠激酶(enterokinase)又称肠肽酶,是一种丝氨酸蛋白酶,可水解蛋白内肽键,靶点是赖氨酸残基。肠激酶的作用是使胰蛋白酶原成为活性的胰蛋白酶,从而有助于蛋白质的消化。在肠上皮细胞的刷状缘上含有多种寡肽酶和寡糖酶,对进入上皮细胞的营养物质进一步的消化,将寡肽分解为氨基酸,将蔗糖、乳糖等二糖进一步分解为单糖。这些酶可随脱落的肠上皮细胞进入肠腔,但对小肠内的消化不起作用。

小肠液分泌的量大,可稀释肠内消化产物,降低肠内容物的渗透压,有利于消化产物的吸收。

2. 小肠液分泌的调节　小肠液的分泌受神经和体液因素的双重调节。自主神经对小肠液分泌的作用并不明显,而壁内神经丛的局部神经反射在小肠液分泌调节中作用较为显著。食糜对肠黏膜的机械和化学刺激可通过肠壁内在神经丛的局部反射引起小肠液的分泌,其中小肠黏膜对扩张刺激最为敏感,小肠内食糜量越多,分泌也越多。此外,许多体液因素如促胃液素、促胰液素、缩胆囊素等都具有刺激小肠液分泌的作用。

二、小肠内的机械性消化通过小肠运动实现

小肠有多种运动形式,使食糜与消化液混合,并与肠壁广泛接触,促进消化和吸收,同时向小肠下段推送食糜。

(一) 小肠具有多种运动形式

小肠平滑肌由内层较厚的环形肌和外层较薄的纵行肌组成。通过环形肌与纵行肌的协调

活动,产生多种运动形式,包括紧张性收缩、分节运动、蠕动。

1. **紧张性收缩**　紧张性收缩(tonic contraction)是指小肠平滑肌始终呈一种微弱但持续的收缩状态。紧张性收缩可使小肠肠腔内维持一定的基础压力,有利于消化液向食糜中渗透,促进肠内容物混合,并使食糜与肠黏膜密切接触,有利于吸收的进行。紧张性收缩可使保持肠道的一定形状,维持小肠的一定位置,也是小肠进行其他各种运动的基础。小肠紧张性在空腹时即存在,进食后显著增强。紧张性收缩增强时,食糜在肠腔内的混合和推进加快;紧张性收缩降低时,肠内容物的混合和推进则减慢。

2. **分节运动**　分节运动(segmentation contraction)是一种以小肠壁环行肌收缩和舒张为主的节律性运动,是小肠特有的运动形式(图20-7)。其表现为食糜所在的肠管上相隔一定间距的环行肌同时收缩,把肠腔内食糜分割成许多节段;随后,原来收缩的部位舒张,而舒张的部位开始收缩,使原来的食糜节段又分成两半,而相邻的两半则合拢形成新的食糜节段,如此反复进行。小肠的分节运动在空腹时几乎不出现,进食后逐渐增强。分节运动对小肠的消化与吸收具有重要作用,可使食糜与消化液充分混合,有利于化学性消化;并使食糜与肠壁紧密接触,有助于吸收。此外,分节运动可通过挤压肠壁,促进血液与淋巴液的回流,促进营养物质的吸收。

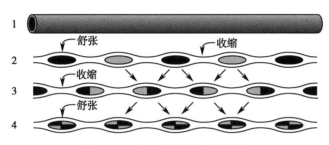

图 20-7　小肠的分节运动示意图

分节运动的活动频率是由小肠平滑肌细胞的慢波控制的,在不同动物种属和小肠的不同部位而有差异。小肠上部具有较高的收缩频率,向远端延伸过程中逐渐降低。如狗的十二指肠收缩频率为每分钟 17～18 次,空肠为每分钟 15～16 次,回肠为每分钟 12～14 次。人空肠近端约为每分钟 11 次,而在空肠远端约为每分钟 8 次。这种频率梯度使小肠消化、吸收食糜的同时,逐步将食糜向远端推送。

3. **蠕动**　蠕动(peristalsis)是指小肠肠壁自近端向远端依次发生的推进性的波形运动。蠕动因肠道食团前部环形肌舒张与纵行肌收缩和食团后部的环形肌收缩与纵行肌舒张所引起,是一种把食糜向大肠方向推进的运动。小肠的蠕动速度很慢,推进速度为每秒 1～2cm,通常每个蠕动波将食糜向前推进 3～5cm 后便自行消失。蠕动的意义在于使经过分节运动作用后的食糜向前推进一步,到达新的肠段再开始分节运动。此外,小肠还有一种进行速度快、传播距离较远的蠕动,称为蠕动冲(peristaltic rush)。它可在几分钟内将食糜从小肠的始端一直推送至回肠末端甚至到结肠。蠕动冲可能是一种由吞咽动作或食糜对十二指肠的刺激引起的反射活动。有些药物(泻药)的刺激可引起蠕动冲。

4. **移行性复合运动**　小肠在消化间期存在周期性的移行性复合运动(migrating motor complex,MMC)。小肠 MMC 起源于胃或小肠上端,沿肠管向远端移行,移行过程中传播速度逐渐减慢,当到达回盲部时,另一个 MMC 又在十二指肠发生。MMC 的每个周期持续约 90～120 分钟。小肠 MMC 可将肠道内遗留的食物残渣等迅速排除,并防止结肠内的细菌在消化间期逆行进入回肠。MMC 的发生和移行受肠神经系统和胃肠激素的调节。迷走神经兴奋可使 MMC 的周期缩短,切断迷走神经后 MMC 消失并引起食糜在肠内滞留。胃动素(motilin)可促进 MMC 的产生。

Notes

（二）回盲括约肌可控制小肠内容物进入大肠的速度

回盲括约肌在平时保持轻度的收缩状态,当食物进入胃后,可通过胃-回肠反射引起回肠蠕动,当蠕动波通过回肠末端时,回盲括约肌舒张,少量食物残渣(约4ml)被推入结肠。结肠以及盲肠内容物的机械扩张刺激,可通过内在神经丛的局部反射,使回盲括约肌收缩加强,延缓回肠内容物推入大肠。回盲括约肌的这种活瓣样作用既可防止回肠内容物过快地进入结肠,有利于小肠内容物的充分消化和吸收,又可阻止结肠内容物返流入回肠。

（三）小肠运动受到神经和体液因素的调节

1. **神经调节**　小肠平滑肌受内在神经系统和外来神经的双重控制。肠内容物的机械和化学刺激可通过内在神经丛局部反射引起小肠蠕动加强。外来神经中副交感神经兴奋能加强小肠运动,交感神经兴奋则抑制小肠运动,它们的作用是通过内在神经丛实现的。切断支配小肠的外来神经,蠕动仍可进行,说明内在神经系统对小肠运动起主要的调节作用。

2. **体液调节**　胃肠激素在调节小肠运动中起重要作用。促胃液素、缩胆囊素可增强小肠运动;而促胰液素和胰高血糖素则抑制小肠运动。

第二节　大肠的功能

大肠(large intestine)是消化道的末段,全长约1.5m,分盲肠、阑尾、结肠、直肠和肛管五部分。食糜经过小肠之后,已基本被消化吸收完全,大肠内没有重要的消化活动,其主要功能是:①吸收肠内容物的水分和无机盐,参与机体对水、电解质平衡的调节;②吸收由结肠内微生物产生的维生素B复合物和维生素K;③完成对食物残渣的加工,形成并暂时贮存粪便,并能控制排便。

一、大肠液的主要作用是润滑肠内容物

大肠液是由大肠黏膜柱状上皮细胞和杯状细胞分泌,主要成分为黏液和碳酸氢盐,pH为8.3~8.4。大肠液还含有少量的二肽酶和淀粉酶,但它们的消化作用不大。大肠液的主要作用是润滑粪便,保护肠黏膜免受机械损伤。大肠液的分泌主要是由食物残渣对肠壁的机械性刺激所引起的。刺激副交感神经可使分泌增加,而交感神经兴奋则使正在进行着的分泌减少。

二、大肠的运动少且缓慢

大肠有多种运动形式,但运动少且缓慢,对刺激的反应也较迟缓。这些特点与大肠作为粪便的贮存场所相适应。大肠的运动包括袋状往返运动、分节推进运动、蠕动等。

（一）大肠的主要运动形式是混合运动和推进运动

1. **袋状往返运动**　袋状往返运动(haustral shuttling)是由环行肌不规律地收缩引起的,是空腹时多见的运动形式。它使结肠出现一串结肠袋,结肠内压力升高,结肠袋中的内容物可向前后两个方向做短距离的位移,但并不能向结肠末端移动,其作用主要是对肠内容物缓慢的搓揉,促进水分的吸收。

2. **分节或多袋推进运动**　分节或多袋推进运动是指大肠环形肌有规则的收缩,将一个结肠袋的内容物推移到邻近的肠段。若多个结肠袋同时收缩,把肠内容物缓慢推进到下一肠段的运动称为多袋推进运动。进食后或结肠受到拟副交感药物刺激时这种运动增加。

3. **蠕动**　大肠的蠕动是由一些稳定向前的收缩波所组成,能将肠内容物向前推进。在大肠还有一种进行快且行程远的集团蠕动(mass peristalsis),通常始于横结肠,可将大肠部分内容物推送至乙状结肠或直肠。集团蠕动多发生在进食后。

大肠也有与胃和小肠类似但更为复杂的慢波活动。大肠各部位慢波频率不同,大肠远端慢

Notes

波的频率比近端高,远端频率的增加可能有利于减缓内容物向直肠的运送。大肠运动的神经控制与小肠类似,副交感神经包括迷走神经和盆神经,主要引起结肠平滑肌的兴奋;交感神经主要有腰结肠神经和腹下神经,主要起抑制作用。此外,大肠还有多种肽能、NO能神经元的分布。

应用酚酞、比沙可啶等刺激结肠推进性蠕动的药物可促进排便。硫酸镁等盐类泻药口服后在肠道难被吸收,产生的肠内容物高渗可抑制水分的吸收,增加肠容积,刺激肠蠕动,可用于外科手术前或结肠镜检查前排空肠内容物。

(二)食物残渣通过排便反射排除体外

食物残渣进入大肠贮存过程中,部分水、无机盐和维生素等被大肠黏膜吸收,其他成分经细菌的发酵和腐败作用,加上脱落的肠上皮细胞和大量的细菌共同形成了粪便。

正常人的直肠中通常没有粪便。当肠蠕动将粪便推入直肠,刺激肠壁的压力感受器,传入冲动沿盆神经和腹下神经传至脊髓腰、骶段的初级排便中枢,同时上传到大脑皮质引起便意。如果条件允许,即可发生排便反射(defecation reflex),传出冲动沿盆神经下传,使降结肠、乙状结肠和直肠收缩,肛门内括约肌舒张,同时阴部神经传出冲动减少,肛门外括约肌舒张,将粪便排出体外。另外,排便时腹肌和膈肌收缩,腹内压增加,可促进粪便排出。如果条件不允许,大脑皮质发出抑制性冲动,排便反射暂时抑制。

正常人直肠壁内的感受器对粪便的压力刺激具有一定的阈值,当达到阈值时即可产生便意,大脑皮质可以加强或抑制排便。经常或反复地抑制便意,是导致便秘的常见原因。食物中纤维素可以与水结合形成凝胶,从而限制水的吸收,增加粪便的体积,刺激肠运动,缩短粪便在肠道内停留的时间,促进排便。因此,服用不被肠道吸收的纤维素类药可增加肠内容积,产生通便作用。

三、大肠内细菌可合成维生素 B 复合物和维生素 K

大肠中含有大量细菌,粪便中细菌约占粪便固体总量的 20%～30%。大肠内细菌大多是大肠埃希菌、葡萄球菌等,主要来自食物。大肠内的酸碱度和温度适宜于细菌的生长繁殖,但这些细菌通常不致病。

细菌体内含有能分解食物残渣的酶,能对肠内容物中一些成分进行分解。糖类发酵的产物有乳酸、醋酸、CO_2 等;脂肪的发酵产物有脂肪酸、甘油、胆碱等;蛋白质腐败的产物有氨、硫化氢、组胺和吲哚等。在一般情况下,大肠内有毒物质吸收甚少,且可经肝脏进行解毒。大肠内的细菌利用肠内简单物质合成的 B 族维生素和维生素 K 可被大肠吸收,能为人体所利用。如果长期大量使用广谱抗生素,大肠内的细菌被抑制或杀灭,可引起 B 族维生素和维生素 K 缺乏。

(邹 原)

参考文献

1. 姚泰. 生理学. 第 2 版. 北京:人民卫生出版社,2010
2. 朱大年,王庭槐. 生理学. 第 8 版. 北京:人民卫生出版社,2013
3. Guyton AC, Hall JE. Textbook of Medical Physiology. 12th ed. Philadelphia:Saunders,2011
4. Johnson LR. Physiology of the Gastrointestinal Tract. 5th ed. New York:Academic Press,2012

Notes

第二十一章　消化道的吸收功能

消化是吸收的基础,食物中的成分除维生素、无机盐和水以外,都需要经过水解成为小分子物质后才能被吸收。吸收(absorption)是指消化道内的物质通过消化道的上皮细胞进入血液或淋巴的过程,被吸收的物质包括摄入的水、电解质和营养物质等。此外,消化道各种腺体分泌的大量消化液中的水、无机离子、糖类、蛋白质和脂类也可被吸收。图21-1显示了消化道各段对不同物质的吸收。吸收功能对于维持人体正常的生命活动是十分重要的。各部分消化道的功能在神经和体液调节下达到协调和统一,使得营养物质得到充分的吸收。本章将对水、电解质、碳水化合物、蛋白质、脂肪、维生素和微量元素等的吸收过程及机制进行讨论。

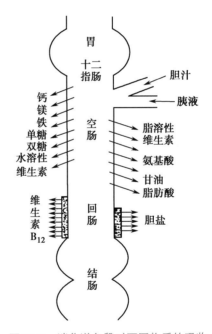

图21-1　消化道各段对不同物质的吸收

第一节　消化道吸收的特点

一、消化道各段的吸收能力有所不同,小肠是主要的吸收部位

（一）口腔黏膜吸收营养物质的能力有限,但可以吸收多种药物,食管几乎没有吸收能力

消化道各部位的吸收能力和吸收速度不同。这主要取决于各部分消化管的组织结构、食物在各部位消化的程度和停留时间。口腔黏膜吸收营养物质的能力有限,但可以吸收多种药物,而食管基本不具有吸收的能力。口腔的吸收功能有限,主要有以下几个原因:口腔以机械消化为主,化学消化功能较弱;口腔内的食物以大颗粒形式居多,不易被吸收;另外,食物在口腔内停留的时间较短,不利于被充分吸收;而且口腔黏膜缺乏类似胃肠道的皱襞结构,吸收面

积较小。然而,口腔黏膜薄,血运丰富,舌下含服的某些药物,如硝酸甘油、甲睾酮、异丙肾上腺素等能迅速吸收,由舌下静脉经颈内静脉到达心脏,再随血液循环流至全身,无需如口服药物经过肝脏的首过效应。然而,舌下含服药物的药效持续期比口服药物短,故临床上一般用于急救。

(二)胃的吸收能力有限,但对酒精有较强吸收能力

由于胃黏膜缺少绒毛,上皮细胞之间都是紧密连接,所以只能吸收少量的水、无机盐、酒精和部分药物。胃吸收酒精的能力较强,进入消化道的乙醇以被动扩散形式吸收,20%由胃吸收,80%由小肠吸收,饮酒后20~60分钟血液中的乙醇浓度即达到高峰。空腹饮酒可使吸收加速,而食物的存在可降低胃内酒精浓度,同时减少酒精与胃黏膜的接触面积,从而减缓吸收速度。饮酒量小于1g/kg体重乙醇时,胃对酒精的吸收速度不变,酒精浓度在15%~30%,酒精的吸收速度可随波度的升高而加快。饮酒量超过1g/kg体重乙醇或饮用酒精浓度大于30%的烈酒时,可引起胃黏膜损伤,吸收速度反而减慢。

(三)小肠是主要的吸收部位,小肠黏膜的绒毛结构与吸收功能相适应

小肠是吸收的主要部位,糖类、蛋白质和脂肪的消化产物绝大部分都是在小肠被吸收的。小肠各段对各营养物质的吸收速度也不完全相同,糖类、脂肪的水解产物和蛋白水解后产生的寡肽主要在小肠上部被吸收,而氨基酸主要在回肠被吸收。此外,回肠对胆盐和维生素 B_{12} 具有独特的吸收能力。

正常成年人的小肠长约4~5m,小肠的结构和功能特点非常有利于吸收的进行。图21-2显示了小肠吸收面积增加的机制。小肠黏膜具有大量的环行皱褶,可使吸收面积增大3倍;小肠黏膜的表面有大量绒毛(villus),向肠腔突出达1mm,又使吸收面积增加10倍;绒毛上柱状上皮细胞的顶端又有多达1700根长约1μm、直径0.1μm的微绒毛(microvillus),进一步使吸收面积增加20倍。小肠黏膜的这种结构使小肠的吸收总面积可达200~250m²。另外,食物在小肠中的停留时间长达3~8小时,小肠中的食物已分解为适于吸收的小分子物质,这些都为小肠的吸收提供了有利的条件。此外,绒毛内有很丰富的毛细血管和淋巴管,进食后绒毛中平滑肌的收缩可使绒毛发生节律性的伸缩和摆动,可加速血液和淋巴的回流。刺激内脏大神经时绒毛的运动可增强,另外,小肠黏膜释放的一种胃肠激素-缩肠绒毛素(villikinin),也能促进绒毛的运动。

(四)大肠主要吸收水分和盐类

大部分营养物质经过小肠时已被吸收,进入大肠时仅剩余一些难以吸收的物质。大肠主要吸收其中的水分和盐类,一般认为结肠可吸收进入其内80%的水和90%的 Na^+ 和 Cl^-。

二、肠内溶质和水的转运是通过跨细胞途径和细胞旁途径进行的

水、电解质和食物的水解产物通过两条途径进入血液和淋巴(图21-3)。一条为跨细胞途径(transcellular pathway),即通过小肠上皮细胞的顶端膜进入细胞,再由细胞基底侧膜转移出细胞,到达细胞间液,然后进入血液和淋巴;另一条途径为细胞旁途径(paracellular pathway),即肠腔内的物质通过上皮细胞间的紧密连接(tight junction)进入细胞间隙,然后再转运到血液和淋巴。由于十二指肠紧密连接的通透性很大,所以发生在十二指肠的水和离子的单向流动主要是经细胞旁途径。水或某一特定离子通过跨细胞途径和细胞旁途径转运的比例是由这两条途径对特定物质的相应通透性决定的。在回肠,即使细胞间的连接比十二指肠紧密得多,但很大一部分水和电解质仍然通过细胞旁途径进行跨上皮转运。

紧密连接的通透性不是恒定的。紧密连接蛋白与肠上皮细胞的细胞骨架相连接,提示紧密连接的通透特性可能通过细胞骨架由细胞信号传导机制调节。有一类称为clandin的紧密连接蛋白决定了紧密连接的通透特性。

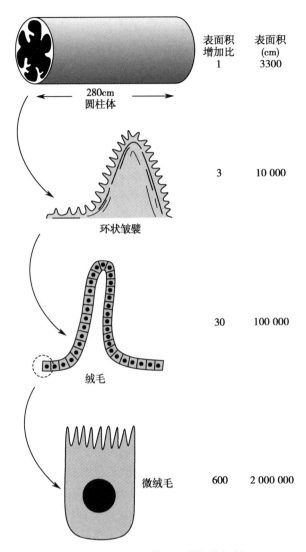

	表面积增加比	表面积(cm)
280cm圆柱体	1	3300
环状皱襞	3	10 000
绒毛	30	100 000
微绒毛	600	2 000 000

图 21-2　小肠吸收面积增加的机制

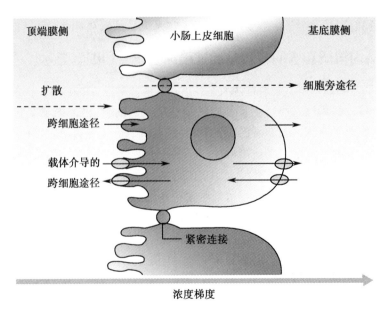

图 21-3　跨细胞途径和细胞旁途径示意图

Notes

第二节 小肠内主要物质的吸收

一、水以渗透的方式被吸收

人体每日摄入的水约1.5L,消化腺分泌约7L液体,而随粪便排出的水分只有150ml,由此可知,胃肠道每日吸收约8L水。水在小肠的吸收属于被动转运,各种溶质的吸收(特别是NaCl的主动吸收)所产生黏膜两侧的渗透压梯度,是小肠对水分子吸收的主要驱动力。跨黏膜的渗透压梯度一般只有3~5mOsm/L,但由于小肠黏膜上皮细胞及细胞之间的紧密连接对水具有很高的通透性,所以水很容易被吸收。

二、各种电解质和维生素经不同的途径被小肠吸收

(一)Na⁺主要通过跨细胞途径以主动转运的方式被吸收

成年人每日摄入Na⁺约5~8g,肠道分泌Na⁺约30g。在机体Na⁺保持稳态的情况下,小肠每天吸收的Na⁺为25~35g,约为体内Na⁺总量的1/7。小肠黏膜对Na⁺的吸收属于主动转运。上皮细胞内的Na⁺浓度远低于周围液体,而且细胞内的电位约为−40mV。小肠黏膜上皮细胞的微绒毛上存在多种Na⁺通道(如Na⁺通道)和载体(如Na⁺葡萄糖同向转运体、Na⁺-氨基酸同向转运体、Na⁺-Cl⁻同向转运体、Na⁺-H⁺交换体等),肠腔中的Na⁺借助这些通道和载体顺电化学梯度扩散入细胞,进入上皮细胞内的Na⁺由细胞基底侧膜上的钠泵逆电化学梯度转运至细胞间隙,然后进入血液(图21-4)。所以,Na⁺的吸收是通过跨细胞途径进行的。

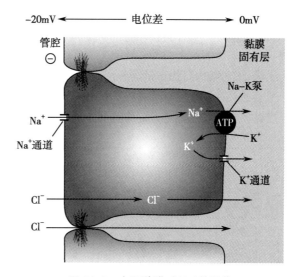

图21-4 小肠黏膜对Na⁺的吸收

醛固酮对Na⁺的吸收有重要的影响。当机体处于脱水状态时,肾上腺皮质分泌大量醛固酮,在1~3小时内可使参与肠上皮细胞Na⁺吸收的酶和转运体系的活性增加,继而使Cl⁻、水和其他一些物质的继发吸收也增加。醛固酮可大大减少NaCl和水从粪便的损失,其在结肠的作用尤为重要。

Na⁺的吸收在小肠吸收功能中具有非常重要的意义。Cl⁻、HCO₃⁻、水、葡萄糖、氨基酸等的跨小肠黏膜的转运都与Na⁺的主动转运有关。

(二)K⁺既可以被动转运方式被吸收,也可通过H⁺-K⁺-ATP酶的作用以主动转运方式被吸收

小肠中大部分K⁺的吸收是利用水的吸收所形成的浓度差进行的,属于被动转运。水吸收后,肠内的K⁺被浓缩,为K⁺通过肠黏膜进入血液提供了动力。在空肠和回肠中,K⁺的净移动是从肠腔到血液。

小部分K⁺的吸收可在远端结肠上皮细胞顶端膜H⁺-K⁺-ATP酶的作用下以主动转运方式进行。目前已知有两种H⁺-K⁺-ATP酶,它们的区别在于细胞特异性表达在隐窝细胞或上皮细胞。醛固酮激素和K⁺摄入缺乏时,可增加K⁺的主动转运。另外,在近端结肠还可有K⁺的主动分泌,但目前对于近端结肠K⁺的分泌机制了解很少。已有的证据支持肠黏膜存在K⁺通道,该通道受

细胞内 Ca^{2+}、pH 和跨膜电位的调节,其表达可因长期食物中 K^+ 过量而上调;糖皮质激素也可上调肠黏膜 K^+ 通道的活性。

(三) Cl^- 可通过细胞旁途径和跨细胞途径被吸收,Cl^- 的吸收可伴随 HCO_3^- 的分泌

小肠黏膜对 Cl^- 的吸收是通过细胞旁途径以扩散方式进入细胞间隙。Na^+ 的主动吸收形成的跨上皮电位差,使上皮细胞间隙中的电位较肠腔内为正,肠腔内的 Cl^- 即可顺着这一电位差随着 Na^+ 的吸收而被吸收(图 21-4)。

小肠内 Cl^- 的吸收也可以通过跨细胞的途径进行。上皮细胞的顶端膜上有 Na^+-Cl^- 同向转运体,Cl^- 可与 Na^+ 一起被吸收入细胞内。另外,在上皮细胞的顶端膜上还有 Cl^--HCO_3^- 逆向转运体存在,可使 Cl^- 进入上皮细胞,并通过基底侧膜上的 Cl^- 通道吸收进入血液。

(四) HCO_3^- 在碳酸酐酶作用下以 CO_2 的形式吸收

胰液和胆汁中有大量的 HCO_3^-,这些 HCO_3^- 大部分在小肠上段被吸收。HCO_3^- 的吸收是以间接方式进行的,即细胞中的 H^+ 通过 Na^+-H^+ 交换进入肠腔,进入肠腔的 H^+ 与 HCO_3^- 结合,形成 H_2CO_3,H_2CO_3 在碳酸酐酶的作用下解离成水和 CO_2。CO_2 是脂溶性的,很容易通过上皮被吸收。

另外,空肠的上皮细胞以及整个大肠的上皮细胞都具有分泌 HCO_3^- 的能力,其途径是通过与 Cl^--HCO_3^- 逆向转运体的作用向肠腔分泌 HCO_3^-,这对于中和大肠内细菌的酸性产物非常重要。

(五) Ca^{2+} 主要与钙结合蛋白结合后被吸收,通过钙依赖的 ATP 酶转运出细胞

食物中 20% ~ 30% 的钙可被肠道吸收,其余由粪便排出。食物中的钙必须变成 Ca^{2+} 后才能被吸收。十二指肠是主动吸收钙的主要部位,小肠各段都有被动的细胞旁途径的吸收。从吸收量上来说,因为肠内容物在空肠和回肠停留的时间相对比较长,因此空肠和回肠比十二指肠能吸收更多的钙。人类的空肠吸收钙比回肠更快,两者对钙的吸收率都因摄入维生素 D 而增加。

肠黏膜对钙的吸收通过跨细胞和细胞旁两种途径(图 21-5)。

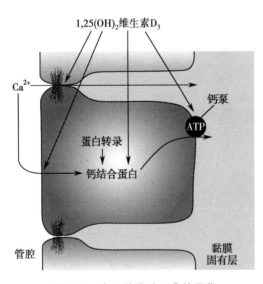

图 21-5　小肠黏膜对 Ca^{2+} 的吸收

1. 跨细胞途径　十二指肠黏膜上皮对钙的跨细胞途径吸收是一个主动过程,包括三个步骤:①顺着肠腔和上皮细胞间的电化学梯度通过顶端膜上特异的 Ca^{2+} 通道进入细胞。②在细胞质内,钙与钙结合蛋白(calbindin)结合。这是很重要的一步,因为钙与钙结合蛋白能迅速结合,因此虽然有大量 Ca^{2+} 通过钙通道进入细胞内,细胞质中的游离 Ca^{2+} 浓度仍可保持在低水平。钙的最大转运率与钙结合蛋白的浓度成正比。细胞内钙浓度的瞬间升高是肠上皮细胞分泌反应的重要的第二信使。③在上皮细胞基底侧膜上的 Ca^{2+} 泵(钙依赖的 ATP 酶,calcium-dependent ATPase)和 Na^+-Ca^{2+} 交换将细胞内的 Ca^{2+} 排出到细胞间隙。钙主动吸收的限速步骤是细胞内钙与钙结合蛋白的结合。钙结合蛋白的浓度受 1,25-二羟维生素 D_3[1,25-dihydroxycholecalciferol,1,25-$(OH)2$-D_3]调控。小肠绒毛细胞内的维生素 D 增多时可上调钙结合蛋白基因表达。

2. 细胞旁途径　Ca^{2+} 也可以通过细胞旁途径被吸收。钙通过紧密连接的细胞旁途径的被动转运可随维生素 D 的增加而增加。另外,有证据提示紧密连接的通透性可因糖类的转运而增加,这或许是另外一个调节细胞旁途径的机制。

Ca^{2+} 的吸收量根据机体的需要进行精确控制,影响吸收的两个重要因素是维生素 D 和甲状旁腺激素(见第三十八章)。十二指肠中钙的主动吸收在钙缺乏时增强,在钙完全缺乏时降低。血浆中钙浓度的轻度下降可使活性产物1,25-(OH)2-D$_3$的产生增加,从而增加钙的吸收。这种变化可在高钙饮食转为低钙饮食后的1天内产生。这种变化也可发生在妊娠后期和泌乳期,可以增加钙的吸收。另外,食物中钙与磷的比例、肠内pH、脂肪、乳酸、某些氨基酸(如赖氨酸、色氨酸和亮氨酸)等,都可影响Ca^{2+}的吸收。

人类在出生时,十二指肠中存在主动的、维生素D依赖的钙吸收机制。婴儿期摄入大量的钙,同时摄入乳汁中的乳糖,可保证这个阶段足够的钙的吸收。钙的吸收随年龄递减,其中一个因素可能是因为维生素D的减少。

一些研究证据支持结肠能吸收Ca^{2+},维生素D也可使之吸收增加。在短肠综合征的患者,结肠的存在对钙的吸收有所帮助。

(六)铁主要以二价铁离子形式与载体结合后被吸收,大部分以铁蛋白形式储存在细胞内

人体每日摄取的铁约10mg,其中约1/10被小肠吸收。吸收铁的主要部位是小肠上部。吸收过程包括上皮细胞对肠腔中铁的摄取和向血浆的转运,这两个过程都需要消耗能量。上皮细胞顶端膜上存在铁的载体,称为二价金属转运体1(divalent metal transporter 1,DMT1),它对Fe^{2+}的转运效率比Fe^{3+}高2~15倍,因此Fe^{2+}更容易被吸收。维生素C能将Fe^{3+}还原为Fe^{2+},可以促进铁的吸收。胃酸有利于铁的溶解,故也对铁的吸收有促进作用。当机体铁需要量增加时,铁的载体表达增多,小肠吸收铁的能力增高。Fe^{2+}进入细胞后,只有小部分通过基底侧膜通过铁转运蛋白1(ferroportin 1,FP1)被主动转运出细胞,并进入血液。而大部分Fe^{2+}被氧化为Fe^{3+},并与细胞内的脱铁蛋白(apoferritin)结合成为铁蛋白(ferritin,Fe-BP)被贮存,以后再慢慢向血液中释放。当细胞内贮存的铁过多时,上皮细胞内铁蛋白的含量增多(图21-6)。

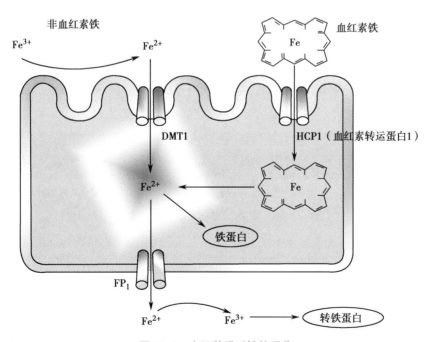

图21-6　小肠黏膜对铁的吸收

(七)镁通过多种途径被吸收,铜和磷酸盐可能通过主动转运途径被吸收

镁(Mg^{2+})在整段小肠都可被吸收,约吸收正常饮食中50%的Mg^{2+},回肠吸收Mg^{2+}多于空肠。回肠的吸收机制包括细胞旁途径,跨细胞途径,扩散和载体转运。维生素D可增加Mg^{2+}在空肠中的吸收,而不对回肠中的吸收产生影响。Ca^{2+}与Mg^{2+}通过扩散方式的转运可发生竞争。

铜可在胃和空肠内被吸收,约吸收摄入量的50%。吸收的具体机制不明,目前已发现一个

有高亲和力的人类铜转运蛋白（human copper transporter1，hCtr1）和两个低亲和力转运蛋白 hCtr2，以及自然抗性相关巨噬细胞蛋白 2（natual resistance-associated macrophage protein 2，Nramp2）它们参与铜的吸收过程并由此推测铜可能通过主动转运被吸收。

磷酸盐（Pi）在小肠内被吸收，已明确其中部分是通过主动转运。

（八）水溶性维生素主要通过依赖 Na^+ 的同向转运体被吸收，脂溶性维生素与混合微胶粒结合后被吸收，维生素 B_{12} 的吸收依赖于内因子的存在

1. 大多数水溶性维生素的吸收由转运体介导水溶性维生素包括维生素 B 复合物和维生素 C；维生素 B 复合物又包括 B_1、B_2、B_{12}、叶酸、PP、B_6、泛酸和生物素等。通常它们在体内不能大量贮存，一旦饱和，摄入的过量维生素便从尿中排出，因此机体只能通过对食物中维生素的吸收来维持体内的需要。

各种水溶性维生素的分子大小和化学结构都有较大差别，它们的吸收机制也不完全相同。如果水溶性维生素的摄入量足够大，大多数水溶性维生素即可通过单纯扩散被吸收；当肠道内维生素浓度较低时，特异性转运机制起主要作用（表21-1）。

如小肠对维生素 C 具有效率很高的转运机制，可以有效地吸收食物中含量很少的维生素 C。维生素 C 的吸收可能是通过载体介导的与 Na^+ 相关联的同向转运，并且需要钠泵的参与。在浓度增高时，还存在通过扩散方式吸收的机制，但由于这种吸收机制效率很低，当肠内维生素 C 浓度很高时，不可能将肠内的维生素 C 完全吸收。

叶酸分两种，一种是自由型叶酸（蝶酰-谷氨酸），由一个蝶酸和一个谷氨酸结合而成；另一种是蝶酰多谷氨酸，由一个蝶酸和多个谷氨酸结合而成。只有自由型叶酸能被直接吸收、利用。缺乏叶酸会造成增殖细胞核酸合成不足，导致巨幼细胞性贫血。现有的证据表明，小肠内存在 γ-L-谷氨酸-羧基肽酶，食物中的蝶酰多谷氨酸到达小肠后，在肠黏膜纹状缘的 γ-L-谷氨酸-羧基肽酶的消化下，分解为蝶酰-谷氨酸和谷氨酸。蝶酰-谷氨酸可通过两种机制转运至细胞内，一种为可饱和的 Na^+ 依赖性的主动转运机制，它可因缺氧、Na^+ 浓度降低等而受到抑制，在肠内叶酸浓度低时起主要作用；另一种是非特异性的被动扩散机制，吸收速率与肠内叶酸的浓度呈线性关系，在肠内浓度高时起主要作用。进入上皮细胞内的叶酸，可能通过单纯的扩散过程转运出细胞基底侧膜，并进入血液。

表 21-1　肠对水溶性维生素的吸收

维生素	吸收部位	转运机制
抗坏血酸（C）	回肠	*与 Na^+ 同向转运
生物素	十二指肠,空肠	+易化转运
胆碱	小肠	易化转运
叶酸和叶酸类衍生物	空肠	易化转运
肌醇	小肠	与 Na^+ 同向转运
烟酸	空肠	以酸的形式扩散
泛酸	小肠	与 Na^+ 同向转运
吡哆醇（B_6）	十二指肠,空肠	扩散
核黄素（B_2）	十二指肠,空肠	易化转运
硫胺素（B_1）	空肠	与 Na^+ 同向转运
氰钴胺（B_{12}）	远端回肠	受体介导的胞吞作用

*由 Na^+ 的电化学梯度驱动的继发性主动转运
+经一种不需要能量的转运体

2. 维生素 B_{12} 的吸收需要内因子的存在 维生素 B_{12} 的吸收涉及特殊的主动转运过程。机体对饮食中的维生素 B_{12} 的需求量非常接近维生素 B_{12} 的最大吸收能力。机体每天仅丧失贮存量的 0.1%，因此即使所有的吸收都停止，维生素 B_{12} 的贮存量仍可维持机体正常功能 $3 \sim 6$ 年。存在于食物中的大多数维生素 B_{12} 是与蛋白质结合的。胃蛋白酶消化蛋白质的作用和胃内的低 pH 环境，使维生素 B_{12} 能从结合的形式释放出来，游离的维生素 B_{12} 迅速与一种称为 R 蛋白（R protein，transferrin，TC）的糖蛋白结合。R 蛋白存在于唾液和胃液中，它能在很宽的 pH 范围内与维生素 B_{12} 紧密结合。内因子（intrinsicfactor，IF）是由胃壁细胞分泌的维生素 B_{12} 结合蛋白（图 21-7）。内因子与维生素 B_{12} 结合的亲和力比 R 蛋白小，因此，胃中大多数维生素 B_{12} 与 R 蛋白结合。胰蛋白酶可在 R 蛋白与维生素 B_{12} 的连接处降解这一复合物，将维生素 B_{12} 释放出来。游离的维生素 B_{12} 随后与内因子结合。其复合物可高度抵抗胰蛋白酶的消化。回肠上皮细胞的纹状缘含有能识别和结合内因子-维生素 B_{12} 复合体的受体蛋白。在肠上皮细胞中，维生素 B_{12} 与内因子分离后，再与运钴胺蛋白Ⅱ结合，维生素 B_{12}-运钴胺蛋白Ⅱ被转运出细胞的机制还不清楚。被吸收入肠黏膜细胞的维生素 B_{12} 释放到血液中后，与血浆中的 α 和 β 维生素 B_{12} 结合蛋白结合，进行运输。当机体发生萎缩性胃炎或胃大部切除后，由于内因子分泌不足，可因维生素 B_{12} 吸收障碍而发生恶性贫血。内因子完全缺乏时，摄入的维生素 B_{12} 只有 $1\% \sim 2\%$ 被吸收，只有在摄入大量维生素 B_{12}（约 1mg/d）时，才足以治疗恶性贫血。

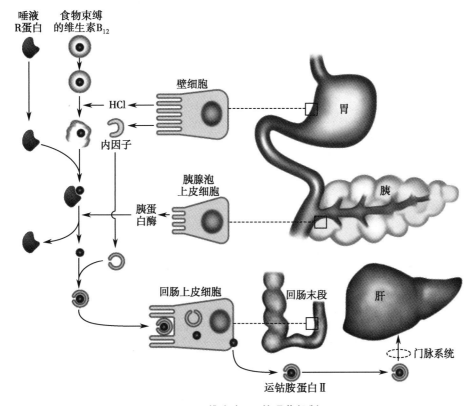

图 21-7 维生素 B_{12} 的吸收机制

3. 脂溶性维生素大部分通过混合微胶粒被吸收 脂溶性维生素（维生素 A、D、E 和 K）只能溶于脂肪和脂溶剂，因此在食物中常与脂类共存，需要经过混合微胶粒的溶解才能通过小肠腔内的水性环境而被吸收。脂溶性维生素可通过纹状缘质膜扩散进入肠上皮细胞。在肠上皮细胞内的乳糜微粒，通过淋巴液输送出小肠。此外，一部分脂溶性维生素可被吸收入门脉系统，进入血液循环。

体内存在的维生素 A 有两种，即维生素 A_1（视黄醇）和 A_2（3-脱氢视黄醇）。视黄醇在生理浓度时,可通过可饱和的、载体转运的易化扩散机制进入小肠黏膜上皮细胞内,在细胞内与脂肪酸结合成酯,然后掺入乳糜微粒进入淋巴。维生素 K 可通过一种耗氧的、可饱和的转运机制进入小肠黏膜上皮细胞,之后与其他脂溶性维生素一样,掺入乳糜微粒,经淋巴吸收入血。

三、营养物质的吸收在营养物质水解为小分子物质后进行

(一)糖类主要在水解为单糖后通过 Na⁺-葡萄糖同向转运体被吸收

1. 糖类以单糖的形式被吸收 食物中的糖类必须水解为单糖后才能被机体吸收利用,吸收的部位主要在小肠的上部。不同的单糖吸收的速率有很大的差别,己糖的吸收很快,而戊糖则很慢。在己糖中,又以半乳糖和葡萄糖的吸收最快,果糖次之,甘露糖最慢。若以葡萄糖的吸收速率为100,则其他单糖的吸收速率分别为:半乳糖110,果糖43,甘露糖15,阿拉伯糖9。造成这种差别的原因在于转运单糖的载体的种类和单糖对载体的亲和力。

2. 葡萄糖通过 Na⁺-葡萄糖同向转运体被吸收上皮细胞 纹状缘上有一种依赖 Na⁺ 的葡萄糖载体,即 Na⁺-葡萄糖同向转运体(Na⁺-glucose cotransporter),每次转运可以将肠腔中的 1 分子葡萄糖和 2 个 Na⁺ 同时转运至细胞内,细胞的基底侧膜上存在另一种非 Na⁺ 依赖性的葡萄糖转运体(glucose transporter, GLUT),可将胞质中的葡萄糖转运到细胞间液而吸收。胞质中的 Na⁺ 则通过基底侧膜上的钠泵(sodium pump)主动泵至细胞间液。葡萄糖的吸收过程依赖于钠泵的主动转运以维持细胞内 Na⁺ 的低浓度,因此葡萄糖的吸收需要消耗能量,即继发性主动转运(secondary active transport)(图21-8)。对葡萄糖的吸收而言,Na⁺ 和钠泵转运是两个必需的因素。用毒毛花苷(ouabain)抑制钠泵后,葡萄糖的吸收也被抑制。

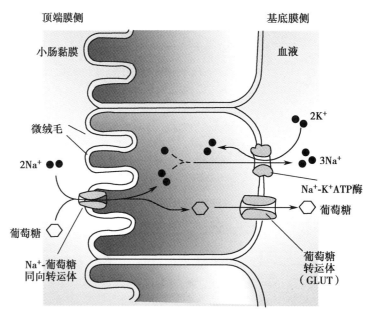

图 21-8 小肠黏膜对葡萄糖的吸收

3. 半乳糖的吸收机制与葡萄糖类似 半乳糖的吸收转运机制与葡萄糖相同,但它与 Na⁺ 依赖性载体的亲和力比葡萄糖略高,所以速率更快。

4. 果糖磷酸化为葡萄糖后以葡萄糖的形式被吸收果糖的吸收机制与葡萄糖略有不同 果糖并不通过 Na⁺-葡萄糖同向转运体转运吸收,而是通过易化扩散进入小肠上皮细胞。大部分果糖在进入细胞后被磷酸化为葡萄糖,以葡萄糖的形式转运入血液。果糖的吸收是不耗能的被动过程。由于果糖不与 Na⁺ 共转运,它的吸收速率只有葡萄糖或半乳糖转运速率的一半。

5. 血糖指数表示食物被消化之后糖类的吸收速度 血糖指数(glycemic index, GI)是用来表

示食物中的糖类被消化后的吸收速度的指标,其定义为进食含 50g 糖类食品引起的血糖反应曲线(图 21-9)下的面积与进食含等量糖类的标准食品(葡萄糖或白面包)血糖反应曲线下面积比,以百分比表示:

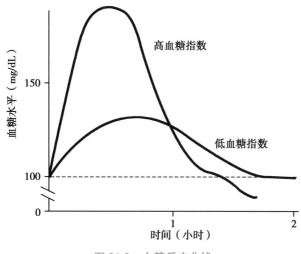

图 21-9　血糖反应曲线

血糖反应曲线下增值面积是血糖反应曲线与空腹血糖水平基线之间的面积,参考食物为白面包。将白面包的血糖指数作为 100%,其他食物的血糖指数值可由上述公式算出。通过对大量食物进行血糖指数测定的结果表明,不同类型糖类的餐后血糖反应不同,不同食物的血糖指数也各不相同,如表 21-2 所示。人体对食品的血糖反应很大程度上取决于食品的消化程度,体外消化实验的结果与血糖指数有明显的相关性。

表 21-2　不同食物和糖类的血糖指数(%)

食品	血糖指数	食品	血糖指数
面包	100	葡萄糖	138
米饭	81	蔗糖	83
燕麦片	78	乳糖	57
麦芽糖	152	果糖	26

（二）蛋白质在水解为氨基酸和寡肽后通过以主动转运的方式被吸收

食物中的蛋白质必须在肠道中分解为氨基酸和寡肽后才能被小肠吸收,吸收过程也是耗能的主动过程,但涉及的载体比单糖的吸收复杂。在小肠黏膜细胞的纹状缘上已发现至少 7 种氨基酸载体,这些载体分别将不同种类的氨基酸转运至细胞内。这些载体在转运过程中大多需要 Na^+、K^+、Cl^- 的参与,并且大多依赖于跨膜电位的存在。在细胞的基底侧膜上,存在着不同于纹状缘的载体(目前已发现的 5 种),可将胞质中的氨基酸转运至细胞外,再进入血液。

已有大量实验证据表明,肠道中的寡肽也可以被小肠黏膜上皮细胞摄取。目前认为纹状缘上存在 H^+-肽同向转运系统,它可以顺浓度梯度将 H^+ 从肠腔转运至细胞内,同时逆浓度梯度将寡肽带入细胞内。寡肽进入细胞后,被胞质中的寡肽酶水解为氨基酸,再经基底侧膜上的氨基酸载体转运出细胞。这一转运过程需要钠泵的活动以维持 Na^+ 的跨膜势能,进而维持 H^+ 的浓度差,因此也是一种耗能过程。为了区别于氨基酸和葡萄糖的继发性主动转运机制,有人将寡肽的吸收过程称为第三级主动转运(图 21-10)。

（三）脂肪水解产物与胆盐形成混合微胶粒后进入上皮细胞,通过扩散和出胞作用被吸收

1. 混合微胶粒的吸收过程　脂肪通过在肠腔内的消化,三酰甘油、磷脂和胆固醇酯基本上

Notes

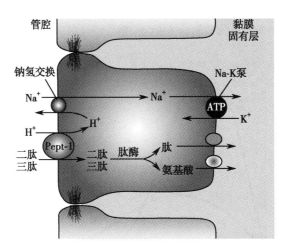

图 21-10   小肠黏膜对肽和氨基酸的吸收

被完全水解,其产物包括脂肪酸、一酰甘油、胆固醇、溶血性卵磷脂等。脂肪消化产物在小肠上皮的吸收过程包括:通过不流动水层进入上皮细胞内、在细胞内的转化和乳糜微粒的形成,以及乳糜微粒向细胞外的转运。在所有生物膜的表面均附有一层不流动水层,在大鼠的肠黏膜表面其厚度为 $620 \sim 700\mu m$。脂肪酸、一酰甘油、胆固醇及其水解产物基本上都是脂溶性的物质,它们必须与胆盐形成混合微胶粒(mixed micelle)(见第二十章)后才能通过不流动水层。混合微胶粒到达空肠中段纹状缘表面后,将脂肪水解产物释放出来,后者进入上皮细胞内,胆盐则被回肠吸收,进入胆盐的肠肝循环(见第二十章)。脂肪水解产物进入上皮细胞后的去路主要有两条:①游离的脂肪酸直接扩散出细胞的基底侧膜,再进入血液;②在细胞内通过内质网重新合成三酰甘油,然后与胆固醇等结合于载脂蛋白(apolipoprotein, Apo)并形成乳糜微粒(chylomicron)。胞质内的乳糜

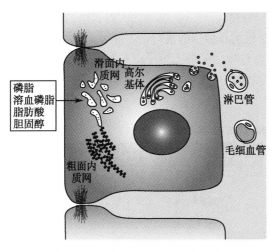

图 21-11   小肠黏膜对脂类的吸收

微粒形成小的囊泡,囊泡在细胞的基底侧膜以出胞方式将乳糜微粒释放出细胞,再进入淋巴液。一般来说,大部分短链脂肪酸和部分中链脂肪酸及其构成的一酰甘油通过第一条通路被吸收;而长链脂肪酸及其构成的一酰甘油、胆固醇等通过第二条途径被吸收(图 21-11)。

2. **小部分短链和中链脂肪酸可直接吸收入门脉系统**   小部分短链和中链脂肪酸可不被转化为甘油三酯由淋巴系统吸收,而是直接进入门脉系统。这种短链与长链脂肪酸吸收的差异是由于短链脂肪酸水溶性更高,并且不被内质网转化为甘油三酯。这种特性使得短链脂肪酸可以从小肠上皮细胞直接扩散到小肠绒毛的毛细血管。

3. **胆固醇的吸收过程和影响因素**   进入肠道的胆固醇主要来源于食物和胆汁,此外有一小部分来自脱落的消化道上皮,总量为每天 $1 \sim 2g$。胆固醇以游离的胆固醇和酯化的胆固醇酯两种形式存在。一般认为,胆固醇酯需要在肠内被胆固醇酯酶水解为胆固醇和脂肪酸后才能掺入混合微胶粒,再被转运至纹状缘表面(如上述)。胆固醇通过纹状缘进入细胞内的过程一直被认为是单纯扩散过程,但近年的研究提示可能是载体中介的主动过程。胆固醇进入细胞后的转运途径与脂肪的类似,即大部分重新在高尔基体被酯化,并掺入乳糜微胶粒和极低密度脂蛋白,再

Notes

经淋巴系统进入血液循环。目前研究认为,胆固醇的吸收与心血管疾病的发病风险密切相关,其吸收受以下因素影响:

(1) 食物中胆固醇的含量:食物中胆固醇的含量与胆固醇的吸收成正比,但其吸收有一定限度,大多数人具有防止高胆固醇饮食引起高脂血症的能力。

(2) 食物中的脂肪:脂肪及其水解产物有促进胆固醇吸收的作用,如果食物中缺乏脂肪,胆固醇几乎不能被吸收,这是由于胆固醇在纯胆盐微胶粒中很难溶解。

(3) 胆盐:凡能减少或消除胆盐的物质均可减少胆固醇的吸收。

(4) 植物固醇:各种植物固醇如豆固醇等能抑制胆固醇的吸收。植物固醇本身不能被吸收,但它可以掺入微胶粒中,竞争性抑制胆固醇的掺入,因此大量食入植物固醇时可妨碍胆固醇的吸收。

(5) 肠黏膜载脂蛋白的含量:凡能抑制肠黏膜载脂蛋白合成的因素均可妨碍乳糜微粒的形成,由此减少胆固醇的吸收。

此外,肠内的细菌能使胆固醇还原为不易吸收的粪固醇。在长期使用抗生素的情况下,肠内细菌减少,可增加胆固醇的吸收。胆固醇与动脉硬化有密切关系,限制消化道对胆固醇的吸收是目前控制血浆胆固醇浓度的主要途径。

第三节　大肠内主要物质的吸收

一、大部分水和电解质在结肠中被吸收,少量水、Na⁺和Cl⁻通过粪便排泄

每天大约有 1.5L 呈半流体的消化物通过回盲瓣进入大肠,其中大部分水和电解质在结肠中被吸收,余留少于 100ml 的液体、少量 Na^+ 和 Cl^- 通过粪便排泄。大肠黏膜和小肠黏膜一样,具有主动吸收 Na^+ 的能力,并且因 Na^+ 的吸收引起的电位差促进 Cl^- 的吸收。大肠上皮细胞间的紧密连接比小肠更紧密,可防止离子通过这些紧密连接大量扩散回肠腔,从而使大肠黏膜吸收 Na^+ 更加彻底。醛固酮可明显增加 Na^+ 的转运,在大量醛固酮的作用下,紧密连接的作用更明显。Na^+ 和 Cl^- 的吸收产生大肠黏膜两侧的跨膜渗透压梯度,可进一步促进水的吸收。与小肠远端的机制相同,大肠黏膜也可分泌 HCO_3^-,同时吸收等量的 Cl^-。HCO_3^- 可中和大肠内细菌产生的酸性产物。

二、结肠有强大的吸收能力,结肠内液体超过结肠的最大吸收能力时可引起腹泻

大肠每天最多可吸收 5~8L 水和电解质。当通过回盲瓣或者大肠分泌产生的液体量超过结肠的最大吸收能力时,多余的液体即以腹泻的形式排出体外。霍乱毒素或细菌感染常常导致回肠末段隐窝和大肠每天分泌大于或等于 10L 的液体,可造成严重甚至致命的腹泻。

三、大肠内细菌分解和合成的产物对人体有重要作用

人类的肠道内的细菌多达 500 种,而定植在大肠内的菌群就有 400 种以上,它们具有消化少量纤维素并可为机体多提供一些能量的能力。在食草动物,大肠细菌提供的能量成为一个重要的能量来源,但在人体中它的作用很小。细菌还可以合成维生素 K、B_1、B_{12} 和核黄素。由于每天消化、吸收的食物中维生素 K 的量较少,因此肠内细菌合成的维生素 K 显得尤其重要。细菌还可以产生多种气体,构成肠气,主要有二氧化碳、氧气和甲烷等。

正常粪便含有 3/4 的水和 1/4 的固体物质。固体物质中,30% 为死亡的细菌,10%~20% 为无机物,2%~3% 为蛋白质,30% 为未消化的食物和消化液的成分(如胆色素)和脱落的上皮细

Notes

胞。粪便中含有从胆红素转化而来的粪胆素和尿胆素,因此粪便呈棕褐色。粪便的气味主要由细菌的产物引起,有臭味的产物主要包括吲哚、粪臭素、硫醇和硫化氢等。这些成分在个体之间存在差异,取决于个体的结肠菌群和食物的种类。

近几年,随着肠道微生态研究的发展,人们对肠道菌群功能产生了新的认识。如近期研究发现食物来源的磷脂酰胆碱能代谢通路上的胆碱(choline)、氧化三甲胺(trimethylamine oxide,TMAO)、三甲胺乙内酯(betaine)可作为潜在预测心血管疾病的血浆标记物,而三者的吸收代谢过程依赖于肠道菌群的参与,胆碱经肠道细菌的代谢合成三甲胺(trimethylamine,TMA)被吸收,TMA 在肝脏氧化生成的 TMAO 可通过促进泡沫细胞产生而成为诱发动脉粥样硬化的因素之一,提示肠道菌群依赖性的食源性磷脂酰胆碱代谢过程可能与心血管疾病发病机制密切相关。此外,也有研究报道肠道菌群参与代谢综合征如肥胖、糖尿病等发病过程,这些研究为肠道菌群作为相关疾病治疗的潜在靶点提供了实验依据。

第四节 吸收的调节

一、肠道对水和电解质的吸收和分泌受体液因素和自主神经系统的调节

(一)盐皮质激素、糖皮质激素、儿茶酚胺、生长抑素和脑啡肽参与调节肠道对水和电解质的吸收和分泌

影响肠道对水和电解质的吸收和分泌的激素,一部分是由肠道壁内的细胞所释放的,另一部分来自体内其他部位的内分泌细胞。影响肠黏膜吸收和分泌的激素主要包括盐皮质激素、糖皮质激素、儿茶酚胺、生长抑素和脑啡肽,其作用及机制见表 21-3。

表 21-3 调节水和电解质的吸收和分泌的激素

激素	部位	作用机制	作用
醛固酮	结肠	刺激上皮细胞肠腔膜上的 Na^+ 通道和基底侧膜上 Na^+-K^+-ATP 酶的合成	增加水和电解质的吸收
糖皮质激素	小肠和大肠	增加肠上皮细胞基底侧膜上 Na^+-K^+-ATP 酶分子的数目	增加水和电解质的吸收
肾上腺素	回肠	上皮细胞的 α 受体	增加 Na^+ 的吸收,并抑制 Na^+ 的分泌
	黏膜下神经节	抑制支配肠上皮细胞的促分泌神经的传出活动	减少水和电解质的分泌
生长抑素	回肠和结肠	减少细胞 cAMP 的水平	增加水和电解质的吸收
	肠神经元	抑制促分泌神经对肠上皮细胞的传出活动	抑制分泌,降低腺细胞分泌的能力,治疗分泌性腹泻
阿片样物质	小肠和大肠	肠内的 δ 受体其他受体亚型	增加水和电解质的吸收,抑制肠的运动,抗腹泻

(二)交感神经和副交感神经通过参与调节肠道对水和电解质的吸收和分泌

肠上皮细胞的神经支配大多来自肠神经系统的促分泌神经元,促分泌神经元主要来自黏膜下神经节和肌间神经节,尤其是黏膜下神经元。黏膜下促分泌神经元释放乙酰胆碱(acetylcholine,ACh)或血管活性肠肽(vasoactive intestinal peptide,VIP),后者作用于上皮细胞的

Notes

相应受体,并刺激细胞分泌。抑制肠上皮细胞分泌的肠神经元至今还未发现。交感和副交感神经元的调节作用主要是通过影响肠神经元的活动而实现的。

来自胃肠道外或内在的神经反射都可调节肠上皮细胞对水和电解质的吸收和分泌活动。其中一些反射是由肠腔内的刺激因素引起的,如肠腔扩张、黏膜表面受冲击和肠腔内存在葡萄糖、酸、胆盐、乙醇或能使胃肠道免疫系统致敏的抗原。这些刺激因素引起的反射均能促进分泌,同时也促进受刺激的肠段的推进运动,说明神经控制分泌和运动具有相互作用。

交感神经系统兴奋可促进肠道对水和电解质的吸收。一些肾上腺素能纤维直接分布于肠上皮细胞,其末梢释放的去甲肾上腺素作用于 α 受体,产生对黏膜下神经节神经元的多种效应。这些效应包括抑制促分泌神经元对肠上皮细胞的传出活动,从而促进吸收。糖尿病患者可因自主神经功能障碍而引起肠交感神经传出活动减弱,导致"糖尿病腹泻"(diabetic diarrhea)。在一些神经末梢,生长抑素与去甲肾上腺素一起释放,生长抑素也可刺激吸收。儿茶酚胺和 α-肾上腺素药物能强烈抑制由霍乱毒素和其他促分泌因素引起的肠分泌。

副交感神经兴奋可通过肠神经系统促进水和电解质的分泌。肌间神经节和黏膜下神经节接受大量副交感纤维的支配,刺激副交感纤维可使吸收减少,分泌增加。副交感神经的紧张性决定肠的基础分泌速率。

(三)胃肠免疫系统的细胞含有多种影响胃肠道盐和水转运的介质

胃肠免疫系统的细胞含有多种影响胃肠道盐和水转运的介质,大多数介质可增强水和电解质的分泌。胃肠免疫系统的细胞包括:肥大细胞、吞噬细胞、淋巴细胞、嗜碱性粒细胞、中性粒细胞、内皮细胞和成纤维细胞,其含有的介质包括组胺、5-羟色胺、前列腺素、促凝血素、白细胞三烯、血小板活化因子、腺苷、活性氧、一氧化氮和内皮素。炎性介质可刺激腺细胞分泌水和电解质,抑制小肠绒毛吸收水和电解质,并在某些情况下促进腺细胞的增生。组胺和前列腺素主要作用于肠神经元,加强促分泌神经元的活动。前列腺素和 Ca^{2+} 依赖性信号传递介质因受体迅速产生拮抗而只能产生短期调节作用,其他介质主要产生长期的调节作用。肥大细胞表面携带的抗体在识别特异性抗原后,细胞发生脱颗粒,并释放出多种不同的介质,使肠上皮细胞分泌大量的电解质和水,并使肠蠕动加强。

肠神经元除了作为免疫介质的靶细胞以外,还可以调节肥大细胞对免疫介质的释放,并影响其他胃肠免疫细胞的功能。例如,肠神经元可释放 P 物质,作用于肥大细胞,刺激肥大细胞发生脱颗粒,并引起神经源性的炎症及水和电解质的分泌。

二、营养物质的吸收受非特异性机制和特异性机制的调节

(一)肠细胞膜通透性、载体活性和成熟程度是调节营养物质吸收的非特异性因素

营养物质吸收调节的非特异性机制包括肠道表面积的变化、肠道细胞数量和体积的改变、Na^+电-化学梯度的改变和肠细胞膜脂质成分的改变等。这些改变可影响膜的通透性和载体的活性。另外,在生长的不同阶段和某些病理状况下,肠黏膜上不同成熟阶段的肠细胞转运能力和转运细胞与非转运细胞的比值,都会影响肠的吸收能力。

(二)载体对底物的转运速度、载体的亲和力和载体密度等是调节营养物质吸收的特异性因素

1. 碳水化合物的内在特性、葡萄糖转运体的数目和活性影响糖类的吸收碳水化合物的内在特性,如淀粉的糊化程度、直链淀粉与支链淀粉含量之比,可影响食物的消化,从而影响葡萄糖的吸收。吸收葡萄糖的器官和组织的特性以及调控机制则对吸收过程产生影响。对葡萄糖吸收和转运的调控包括受体的数量、亲和力、受体密度的变化等。

现已发现,小肠黏膜上皮细胞纹状缘上存在两种葡萄糖转运体(图 21-8),一种为高亲和力的 Na^+ 依赖性转运体(sodium-glucose cotransporter 1,SGLT1),另一种为低亲和力 Na^+ 依赖性或不依赖性转运体,包括 GLUT2(glucose transporter 2)、SGLT4 和 SGLT6。葡萄糖转运体的表达和活

Notes

性的调节有短期调节和长期调节两种机制。在短期调节中,转运体的数目和活性的升高依赖于蛋白激酶 A 和蛋白激酶 C,通过改变上皮细胞对转运体蛋白囊泡的胞吞和胞吐机制进行调节。长期调节机制是因营养环境的变化使 SGLT 的表达发生变化。

2. 多种特异氨基酸、肽链和激素可调节氨基酸和肽链的转运肠腔中存在的氨基酸可抑制肽的水解,肠腔中的葡萄糖可抑制氨基酸的吸收,肠腔的酸化可抑制肽的吸收。蛋白质的氨基酸组成也会影响肽的释放数量和肽链长短。已经知道,肽链的长度是影响肽吸收速度的因素之一,肽载体一般不能摄入大于三肽以上的寡肽。小肠肽转运体的表达在特定小肠区域内受饮食中蛋白质含量的调控。高蛋白饮食可增加中段和远端小肠转运体的 mRNA 含量。有研究显示,肠上皮细胞纹状缘的二肽转运载体 Pep T_1(Peptdie Transporter 1)的功能受多种因素的影响,双肽、特定的氨基酸、胰岛素、瘦素可提高其生物学功能,而表皮生长因子、甲状腺素(T3)则降低其功能,人类 Pep T_1 可被蛋白激酶 C 和 cAMP 抑制。

3. 肝脏 X 受体(liver X receptor,LXR)受体的激活可调节脂肪的吸收,肠上皮细胞的胆固醇吸收蛋白 NPC_1L_1(Niemann-Pick C_1-Like 1)的表达和活性受胆固醇浓度的调节。目前已证实,当食物中胆固醇含量高时,小鼠 NPC_1L_1 蛋白的表达较正常饮食的小鼠下调,其机制可能与细胞核的胆固醇感受器肝脏 X 受体的 LXR-α 和 LXR-β 有关。LXR-α 和 LXR-β 是核受体转录因子,在调节细胞内胆固醇、脂肪酸、葡萄糖的动态平衡中有重要作用,主要在肝脏、小肠、肾脏、脂肪等器官、组织表达。LXR 的活性可被细胞或饮食中胆固醇的含量上调。LXR 的激活可防止组织胆固醇超载,维持体内脂肪的稳态。

三、水溶性维生素的吸收取决于转运体及其本身浓度,脂溶性维生素的吸收取决于影响脂肪吸收的因素

水溶性维生素的吸收主要取决于特异性转运体及其本身的浓度,还受各种因素的影响(表21-4)。

脂溶性维生素溶解于混合微胶粒中,其肠道吸收条件与脂肪的吸收相近,因此影响脂肪吸收的因素也影响脂溶性维生素的吸收。由于脂溶性维生素吸收后 70% 以上随乳糜微胶粒经淋巴系统进入血液,因此,胃肠功能紊乱、胰腺疾病、胆汁分泌减少、肠淋巴回流不畅和某些寄生虫病(钩虫、蛔虫、鞭虫)等均可造成脂溶性维生素的吸收障碍。维生素 K 只有在胆汁存在时才可被吸收,缺乏胆汁也会使维生素 A 和胡萝卜素的吸收显著受阻。肠道内细菌可产生维生素 K,用抗菌药物杀灭肠道正常菌群后,可导致维生素 K 缺乏。高蛋白膳食可增加维生素 A 的利用,而蛋白质营养不良时,维生素 A 的吸收和胡萝卜素转化成维生素 A 的能力均受影响,导致维生素 A 在肝内的储存量减少。

表 21-4 影响水溶性维生素吸收的因素

维生素	影响因素	作用	维生素	影响因素	作用
维生素 B_1	缺乏 Na^+ 或 ATP 酶	吸收减少	维生素 B_2	胆盐	吸收增加
维生素 B_{12}	内因子	吸收依赖于内因子的存在	烟酸	缺乏维生素 B_6 和核黄素	需求量增加[+]
维生素 B_{12}	年龄增大、缺乏铁和维生素 B_6	吸收减少	叶酸	葡萄糖、维生素 C	吸收增加
	妊娠	吸收增加		不同食物源	吸收率不同[*]

[+]维生素 B_6 和核黄素有辅助烟酸合成的作用

[*] 蛋类、肝脏、香蕉里的叶酸吸收率可达 80%,而橘汁、酵母中所含的叶酸吸收率不超过 30%

Notes

(王庭槐)

参考文献

1. 朱大年,王庭槐.生理学.第 8 版.北京:人民卫生出版社,2013
2. 姚泰.生理学.第 2 版.北京:人民卫生出版社,2010
3. 王庭槐.生理学.第 2 版.北京:高等教育出版社,2008
4. Fox SI. Human Physiology. 13th ed. New York:McGraw-Hill,2012
5. Silverthorn DU. Human Physiology:An Integrated Approach. 6th ed. San Antonio:Pearson education inc,2012
6. Barrett KE,Barman SM,Boitano S,Brooks HL. Ganong's Review of Medical Physiology. 24th ed. New York:McGraw Hill,2012
7. Guyton AC,Hall JE. Textbook of Medical Physiology. 12th ed. Philadelphia:Saunders,2011
8. Koeth RA,Wang Z,Levison BS,et al. Intestinal microbiota metabolism of L-carnitine,a nutrient in red meat,promotes atherosclerosis. Nat Med,2013,19(5):576-85
9. Rak K,Rader DJ. Cardiovascular disease:the diet-microbe morbid union. Nature,2011,472(7341):40-1
10. Wang Z,Klipfell E,Bennett BJ,et al. Gut flora metabolism of phosphatidylcholine promotes cardiovascular disease. Nature,2011,472(7341):57-63

Notes

第七篇　能量代谢和体温

第二十二章　能量代谢

第二十三章　体温及其调节

机体一切生命活动所需的能量主要来源于摄入营养物质中所蕴藏的化学能。能量代谢是指伴随物质代谢过程中发生的能量的贮存、释放、转移和利用。机体内营养物质代谢释放出来的化学能，其中50%以上以热能的形式用于维持机体温度，其余不足50%的化学能，经过能量转化与利用，最终也变成热能，并与维持机体温度的热量一起，由循环血液传导到机体表层并散发于体外。机体产热和散热的平衡维持了内环境的稳态。

第二十二章　能　量　代　谢

新陈代谢(metabolism)是生命的基本特征之一。新陈代谢包括物质代谢(material metabolism)和所伴随的能量代谢(energy metabolism)。物质代谢过程中既有合成代谢,又有分解代谢。合成代谢(anabolism)是指机体从外界环境中摄取营养物质来合成自身结构,并贮存能量;分解代谢(catabolism)是指机体不断分解体内物质,同时释放能量。利用释放的能量进行各种生理活动,如物质合成、维持体温、躯体运动、精神活动等。能量代谢即指伴随物质代谢过程的能量的释放、转移、贮存和利用。

第一节　机体能量的来源和利用

一、糖、脂肪和蛋白质是机体能量的主要来源

由于机体不具备将自然界中存在的太阳能等其他能量转换成机体可利用能量形式的基础,因此不能利用这些能量,而唯一能利用的是食物的营养物质分子结构中所蕴藏的化学能。机体从外界摄取的营养物质包括糖、脂肪、蛋白质、无机盐、维生素和水等,其中糖、脂肪和蛋白质是机体的主要能量来源。这些供能物质在体内被氧化分解,分子结构中的碳氢键断裂,释放出所蕴藏的化学能供机体利用以完成各项生理活动。

(一)糖是体内主要的供能物质

一般情况下,糖(carbohydrate)为机体主要的供能物质。按照我国人的膳食结构,机体所需能量的70%左右是由糖提供的,其余能量来源于脂肪等物质。糖的消化产物葡萄糖吸收入循环血液,可直接供给全身细胞利用。通常血糖浓度保持相对稳定,当血糖过高时,葡萄糖可在肝合成肝糖原而贮存起来,或进入肌组织中合成肌糖原,过剩的糖还可转变成脂肪。当血液中的糖被大量消耗时,可由肝糖原分解而及时得到补充。因此,肝糖原在维持血糖水平的稳定中起重要的作用。当肝糖原贮存量减少时,可利用乳酸、丙酮酸、甘油和生糖氨基酸等非糖物质通过糖异生合成糖原。肌糖原是运动中的肌肉组织可以动用的供能物质,但由于肌肉中缺少葡萄糖-6-磷酸酶,肌糖原不能转变成葡萄糖,因此不能补充血糖。

糖在体内的分解代谢过程,根据其供氧情况可分为有氧氧化和无氧酵解两条途径。在氧供应充足的情况下,糖进行有氧氧化,生成 CO_2 和水,并释放出较多能量。1mol 葡萄糖完全氧化所释放的能量可合成 30 ~ 32mol ATP,即有 1569 ~ 1673.6kJ 的能量储存在 ATP 中(在生理条件下,1mol ATP 可释放 52.3kJ 自由能)。在一般情况下,体内绝大多数的组织、细胞均有足够的氧供应,主要依靠糖的有氧氧化获取能量。在氧供应不足的情况下,糖通过无氧酵解分解成乳酸,1mol 葡萄糖净生成 2mol ATP,约有 104.6kJ 的能量储存于 ATP 中。虽然糖经过无氧酵解释放的能量很少,但对于机体在缺氧状态时的能量供应却极为重要,因为这是人体内能源物质唯一不需要氧的分解供能途径,具有重要的生理意义。如剧烈运动时,骨骼肌的耗氧量急剧增加,而循环、呼吸系统活动的逐渐加强不能及时满足骨骼肌对氧的需要,使骨骼肌处于相对缺氧的状态,机体只能动用储备的高能磷酸键和进行无氧酵解来提供能量。又如,体内某些细胞(如成熟的红细胞)因缺乏有氧氧化的酶系,主要依靠糖酵解来供能。此外,在休克、肺心病和心力衰竭等

情况时,因呼吸循环衰竭,组织缺氧,糖酵解过度,故易发生乳酸堆积而出现酸中毒,成为重要的死因之一。脑组织的代谢水平较高,耗氧量高,能量主要来自糖的有氧氧化过程,对缺氧非常敏感,但脑组织的糖原贮存量少,当发生低血糖时,可引起脑功能障碍,出现头晕、头痛、甚至昏迷。

（二）脂肪是体内重要的贮能和供能物质

机体的另一供能物质是脂肪(fat)。脂肪是能源物质在体内最主要的储存形式,其主要功能为储存脂肪和供给能量,人体所需能量约 30%～40% 来自脂肪。机体中的脂质可分为组织脂质和贮存脂质。组织脂质是组织、细胞的组成成分,包括磷脂、胆固醇等,作为机体的基本结构要素,通常不参与氧化供能。贮存脂质主要成分是脂肪,即甘油三酯。体内贮存的脂肪量较多,可占体重的 20%,而糖作为能源的贮存量只占体重的 0.3% 左右。由此可见,脂肪是体内最重要的贮能物质。脂肪氧化时单位重量释放的能量也较多,1g 脂肪在体内氧化所释放的能量约为 1g糖氧化时释放能量的 2 倍多,因此,脂肪也是机体重要的供能物质。脂肪既可以直接从食物中摄取,也可由糖和氨基酸在体内转化而来。在体内脂肪的代谢,一方面当摄入的食物提供的能量超过机体消耗的能量时,能量在体内积蓄,促进脂肪合成,增加贮存脂质量;另一方面,当摄入的能量不能满足机体需要的能量时,动用贮存脂肪可以补充糖供能的不足。通常成人储备的肝糖原在饥饿 24 小时后即被消耗,而贮存的脂肪提供的能量一般可供机体使用 30 天左右。脂肪的代谢首先是在脂肪酶的催化下分解为甘油和脂肪酸。甘油主要在肝脏被利用,经过磷酸化和脱氢后进入糖代谢途径分解供能;脂肪酸与辅酶 A 结合,经过活化和 β-氧化生成乙酰辅酶 A,而后可进入三羧酸循环氧化供能。

目前也可把人体内脂肪组织分为两种功能性脂肪组织:白色脂肪组织(white adipose tissue,WAT)和褐色脂肪组织(brown adipose tissue,BAT),共同维持机体能量代谢平衡。白色脂肪组织是一种储能组织,通过分泌细胞因子和激素调节能量代谢。人体过度增加白色脂肪组织可引起肥胖及肥胖相关疾病。褐色脂肪组织是一种褐色组织,参与寒战性产热和食物的诱导性产热。由于可消耗体内储存的能量并参与肥胖及肥胖相关疾病的发生,褐色脂肪组织逐渐受到重视,促进褐色脂肪组织的激活与增生以及使白色脂肪组织向褐色脂肪组织转变被认为是治疗肥胖及肥胖相关疾病的新靶点。

（三）蛋白质在特殊情况下参与体内供能

蛋白质(protein)是由氨基酸组成的。由肠道吸收的氨基酸,或是机体自身蛋白质分解产生的氨基酸,其主要功能是用于合成自身结构以实现自我更新,或合成酶、激素等生物活性物质。一般情况下,机体不靠蛋白质供能。但在某些特殊情况下,糖和脂肪供应不足时,例如,长期不能进食或能量极度消耗时(进食障碍、绝食、恶病质等情况下),体内的糖和脂肪被大量消耗,为维持机体的正常功能活动,需要分解组织中的蛋白质,利用产生的氨基酸进行氧化供能。通常1g 蛋白质在体内氧化分解可释放 17kJ 能量。体内氨基酸的代谢主要是经过脱氨基作用,分解为 α-酮酸和氨,氨在肝脏合成尿素后由肾脏排出体外,α-酮酸则进一步经氧化代谢供能。

二、三磷酸腺苷是机体能够直接利用的能量载体

组织细胞在生命活动中并不能直接利用营养物质分解释放的能量,而是需要将能量转移到三磷酸腺苷(adenosine triphosphate,ATP)的高能磷酸键中。ATP 是糖、脂肪和蛋白质在生物氧化过程中合成的一种高能化合物,是机体能够直接利用的能量载体。当 ATP 水解为二磷酸腺苷(adenosine diphosphate,ADP)及无机磷酸(Pi)时,同时释放出能量,供机体利用。所以 ATP 既是体内重要的贮能物质,又是直接的供能物质。机体在生命活动过程中所消耗的 ATP 由 ADP 氧化磷酸化而得到补充。

在体内除 ATP 外,磷酸肌酸(creatine phosphate,CP)也是含有高能磷酸键的贮能物质,主要存在于肌肉和脑组织中。体内 CP 的贮存量远多于 ATP,但 CP 不能直接为细胞活动提供能量。

Notes

当物质氧化释放的能量增多时,ATP 会将高能磷酸键转移给肌酸,在肌酸激酶催化下合成磷酸肌酸,将能量贮存起来;反之,当组织细胞消耗的 ATP 量大大超过营养物质氧化生成 ATP 的量时,磷酸肌酸又将贮存的能量转移给 ADP,生成 ATP。因此,在体内磷酸肌酸是 ATP 的贮存库,当机体发生应急生理活动时能及时补充 ATP 的需求量。

由此可见,从机体能量代谢的整个过程来看,ATP 的合成与分解是体内能量转换和利用的关键环节。

三、机体利用三磷酸腺苷提供的能量完成各种功能活动并维持体温

各种能源物质在体内氧化过程中释放的能量的 50% 以上直接转化为热能。在体内热能是能量的最低形式,不能转化为其他形式的能,因此不能用来做功。其余不足 50% 的能量则以化学能的形式贮存于 ATP 等高能化合物的高能磷酸键中,供机体利用以完成各种功能活动。在体内,这些"自由能"主要用于合成细胞的各种组成成分及生物活性物质;完成肌肉收缩做的机械功;实现离子和某些物质的跨细胞膜或细胞器膜的主动转运,维持膜两侧离子的电化学梯度;产生生物电现象及神经传导;用于腺体分泌和递质释放过程等(图 22-1)。在以上各种功能活动中利用的能量,除骨骼肌活动可完成一定的机械功外,其他的化学能最

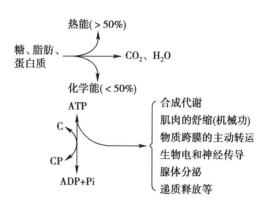

图 22-1　体内能量的来源、转移、贮存和利用
C:肌酸;CP:磷酸肌酸

终均转化为热能。机体产生的热能一部分用于维持机体的体温,其余部分释放到环境中。据测算,在 1 个大气压,25℃环境下,中等身材的人体相当于一个 90W 左右的发热体。

四、机体摄入的能量等于消耗的能量时表示处于能量平衡状态

机体的能量平衡,是指在一定时间内摄入的能量与消耗的能量基本相等。如果机体的能量达到了"收支"平衡,体重则基本保持稳定。若机体摄入的能量多于消耗的能量,除用于正常个体生长发育外,主要表现为体内贮存脂肪量的增加,引起肥胖(obesity),即为能量的正平衡;反之,若饥饿或摄入食物的能量少于消耗的能量,机体则需要动用贮存的能源物质,出现消瘦,即为能量的负平衡。在从幼年到成年的生长发育期,机体总体为能量的正平衡,表现为身高和体重的增加。因此,必须根据个体的实际生理状况,活动强度等适当地摄取营养物质,以满足自身生长发育和各种功能活动的能量需求。

肥胖的程度可以用体重指数(body mass index,BMI)表示:BMI = 体重(kg)/身高的平方值(m^2)。BMI 的等级:20~25 为理想体重;25~30 为 I 级肥胖(超重);30~35 为 II 级肥胖;35 以上为 III 级肥胖。肥胖与多种疾病(代谢综合征、脂肪肝、糖尿病、心血管疾病、胆石症、猝死、睡眠暂停综合征、癌症)的发生有着高度相关性。因此,人们应该改善膳食结构并养成良好的生活习惯,以避免肥胖及其多种相关疾病的发生。

五、能量代谢受神经和体液因素的调节

从整体来看,能量贮存和利用受神经和多种体液因素的影响。例如,持续的精神紧张会引起食欲减退,进食量减少,体重下降;饥饿会使下丘脑的摄食中枢兴奋,激发摄食行为。在体内也有多种激素可影响食物的消化、吸收及体内的代谢过程。例如,蛋白质的合成受胰岛素、生长激素、甲状腺激素和性激素的调节;而糖原的合成则受胰岛素、胰高血糖素、生长激素、糖皮质激

Notes

素和肾上腺素的调节。这些激素也能作用于脂肪组织,影响脂肪的合成与贮存。在体内,甲状腺激素对能量代谢的影响最显著,可提高绝大多数组织的耗氧量和产热量,尤以心、肝、骨骼肌和肾脏最为显著。

(一)下丘脑根据由多种途径传入的体内能量贮存信息调节摄食行为

采用埋藏电极刺激法和破坏中枢某一部位的方法,证明下丘脑外侧区为摄食中枢(feeding center),下丘脑腹内侧区为饱中枢(satiety center)(见第三十三章)。机体通过多种途径,能够感知体内贮存能量的情况,通过下丘脑摄食中枢的活动调节摄食行为。①下丘脑葡萄糖敏感神经元能感受动脉血和静脉血葡萄糖浓度之差,当动、静脉血中葡萄糖浓度差减小时,饱中枢抑制,摄食中枢兴奋,产生饥饿感;反之,则饱中枢兴奋,摄食中枢抑制,产生饱腹感。②空腹时会引起胃的收缩,通过胃壁的机械感受器将信息上传,引起空腹感;当食管或胃壁受牵拉时,则出现饱腹感而终止摄食行为。③进食后由于食物的特殊动力效应(见后)使体温升高,通过下丘脑体温调节中枢的活动,将信息传入下丘脑摄食中枢,使食欲减退,抑制摄食行为。

(二)体内某些物质也可影响能量代谢

解耦联蛋白(uncoupling protein)是一种线粒体转运蛋白,调节质子跨膜转运,消除质子在线粒体内膜两侧的电化学梯度,使呼吸链氧化磷酸化和 ATP 的合成脱耦联,将产能转化为产热。瘦素(leptin)是由肥胖基因(obesity gene)编码的 16kD 的单链蛋白质,在脂肪组织表达。瘦素主要调节细胞的代谢活动,增加能量消耗,抑制下丘脑的摄食中枢,兴奋饱中枢,使食欲下降。食欲素 A(orexin A)和食欲素 B(orexin B)与瘦素的作用相反,是具有增强食欲作用的神经肽。产生食欲素的神经元胞体主要位于下丘脑外侧区和穹隆周围核,其主要作用是刺激摄食和减少能量消耗,与肥胖的发生密切相关。此外,体内还有一些神经递质和神经肽与进食有关,具有增食作用的有黑色素浓缩激素、甘丙肽、阿片肽以及脑肠肽 Ghrelin 等;具有减食作用的有促黑激素、促肾上腺皮质激素释放激素、胰高血糖素样肽-1 和缩胆囊素等。这些物质在能量平衡中发挥调节作用。

第二节　能量代谢的测定

食物的营养物质分子结构中所蕴藏的化学能是机体利用能量的唯一来源。然而,至今尚无法直接测定一定时间内消耗的能源物质在体内转化过程中实际产生的能量。依据能量守恒定律,能量在由一种形式转化为另一种形式的过程中,既不增加,也不减少。那么,当一定时间内摄入的能量与消耗的能量相等时,机体所利用的食物中能源物质的化学能应等于体内消耗的能量最终转化的热能和所做的外功之和。因此,测定一定时间内机体散发的热量和完成的外功即可得出能量代谢率(energy metabolism rate),即单位时间内机体所消耗的能量。

测定机体单位时间内散发的总热量通常有两种方法,即直接测热法(direct calorimetry)和间接测热法(indirect calorimetry)。

一、直接测热法是直接测定单位时间内机体向外界散发的热量

直接测热法是将受试者置于特殊的隔热装置中,收集在一定时间内散发的总热量。通常是让受试者处于安静状态,避免机体作外功,这样单位时间测得的热量值即相当于能量代谢率。如果测定受试者在劳动或运动等不同状态时的能量代谢率,则可在测定散发的热量基础上再加上肌肉收缩所做的机械外功,并将机械外功折算为热量(1kg·m 的功相当于 0.1005kJ 或 0.024kcal 热量)。

直接测热法的测定原理简单,所得数据精确,但所需的测试装置结构复杂,操作繁琐,因此,使用受限,主要用于代谢相关疾病的研究。

20 世纪初,Atwater-Benedict 设计了用于直接测定产热量的装置,又称呼吸热量计(图 22-2)。

Notes

该装置是在密封的隔热壁内设有一个铜制的受试者居室,调节居室内外空气温度使其相等,避免居室内热量传导散发。受试者呼吸的空气由进出居室的气泵管道系统供给,呼出气中的水蒸气和 CO_2 被系统中的硫酸和钠石灰吸收,所需氧气由氧气瓶补给。这样,受试者所发散的绝大部分热量便被居室内管道中流动的水所吸收,若测定进入和流出居室的水量和温度差,二者相乘,再乘以水的比热即可测出水所吸收的热量,该热量就等于机体在一定时间内散发的总热量。

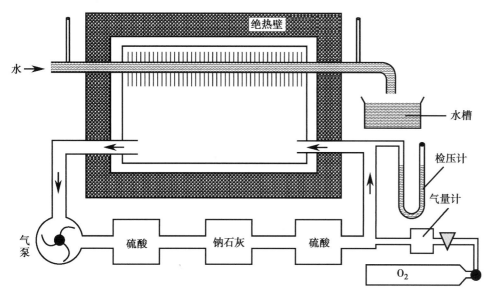

图 22-2　直接测热装置示意图

二、间接测热法是测定单位时间内的相关参数而推算各种能源物质的消耗量和产热量

（一）间接测热法需要依据食物的热价、氧热价和呼吸商等参数进行测算

用间接测热法进行实际测算时,涉及以下基本参数。

1. 食物的热价　1g 某种食物氧化分解(或在体外燃烧)时所释放的热量称为该种食物的热价(thermal equivalent of food)或食物的卡价(caloric value of food)。食物的热价分为物理热价和生物热价,前者是指食物在体外燃烧时释放的热量,后者是指食物在体内氧化所产生的热量。三大营养物质的热价见表 22-1。其中糖和脂肪在体内氧化分解和在体外燃烧所产生的热量是相等的,最终产物为 CO_2 和 H_2O。因此,其物理热价和生物热价相等。蛋白质由于在体内不能被彻底氧化分解,一部分以尿素等形式从尿中排出,还有很少量含氮产物在粪便中排出,因此,其生物热价小于物理热价。

表 22-1　糖、脂肪和蛋白质氧化时的几种数据

营养物质	物理热价 （kJ/g）	生物热价 （kJ/g）	耗 O_2 量 （L/g）	CO_2 产量 （L/g）	氧热价 （kJ/L）	呼吸商 （RQ）
糖	17. 15	17. 15	0. 83	0. 83	21. 66	1. 00
脂肪	39. 75	39. 75	2. 03	1. 43	19. 58	0. 71
蛋白质	23. 43	17. 99	0. 95	0. 76	18. 93	0. 80

按照国际计量单位系统的规定,能量计量单位使用焦耳(joule,J)或千焦耳(kilojoule,kJ)。在生理学或营养学上,热量单位也常使用卡(cal)或千卡(kilocal,kcal),两种单位之间的换算关系是 1cal=4. 187J 或 1J=0. 23885cal。

Notes

2. **食物的氧热价**　某种食物氧化时消耗 1L O_2 所产生的热量,称为该物质的氧热价(thermal equivalent of oxygen)。氧热价能反映出某种物质氧化时耗 O_2 量和产热量之间量的关系。由于各种营养物质所含碳、氢、氧元素的比例不同,氧化分解时需 O_2 量就不同,经折算不同的物质氧化时每消耗 1L O_2 所释放的热量也各不相同(表 22-1)。氧热价在能量代谢测算中是重要的参数之一,可根据机体在一定时间内的耗氧量计算出各种物质的产热量。

3. **呼吸商**　机体通过呼吸不断地从外界环境中摄取 O_2,以供各种营养物质在体内氧化分解时的需要,同时将代谢产生的 CO_2 呼出体外。一定时间内机体产生的 CO_2 量与消耗 O_2 量的比值,称为呼吸商(respiratory quotient,RQ)。由于各种营养物质在细胞内氧化供能属于细胞呼吸过程,因此可根据各种供能物质氧化时产生的 CO_2 量与消耗的 O_2 量计算出各自的呼吸商(表 22-1)。严格地说,呼吸商应该以 CO_2 和 O_2 的摩尔数来计算,但由于在同一温度和气压条件下,摩尔数相同的不同气体的容积是相等的,所以通常可以用 CO_2 和 O_2 的容积数(ml 或 L)来计算呼吸商,即:

$$RQ = CO_2 产生量(mol)/O_2 消耗量(mol) = CO_2 产生量(ml)/O_2 消耗量(ml)$$

各种营养物质无论在体内氧化还是体外燃烧,其 CO_2 产量与耗 O_2 量均取决于各自的化学组成。根据各种营养物质氧化的化学反应式可以推算出糖、脂肪和蛋白质的呼吸商。例如,糖氧化时,化学反应式为:

$$C_6H_{12}O_6 + 6O_2 = 6CO_2 + 6H_2O$$

由此计算出糖的呼吸商,即:

$$RQ = 6mol\ CO_2/6mol\ O_2 = 1.0$$

脂肪的氧化也可用同样方法计算。以甘油三酯为例,其化学反应式为:

$$C_{57}H_{104}O_6 + 80O_2 = 57CO_2 + 52H_2O$$

由此计算出脂肪的呼吸商,即:

$$RQ = 57mol\ CO_2/80mol\ O_2 = 0.71$$

由于脂肪分子结构中 O_2 的含量远较碳和氢少,因此,氧化时需消耗更多的 O_2,用于氧化脂肪中的碳和氢,所以脂肪的呼吸商小于 1。蛋白质的呼吸商较难测算,因为蛋白质在体内不能完全氧化分解,只能通过蛋白质分子中的碳和氢被氧化时的耗 O_2 量和 CO_2 产生量进行计算,由此可算出蛋白质的呼吸商为 0.80。

测定呼吸商,可以帮助估算某段时间内机体利用能量的主要来源。若某人的呼吸商接近于 1.00,说明在此期间能量消耗主要来自糖的氧化。在糖尿病患者,因葡萄糖的利用发生障碍,机体主要依靠脂肪代谢供能,因此呼吸商偏低,接近于 0.71。在长期饥饿的情况下,机体的能量主要来自自身蛋白质的分解,故呼吸商接近于 0.80。在一般生理情况下,摄取混合食物时呼吸商为 0.85 左右。

理论上,呼吸商可以比较准确地反映机体内三种营养物质氧化分解的比例情况。但在整体情况下,根据化学反应式推算出的呼吸商与实际情况并不完全吻合。因为机体的组织细胞不仅能氧化分解各种营养物质,而且也可使一种营养物质转变成另一种营养物质。当一部分糖转化为脂肪时,由于在脂肪的分子组成中氧的含量远少于碳和氢,来自糖分子中的 O_2 就有剩余,这些 O_2 可以参加机体代谢过程中的氧化反应,相应地减少了从外界摄取的 O_2 量,因而呼吸商变大,甚至超过 1。反之,如果脂肪转化为糖,需要更多的 O_2 进入分子结构中,因而机体消耗的 O_2 量增多,呼吸商变小,也可能低于 0.71。此外,体内还有一些代谢反应也能影响呼吸商,例如,肌肉剧烈活动时,由于 O_2 的供给不足,糖酵解过程加强,产生大量乳酸,进入血液的乳酸与体内碳酸氢盐缓冲系统发生作用,结果产生大量 CO_2,由肺排出 CO_2 增多,使呼吸商变大;此外,在肺过度通气、酸中毒等情况下,体内与生物氧化无关的 CO_2 大量排出,均可导致呼吸商变大。相反,在肺通

Notes

气不足、碱中毒等情况下,呼吸商将变小。尽管如此,在一般情况下所测得的呼吸商还是能比较好地反映机体能源物质的消耗情况。因此,在测定能量代谢时呼吸商仍然是一个常用的指标。

在通常情况下,机体能量主要来自糖和脂肪的氧化,蛋白质的代谢量可忽略不计。一定时间体内由糖和脂肪氧化时产生的 CO_2 量和消耗的 O_2 量的比值称为非蛋白呼吸商(non-protein respiratory quotient,NPRQ)。表 22-2 列出了糖和脂肪按不同比例混合氧化时测算出的非蛋白呼吸商。在实际应用中,根据测得的非蛋白呼吸商,从表 22-2 中可查出对应的糖和脂肪氧化的各自百分比及相应的氧热价,根据这些数据可以进行产热量的计算。一般进食混合膳食的非蛋白呼吸商约为 0.82。

表 22-2　非蛋白呼吸商和氧热价

非蛋白呼吸商	糖(%)	脂肪(%)	氧热价(kJ/L)
0.707	0.00	100.00	19.62
0.71	1.10	98.90	19.64
0.72	4.75	95.20	19.69
0.73	8.40	91.60	19.74
0.74	12.00	88.00	19.79
0.75	15.60	84.40	19.84
0.76	19.20	80.80	19.89
0.77	22.80	77.20	19.95
0.78	26.30	73.70	19.99
0.79	29.00	70.10	20.05
0.80	33.40	66.60	20.10
0.81	36.90	63.10	20.15
0.82	40.30	59.70	20.20
0.83	43.80	56.20	20.26
0.84	47.20	52.80	20.31
0.85	50.70	49.30	20.36
0.86	54.10	45.90	20.41
0.87	57.50	42.50	20.46
0.88	60.80	39.20	20.51
0.89	64.20	35.80	20.56
0.90	67.50	32.50	20.61
0.91	70.80	29.20	20.67
0.92	74.10	25.90	20.71
0.93	77.40	22.60	20.77
0.94	80.70	19.30	20.82
0.95	84.00	16.00	20.87
0.96	87.20	12.80	20.93
0.97	90.40	9.58	20.98
0.98	93.60	6.37	21.03
0.99	96.80	3.18	21.08
1.00	100.00	0.00	21.13

（二）间接测热法的依据是化学反应的定比定律

间接测热法的原理是基于能量守恒定律的基础上，根据化学反应的定比定律，即在一般化学反应中，反应物的量与产物量之间呈一定的比例关系。相同的化学反应，不论在体内还是在体外进行的，这种定比关系是不变的。例如，氧化 1mol 葡萄糖需要 6mol O_2，同时产生 6mol CO_2 和 6mol H_2O，并释放出一定的能量（ΔH），化学反应式为：

$$C_6H_{12}O_6 + 6O_2 = 6CO_2 + 6H_2O + \Delta H$$

间接测热法就是利用这种定比关系测算出一定条件下体内物质氧化分解释放的能量。其具体步骤如下。

1. **测定耗 O_2 量、CO_2 产生量和尿氮量** 首先测定机体在一定时间内的耗 O_2 量和产生的 CO_2 量，并测出该时间内排出的尿液中的含氮量。

2. **计算蛋白质食物的产热量** 根据尿氮排出量可推算出氧化的蛋白质量及蛋白质食物的产热量。因为蛋白质的含氮量约 16%，因此，每 1g 尿氮来自 6.25g 蛋白质的氧化分解。将测得的尿氮量乘以 6.25，即为体内氧化蛋白质的量。再根据蛋白质的生物热价，可计算出蛋白质食物的产热量。

3. **计算非蛋白呼吸商** 从上面测得的耗 O_2 量和 CO_2 产生量中分别减去蛋白质氧化时消耗的 O_2 量和产生的 CO_2 量，就可计算出非蛋白呼吸商。再从表 22-2 中查出相应于该非蛋白呼吸商的氧热价。将查得的氧热价乘以非蛋白物质的耗 O_2 量，就可得到非蛋白食物的产热量。

4. **计算总的产热量** 将蛋白质食物产热量与非蛋白食物产热量相加，即得出整个机体在该段时间内的总产热量。

（三）利用闭合式或开放式测定法可测出耗氧量和 CO_2 产生量

测定耗 O_2 量和 CO_2 产生量的方法有两种，即闭合式测定法和开放式测定法。

1. **闭合式测定法** 临床上通常采用肺量计来测定受试者在一定时间内的耗 O_2 量。该装置的结构与原理如图 22-3 所示，测定时在肺量计内充入一定量的 O_2，让受试者通过呼吸口瓣吸入装置中的 O_2，呼出气中的 CO_2 和水蒸气则被气体回路中的吸收剂所吸收。随着呼吸的变化，气体容器中的 O_2 逐渐减少，而呼出的 CO_2 又被吸收，因此，描笔记录的曲线逐渐下降。那么，在一定时间内（通常测试 6 分钟），描笔的总下降高度乘以容器的换算系数，即为该时间内的耗 O_2 量。根据实验前后 CO_2 吸收剂的重量差，可算出 CO_2 产生量。

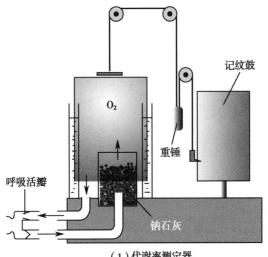

（1）代谢率测定器

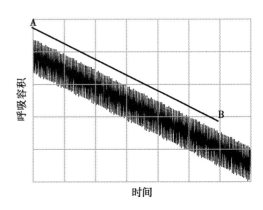

（2）呼吸量曲线(AB表示耗氧速度)

图 22-3 肺量计结构模式图

2. **开放式测定法**　即气体分析法。开放式的测定法与闭合式测定法的不同之处是让受试者吸入空气,收集受试者一定时间内的呼出气,通过气量计测出呼出气量并分析呼出气中 O_2 和 CO_2 的容积百分比,将其与吸入的空气中 O_2 和 CO_2 的容积百分比进行比较,根据两者之差和该时间内呼出气量即可算出耗 O_2 量和 CO_2 产生量。

上述的直接测热法和间接测热法通常是在受试者保持安静的状态下进行测定的,而用双标记水法则可在受试者自由活动的状态下测定其能量代谢。具体的方法是给予受试者一定量的同位素双标记水(^2H_2O 和 $H_2{}^{18}O$),在一定期间内(通常为 10 天左右)采集尿样,测定尿样中稳定的双标记同位素 ^2H 和 ^{18}O 的代谢率。由于 ^2H 参与体内水代谢, ^{18}O 除参与水的代谢外还参与 CO_2 代谢。因此,机体 CO_2 产生量可以通过 ^{18}O 代谢率和 ^2H 代谢率之差求出。呼吸商则根据受试者实际摄入的食物组成推算。由此可得出总的耗氧量,即可计算出总能量消耗量。由于此方法不需要限制受试者的活动,与实际情况更为接近,并且还可对(婴)幼儿等不易合作者进行测定,适用范围较广。检测使用的双标记水是无放射性的稳定同位素,对人体无毒。此方法所得结果的准确度高于其他常用的能量代谢测定方法,故被称为能量代谢测定的金标准。但由于测定费用高,需时较长,测定时需要高灵敏度的同位素质谱仪并需要专业技术人员操作等原因,使此方法的使用受到一定的限制。

三、临床上常使用简便的方法测定能量代谢率

在临床实践中,常采用以下两种简便的方法测定能量代谢率:其一,将蛋白质的代谢量忽略不计,只测定一定时间内的 CO_2 产生量和耗 O_2 量,得出的呼吸商即视为非蛋白呼吸商,经查表 22-2 取得对应的氧热价,可计算出该时间内的产热量。按照此简便方法测算的结果误差一般在 1% ~2% 以内。其二,将蛋白质的代谢量忽略不计,将受试者食用混合膳食时的非蛋白呼吸商视为 0.82,查表 22-2 对应的氧热价为 20.20kJ/L。因此,只需测出受试者在一定时间内的耗 O_2 量,将氧热价乘以耗 O_2 量(20.20kJ/L),即可得出该时间内的产热量。此方法更为简便,省略了对 CO_2 产生量的测定,而所得的数值与上述间接测定法的测算值也较接近。

临床上可用能量代谢测定仪(如 Douglas 袋、能量代谢车、手提式能量代谢测定仪)等精确稳定评估病人能量需求。

第三节　影响能量代谢的主要因素

影响能量代谢的主要因素有肌肉活动、精神紧张、食物的特殊动力效应及环境温度、激素等。

一、肌肉活动对能量代谢的影响最为显著

骨骼肌的收缩和舒张都是主动耗能过程,机体任何轻微的活动都会导致耗氧量显著增加,运动或劳动时耗氧量可达安静时的 10 ~20 倍。由于机体耗氧量的增加与肌肉活动的强度呈正比关系,因此,可以用测算的单位时间内机体的产热量(即能量代谢率)作为评估骨骼肌活动强度的指标。从表 22-3 可以看出,不同劳动强度或运动时的能量代谢率是不同的。

运动锻炼的能量代谢与体力劳动能量代谢不同,运动锻炼能量代谢集中在短短的几小时内,具有强度大、消耗率高、肾上腺皮质和髓质激素分泌增加、酶和辅酶的活性加强、酸性代谢产物堆积等特征,可使体内的营养素代谢和需要发生变化。有氧运动可直接消耗脂肪,根据三种能量代谢系统的供能原理,只有超过 30 分钟以上的有氧运动才会消耗脂肪。只有坚持人体能量代谢的基本规律,进行有氧运动与合理的膳食结构,才会减轻体重,预防肥胖症的产生。

Notes

表 22-3 机体不同状态下的能量消耗(体重 70kg)

活动形式	能耗(kcal/h)	活动形式	能耗(kcal/h)
睡眠	65	散步	200
清醒、静卧	77	骑自行车	304
静立	100	游泳	500
穿衣	118	划船(20 周/min)	828
打字	140	步行上楼	1100

二、精神紧张时通过肌紧张和分泌促进代谢的激素使产热量增加

当精神处于紧张状态时,如烦恼、恐惧或情绪激动,能量代谢率可以显著升高。这是由于精神紧张时出现无意识的肌紧张增强,产热量增多。另外,交感神经兴奋以及肾上腺素、甲状腺激素等促进机体代谢活动的激素释放增多,使能量代谢率升高。虽然脑的血流量大,脑组织的代谢水平较高(见第十三章),但根据在不同精神活动状态下对脑组织的代谢测定结果发现,在睡眠时和在精神活动活跃时,脑内葡萄糖的代谢水平几乎没有差别。可见,在精神活动时,中枢神经系统本身的代谢率增加并不明显。人在平静地思考问题时,产热量增加一般不超过 4%。

三、食物的特殊动力效应能使机体在餐后增加额外的产热量

人在进食后的一段时间内,即使在安静状态下,机体的产热量较空腹时也会有所增加,一般从进食后 1 小时左右开始增加,2~3 小时增至最大,以后逐渐下降,可延续 7~8 小时。这种由食物引起机体额外增加产热量的现象,称为食物的特殊动力效应(specific dynamic effect of food)。各种营养物质的特殊动力效应不同,其中,蛋白质的特殊动力效应最为显著。如果受试者进食含 100kJ 热量的蛋白质,机体的产热量将多增加 30kJ,总产热量可达 130kJ,即蛋白质的特殊动力效应为 30%。糖和脂肪的特殊动力效应分别为 6% 和 4%,混合性食物的特殊动力效应约为 10%。这种额外消耗的能量只能增加机体的热量,不能被用来做功。因此,在计算能量的摄入量时,应注意这部分能量,给予相应的补充。

有关产生食物特殊动力效应的机制目前尚不十分清楚。实验证明,将氨基酸经静脉注射后也可引起同样的增热效应,而切除肝脏后这种效应消失。因此,目前一般认为该效应与食物在消化道内的消化和吸收无关,可能主要由于在肝脏内氨基酸的脱氨基反应以及由葡萄糖合成糖原等消耗能量,使体热有所增加。

四、环境温度超过一定范围时机体的能量代谢率也会增加

人如处于 20~30℃ 的环境中,保持安静,裸体或只着单衣,全身肌肉能够保持松弛状态,此时能量代谢率最为稳定。当环境温度较低时,由于寒冷刺激反射性地引起肌肉紧张度增加,甚至发生寒战(见第二十三章),使机体的能量代谢率升高。在一般情况下,环境温度低于 20℃ 时,能量代谢率即开始增加。在 10℃ 以下时,则能量代谢率显著增加。当环境温度超过 30℃ 时,体内化学反应过程加速,代谢活动加强;另外,还发生发汗、呼吸、循环功能等不同程度地增强,也会使机体的能量代谢率增加。

五、年龄、性别、睡眠、激素等因素也影响能量代谢

年龄、性别、睡眠、激素等也影响能量代谢。儿童和青少年的生长发育需要能量来建立新的组织。每增加 1g 新组织约需要消耗 20kJ 能量。同样,孕妇体内胎儿的生长发育和自身生殖器官的增生也需要消耗相应的能量。老年人细胞内新陈代谢相对减弱,故能量代谢率逐渐降低。在同龄男性比女性高,平均增加 10%~15%,这是因为男性激素可促使能量代谢提高的结果,而

Notes

女性激素对能量代谢率无明显的影响。这种差异在青春期后明显。睡眠可减低能量代谢率10%～15%,原因是由于睡眠时骨骼肌紧张性降低以及交感神经系统的活动水平减低。生长素、甲状腺激素、肾上腺素和去甲肾上腺素等水平升高,都可使能量代谢明显增强。机体处于烧伤、感染、创伤等应激状态下时能量消耗增高。

第四节　基 础 代 谢

一、基础代谢是指机体处于基础状态时的能量代谢

机体在不同状态下能量代谢的水平不同。基础代谢(basal metabolism)是指人体处于基础状态时的能量代谢。单位时间内机体在基础状态下的能量代谢,称为基础代谢率(basal metabolism rate,BMR)。所谓基础状态,是指在尽量排除肌肉活动、精神紧张、食物、环境温度等因素后机体所处的状态。在测试人体基础代谢率时,一般要求受试者在清晨、处于清醒状态,保持静卧,肌肉放松,无精神紧张,禁食 12 小时以上,室温保持在 20～25℃的条件下进行测定。在这种状态下,机体的能量消耗主要用以维持基本的生命活动,能量代谢率比较稳定。基础代谢率比一般安静时的代谢率低,是人体在清醒时维持正常生理功能的最低能量消耗。但在熟睡无梦时,机体的各种生理功能活动减弱至更低的水平,此时的能量代谢率大约比基础代谢率低 8%～10%,而在做梦时代谢率可稍升高。

二、基础代谢率的测定是临床上诊断某些疾病的辅助手段

(一)基础代谢率以每小时每平方米体表面积的产热量为单位

不同大小的个体,其能量代谢量有较大的差异。若以每公斤体重的产热量进行比较,则小动物每公斤体重的产热量要比大动物高得多。由于机体的产热量除用于维持体温外,主要通过体表散发出去。研究表明,若以每平方米体表面积的产热量进行比较,则各种动物和同一种动物的不同个体之间产热量都非常接近。因此,为排除身材大小对代谢率的影响,能量代谢率通常以每小时每平方米体表面积的产热量为单位,用 kJ/(m²·h)表示。

对人体的体表面积的测定,可应用 Stevenson 公式,根据身高和体重推算。即:

$$体表面积(m^2) = 0.0061 \times 身高(cm) + 0.0128 \times 体重(kg) - 0.1529$$

对我国人体体表面积的测算结果显示,利用 Stevenson 公式的计算值较实测值略小。

体表面积还可从 Stevenson 体表面积测算图(图 22-4)中直接求出。即根据受试者的身高和体重将相应两条标线上的对应点连成一直线,此直线与位于中间的体表面积标线的交点即为受试者的体表面积。实际上,除机体的基础代谢率与体表面积有关外,心输出量、肺通气量、主动脉和气管横截面积、肾小球滤过率等生理指标也都与体表面积呈一定的比例关系。

(二)基础代谢率的测定通常采用简化的间接测热法

临床上通常利用简化的间接测热法来测定基础代谢率。由于受试者一般进食混合膳食,故可将非蛋白呼吸商视为 0.82,测出受试者在一定时间内的耗氧量,并算出体表面积,根据这些参数即可计算出每小时每平方米体表面积的产热量。

基础代谢率受年龄和性别的影响,性别相同的人群,年龄越大,基础代谢率越低;在相同年龄段,男性的基础代谢率高于女性(图 22-5)。但同一个体在一段时期内基础代谢率相当稳定。表 22-4 为我国正常人基础代谢率在不同年龄和性别人群的平均值。测定基础代谢率和不同程度下的能量代谢率也是合理制定营养标准,安排人们合理膳食的依据。

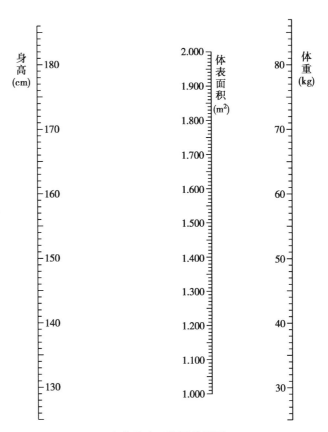

图 22-4   人体体表面积测算用图

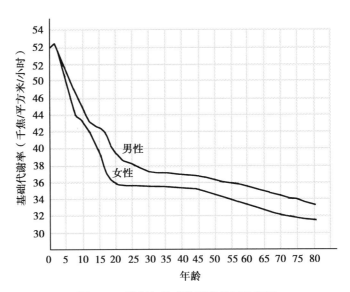

图 22-5   性别与基础代谢率关系示意图

表 22-4   我国正常人的基础代谢率平均值[kJ/(h · m²)]

年龄	11 ~ 15	16 ~ 17	18 ~ 19	20 ~ 30	31 ~ 40	41 ~ 50	51 以上
男性	195.5	193.4	166.2	157.8	158.6	154.1	149.1
女性	172.5	181.7	154.1	146.3	146.9	142.4	138.6

临床上对基础代谢率的评价通常采用实测值和正常平均值相差的百分率来表示。即：

$$基础代谢率 = \frac{实际值 - 正常平均值}{正常平均值} \times 100\%$$

采用此相对值表示时,如实测值在正常平均值±15%的范围之内,可认为属于正常范围。在正常平均值±20%的范围之外时,则表示可能为病理性的。许多疾病都可出现基础代谢率的改变,特别是甲状腺疾病时基础代谢率可发生明显的变化。当甲状腺功能低下时,基础代谢率可比正常值低20%～40%;甲状腺功能亢进时,基础代谢率可比正常值高25%～80%。其他如肾上腺皮质功能低下(Addison病)、肾病综合征、病理性饥饿、营养不足、恶病质及垂体前叶功能减退等,常伴有基础代谢率降低;糖尿病、红细胞增多症、白血病、恶性肿瘤以及伴有呼吸困难的心脏病等,常伴有基础代谢率的升高。当人体发热时,基础代谢率也升高。一般体温每升高1℃,基础代谢率可升高13%左右。

（武宇明）

参考文献

1. 姚泰. 生理学. 第2版. 北京:人民卫生出版社,2010

2. Guyton AC,Hall JE. Textbook of Medical Physiology. 12th ed. Philadelphia:Saunders,2011

3. Meister B. Neurotransmitters in key neurons of the hypothalamus that regulate feeding behavior and body weight. Physiol Behav,2007,92:263-271

4. Rosenbaum M,Leibel RL. 20 years of leptin:role of leptin in energy homeostasis in humans. J Endocrinol,2014,223(1):T83-96

5. Soriguer F,Rojo-Martínez G,Valdés S,et al. Factors determining weight gain in adults and relation with glucose tolerance. Clin Endocrinol(Oxf),2013,78(6):858-864

Notes

第二十三章 体温及其调节

鸟类和哺乳类动物在环境温度发生变化时,通过体内的体温调节机制能够保持机体核心部分的温度相对恒定,称为恒温动物(homeothermic animal)。爬行类、两栖类的体温不稳定,随环境温度的变化而改变,称为变温动物(poikilothermic animal)。人属于恒温动物,人体核心部分温度的相对稳定是保证机体生命活动正常进行的必要条件。所以人体的体温同呼吸、血压和心率一样,是重要的生命体征之一。

第一节 体 温

体温是影响机体细胞结构和功能的重要因素,如影响蛋白质肽键、核酸碱基共价键的稳定及生物膜磷脂的溶解度;影响细胞生化代谢酶的活性等。因此,维持相对稳定的体温是机体正常生存的重要保障。恒温动物具有完善的体温调节机制,通过自主性和行为性体温调节使体温不受环境温度变化而发生较大的波动,保持在相对恒定状态。变温动物虽不具有完备的自主性体温调节能力,但也能通过行为性体温调节使机体与环境进行热交换,有利于生存。人体体温是基本的生命体征,是临床判断健康状况的重要指标。

一、体温可分为体壳温度和体核温度

由于代谢水平和散热条件不同,在相同的环境温度下,人体各部位的温度并不完全相同,因而,在体温研究模式中通常将人体分为体壳和体核两个部分。机体表层组织(皮肤、皮下和肌肉)的温度称为体壳温度(shell temperature),其中最外层皮肤表面的温度为皮肤温度。机体深部组织(心、肺、脑和腹腔内脏)的温度称为体核温度(core temperature)。体壳温度一般低于体核温度。

体壳和体核范围大小并非固定不变,而是随环境温度的变化而改变。如图23-1所示,在寒冷环境中,为减少散热量,体壳部血管收缩,范围有所扩大,而体核部则相对缩小,主要集中在头部和胸腹腔内脏,体壳与体核之间的温度梯度增大。相反,在炎热环境中,为增加散热量,体壳部血管舒张,范围有所缩小,而体核部相对扩大,体壳与体核之间的温度梯度变小。

体壳各部位皮肤存在较大的温差,通常头部较高,胸腹次之,四肢末端最低,如当环境温度为23℃时,额部温度为33~34℃,躯干部约为32℃,手部约为30℃,足部约为27℃。体壳温度易受环境温度影响,当气温达32℃时,各

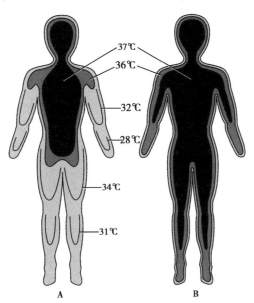

图23-1 在不同环境温度条件下人体体温分布示意图
A:环境温度20℃;B:环境温度35℃

部位的皮肤温度差异变小,而随着气温的下降,各部位的皮肤温度差异逐渐增大,尤其是手、足部温度降低最为明显,头部温度的变化则相对较小。

体核温度是相对稳定的,各器官通过血液循环交换热量,使体核各部位的温度相差很小,其中肝脏在全身器官中温度最高,约为38℃;脑产热量较高,温度也接近38℃;肾、胰、十二指肠等器官温度略低;直肠温度则更低,约为37.5℃。体核部位血液的温度可视为体核温度的平均值。生理学所说的体温,是指机体深部的平均温度,即体核温度。

二、临床上常用腋窝、口腔和直肠温度来代表体温

由于体核体温不易测试,故临床上通常用腋窝、口腔和直肠等处的温度来代表体温。腋窝温度(axillary temperature)的正常值为36.0~37.4℃。测量腋窝温度时需注意要让被测者将上臂紧贴胸壁,使腋窝紧闭,形成人工体腔;测量时间需持续5~10分钟,以保证机体内部的热量能够传导到腋窝,接近体核体温。同时还要注意保持腋窝干燥。腋窝温度测量方便易行,在临床和日常生活中被广泛应用。口腔温度(oral temperature)的正常值为36.7~37.7℃,测量时应将温度计含于舌下,并注意避免经口呼吸及进食食物温度等因素的干扰影响。此外,对于不能配合测量的患者,如哭闹的小孩和精神病患者,则不宜测口腔温度。直肠温度(rectal temperature)的正常值为36.9~37.9℃,测量时温度计应插入直肠6cm以上才能比较接近体核温度。

三、有些因素可引起个体体温波动或个体间体温差异

在正常情况下,一些因素可引起同一个体体温发生波动或引起不同个体之间存在体温差异,但波动或差异的幅度一般不超过1℃。

(一)昼夜变化引起体温波动

人体体温在一昼夜中呈周期性波动:清晨2~6时体温最低,午后1~6时最高,体温的这种昼夜周期性波动称为昼夜节律(circadian rhythm)或日节律。体温昼夜节律在体温调节机制完善后才出现,故新生儿无此生理现象。当切断标志时间的外在因素的影响后,如昼夜明暗变化、环境温度变化及定时进餐等,体温昼夜节律仍然存在,只是时间不恰好是24h。体温昼夜节律是由内在因素所决定,但与精神、肌肉活动无关,控制部位在下丘脑的视交叉上核和松果体,而这两个部位在对皮肤温度和深部体温的昼夜节律的维持和调节上各有不同的作用。损毁视交叉上核或同时损毁视交叉上核和松果体后皮肤温度昼夜节律消失;损毁松果体或同时损毁视交叉上核和松果体后肛门温度昼夜节律消失,提示视交叉上核和松果体可能分别是皮肤温度和深部体温昼夜节律的中枢起搏器。

(二)体温存在性别差异

成年女性的体温平均高于男性0.3℃。育龄期女性的基础体温还随月经周期发生变动(图23-2):月经期及月经后的前半期体温较低,排卵日最低,排卵后升高0.3~0.6℃。因此,通过测

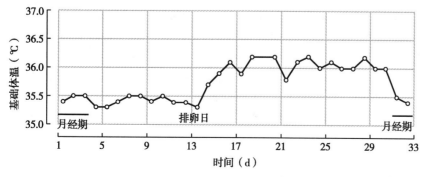

图 23-2 女性月经周期中的基础体温变化

定成年女性的基础体温可以了解有无排卵和排卵日期。女性体温的周期变化可能与性激素的周期性分泌有关,排卵后的体温升高是由于黄体分泌的孕激素作用于下丘脑所致。

（三）体温存在年龄差异

儿童的体温稍高于成年人的体温,而老年人的体温则比成年人的体温又略低一些,这些体温变动与基础代谢率有关。新生儿,特别是早产儿,由于其体温调节机制发育尚未完善,调节能力较差,体温易受环境因素的影响而变动。因此,对婴幼儿应特别加强保温护理以保持其体温恒定。老年人对外界温度变化代偿的能力也较差,亦应注意保暖。

（四）肌肉活动影响体温

肌肉活动时产热量增多,体温升高,肌肉活动停止后体温可逐渐恢复。癫痫发作后,患者体温升高,这是因为骨骼肌剧烈地强直收缩的结果。所以,临床上测定体温前应先让病人安静,给小孩测定体温时还应防止哭闹。

（五）一些因素可通过影响体温调节而引起体温变动

精神因素、环境温度、进食等均能影响机体代谢率,继而影响体温。麻醉药通常可抑制体温调节中枢或者影响体温信息传入途径,也可扩张皮肤血管,从而引起体温降低,所以,术中和术后一段时间内都应注意病人的保温护理。解热镇痛药能使体温调定点恢复到正常水平,继而使皮肤血管扩张并促进出汗,使发热病人的体温趋向正常,但不能降低正常人的体温。

第二节　机体的产热

物质代谢释放的化学能在体内转化中,50%以上直接转变为热能,其余不足50%的化学能储存于ATP等高能化合物分子中,供机体各种功能活动所需。能量在体内经过转化和利用,除做外功外,其余部分最终也都转变为热能。热能在维持体温的过程中因不断由循环血液传送到体表被散发而丢失,又因机体各种代谢活动而不断得到补充。恒温动物之所以能维持体温相对稳定,是因为产热（heat production）和散热（heat loss）两个过程在体温调节系统调控下取得动态平衡的结果。

一、内脏和骨骼肌分别是机体安静和运动时的主要产热器官

体内的热量由三大营养物质分解代谢及机体利用ATP时产生,因此,代谢水平高的器官产热量大,反之则产热量小。人体的主要产热器官是内脏、骨骼肌和脑。由表23-1可见,机体安静时以内脏产热为主,约占总产热量的56%。内脏中,以肝的代谢最旺盛,产热量最大,肝脏血液温度比主动脉血液温度高$0.4 \sim 0.8℃$。机体活动时则以骨骼肌产热为主,运动时,骨骼肌的产热量可由总产热量的18%增加到73%,剧烈运动时可达总产热量的90%。此外,褐色脂肪组织在寒冷环境下可发挥重要的产热作用,特别是在新生儿。

表 23-1　几种组织器官在不同状态下的产热量

组织器官	重量（占体重的%）	产热量占机体总产热量的百分比（%）	
		安静状态	运动或劳动
脑	2.5	16	3
内脏	34	56	22
骨骼肌	40	18	73
其他	23.5	10	2

Notes

二、机体主要依靠寒战产热和非寒战产热来增加产热量

机体的产热方式表现为基础代谢产热、食物特殊动力效应产热、骨骼肌运动产热、寒战产热（shivering thermogenesis）和非寒战产热（non-shivering thermogenesis）等。在安静状态，机体的产热量大部分来自全身各组织器官的基础代谢。在寒冷环境中，机体散热量增加，此时，主要依靠寒战产热和非寒战产热来增加产热量，以维持体热平衡。

1. **基础代谢产热** 机体在基础状态下，各器官氧化各种能量物质释放能量，其中50%以上转化为热能（见第22章）。

2. **食物特殊动力效应产热** 人在进食后的一段时间内产热量增加（见第22章）。

3. **骨骼肌运动产热** 人在进行骨骼肌运动时，肌肉代谢率明显增高，产热量也随之增加。

4. **寒战产热** 寒战是指骨骼肌发生的不随意节律性收缩（每分钟9~11次）。寒战特点是屈肌和伸肌同时收缩，基本不做外功，能量全部转化为热量。在寒冷环境中，机体首先出现肌紧张，又称寒战前肌紧张（pre-shivering tone），此时代谢率有所增加，在此基础上出现寒战，可使代谢率增加4~5倍，产热量明显增加，有利于维持产热与散热平衡。

5. **非寒战产热** 此种产热方式又称代谢产热，通过提高组织代谢率来增加产热量。甲状腺激素、生长素、雄激素、肾上腺素、去甲肾上腺素等增多或交感神经兴奋，作用于细胞均可引起代谢增强。

褐色脂肪组织与非寒战产热 在许多哺乳类动物，褐色脂肪组织产热量最大，约占非寒战产热的70%。在人类，成年人褐色脂肪含量很少，约占脂肪组织的1%，婴儿体内则有较大量的褐色脂肪，分布于背部、颈部周围、胸骨背面和沿着脊柱棘突深部血管的两侧。与通常只具有一个大脂滴的白脂肪细胞不同，褐色脂肪细胞内有许多散在的小脂滴和线粒体，细胞周围有丰富毛细血管，并受交感神经末梢支配。交感神经分泌的去甲肾上腺素不仅可以引起褐色脂肪组织的急性代谢产热，而且还调节其增殖与分化。在急性作用中，去甲肾上腺素主要作用于β受体，使三酰甘油分解成脂肪酸，后者既可作为产热反应中的底物，也可直接激活产热过程。褐色脂肪组织中的脂肪酸在线粒体氧化不伴随ATP的产生，所产生的电子能量由线粒体内膜的解耦联蛋白释放成热量。

第三节 机体的散热

一、皮肤是主要的散热器官

人体的热量可通过皮肤、呼吸道、泌尿道、消化道等部位向外界发散。大部分的体热（约85%）通过皮肤散发，而且皮肤散热量受机体体温调节机制的调控，因此，皮肤是主要的散热部位并在体热平衡中发挥重要作用。

二、皮肤通过辐射、传导、对流和蒸发方式散热

传递到皮肤的热量，通过辐射、传导、对流和蒸发等方式发散到外界环境。当皮肤温度高于环境温度时，机体可通过辐射、传导、对流散热。当环境温度高于皮肤温度时，蒸发便成了机体唯一有效的散热方式。

1. **辐射** 辐射（radiation）是指机体通过热射线的形式将体热传给外界较冷物质的一种散热方式。在21℃的环境中，人体在裸体的情况下约有60%的热量通过辐射方式发散。辐射散热量主要取决于皮肤与周围环境之间的温度差。当皮肤温度高于环境温度时，两者的温差越大，

Notes

辐射散热量就越多;反之,温差越小,辐射散热量就越少。若环境温度高于皮肤温度,机体则不能通过辐射来散热,反而将吸收环境中的热量。此外,辐射散热量还与有效辐射面积成正比。人在站立时,如两臂放在身体两侧,人体的有效辐射面积约为总辐射面积的75%,如两臂和两腿伸张,有效辐射面积可达总辐射面积的85%。身体尽量蜷曲时,有效辐射面积可减少到体表总面积的50%。

2. 传导　传导(conduction)是指机体的热量直接传给与之接触的温度较低物体的一种散热方式。传导散热量取决于皮肤温度与接触物体之间的温度差、接触面积以及接触物体的导热性能等。空气的导热性能较差,因而在空气中通过直接传导的散热量很少。衣着使接触皮肤的静止空气层变暖,形成隔热层而起到保暖作用。水的比热较大,导热性能较好,衣服浸湿后传导散热大大增加,因此,临床工作中采用冰帽、冰袋接触等方法给高热患者降温。

3. 对流　对流(convection)是指通过气体流动来交换热量的一种散热方式。与肌体表面接触的空气吸收人体散发的热量后,随空气的流动而移去,较冷的空气又补充至体表,如此这般,通过冷、热空气的对流使机体散热,因此,对流散热是传导散热的一种特殊形式。对流散热量取决于皮肤与周围环境之间的温度差、机体有效散热面积及气流速度(风速)。一般来说,风速越大,散热量越多;风速越小,散热量越少。

4. 蒸发　蒸发(evaporation)是指机体通过蒸发水分来散发体热的一种散热方式。在常温下,体表每蒸发1g水可使机体散发2.43kJ的热量。许多哺乳类动物(如狗)和鸟类缺乏汗腺,在较低环境温度下尚可维持体温的稳定,但在较高温度下,尤其处于环境温度高于体温的环境中,则较难于维持正常体温。汗腺缺乏的人,在冷环境中与正常人无异,但在热环境中由于不能通过汗腺发汗蒸发散热,故容易中暑。

蒸发散热分为不感蒸发和发汗两种形式。

(1) 不感蒸发:不感蒸发(insensible evaporation)是指体内水分经皮肤和黏膜(主要是呼吸道黏膜)渗出而被蒸发。这种蒸发不被人们所察觉,与汗腺活动无关。室温在30℃以下时,人体24h不感蒸发的水量约为1000ml,其中通过皮肤蒸发的水分约为600~800ml,通过呼吸道黏膜蒸发的水分约为200~400ml。当环境温度升高、人体活动增加或发热时,不感蒸发量可以增加;婴幼儿因其不感蒸发的速率高于成人,故在缺水状态下更易发生脱水。在临床上给病人补液时应考虑到由不感蒸发丢失的这部分体液量。

(2) 发汗:发汗(sweating)是汗腺主动分泌汗液的过程,又称可感蒸发(sensible evaporation)。汗液蒸发可带走大量的热量。但需注意的是,汗液只有在汽化时才有散热作用,如被擦掉则不能起到使机体散热的作用。

人体的汗腺分为大汗腺和小汗腺两种。大汗腺局限于腋窝、乳晕、外阴部、外耳道和足部等处,开口于毛根附近。小汗腺见于全身皮肤(除口唇、龟头、包皮内面、阴蒂外)。

汗腺的分泌可由温热性刺激、精神紧张及味觉刺激引起。由温热性刺激引起的发汗称为温热性发汗(thermal sweating)。温热性发汗见于全身各处,主要受下丘脑发汗中枢(sweating center)控制,通过支配汗腺的交感胆碱能纤维使全身小汗腺分泌汗液,其主要意义在于散发体热,调节体温。由精神紧张或情绪激动引起的发汗称为精神性发汗(mental sweating)。精神性发汗主要见于掌心、足底、腋窝和前额等处,由大脑皮层运动前区通过交感肾上腺素能纤维引起大汗腺发汗,是应激反应的表现之一,与体温调节关系不大。温热性发汗和精神性发汗常常同时出现。此外,进食辛辣食物时,口腔内痛觉神经末梢受到刺激,反射性地引起头部和颈部发汗,称为味觉性发汗(gustatory sweating)。

汗液成分中水约占99%,固体成分约占1%,固体成分中大部分为NaCl,也有乳酸和少量KCl及尿素。刚从汗腺上皮细胞分泌出来的液体为分泌原液,等同于无蛋白的血浆,当它流经导

Notes

管管腔时,在醛固酮的作用下,Na^+、Cl^-被重吸收,所以最后排出的汗液是低渗的。NaCl 重吸收的比例与发汗速度有关,发汗速度越快,分泌原液中被重吸收的 NaCl 比例就越小。机体大量出汗而丧失体液时,失水多于失盐,引起血浆晶体渗透压升高,可导致高渗性脱水。当发汗速度加快时,汗腺管不能充分吸收 NaCl,汗液中含有较高浓度的 NaCl,此时机体在丢失大量水的同时,也丢失了较多的 NaCl,故大汗后补水的同时需注意补盐,否则有可能从高渗性脱水转化为低渗性脱水。

蒸发散热受温度、风速、空气湿度和机体活动的影响。安静状态下,当环境温度升至30℃左右时,人体汗腺便开始分泌汗液。而在运动时,气温即使低于20℃,亦可出现出汗。环境温度高,发汗速度加快,但人若在高温环境中停留时间过长,可因汗腺疲劳而导致发汗速度明显减慢。皮肤温度高,风速大,则汗液汽化加快,散热增多。值得注意的是,空气湿度增大时,虽发汗增多,但汗液不易蒸发,导致体热贮积,可反射性地引起大量出汗。

人体忍耐高温的限度取决于高温环境、机体活动、空气湿度、最大发汗率等。如空气干燥且有足够气流促进快速蒸发散热,人体可在 54.4℃ 的气温中坚持数小时或在 130℃ 的高温下忍耐20 分钟以上。但如湿度为 100% 或浸于水中,环境温度升高在 34.4℃ 以上时体温则随之上升。进行重体力劳动,即使环境温度低至29.4～32.2℃ 也可能引发中暑。中暑的危险因素包括三个方面:一是机体产热增加,如高温下强体力劳动;二是机体散热减少,如肥胖、衣着透气不良、汗腺功能缺失(广泛皮肤烧伤后瘢痕形成及先天性汗腺缺乏症);三是机体热适应能力低下,如老年人、婴幼儿、卧床病人、糖尿病和心血管疾病患者。

中暑对机体各器官均有伤害,在神经系统,常表现为头痛、呕吐、谵妄、脑水肿等;在心血管,表现为血黏稠度增高,心脏负荷加重;水、电解质平衡失调见于低钠、低钾、低氯、低钙。死于高热的病人可见局部出血和全身细胞尤其是脑细胞的实质变性。肝、肾和其他器官的损害也是常见的死亡原因。很高的体温即使只有几分钟有时也是致命的。因此,对中暑患者的救治,当务之急快就是要快速降温。对轻症中暑,要迅速使其脱离高温现场,在通风阴凉处休息,给予含盐清凉饮料。对重症中暑,采用"四早一支持"治疗原则:①早期快速降温,合用物理和药物降温,如酒精擦浴、吹风,冰帽、冰毯结合冬眠降温,使体温尽快降到正常;②早期快速扩容,纠正水、电解质紊乱;③早期抗凝;④早期改善微循环;⑤积极支持脏器功能。

经常接触高温的人如热带作业人群、矿工、炉前工等常会产生热习服,表现为对高温的忍耐能力大大增强。主要生理变化有发汗率增加,血浆量增加,醛固酮分泌增多因而汗及尿中丢失的盐减少等。

三、体内热量可经热传导和血液循环到达皮肤

皮肤通过辐射、传导、对流散发热量的多少主要取决于皮肤与周围环境的温度差,而皮肤温度又取决于由机体深部传递到皮肤的热量。体内的热量通过热传导和血液循环两条途径到达皮肤,以后者为主。

1. **热传导**　机体多数组织的导热性与水的导热性相同,脂肪的导热性只有肌肉或骨骼的1/2,皮下脂肪在皮下形成了一隔热层,使体内热量不易传导到皮肤。女性或肥胖男性的皮下脂肪较多,热传导的效率更低。

2. **皮肤血液循环**　机体深部组织的热量主要通过血液循环传到皮肤。皮肤血液循环的特点是:分布到皮肤的动脉穿透隔热层(脂肪组织),在真皮的乳头下形成微动脉网,再经迂回曲折的毛细血管网延续为丰富的静脉丛。皮下还有大量的动-静脉吻合支。这些结构决定了皮肤的血流量可以在很大范围内变动(图 23-3)。

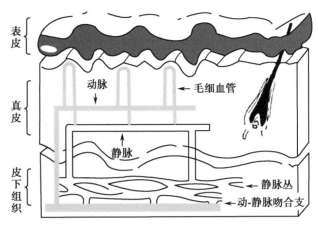

图 23-3　皮肤血管结构模式图

第四节　体温调节

一、体温调节的基本方式包括自主性体温调节和行为性体温调节

自主性体温调节(autonomic thermoregulation)是指在体温调节中枢的控制下,机体通过改变产热和散热活动来维持体温恒定的方式。行为性体温调节(behavioral thermoregulation)是指机体为维持体温而采取的各种有意识行为活动,如在不同温度环境中,人以增减衣服或人工地改变环境温度来祛暑御寒。通常所说的体温调节,主要是指前者而言。

二、自主性体温调节通过反馈控制系统来实现

在自主性体温调节的反馈控制系统中,下丘脑体温调节中枢属于控制部分,由此发出的传出信息调控受控系统活动。当寒冷信息通过传入神经传至下丘脑后,体温调节中枢传出指令通过躯体运动神经引起寒战;通过交感神经-肾上腺髓质系统使肾上腺素和去甲肾上腺素释放增多;通过下丘脑-腺垂体-甲状腺轴使甲状腺激素分泌增多,从而增加机体代谢率,增加产热量。多种激素可刺激细胞增加代谢率,其中以甲状腺激素的作用最重要。甲状腺激素提高大多数组织耗氧量,使产热量明显增加(见第 37 章)。去甲肾上腺素、胰岛素能引起褐色脂肪组织的增殖和分化,调节线粒体内解耦联蛋白的基因表达,提高该蛋白在整个组织中的含量,从而增强机体的产热功能。当温度升高信息经传入神经传至下丘脑后,体温调节中枢传出指令一方面使支配皮肤的交感神经紧张性降低,皮肤血管舒张,动-静脉吻合支开放,皮肤血流量大大增多,皮肤温度升高,散热量增加;另一方面使支配汗腺的交感胆碱能纤维紧张性增高,末梢释放递质 ACh 增多,通过作用于 M 受体,使汗腺分泌增多,散热量增加。

(一)温度感受器有热感受器和冷感受器

温度感受器(thermoreceptor)是感受所在部位温度变化的特殊结构。按其感受的刺激又可分为热感受器和冷感受器;按其分布位置可分为外周温度感受器和中枢温度感受器。

1. 外周温度感受器　外周温度感受器(periphernal thermoreceptor)是存在于皮肤、黏膜和内脏中对温度变化敏感的游离神经末梢,包括热感受器和冷感受器。在一定范围内,局部组织温度升高时刺激热感受器,使其传入神经的冲动频率增加;局部组织温度降低时刺激冷感受器,使其传入神经的冲动频率增加。在皮肤的温度感受器成点状分布,且冷感受器居多,大约是热感受器的 5 ~ 11 倍,因此,对冷刺激较为敏感。另一方面,皮肤温度感受器对温度的变化速率更为敏感。

Notes

2. 中枢温度感受器 中枢温度感受器(central thermoreceptor)是存在于中枢神经系统内对温度变化敏感的神经元,包括热敏神经元和冷敏神经元。下丘脑、脑干网状结构和脊髓等中枢神经系统多个部位都含有温度敏感神经元,其中,在视前区-下丘脑前部(preoptic-anterior hypothalamus area,PO/AH)热敏神经元居多,而在脑干网状结构和下丘脑的弓状核冷敏神经元居多。

温度敏感神经元对局部组织温度变化非常敏感,当局部温度变化1℃时,其放电频率就会发生变化,且不出现适应现象。在一定范围内,局部组织温度升高时热敏神经元发放冲动频率增加;局部组织温度降低时冷敏神经元发放冲动频率增加(图23-4)。

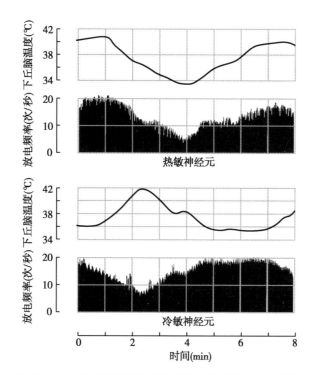

图 23-4 下丘脑温度变化与温度敏感神经元的放电频率

(二)下丘脑是调节体温的基本中枢

体温调节中枢存在于从脊髓到大脑皮层的整个中枢神经系统。下丘脑 PO/AH 是调节体温的基本中枢。PO/AH 的温度敏感神经元不仅能感受局部脑温的变化,而且会聚来自中枢和外周温度信息,整合后发出传出信息,启动机体相应的体温调节反应。此外,PO/AH 的温度敏感神经元还接受多种物质的刺激,包括致热原、5-羟色胺、去甲肾上腺素和多种肽类物质,引起相应的体温调节反应。

(三)可用调定点学说解释体温调节原理

体温的调节类似于恒温器的调节,下丘脑的温度敏感神经元为调节体温于恒定状态而预设了一个温度值,也就是热敏神经元活动引起的散热速率和冷敏神经元活动引起的产热速率正好相等时的温度,即为调定点,生理状态下为37℃。

体温变化信息分由外周温度感受器和中枢温度感受器检测并经传入纤维会聚到下丘脑 PO/AH,与调定点水平进行比较,如体核温度与调定点水平一致,说明机体的产热与散热取得平衡;如体核温度与调定点不一致,则两者的差值为误差信号,体温调节中枢据此调节产热和散热活动,使体温向着接近于调定点方向变化,一是通过交感神经系统调节皮肤血管的舒缩反应和汗腺分泌来改变皮肤的散热量;二是通过躯体运动神经调节骨骼肌活动(寒战)来改变产热量;三是通过改变激素(甲状腺激素、肾上腺髓质激素等)的分泌,调节机体代谢率来改变产热量(图23-5)。例如,当机体处于寒冷环境中,由于散热增加,体温有所下降,此时,冷感受器活动增强,

Notes

传入神经将改变的温度信息传至下丘脑 PO/AH,与调定点比较后,下丘脑 PO/AH 的调节指令通过不同途径引起内脏代谢增加和骨骼肌寒战来增加产热量,并使皮肤血管收缩反应和汗腺分泌抑制来减少散热量,最终使体温回升到 37℃;反之,在炎热环境中,体温有所升高时,体温调节则使产热量减少和散热量增加。

任何原因引起调定点改变时,热敏神经元和冷敏神经元的活动便发生相应改变,机体的产热和散热活动则在新的调定点水平达到动态平衡,体温被稳定于这一新水平。由传染病、感染等引起感染性发热便是由于致热原(多种蛋白质、蛋白质分解产物和某些其他物质如脂多糖毒素等)作用于下丘脑 PO/AH 温度敏感神经元,使热敏神经元的温度阈值升高而冷敏神经元温度阈值降低,引起体温调定点上移(如 39℃),此时机体通过寒战、皮肤血管收缩等反应增加产热、减少散热,直至体温上升到新的调定点水平。因此,临床急性发热患者在发热前常出现寒战,如果致热因素未消除,体温则维持在高热水平。阿司匹林等解热药物能使被致热原升高的体温调定点降至正常水平,继而机体发生出汗、血管舒张等反应,通过增加散热、减少产热,最终使体温恢复到正常水平。阿司匹林对正常调定点无作用,不会降低正常体温。

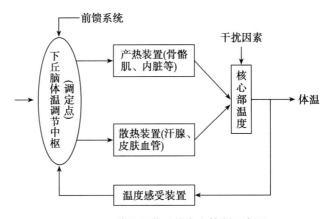

图 23-5　体温调节系统自主控制示意图

（谢　露）

参考文献

1. 朱大年,王庭槐. 生理学. 第 8 版. 北京:人民卫生出版社,2013
2. 姚泰. 生理学. 第 2 版. 北京:人民卫生出版社,2010
3. 杨永录,刘亚国. 体温生理学. 北京:人民军医出版社,2007
4. Guyton AC,Hall JE. Textbook of Medical Physiology. 12th ed. Philadelphia:Saunders,2011

Notes

第八篇　尿的生成和排出

第二十四章　肾的功能解剖及血流灌注

第二十五章　肾小球的滤过功能

第二十六章　肾小管和集合管的物质转运功能

第二十七章　尿的排放

第二十八章　肾对水和电解质平衡及酸碱平衡的调节

泌尿系统由肾脏(kidney)、输尿管(ureter)、膀胱(bladder)和尿道(urethra)组成。肾脏是生成尿液(urine)的器官,尿液经输尿管输送至膀胱。膀胱是机体暂时存放尿液的部位。当膀胱中尿液到达一定容量后,人体产生尿意,经排尿活动,将尿液经尿道排出体外。

尿生成是肾脏最重要的功能,通过尿的生成与排放肾脏从以下多个方面参与机体内环境稳态的调节。

1. **排出机体代谢终产物和异源性物质** 新陈代谢是生命活动的基本特征之一,生命活动在消耗能量的同时,不断产生各种代谢产物。肾脏通过持续生成尿液将机体不再需要的代谢产物,如尿素、尿酸、氨、肌酐、血红蛋白代谢终产物等按照其生成速率排出体外,从而维持了机体内环境的稳定。此外,通过尿生成,肾脏还将机体摄取的药物等异源性物质及其代谢产物排出体外。

2. **调节体液容量和渗透压** 体液容量和渗透压的稳定对维持机体和细胞正常功能至关重要。肾脏在中枢神经系统和内分泌系统的调控下,与循环系统相互配合,调节水和NaCl的排出,维持体内水容量和渗透压的稳定。在正常生理情况下,尽管每天摄食和饮水活动中水和钠的摄入有很大变化,但经尿生成调节,机体的水容量和渗透压只在很小范围内波动。

3. **调节机体电解质平衡** 除 Na^+、Cl^- 外,肾脏在多种无机离子,如 K^+、HCO_3^-、H^+、Ca^{2+} 及 PO_4^{3-} 等的平衡调节中起重要作用。要维持体内电解质平衡,无机离子每天的摄入量与排出量需要相互平衡。如果摄入量大于排出量,即出现"正平衡",体内该离子浓度就会升高;相反就会出现"负平衡",离子浓度降低。长期的正平衡或负平衡都会给机体造成严重后果。肾脏根据机体需要排出多余离子,是机体维持各种离子平衡的关键脏器。

4. **调节酸碱平衡** 生命活动过程中,许多重要的生理生化反应对 pH 变化非常敏感,保持 pH 的稳定对维持正常生命活动非常重要。在尿生成过程中,肾脏通过精密调节 H^+、HCO_3^- 等离子的排出,参与机体酸碱平衡的调节,并与呼吸系统相配合,使血浆 pH 只在很小范围内波动。

除尿生成功能外,肾脏还分泌许多激素和生物活性物质。肾素-血管紧张素系统在机体血压调节、水盐平衡调节中都有重要作用。肾脏是循环血浆中肾素(renin)最主要的来源。肾脏还利用维生素 D 生成骨化三醇(calcitriol),骨化三醇是调节消化道 Ca^{2+} 的吸收和骨组织钙沉积的重要激素。肾脏生成骨化三醇能力降低,会影响小肠对 Ca^{2+} 的吸收,从而影响体内 Ca^{2+} 平衡及骨的形成。肾脏是机体促红细胞生成素(erythropoietin)最主要的来源,在双侧肾实质严重破坏或慢性肾脏疾病患者中,由于肾脏促红细胞生成素的合成不足,会出现因缺乏促红细胞生成素而引起的肾性贫血。肾脏还是糖原合成和稳定血糖的重要脏器。

第二十四章 肾的功能解剖及血流灌注

第一节 肾的功能解剖

肾脏为腹膜后器官,形似蚕豆,左右各一,表面光滑。成年人肾脏长约 10~12cm,宽约 5~6cm,厚约 3~4cm,每个肾脏重约 120~150g。肾的内侧缘中部向内凹陷,称肾门,是血管、神经、淋巴管以及肾盂末端出入的部位。所有这些结构被纤维结缔组织包裹,形成肾蒂。肾脏被三层被膜所包裹,肾脏表面有一层纤维膜囊,叫肾被膜,是肾脏的固有膜。在肾脏破裂或部分切除时,需要对此膜进行缝合。在纤维膜的外面,有一层囊状的脂肪层,称肾脂肪囊,或肾床。在肾脂肪囊的外面,是由腹膜下组织形成的肾筋膜。肾脏的正常位置依赖于肾筋膜固定,当肾脏的固定不健全时,可造成肾下垂或游走肾。

沿冠状面切开肾脏,可见肾实质和肾盂。肾实质部分可分为肾皮质和肾髓质。肾皮质(renal cortex)位于肾被膜下,厚约 0.5~1.5cm,呈弓状覆盖在肾髓质上。新鲜皮质呈红褐色,剖面肉眼可见许多细小点状颗粒,即肾小体。在组织学上,皮质可分为内带和外带两部分。皮质内带借弓形动脉和弓形静脉与髓质分开,皮质和髓质之间还有一层很薄的结缔组织,称皮质下组织。

肾髓质(renal medulla)位于肾皮质的深部,约占肾实质的 2/3,血管较少,呈浅红色条纹状。肾髓质分内髓和外髓,外髓条纹较密,颜色较深;内髓较窄,颜色较浅,靠近乳头处,颜色更浅,且有光泽感。肾髓质由许多直形的管道组成,因此在剖面上有条纹状结构,呈放射状分布,这些放射状条纹从肾锥体底部一直延伸并进入皮质,形成髓放线。髓放线及其周围的皮质组成一个肾小叶,不同肾小叶之间有少量结缔组织分隔,但并不明显,肉眼观察时不易分辨肾小叶。

一、由肾小体和肾小管组成的肾单位是尿生成的基本功能单位

肾脏尿生成的基本功能单位是肾单位(nephron)。每个肾脏有 100~120 万个肾单位,其数量在胚胎发育后期已经固定,出生后不再有肾单位数量的增加,肾脏损伤、疾病、肾切除等可以导致肾单位数量的减少,自然衰老也可导致有功能肾单位减少,40 岁后,平均每 10 年肾脏约 10% 的肾单位因衰老丧失功能。肾单位由肾小体和肾小管两部分组成(图 24-1)。

（一）肾小体由肾小球和肾小囊组成

肾小体形似球形,人的肾小体直径约 150~250μm。肾小体由肾小球(glomerulus)和肾小囊两部分组成(图 24-1)。包裹肾小球的包囊称为肾小囊,也称鲍曼囊(Bowman's capsule),由脏层上皮和壁层上皮两部分组成。壁层上皮从外侧包裹肾小球,其一端过渡成为脏层上皮,即足细胞(podocyte),覆盖在肾小球毛细血管网外侧,另一段过渡成为近曲小管起始端。

肾小球是由入球小动脉分支形成的毛细血管盘曲而成的球形结构。在光学显微镜下,肾小球呈分叶状,称为毛细血管小叶。毛细血管之间有系膜,毛细血管袢的外面覆盖有肾小囊脏层上皮细胞。毛细血管网重新汇聚成为出球小动脉离开肾小球。血浆流经肾小球毛细血管网时滤出的滤液,也称原尿,经肾小囊脏层上皮和壁层上皮之间的空隙引流进入肾小管。

（二）肾小管由近端小管、髓袢细段和远端小管构成

肾小管与肾小体相连,由肾小囊壁层上皮过渡、延伸而来,是由单层上皮构成的管形结构,小管

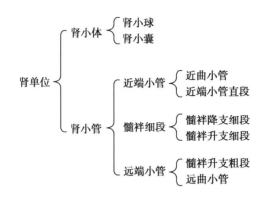

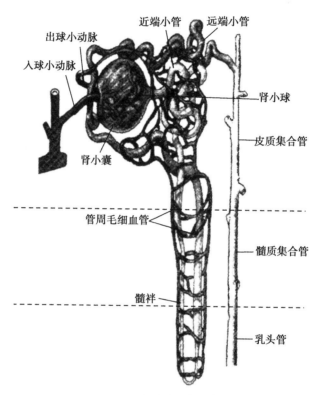

图 24-1　肾单位结构示意图

外侧有基膜和少量网状纤维。肾小管一方面接纳肾小球生成的滤液,成为肾小球滤液流经的通道,另一方面还对滤液进行各种处理,最终形成终尿(terminal urine)。在这一过程中,有些滤液成分被完全或部分重吸收(reabsorption),有些物质则可通过肾小管上皮细胞主动分泌(secretion)进入滤液。各种物质的重吸收或分泌都发生在特定的肾小管节段,而肾小管的重吸收和分泌还可根据机体的需要得到精细调控,从而使机体有用的物质得到保留,代谢产物得到排除,水、电解质、酸碱离子和其他一些物质则根据需求保留或排出,最后完成对机体内环境稳态的调节。

　　如图 24-1 所示,肾小管分为近端小管、细段和远端小管三个部分。

　　近端小管(proximal tubule)由肾小囊延伸而成,从形态上可分为近曲小管(proximal convoluted tubule)和近直小管(proximal straight tubule)。近曲小管是肾小管的起始段,盘曲行走于肾小体周围,而后过渡成为近直小管,也称髓袢降支粗段,近直小管离开皮质迷路后沿髓放线垂直下行进入髓质,最后与髓袢细段相接。近端小管的直径约 50～70μm,长约 15mm。近端小管上皮细胞有明显的极性,在细胞管腔面有丰富的微绒毛,也称刷状缘(brush border)。每根微绒毛的长度约 1μm,粗约 0.07μm,微绒毛中有 5～6nm 的微丝束,有收缩功能。人肾脏近曲小管

Notes

上皮细胞上微绒毛的存在,使其与小管液接触的表面积增加近40倍,总面积可达50~60m²,这一结构基础有效增加了肾小管重吸收的容量。在刷状缘的基部,有细胞膜向内凹陷形成的顶部小管和小泡,这些结构的形成与近端小管重吸收蛋白质等大分子组分有关。

近端小管的主要功能是重吸收相当数量的肾小球滤过物质。原尿中60%~70%的水、NaCl在近端小管被重吸收,葡萄糖和氨基酸、小分子蛋白质及多肽则几乎100%在此被重吸收,还有近50%的碳酸盐、磷酸盐和尿素在此被重吸收。此外,还有一些有机酸和碱,如H^+、对氨基马尿酸等,则可根据机体需要在此经小管上皮主动分泌到管腔。

近直小管、肾小管段和远端小管的直部,升支粗段(ascending thick limb)(远直小管)在肾髓质形成"U"形的袢状结构,称为髓袢(Henle's loop)(图24-1)。由皮质向髓质行进的一段称为髓袢降支(descending limb);由髓质向皮质行走的一段称为髓袢升支(ascending limb)。髓袢的降支粗段由近曲小管移行而来,到达外髓深部或内外髓交界处移行为降支细段。降支细段在髓质深部或肾乳头部折返后形成升支细段,后移行为升支粗段(远直小管),与远曲小管(distal convoluted tubule)相接。髓袢的特殊结构、髓袢各段小管上皮细胞对水、NaCl、尿素等的选择性通透和转运,是肾脏建立和维持髓质高渗状态的基础。

远曲小管位于皮质内,起始于致密斑后端,平均长度4.6~5.2mm,粗50μm。远曲小管通过连接管与集合管相连。

连接小管(connecting tubule)为远曲小管和皮质集合管起始段之间的过渡节段,由单层立方上皮细胞构成。连接小管的上皮细胞在此与远曲小管和集合小管(collecting tubule)上皮细胞混合分布,逐渐过渡。

集合小管由数条远曲小管汇合而成。在人类肾脏中,皮质肾单位常常单独与集合小管连接,而近髓肾单位则往往是几个共同连接于一个集合小管。一个肾小叶内的许多肾单位,最终都汇集到一个集合小管,该集合小管构成了髓放线的轴心。集合小管全长20~22mm,最长可达38mm。集合小管分为三段:弓形集合小管,直集合小管(包括皮质集合小管和髓质集合小管)和乳头管。弓形集合小管是集合小管的起始段,由连接小管过渡而来。弓形集合小管呈弓状行走,先向皮质表面上行,然后折返下行至皮质髓放线,汇入直集合小管,然后垂直下行到达髓质。直集合小管在下行过程中,不断与其他肾单位的集合小管汇合,在接近肾小盏处,移行成为微乳头管,经乳头孔开口于肾小盏。

从胚胎发育的角度讲,集合小管不属于肾单位,但其无论在结构还是功能上,集合小管都是远端小管的延续,是激素调控尿生成的重要位点。

二、肾单位按其结构特点和位置分为皮质肾单位和近髓肾单位

人体及许多哺乳动物肾脏的肾单位可以分为两组:一组分布在肾脏皮质浅表和皮质中层,称之为皮质肾单位(cortical nephron);另一组分布在皮质较深的部位,靠近髓质的地方,称为近髓肾单位(juxtamedullary nephron)(图24-2)。

皮质肾单位和近髓肾单位的差别不仅是在肾脏皮质的分布位置不同,在结构和功能上也有明显不同。皮质肾单位约占肾单位总数的85%~90%。在形态上,皮质肾单位肾小球的体积较小;髓袢较短,只到达外髓部,有的甚至没有到达髓质;入球小动脉比出球小动脉粗,两者口径之比约为2:1;出球小动脉形成的二级毛细血管成网状,包绕在肾小管周围。近髓肾单位约占肾单位总数的10%~15%,肾小球体积较大,髓袢甚长,垂直向内可深入到达内髓部分,少量肾单位的髓袢甚至一直延伸到肾乳头部。近髓肾单位的入出球小动脉口径接近,出球小动脉形成的毛细血管网缠绕临近肾小管,而后形成细长的U形直小血管,直小血管沿髓袢垂直深入到内髓,在降支和升支之间还有小的毛细血管相连。皮质肾单位和近髓肾单位在形态上的差异,提示二者在功能上有所不同。皮质肾单位可能与肾小球滤过,尿液生成关系较大,而近髓肾单位可能在髓质高渗环境建立和尿浓缩稀释中的作用更为重要。

Notes

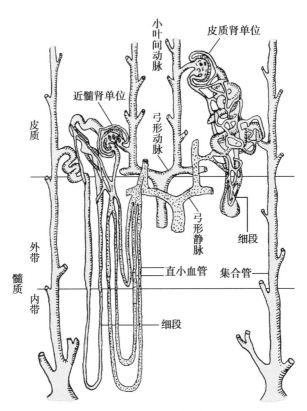

图 24-2　皮质肾单位和近髓肾单位结构特点示意图

三、球旁器由球旁细胞、致密斑和球外系膜细胞组成

球旁器(juxtaglomerular apparatus,JGA)也称肾小球旁器,近球小体或球旁小体。球旁器包括球旁细胞(juxtaglomerular cell)、肾小球外系膜区(包括球外系膜细胞及细胞外基质)和致密斑(macula densa)三部分(图 24-3),主要分布于皮质肾单位。

球旁细胞也称颗粒细胞(granule cell),1925 年 Ruyter 在大鼠肾脏中发现,是入球小动脉中一群特化的平滑肌细胞。这些平滑肌细胞形似上皮细胞,体积较大,呈立方形或多边形,胞浆内充满大量特殊颗粒,免疫组织化学检测证实分泌颗粒内所含物质为肾素(renin)。

致密斑是髓袢升支粗段远端紧靠肾小体一侧一群特化的小管上皮细胞,位于肾小体的血管极处,细胞由立方形转变为柱状细胞,排列紧密,直径约为 40~70μm,这些特化的细胞在小管壁上呈椭圆形分布,故称为致密斑。致密斑与球旁细胞十分靠近,两者之间有不连续的基膜间隔,致密斑细胞和球旁细胞之间还有突起相互嵌入。致密斑是

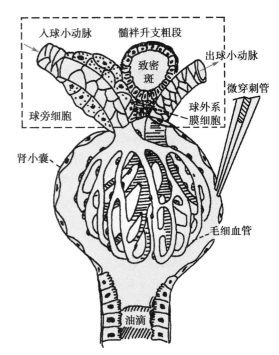

图 24-3　肾小球旁器和肾小体结构示意图
方框内部分为肾小球旁器

Notes

一种离子感受器,能敏锐感受小管液中的 Na^+ 浓度,当小管液中 Na^+ 浓度改变时,致密斑可将此信息传递给球旁细胞和球外系膜细胞,通过改变球旁细胞肾素分泌等,调节血管收缩及肾小球滤过。这一过程称管-球反馈(见后文)。

肾小球外系膜区是指分布在致密斑和出、入球小动脉之间的细胞和基质成分。这些细胞即球外系膜细胞。球外系膜细胞通过细胞外基质与球内系膜区相连,其功能尚不十分清楚,球外系膜细胞中也有分泌颗粒,但与球旁细胞中的分泌颗粒并不相同。

第二节　肾的血流灌注及其调节

一、肾的血流灌注特点与其尿生成功能相适应

(一)肾血流灌注丰富且相对稳定

正常人体两侧肾脏总重量约 300g,但两侧肾脏的血流量约为 1200ml/min,约占安静时心输出量的 20%～25%。以单位质量组织上的血供计算,安静时肾的血供是脑的 7 倍,心脏的 5 倍。按照肾脏对氧耗的需求并不需要如此丰富的血供,肾脏的血供更多是属于功能性的,即通过尿生成,维持机体稳态。肾脏的血供也非常稳定,正常生理情况下,肾脏的血流量并不会出现明显变化,只有在极端情况下,如大量失血、心输出量明显降低,交感神经高度兴奋时,肾脏的血流量才会出现明显下降。

(二)肾血流经过两级毛细血管且各部位分布不均匀

1. 肾脏的两级毛细血管网　肾动脉由腹主动脉垂直分出,经肾门进入肾脏后依次分支形成叶间动脉、弓状动脉、小叶间动脉,而后再分支形成入球小动脉。入球小动脉进入肾小囊后,先是分成 5～8 个分支,再由每个分支分成 20～40 条毛细血管袢,每个分支及其形成的毛细血管袢构成一个肾小球血管小叶,两侧肾脏肾小球毛细血管网的总面积约为 1.5m²。肾小球入球小动脉粗且短,而出球小动脉细且长,由于毛细血管前后阻力比小,肾小球毛细血管内压力较高,起始端的压力约为 60mmHg,而且从起始端到末端,毛细血管内压力下降不是很明显,仅降低 1～2mmHg,较高的肾小球毛细血管血压有利于肾小球的滤过。

出球小动脉再次分支成肾小管周围毛细血管,即肾脏的第二级毛细血管网。由于出球小动脉细且长,血液流经出球小动脉后,压力有明显下降,因此,肾脏第二级毛细血管网中的压力较低,起始端约为 18mmHg,另外,血液流经肾小球时部分水和小分子物质滤出,而蛋白质难以从肾小球滤出,使得二级毛细血管网中血浆蛋白浓度升高,胶体渗透压升高,这一特性有利于肾脏的重吸收。

肾脏特殊的血循环结构使得两级毛细血管之间形成自身调节机制,如果血液在第一级毛细血管滤出增加,到达第二级毛细血管时,血压更低,胶体渗透压的升高更加明显,重吸收的动力增加。肾脏第二级毛细血管网上皮细胞通透性很高,水分可以自由进出毛细血管,因此,第二级毛细血管内的压力还影响到肾脏组织间液的静水压。

2. 肾脏血流的分布特点　肾脏的血流存在十分明显的部位特异性。据测定,肾脏皮质血流供应十分丰富,超过 95% 的肾脏血流流经皮质,不到 5% 的肾血流供应肾脏髓质和肾乳头部位。其中,外层皮质的血供尤为丰富,约占肾总血流量的 80% 左右。肾脏皮质的血供主要是功能性的,而髓质和乳头部位的血供多为营养性的。由于肾脏皮质部位的血供非常丰富,血液流经皮质的速度也很快,血流通过皮质所需要的时间仅为 2.5 秒左右,而通过髓质的时间大约需要 27.7 秒。

血流通过髓质的速度慢,时间较长的原因是多方面的。一方面髓质内带直小血管在结构上细而长,另一方面,肾脏髓质部位的高渗环境可导致血液流经该部位时,水分不断外渗,血管内

Notes

的血液成分不断被浓缩,血液黏度升高,造成血流阻力增大和速度减慢。

　　肾脏内部血流分布受到肾脏重吸收水、钠的影响。当机体盐负荷增加时,肾脏髓质血流量相对减少,盐的重吸收减少,有利于水、盐排出,恢复机体的水、盐平衡;相反,当机体需要减少水、盐丢失时,髓质部位血流量相对增加,可以更多的重吸收水和钠。在机体大量失血后,血压下降,肾小球滤过压降低,滤过减少,更多的血浆被保留并流经肾脏髓质,使得髓质部位的血流相对增加,直小血管血流速度的加快,有利于重吸收水和钠,减少水盐流失。

(三) 肾脏组织氧耗不均匀,与肾单位各部位功能特征相关

　　按单位组织耗氧计算,安静状态下,肾脏组织的氧耗是脑组织的 2 倍,但由于肾脏单位组织血供是脑组织的 7 倍,因此,肾脏动静脉之间的氧分压差非常小,仅为一般组织的 1/3 ~ 1/4。正常生理情况下,每 100ml 动脉血中的氧含量约为 20.3ml,混合静脉血液中的氧含量是 15.3ml/100ml,组织氧耗约为 5ml/100ml,然而,流经肾脏的血液氧的消耗仅为 1.7ml/100ml 左右。

　　肾脏的氧耗量主要取决于肾脏的主动重吸收物质的量。而肾脏主动重吸收物质的量取决于肾小球滤过的量,当肾小球滤过增加时,肾脏主动重吸收增加,耗氧也增加,肾小球滤过减少,肾脏耗氧也随之减少。当肾脏血流量增加,滤过增加,水、钠等物质重吸收增加时,肾脏的耗氧量也随之增加,但由于肾脏的血流量增加,动静脉之间的氧分压差改变并不明显,然而,在糖尿病等疾病状态下,由于血糖浓度的异常升高,肾脏主动重吸收物质的量增加,此时,肾脏组织的氧耗也随之增加。

　　近端小管是肾脏水、电解质、氨基酸和小分子物质重吸收的主要部位,正常生理情况下,肾小球滤过的全部葡萄糖、氨基酸在此完成重吸收,还有约 70% 的水和钠在近端小管完成重吸收,因此,该部位也是肾脏耗氧的重要部位,各种原因导致急性肾脏缺血时,近端小管往往成为最先累及的部位。此外,肾脏的乳头部位也是容易出现缺血的部位,但该部位出现缺血和坏死的形成机制与近端小管不同,该部位的血流分布少,同时,渗透压高,血液在流经该部位时,会出现高度浓缩,使血液黏滞度升高,影响血液的流动,因此,如果机体长期脱水,尿液需要持续高度浓缩时,会导致肾乳头部位缺血乃至坏死。

二、肾血流灌注主要通过自身调节并接受神经和体液调节

(一) 肾脏在一定血压范围内能通过自身调节维持血流灌注的相对稳定

　　在离体肾脏灌注试验中,即使完全排除外来神经支配和体液因素的影响,灌注压在一定范围内(80 ~ 180mmHg)波动时,肾血流量(renal blood flow,RBF)能保持相对稳定,这一现象称为肾血流灌注的自身调节(autoregulation)。肾脏能够对血流进行自身调节的现象在临床上也能观察到,移植肾脏在完全缺乏神经支配的情况下,也可通过良好的自身调节机制保持血流量的稳定,实现尿生成的功能。

　　关于肾脏血流灌注自身调节的产生机制至今尚不清楚,但有以下几种学说试图解释肾脏血流自身调节的形成机制。

　　1. 肌源性学说　肌源性学说(myogenic theory)认为,当机体血压在一定范围内波动时,随着肾脏动脉灌注压的升高,肾脏小动脉的血管平滑肌受到的扩张牵拉刺激增强,此时,血管平滑肌自动产生紧张性升高,收缩加强,导致血管半径减小,血流阻力增大,维持了血流灌注的稳定;相反,当肾动脉灌注压降低时,血压对动脉平滑肌的扩张牵张刺激减弱,平滑紧张性收缩减弱,血流阻力减小,肾脏血流灌注保持不变。

　　肾脏对血流灌注的自身调节只能在一定血压波动范围内(80 ~ 180mmHg)才能实现,如果动脉血压的变动超出这一范围,如当动脉血压高于 180mmHg 时,血管平滑肌通过自身调节所能产生的收缩调节能力已经达到极限,此时,血压进一步的升高会导致肾脏血流灌注的相应增加;相

Notes

反,当动脉血压低于80mmHg时,肾小动脉平滑肌舒张调节能力已经达到极限,此时,血压的进一步下降就会导致肾脏血流灌注的减少。关于肌源性学说现在已得到一些实验结果的支持,如罂粟碱、普鲁卡因、水合氯醛等能够直接作用于血管平滑肌的药物可以减弱肾脏血流量的自身调节能力。

2. **管-球反馈学说**　管-球反馈(tubuloglomerular feedback,TGF)的全称是肾小管-肾小球反馈。管-球反馈是指当肾小球滤过减少,到达远曲小管致密斑的滤液减少时,致密斑能感受滤液中钠离子流量减少,通过反馈信息引起入球小动脉舒张和出球小动脉收缩,肾小球滤过率增加,使到达远曲小管的滤液流量和钠离子恢复正常。管-球反馈的生理意义主要在于从单个肾单位水平调节肾小球的滤过率,但若血压升高,导致肾血流灌注增加,滤过率增加时,大量肾单位通过管-反馈引起入球小动脉收缩,减少肾小球滤过率,则在器官的水平上,调节了肾脏的血流阻力,参与肾脏血流灌注稳定的调节。

3. **组织压力学说**　组织压力学说认为,当动脉血压升高时,有效滤过压的增加会导致组织液生成增加,组织间液静水压升高,压迫肾脏小血管,导致肾脏血流阻力增加,血流灌注维持恒定。

关于肾脏血流灌注自身调节的产生机制,以往还有细胞分流学说等各种学说试图解释这一现象,但没有一种学说能够完整、理想地做到这一点。肾脏血流灌注自身调节产生的机制是复杂的,应该是多种调节机制共同参与的结果,而非单一机制产生的结果。

(二) 神经调节使肾血流量与全身血循环相匹配

肾脏具有丰富的神经支配,支配肾脏的交感神经称为肾交感神经(renal sympathetic nerve)。肾交感神经的节前神经元胞体位于第12胸段至第2腰段脊髓侧角的中间外侧柱,其纤维进入腹腔神经节和位于主动脉、肾动脉部的神经节内换元,节后纤维与肾动脉伴行进入肾脏,支配肾脏广泛区域,包括叶间动脉、弓状动脉、小叶间动脉、入球小动脉和出球小动脉等。

在肾脏血管上,同时分布有肾上腺素能 α 和 β 受体,肾脏交感神经末梢释放的神经递质是去甲肾上腺素,主要作用于 α 受体产生血管收缩反应,可引起肾脏血流灌注的减少,但这种现象在正常生理情况下作用并不明显,只在交感神经高度兴奋时才会出现,如急性失血、脑缺血、应激反应等时出现,并且持续时间不长,数分钟到数小时。

肾脏交感神经的支配存在部位差异,肾脏皮质的神经支配较髓质丰富,因此,在交感兴奋时,肾脏皮质的血流量的下降更加明显,而髓质的血流量出现相对增加。髓质血流增加可以促进水、钠的重吸收,减少尿生成。在急性失血时,这一机制有利于减少水盐流失,恢复血容,但在充血性心力衰竭病人,交感神经兴奋性持续升高,对肾脏的持续作用,加剧机体水钠潴留。

关于肾脏的副交感神经支配一直存在争议,多数人认为肾脏没有副交感神经的支配;但也有人认为肾脏与机体其他许多脏器一样,接受交感和副交感神经的双重支配,其中一个重要的证据是在肾脏也存在胆碱能神经末梢及胆碱能递质受体。但反对这一观点的学者认为,有胆碱能神经末梢分布不能肯定有副交感神经支配。无论怎样,副交感或胆碱能神经对肾血流量的影响并不像交感神经那么重要。

(三) 多种体液因素参与肾血流灌注的稳定及局部分布的调节

1. **肾上腺素和去甲肾上腺素**　很早就注意到肾上腺素(epinephrine)和去甲肾上腺素(norepinephrine)对肾脏血流的影响存在差异。在肾脏血管上,肾上腺素能 α 和 β 受体两种受体的分布有差异,α 受体分布广泛,在入球小动脉和出球小动脉上均有分布,而 β 受体主要分布于入球小动脉。因此,肾上腺素可引起入球小动脉舒张而出球小动脉收缩,肾血流阻力轻度增加,在整体情况下,随着肾上腺素增加心脏输出和升高机体血压,肾血流量呈现增加趋势;去甲肾上腺素可引起肾脏入、出球小动脉及其他部位的血管广泛收缩,导致肾脏血供的减少。

Notes

2. **血管紧张素Ⅱ**　血管紧张素Ⅱ(angiotensin Ⅱ,Ang Ⅱ)是肾素-血管紧张素系统(renin-angiotensin system,RAS)中最具生物活性的物质,在肾脏血管上分布有血管紧张素Ⅱ的1型受体(AT$_1$受体)和2型受体(AT$_2$受体)。血管紧张素Ⅱ作用于AT$_1$受体,可引起血管平滑肌收缩,血循环阻力增加。在整体动物中,静脉注射血管紧张素Ⅱ以后,可以引起明显的血压升高效应。肾脏是受血管紧张素Ⅱ影响的重要器官之一,入球小动脉、出球小动脉和其它血管上都有AT$_1$受体分布,以出球小动脉上AT$_1$受体分布最为密集,因此,血管紧张素Ⅱ能引起肾脏的血流阻力增加,但因机体血压水平升高,肾血流量改变增加。在肾血流灌注不足时,机体会调动这一机制增加肾血流量;肾动脉狭窄时,也是通过肾素分泌增加,生成过多的血管紧张素Ⅱ,引起肾性高血压发病。血管紧张素Ⅱ作用于AT$_2$受体所产生的效应目前尚无定论。

3. **血管升压素**　血管升压素(vasopressin)是由下丘脑视上核和室旁核神经元合成的一种九肽激素。血管平滑肌细胞上分布有血管升压素1型受体(V$_1$受体),血管升压素激活V$_1$受体后,能引起血管平滑肌收缩,血压升高;但正常血浆中血管升压素的浓度很低,生理水平的血管升压素对血管平滑肌舒缩活动调节作用并不明显,主要是通过作用于分布在远曲小管和集合管上皮细胞上的2型受体(V$_2$受体)参与尿液浓缩和稀释的调节,因此,生理状态下,血管升压素对肾脏血流灌注的调节作用并不明显。但有研究显示,生理水平的血管升压素可以调节血流在肾脏的分配,生理剂量的血管升压素可使外层皮质和内层髓质血流减少,而内层皮质和外层髓质的血流增加,这一作用可以使得近髓肾单位和髓袢上端的血流供应增加,这将有利于肾脏髓质渗透梯度的形成,提高肾脏的尿液浓缩能力。

4. **内皮素**　内皮素(endothelin)是由血管内皮细胞生成的一种多肽物质。肾脏是血管分布十分丰富的脏器,也是内皮素来源和发挥生物学作用的重要器官。肾小球血管内皮细胞能够分泌内皮素,此外,肾小球其他细胞,包括系膜细胞和足细胞也能合成内皮素。内皮素对肾脏的作用较复杂,内皮素能够抑制肾脏肾素释放,还有很强的刺激舒血管物质释放的作用。在整体实验中,注射内皮素后可以看到在短暂血压升高反应,随后出现较长时间的血管舒张,血压降低的效应。

5. **乙酰胆碱**　乙酰胆碱(acetylcholine)可以舒张肾脏血管。乙酰胆碱在肾脏血管的效应依赖血管内皮细胞,肾脏血管内皮细胞上分布有乙酰胆碱M$_1$和M$_2$受体,乙酰胆碱作用于这两种受体均引起血管舒张效应,但介导两种受体引起血管舒张作用的机制并不相同。M$_1$受体的作用由内皮超极化因子(endothelium-derived hyperpolarizing factor,EDHF)介导,而M$_2$受体的作用则是由一氧化氮(nitric oxide,NO)介导的。

在离体灌注肾的实验中,如果维持肾脏血流灌注压不变,给予乙酰胆碱可以增加肾脏的血流灌注。但在整体实验中,乙酰胆碱在舒张肾脏血管的同时,也伴随有心脏输出减少和血压降低等其他心血管活动改变,最终对肾脏血流灌注影响并不明显。

除了上述血管活性物质以外,还有许多其他血管活性物质,如腺苷、前列腺素、缓激肽、ATP、一氧化氮等均可以影响肾脏血管的舒缩活动,然而这些因子往往由肾脏组织自己生成和释放,在局部发挥作用,因此对整个肾脏的血流灌注影响并不明显,主要是调节局部血流或单个肾单位的功能。

肾脏尿的生成会受到肾脏血流灌注的影响,血管活性物质在调节肾脏血流的同时自然会影响尿生成功能,但应该注意的是,这些生物活性物质在肾脏的作用靶点不仅在肾脏血管,同时也可能作用在肾小管或肾脏的其他部位。因此肾血流量的改变和尿生成及肾脏其他功能是紧密关联的。相反,肾脏尿生成的调节不一定要通过改变整个肾脏的血流量,通过调节血流在肾脏各部分的分布或通过改变肾脏小管的功能也能对尿生成产生影响。

(陆利民)

Notes

参考文献

1. 姚泰. 人体生理学. 第 3 版. 北京：人民卫生出版社,2001
2. 姚泰. 生理学. 第 2 版. 北京：人民卫生出版社,2010
3. 朱大年,王庭槐. 生理学. 第 8 版. 北京：人民卫生出版社,2013
4. 林善锬. 现代肾脏生理与临床. 上海：复旦大学出版社,2009
5. Barrett KE,Barman SM,Boitano S,Brooks HL. Ganong's Review of Medical Physiology. 24th ed. New York：McGraw Hill,2012
6. Guyton AC,Hall JE. Textbook of Medical Physiology. 12th ed. Philadelphia：Saunders,2011
7. Santos PC,Krieger JE,Pereira AC. Renin-angiotensin system,hypertension,and chronic kidney disease：pharmacogenetic implications. J Pharmacol Sci,2012,120：77-88

Notes

第二十五章　肾小球的滤过功能

第一节　肾小球滤过膜的结构及特性

当血液流经肾小球时,血浆中的部分水分和溶质通过肾小球滤过膜进入肾小囊,这一过程叫滤过(filtration),形成的滤液叫原尿(initial urine)。肾小球的滤过过程取决于分子特性,如分子量大小、所带电荷等,所以这一过程也叫超滤(ultra filtration),形成的原尿也叫称超滤液(ultra-filtrate)。

一、肾小球滤过膜由肾小球毛细血管、基膜和足细胞组成

肾小球滤过膜(filtration membrane)是指流经肾小球毛细血管网的血液部分组分经滤过进入肾小囊形成原尿时所需要通过的肾小球滤过结构(图25-1)。肾小球滤过膜包括血管内皮、基底膜和足细胞突起三层结构。肾小球内皮细胞上有大小不一的窗孔,细胞间还有裂隙;基底膜是以Ⅳ型胶原为骨架,上面附着不同蛋白及其他化学成分的筛网;足细胞突起之间有裂隙,裂隙之间覆盖的是带有空隙的裂孔膜。因此,当血液流经肾小球毛细血管网时,血浆中的水和部分小分子物质可依次通过上述3层结构,进入肾小球囊,形成原尿。

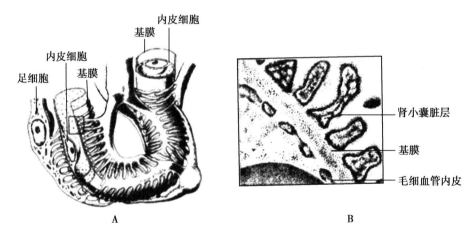

图 25-1　肾小球滤过膜结构示意图
B 图为 A 图中方框内部分的放大图形

在滤过膜三层结构中,血管内皮细胞上的窗孔及裂隙孔径最大,基底膜上的筛孔次之,足细胞裂隙之间裂孔膜上的孔隙直径最小,成为决定肾小球滤过最后、最关键的屏障。

此外,肾小球血管内皮、足细胞表面以及基底膜上都附着有正常血浆 pH 环境中带负电荷的蛋白及其他化学成分,使肾小球滤过膜在血浆 pH 环境中带负电荷。滤过膜上负电荷的存在,形成一道电荷屏障,对血浆中带电荷的离子及其他分子成分的滤过产生重要影响。

二、分子量和所带电荷等分子特性影响血浆成分在肾小球滤过

基于肾小球滤过膜的特性,血浆流经肾小球毛细血管网时,各种物质分子特性最终决定了是否能够通过滤过膜进入原尿。

1. **分子量及有效分子半径**　分子量是影响物质透过滤过膜进入滤液的首要因素。用不带电荷的中性右旋糖酐进行实验时可观察到,如果有效分子半径在2.0nm以下时,右旋糖酐几乎能自由通过滤过膜;有效分子半径在2.0~4.2nm之间时,随着有效分子半径的增大,相对通透能力逐步降低;当有效分子半径大于4.2nm时,不能通过滤过膜(图25-2)。血浆各成分有效分子半径的大小决定该物质能否通过滤过膜,进入原尿,这一特性被称为滤过膜的机械屏障作用。有效分子半径在很大程度上取决于分子量,但也与分子的三维空间结构有关,以蛋白质为例,相同分子量的球蛋白和纤维蛋白有效分子半径不同,纤维蛋白的有效分子半径小于相同分子量的球蛋白。

2. **电荷**　研究发现,滤过膜上的负电荷可以排斥血浆中带负电荷的分子物质接近和通过滤过膜。图25-2中可以看出,有效半径相同,带正电荷的右旋糖酐易通过,而带负电荷的右旋糖酐则较难通过。在有效分子半径相同的情况下,带负电荷的分子物质的滤过效率远低于不带电荷的中性物质和带正电荷的物质,这一效应使滤过膜在机械屏障的基础上,还形成了另外一道屏障,即电荷屏障。电荷屏障效应在阻止血浆中带负电荷的蛋白分子通过滤过膜时起到重要作用。如血浆白蛋白的有效分子半径约为3.45nm,但正常生理情况下,仅有少量白蛋白(7g/d)能通过滤过膜进入滤液,而这些蛋白能够在近端效果被完全重吸收,因此,在终末尿中几乎检测不到蛋白质。一些肾脏疾病时,如急、慢性肾小球肾炎、肾病综合征等,由于滤过膜上的电荷屏障受损,可导致血浆中的白蛋白等蛋白成分大量通过滤过膜,进入滤液,最后形成蛋白尿。

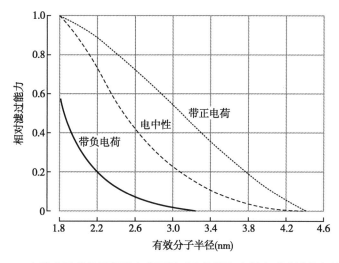

图25-2　有效分子半径及所带电荷不同时右旋糖酐在肾小球滤过能力的变化

纵坐标为相对于H_2O的滤过能力,1表示滤过能力与H_2O相同;

0表示不能滤过

第二节　肾小球滤过原理

一、肾小球滤过是尿生成的第一步

流经肾小球毛细血管网的部分血浆成分经肾小球滤过膜进入肾小囊形成原尿是肾脏尿生成的第一步。单位时间(每分钟)内两肾生成的原尿(超滤液)的量称为肾小球滤过率(glomerular filtration rate,GFR)。据测定,正常人肾小球滤过率平均值为125ml/min,由此推算,两侧肾脏一昼夜从肾小球滤出的滤液总量可高达180L。单个肾小球在单位时间内(每分钟)生成的超滤液的量则为单个肾小球滤过率(single nephron glomerular filtration rate,SNGFR)。以两侧肾脏200万个肾单位计算,单个肾小球滤过率的平均值约为62.5nl/min,但实际上,每个肾小球的滤过率各不相同,如皮质肾单位的单个肾小球滤过率要高于近髓肾单位。

Notes

肾小球滤过率和每分钟流经肾脏的血浆量,即肾血浆流量(renal plasma flow,RPF)的比值,称为滤过分数(filtration fraction)。以肾血流量1200ml/min,即肾血浆流量为660ml/min计算,滤过分数为125/660×100%=19%。这表明流经肾脏的血浆组分约有1/5从肾小球滤出,进入肾小囊腔。

二、肾脏生成原尿的动力是有效滤过压

血浆流经肾小球毛细血管网时,促使物质通过滤过膜进入肾小囊的动力是肾小球有效滤过压(glomerular effective filtration pressure)。肾小球有效滤过压是所有促进肾小球滤过和阻碍肾小球滤过的因素的总和(图25-3)。促进肾小球滤过的因素包括肾小球毛细血管血压(glomerular capillary pressure)(P_{GC})和肾小囊内滤液的胶体渗透压(π_T);阻碍肾小球滤过的因素包括肾小球毛细血管内血浆的胶体渗透压(π_{GC})和肾小囊内的静水压(P_T)。因此,有效滤过压(P_{UF})就等于促进滤过的动力和阻力二者之间的差,即

$$P_{UF}=(P_{GC}+\pi_T)-(\pi_{GC}+P_T)$$

用微穿刺技术测得,大鼠肾小球毛细血管入球端毛细血管血压约60mmHg(表25-1),血浆胶体渗透压约25mmHg,肾小囊内的静水压约18mmHg,肾小囊内滤液的胶体渗透压接近于0。因此,肾小球毛细血管入球端的有效滤过压为:

$$P_{UF}=(60mmHg+0)-(18mmHg+25mmHg)=17mmHg。$$

表25-1　肾循环各部位血压及血管阻力

血管起始端末端血循环相对阻力		血压(mmHg)	
肾动脉	100	100	~0
叶间、弓状及小叶间动脉	~100	85	~16
入球小动脉	85	60	~26
肾小球毛细血管	60	59	~1
出球小动脉	59	18	~43
小管周围毛细血管	18	8	~10
小叶间、弓状及叶间静脉	8	4	~4
肾静脉	4	~4	~0

当有效滤过压为正值时,滤过的动力大于阻力,有血浆成分滤出,即有原尿生成。在同一根肾小球毛细血管上,不同部位的有效滤过压是不相同的。在肾小球毛细血管入球端,有效滤过压最大;在向出球端行进过程中,有效滤过压逐渐下降。这是因为,尽管肾小球毛细血管血压从入球端到出球端下降并不明显,只有1~2mmHg的下降,但当毛细血管内的血液从入球端流向出球端时,不断有血浆成分滤出,而血浆中的蛋白质很少滤出,使得血浆中的蛋白质浓度逐渐升高,血浆胶体渗透压逐渐升高,有效滤过压逐渐减小。在出球端,毛细血管血压约58mmHg,而胶体渗透压约为40mmHg,此时的有效滤过压为:

$$P_{UF}=(58mmHg+0)-(18mmHg+40mmHg)=0$$

有效滤过压下降到0,肾小球滤过的阻力与动力相等,滤过停止。这种现象称为滤过平衡(filtration equilibrium)。如图25-3所示,正常情况下,在血液到达毛细血管出球端之前,肾小球滤过已经达到平衡,如果有效滤过压升高或血流速度加快,则滤过平衡点后移,肾脏的有效滤过面积增大。

Notes

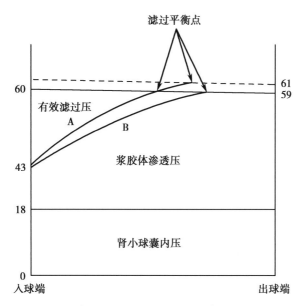

图 25-3　肾小球毛细血管各部位有效滤过压改变

三、构成有效滤过压的各种因素的改变都能影响肾小球滤过

（一）肾小球毛细血管血压下降可导致肾小球滤过减少

在安静时,肾毛细血管的血压和血流量通过自身调节能保持相对稳定。肾小球毛细血管起始端的血压约 60mmHg,高于其他毛细血管压力(约 30~40mmHg)。血液流经肾小球毛细血管全长时,血压下降不超过 1~2mmHg。这些特点保证了在正常生理情况下肾小球滤过率的稳定。当肾小球毛细血管血压降低时,有效滤过压下降,肾小球滤过减少,这种情况在急性失血时非常明显。

（二）血浆及超滤液胶体渗透压的变化可影响肾小球滤过

血浆胶体渗透压是阻止滤过的因素,血浆胶体渗透压的降低可导致有效滤过压增大,滤过增加。但正常生理情况下,血浆胶体渗透压不会在短时间内发生大的波动,只有在快速静脉注射生理盐水,或大量饮水后的很短一段时间内,由于血浆胶体渗透压的一过性降低影响肾小球滤过,使肾小球滤过增加,尿生成增加。临床上,慢性肝病的病人可出现血浆蛋白浓度显著降低,然而此时患者尿量增加并不明显,主要原因是肾小球滤过长期增加时,小管功能和尿生成其他环节发生调整的结果。

由于有效分子半径和电荷的双重屏障作用,在正常情况下,肾小球滤液中蛋白含量很少,胶体渗透压很低,但在肾脏疾患时,由于大量蛋白滤出,导致超滤液胶体渗透压升高,使有效滤过压升高,滤过增加。大量蛋白从肾小球滤出,毛细血管内血浆胶体渗透压上升缓慢,还通过使滤过平衡点后移,使肾小球滤过增加。

（三）肾小囊内静水压升高可阻碍肾小球滤过

肾小球囊内压约为 18mmHg,正常情况下比较稳定,在一些病理状态下,如尿路结实、肿瘤压迫等,导致尿液不能顺利排出,可导致囊内压逆行性升高,最终使有效滤过压降低,肾小球滤过减少。

第三节　肾小球滤过率的调节

肾小球滤过是尿生成的第一步,如前所述,正常人肾小球滤过率约为 125ml/min。维持正常

Notes

和稳定的肾小球滤过率是肾脏完成尿生成功能,维持机体稳态的重要环节。晚期肾衰竭的病人,肾小球滤过率可以降低至 15ml/min 甚至更低,此时,由于机体新陈代谢的产物不能及时排除,导致代谢产物在体内过度堆积,导致尿毒症的发生。

一、有效滤过膜面积及通透性的改变可影响肾小球滤过率

两侧肾脏肾小球滤过膜的总面积约为 $1.5m^2$,这一数值不会发生明显变化,只有在肾脏切除、动脉栓塞等情况下会出现明显下降。但正常生理情况下,肾脏真正有效的滤过面积并未达到 $1.5m^2$,其原因是肾小球滤过在到达毛细血管出球端之前,已经达到滤过平衡,而剩余的部分则成为滤过膜的面积储备。在血流量增加时,毛细血管血流速度加快,导致滤过平衡点向出球端移动,此时的有效滤过面积会增大;在肾脏切除时,剩余部分的血流灌注相对增加,也可通过调动滤过膜面积储备实现滤过的稳定。

滤过膜通透性的改变包括机械屏障的改变和电荷屏障的改变两个方面。滤过膜机械屏障的破坏可出现大量蛋白尿,甚至血尿。但若滤过膜的机械屏障改变并不显著,仅仅是滤过膜成分和电荷屏障的消失,也会导致蛋白尿的发生,但此时的蛋白尿与机械屏障严重受损时不同,尿蛋白成分多为低分子量蛋白,如白蛋白等。

滤过膜的通透性可以用滤过系数衡量。滤过系数是指在单位有效滤过压的驱动下,某物质在单位时间单位面积上通过滤过膜的量。血浆成分十分复杂,滤过膜对各种物质的滤过系数各不相同。以水为例,肾小球滤过膜的通透性比其他组织毛细血管的通透性要高出数十倍。然而,肾小球滤过膜存在机械和电荷双重屏障作用,在一些病理状态下,如肾小球肾炎等,尽管肾小球机械屏障改变并不显著,但由于电荷屏障的消失,滤过膜对带负电荷的蛋白的通透性增加,有大量蛋白进入滤液,最终形成蛋白尿。

二、滤过动力的改变影响肾小球滤过率

肾小球有效滤过压是形成原尿的动力,如前所述,肾小球有效滤过压受多种因素影响,有效滤过压增大时,滤过增加;反之,滤过减少。

三、血压在一定范围内波动时肾小球滤过率能保持相对稳定

肾血流量是决定肾小球滤过率的重要因素,肾血流量增加时,肾小球滤过增加,但在正常生理情况下,肾血流量保持相对恒定,从而保证了滤过率的稳定。即使肾血流量轻度变化,肾脏还能通过自身调节机制实现肾小球滤过率的稳定。机体血压水平从 80mmHg 升高到 180mmHg 时,肾血流量增加还不到 10%(参加第二十四章),而肾小球滤过率的变化更少(图 25-4)。但若肾血流量急剧变化时,如大量失血后血压水平低于 80mmHg,肾血流量急剧下降,可导致滤过率的下降。

四、管-球反馈是单个肾单位肾小球滤过率维持稳定的重要机制

如前所述,肾脏单个肾单位能够通过管-球反馈维持肾小球滤过率的稳定,稳定了单个肾小球的滤过率,在整个肾脏水平,也就稳定了肾小球滤过率。

用微穿刺实验证明,致密斑是管-球反馈的感受部位,感受小管液的流量和成分的变化。当肾小球滤过减少时,到达远端小管致密斑的小管液的随之减少,致密斑处 Na^+、Cl^- 等离子的流量及转运速率减少,致密斑可将这些信息反馈到肾小球,使入球小动脉舒张和出球小动脉收缩,使肾小球有效滤过压升高,滤过恢复正常。

管-球反馈的机制还不完全清楚,肾脏的局部肾素-血管紧张素系统参与管-球反馈调节肾小球滤过。致密斑处 Na^+、Cl^- 等离子的流量及转运速率减少时,致密斑的反馈信息可刺激肾素释

Notes

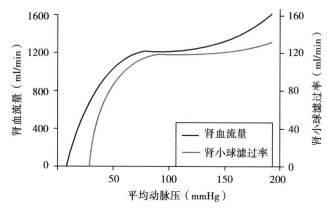

图25-4　机体平均动脉压对肾血流量和肾小球滤过率的影响

放,通过增加血管紧张素Ⅱ生成收缩出球小动脉,升高有效滤过压,增加单个肾小球滤过率,此外,管-球反馈还通过舒张入球小动脉升高毛细血管血压,升高有效滤过压,增加单个肾小球滤过,但具体机制不清楚。有资料显示局部产生的腺苷、一氧化氮和前列腺素等也可能参与管-球反馈的调节过程。

此外,管-球反馈还与糖尿病等病理状态时出现肾小球高滤过现象有关。糖尿病时,血糖浓度异常升高,近端小管在重吸收葡萄糖的同时,NaCl的重吸收增加,导致到达致密斑处Na^+、Cl^-等离子减少,致使肾单位通过管-球反馈机制,增加肾小球滤过。与此相似,在进食高蛋白饮食后,肾脏也会出现一过性高滤过现象,其机制是近端小管对氨基酸、小分子多肽等重吸收增加,伴随NaCl在近端小管重吸收增加,到达致密斑处Na^+、Cl^-等离子减少,通过管-球反馈,使肾小球滤过增加。

五、神经和体液因素参与肾小球滤过率的调节

肾脏受交感神经支配,如同神经对肾血流量的调控一样,正常生理情况下,交感神经的紧张性活动对肾小球滤过率影响并不明显。在交感神经紧张性升高时,机体血压升高,可导致肾脏灌注增加,但同时由于入球小动脉和出球小动脉的收缩,特别是入球小动脉的收缩比出球小动脉更加显著,肾小球毛细血管血压改变不是很明显,肾小球滤过率变化不大;在交感神经高度兴奋时,则会出现入、出球小动脉的和其他血管的强烈收缩,肾血浆流减少,肾小球毛细血管血压降低,滤过率的降低。在应激紧张时,尿生成减少与这一机制有关,此外,急性失血后,交感神经的高度兴奋也导致尿生成减少,有利于血容量的恢复。应该注意的是,在交感神经高度兴奋时,尿生成的减少不完全是滤过率降低的结果,还涉及尿生成其他环节的改变。

有多种体液因素能影响肾小球滤过率。

1. 肾上腺素和去甲肾上腺素　如同肾上腺素和去甲肾上腺素对肾脏血流调节存在差异一样,二者对肾小球滤过的影响也存在差异。肾上腺素可引起入球小动脉舒张而出球小动脉收缩,肾小球毛细血管血压升高,滤过增加;去甲肾上腺素对入球小动脉和出球小动脉都有收缩作用,且对入球小动脉的收缩比出球小动脉更强,前后阻力比的升高导致有效滤过压和滤过率的降低,滤过减少;大剂量去甲肾上腺素还能引起肾脏血管广泛而剧烈收缩,肾血流量明显减少,滤过率也降低。

2. 血管紧张素Ⅱ　血管紧张素Ⅱ AT_1受体在肾小球的入球小动脉、出球小动脉和许多其他部位的血管上都有分布,但分布最为密集的是出球小动脉,其次是入球小动脉。有人认为,出球小动脉对血管紧张素Ⅱ的敏感性比入球小动脉高$10 \sim 100$倍。此外,肾脏其他血管上,包括叶间动脉、弓状动脉、小叶间动脉及静脉上也都有血管紧张素AT_1受体分布,但其密度要低于入球小

动脉和出球小动脉。

在血管紧张素Ⅱ水平升高时,由于出球小动脉收缩比入球小动脉更加明显,会使肾小球毛细血管血压出现升高,有效滤过压增大,肾小球滤过增加。在急性失血病人,当肾动脉灌注压低于正常时,血管紧张素Ⅱ通过这一机制在肾血流灌注明显下降的时候,缓解肾小球滤过率的下降。有证据表明,如果用血管紧张素转换酶抑制剂减少血管紧张素Ⅱ的生成,或用 AT_1 受体拮抗剂阻断血管紧张素Ⅱ的作用,可导致肾小球滤过率明显降低。因此,临床上用在使用血管紧张素转换酶抑制剂或 AT_1 受体拮抗剂治疗肾动脉狭窄引起的高血压时,可能引起严重的肾小球滤过率降低,并导致急性肾衰竭。

在肾脏,除了肾脏血管上有 AT_1 受体分布外,在系膜细胞、足细胞以及小管上皮细胞、间质细胞上也都有 AT_1 受体分布,因此血管紧张素Ⅱ的作用是多方面的。肾脏局部肾素-血管紧张素系统十分丰富,管-球反馈过程中也是通过局部生成的血管紧张素Ⅱ参与调节肾小球滤过率的调节。

3. 内皮素　肾小球入球小动脉和出球小动脉的平滑肌上均有内皮素受体分布。出球小动脉对内皮素的敏感性高于入球小动脉,因此,内皮素可以升高肾小球有效滤过压,增加肾小球滤过。但大剂量的内皮素除了收缩入球小动脉和出球小动脉外,还能收缩小叶间动脉和弓状动脉,增加肾脏的血流阻力,从而能降低肾脏的血流灌注,降低肾小球滤过率。

此外,还有前列腺素、缓激肽等一些血管活性因子也可影响肾小球滤过率。前列腺素和缓激肽都具有舒张血管的作用,可使肾小球滤过率增加。但在正常生理情况下,前列腺素和缓激肽影响肾小球滤过率的作用并不显著。前列腺素和缓激肽能缓解交感兴奋性升高或缩血管物质,如血管紧张素Ⅱ等的缩血管效应。这种缓冲作用的主要意义在于防止交感紧张性升高或血管紧张素Ⅱ升高时肾小球滤过率和肾血流量的急剧降低。

(陆利民)

参考文献

1. 姚泰. 人体生理学. 第 3 版. 北京:人民卫生出版社,2001
2. 姚泰. 生理学. 第 2 版. 北京:人民卫生出版社,2010
3. 朱大年,王庭槐. 生理学. 第 8 版. 北京:人民卫生出版社,2013
4. 林善锬. 现代肾脏生理与临床. 上海:复旦大学出版社,2009
5. Barrett KE,Barman SM,Boitano S,Brooks HL. Ganong's Review of Medical Physiology. 24th ed. New York:McGraw Hill,2012
6. Guyton AC,Hall JE. Textbook of Medical Physiology. 12th ed. Philadelphia:Saunders,2011
7. Santos PC,Krieger JE,Pereira AC. Renin-angiotensin system,hypertension,and chronic kidney disease:pharmacogenetic implications. J Pharmacol Sci,2012,120:77-88

Notes

第二十六章 肾小管和集合管的物质转运功能

超滤液进入肾小管后即为小管液(tubular fluid),小管液依次经过近端小管、髓袢、远端小管和集合管,并经一系列处理后形成终尿(final urine)。在这个过程中,有些物质被有选择地重吸收进入血液,而有些物质则被分泌进入小管液。与超滤液相比,终尿中的质和量都发生了很大变化。正常人每天两肾生成的超滤液达180L,而终尿量仅1.5L左右,表明超滤液中约99%水分被肾小管和集合管重吸收。实际上,在经过肾小管和集合管的过程中,小管液中的各种物质可被肾小管和集合管上皮细胞选择性重吸收或主动分泌。重吸收(reabsorption)是指小管液中的成分被肾小管和集合管上皮细胞重新转运回血浆的过程。例如,小管液中的葡萄糖和氨基酸可全部被重吸收,Na^+、Ca^{2+}和尿素等则不同程度地被重吸收。分泌(secretion)即上皮细胞将一些物质经上皮细胞顶端膜分泌到小管液的过程。例如,肌酐、H^+和K^+等可被分泌到小管液中而排出体外。排泄(excretion)是指机体将代谢产物、进入机体的异物以及过剩的物质排出体外的过程。

第一节 肾小管和集合管的重吸收功能

一、肾小管和集合管通过被动转运和主动转运的方式进行重吸收

(一)被动转运方式主要包括单纯扩散、渗透和膜蛋白介导的易化扩散

被动转运是一种不需要消耗代谢能量的跨膜物质转运,转运的驱动力是该物质的浓度差和/或膜两侧电位差提供的势能,包括单纯扩散(如脂溶性物质的跨膜扩散)、渗透(如水通过渗透压差的跨膜扩散)、易化扩散(如经离子通道或经载体介导的跨膜扩散)。此外,当水分子通过渗透被重吸收时,有些溶质分子可随水分子一起被转运,这种转运方式称为溶剂拖曳(solvent drag)。

(二)主动转运方式主要包括原发性主动转运和继发性主动转运

主动转运是一种需要消耗代谢能量、逆电化学梯度的跨膜转运。依其能量来源的不同,主动转运分为原发性主动转运和继发性主动转运(见第二章)。前者涉及质子泵、Na^+-K^+泵和钙泵等参与的转运机制;后者包括Na^+-葡萄糖同向转运体和H^+-Na^+交换体等参与的转运机制。此外,肾小管上皮细胞还可通过入胞方式重吸收少量小管液中的小分子蛋白质。

(三)小管液中的物质重吸收途径包括跨细胞途径和细胞旁途径

肾小管和集合管的上皮细胞呈柱状,面向管腔的细胞膜称为顶端膜(apical membrane),底部及其周壁的细胞膜称为基底侧膜(basolateral membrane)。各种转运体在顶端膜上的分布与在基底侧膜上的分布是不同的,因此顶端膜和基底侧膜对各种物质的转运方式也不同。顶端膜上有大量的微绒毛,形成刷状缘,使顶端膜的表面积增加35~40倍,有利于小管液和细胞间的物质转运。肾小管和集合管中物质的重吸收途径可分为两种。一种为跨细胞途径(transcellular pathway)的重吸收。这一过程包括两个步骤:小管液中的溶质先通过上皮细胞的顶端膜进入细胞内,再跨过基底侧膜进入组织液。例如,Na^+在近端小管液中首先与葡萄糖或者氨基酸同向转运体结合,通过继发性主动转运的方式进入上皮细胞内,细胞内的Na^+又经基底侧膜上的钠泵逆

电-化学梯度转运至细胞外,再进入管周毛细血管。另一种重吸收的途径为细胞旁途径(paracellular pathway)。例如,小管液中的水分子和 Cl^-、Na^+ 可直接通过小管上皮细胞顶端膜之间的紧密连接进入细胞间液而被重吸收,有些物质如 K^+ 和 Ca^{2+} 也可通过这一途径以溶剂拖曳的方式被重吸收。

二、各种物质在肾小管和集合管不同部位的重吸收机制是不同的

小管液流经肾小管各段和集合管时,各种物质的转运情况和机制不同,下面讨论几种主要物质在肾小管和集合管的重吸收机制。

(一) Na^+ 和 Cl^- 在肾小管和集合管各段通过不同的载体或通道重吸收

肾小球每天滤过大约 500g Na^+,而每天从终尿中排出的 Na^+ 仅 3~5g,表明大约 99% 滤过的 Na^+ 被肾小管和集合管重吸收。

1. Na^+ 和 Cl^- 在近端小管的重吸收　近端小管重吸收超滤液中约 65% 的 Na^+ 和 Cl^-,其中约 2/3 在近端小管的前半段经跨细胞途径被重吸收,约 1/3 在近端小管的后半段经细胞旁途径被重吸收。

在近端小管前半段,Na^+ 进入上皮细胞的过程与葡萄糖、氨基酸的重吸收以及 H^+ 的分泌相耦联,还可与乳酸和磷酸氢根离子的重吸收相耦联。由于上皮细胞基底侧膜上钠泵的作用,细胞内 Na^+ 浓度维持较低浓度;小管液中的 Na^+ 和细胞内的 H^+ 由顶端膜的 Na^+-H^+ 交换体进行逆向转运,H^+ 被分泌到小管液中,而小管液中的 Na^+ 则顺浓度梯度进入上皮细胞内(图 26-1)。顶端膜上的 Na^+-葡萄糖同向转运体和 Na^+-氨基酸同向转运体将小管液中 Na^+ 顺化学梯度通过顶端膜进入细胞内,同时将葡萄糖和氨基酸转运入细胞内(继发性主动转运)。进入细胞内的 Na^+,经基底侧膜上的钠泵的作用被泵出细胞,进入组织间液。由于 Na^+、葡萄糖和氨基酸等进入细胞间液,使组织间液的渗透压升高,水通过渗透作用进入组织间液。由于上皮细胞间存在紧密连接,故组织间液的静水压升高,可促使 Na^+ 和水进入毛细血管而被重吸收。在近端小管的前半段,因 Na^+-H^+ 交换使细胞内的 H^+ 进入小管液,HCO_3^- 与其他离子以联合转运的方式被重吸收,而 Cl^- 不被重吸收,其结果是小管液中 Cl^- 的浓度高于管周组织间液中 Cl^- 的浓度。

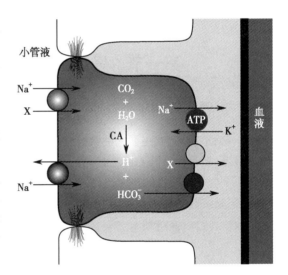

图 26-1　近端小管前半段的物质转运示意图

CA:碳酸酐酶

在近端小管的后半段,有 Na^+-H^+ 交换和 Cl^--HCO_3^- 交换的逆向转运体,其转运结果使 Na^+ 和 Cl^- 进入细胞内,H^+ 和 HCO_3^- 进入小管液,小管液中的 HCO_3^- 以 CO_2 的形式可以重新进入细胞。进入细胞内的 Cl^- 由基底侧膜上的 K^+-Cl^- 同向转运体转运至细胞间液,再被吸收入血。由于近端小管后半段小管液的 Cl^- 浓度比细胞间液中浓度约高 20%~40%,Cl^- 则顺浓度梯度经紧密连接进入细胞间液被重吸收。由于 Cl^- 被动扩散进入细胞间液,小管液中阳离子相对增多,造成管外电位差,管腔内带正电荷,驱使小管液内的 Na^+ 顺电势梯度通过细胞旁途径被动重吸收。因此这部分 Na^+ 和 Cl^- 的重吸收都是被动过程。

2. Na^+ 和 Cl^- 在髓袢的重吸收　髓袢降支细段的上皮细胞比较薄,线粒体数目少,ATP 生成少,因此钠泵活性很低,且对 Na^+ 的通透性也很低,故对 Na^+ 的重吸收很少。不过降支细段对水

Notes

是通透的，因此在管外髓质高渗的作用下，水被重吸收，导致小管液中的 Na^+ 被浓缩；在流向内髓时，小管液中的 NaCl 浓度越来越高。而髓袢升支细段的上皮细胞也比较薄且对 Na^+ 具有通透性，Na^+ 则顺浓度差扩散到髓质间液，使流向皮质方向小管液中的 NaCl 浓度越来越低。

髓袢升支粗段的顶端膜上有电中性的 Na^+-K^+-$2Cl^-$ 同向转运体（Na^+-K^+-$2Cl^-$ symporter），该转运体使小管液中 1 个 Na^+、1 个 K^+ 和 2 个 Cl^- 同向转运进入上皮细胞内（图 26-2）。Na^+ 进入细胞是顺电化学梯度，同时将 2 个 Cl^- 和 1 个 K^+ 一起转运至细胞内。进入细胞内的 Na^+ 则通过基底侧膜上的钠泵被转运至组织间液，Cl^- 经基底侧膜上的 Cl^- 通道顺浓度梯度进入组织间液，而 K^+ 经顶端膜顺浓度梯度返回小管液中，并使小管液呈正电位。由于 K^+ 返回小管液造成小管液带正电位，这一电位差促使小管液中的 Na^+、K^+ 和 Ca^{2+} 等正离子经细胞旁途径而被动重吸收。用毒毛花苷（ouabain）抑制钠泵后，Na^+ 和 Cl^- 的重吸收明显减少。呋塞米（furosemide，也称呋喃苯胺酸或速尿）和依他尼酸（ethacrynic，也称利尿酸）可抑制 Na^+-K^+-$2Cl^-$ 同向转运体，因此能抑制髓袢对 Na^+ 和 Cl^- 的重吸收。

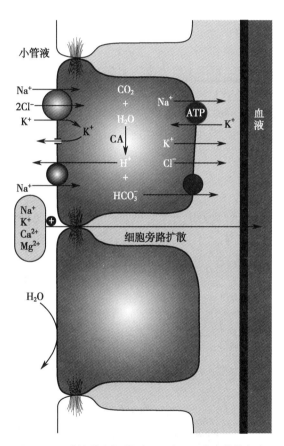

图 26-2　髓袢升支粗段对 Na^+ 和 Cl^- 重吸收的机制
CA：碳酸酐酶

3. **Na^+ 和 Cl^- 在远端小管和集合管的重吸收**　超滤液中的 NaCl 约 7% 在远端小管重吸收，不到 3% 在集合管被重吸收。在远端小管的起始段，Na^+ 和 Cl^- 经同向转运机制进入细胞内，进入细胞内的 Cl^- 经 Cl^- 通道扩散到细胞外（图 26-3）。

远端小管的后段和集合管的上皮有两类不同的细胞：主细胞（principal cell）和闰细胞（intercalated cell）（图 26-4）。主细胞基底侧膜上的钠泵活动可维持细胞内的低 Na^+ 浓度，并促使小管液中 Na^+ 经顶端膜 Na^+ 通道进入细胞内。Na^+ 的重吸收又造成小管液呈负电位，可驱使小管液中的 Cl^- 经细胞旁途径被动重吸收，也成为细胞内的 K^+ 被分泌入小管腔的动力。阿米洛林（amiloride，也称氨氯吡咪）能抑制远端小管和集合管上皮细胞顶端膜 Na^+ 通道的开放，因而抑制 Na^+、

Notes

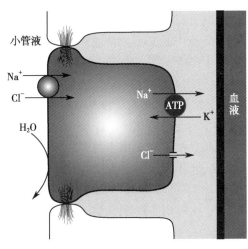

图26-3　远端小管前段重吸收 NaCl 示意图

Cl⁻的重吸收和 K⁺ 的分泌。闰细胞的功能与 H⁺ 的分泌有关(见本章第二节)。远曲小管和集合管上皮细胞的紧密连接对 Na⁺、K⁺和 Cl⁻ 等离子的通透性较低,因此这些离子不易透过该部位返回小管液。

（二）水在肾小管和集合管以渗透的方式重吸收

一般情况下,超滤液中的水约 65% 在近端小管重吸收,20% 在髓袢重吸收,14% 在远端小管和集合管重吸收,即约 99% 的水被重吸收,仅 1% 形成终尿。水重吸收的动力是由于溶质被吸收后形成的肾小管上皮两侧的渗透压差。水在肾小管各段重吸收的比例不同,且受小管上皮对水的通透性和体内水盐平衡

机制的影响,特别是远端小管后半段和集合管。

1. 水在近端小管的重吸收　近端小管上皮细胞含有大量水孔蛋白-1(aquaporin 1,AQP1),是一种水通道(water channel),AQP1 不受血管升压素的调控,对水的通透性很高。在近端小管,由于 Na⁺、Cl⁻、HCO_3^-、葡萄糖和氨基酸等被重吸收进入细胞间液,故小管液的渗透压降低,细胞间液的渗透压升高。水通过渗透作用经跨细胞途径和细胞旁途径进入细胞间液,然后进入管周毛细血

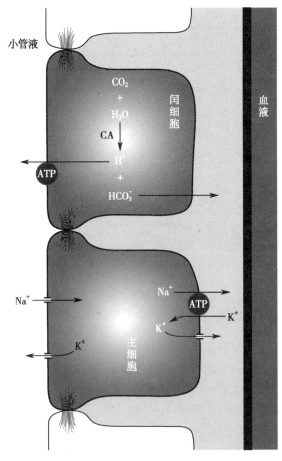

图26-4　远端小管后段和集合管的物质转运

CA：碳酸酐酶

Notes

管而被重吸收。水在近端小管重吸收的过程中,又以溶剂拖曳的方式携带一些溶质(特别是 Ca^{2+} 和 K^+)共同被重吸收。相对于血浆,小管液为等渗液,故近端小管中水的重吸收为等渗重吸收。

2. **水在髓袢的重吸收** 髓袢降支粗段和细段上皮细胞有 AQP1,超滤液中约 20% 的水经此以渗透方式被重吸收。髓袢升支细段和粗段对水相对不通透。

3. **水在远端小管和集合管的重吸收** 超滤液中的水约 14% 在远端小管和集合管被重吸收,该段上皮细胞对水的通透性受血管升压素的调控,对机体水平衡的调节起重要作用,重吸收的量直接影响尿量和终尿渗透压。

肾是参与机体水平衡调节的主要效应器官,其水通道的亚型也是最多的,主要集中分布在近端小管、髓袢细段和集合管。水孔蛋白(aquaporin,AQP)主要介导水分跨生物膜的转运,对体内环境的稳态起重要作用。水跨细胞膜的转运有两种方式。一种是扩散,取决于膜扩散的水通透性(diffusional water permeability,Pd)。不同组织的 Pd 值不同,但变异不大,受温度影响。另一种是通过膜上的水通道介导的转运,取决于膜渗透的水通透性(osmotic water permeability,P_f)。P_f 反映的是水在存在跨膜渗透梯度的情况下通过 AQP 的跨膜转运。AQP 对水的通过有选择性,其转运占水的跨膜转运的主要部分。髓袢降支细段的 AQP1 有助于小管液中 Na^+ 的浓缩,造成升支细段 Na^+ 向外扩散的驱动力。AQP2 分布在远曲小管和集合管上皮细胞的顶端膜上,而 AQP3 和 AQP4 分布在其基底侧膜上。AQP2 是血管升压素诱导性水通道(vasopressin-inducible water channel)。当机体缺水时,血管升压素分泌增加,血管升压素通过与集合管上皮细胞上的 V_2 受体结合,诱导细胞内 cAMP 水平升高,激活 PKA,后者使囊泡磷酸化,胞质囊泡内的 AQP2 插入顶端膜,形成水通道,使膜对水的通透性增加(图 26-5)。反之,一旦血管升压素撤出,AQP2 又通过入胞作用重新回到胞质内的囊泡。这就是所谓的 AQP2 的"穿梭机制"。因此,水在这些部位的重吸收为可调节性重吸收。

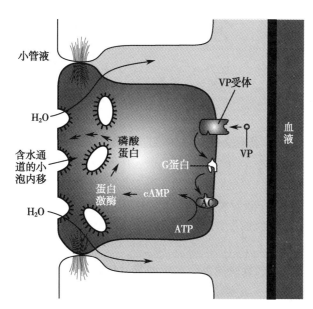

图 26-5 血管升压素的作用机制示意图

(三) HCO_3^- 在肾小管和集合管以 CO_2 的形式重吸收

在一般膳食情况下,代谢的酸性产物多于碱性产物。机体产生的挥发性酸(CO_2)主要由呼吸道排出。肾通过重吸收 HCO_3^- 和分泌 H^+,以及分泌氨,对机体酸-碱平衡(acid-base balance)的维持起重要的调节作用。

正常情况下,从肾小球滤出的 HCO_3^- 几乎全部被肾小管和集合管重吸收,其中约 85% 是由近端小管重吸收的。近端小管上皮细胞通过 Na^+-H^+ 交换、远曲小管和集合管的闰细胞通过质子泵和 H^+-K^+ 交换体,将细胞内的 H^+ 转运入小管液,与 HCO_3^- 结合生成 H_2CO_3。后者在上皮细胞顶端膜表

Notes

面的碳酸酐酶(carbonic anhydrase,CA)催化下很快生成 CO_2 和水,CO_2 再以单纯扩散的方式进入上皮细胞内。在细胞内,CO_2 和水在碳酸酐酶的催化下形成 H_2CO_3,后者很快离解成 H^+ 和 HCO_3^-,H^+ 又通过顶端膜上的 Na^+-H^+ 逆向转运进入小管液,再次与 HCO_3^- 结合,形成 H_2CO_3(图 26-6)。细胞内大部分 HCO_3^- 与其他离子以联合转运的方式进入细胞间液;小部分通过 Cl^--HCO_3^- 逆向转运方式进入细胞间液。两种转运方式所需能量均由基底侧膜上的 Na^+-K^+-ATP 酶活动提供。由此可见,肾小管和集合管重吸收 HCO_3^- 是以 CO_2 的形式而被重吸收的,故 HCO_3^- 的重吸收优先于 Cl^- 的重吸收。肾小管和集合管上皮细胞每分泌 1 个 H^+,可重吸收 1 个 HCO_3^- 和 1 个 Na^+。若滤过的 HCO_3^- 量超过分泌的 H^+ 的量,则多余的 HCO_3^- 就通过终尿排出。由此可见,碳酸酐酶在 HCO_3^- 重吸收过程中起重要作用。碳酸酐酶抑制剂,如乙酰唑胺(acetazolamide),可通过抑制碳酸酐酶活性而减少 Na^+-H^+ 交换,减少肾小管和集合管对 Na^+ 和 HCO_3^- 的重吸收,故 $NaHCO_3$ 和 $NaCl$ 的排出量增加。髓袢对 HCO_3^- 的重吸收主要发生在升支粗段,其机制同近端小管。

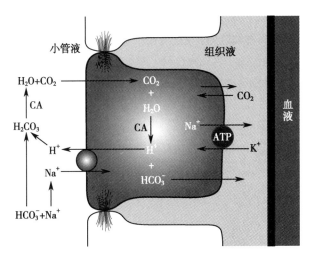

图 26-6　HCO_3^- 的重吸收
CA:碳酸酐酶

(四) K^+ 在肾小管和集合管通过不同的载体和通道重吸收

肾小球滤过的 K^+,约 65%～70% 在近端小管重吸收,25%～30% 在髓袢重吸收。远端小管和皮质集合管既能重吸收 K^+,还能分泌 K^+,并受多种因素的调节而改变其重吸收和分泌 K^+ 的速率。目前,关于近端小管对 K^+ 的重吸收的确切机制还不清楚,但已知 K^+ 的重吸收量与 Na^+ 和水的重吸收密切相关。前文已述及在髓袢升支粗段的顶端膜上有电中性的 Na^+-K^+-2Cl^- 同向转运体将小管液中 1 个 Na^+、1 个 K^+ 和 2 个 Cl^- 同向转运入上皮细胞内。进入细胞内的 Na^+ 通过细胞基底侧膜的钠泵被泵至组织间液,Cl^- 由浓度梯度推动经基底侧膜上的 Cl^- 通道进入组织间液,而 K^+ 则顺浓度梯度经顶端膜 K^+ 通道返回小管液中,使小管液呈正电位。这一电位有使小管液中的 Na^+、K^+ 和 Ca^{2+} 等阳离子经细胞旁途径被重吸收。这一部分 K^+ 的重吸收属于被动转运。

远端小管和皮质集合管既能重吸收 K^+,也能分泌 K^+(见本章第二节)。远端小管的后半段和集合管的闰细胞可重吸收 K^+,其机制尚不十分清楚,有人认为是通过闰细胞顶端膜的 H^+-K^+ 交换体的作用,即每分泌 1 个 H^+ 进入小管液中,交换一个 K^+ 进入上皮细胞内,进入细胞内的 K^+ 再扩散进入血液。一般认为,这一交换过程只有当细胞外液中 K^+ 浓度较低时才发挥作用,在正常情况下作用不大。

(五) 葡萄糖在近端小管通过不同转运体经跨细胞途径重吸收

肾小囊超滤液中的葡萄糖浓度与血浆中的相同,但在正常情况下,终尿中几乎不含葡萄糖,

Notes

表明葡萄糖在肾小管中被全部重吸收。微穿刺实验证明,滤过的葡萄糖均在近端小管,特别是近端小管的前半段被重吸收。

近端小管上皮细胞顶端膜存在钠依赖性葡萄糖转运体(sodium-dependent glucose transporter, SGLT),以继发性主动转运方式将小管液中的 Na^+ 和葡萄糖同向转运入细胞内。进入细胞内的葡萄糖则由基底侧膜上的葡萄糖转运体 2(glucose transporter 2)以易化扩散的方式转运入细胞间液。

近端小管对葡萄糖的重吸收是有一定限度的。当血中的葡萄糖浓度超过 160~180mg/100ml 时,部分近端小管上皮细胞对葡萄糖的吸收已达极限,葡萄糖就不能被全部重吸收,随尿排出而出现糖尿。尿中开始出现葡萄糖时的血糖浓度称为肾糖阈(renal threshold for glucose)。每一肾单位的肾糖阈并不完全相同。当血糖浓度继续升高时,尿中葡萄糖浓度也随之增高;当血糖浓度升至 300mg/100ml 时,全部肾小管对葡萄糖重吸收均已达到或超过近端小管对葡萄糖的最大转运速率(maximal rate of transport of glucose,T_m-G),此时每分钟葡萄糖的滤过量达到两肾重吸收葡萄糖的极限,尿糖排出率随血糖浓度浓度升高而平行增加(图 26-7)。正常人两肾重吸收葡萄糖的最大转运速率,男性平均为 375mg/min,女性平均为 300mg/min。

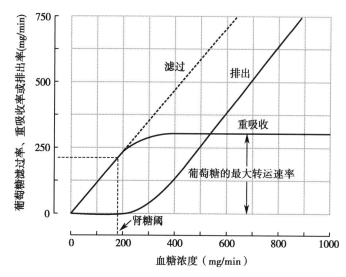

图 26-7 葡萄糖的重吸收和排泄

在某些疾病情况下,如肾性糖尿病,患者近端小管膜上 Na^+-葡萄糖同向转运体数量减少,或与葡萄糖的亲和力降低,使葡萄糖的重吸收减少,患者血糖虽然在正常范围,但肾糖阈低于正常,故出现糖尿。在糖尿病患者,由于胰岛素分泌减少,或靶细胞胰岛素受体的功能障碍,葡萄糖的利用发生障碍,甚至因剧烈运动而肾上腺素分泌过多时都可使血糖升高超过肾糖阈,出现糖尿。由于胰岛素分泌减少或靶细胞胰岛素受体功能障碍,使葡萄糖的利用发生障碍而在尿中出现葡萄糖,称为糖尿病(diabetes mellitus)。

(六)Ca^{2+} 在肾小管和集合管通过不同机制经细胞旁途径和跨细胞途径重吸收

机体能进行调节的是离子形式的钙,即 Ca^{2+}。血浆中约 50% 的钙呈游离状态,其余部分与血浆蛋白结合。经肾小球滤过的 Ca^{2+},约 70% 在近端小管被重吸收,与 Na^+ 的重吸收平行;20% 在髓袢被重吸收,9% 在远端小管和集合管被重吸收,不到 1% 的 Ca^{2+} 随尿排出。

近端小管对 Ca^{2+} 的重吸收,约 80% 由溶剂拖曳方式经旁路途径进入细胞间液,约 20% 经跨细胞途径重吸收。上皮细胞内的 Ca^{2+} 浓度远低于小管液中 Ca^{2+} 浓度,且细胞内电位相对小管液为负,此电化学梯度驱使 Ca^{2+} 从小管液扩散进入上皮细胞内,细胞内的 Ca^{2+} 则经基底侧膜上的钙泵和 Na^+-Ca^{2+} 交换方式逆电化学梯度转运出细胞。

Notes

髓袢降支细段和升支细段对 Ca^{2+} 不通透,仅升支粗段能重吸收 Ca^{2+}。升支粗段小管液为正电位,该段膜对 Ca^{2+} 也有通透性,故可能存在被动重吸收,也存在主动重吸收。在远端小管和集合管,小管液为负电位,故 Ca^{2+} 的重吸收是跨细胞途径的主动转运。

多种因素可影响 Ca^{2+} 的重吸收:

(1) 甲状旁腺激素:甲状旁腺激素(parathyroid hormone,PTH)可促进远端小管对 Ca^{2+} 的重吸收,从尿中排出的 Ca^{2+} 量减少。

(2) 血浆 Ca^{2+} 浓度:当细胞外液 Ca^{2+} 浓度升高时,一方面由于肾小球滤过的 Ca^{2+} 增加,使 Ca^{2+} 的排出增加;另一方面抑制 PTH 的分泌,使 Ca^{2+} 重吸收减少。此外,血浆磷浓度升高时可刺激 PTH 分泌,继而使肾小管对 Ca^{2+} 的重吸收增加,Ca^{2+} 的排泄减少。

(3) 细胞外液量的改变:细胞外液量增加或动脉血压升高可降低近端小管对 Na^+ 和水的重吸收,故减少 Ca^{2+} 的重吸收(因80%的 Ca^{2+} 由溶剂拖曳重吸收)。

(4) 体液 pH 值的改变:pH 值的改变能影响远端小管对 Ca^{2+} 的重吸收。酸中毒时 Ca^{2+} 的重吸收增加,而碱中毒时 Ca^{2+} 的重吸收减少。

(5) 维生素 D_3:维生素 D_3(即胆钙化醇,cholecalciferol)可促进远端小管对 Ca^{2+} 和磷酸盐的重吸收。缺乏维生素 D_3 的患者,在给予维生素 D_3 后,肾小管对钙和磷的重吸收增加,尿中钙和磷的排泄减少。

(七) 肾小管还能重吸收其他物质

肾小球滤过的氨基酸和葡萄糖一样,主要在近端小管被重吸收,其吸收方式也是需 Na^+ 的继发性主动重吸收。肾小管还能重吸收 HPO_4^{2-} 和 SO_4^{2-},可能是通过同向转运体与 Na^+ 同向转运的。此外,在正常情况下,可有微量血浆蛋白质被肾小球滤过进入肾小管,肾小管液中的微量蛋白质通过吞饮进入肾小管上皮细胞,吞饮小泡中的蛋白质在细胞内分解为氨基酸,再被重吸收回血液。

三、肾小管和集合管可根据肾小球滤过率的变化调节其对溶质和水的重吸收量

(一) 近端小管按肾小球滤过率的一定比例重吸收小管液中的水和 Na^+ 等溶质

近端小管对溶质(特别是 Na^+)和水的重吸收量可随肾小球过滤速率的变化而改变。当肾小球滤过率增大时,近端小管对 Na^+ 和水的重吸收也增多;反之,肾小球滤过率减少时,近端小管对 Na^+ 和水的重吸收也减少。近端小管对溶质和水的重吸收随肾小球滤过滤的变化而改变的现象称为球-管平衡(glomerulotubular balance)。实验证明,近端小管中 Na^+ 和水的重吸收率总是占肾小球滤过率的65%~70%,这种现象称为近端小管的定比重吸收(constant fractional reabsorption)。有报道,定比重吸收也出现在髓袢等其他部位。

定比重吸收产生的机制主要与肾小管周围毛细血管内血浆胶体渗透压的变化有关。若肾血流量不变而肾小球滤过率增加(如出球小动脉阻力增加而入球小动脉阻力不变导致的肾小球滤过分数增大),则进入近端小管旁毛细血管的血量减少,毛细血管血压下降,而血浆胶体渗透压升高,这些改变都有利于近端小管对 Na^+ 和水的重吸收;当肾小球滤过率减少时则发生相反的变化,近端小管对 Na^+ 和水的重吸收便减少。在上述两种情况下,近端小管对 Na^+ 和水重吸收的百分率都保持基本不变。

球-管平衡的生理意义在于尿中排出的 Na^+ 和水不会随肾小球滤过率的增减而出现大幅度的变化,从而保持尿量和尿钠排出量的相对稳定。

(二) 小管液的溶质浓度增高可减少水的重吸收

当近端小管液中某些物质未被重吸收而导致小管液的渗透浓度升高,则可保留一部分水在小管内,导致小管液中的 Na^+ 被稀释而浓度降低,于是小管液和上皮细胞之间的 Na^+ 的浓度

梯度减小,从而使 Na^+ 的重吸收减少,小管液中较多的 Na^+ 又通过渗透作用保留相应的水,结果使尿量增多,NaCl 排出量增多。这种现象称为渗透性利尿(osmotic diuresis)。糖尿病患者由于肾小球滤过的葡萄糖量部分或全部超过了近端小管对糖的最大转运速率,造成小管液渗透压升高,从而阻碍水和 NaCl 的重吸收,因此不仅尿中出现葡萄糖,而且尿量也增加。此外,渗透性利尿也破坏了球-管平衡,虽然肾小球滤过率不变,近端小管重吸收减少,尿量和尿 Na^+ 排出明显增多。

在临床上利用渗透性利尿原理,给患者静脉注入可被肾小球自由滤过,但又不被肾小管重吸收的物质,如甘露醇(mannitol)和山梨醇(sorbitol)等,可产生渗透性利尿效应,常用于治疗脑水肿和青光眼等疾患。

第二节 肾小管和集合管的分泌功能

一、肾小管和集合管通过主动转运方式分泌 H^+

肾小管和集合管上皮细胞以三种方式分泌 H^+,即 Na^+-H^+ 交换、质子泵转运和 H^+-K^+ 交换。Na^+-H^+ 交换机制属继发性主动转运,质子泵是一种特殊的 ATP 酶,H^+-K^+ 交换体也是一种 H^+-K^+-ATP 酶,均需消耗代谢供能。但在肾小管各段和集合管 H^+ 分泌的方式有所不同。

(一) 近端小管主要以 Na^+-H^+ 交换方式分泌 H^+

上皮细胞内的 CO_2 与水在碳酸酐酶的催化下生成 H_2CO_3,后者又离解为 H^+ 和 HCO_3^-。H^+ 经顶端膜上的 Na^+-H^+ 交换分泌入小管液,小管液中的 Na^+ 进入细胞内。进入细胞内的 Na^+ 再经基底侧膜上的 Na^+-K^+-ATP 酶被泵出细胞,以维持细胞内 Na^+ 的较低浓度。细胞内的 HCO_3^- 经基底侧膜上的 Cl^--HCO_3^- 交换被转运入细胞间液。进入细胞内的 Cl^- 又通过基底侧膜上的 Cl^- 通道回到细胞间液。

近端小管也可通过质子泵分泌 H^+,但只占 H^+ 分泌的很小部分。虽然近端小管通过 Na^+-H^+ 逆向转运和质子泵将大量 H^+ 分泌入小管液,但该段小管液 H^+ 浓度仅增加 3 ~ 4 倍,主要是因为分泌的 H^+ 被小管液中的 NH_3、HPO_4^{2-} 和 HCO_3^- 中和。

(二) 远端小管和集合管主要以质子泵方式分泌 H^+

远端小管后段和集合管闰细胞的胞质中含质子泵的囊泡,该囊泡可插入闰细胞顶端膜,直接消耗 ATP,将 H^+ 分泌入小管腔。顶端膜上质子泵的数量可改变,如细胞内的 H^+ 浓度升高时,插入顶端膜的质子泵的数量增加。与近端小管相比,远端小管和集合管 H^+ 的分泌量较少,但在集合管,H^+ 的浓度可升高 900 倍,pH 达 4.5(肾排 H^+ 的极限)。

集合管上皮细胞上还存在一种 H^+-K^+-ATP 酶,直接消耗 ATP,将细胞内的 H^+ 转运入管腔,同时将小管液中的 K^+ 转运入细胞。远端小管和集合管存在 Na^+-H^+ 逆向转运,而且与 Na^+-K^+ 交换互相抑制。

(三) H^+ 的分泌受若干因素的影响

1. 体内酸碱平衡改变 肾小管和集合管对 H^+ 的分泌随体内酸碱平衡状态的改变而改变。当血中 H^+ 浓度升高时,H^+ 的分泌增加;反之,血中 H^+ 浓度降低时,H^+ 的分泌减少。例如,机体发生酸中毒时,肾小管上皮细胞中的碳酸酐酶活性增加,催化生成更多的 H^+,为 Na^+-H^+ 交换、质子泵和 H^+-K^+-ATP 酶加速排 H^+ 提供 H^+;酸中毒还能刺激谷氨酰胺酶的活性,细胞生成 NH_3,后者进入小管液,与 H^+ 结合,生成 NH_4^+,后者从尿中排出,从而降低小管液 H^+ 的浓度,有利于 H^+ 的分泌。小管液中的 NH_3 与 H^+ 结合生成 NH_4^+,也使小管液中的 NH_3 浓度降低,有利于加快细胞内 NH_3 的分泌(见后)。

2. 血钾浓度改变 近端小管上存在 Na^+-K^+ 交换机制,与 Na^+-H^+ 交换之间有竞争性抑制。

Notes

在高血钾时,Na^+-K^+交换加强,Na^+-H^+交换抑制,H^+分泌减少,易造成酸中毒;在低血钾时,Na^+-K^+交换抑制,Na^+-H^+交换加强,肾小管加速排H^+,易造成碱中毒。

长期以来认为,酸碱平衡对肾排钾能力的影响主要通过远曲小管中Na^+-H^+与Na^+-K^+之间竞争性交换进行。近期有研究认为,远曲小管的H^+与K^+的分泌呈平行而不是拮抗的关系,从而使人们对这传统观点提出了质疑。

3. **血容量改变**　有证据表明,慢性血容量减少可抑制Na^+-H^+交换而增加H^+的分泌,但其作用机制还不清楚。

二、肾小管和集合管分泌氨的同时促进 HCO_3^- 的重吸收和 H^+ 的分泌

近端小管和远端小管上皮细胞内的谷氨酰胺在谷氨酰胺酶的作用下脱氨,生成谷氨酸根和NH_4^+;谷氨酸根又在谷氨酸脱氢酶作用下生成α-酮戊二酸和第二个NH_4^+。在这一反应过程中,谷氨酰胺酶是生成NH_4^+的限速酶。在细胞内,NH_4^+离解为H^+和NH_3,后者可扩散至细胞外。在上皮细胞内,生成的NH_4^+与$NH_3 \cdot H^+$两种形式处于一定的平衡状态。NH_4^+可通过细胞顶端膜的Na^+-H^+交换体进入小管液(由NH_4^+代替H^+)。NH_3是脂溶性分子,可以单纯扩散方式进入小管液,也可经过基底侧膜进入细胞间液;HCO_3^-与Na^+则一同跨过基底侧膜进入组织间液(图26-8)。因此,1分子谷氨酰胺被代谢时,生成2个NH_4^+进入小管液,同时回收2个HCO_3^-。这一反应过程主要发生在近端小管。

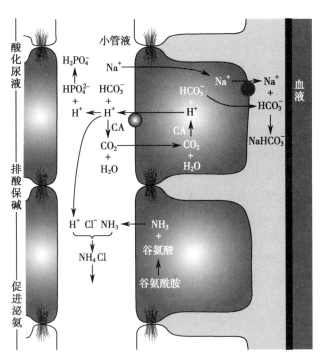

图 26-8　肾小管分泌 H^+ 和 NH_3 的机制及作用

CA:碳酸酐酶

在髓袢升支粗段,NH_4^+可代替K^+,由Na^+-K^+-$2Cl^-$同向转运体重吸收并进入肾髓质组织间液。在组织间液中,NH_4^+与NH_3处于动态平衡状态。肾髓质组织间液中的NH_3可通过扩散进入集合管管腔中,与H^+结合形成NH_4^+,随尿排出。

在集合管,上皮细胞膜对NH_3高度通透,而对NH_4^+的通透性较低,故细胞内生成的NH_3通过扩散方式进入小管液,与分泌的H^+结合形成NH_4^+,并随尿排出体外,这一反应过程中,尿中每排出 1 个 NH_4^+,就有一个 HCO_3^- 被重吸收回血液。

Notes

三、远端小管和集合管分泌 K⁺ 且受若干因素影响

体内的钾主要以 K⁺ 形式存在,细胞内、外液体中的 K⁺ 浓度必须保持相对稳定,才能维持细胞的基本功能。肾可通过调节 K⁺ 的排泄来调节体内的钾,是调节内环境 K⁺ 浓度的重要器官。

（一）远端小管后段和集合管主细胞通过顶端膜 K⁺ 通道分泌 K⁺

约90%的远端小管后半段和集合管上皮细胞是主细胞,该细胞能分泌 K⁺。主细胞基底侧膜上的钠泵将细胞外的 K⁺ 主动转运入细胞内,细胞内 K⁺ 浓度较高,管腔顶端膜对 K⁺ 有通透性,K⁺ 可顺化学梯度通过 K⁺ 通道进入小管液,即 K⁺ 的分泌。另一方面,由于远端小管和集合管顶端膜中存在 Na⁺ 通道,小管液中的 Na⁺ 顺化学梯度扩散进入主细胞内,造成小管液呈负电位,也构成 K⁺ 扩散的电驱动力。

（二）K⁺ 分泌受若干因素的影响

肾对 K⁺ 的排泄量取决于肾小球 K⁺ 的滤过量、肾小管和集合管 K⁺ 的重吸收量和分泌量。由于肾对 K⁺ 的排出量主要取决于远端小管和集合管主细胞 K⁺ 的分泌量,故凡能影响主细胞基底侧膜上钠泵活性和顶端膜通道对 Na⁺ 与 K⁺ 通透性、细胞内与小管液 K⁺ 的浓度差和管内外电位差的因素,均可影响 K⁺ 的分泌量。

1. 远端小管液的流量　当远端小管液流量增大时(例如在血量增加或应用利尿剂等情况下),分泌入小管液的 K⁺ 被快速带走,小管液的 K⁺ 浓度大大降低,故细胞内 K⁺ 向小管液扩散的化学驱动力增大,有利于 K⁺ 的分泌。

2. 主细胞顶端膜内外电位差　由于 K⁺ 带正电荷,主细胞顶端膜内负外正电位差是 K⁺ 向细胞外扩散的阻力。因此,当小管液中带正电荷的离子被重吸收或其他原因使小管液负电位值增加时,K⁺ 的分泌增加。阿米洛林可抑制顶端膜的 Na⁺ 通道,减少 Na⁺ 的重吸收,使主细胞管顶端膜内外电位差增大,因此减少 K⁺ 的分泌,故称为保钾利尿剂(potassium-sparing diuretics)。

3. 小管液内 Cl⁻ 的浓度　当流向远端小管的小管液量增加,但小管液 Cl⁻ 浓度降低时(如利尿剂所致的低氯碱中毒和胃酸丢失等),K⁺ 的净分泌增加。实验证明,将小管液中的 Cl⁻ 浓度从100mM 向 2mM 逐步降低时,可引起 K⁺ 分泌增加,且与 K⁺ 的电导无关。实验进一步证明,K⁺ 通道阻断剂钡不能改变 Cl⁻ 浓度降低刺激 K⁺ 的分泌;但 K⁺-Cl⁻ 同向转运体的抑制剂可取消 Cl⁻ 浓度降低刺激 K⁺ 的分泌。因此认为,小管液 Cl⁻ 浓度降低刺激 K⁺ 的分泌是由于顶端膜的 K⁺-Cl⁻ 同向转运体活性加强所致。

4. 醛固酮的作用　醛固酮(aldosterone)进入远曲小管和集合管上皮细胞内后,与胞质内的醛固酮受体结合,形成激素-受体复合物;激素-受体复合物跨过核膜进入核内,通过调节基因转录,生成特异性 mRNA,该 mRNA 进入胞质后,由内质网合成多种醛固酮诱导蛋白(aldosterone-induced protein),其作用包括:①增加 Na⁺ 通道数目,有利于小管液中的 Na⁺ 向细胞间内扩散;②增加 ATP 的生成量,为基底侧膜钠泵提供生物能,加速将细胞内的 Na⁺ 泵出细胞和将 K⁺ 泵入细胞的过程,提高细胞内与小管液之间的 K⁺ 浓度梯度,有利于 K⁺ 的分泌(图26-9)。由于 Na⁺ 被重吸收,小管液呈负电位,这又有利于 K⁺ 的分泌,同时也有利于 Cl⁻ 的重吸收。

5. 钾的摄入量　钾摄入量的改变可迅

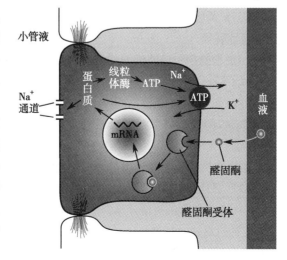

图 26-9　醛固酮作用机制示意图

Notes

速地影响肾小管 K⁺ 的分泌量。摄入不含 K⁺ 的食物,尿中 K⁺ 的浓度很快就低于血 K⁺ 的浓度。

四、肾可以排泄进入体内的某些异物和某些代谢产物

青霉素、酚红和大多数利尿剂等进入体内后,可与血浆蛋白结合而不被肾小球滤过,但可在近端小管被主动分泌到小管液中而被排泄。进入体内的酚红,约 94% 由近端小管主动分泌到小管液中,并随尿排出。因此,酚红在尿中的排出量可反映近端小管的排泄功能,可作为近端小管排泄功能的粗略指标。

肌酐和对氨基马尿酸等体内代谢产物既能通过肾小球滤过,又能被肾小管细胞排泄到小管液中,从而排出体外。

第三节   尿液的稀释与浓缩

尿液的排出量和渗透压可随体内液体量和渗透压的改变而发生大幅度的变化。正常人的尿液渗透压可在 50 ~ 1200mOsm(kg·H₂O)之间波动,表明肾有较强的浓缩和稀释尿液的能力。终尿的渗透压高于血浆渗透压,称为高渗尿(hyperosmotic urine);终尿的渗透压低于血浆渗透压,称为低渗尿(hypoosmotic urine)。正常人每天尿量为 1 ~ 2L。如果每天尿量超过 2.5L,称为多尿(polyuria);每天尿量少于 400ml,称为少尿(oliguria);每天尿量少于 100ml,称为无尿(anuria)。正常尿液的比重介于 1.012 ~ 1.025 之间,pH 约为 6.5,呈弱酸性。

一、肾髓质部渗透浓度梯度的形成与髓袢、远端小管和集合管对小管液中溶质和水不同程度的重吸收有关

尿液的浓缩要求小管液中的水被重吸收,而溶质仍保留在小管内,这要求小管有对水重吸收的动力和对物质转运的选择性,因此,小管周围组织液的渗透浓度必须是高渗的。故肾髓质部渗透浓度梯度的形成是尿液浓缩的动力。

（一）肾髓质部存在渗透浓度梯度

用冰点降低法测量大鼠肾组织分层切片的渗透浓度,发现肾皮质的组织液渗透浓度与血浆渗透浓度是相等的;由外髓部至内髓部,组织液的渗透浓度逐渐升高,在肾乳头处组织液的渗透浓度约为血浆渗透压浓度的 4 倍,约 1200mOsm/(kg·H₂O)(图 6-10)。这表明肾髓质组织液的渗透浓度由肾外髓部到内髓部逐渐升高,形成渗透浓度梯度。不同种属的动物,髓质的厚度也不同,渗透浓度梯度也不相同。

（二）肾髓质部浓度梯度的形成机制可用逆流交换和逆流倍增模型解释

1. 逆流交换和逆流倍增模型   直小血管的结构形状和功能类似于逆流交换(countercurrent exchange)模型。髓袢和集合管的形态和功能类似于物理学中的逆流倍增(countercurrent multiplication)模型。“逆流”是指两个并列管道中液体流动方向相反。

逆流交换模型可用图 26-11 中的模型解释。图 A 中两个分开的 U 形管升支与降支间不能进行热量交换,液体从左管流入(降支),经 U 形管的折返处流向右管(升支)并流出,液体流经 U 形管的折返处经过热源。可以看出,降支中的液体经过 U 形管的弯曲部时,可从热源带有一定的热量。而在图 B 中,升、降两管之间可进行热交换,升支中的液体在流动过程中将热量不

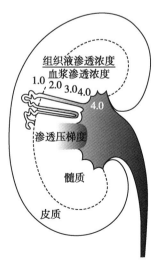

图 26-10   肾髓质渗透浓度梯度示意图

断传导给降支而逐渐降温,而降支中的液体因不断从升支获得热量而温度逐渐升高,因此液体在流经热源时带走的热量就较少,热源的温度不易降低而得以保持。

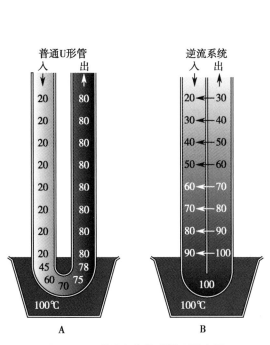

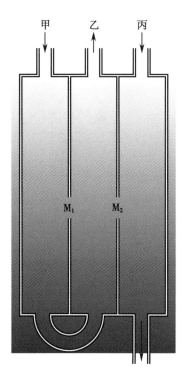

图 26-11 逆流交换物理模型示意图

图 26-12 逆流倍增模型

逆流倍增现象可由图 26-12 所示的模型来解释。有并列甲、乙、丙三个管,甲管下端与乙管相连。液体由甲管流进,通过甲、乙管的连接部又折返经乙管流出,构成逆流系统。如果甲、乙管之间的膜 M_1 能主动从乙管中将 NaCl 不断泵入甲管,而 M_1 对水又不通透,当含 NaCl 溶液的液体在甲管中向下流动时,M_1 膜不断将乙管中的 NaCl 泵入甲管,结果甲管液体中 NaCl 的浓度自上而下越来越高,至甲乙管连接的弯曲部达最大值。当液体折返从乙管下部向上流动时,NaCl 浓度越来越低。由此可见,不论是甲管或是乙管,从上而下,溶液的浓度都是逐渐升高的,形成浓度梯度,即表现逆流倍增现象。丙管内的液体渗透浓度低于乙管的液体,由上向下流动,丙管与乙管之间的 M_2 对水通透,丙管液体中的水可通过渗透不断进入乙管,当液体在丙管内向下流动的过程中,溶质浓度从上至下逐渐增高。从丙管流出的液体浓度比流入时高,其最大值取决于乙管液的渗透浓度和 M_2 膜对水的通透性。

2. **肾髓质部浓度梯度形成的机制** 髓袢、远端小管和集合管的结构排列与上述逆流倍增模型相似(图 26-13)。髓袢可看成是一个逆流倍增器(countercurrent multiplier)。小管液从近端小管经髓袢降支向下流,折返后经髓袢升支向相反方向流动,再经集合管向下流动,最后进入肾小盏。小管各段对水和溶质的通透性也不同(表 26-1)。

(1) 升支粗段:小管液经升支粗段向皮质方向流动时,由于升支粗段上皮细胞主动重吸收 NaCl,而对水不通透,其结果是小管液在向皮质方向流动时渗透浓度逐渐降低,进入远曲小管时,小管液的渗透浓度降至 150mOsm(kg·H_2O);而小管周围组织间液中由于 NaCl 的积累,渗透浓度升高,形成外髓质高渗。可见,外髓部组织液的高渗状态是由髓袢升支粗段对 NaCl 主动重吸收和对水不通透形成的。呋塞米可抑制髓袢升支粗段的 Na^+-K^+-$2Cl^-$ 同向转运,故可降低外髓组织液的高渗程度,从而降低小管内外之间的渗透浓度梯度,减少水的重吸收,产生利尿效应。

Notes

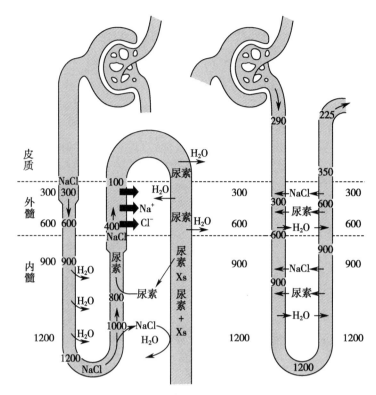

图 26-13 尿液浓缩和稀释机制示意图

表 26-1 兔肾小管不同部位的通透性

肾小管段落	水	Na⁺	尿素
髓袢降支细段	易通透	不易通透	不易通透
髓袢升支细段	不易通透	易通透	中等通透
髓袢升支粗段	不易通透	主动重吸收（Cl⁻ 继发性主动重吸收）	不易通透
远曲小管	不易通透,有 VP 时易通透	主动重吸收	不易通透
集合管	不易通透,有 VP 时易通透	主动重吸收	皮质与外髓部不易通透,内髓部易通透

（2）降支细段:髓袢降支细段对水通透,而对 NaCl 和尿素相对不通透。由于髓质从外髓部向内髓部的渗透浓度梯度,降支中的水不断进入组织间液,使小管液从上至下形成逐渐升高的渗透浓度梯度,至髓袢折返处,渗透浓度达到峰值。

（3）升支细段:髓袢升支细段对水不通透,而对 NaCl 能通透,对尿素为中等度通透。当小管液从内髓部向皮质方向流动时,NaCl 不断向组织间液扩散,其结果是小管液的 NaCl 浓度越来越低,小管外组织间液 NaCl 浓度逐渐升高。由于升支粗段对 NaCl 能主动重吸收,使等渗的近端小管液流入远端小管时变为低渗,而髓质中则形成高渗。

（4）髓质集合管:从肾小球滤过的尿素,除在近端小管部分重吸收外,髓袢升支细段对尿素中等度通透,且小管液中尿素的浓度比管外周围组织液中的尿素浓度低,故髓质组织液中的尿素扩散进入髓袢升支细段小管液,并随小管液流入内髓部集合管。小管液流经髓袢至远端小管过程中,水不断被重吸收,使小管液中尿素浓度逐渐升高,在到达内髓部集合管时,由于上皮细胞对尿素通透性增高,尿素从小管液向内髓部组织液扩散,使组织液的尿素浓度升高,同时也使内髓部的渗透浓度进一步增加。所以,内髓质部组织液高渗是由 NaCl 和尿素共同形成的,二者

Notes

所起的作用约各占一半。髓质中的一部分尿素进入髓袢升支细段,并随着小管液进入内髓部集合管,再扩散入髓质的组织液的循环往复的这一过程称为尿素再循环(urea recycling)。

血管升压素可激活内髓部集合管上皮细胞顶端膜和基底侧膜上尿素转运体,增加该段对尿素的通透性,从而增加内髓部的渗透浓度。在血管升压素水平较高的情况下,内髓部集合管内尿素浓度与肾髓质中尿素的浓度达到平衡。严重营养不良的人,体内尿素生成减少,可使内髓部高渗的程度降低,因此,肾的浓缩功能减弱。

总之,外髓部小管外组织液的高渗环境与髓袢升支粗段 NaCl 的主动吸收有关;而内髓部的更高的渗透浓度环境与髓袢升支细段 NaCl 的扩散和尿素的再循环有关。

二、与髓袢平行呈 U 形的直小血管的低血流量及逆流交换作用对髓质部渗透浓度梯度的维持起重要作用

肾髓质高渗状态的建立,主要是由于 NaCl 和尿素在小管外组织间液中积累。这些物质能滞留在该部位而不被循环血液带走,从而维持肾髓质的高渗状态,与直小血管逆流交换器(countercurrent exchanger)的作用密切相关。直小血管的降支和升支是并行的血管,与髓袢相似,在髓质中形成逆流系统。直小血管壁对水和溶质都有高度通透性。在直小血管降支进入髓质处,血浆的渗透浓度约300mOsm(kg·H$_2$O),当血液经直小血管降支向髓质深部的方向流动时,在任一平面上,组织液的渗透浓度均高于直小血管内血浆的渗透浓度,故组织液中的溶质不断向直血小管内扩散,而血浆中的水则进入组织间液,使直小血管内血浆渗透浓度与周围组织液的渗透浓度趋向平衡。愈向髓部深入,直小血管中血浆的渗透浓度越高,在折返处,其渗透浓度达最高值,约1200mOsm(kg·H$_2$O)。当直小血管内的血液在升支中向皮质方向流动时,由于肾髓质渗透浓度越来越低,即在升支中的任一平面上,血浆渗透浓度均高于同一水平组织间液的渗透浓度,故使血液中的溶质向组织液扩散,而水则从组织间液向血管中渗透。通过这一逆流交换过程,肾髓质的渗透浓度梯度得以维持,直小血管的血流仅将髓质中多余的溶质和水带回血液循环。

三、尿液的浓缩和稀释与血管升压素的释放量及直小血管的血流量有关

尿液的浓缩与稀释取决于肾小管和集合管对小管液中水和溶质重吸收的比率,而水的重吸收较易改变,因而是其主要方面。水的重吸收主要取决于肾小管内外的渗透浓度梯度和肾小管特别是远端小管后半段和集合管对水的通透性。

(一)血管升压素释放量调节远曲小管和集合管对水的通透性来调节尿液的浓缩与稀释

肾小球超滤液在流经肾小管各段时,小管液的渗透浓度发生变化,在近端小管和髓袢中,渗透浓度的变化是相对固定的,但是经过远曲小管和集合管时,小管液渗透浓度可随体内缺水或水过多等不同情况出现大幅度的变动(图 26-14)。近端小管为等渗重吸收,其渗透浓度仍与血浆相等。小管液在流经髓袢降支细段时,渗透浓度逐渐升高;在流经髓袢升支细段和髓袢升支粗段时,渗透浓度逐渐下降,流至升支粗段末段,小管液为低渗。可见尿液的稀释与浓缩主要发生在远曲小管和集合管。水重吸收的驱动力是小管内、外的渗透浓度梯度,因此,肾髓质部渗透浓度的高低成为水重吸收的动力;另一方面,远曲小管和集合管上皮对水的通透性又决定了水是否被重吸收,故尿液的稀释与浓缩取决于肾髓质部渗透浓度的高低和集合管对水的通透性。

由于髓袢的形态特征以及肾小管和直小血管的功能特点,使肾髓质部高渗状态得以形成和维持。在此基础上,集合管对水的通透性降低和升高可分别使肾排泄低渗尿和高渗尿。如机体内水过多,集合管对水的通透性降低,水重吸收减少,而小管液中的 NaCl 继续被重吸收,故小管液的渗透浓度进一步降低,形成低渗尿。如机体缺水,则发生相反的变化,集合管对水的通透性

Notes

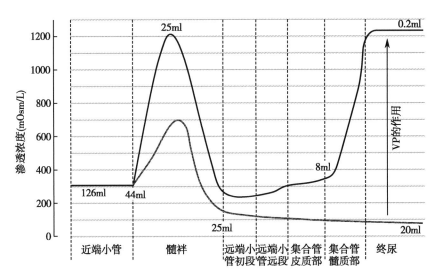

图 26-14   肾小管各段小管液渗透浓度和流量的变化

图中数字系两肾全部肾小管与集合管各段每分钟的小管液流量

增大,水重吸收增加,尿量减少,尿渗透压升高,形成高渗尿。在此过程中,血管升压素起重要的调节作用。当血浆中血管升压素水平升高时,集合管管腔侧胞质内囊泡的 AQP2 插入顶端膜,成为顶端膜上的水通道,使集合管对水的通透性增高,对水的重吸收增加,于是尿量减少,排出的尿液是浓缩尿;而在血管升压素水平很低,甚至缺乏血管升压素的情况下,顶端膜上的 AQP2 囊泡通过入胞方式进入胞质内,因此顶端膜对水的通透性降低,水的重吸收减少,故尿量增加,排出的尿液是低渗尿。

（二）直小血管的血流量增加或降低均降低肾的浓缩功能

前已述及,直小血管的逆流交换作用对维持髓质高渗极为重要。直小血管的这一作用与血管中的血流量有关。当直小血管的血流量增加时,可将肾髓质中较多的溶质带走,使髓质部的渗透梯度变小;而当直小血管血流量明显减少时,肾髓质的供氧量降低,肾小管特别是髓袢升支粗段主动吸收 NaCl 的功能减弱,髓质部的高渗梯度也不能维持。上述两种情况均可降低肾的浓缩功能。

第四节   清   除   率

一、清除率可用于检测肾的生理功能

两肾在单位时间(一般为一分钟)内能将一定毫升血浆中所含有的某种物质完全清除,这个被完全清除某种物质的血浆毫升数就称为该物质的清除率(clearance rate,C)。也就是说,清除率是指 1 分钟内尿液中排出的某种物质来自多少毫升血浆。前文已详述机体排出的终尿是由肾小球滤出的原尿经肾小管和集合管的重吸收和分泌后形成,而肾小管和集合管中各种物质的重吸收量和分泌量不尽相同,故不同物质的清除率是不同的。

肾清除率测定的方法相对容易,目前仍是肾生理学研究的重要方法之一。由清除率的定义可知,计算某物质(X)的清除率(C_x),需要测定三个数值:①尿中该物质的浓度(U_x,mg/100ml);②每分钟尿量(V,ml/min);③血浆中该物质的浓度(P_x,mg/100ml)。因为尿中的物质均来自血浆(滤过或分泌),所以 $U_x \times V = P_x \times C_x$,亦即

$$C_x = \frac{U_x \times V}{P_x}$$

（一）测定菊糖和内生肌酐的清除率可以推算肾小球滤过率

已知肾每分钟排出某种物质（X）的量为 $U_x×V$，如果该物质可经肾小球自由滤过进入肾小囊，在肾小管和集合管有被重吸收和分泌，则 $U_x×V$ 应等于每分钟肾小球滤过量、重吸收量（R_x）和分泌量（S_x）的代数和。每分钟内肾小球滤过的该物质的量应等于肾小球滤过率（glomerular filtration rate，GFR）与该物质血浆中的浓度 P_x。因此，每分钟内肾小球滤过某物质的量为 GFR 乘以该物质在血浆浓度（P_x）的乘积，因而肾每分钟该物质的排出量为

$$U_x×V = GFR×P_x - R_x + S_x$$

如果血浆中某物质能经肾小球自由滤过，则在肾小囊超滤液中该物质的浓度与血浆浓度相同，同时，如果该物质在肾小管和集合管中既不被重吸收又不被分泌，则单位时间内该物质在肾小球处滤过的量（$GFR×P_x$）应等于尿中排出的该物质的量（$U_x×V$）。因此，该物质的清除率就等于肾小球滤过率。

菊糖（inulin）可被肾小球自由滤过，在肾小管和集合管不被重吸收和分泌，完全符合上述条件。因此菊糖的清除率（C_{In}）可用来代表肾小球滤过率，即

$$U_{In}×V = GFR×P_{In}$$

$$C_{In} = GFR = \frac{U_{In}×V}{P_{In}}$$

式中 C_{In} 表示菊糖的清除率，U_{In} 和 P_{In} 分别表示尿和血浆中菊糖的浓度，V 表示每分钟尿量。在进行菊糖清除率测定时，经静脉滴注一定量菊糖，保持血浆中菊糖浓度恒定，然后测定单位时间内的尿量和尿中菊糖的浓度。如果血浆菊糖浓度维持在 1mg/100ml，测得尿量为 1ml/min 和尿菊糖浓度为 125mg/100ml，则菊糖清除率为

$$C_{In} = \frac{U_{In}×V}{P_{In}} = \frac{125mg/100ml×1ml/min}{1mg/100ml} = 125ml/min$$

因为根据菊糖清除率的测定，可推知该受试者的肾小球滤过率为 125ml/min。应指出的是，用菊糖清除率计算 GFR 时，菊糖清除率的值实际上稍大于 GFR 值，因为血浆蛋白约占血浆量的 8%，而血浆蛋白是不能被肾小球滤过的。

应用菊糖测定肾小球滤过率虽准确可靠，但操作不方便，而内生肌酐（endogenous creatinine）的清除率较接近肾小球滤过率，故临床上常用它来推测肾小球滤过率。内生肌酐是指机体内组织代谢所产生的肌酐。由于肉类食物中含有肌酐以及剧烈的肌肉活动可产生肌酐，故在进行内生肌酐测定前应禁食肉类食物和避免剧烈运动。内生肌酐清除率可按下式计算

$$内生肌酐清除率 = \frac{尿肌酐浓度（mg/L）×尿量（L/24小时）}{血浆肌酐浓度（mg/L）}$$

由于肾小管和集合管能分泌少量的肌酐，也可重吸收少量的肌酐，因此如果要准确地测定肾小球滤过率，则不能直接用内生肌酐清除率的值来代替。

（二）测定对氨基马尿酸的清除率可以推算肾血浆流量和肾血流量

如果血浆中某一物质流经肾脏后，肾静脉血中其浓度接近于零，则表示血浆中该物质经过肾小球滤过和肾小管、集合管转运后，从血浆中全部被清除。碘锐特（diodrast）和对氨基马尿酸（para-aminohippuric acid，PAH）基本符合这个要求。因此该物质在尿中的排出量（$U_x×V$）应等于每分钟肾血浆流量（renal plasma flow，RPF）乘以该物质在血浆中的浓度，即

$$U_x×V = RPF×P_x$$

通过静脉滴注碘锐特或对氨基马尿酸的钠盐，维持其血浆浓度在 1~3mg/100ml，当血液流经肾一次后，血浆中的碘锐特或对氨基马尿酸可几近完全（实际上约 90%）被肾脏清除，因此碘锐特或对氨基马尿酸清除率的值可用来代表有效肾血流量（effective renal plasma flow），即每分

钟流经两肾全部肾单位的血浆量。因肾动脉的血液有一部分是供应肾单位以外的组织的,这部分血液不被肾小球滤过,也不被肾小管分泌,故实际上肾静脉血中碘锐特或对氨基马尿酸的浓度并不是零。通过测定对氨基马尿酸的清除率(C_{PAH})可以计算肾血浆流量(RPF)。例如,测得C_{PAH}为594ml/min,假定肾动脉血中的对氨基马尿酸有90%被肾脏清除,则

$$RPF = \frac{C_{PAH}}{0.90} = \frac{594ml/min}{0.90} = 660ml/min$$

如果已知 GFR 为125ml/min,就可进一步计算出滤过分数(filtration fraction,FF),即

$$FF = \frac{GFR}{RPF} = \frac{125ml/min}{660ml/min} \times 100\% = 19\%$$

根据肾血浆流量和红细胞比容,便可计算出肾血流量(renal blood flow,RBF)。若测得受试者红细胞比容为45%,肾血浆流量为660ml/min,则肾血流量为:

$$RBF = \frac{660ml/min}{100-45} \times 100\% = 1200ml/min$$

二、检测不同物质的滤过率和清除率可推测肾小管和集合管对该物质的转运情况

通过对各种物质的滤过率和清除率的测定,可以推测哪些物质能被肾小管净重吸收(net tubular reabsorption),哪些物质能被肾小管净分泌(net tubular secretion),从而推论肾小管对不同物质的转运功能。例如,葡萄糖可通过肾小球自由滤过,而其清除率几近为零,表明葡萄糖可全部被肾小管重吸收。尿素清除率小于肾小球滤过率,表明它被滤过之后,又被肾小管和集合管净重吸收。不过,若某一物质的清除率小于肾小球滤过率,可以肯定该物质在肾小管或集合管有被重吸收,但不能排除也能被其分泌。因为当重吸收大于分泌量时,该物质的清除率仍小于肾小球滤过率。如果某种物质的清除率大于肾小球滤过率,可以肯定肾小管能分泌该物质,但不能排除该物质也可被肾小管或集合管重吸收的可能性。因为当其分泌量大于重吸收量时,清除率仍高于肾小球滤过率。

三、自由水清除率可反映肾产生无溶质水的情况

自由水清除率(free-water clearance,C_{H_2O})是用清除率的方法定量测定肾排水情况的一项指标,即对肾产生无溶质水(solute-free water,又称自由水)能力进行定量分析的一项指标。在肾生理学中,自由水清除率是指尿液在被浓缩的过程中肾小管每分钟从小管液中重吸收的纯水量;或指尿液在被稀释的过程中,被肾排到尿液中的纯水量,否则尿液中的渗透压将不可能成为高渗或低渗,而将与血浆相等。

在计算自由水清除率时,须先算出肾对血浆全部溶质的清除率(clearance of total solute)。由于血浆中的全部溶质形成血浆的渗透压,故可用渗透单位清除率(osmolar clearance,C_{osm})来反映血浆全部溶质的清除率。C_{osm}可用一般的清除率测定方法测得,即分别测定血浆渗透压(P_{osm})、尿液渗透压(U_{osm})和单位时间内的尿量(V),然后用清除率的计算公式计算,即

$$C_{osm} = \frac{U_{osm} \times V}{P_{osm}}$$

单位时间内生成的尿量等于渗透单位清除率和自由水清除率之和,即

$$V = C_{osm} + C_{H_2O}$$

所以

Notes

$$C_{H_2O} = V - C_{osm} = V - \frac{U_{osm} \times V}{P_{osm}} = \left(1 - \frac{U_{osm}}{P_{osm}}\right) \times V$$

由上式可见,当 $U_{osm}/P_{osm} < 1$,即尿液低渗时,C_{H_2O} 为正值;而当 $U_{osm}/P_{osm} > 1$,即尿液高渗时,C_{H_2O} 为负值。在肾生理学中,负值的 C_{H_2O} 可称为自由水重吸收量(free-water reabsorption),用 $T_{H_2O}^c$ 来表示,可作为肾小管保留水分的能力的一个指标。例如,机体在高渗性脱水时,血管升压素分泌增加,肾小管将重吸收更多的无溶质水,结果使 C_{H_2O} 值降低而出现高渗尿。当血管升压素发挥最大抗利尿作用时,C_{H_2O} 值可降至 $-1.3\,ml/min$;而在水过多或缺乏血管升压素时,C_{H_2O} 值可高达 $14.3\,ml/min$。

(王烈成)

参考文献

1. 姚泰. 生理学. 第2版. 北京:人民卫生出版社,2010
2. 朱大年,王庭槐. 生理学. 第8版. 北京:人民卫生出版社,2013
3. 朱妙章. 大学生理学. 第4版. 北京:高等教育出版社,2013
4. 王建枝,殷莲华. 病理生理学. 第8版. 北京:人民卫生出版社,2013
5. DeFronzo RA,Davidson JA,Del Prato S. The role of the kidneys in glucose homeostasis:a new path towards normalizing glycaemia. Diabetes,Obesity and Metabolism,2012,14:5-14
6. DeFronzo RA,Hompesch M,Kasichayanula S,et al. Characterization of renal glucose reabsorption in response to dapagliflozin in healthy subjects and subjects with type 2 diabetes. Diabetes Care,2013,36(10):3169-76
7. Fenton RA,Brønd L,Nielsen S,Praetorius J. Cellular and subcellular distribution of the type-2 vasopressin receptor in the kidney. Am J Physiol Renal Physiol,2007,293(3):F748-60
8. Guyton AC,Hall JE. Textbook of Medical Physiology. 12th ed. Philadelphia:Saunders,2011
9. Harms PG,Johnson A. Physiology 2nd ed. New York:McGraw-Hill,2009
10. Laurie KM. Essentials of human Physiology for Pharmacy:An Integrated Approach. 2nd ed. London:CRC Press Inc,2008

第二十七章　尿的排放

血浆经肾小球毛细血管滤过,所形成的超滤液进入肾小管,这个过程是连续不断的。肾小管内的液体(小管液)流经肾小管各段,其成分不断发生改变。小管液最后经由集合管进入肾盏、肾盂,即为尿液。此后尿液的成分不再发生改变,称为终尿(final urine)。肾盂内的尿液经输尿管进入膀胱,在膀胱内暂时贮存。当膀胱内的尿液积聚到一定量时,就发生排尿(micturition),尿液经尿道排出体外。

第一节　膀胱和尿道的神经支配与功能结构特征

一、输尿管的规律性蠕动将肾盂内的尿液送入膀胱

输尿管(ureter)是连通肾盂和膀胱的肌性管道,输尿管的平滑肌属于内脏平滑肌,系功能合胞体,每分钟蠕动(peristalsis)2～6次,将肾盂中的尿液输送入膀胱。输尿管的末端(约1～2cm)在膀胱的后下部斜行穿过膀胱壁,开口于膀胱腔。输尿管开口处的膀胱黏膜呈活瓣状,形成了一个生理性的阀门,其作用是当膀胱内压升高或膀胱收缩时,尿液不会从膀胱倒流入输尿管。该段输尿管平时受膀胱壁平滑肌张力的压迫而关闭,仅在输尿管蠕动波到达时才开放。

输尿管的蠕动波起源于位于近端肾盂的电起步点(pacemaker)。当近端肾盂被尿液充盈受到牵张时,起步点产生动作电位。输尿管肌细胞之间电阻很低,形成缝隙连接(gap junction),细胞之间的电活动以每秒2～6cm的速度传播,引起输尿管平滑肌规律性蠕动。在基础状态下,输尿管内的压力波动于$0cmH_2O$～$5cmH_2O$之间;输尿管平滑肌蠕动时,输尿管内压可升高至$20cmH_2O$～$80cmH_2O$,推送尿液通过输尿管末端的生理性阀门进入膀胱内。

二、膀胱逼尿肌的收缩引起排尿

膀胱是储存尿液的肌性囊状器官,其大小、形状和位置均随其充盈程度而变化。正常成年人膀胱的平均容量约为300～500毫升,最大容量可达700～800毫升。新生儿的膀胱容量仅为成人的1/10。老年人由于膀胱肌张力降低而致容积增大。女性膀胱容量则较男性为小。

空虚的膀胱黏膜皱褶甚多,这些皱褶随膀胱的充盈而消失。但在膀胱底的内面有一三角形的区域,由于缺少黏膜下层,黏膜与肌层紧密相连,因而无论在膀胱空虚或膨胀时,始终光滑平坦,称为膀胱三角(trigone of bladder)。膀胱三角为肿瘤和结核的好发部位,有重要的临床意义。膀胱壁的平滑肌称为逼尿肌(detrusor muscle),呈纵行、环行和螺旋形多种方向排列,最后向膀胱颈部会聚,构成尿道内括约肌(internal sphincter)。内括约肌不受意识控制,有一定的紧张性,故一般情况下膀胱颈和后尿道内没有尿液;直到膀胱体部有足够的充盈,使膀胱内压(intravesical pressure)达到一定的临界水平时,膀胱逼尿肌收缩,尿液才进入膀胱颈和后尿道,并开始排尿(见后)。尿道穿越尿生殖膈(urogenital diaphragm),尿生殖膈具有骨骼肌层,形成尿道外括约肌(external sphincter)。尿道外括约肌受意识的控制。

膀胱的平滑肌也属于内脏平滑肌,但与输尿管平滑肌不同,其平滑肌细胞之间几乎不存在缝隙连接,属多单位平滑肌(multiunit smooth muscle),神经末梢与所支配的肌细胞之间的比率约

为1:1。故膀胱逼尿肌的收缩源于多个部位的许多肌细胞的同时兴奋。

三、膀胱和尿道的平滑肌受自主神经支配，
而尿道外括约肌受躯体神经支配

如图27-1/文末彩图27-1所示,膀胱逼尿肌和尿道内括约肌受副交感神经及交感神经双重支配。副交感神经节前纤维由骶髓2~4节段发出,行走在盆神经中,在膀胱壁内与节后神经元发生突触联系。副交感神经节后神经元末梢释放的递质为乙酰胆碱,后者激活逼尿肌的毒蕈碱型胆碱能受体(M型受体),使逼尿肌收缩,但尿道内括约肌则处于舒张状态,故可促进排尿。交感神经纤维由胸、腰段脊髓发出,经腹下神经到达膀胱。交感神经末梢释放的递质为去甲肾上腺素,后者通过β肾上腺素能受体使膀胱逼尿肌松弛,同时通过α_1肾上腺素能受体使尿道内括约肌收缩,从而阻抑膀胱内尿液的排放。

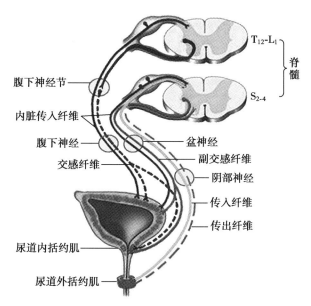

图27-1 膀胱和尿道的神经支配示意图

尿道外括约肌的骨骼肌纤维受阴部神经支配。此神经是由骶髓(S_{2-4})发出的躯体神经,兴奋时尿道外括约肌收缩;无兴奋冲动到达时,尿道外括约肌则处于松弛状态。

腹下神经中含有传导膀胱痛觉的传入纤维;盆神经中的感觉纤维分布在膀胱底部,传导膀胱充盈时牵张感受器发出的传入冲动;阴部神经中的传入纤维则传导尿道的感觉信息。

第二节 排 尿 反 射

一、膀胱内尿液充盈到一定程度时引起膀胱内压明显增高

膀胱内无尿液时,膀胱内压力大约为零。当尿液由输尿管进入膀胱,膀胱被逐渐充盈,膀胱内压升高,膀胱壁受到牵拉。在正常成人,当膀胱内尿液量小于50ml时,其内压增加不明显;膀胱内尿液量增加到200~300ml时,膀胱内压也只有少许增加。这种不明显的压力变化与膀胱壁平滑肌有较高的顺应性有关。当膀胱内尿液达到或超过400ml时,逼尿肌会产生节律性收缩,使得膀胱内压明显升高(图27-2)。

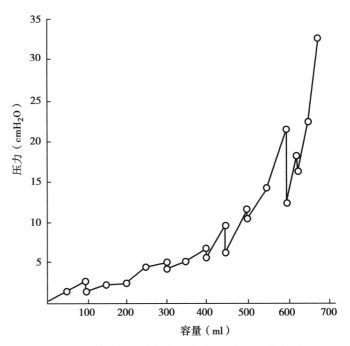

图 27-2　膀胱充盈过程中膀胱内容量与压力的关系

二、膀胱排空是一个正反馈调节的反射过程

如前所述,当膀胱被尿液充盈时,膀胱内压增高,膀胱壁受到牵拉,膀胱壁中的牵张感受器受到刺激,盆神经中的传入纤维携带此信息到达骶髓的排尿反射初级中枢。骶髓初级中枢发出的传出冲动,经盆神经的副交感纤维到达膀胱逼尿肌,引起逼尿肌收缩。若膀胱充盈程度低,则逼尿肌短暂收缩后即自行舒张,膀胱内压不会显著升高;如前所述,当膀胱内尿液达到或超过400ml 时,膀胱内压明显增高,膀胱壁的牵张感受器受到较强刺激,从而诱发排尿反射(micturition reflex)。此时逼尿肌强烈收缩,尿道内括约肌开放,尿液在膀胱内压推动下流经后尿道,并刺激尿道感受器产生传入冲动,反射性地促使膀胱进一步加强收缩,并使尿道外括约肌松弛;膀胱的进一步收缩和尿液流经尿道,又再进一步加强排尿反射。通过这种自我再生(self-regenaration)或正反馈(positive feedback)作用使排尿反射一再加强,直至膀胱内尿液基本排净。通常在一次排尿完毕后,膀胱内残留的尿液一般少于 5~10ml。排尿后残留在尿道内的尿液,在男性可通过球海绵体肌的数次收缩将其排出;在女性则依靠重力排尽残留尿液。

一般情况下,交感神经的活动在排尿反射中不起重要作用。有的研究提示,射精时交感神经活动增强,使尿道内括约肌收缩,其意义可能是防止精液进入膀胱(逆行性射精)。

三、排尿反射是高位中枢调控下的脊髓反射

排尿反射是一种脊髓反射(spinal reflex),在脊髓水平即可完成。但在正常情况下,排尿反射受到高位中枢的易化或抑制,包括有意识的加强或抑制。

当膀胱充盈到一定程度时,从膀胱基底部发出的信息传到骶髓排尿反射初级中枢的同时,也上传到脑桥和大脑皮层的高位中枢,引起充胀感觉和尿意。在正常成年人,膀胱内尿液达到150ml 左右时,即可产生尿意;当膀胱内尿液达到400ml 左右时,可产生较强的尿意。但是人可以有意识地控制排尿。在正常情况下,大脑皮层和脑桥以上的高位中枢对脊髓骶段的排尿反射初级中枢保持一定的抑制作用。当排尿正在进行时,人也能够有意识地加强尿道外括约肌的收缩而终止排尿。此外,大脑皮层的下行调控可抑制阴部神经活动,使尿道外括约肌松弛,促使尿

Notes

液排出体外;还可引起腹部肌肉收缩、盆底肌肉松弛,使腹腔内脏器对膀胱产生向下的压力,导致膀胱内压增加,从而加强排尿反射,促进膀胱排空。有意识的排尿并不一定要在膀胱明显充盈和有尿意时才发生,即使膀胱内只有少量尿液,也可以进行排尿。婴幼儿高级中枢的发育未臻完善,对脊髓排尿中枢的控制能力较弱,所以排尿不由意识控制,而出现排尿次数多,且易发生夜间遗尿。

四、排尿反射的反射弧或高位调控中枢病变可导致排尿异常

由于排尿是一个反射活动,所以排尿反射的反射弧任一组成部分或高位调控中枢发生病变,均可引起排尿异常。如当膀胱的传入神经受损后,膀胱壁平滑肌自身的张力存在,但不能由反射引起张力的增加,故膀胱充盈膨胀时,膀胱壁的张力却不能同步增大。在这种情况下,可发生膀胱过度充盈,且出现尿液不受意识控制而流出尿道的情况,称之为溢流性尿失禁(overflow incontinence)。如果支配膀胱的副交感纤维或骶髓的排尿反射初级中枢受损,则排尿反射不能发生,膀胱松弛扩张,大量尿液滞留在膀胱内,导致尿潴留(urine retention)。排尿反射初级中枢上方的脊髓损伤引起脊休克(见第三十二章)期间,由于脊髓初级排尿反射中枢与高位中枢失去联系,排尿不受意识控制,膀胱充盈到一定程度后,通过初级中枢引起排尿反射,也会出现溢流性尿失禁。在有些脊髓损伤的患者,特别是骶髓以上的脊髓损伤,由于低位反射中枢失去高位中枢的调控,会导致痉挛性神经性膀胱(spastic neurogenic bladder)的形成和逼尿肌-括约肌协同失调(detrusor-sphincter dyssynergia,DSD)的发生。此种情况下,尿失禁与尿潴留交替出现。前者主要源于逼尿肌活动过度而致的排尿反射增强;后者则与逼尿肌-括约肌协同失调密切相关。此外,临床常见的尿频、尿急等病理性排尿异常现象,都可能与排尿反射的反射弧中某个环节病变有关。

(闫剑群)

参考文献

1. 姚泰. 生理学. 第 2 版. 北京:人民卫生出版社,2010
2. 王庭槐. 生理学. 第 2 版. 北京:高等教育出版社,2008
3. 胡立丰,张志成,孙天胜. 支配大鼠膀胱的神经在脊髓内的分布-WGA-HRP 逆行示踪研究. 临床和实验医学杂志,2012,11:1768-1771
4. 闫剑群,吴博威. 生理学(Textbook of Physiology). 北京:科学出版社,2006
5. Guyton AC,Hall JE. Textbook of Medical Physiology. 12th ed. Philadelphia:Saunders,2011
6. Boron WF,Boulpaep EL. Medical Physiology. 2nd ed. Philadelphia:Saunders,2009

Notes

第二十八章 肾对水和电解质平衡及酸碱平衡的调节

机体的新陈代谢过程是一系列复杂的、相互联系的生物物理和生物化学过程,这些反应过程都离不开水和各种电解质。体内的水和电解质广泛分布于细胞内、外,参与机体代谢和生理功能的完成。通过机体的调节机制,正常人水和电解质的摄入和排出处于动态平衡,机体的内环境保持适宜的酸碱度,以维持正常的代谢和功能。肾通过生成尿液,将体内的代谢产物和毒性物质排出体外,并生成多种体液因素,以维持细胞外液容量和成分(包括水、电解质、酸碱度等)的相对恒定,故在机体内环境的稳态调控机制中起着十分重要的作用。

体内水和电解质的平衡主要指细胞外液的总量和电解质成分的稳态。由于机体对细胞外液总量的调节主要通过监测并调节体内 Na^+(或 $NaCl$)的含量而实现,故在肾调节水、电解质平衡的机制中主要讨论体内水和钠的平衡。

第一节 体内水和钠的平衡

体内的水及溶解于其中的溶质(solute)称为体液(body fluid)。正常成人体液中的 2/3(约占体重的 40%)分布在细胞内,即细胞内液(intracellular fluid);其余 1/3(约占体重的 20%)分布在细胞外,为细胞外液(extracellular fluid)。细胞外液又可分为血浆(约占体重的 5%)、分布于组织间隙的组织间液(interstitial fluid)(约占体重的 14%)和穿细胞液(transcellular fluid)(约占体重的 1%)。穿细胞液亦称透细胞液或跨细胞液,系上皮细胞所分泌,分布在密闭的腔隙中。因为细胞直接生活于细胞外液中,其营养物质与氧的供应及代谢终末产物的移除,均有赖于细胞外液。机体内水和钠的平衡密切相关,是影响细胞外液化学组成和理化性质相对恒定、保持细胞正常形态与功能最重要的条件。体液的含量可因年龄、性别和体型的胖瘦而存在差异(表 28-1)。

表 28-1 不同人群的体液含量(占体重的%)

	成人男性	成人女性	婴幼儿
正常	60	50	70
瘦	70	60	80
肥胖	50	42	60

一、体内钠平衡在维持细胞外液稳态中起主要作用

天然食物中含钠甚少,故人们摄入的钠主要来自食盐。成人每天随饮食摄入的钠在 6.0g 左右,摄入的钠几乎全部经小肠吸收。人体内钠的含量约为每公斤体重 58mmol,其中 25% ~ 30% 结合于骨的基质中,不能进行交换;而其余 70% ~ 75% 左右的钠是可以进行交换的,其中大部分(约 3/4)存在于细胞外液。Na^+ 是细胞外液中最重要的正离子,其浓度为 135 ~ 145mmol/L;与其相伴随的主要负离子是 Cl^-,浓度为 100 ~ 108mmol/L。在体内,Na^+ 的移动总是带着水分子一起进行,体内 Na^+ 的含量是决定细胞外液量的主要因素。细胞外液中的 Na^+(主要以 $NaCl$ 形式存在)是形成细胞外渗透浓度(extracellular osmolality)的最主要成分,约占 90%。因此,细胞外液

渗透压和容量的维持主要是通过机体对体内 Na^+ 量的调节来实现的。通过调节,使一定时间内摄入体内的 Na^+ 量和排出体外的 Na^+ 量之间取得平衡。正常情况下,体内的 Na^+ 主要经肾随尿排出,故肾对体内 Na^+ 量的调节具有十分重要的作用。肾排 Na^+ 量与 Na^+ 的摄入量或体内 Na^+ 的含量呈正相关,即多摄多排,少摄少排。

二、体内水平衡或细胞外渗透浓度的维持是通过渗透压感受器的活动实现的

如前所述,体液在细胞内、外按一定比例分布。体内各部分体液的成分和含量,处于动态平衡之中。如果体液总量增加或减小到一定程度,都会引起机体生理功能的紊乱。同样,即使体液的总量不发生变化,而水分在细胞内、外的分布发生明显的改变,也会导致机体生理功能的改变或紊乱。如果细胞外液中水分相对增多,则细胞外液渗透压降低,细胞外液中的水就将进入细胞内,使细胞发生肿胀;反之,如果细胞外液渗透浓度过高,则细胞内的水分就会移动到细胞外,细胞因容积减小而发生皱缩。

体内一些部位存在能感受细胞外液渗透浓度变化的感受器,称为渗透压感受器(osmoreceptor)。渗透压感受器对细胞外液的渗透压持续地进行监测。当细胞外液渗透压发生变化时,渗透压感受器就可以将这种变化的信息传至相应的中枢。经过中枢对这种传入信息的分析与整合,最终引起的效应是改变肾的排水量(即尿量)和机体的水摄入量,使细胞外液渗透浓度恢复到正常范围,从而恢复机体的水平衡。

机体的水平衡是指在一定时间内水分摄入量和排出量之间的平衡。机体水的摄入来自饮水和进食时食物中的水分;机体排出水分的途径包括肾脏排水、呼出气中的水分、出汗(包括不显出汗)、粪便中的水分等。在这些途径中,由于正常情况下人体每天呼出气带走的水量和不显性发汗量变化甚小,基本不参与水平衡的调节,故只有肾的排水受到机体水平衡机制的调节。在不同情况下,体内的水量可以在一定的范围内发生变动。如果发生大于 $1\sim2L$ 的水的正平衡(指进水量超过排水量,例如在很短的时间内饮 $1\sim2L$ 清水),则这种正平衡状态不会维持多久,因为很快就会发生水利尿(water diuresis)效应(见后文),肾可将多余的水排出体外。然而,如果机体因某些原因(如在炎热环境中进行剧烈的体力活动)丧失了一定量的水而不能得到及时的补充,则可能在一段时间内发生水的负平衡,即进水量少于排水量。这时肾会减少 Na^+ 和水的排出,保留体内的水分,减少进一步的失水。但若需恢复机体的水平衡,仍须补充必需的水分。

通常,机体调节 Na^+ 平衡和调节水平衡的机制有密切联系,但也存在对 Na^+ 平衡和水平衡分别进行调节的机制。

第二节　机体水钠平衡的调节

前已述及,机体的水平衡是指一定时间内进水量和排水量之间的平衡。水平衡的调节就是对机体水的摄入和排出进行调节。机体排水主要是通过肾进行的,而进水是通过饮水和摄食而实现的。体内水的含量与钠的含量有着密切的关系,当体内钠的含量增多时,水的含量也增多;反之,当体内缺钠时,水的含量随之减少。

成年人每天摄入的钠盐和排出的钠盐量相当,这是由于摄入量和排出量保持着动态平衡之故。体内有各种各样的监测装置,能对细胞外液的量和理化成分进行持续的监测。人体每日摄入的水和钠的量虽有较大的变异,但体内水和钠的含量却保持相对恒定。这种动态平衡的维持有赖于机体的神经和体液调节机制。

体内钠平衡的调节主要依赖肾的排钠机制。当细胞外液量发生变化时,机体可以通过对肾

Notes

排钠量的调节来维持钠平衡和细胞外液量的稳定。正常人体具有相当强的调节钠平衡的能力。在摄钠量发生较大变化的情况下,肾排钠量会发生相应的改变,因此一般不会出现明显的细胞外液量的改变。

一、心容量感受性反射参与肾排钠排水的调节

位于心房、心室和肺循环的大血管壁上的感受器统称为心肺感受器(cardiopulmonary receptor)。心肺感受器的主要适宜刺激之一是心房、心室或肺循环大血管的机械牵张刺激。心房或大血管的牵张主要由血容量增多而引起,故此种牵张感受器也称为容量感受器(volume receptor)。当心房血容量增加时,刺激此类牵张感受器所引起的反射称之为心容量感受性反射(cardiac volume receptor reflex),其生理效应为交感神经活动减弱而副交感神经活动增强(详见第12章)。副交感神经活动增强和交感神经活动减弱,尤其是肾交感神经活动的减弱,会通过下述机制增加肾脏的排钠、排水,以降低细胞外液量并使回心血量减少。

1. 肾交感神经末梢释放的去甲肾上腺素(norepinephrine,NE)减少,使肾血管相对舒张,肾血流量(RBF)增加,肾小球滤过率(GFR)增加。

2. 导致β肾上腺素能受体活性降低,球旁细胞(juxtaglomerular cell)释放肾素(renin)减少,循环血液中的血管紧张素Ⅱ(angiotensin Ⅱ,Ang Ⅱ)和醛固酮(aldosterone)水平降低,肾远端小管和集合管对钠和水的重吸收减少。

3. 抑制下丘脑视上核和室旁核释放抗利尿激素(antidiuretic hormone,ADH),使肾远端小管和集合管对钠和水的重吸收减少。

4. 促进心房肌释放心房钠尿肽(atrial natriuretic peptide,ANP),使肾脏排钠、排水增加。(上述体液因素的作用详见后文)。

反之,若心房血容量减少,则通过心容量感受性反射的减弱,降低肾的排钠、排水。可见,这一反射的生理意义在于维持细胞外液的稳态。

二、动脉压力感受性反射具有调节肾排钠排水的作用

位于主动脉弓和颈动脉窦血管外膜下的压力感受器(baroreceptor)也是牵张感受器,主要感受动脉压力升高对动脉管壁的牵张,所引起的反射称为压力感受性反射(baroreceptor reflex)。当血容量增多或/及动脉血压升高时,刺激主动脉弓和颈动脉窦的压力感受器,传入冲动上传至延髓头端腹外侧区,引起的效应是广泛的交感神经活动抑制。由于肾交感神经活动的抑制,使肾排钠量增加;同时,冲动进一步上传至下丘脑的视上核和室旁核,抑制视上核、室旁核分泌抗利尿激素,导致尿量增加、循环血量减少、血压降低。反之,当循环血量减少或动脉血压降低时,则诱发相反的效应。

与容量感受性反射相比,压力感受性反射所起的促进肾排钠、排水作用较小。有的研究认为,容量感受性反射和压力感受性反射具互补作用。

三、肾素-血管紧张素-醛固酮系统是调节肾排钠、排水的重要体液系统

肾素-血管紧张素系统(renin-angiotensin system)在肾脏排钠的调节机制中起着重要作用,并与肾上腺皮质球状带释放醛固酮的活动有密切相关,故统称为肾素-血管紧张素-醛固酮系统(renin-angiotensin-aldosterone system,RAAS)。

肾素主要由肾的球旁细胞合成、分泌。它的合成和分泌受到下列因素的调控。

1. **肾入球小动脉血压的变化**　肾入球小动脉的球旁细胞(颗粒细胞)对牵张刺激的变化敏

感。当有效循环血量减少时,入球小动脉血压降低,小动脉管壁的张力降低,刺激球旁细胞释放肾素增加;反之,当有效循环血量增多,入球小动脉血压增高时,肾素释放则减少。在急性失血(有效循环血量减少),其他原因引起的细胞外液量减少以及心力衰竭等情况下,肾素释放增加;在血容量增多和高盐饮食情况下,肾素释放减少。

2. 流经致密斑的小管液 NaCl 浓度的变化　致密斑可被视为一种特化的 NaCl 感受器。当小管液中 NaCl 浓度降低时,通过致密斑的 Na^+ 量减少,肾素的释放增加;反之,通过致密斑的 Na^+ 量增加时,肾素释放则减少。

3. 肾交感神经活动的改变　动脉血压降低时,压力感受性反射减弱,使肾交感神经活动增强。肾交感神经末梢释放的去甲肾上腺素作用于球旁细胞的 β 肾上腺素受体,可刺激球旁细胞释放肾素。同理,当心房容量减少时,容量感受性反射也减弱,增强肾交感神经的活动,使肾素释放增加。

当失血等原因造成有效动脉血容量降低时,上述三种因素会共同发挥作用,刺激肾素的释放;相反,如果有效动脉血容量升高时,上述因素共同作用,抑制肾素的释放。需要指出的是,长期的刺激能使入球小动脉平滑肌细胞分化成颗粒细胞,进一步增加肾素的储备。

此外,前列腺素(prostaglandins,PG)、循环血液中的肾上腺素(epinephrine)和去甲肾上腺素都能刺激肾素释放(类似交感神经的作用)。其他体液因素,如血管升压素(vasopressin,VP)(即抗利尿激素,ADH)、内皮素(endothelin,ET)、心房钠尿肽和一氧化氮(nitric oxide,NO)等,则可抑制肾素释放。

肾素是一种蛋白水解酶,在循环血液中能催化血浆中的血管紧张素原(angiotensinogen)生成10 肽的血管紧张素Ⅰ(angiotensin Ⅰ,Ang Ⅰ)。当血液流经肺时,血管紧张素Ⅰ在血管紧张素转换酶(angiotensin-converting enzyme,ACE)的作用下生成8 肽的血管紧张素Ⅱ。血管紧张素转换酶广泛存在于血管内皮细胞,且有较高浓度。应当指出的是,血液中多数血管紧张素Ⅱ在肺中产生,但肾脏自身也具有血管紧张素转换酶,能在局部组织(特别是入球和出球小动脉的内皮细胞)生成血管紧张素Ⅱ,且浓度远较循环血中为高。

血管紧张素Ⅱ具有高度的生物活性,在体内发挥一系列生理效应。

1. 体循环内的血管紧张素Ⅱ是一种很强的血管收缩因子,可引起广泛的血管收缩(包括阻力血管和容量血管),升高动脉血压。血管紧张素Ⅱ在肾内的主要效应是收缩出球小动脉,使肾小球毛细血管的压力增加。当某些原因引起肾灌注压降低时,有助于保持肾小球滤过率的恒定。

2. 促进近端小管对钠的重吸收,促进近端小管和髓袢升支粗段上皮细胞的 Na^+-H^+ 交换过程,即通过与 H^+ 的交换而重吸收 Na^+,使肾排钠减少,Cl^- 和水分则伴随着 Na^+ 的重吸收而被重吸收。

3. 刺激肾上腺皮质球状带细胞合成和分泌醛固酮,促进远端小管和集合管对 Na^+ 的重吸收和 K^+ 的分泌(见后)。

4. 促进神经垂体释放抗利尿激素,增加集合管对水的重吸收,使尿量减少。

5. 通过对下丘脑渴觉中枢的刺激作用,引起口渴和饮水,增加水的摄入而保持体液量。

此外,血管紧张素Ⅱ对于肾小球球旁细胞分泌肾素具有负反馈效应。血管紧张素Ⅱ还可在血管紧张素酶 A(angiotensinase A)的作用下,失去一个氨基酸残基,成为 7 肽的血管紧张素Ⅲ(angiotensin Ⅲ,Ang Ⅲ)。血管紧张素Ⅲ也具有刺激肾上腺皮质球状带合成和释放醛固酮的作用。

在急性失血时,由于血容量减少,肾素-血管紧张素系统的活动增强,血管紧张素Ⅱ生成增多,近段肾小管重吸收 Na^+ 的作用增强;同时,失血引起交感神经活动增强,循环血液中去甲肾上

Notes

腺素和肾上腺素的水平升高。这种状况下血管紧张素Ⅱ与交感神经活动以及肾上腺素、去甲肾上腺素会协同作用,维持动脉血压和细胞外液量的相对稳定。

醛固酮是肾上腺皮质球状带分泌的一种盐皮质激素。它的主要作用是促进远端小管和集合管的主细胞重吸收 Na^+,同时促进 K^+ 的排出。所以醛固酮具有保钠排钾的作用。醛固酮进入远曲小管和集合管的上皮细胞后,可与胞浆受体结合,形成激素受体复合物,后者通过核膜,与核中的 DNA 特异性结合位点相互作用,调节特异性 mRNA 转录,最后合成多种醛固酮诱导蛋白(aldosterone-induced protein)。醛固酮诱导蛋白可能具有下述作用。

1. 增加顶端管腔膜的 Na^+ 通道数量,促进小管液内的 Na^+ 的重吸收。由于 Na^+ 的重吸收,使小管腔内的负电位增高,而间接促进 K^+ 的分泌和 Cl^- 的重吸收。

2. 增强基底侧膜上 Na^+-K^+ 依赖式 ATP 酶的合成和活性,有利于将进入细胞内的 Na^+ 通过基底侧膜泵出细胞,进入细胞外液;有利于将小管液中的 K^+ 泵入细胞,提高细胞内的 K^+ 浓度;有利于 K^+ 的分泌。

3. 增强顶端管腔膜上 H^+-ATP 酶的活动,促进 H^+ 的分泌。醛固酮的分泌主要受血液中血管紧张素Ⅱ的浓度以及血 K^+ 浓度的调控。醛固酮的分泌对血 K^+ 浓度升高极为敏感,血 K^+ 仅增加 0.5mmol ~ 1.0mmol/L,就能引起醛固酮分泌、释放。图 28-1 小结了肾素-血管紧张素-醛固酮系统的作用及其分泌调节。

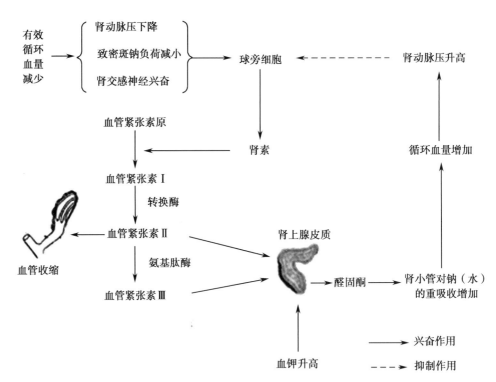

图 28-1　肾素-血管紧张素-醛固酮系统的作用及分泌调节示意图

血管紧张素转化酶 2(agiotensin-converting enzyme 2,ACE2)是 2000 年新发现的、与血管紧张素转化酶具有较高同源性的酶。血管紧张素Ⅰ在血管紧张素转化酶 2 的作用下,可以生成九肽的血管紧张素 1-9(Ang 1-9),并进一步在血管紧张素转化酶或其他肽酶作用下水解为血管紧张素 1-7(Ang1-7);血管紧张素转化酶 2 在其他肽酶存在时,也可直接水解血管紧张素Ⅱ为血管紧张素 1-7。最初,血管紧张素 1-7 被认为是一个无活性的代谢产物,但目前的研究资料表明,它是肾素-血管紧张素系统中一个重要的活性成分。血管紧张素 1-7 可能与血管紧张素Ⅱ之间有复杂的协同与拮抗作用:在中枢神经系统,二者有相类似的作用,如对下丘脑室旁核的激活,对血

Notes

管升压素释放的促进作用;另一方面,血管紧张素 1-7 不像血管紧张素Ⅱ那样刺激醛固酮的分泌、促进平滑肌细胞的生长,相反,血管紧张素 1-7 能够抑制平滑肌细胞的生长。有研究提示,血管紧张素 1-7 作为局部的舒血管物质,通过与平滑肌细胞表面上的血管紧张素 1-7 受体结合以拮抗血管紧张素Ⅱ对血管的收缩作用。

应当指出,肾素-血管紧张素系统成员发挥调节作用均是通过与靶细胞上相应受体特异性结合,并激活相应的信号转导通路来实现的。目前,已发现血管紧张素受体(angiotensin receptor, AT)有四种亚型,分别为 AT1,AT2,AT3 和 AT4。AT1 受体分布于人体的血管、心脏、肝、脑、肺、肾和肾上腺皮质、胃肠、子宫、胎盘、附睾和输精管;AT2 受体主要分布于心脏、肾脏、肾上腺、脑(神经元)、子宫、卵巢等;AT3 受体分布和信号通路等尚不十分清楚;AT4 受体广泛分布在哺乳动物的心血管、脑、肾、肺等器官。

四、心房钠尿肽通过多种机制促进肾排钠排水

心房钠尿肽(ANP)是二十世纪八十年代发现的肽类激素,它是由心房肌细胞合成和释放的一种含 28 个氨基酸残基的多肽。心房钠尿肽通过与具有高度亲和力的靶细胞表面受体相互作用而发挥调节功能,对肾脏排钠、排水机制具有重要的调节作用。心房钠尿肽在心房受到牵张刺激时(如心房血容量增加)释放(详见第十二章),其对肾的主要调节作用如下。

1. 促进肾内血管扩张,增加肾小球滤过率;抑制集合管对 Na^+ 的重吸收,使肾脏排 Na^+ 排水增加。

2. 抑制入球和出球小动脉球旁细胞分泌肾素,导致血管紧张素Ⅱ和醛固酮生成减少,肾脏排 Na^+ 增加。

3. 抑制肾上腺皮质球状带分泌醛固酮,使肾脏排 Na^+ 增多。

4. 抑制神经垂体释放抗利尿激素,并对抗其所引起的抗利尿作用,使肾脏排水增加。

可见,ANP 的生理作用与肾素-血管紧张素-醛固酮系统恰恰相反,其效应是使血管平滑肌舒张和促进肾脏排 Na^+ 排水。介导心房钠尿肽作用的第二信使是环磷酸鸟苷(cylic guanosine monophosphate,cGMP)。由心房钠尿肽引起醛固酮分泌的抑制,至少部分继发于心房钠尿肽对肾素分泌的抑制;心房钠尿肽对 Na^+ 和水的排泄作用主要是由于心房钠尿肽直接作用于集合管细胞,使管腔膜的钠通道关闭,内髓部集合管对 NaCl 的重吸收减少所致。

五、抗利尿激素通过增强集合管对水的
通透性调节肾对水的重吸收

抗利尿激素(ADH),通常称之为血管升压素(vasopressin,VP)。在人和许多动物,体内的血管升压素主要是精氨酸血管升压素(arginine vasopressin,AVP)。抗利尿激素是由 9 个氨基酸残基组成的小肽,是下丘脑的视上核(supraoptic nucleus,SON)和室旁核(paraventricular nucleus,PVN)神经元分所分泌的一种激素。它在细胞体中合成,经下丘脑-垂体束(hypo-thalamohypophyseal tract)运输到神经垂体,储存在轴突末梢的囊泡内。当机体需要时,在适宜刺激下再由神经垂体释放入血,经血液循环将其运送到靶器官,通过与靶器官细胞的受体结合而发挥生理效应。

抗利尿激素的受体有两类,即 V_1 和 V_2 受体。V_1 受体分布在血管平滑肌上,抗利尿激素通过作用于 V_1 受体,引起体循环小动脉收缩,包括肾脏小动脉的收缩;V_2 受体分布在远端小管和集合管上皮细胞基底侧膜,抗利尿激素与其相结合后,激活细胞内的腺苷酸环化酶(adenylyl cyclase),使上皮细胞中环磷酸腺苷(cylic adenosine monophosphate,cAMP)的生成增加,后者进一步激活蛋白激酶 A(protein kinase A,PKA),通过一些未知蛋白的磷酸化,使位于管腔膜附近的含有水通道蛋白 2(aquaporin$_2$,AQP2)的小泡镶嵌在管腔膜上,增加管腔膜上水通道的数量,从而

Notes

增加水的通透性(图28-2)。抗利尿激素的这一作用仅需要数分钟时间。抗利尿激素对集合管还有长期的效应,它能增加 AQP2 基因的转录,使细胞内的 AQP2 分子数目增加。当抗利尿激素缺乏时,管腔膜上的水通道可在细胞膜的衣被凹陷处集中,后者形成吞饮小泡进入胞浆,称为内化(internalization),致管腔膜上的部分水通道消失,管腔膜对水的通透性下降。可见,抗利尿激素通过增强集合管上皮细胞对水的通透性,从而增加机体对水的重吸收,使尿液浓缩,尿量减少。此外,抗利尿激素也能增高内髓部集合管对尿素的通透性,从而提高髓质组织间液的渗透浓度,有利于尿的浓缩。

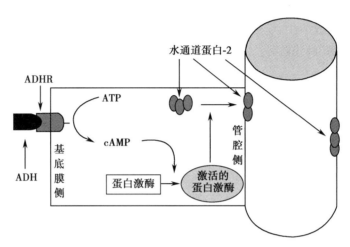

图 28-2　抗利尿激素的作用机制示意图

影响抗利尿激素释放的因素很多,包括疼痛、麻醉、应激、恶心、呕吐等病理性因素。前文已提及,血管紧张素 Ⅱ 影响抗利尿激素的释放。但机体内调控抗利尿激素释放的最重要的因素是血浆晶体渗透压和循环血量的改变。

1. **血浆晶体渗透压**　由血浆中的电解质、葡萄糖等形成的血浆晶体渗透压是正常状态下影响抗利尿激素释放的最重要因素之一。血浆渗透压只要升高1%~2%,就能刺激抗利尿激素分泌。当血浆晶体渗透压升高时,作用于下丘脑前部室周器中的渗透压感受器细胞,刺激邻近的视上核和室旁核分泌抗利尿激素。血浆中抗利尿激素水平升高后,使肾小管重吸收水分增多,尿液被浓缩。

当体内水过多引起血浆渗透压降低时,渗透压感受器细胞肿胀,抗利尿激素的释放则受到抑制,使血浆抗利尿激素水平下降,集合管对水通透性降低,水的重吸收减少,尿量增加,从而使血浆渗透压恢复正常。

前已述及,在日常生活中大量饮水后可引起水利尿。正常人一次饮用 1000mL 清水后,约过半小时,尿量开始增加,到第一小时末,尿量达到最大,2~3 小时后尿量恢复到原来水平。临床上常用这种方法来检测肾脏的稀释能力。如果饮用的是等渗盐水(0.9% NaCl 溶液),则排尿量不会出现饮清水后那样的变化。在一些病理情况下,如尿崩症(diabetes insipidus)患者,由于体内抗利尿激素缺乏或集合管对抗利尿激素的敏感性极低,一天内可排出 20L 稀释的尿液。患尿崩症的患者必须大量饮水才能维持生命。

2. **血容量**　血容量改变是影响抗利尿激素释放的另一个重要因素。体内血容量增多可抑制抗利尿激素的释放,而血容量减少则促进抗利尿激素的释放。参与血容量调节的感受装置主要是位于左心房和心包内肺静脉上的心肺感受器。如前所述,心肺感受器对心房、心室或肺循环大血管的机械牵张刺激敏感,是一种容量感受器。正常生理状态下,心肺感受器接受的信息经迷走神经传入至下丘脑,紧张性地抗利尿激素的释放。当失血等原因使血容量减少时,心肺感受器收到的刺激减弱,其传入冲动减少,对抗利尿激素释放的抑制作用减弱乃至消失,故抗利

Notes

尿激素释放增加,通过尿量减少而有助于血容量的恢复。

可见,细胞外液渗透浓度和细胞外液容量从两个方面为中枢提供有关细胞外液的信息,前者反映细胞外液中溶质(主要是 NaCl 等晶体物质)的多少;后者则反映有效的细胞外液容量。这两方面的信息传入中枢后,都能引起抗利尿激素释放量的改变,并继而改变尿量。所以抗利尿激素释放的调节对于细胞外液渗透压和容量的稳态起着重要的作用。需要指出的是,一般情况下血浆渗透压的调节较循环血量的调节要敏感得多。血浆晶体渗透压只上升1%就可引起抗利尿激素分泌明显增加;而循环血量需下降8%左右才可引起抗利尿激素释放的明显增加。但就抗利尿激素分泌的最大值来看,血浆渗透压的作用不如血容量调节的作用大。血浆晶体渗透压极为显著升高,也不能使抗利尿激素分泌超过8~10倍;可是当失血量达25%左右时,抗利尿激素的分泌量可超过正常20倍以上。提示在血容量明显减少的情况下,其调节的作用远远超过晶体渗透压的调节作用。此时即使血浆晶体渗透压低于正常值,抗利尿激素的分泌量还是显著增加,说明在这种严重情况下,确保循环血量的生理意义要比确保细胞外液的渗透压大得多。

主动脉弓和颈动脉窦的压力感受器也反射性地调节抗利尿激素的释放。当血压降低时,可促进抗利尿激素的释放。血容量的减少还可刺激肾素的释放,从而促进血管紧张素Ⅱ的生成。如前所述,血管紧张素Ⅱ也可引起抗利尿激素的释放增加。图 28-3 总结了 ADH 释放调节和它的主要生理效应。

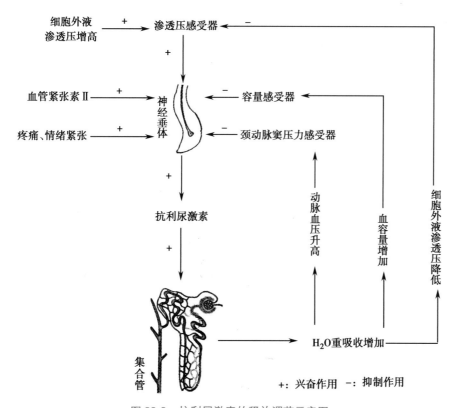

图 28-3　抗利尿激素的释放调节示意图

此外,渴感(thirst)机制也是机体调节体液容量和渗透浓度相对稳定的机制之一。前已提及,下丘脑有渴觉中枢,血浆晶体渗透压升高也会刺激、兴奋渴觉中枢,引起口渴和主动饮水,使体内水分增加,血浆渗透压回降。此外,有效循环血量的明显减少和血管紧张素Ⅱ的增多也通过兴奋渴觉中枢,引起渴感。渴觉的主要抑制因素是血浆晶体渗透压降低和细胞外液量增加。

六、前列腺素促进肾排钠排水

前列腺素(prostaglandin,PG)是一类具有二十个碳原子的不饱和脂酸衍生物。最早发现它存在于人的精液中,误以为这一物质是由前列腺释放的,故定名为前列腺素。现已证明精液中的前列腺素主要来自精囊,而全身许多组织细胞都能产生前列腺素。前列腺素在体内由花生四烯酸(arachidonic acid)所合成。按其结构,可分为A、B、C、D、E、F、G、H、I等类型。不同类型的前列腺素具有不同的功能。前列腺素的半衰期短(1~3分钟),绝大多数前列腺素经肺和肝迅速降解。故前列腺素不像典型的激素那样,通过循环影响远距离靶组织的活动,而是在局部产生、释放并发挥调节作用。

肾内的前列腺素(PGE,PGI)主要在肾髓质乳头部的间质细胞和集合管细胞产生。肾交感神经活动增强可促进肾内前列腺素的合成。当肾血管收缩、肾血流减少、血管紧张素Ⅱ水平增高以及刺激肾素释放时都促使肾前列腺素合成增加。

在交感神经兴奋或肾素-血管紧张素系统活动增强时(例如在失血、低Na^+、禁水等情况下),去甲肾上腺素或血管紧张素Ⅱ增多。这两种物质都能在肾内刺激PGE_2和PGI_2的生成,PGE_2和PGI_2可反过来减弱去甲肾上腺素和血管紧张素Ⅱ的缩血管作用,增加肾血流量,以防止过度的肾血流降低和肾缺血。PGE_2和PGI_2还能抑制近端小管和髓袢升支粗段对Na^+的重吸收,导致尿钠排出增多;在集合管,PGE_2和PGI_2能对抗抗利尿激素的作用,导致尿量增加。有人认为,PGE_2和PGI_2还可刺激球旁细胞释放肾素。

七、肾内的缓激肽增强肾的排钠排水功能

肾中的激肽释放酶(kallikrein)作用于底物激肽原(kininogen),生成血管舒张素(kallidin),也称赖氨酰缓激肽(lysylbradykinin)。血管舒张素在氨基肽酶作用下生成缓激肽(bradykinin),后者可使肾的小动脉舒张,也能促进肾内一氧化氮和前列腺素的生成,导致肾血流量和肾小球滤过率增加。在集合管,缓激肽可以抑制上皮对Na^+和水的重吸收,并对抗抗利尿激素的作用,产生排钠和利尿效应。

缓激肽可被血管紧张素转换酶降解,而后者是转化血管紧张素Ⅰ为血管紧张素Ⅱ的酶,说明肾素-血管紧张素系统和激肽释放酶-激肽系统在功能上有密切的联系。临床上治疗某些心血管疾病或肾脏疾病时,常用血管紧张素转换酶抑制剂减少血管紧张素Ⅱ的生成,获得较好疗效。

八、内皮素促进肾的排钠

内皮素(endothelin,ET)是由血管内皮细胞合成和释放的一族肽类物质,分子中含有21个氨基酸残基,是已知的最强烈的缩血管物质之一。内皮素不仅存在于血管内皮,也广泛存在于各种组织和细胞中。在肾脏中起作用的内皮素是内皮素-1,它的主要作用是使小动脉收缩,肾血流量减少,结果是肾小球滤过率降低。内皮素-1还能轻度抑制集合管上皮的Na^+-K^+-ATP酶活性,故当肾小球滤过率变化不大时,Na^+的重吸收减少。因此给予小剂量内皮素-1可以产生利钠和利尿效应。此外,内皮素还可以刺激心房细胞释放心房钠尿肽,间接引起尿钠排出增多。内皮素也可抑制球旁细胞释放肾素。

内皮素的半衰期很短,在内皮细胞内合成后立即被释放。血管内皮所受的切应力增加时,内皮素释放增多。此外,一些体液因素,如血管紧张素Ⅱ、缓激肽、儿茶酚胺、凝血酶等,也可刺激内皮素释放;而一氧化氮、心房钠尿肽、PGE_2、PGI_2等则能抑制其释放。

九、一氧化氮增加肾小球的滤过率

在生理情况下,血管内皮释放的一氧化氮(nitric oxide,NO)可使血管平滑肌舒张,并能对抗

Notes

血管紧张素Ⅱ和去甲肾上腺素等的缩血管作用,从而对血管的紧张性进行精细调节。肾脏入球小动脉血管内皮生成的一氧化氮可使入球小动脉舒张,从而使肾小球毛细血管压升高,肾小球滤过率增加。一些体液因素,如乙酰胆碱、缓激肽、组胺、ATP 等,也能促使内皮细胞生成一氧化氮,导致入球小动脉舒张。

十、肾上腺素和去甲肾上腺素抑制肾排钠排水,而多巴胺促进肾排钠、排水

循环血液中的肾上腺素和去甲肾上腺素能使肾脏小动脉的阻力增加,减少肾血流量,并能促进近端小管和髓袢升支粗段等部位对 Na^+ 和水的重吸收。

生理剂量的多巴胺(dopamine)可作用于近端小管部血管上皮的 D_1 型多巴胺受体,使细胞内 cAMP 增加并进而引起肾血管舒张,肾血流量增加,从而增加肾小球的滤过;肾近端小管上皮细胞的 D_1 型多巴胺受体被激活后,还可抑制小管上皮细胞的 Na^+-K^+-ATP 酶的活性,减少对 Na^+ 的重吸收,导致 Na^+ 和水的排出;多巴胺还可作用于 D_2 型受体,参与抑制醛固酮的生成,抑制 Na^+-K^+ 和 Na^+-H^+ 交换,减少肾小管对钠的重吸收,也减少对水的重吸收,使肾脏排钠、排水增加。

十一、甲状旁腺素抑制肾近端小管对钠的重吸收

甲状旁腺激素(parathyroid hormone,PTH)由甲状旁腺细胞分泌。血浆 Ca^{2+} 浓度降低可刺激甲状旁腺细胞分泌甲状旁腺激素。在肾脏,甲状旁腺激素可促进肾近端小管和髓袢升支粗段对 Ca^{2+} 的重吸收,增加血浆 Ca^{2+} 的浓度,减少 Ca^{2+} 的排出;抑制近端小管对磷酸盐、Na^+、K^+ 和碳酸氢根的重吸收,促使磷酸根从尿中排出。甲状旁腺激素还能促进肾小管近端小管和髓袢升支粗段对 Mg^{2+} 的重吸收。

十二、肾上腺髓质素主要通过促进肾排钠、排水调节机体水钠平衡

肾上腺髓质素(adrenomedullin,ADM)是 1993 年从人肾上腺嗜铬细胞瘤细胞的提取物中分离得到的一种生物活性物质,其化学结构是由 52 个氨基酸残基构成的多肽。肾上腺髓质素与降钙素基因相关肽(calcitonin gene-related peptide,CGRP)和胰淀粉样肽(amylin)结构相似,可能同属一个肽类家族。体内许多器官组织都存在编码肾上腺髓质素前体的 mRNA,在心房、肾、肺、血管内皮等组织含量较高。血浆中肾上腺髓质素主要来自血管内皮细胞,少量来自血管平滑肌细胞。肾上腺髓质素可以和两种受体结合,即 CGRP1 型受体和 ADM 特异性受体(ADMR)。现已明确,肾上腺髓质素是一种循环激素和旁分泌介质,以自分泌和旁分泌的方式发挥其调节作用,其受体广泛分布于多种器官、组织中。其生物学效应比较复杂,与其来源、剂量、部位等有关。缺氧、感染、交感神经兴奋、体液量增多等多种因素可刺激肾上腺髓质素的合成和分泌;内皮素-1、血管紧张素Ⅱ均可能刺激肾上腺髓质素的合成。肾内生成的肾上腺髓质素的主要效应是扩张肾动脉、增加肾血流量而增加肾小球滤过率,并抑制远端小管重吸收 Na^+,从而促进肾排钠、排水。有研究认为肾上腺髓质素的舒血管作用可能是通过一氧化氮、cAMP 等介导的;但有的研究却未能证实这一结论。肾上腺髓质素舒张肾动脉、增加肾血流量的作用更可能与其抑制内皮素-1、血管紧张素Ⅱ以及醛固酮等的分泌、释放有关。也有研究证实,中枢给予肾上腺髓质素可抑制水、盐的摄入。看来,肾上腺髓质素可通过肾内和中枢两种机制,分别从水、钠的排出和摄入两个方面调控机体的水、钠平衡。

表 28-2 是对文中讨论的多种体液因素调节肾脏排钠、排水作用的简单概括。

Notes

表 28-2   各种体液因素对肾脏排钠排水功能的影响

体液因素	引起生成或分泌的刺激	主要作用部位	主要效应
血管紧张素Ⅱ	肾素	小动脉,近端小管	小动脉收缩,Na^+、水重吸收增加
醛固酮	血管紧张素Ⅱ,血浆 K^+ 浓度升高	升支粗段,远端小管和集合管	Na^+ 重吸收增加,K^+ 分泌增加
抗利尿激素	血浆晶体渗透压升高,循环血量减少	远端小管,集合管	水重吸收减少
前列腺素	交感神经兴奋、肾素-血管紧张素系统活动增强	近段小管、升支粗段和集合管	Na^+、水重吸收减少
缓激肽	激肽释放酶	小动脉,集合管	小动脉舒张,Na^+、水重吸收减少
心房钠尿肽	血容量增多	小动脉,集合管	小动脉舒张,Na^+、水重吸收减少
内皮素	血管内皮切应力,血管紧张素Ⅱ,缓激肽	小动脉,集合管	小动脉收缩,Na^+ 重吸收减少
一氧化氮	血管内皮切应力,乙酰胆碱,缓激肽	小动脉,肾小球	小动脉舒张,滤过率增加
去甲肾上腺素和肾上腺素	血容量减少,交感神经兴奋	近端小管,升支粗段	Na^+、水重吸收增加
多巴胺	血容量增加	小动脉,近端小管	Na^+、水重吸收减少
甲状旁腺素	血浆 Ca^{2+} 浓度下降	近端小管,升支粗段,远端小管	Ca^{2+} 重吸收增加,Na^+、K^+ 重吸收减少
肾上腺髓质素	交感神经兴奋,体液增多,内皮素,血管紧张素Ⅱ	小动脉,远端小管	小动脉舒张,滤过率增加,Na^+ 重吸收减少

第三节   肾在机体酸碱平衡调节中的作用

正常情况下,机体在代谢过程中产生的大量酸性物质,需不断消耗体内的 $NaHCO_3$ 等碱性物质来中和,使体液的酸碱度保持在一个相对稳定的范围,即动脉血 pH 维持在 7.35 ~ 7.45 之间,平均值为 7.40,呈弱碱性。这种机体自动维持体内酸碱相对稳定的过程,称为酸碱平衡(acid-base balance)。酸碱平衡的维持主要依赖体液中缓冲系统的缓冲作用以及肺和肾的调节功能。

肾主要调节体内的固定酸,通过其排酸保碱的功能来调节血浆中 HCO_3^- 的含量,以维持血液 pH 的相对稳定。肾小球滤液中 $NaHCO_3$ 的含量与血浆相等,其中85% ~90%在流经近端小管时被重吸收,剩余的则在远端小管和集合小管被重吸收。正常情况下,机体几乎不会丢失 $NaHCO_3$,随尿液排出体外的 $NaHCO_3$ 仅为滤出量的 0.1%。所以,尿液通常呈酸性,pH 一般在 6.0 左右。但随着体内酸碱水平的变化,pH 可降至 4.4 或升至 8.0 以上,足见肾调节酸碱的能力之强。肾对酸碱平衡的调节主要通过以下机制实现。

一、近端小管以 Na^+-H^+ 交换的方式分泌 H^+ 并重吸收 HCO_3^-

近端小管上皮细胞泌 H^+ 的同时,从管腔中回收 Na^+,两者转运方向相反,称 Na^+-H^+ 交换或 Na^+-H^+ 逆向转运,这一过程常伴有 HCO_3^- 的重吸收。其机制如下:近端小管上皮细胞内含有大量的碳酸酐酶(CA),能催化 CO_2 与 H_2O 结合生成 H_2CO_3,而 H_2CO_3 又可解离为 H^+ 和 HCO_3^-。近端小管管腔中的 $NaHCO_3$ 被解离为 Na^+ 和 HCO_3^-,Na^+ 顺电化学梯度被重吸收进入肾小管上皮细胞内,同时通过 Na^+-H^+ 交换体将细胞内的 H^+ 分泌到管腔中,此即 Na^+-H^+ 交换。Na^+ 进入细胞内,是一种继发性主动转运过程,其能量主要来源于基侧膜上的 Na^+-K^+-ATP 酶。该酶通过消耗 ATP 使细胞内 Na^+ 的泵出多于 K^+ 的泵入,使细胞内 Na^+ 处于较低浓度,有利于小管液中 Na^+ 与细胞内 H^+ 交换;H^+ 被分泌入管腔后,与管腔内 $NaHCO_3$ 解离后留下的 HCO_3^- 结合生成 H_2CO_3。近端小管上皮细胞管腔面的刷状缘富含碳酸酐酶,可将 H_2CO_3 分解为 CO_2 和 H_2O。脂溶性高的 CO_2 迅速弥散进入肾小管上皮细胞内,再在细胞内碳酸酐酶的作用下与 H_2O 结合生成 H_2CO_3,完成一次近端小管上皮细胞泌 H^+ 和重吸收 HCO_3^- 的循环(图 28-4A)。可见,近端小管管腔中的 HCO_3^- 是以 CO_2 的形式被重吸收的。在碳酸酐酶的作用下,肾小管上皮细胞每分泌 1 个 H^+,可重吸收 1 个 Na^+ 和 1 个 HCO_3^- 入血。当出现代谢性酸中毒时,碳酸酐酶活性增高,泌 H^+ 及保碱的作用增强。此外,在纠正酸中毒时也应密切注意血钾水平。

二、远端小管和集合管主动分泌 H^+ 并重吸收 HCO_3^-

当原尿流经远端小管和集合管时,尿液 pH 因主动泌 H^+ 而显著降低。尿液的这种远端酸化作用(distal acidification)是由远端小管上皮细胞和集合管闰细胞承担的。闰细胞又称泌 H^+ 细胞,其细胞内的碳酸酐酶催化 CO_2 与 H_2O 结合生成 H_2CO_3,进而解离出 H^+ 和 HCO_3^-。闰细胞泌 H^+ 时没有 Na^+ 的转运,而是通过 H^+-ATP 酶泵泌 H^+ 或通过 H^+-K^+-ATP 酶泵泌 H^+ 并交换 K^+。H^+ 通过这种方式主动分泌到远端小管腔后,与管腔中的碱性 HPO_4^{2-} 结合生成酸性的 $H_2PO_4^{2-}$,使远端尿液酸化(图 28-4B)。需要指出的是,这一机制在促进排 H^+ 的过程中起有限的作用。现已证明,近端小管大约有 1/3 的泌 H^+ 也通过这一方式完成。

远端小管和集合管还可通过泌 H^+ 和泌 K^+ 的方式,与管腔中的 Na^+ 进行交换,分别称为 Na^+-H^+ 交换和 Na^+-K^+ 交换,且二者之间相互抑制。当机体发生酸中毒时,小管泌 H^+ 增加,Na^+-H^+ 交换增加,Na^+-K^+ 交换抑制,血中 K^+ 浓度增高。

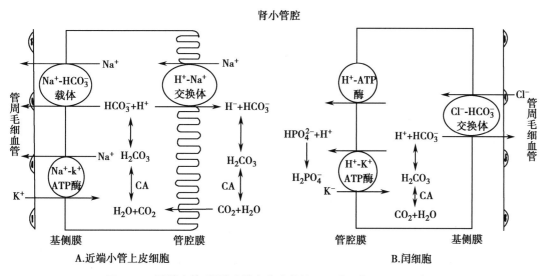

图 28-4　近端小管、远端小管和集合管泌 H^+、重吸收 HCO_3^- 示意图

三、近端小管以扩散和 NH_4^+-Na^+ 交换方式产 NH_3、泌 NH_4^+ 并实现保碱

NH_3 和 NH_4^+ 主要在近端小管上皮细胞产生。上皮细胞产生 NH_3 的机制与谷氨酰胺的代谢有关。谷氨酰胺在谷氨酰胺酶(glutaminase,GT)的作用下,水解产生 NH_3 和谷氨酸,谷氨酸在脱氢酶的作用下生成 NH_3 和 α-酮戊二酸,α-酮戊二酸经代谢生成 2 分子 HCO_3^-。NH_3 是脂溶性的,可以扩散进入小管液中,也可以与细胞内碳酸解离的 H^+ 结合生成 NH_4^+,然后由近端小管分泌入小管液中,并以 NH_4^+-Na^+ 交换方式将小管液中的 Na^+ 换回。进入近端小管细胞内的 Na^+ 与细胞内的 HCO_3^- 一起通过基侧膜的 NH_4^+-Na^+ 载体同向转运入血,即排泌 NH_3 和 NH_4^+ 的同时,实现 $NaHCO_3$ 的重吸收而达到保碱(图28-5A)。谷氨酰胺酶的活性受 pH 值影响,酸中毒时活性增高,产生的 NH_3 和 α-酮戊二酸也越多,随尿排出的 NH_4^+ 量也越多。

四、远端小管和集合管以扩散方式泌 NH_3

远端小管和集合管上皮细胞内也有谷氨酰胺酶,可分解谷氨酰胺而释放 NH_3。肾小管管周毛细血管弥散入细胞的 NH_3 和细胞代谢产生的 NH_3 可扩散入小管液中,并与小管液中的 H^+ 结合生成 NH_4^+。NH_4^+ 是水溶性的,不易通过细胞膜返回小管上皮细胞内,而随尿排出体外(图28-5B)。当机体出现严重酸中毒时,远端小管和集合小管分泌的 H^+ 被磷酸盐缓冲后使尿液酸化,pH 可下降至 4.8 左右,此时,近端小管泌 NH_4^+ 增多,而远端小管和集合小管泌 NH_3 增多并与管腔中 H^+ 结合,生成大量的 NH_4^+,最后以 NH_4Cl 形式排出体外。

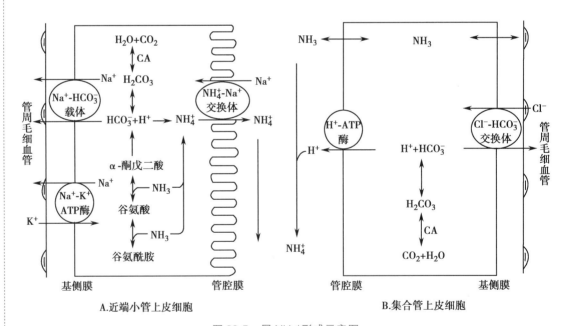

图 28-5　尿 NH_4^+ 形成示意图

(闫剑群)

参考文献

1. Boron WF,Boulpaep EL. Medical Physiology. 2nd ed. Philadelphia:Saunders,2009
2. Costanzo LS. Physiology. 4th ed. Philadelphia:Saunders,2010
3. Lisy O,Jougasaki M et al. Neutral endopeptidase inhibition potentiates the natriuretic actions of adrenomedullin. Am J Physiol-Renal Physiol,1998,275:F410-F414

Notes

4. Rademaker MT,Charles CJ et al. Haemodynamic,endocrine and renal actions of adrenomedullin 5 in an ovine model of heart failure. ClinSci(Lond) ,2012,122:429-437

5. 姚泰. 生理学. 第 2 版. 北京:人民卫生出版社,2010

6. 闫剑群,吴博威. 生理学(Textbook of Physiology). 北京:科学出版社,2006

7. 韩晓鹏. 肾上腺髓质素的研究进展,中山大学学报(医学科学版),2009,30:275-279

8. 李桂源. 病理生理学. 第 2 版. 北京:人民卫生出版社,2010

Notes

第九篇　神经系统的功能

第二十九章　组成神经系统的细胞及其一般功能

第三十章　神经系统功能活动的基本原理

第三十一章　神经系统的感觉功能

第三十二章　神经系统对躯体运动的调节

第三十三章　神经系统对内脏活动、本能行为和情绪的调控

第三十四章　觉醒与睡眠

第三十五章　脑的高级功能

神经系统(nervous system)是人体内最重要的调节系统,可分为中枢神经系统(central nervous system)和周围神经系统(peripheral nervous system)两部分。前者由脑和脊髓构成,分别位于颅腔和椎管内;后者由分布于颅腔和椎管外的其余部分构成。机体内、外环境的变化,可被分布于躯体和内脏中的感觉神经以及分布于在头部的特殊感觉器官感知并传入到中枢神经系统,经过分析和综合,再通过躯体和内脏的运动神经将调控信息传达到各个系统和器官,从而做出迅速、准确且较完善的适应性反应。人类的神经系统还具有对语言、艺术等复杂的抽象信息进行学习、记忆和分析,并产生心理、情绪反应以及创作、制造等复杂行为反应。这使人类为自己的生存和繁衍创造了更舒适的物质和精神环境。本篇将较为系统地介绍神经系统的生理功能。

第二十九章　组成神经系统的细胞及其一般功能

在长期的进化过程中,人类的神经系统不断发育成熟,构成神经系统的细胞在结构和功能上都是高度分化并适应机体内部精细调节的需要。本章主要讲述这些细胞的结构和功能。

第一节　神经元和神经纤维

一、神经元是构成神经系统的基本结构和功能单位

构成神经系统的细胞主要有神经细胞(neurocyte)和胶质细胞(neuroglia 或 glial cell)两类。神经细胞也称神经元(neuron)。就已有知识判断,神经系统的功能活动主要由神经元承担;神经胶质细胞则主要对神经元起支持、营养和保护等辅助作用。

(一) 神经元在结构上形成高度特化的树突和轴突以执行信息处理与传递功能

人类神经系统中约有 10^{11} 个神经元。各类神经元的大小和形态相差很大(图 29-1),但大多具备一个共同特点,即具有突起。神经元的突起有树突(dendrite)和轴突(axon)之分。不同神经元的树突数目多寡不一,但轴突通常只有一个。胞体发出轴突的部位称为轴丘(axon hillock)。轴突起始的部分称为始段(initial segment)。轴突的长短不一,通常在大细胞较长,在小细胞较短。轴突的直径往往与其长度成正比,但同一轴突的全长均匀一致。在轴突主干常有侧支成直角发出。轴突末端分成许多无髓鞘分支。每个分支末端膨大为球状、纽扣状或柄状,与另一个神经元或效应器细胞相接触而形成突触(synapse)。轴突末端的膨大部分含大量的突触囊泡(synaptic vesicle),内含高浓度神经递质。对轴突末端的膨大部分的命名目前仍不统一,有突触扣(synaptic button)、终扣(terminal button)或突触小结(synaptic knob)等不同称谓。

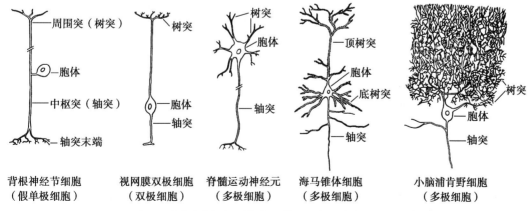

背根神经节细胞　　视网膜双极细胞　　脊髓运动神经元　　海马锥体细胞　　小脑浦肯野细胞
（假单极细胞）　　（双极细胞）　　（多极细胞）　　（多极细胞）　　（多极细胞）

图 29-1　哺乳动物神经系统中几种不同类型的神经元模式图

(二) 根据神经元形态和功能的不同可对其按多种方式分类

1. **按突起数目**　根据神经元突起数目的不同,可将其分为:①假单极神经元(pseudounipolar neuron),如脊神经细胞。这类细胞从胞体发出的一个突起很快形成"T"字形分支,周围突进入

组织形成感觉末梢,中枢突进入脊髓。②双极神经元(bipolar neuron),如视网膜双极细胞。这类细胞从胞体相对的两端分别伸出一个树突和一个轴突,并分别与感光细胞和神经节细胞形成突触。③多极神经元(multipolar neuron)。多数神经元都归入这类细胞,它们具有一个轴突和数目差别很大的多个树突(见图29-1)。

2. 按在反射弧中的位置 在同一反射弧中,神经元因所在的位置不同而担当不同的角色,故可将其分为:①传入神经元(afferent neuron)或感觉神经元(sensory neuron)。它们接受体内外刺激并将兴奋传入中枢神经系统。上述假单极神经元和双极神经元都可归入传入神经元。②传出神经元(efferent neuron)或运动神经元(motor neuron),如脊髓运动神经元。它们把兴奋从中枢传出到肌肉或腺体等效应器。③中间神经元(interneuron)或联络神经元(associated neuron),如脊髓中的闰绍细胞(见后)。它们主要在中枢内起联络作用。

3. 按所含递质 神经元中通常含有不同的递质,据此可将其分为胆碱能神经元(cholinergic neuron)、肾上腺素能神经元(adrenergic neuron)和含其他各种神经递质的神经元(见后)。

二、神经元的主要功能是接受、整合、传导和传递信息

神经系统的功能活动是以反射的形式进行的。体内外环境变化的信息经传入神经传入中枢,经中枢神经元分析和综合后产生指令,再由传出神经传递给效应器官和组织产生调控效应。有些神经元接受传入信息后还能通过分泌激素将神经信号转变为体液信号。

(一) 一个神经元可区分为若干功能区域

神经元是一类有极性的细胞。从功能学的角度看,一个神经元可分出若干功能区域:接受和整合信息的胞体和树突;产生动作电位的轴突始段;传导信息的轴突;向效应器细胞或其他神经元传递信息的突触末梢。

1. 胞体和树突 在中枢神经系统,神经元多以胞体膜和树突膜与其他神经元形成突触,树突膜上的突触尤其多见。在大脑皮层,约98%的突触位于树突,仅约2%位于胞体。多数神经元的树突具有很多分支,从而大幅扩展了细胞膜的总面积,为其形成突触和接受信息提供了很大的空间。在树突分支上分布的大量多形性树突棘(dendritic spine)就是与其他神经元的纤维末梢形成突触的特别构造。

近年来发现树突棘具有易变性,其数量在脑发育期不断增加,且其在树突分支上的出现、形态改变或消失可在数分钟或数小时内发生。研究表明:智障儿童脑内树突棘的数量明显稀少且异常细长(图29-2),且这类改变的程度与智障程度成正相关,强烈提示智力的发育有赖于突触的形成。另外,在树突棘下的胞质中存在多聚核糖体,提示神经元能在该位点合成特定的蛋白质。这些特定的蛋白质的合成受此处突触传递的调控;合成的蛋白质反过来又改变该突触的形态和传递效率。这种调节机制在某些与谷氨酸能末梢形成突触的树突棘中已被证实,可能通过介导长时程增强机制(见第三十章)参与学习记忆。

神经元的胞体除质膜部分在接受信息中发挥作用外,其胞核与胞质内还存在蛋白质合成体系。细胞活动和代谢所需的各种功能蛋白质均在此处合成,并在神经元生长、发育、分化、存活以及维持其正常功能活动中发挥不可替代的作用。

2. 轴突 通过突触传递,在一个神经元的树突和胞体膜上可同时或几乎同时产生多个局部电位。这些局部电位以电紧张的方式传播并整合。在传到轴突始段膜时,若达到或超过阈电位,即可爆发动作电位。动作电位一旦产生,便可沿轴突向末梢传导。理论上,动作电位可在轴突膜上作双向传导。但在在体情况下,由于动作电位在运动神经元和中间神经元只能自然产生于轴突始段,在感觉神经元则产生于轴突始段或其有髓鞘长周围突远端的第一个郎飞结(见第三十章),故在包括感觉神经中枢突在内的轴突上总是传向末梢。

3. 轴突末梢 轴突末梢是神经元向另一个神经元或效应器细胞传递信息的部分。当动作

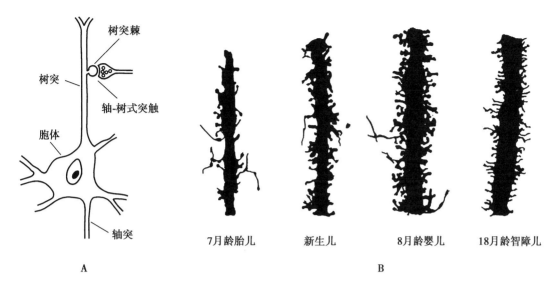

图 29-2　大脑皮层锥体细胞顶树突上的树突棘示意图

A. 突触发生于树突棘的模式图；B. 树突棘的数量和形态随年龄增长而改变,图示树突棘数量从胎儿到新生儿再到出生后 8 个月明显增多,但在出生后 18 个月的先天智障儿(Down's 综合征),其数量明显减少,且变得异常细长

电位传到轴突末梢时,可引起神经递质大量释放,神经递质作用于与该末梢构成突触的突触后神经元或效应器细胞上的受体,从而完成突触传递(见第三十章)。

(二)神经纤维具有兴奋传导和轴浆运输双重功能

轴突和感觉神经元的长树突二者统称为轴索(axis-cylinder)。有些轴索外面有髓鞘(myelin sheath)或神经膜包裹。无论有无髓鞘,均可称神经纤维(nerve fiber)。形成髓鞘或神经膜的细胞在周围神经系统主要是施万细胞,在中枢则为少突胶质细胞。根据髓鞘的有无,神经纤维可分为有髓鞘神经纤维(myelinated nerve fiber)和无髓鞘神经纤维(unmyelinated nerve fiber)。前者轴索被多层髓鞘反复包裹;后者轴索被髓鞘包裹很不完全或仅是不呈反复螺旋式包裹,但并非绝对无髓鞘包裹。神经纤维末端称为神经末梢(nerve terminal)。

1. **兴奋传导**　神经纤维的主要功能是传导兴奋,亦即传导动作电位或神经冲动(nerve pulse)。神经冲动简称冲动,即指神经纤维上传导着的兴奋或动作电位。

(1)神经纤维传导兴奋的特征:兴奋沿神经纤维的传导是以局部电流为基础的。局部电流由已兴奋区和邻旁未兴奋区之间的电位差所引起,强度足以使邻旁未兴奋区的质膜去极化至阈电位而爆发动作电位。因此,当细胞膜的某处受刺激而兴奋后,兴奋不会停留在原处,而是由该处沿细胞膜向远处传播,犹如发生多米诺骨牌效应,使兴奋传遍整个细胞膜(见第四章)。因此,兴奋在神经纤维上的传导具有以下特征。

1)完整性:即对神经纤维结构和功能完整的依赖性。神经纤维只有在其结构和功能都完整的情况下才能传导兴奋。如果神经纤维受损、被切断或局部应用麻醉剂,局部电流即受阻,兴奋传导也受阻。

2)绝缘性:一根神经干内含多条神经纤维,但它们同时传导兴奋时基本上互不干扰,如同相互"绝缘"。主要原因是细胞外液对电流的短路作用,即当微弱的局部电流流入大容量的细胞外液后即迅速消失,如同电路接地,结果使局部电流主要在一条神经纤维上构成回路。生理学教科书传统上沿用"绝缘性"来描述神经纤维传导兴奋时的互不干扰特性。但从"绝缘性"这一物理学概念的含义来说,这不够精确。

3)双向性:用足够强的刺激人为刺激神经纤维上任何一点,引起的兴奋可沿纤维同时向两端传播。但在体情况下,由于神经元的极性关系,轴突总是将神经冲动由胞体传向末梢,感觉神经长周围突则总是将神经冲动传向胞体,传导只表现出单向性。

4）相对不疲劳性:指神经纤维能长时间保持其产生和传导兴奋功能的能力。实验研究发现神经纤维经长时间(数小时至十几小时)连续电刺激仍能产生和传导兴奋。神经纤维的这种相对不疲劳性是相对于突触传递而言的。突触传递因神经递质的耗竭,易发生疲劳。

（2）影响神经纤维传导速度的因素:不同类型的神经纤维传导兴奋的速度有很大差别,这与神经纤维直径大小、髓鞘有无、髓鞘厚度以及温度高低等因素有关。神经纤维直径越大传导速度越快。两者之间的关系大致为:

$$传导速度(m/s) \approx 6 \times 直径(\mu m)$$

此处所说的直径是指轴索加上髓鞘的总直径。有髓鞘神经纤维传导速度比无髓鞘神经纤维快。在一定范围内,有髓鞘神经纤维的髓鞘愈厚,传导速度愈快,并在轴索直径与神经纤维总直径之比为0.6:1时达到峰值。在一定范围内,温度升高也可加速传导。测定神经传导速度有助于诊断神经纤维的疾患和估计神经损伤的程度及预后。

（3）神经纤维的分类:Erlanger 和 Gasser 根据神经纤维兴奋传导速度的差异,将哺乳动物的周围神经分为 A、B、C 三类,其中 A 类纤维又分为 α、β、γ、δ 四个亚类。Lloyd 和 Hunt 在研究感觉神经时,又根据纤维的直径和来源将神经纤维分为 Ⅰ、Ⅱ、Ⅲ、Ⅳ四类,其中 Ⅰ 类纤维再分为 Ⅰ$_a$ 和 Ⅰ$_b$ 两个亚类。Ⅰ、Ⅱ、Ⅲ、Ⅳ类纤维分别相当于 Aα、Aβ、Aδ、C 类后根纤维,但又不完全等同。目前,前一种分类法多用于传出纤维,后一种则常用于传入纤维(表 29-1)。

表 29-1　哺乳动物周围神经纤维的分类

纤维分类	功能	纤维直径 （μm）	传导速度 （m/s）	相当于传入 纤维的类型
A(有髓鞘)				
α	本体感觉、躯体运动	13～22	70～120	Ⅰ$_a$、Ⅰ$_b$
β	触-压觉	8～13	30～70	Ⅱ
γ	支配梭内肌(引起收缩)	4～8	15～30	
δ	痛觉、温度觉、触-压觉	1～4	12～30	Ⅲ
B(有髓鞘)	自主神经节前纤维	1～3	3～15	
C(无髓鞘)				
后根	痛觉、温度觉、触-压觉	0.4～1.2	0.6～2.0	Ⅳ
交感	交感节后纤维	0.3～1.3	0.7～2.3	

注:Ⅰ$_a$类纤维直径稍粗,为12～22μm,Ⅰ$_b$类纤维直径略细,约12μm

2. 轴浆运输　轴浆具有运输物质的作用,称为轴浆运输(axoplasmic transport)。用同位素标记的氨基酸注射到蛛网膜下隙中,可首先在神经元胞体,然后依次在轴突的近胞体端和远胞体端轴浆观察到放射性的积聚,提示其在胞体掺入合成产物并向轴突远端运输。如果结扎神经纤维,可见到结扎部位的两端都有物质堆积,且近胞体端的堆积多于远胞体端。如果切断轴突,不仅轴突远端部分发生变性,而且近端部分甚至胞体也将发生变性。可见,轴浆运输对维持神经元的形态和功能的完整性具有重要意义。在多种神经退行性疾病中已发现有轴浆运输障碍,提示其可能与这些疾病的发生有关。

轴浆运输可分为自胞体向轴突末端的顺向轴浆运输(anterograde axoplasmic transport)和自末梢到胞体的逆向轴浆运输(retrograde axoplasmic transport)。

（1）顺向轴浆运输:根据轴浆运输的快慢,顺向轴浆运输可再分为快速和慢速两种形式。

1）快速轴浆运输:这种运输形式主要见于线粒体、突触囊泡和分泌颗粒等具有膜结构的细

Notes

胞器运输。快速轴浆运输在猴、猫等动物坐骨神经轴突内的移动速度约为 410mm/d，是通过一种类似于肌球蛋白的驱动蛋白(kinesin)实现的。驱动蛋白有一个由重链亚单位构成的杆部(stalk)和两个球状的头部(图 29-3 上)。结合在杆部尾端的轻链可连接被运输的细胞器；头部的运动域(motor domain)则构成横桥，在人类共有 45 种不同结构。横桥具有 ATP 酶活性且能与微管上的微管结合蛋白(microtubule-binding protein)结合。当一个头部结合于微管时，激活其ATP 酶活性，横桥分解 ATP 而获能，使驱动蛋白的颈部发生扭动，另一个头部即与微管上的下一个位点结合。如此不停地交替进行，细胞器便沿着微管被输送到轴突末梢(图 29-3 上)。与此同时，微管在其朝着轴突末梢、称为正端或形成端(assembly end)的一端不断形成，而在其朝着胞体、称为负端或分解端(disassembly end)的一端不断分解，使微管不断由胞体向轴突末梢方向"移动"(图 29-3 下)。

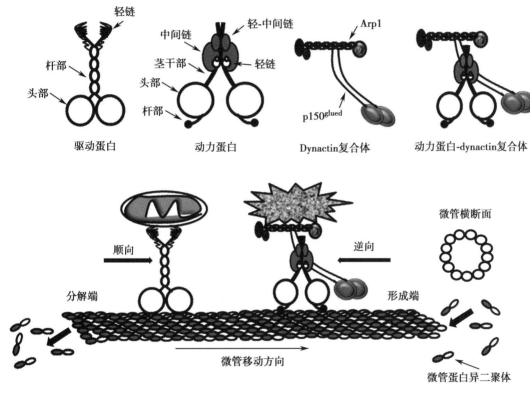

图 29-3　驱动蛋白和动力蛋白的构造(上)及顺向和逆向轴浆运输(下)模式图

2) 慢速轴浆运输：这种形式的运输是指随着微管和微丝等结构以类似上文所描述的方式的不断向末梢方向"移动"，轴浆内其他可溶性成分也随之以较慢的速度(1 ~ 12mm/d)被顺向运输。

(2) 逆向轴浆运输：某些物质，如神经营养因子、狂犬病病毒、破伤风毒素等被轴突末梢以吞噬方式摄取入轴浆后，可沿轴突被逆向运输到神经元胞体，对神经元的活动和存活产生影响。逆向轴浆运输的速度约 205mm/d，是通过动力蛋白(dynein)及其众多辅助因子来完成的。如图29-3(上)所示，动力蛋白本身是一个蛋白复合体，它由一对重链亚单位构成其成对的头部、位于头部顶端的杆部(stalk)以及头部下方的茎干部(stem)；由一对轻-中间链(light-intermediate chain,LIC)、一对中间链(intermediate chain,IC)和一组数目不详且剪切类型各异的轻链(light chain,LC)组合成类似颈部的蛋白复合体；重链以茎干部嵌入颈部蛋白复合体。辅助因子中最重要、目前研究也较为清楚的是 dynactin 蛋白复合体。它的分子大小与动力蛋白相当，组成模式犹如一部铲车的起重臂和抓斗，臂部由 p150[glued]蛋白构成，连接运载物的"抓斗"则是由肌丝样的

Notes

Arp1 蛋白辅以 dynamitin、p62 和盖帽蛋白(capping protein)等多种蛋白分子构成。动力蛋白以其颈部的中间链连接于 dynactin 蛋白复合体的 p150^{glued} 蛋白,形成 dynein-dynactin 蛋白复合体,如同为铲车的起重臂提供了底盘;而动力蛋白杆部的微管结合域则与微管结合,使整部"机械"沿着微管提供的轨道运行。另外,动力蛋白亦如驱动蛋白一样具有 ATP 酶活性,为逆向轴浆运输提供能量。不过,动力蛋白的重链在人类只有一种,这显然与驱动蛋白运动域的结构多样性不同。当动力蛋白运输不同的细胞成分时,构成其颈部蛋白复合体的蛋白亚基有不同剪切形式;与其共同起作用的辅助因子(如 dynactin)亦由不同的蛋白成分构成。神经科学研究中常利用逆向轴浆运输的原理,用辣根过氧化物酶(horseradish peroxidase,HRP)等进行神经通路的逆向示踪。

3. 神经对效应器组织的营养作用　　通过在末梢释放神经递质,神经能引起所支配的组织迅速发生功能变化,如肌肉收缩、腺体分泌等,这类作用称为神经的功能性作用(functional action)。此外,神经末梢还通过释放某些营养因子,调整所支配组织的内在代谢活动,缓慢但持续地影响其结构和功能状态,这类作用称为神经的营养性作用(trophic action)。神经的营养作用在正常情况下不易被察觉,但较易从其缺失后的后果进行逆向判断。如神经被切断后,它所支配的肌肉内糖原合成减慢,蛋白分解加速,肌肉逐渐萎缩。脊髓灰质炎患者的肌肉萎缩,即因支配相应肌肉的脊髓中央灰质前角运动神经元变性死亡。

三、神经元的发育和存活是依赖神经营养因子的复杂过程

(一) 效应器组织和胶质细胞产生神经营养因子支持神经元的生长与存活

神经元在发育过程中需经历细胞的发生、迁移、分化和凋亡等复杂过程,神经营养因子(neurotrophic factor 或 neurotrophin,NT)在其中起着极为关键的作用。神经营养因子是一类由神经所支配的组织(如肌肉)和星形胶质细胞产生,且为神经元生长与存活所必需的蛋白质分子。神经营养因子通常在神经末梢以受体介导的入胞的方式进入末梢,再经逆向轴浆运输抵达胞体,促进胞体合成有关的蛋白质,从而发挥其支持神经元生长、发育和保持功能完整性的作用。近年来发现,神经元也能产生某些神经营养因子,经顺向轴浆运输到达神经末梢,对突触后神经元的形态和功能完整性起支持作用。

神经营养因子的分类和命名尚未统一,这主要是因为近年来不断有新的神经营养因子被发现,且它们在组织和基因来源、分子结构以及受体和细胞内信号转导机制等方面差异较大。以往 Neurotrophin 和 neurotrophic factor 作为同义词都指神经营养因子,但前者目前一般仅指几种经典的结构相关的成员,包括神经生长因子(nerve growth factor,NGF)、脑源神经营养因子(brain-derived neurotrophic factor,BDNF)、神经营养因子3(NT-3)和神经营养因子4/5(NT-4/5)等;后者则可泛指所有神经营养因子,除以上成员外还包括促神经元生长细胞因子家族(neuropoietic cytokines family)、胶质细胞源神经营养因子配体家族(GDNF family of ligands,GFL)、表皮生长因子(epidermal growth factor,EGF)家族、成纤维细胞生长因子(fibroblast growth factor,FGF)家族、血小板源生长因子(platelet-derived growth factor,PDGF)家族和胰岛素样生长因子 I (insulin like-growth factor- I ,IGF- I)等。促神经元生长细胞因子家族目前至少包括白血病抑制因子(leukemia inhibitory factor,LIF)、转化生长因子-β(transforming growth factor-β,TGF-β)、白细胞介素-1(interleukin-1,IL-1)、白细胞介素-6(interleukin-6,IL-6)、睫状神经营养因子(ciliary neurotrophic factor,CNTF)及肿瘤坏死因子-α(tumor necrosis factor-α,TNF-α)等。胶质细胞源神经营养因子配体家族有四个成员,即胶质细胞源神经营养因子(glial cell line-derived neurotrophic factor,GDNF)、neurturin(NRTN)、artemin(ARTN)和 persephin(PSPN)。

(二) 神经元处于被胶质细胞包围的环境之中

在中枢神经系统,胶质细胞单个体积较小,但总体积因数量多而较大,与神经元的总体积之

Notes

比在1:1至2:1之间。实际上,神经元处于被胶质细胞包围的环境之中。神经元与胶质细胞之间存在宽15~20nm的间隙,且互相沟通,从而形成细胞间隙。细胞间隙内除含细胞外液外,还存在以透明质酸为主要成分、具有细胞特异性的大分子网络骨架,可对神经元功能活动产生一定影响。脑内毛细血管与细胞外液间可进行物质交换,但由于存在血-脑屏障,血液中有些物质到达脑细胞外液的速度很慢,有些物质则被限制或阻止进入脑细胞外液中。细胞外液中Na^+、K^+、Ca^{2+}和Cl^-等离子在神经元功能活动中具有重要作用。与在外周组织一样,这些离子在神经细胞膜内外不对等分布。胶质细胞在保持细胞外液离子浓度稳定中具有重要作用,从而保证神经元功能活动的正常进行。

第二节　神经胶质细胞

神经胶质细胞简称胶质细胞,广泛分布于周围和中枢神经系统中。人类中枢内的胶质细胞数量为神经元的10~50倍,有$(1~5)\times10^{12}$个之多。就目前人们对神经系统功能活动的认识而言,神经元所起的作用是主要的,而胶质细胞则是次要的;但若没有胶质细胞的支持,神经元也将难以正常发挥作用。

一、胶质细胞具有不同于神经元的特征

胶质细胞与神经元相比,在形态和功能上有很大差异。虽然胶质细胞也有突起,但无树突和轴突之分,细胞之间不形成化学性突触,但普遍存在缝隙连接。它们也有随细胞外K^+浓度而改变的膜电位,但不能产生动作电位。在某些胶质细胞膜上还存在多种神经递质的受体。此外,胶质细胞终身具有分裂增殖的能力。

二、胶质细胞具有不同功能的多种类型

胶质细胞有多种类型。在中枢神经系统,胶质细胞主要有星形胶质细胞(astrocyte)、少突胶质细胞(oligodendrocyte)和小胶质细胞(microglia)等;而在周围神经系统则有施万细胞(Schwann cell)和卫星细胞(satellite cell)等。各类胶质细胞具有不同的功能。

(一) 星形胶质细胞是脑内数量最多也是功能最复杂的胶质细胞

1. 支持作用　星形胶质细胞是中枢神经系统内数量最多的胶质细胞。在脑组织中,除神经元和血管外,其余空间主要由星形胶质细胞充填。它们与神经元紧密相邻且胶合在一起,并以其长突起在脑和脊髓内交织成网,或互相连接而构成支架,以支持神经元的胞体和纤维。

2. 引导迁移作用　在人与猴的大脑和小脑皮层发育过程中,可观察到发育中的神经细胞沿着星形胶质细胞(主要是辐射状星形胶质细胞和小脑Bergmann细胞)突起的方向迁移到它们最终的定居部位。

3. 隔离作用　胶质细胞具有隔离中枢神经系统内各个区域的作用。星形胶质细胞的突起可覆盖投射到同一神经元群的每一神经末梢,以免不同来源传入纤维的相互干扰;也可包裹终止于同一神经元树突干上的成群轴突末端,形成小球样结构,将它们与其他神经元及其突起分隔开来,以防止对邻近神经元产生影响。

4. 参与血-脑屏障的形成　星形胶质细胞的突起末端膨大而形成的血管周足,与毛细血管内皮及内皮下基膜一起构成血-脑屏障的结构基础。血-脑屏障的存在使脑内毛细血管处的物质交换与体内其他部位有所不同,例如,对葡萄糖和氨基酸的通透性较高,而对甘露醇、蔗糖和许多离子的通透性则很低,甚至不能通透。

5. 营养作用　星形胶质细胞一方面通过血管周足与毛细血管相连,另一方面通过其他突起与神经元相接,成为神经元和毛细血管之间的桥梁,对神经元起运输营养物质和排除代谢产物

Notes

的作用。此外,星形胶质细胞还能产生多种神经营养因子,对神经元的生长、发育、存活和维持其功能完整性具有十分重要的作用。

6. **修复和增生作用**　脑和脊髓可因疾病、缺氧或损伤而发生变性。在变性的神经组织碎片被清除后,留下的组织缺损主要依靠星形胶质细胞的增生来充填,以修复受损的神经组织;但增生过强时往往可形成脑瘤,从而成为引起癫痫发作的病灶。

7. **免疫应答作用**　星形胶质细胞的细胞膜上有特异性主要组织相容性复合分子Ⅱ(major histocompatibility complex molecule Ⅱ,MHCⅡ),后者能与经处理的外来抗原结合。当神经系统发生感染性病变时,星形胶质细胞可作为中枢神经系统的抗原提呈细胞将抗原呈递给T淋巴细胞。

8. **稳定细胞外液中 K^+ 浓度**　星形胶质细胞膜上的钠泵活动可将细胞外液中过多的 K^+ 泵入胞内,并通过缝隙连接将其分散到其他胶质细胞,以维持细胞外合适的 K^+ 浓度,有助于神经元电活动的正常进行。当增生的胶质细胞产生疤痕时,其泵 K^+ 的能力减弱,可导致细胞外液高 K^+,使神经元的兴奋性增高,从而形成局部癫痫病灶。

9. **参与某些递质及活性物质的代谢**　星形胶质细胞能摄取神经元释放的谷氨酸和 γ-氨基丁酸,将其转变为谷氨酰胺后再转运到神经元内,一方面可消除氨基酸类递质对神经元的持续作用,另一方面也为神经元合成氨基酸类递质提供前体物质(图29-4)。此外,星形胶质细胞还能合成和分泌多种活性物质,如血管紧张素原、前列腺素、白细胞介素以及多种神经营养因子等。

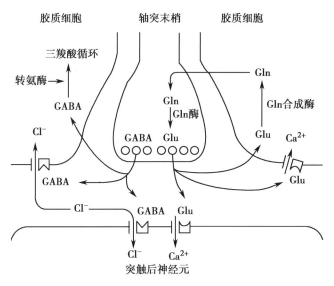

图29-4　神经胶质细胞参与 γ-氨基丁酸和谷
氨酸递质代谢的示意图

脑内的 γ 氨基丁酸主要由谷氨酸经谷氨酸脱羧酶脱羧而形成
(图中未显示),其降解则由转氨酶去除氨基后参加三羧酸循
环;脑内的谷氨酸主要由谷氨酰胺在谷氨酰胺酶作用下水解而
生成,其消除则主要经谷氨酰胺合成酶转变为谷氨酰胺。
GABA:γ-氨基丁酸;Glu:谷氨酸;Gln:谷氨酰胺

(二)少突胶质细胞和施万细胞的主要通过形成髓鞘行使其功能

少突胶质细胞和施万细胞可分别在中枢和周围神经系统形成神经纤维的髓鞘。在有髓鞘神经纤维的髓鞘包裹区,轴浆与细胞外液间的电位差被以串联方式均匀分散在神经细胞膜和多层髓鞘膜的每一层两侧。当兴奋在神经纤维上传导时,局部电流在髓鞘包裹区无法使神经细胞膜去极化到阈电位水平;只有在轴突膜裸露的郎飞结处,轴浆与细胞外液间的电位差被分配在

Notes

单层神经细胞膜两侧,局部电流才能使其神经细胞膜去极化到阈电位水平而产生动作电位。这种跳跃式传导的方式可大大提高神经纤维传导兴奋的速度。此外,髓鞘还能引导轴突生长和促进神经元与其他细胞建立突触联系。在周围神经损伤变性后的再生过程中,轴突可沿施万细胞所构成的索道生长。

(三) 其他各类胶质细胞也各有其不同的功能

小胶质细胞是中枢神经系统中的吞噬细胞。当脑组织在各种病理情况下发生变性时,小胶质细胞能转变成巨噬细胞,并与来自血液中的单核细胞和血管壁上的巨噬细胞一起,共同清除变性的神经组织碎片。中枢神经系统内除血-脑屏障外,还存在血-脑脊液屏障和脑-脑脊液屏障,构成后两个屏障的脉络丛上皮细胞和室管膜细胞也属于胶质细胞。在周围神经系统的脊神经节内存在卫星细胞,其作用可能是为神经元提供营养及形态支持,以及调节神经元外部的化学环境。

(王继江)

参考文献

1. 韩济生. 神经科学. 第 3 版. 北京:北京大学医学出版社,2009
2. 姚泰. 人体生理学. 第 3 版. 北京:人民卫生出版社,2001
3. 姚泰. 生理学. 第 2 版. 北京:人民卫生出版社,2010
4. 左伋. 医学分子细胞生物学. 上海:复旦大学出版社,2005
5. Boron WF,Boulpaep EL. Medical physiology:A Cellular and Molecular Approach,2nd ed. Philadelphia:Saunders,2009
6. Widmaier EP,Raff H,Strang KT. Vender's Human Physiology. 11th ed. New York:McGraw Hill,2008
7. Volterra A,Meldolesi J. Astrocytes,from brain glue to communication elements:The revolution continues. Nat Rev Neurosci,2005;6:626-640
8. Skundric DS,Lisak RP. Role of neuropoietic cytokines in development and progression of diabetic polyneuropathy:from glucose metabolism to neurodegeneration. Exp Diabesity Res,2003;4:303-312

第三十章　神经系统功能活动的基本原理

神经系统的神经元彼此之间、神经元与效应器细胞之间都是通过突触相联系的。传出神经元与效应器细胞之间的突触也称接头,如骨骼肌神经-肌接头(见第五章)。人类中枢神经系统中神经元数量巨大(约10^{11}个)。若按每个神经元接受约2000个突触小结计算,则中枢内约有2×10^{14}个突触。显然,神经元之间的通讯极其复杂。另外,突触具有可塑性,其数量、形态和特性均可随突触活动的频繁与否而发生改变。

第一节　突触传递的过程

根据信息传递媒质的不同,可将突触分为电突触(electrical synapse)和化学性突触(chemical synapse)两大类。两者分别以电流和化学物质(即神经递质)为信息传递媒质。

一、电突触传递在神经元同步化活动中发挥重要作用

神经元之间的电突触实际上就是缝隙连接,其结构已在第四章中描述。缝隙连接通道允许带电离子和许多有机分子(分子量小于1.0~1.5kD或直径小于1.0nm)从一个细胞的胞质直接流入另一个细胞的胞质。以离子电流为基础的局部电流和突触后电位能以电紧张的形式通过电突触,因此两个细胞之间以电突触相连接的关系称为电紧张耦联(electrotonical coupling)。电突触传递具有双向性、低电阻性和快速性等特点。电突触传递普遍存在于无脊椎动物的神经系统中,在逃避反射中参与介导感觉神经元与运动神经元之间的信号传递。在成年哺乳动物的中枢神经系统和视网膜中,电突触主要分布于那些需要高度同步化活动的神经元群内的细胞之间。研究表明,构成电突触的缝隙连接通道并非持续开放,它可因邻接细胞胞质中的pH值降低或Ca^{2+}浓度升高而关闭,因为这些因素可能会对细胞造成损害。有些特殊的缝隙连接通道具有电压门控特性,由其构成的电突触只允许去极化电流作单向传导,故称为整流型突触(rectifying synapse)。此外,还有一些电突触可因邻旁化学性突触释放的神经递质影响其胞内代谢而开放。

二、化学性突触传递是神经系统信息传递的主要形式

在神经系统中,化学性突触传递是最多见的,也是最重要的。突触多由一个神经元的轴突末梢与另一个神经元或效应器细胞相接触而形成,因此轴突末梢通常被认作突触前的部分;目标神经元或效应器细胞则被视为突触后的部分。

(一) 化学性突触传递具有定向和非定向两种模式

根据突触前、后两部分之间有无紧密的解剖学关系,可将化学性突触分为定向突触(directed synapse 或 targeted synapse)和非定向突触(non-directed synapse 或 non-targeted synapse)。

1. 定向突触传递　定向突触末梢释放的递质仅作用于突触后范围极为局限的部分膜结构,其典型例子是骨骼肌神经-肌接头(见第五章)和神经元之间经典的突触。

(1) 经典突触的微细结构:经典的突触最常发生于突触前轴突末梢与突触后神经元的树突和胞体处,从而形成轴突-树突式和轴突-胞体式突触。突触前轴突末梢也可与突触后神经元的轴突相接触而形成轴突-轴突式突触(图30-1)。

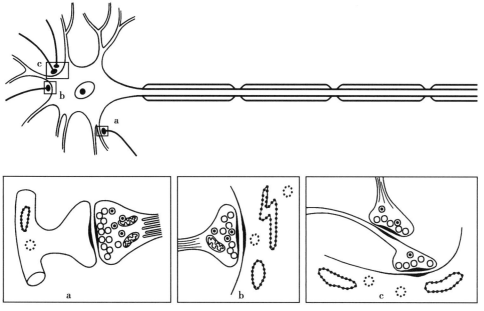

图 30-1 突触的基本类型模式图

a、b、c 分别表示轴突-树突式、轴突-胞体式和轴突-轴突式突触

经典的突触由突触前膜、突触间隙和突触后膜三部分组成。在电子显微镜下,突触前膜和突触后膜较一般神经元膜稍增厚,约 7.5nm,突触间隙宽 20 ~ 40nm。在突触前膜内侧的轴浆内,含有较多的线粒体和大量囊泡。囊泡直径为 20 ~ 80nm,内含高浓度的神经递质,称为突触囊泡。不同的突触内所含突触囊泡的大小和形态不完全相同,一般分为三种:①小而清亮透明的囊泡,内含乙酰胆碱或氨基酸类递质;②小而具有致密中心的囊泡,内含儿茶酚胺类递质;③大而具有致密中心的囊泡,内含神经肽类递质。上述第一和第二种突触囊泡分布在轴浆内靠近突触前膜的一个称为活化区(active zone)的特定膜结构区域。突触前末梢去极化后,只有位于活化区的突触囊泡能迅速地与突触前膜融合并释放其内容物至突触间隙。在与活化区相对应的突触后膜上则密集分布着相应的特异性受体或递质门控通道。另外,紧邻突触后膜的膜下胞质区域在电子显微镜下亦呈较高致密度,称为突触后致密区(postsynaptic density,PSD),其中聚集着大量细胞骨架和信号蛋白分子,介导突触后膜特异性受体或递质门控通道的转运、浓集和内化(见后文)等过程以及细胞内信号转导。上述第三种突触囊泡均匀分布于突触前末梢内,并可从末梢膜的所有部位释放(图 30-2)。

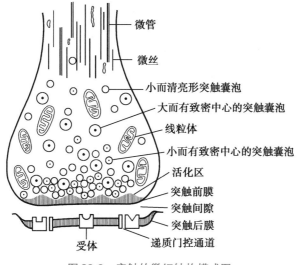

- 微管
- 微丝
- 小而清亮形突触囊泡
- 大而有致密中心的突触囊泡
- 线粒体
- 小而有致密中心的突触囊泡
- 活化区
- 突触前膜
- 突触间隙
- 突触后膜
- 递质门控通道
- 受体

图 30-2 突触的微细结构模式图

（2）经典突触的传递过程：当突触前神经元的兴奋传到末梢时，突触前膜去极化。当去极化达一定水平时，突触前膜上的电压门控钙通道开放，Ca^{2+}从细胞外进入突触前末梢的轴浆内，导致轴浆内Ca^{2+}浓度的瞬时升高，由此触发突触囊泡的出胞，即引起末梢递质的量子式释放。然后，轴浆内的Ca^{2+}主要经由Na^+-Ca^{2+}逆向转运体迅速外流而恢复浓度。递质的释放量与进入轴浆内的Ca^{2+}量呈正相关。

由轴浆内Ca^{2+}浓度瞬时升高触发递质释放的机制十分复杂，须经历突触囊泡的动员、摆渡、着位、融合和出胞等步骤（图30-3）。根据目前所知，平时突触囊泡由突触蛋白（synapsin）锚定于细胞骨架丝上，一般不能自由移动。当轴浆内Ca^{2+}浓度升高时，Ca^{2+}与轴浆中的钙调蛋白（calmodulin，CaM）结合为Ca^{2+}-CaM复合物。于是Ca^{2+}-CaM依赖的蛋白激酶Ⅱ被激活，促使突触蛋白发生磷酸化，使之与细胞骨架丝的结合力减弱，突触囊泡便从骨架丝上游离出来，这一步骤称为动员（mobilization）。然后，游离的突触囊泡在轴浆中一类小分子G蛋白Rab3的帮助下向活化区移动，这一步骤称为摆渡（trafficking）。被摆渡到活化区的突触囊泡在与突触前膜发生融合之前须固定于前膜上，这一步骤称为着位（docking）。参与着位的蛋白包括突触囊泡膜上的突触囊泡蛋白（v-SNARE或synaptobrevin）和突触前膜上的靶蛋白（t-SNARE）。目前已鉴定的脑内t-SNARE有突触融合蛋白（syntaxin）和SNAP-25两种。当突触囊泡蛋白和两种靶蛋白结合后，着位即告完成。随即，突触囊泡膜上的另一种蛋白，即突触结合蛋白（synaptotagmin，或称p65）在轴浆内高Ca^{2+}条件下发生变构，其对融合的钳制作用被消除，于是突触囊泡膜和突触前膜发生融合（fusion）。出胞（exocytosis）是通过突触囊泡膜和突触前膜上暂时形成的融合孔（fusion pore）进行的。出胞时，融合孔的孔径迅速由1nm左右扩大到50nm左右，递质从突触囊泡释出。在中枢神经系统，自Ca^{2+}进入突触前末梢至递质释放仅需$0.2\sim0.5ms$即可完成。

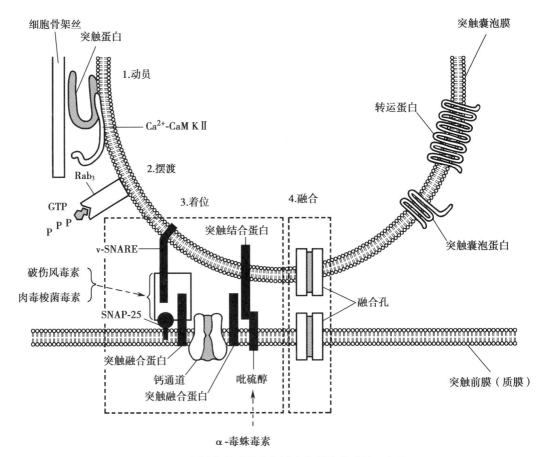

图30-3   突触传递过程中突触囊泡释放递质的示意图

图示突触囊泡在Ca^{2+}的触发下所经历的动员、摆渡、着位和融合等一系列步骤。图中的突触囊泡借助于突触蛋白附着于细胞骨架丝上，在激活的Ca^{2+}-CaM依赖的蛋白激酶Ⅱ（Ca^{2+}-CaM KⅡ）的作用下被动员，然后在小G蛋白Rab_3的帮助下完成摆渡。着位和融合分别用两个虚线框分开；虚线箭头表示多种神经毒素（如破伤风毒素、肉毒杆菌毒素、α-毒蛛毒素等）的作用靶点
（引自Kandel ER. 神经科学原理，第4版.2000，有改动）

突触囊泡通过融合孔释放出其内所含的神经递质后,囊泡膜已知主要以两种方式进入恢复(retrieval)或再循环(recycling)过程。一种是融合孔继续扩大,囊泡膜以一种被称为全崩溃式融合(full-collapse fusion)的方式全部融入突触前膜而成为其一部分;新的囊泡则从活化区以外的区域以内吞(endocytosis)方式再生。另一种是融合孔关闭,囊泡膜从突触前膜迅速断裂(pinch-off),即所谓"kiss-and-run"的方式。这两种方式可互相转换。前者多在细胞外液 Ca^{2+} 浓度较低、兴奋性传入刺激频率较低的情况下发生于胞体较大、突起较长的周围神经系统神经元;后者则多在相反的情况下发生于胞体较小、细胞膜资源较稀缺的中枢神经系统神经元。

递质释放入突触间隙后,经扩散抵达突触后膜,作用于后膜上的特异性受体或递质门控通道,引起后膜对某些离子通透性的改变,使某些带电离子进出后膜或进出量发生改变,便引起突触后膜一定程度的去极化或超极化。这种发生在突触后膜上的电位变化称为突触后电位(postsynaptic potential)。

2. **非定向突触传递**　非定向突触末梢释放的递质可扩散至距离较远和范围较广的突触后成分,这种传递模式也称为非突触性化学传递(non-synaptic chemical transmission),其典型例子是自主神经节后纤维(主要是交感神经节后纤维)与效应器细胞之间的接头。肾上腺素能神经元的轴突末梢有许多分支,分支上约每隔 5μm 出现一个膨大结构,称为曲张体(varicosity)。一个神经元上的曲张体可多达20 000 个。曲张体外无施万细胞包裹,曲张体内有大量小而具有致密中心、含高浓度的去甲肾上腺素的突触囊泡。但曲张体并不与突触后效应器细胞形成经典的突触联系,而是沿着分支抵达效应器细胞的近旁(图 30-4)。当神经冲动传到曲张体时,递质从曲张体释放出来,以扩散的方式到达效应器细胞,与相应的受体结合,使效应器细胞膜电位发生改变,即产生接头电位(junction potential)。接头电位与突触后电位在本质上是没有区别的。通过这种形式的突触传递,只需少量神经纤维即能支配许多效应器细胞。如交感缩血管神经对血管平滑肌以及心交感神经对心室肌的支配都是通过这类突触传递兴奋的。

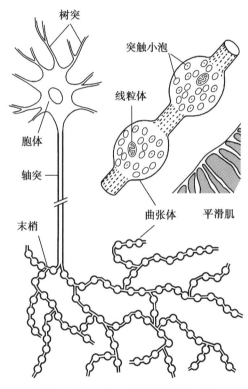

图 30-4　非定向突触的结构模式图
右上部分示放大的曲张体和平滑肌

非定向突触传递也存在于中枢神经系统中,主要发生于单胺类纤维末梢部位。如大脑皮层内一些无髓鞘的去甲肾上腺素能细纤维、黑质的多巴胺能纤维以及脑干 5-羟色胺能纤维均以这种模式进行传递。此外,在轴突末梢以外的部位也能进行非定向突触传递,如有的轴突膜能释放乙酰胆碱,有的树突膜能释放多巴胺等。

与定向突触传递相比,非定向突触传递的特点有:①突触前成分和突触后成分并非一一对应。一个曲张体释放的递质可作用于较多的突触后成分,即作用部位较分散而无特定的靶点。②递质扩散的距离较远,且远近不等。曲张体与效应器之间的距离一般大于 20nm,有的甚至超过 400nm,因此突触传递的时间较长,且长短不一。③释放的递质能否产生信息传递的效应,取决于突触后成分上有无相应的受体。

3. 影响突触传递的因素

（1）影响递质释放的因素：递质的释放量主要决定于进入末梢的 Ca^{2+} 量，因此，凡能影响末梢处 Ca^{2+} 内流的因素都能改变递质的释放量。如细胞外 Ca^{2+} 浓度升高和（或）Mg^{2+} 浓度降低能使递质释放增多；反之则递质释放减少。到达突触前末梢动作电位的频率或幅度增加，也可使进入末梢的 Ca^{2+} 量增加。此外，突触前膜上存在突触前受体，它们可在某些神经调质或递质的作用下改变递质的释放量（见后文）。

一些梭状芽孢菌毒素属于锌内肽酶，可灭活那些与突触囊泡着位有关的蛋白，因而能抑制递质释放。如破伤风毒素和肉毒梭菌毒素 B、D、F 和 G 能作用于突触囊泡蛋白；肉毒梭菌毒素 C 可作用于靶蛋白中的突触融合蛋白；而肉毒梭菌毒素 A 和 B 则能作用于靶蛋白中的 SNAP-25。临床上破伤风感染可引起痉挛性麻痹，这是因为破伤风毒素能阻碍脊髓前角运动神经元的轴突侧支末梢向闰绍细胞释放乙酰胆碱，阻止闰绍细胞兴奋后对脊髓前角运动神经元起回返抑制作用（见后）；而肉毒梭菌感染则可引起柔软性麻痹，这是因为肉毒梭菌毒素可阻滞骨骼肌神经-肌接头处的递质释放。

（2）影响已释放递质清除的因素：已释放的递质通常被突触前末梢重摄取（reuptake）或被酶解代谢而清除，因此，凡能影响递质重摄取和酶解代谢的因素也能影响突触传递。如三环类抗抑郁药可抑制脑内去甲肾上腺素在突触前膜的重摄取，使递质滞留于突触间隙而持续作用于受体，从而使传递效率加强；利舍平（reserpine）能抑制交感末梢轴浆内突触囊泡膜对去甲肾上腺素的重摄取，使递质在末梢轴浆内滞留而被酶解，囊泡内递质减少以至耗竭，结果导致突触传递受阻；而新斯的明（neostigmine）及有机磷农药等可抑制胆碱酯酶，使乙酰胆碱持续发挥作用，从而影响乙酰胆碱发挥正常的突触传递功能。

（3）影响受体的因素：在递质释放量发生改变时，受体与递质结合的亲和力以及受体的数量均可发生改变，即受体发生上调或下调（详见后文），从而影响突触传递。另外，由于突触间隙与细胞外液相通，凡能进入细胞外液的药物、毒素以及其他化学物质均能到达突触间隙而影响突触传递。例如，筒箭毒碱和 α-银环蛇毒可阻断胆碱能突触后膜的 N_2 型 ACh 受体通道。临床上使用筒箭毒碱等作为肌松剂，即是利用其对骨骼肌终板膜上的 N_2 型 ACh 受体通道的阻断作用，达到使神经-肌接头的传递受阻，肌肉松弛的目的。

β-银环蛇毒和黑寡妇毒蛛毒素能选择性地作用于前膜，使 ACh 过度释放而耗竭，是常用的实验研究工具药。

（二）突触后电位有 EPSP 和 IPSP 两种基本形式

根据突触后膜发生去极化或超极化，可将突触后电位（包括接头电位）分为兴奋性和抑制性突触后电位两种。此外，根据电位时程的长短又可分为快、慢突触后电位两种。

1. 兴奋性突触后电位   突触后膜在某种神经递质作用下产生的局部去极化电位变化称为兴奋性突触后电位（excitatory postsynaptic potential，EPSP）。如脊髓前角运动神经元接受肌梭的传入纤维投射而形成突触联系，当电刺激相应肌梭的传入纤维后约 0.5ms，运动神经元胞体的突触后膜即发生去极化（图 30-5A，Ba）。这是一种快 EPSP，它和骨骼肌终板电位一样，具有局部兴奋的性质。EPSP 的形成是兴奋性递质作用于突触后膜的相应受体，使某些离子通道开放，后膜对 Na^+ 和 K^+ 的通透性增大，且 Na^+ 内流大于 K^+ 外流，故发生净内向电流，导致后膜出现局部去极化。

慢 EPSP 最早在牛蛙交感神经节中被记录到，后来发现广泛存在于中枢神经系统。慢 EPSP 的潜伏期为 100~500ms，可持续数秒至数十秒钟，如在交感神经节记录到的慢 EPSP 可持续 30s。慢 EPSP 通常由膜的 K^+ 电导降低而引起。在交感神经节，K^+ 电导的降低由乙酰胆碱激活 M 型胆碱能受体所触发，故其所导致的膜电流变化又称 M 电流（M current）。在交感神经节还发现有一种迟慢 EPSP，其潜伏期为 1~5s，持续时间可达 10~30min。迟慢 EPSP 的形成也与膜的 K^+ 电导

Notes

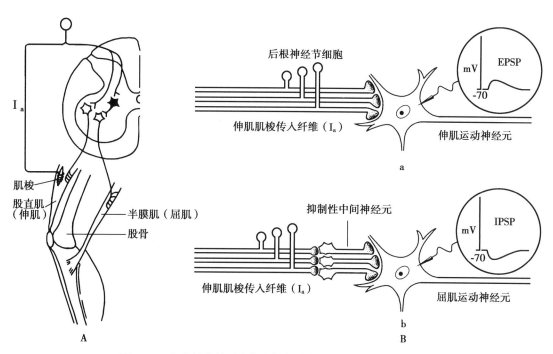

图 30-5　兴奋性突触后电位和抑制性突触后电位的产生示意图

A. 图中示股直肌(伸肌)内肌梭的传入冲动沿 Ia 类纤维传入中枢(经后根进入脊髓),在脊髓前角一方面直接与支配该肌的运动神经元形成突触联系,产生兴奋作用;另一方面通过一个抑制性中间神经元(图中的黑色神经元)间接作用于支配半膜肌(屈肌)的运动神经元,产生抑制性作用。

B. a 和 b 分别表示伸肌肌梭传入冲动直接兴奋和间接抑制运动神经元的放大示意图,前者引起运动神经元产生 EPSP,后者引起运动神经元产生 IPSP;具体的产生机制见正文

降低有关,而有关递质可能是促性腺激素释放激素或与之酷似的肽类物质。

2. 抑制性突触后电位　突触后膜在某种神经递质作用下产生的局部超极化电位变化称为抑制性突触后电位(inhibitory postsynaptic potential,IPSP)。如来自伸肌肌梭的传入冲动在兴奋脊髓伸肌运动神经元的同时,通过抑制性中间神经元抑制脊髓屈肌运动神经元。若电刺激伸肌肌梭的传入纤维,屈肌运动神经元膜将出现超极化(图 30-5A,Bb),这是一种快 IPSP。其产生机制是抑制性中间神经元释放的抑制性递质作用于突触后膜,使后膜上的氯通道开放,引起外向电流,结果使突触后膜发生超极化。此外,IPSP 的形成还可能与突触后膜钾通道的开放或钠通道和钙通道的关闭有关。

在自主神经节和大脑皮层神经元可记录到慢 IPSP,其潜伏期和持续时间与慢 EPSP 相似,发生在交感神经节的慢 IPSP 持续约 2s。慢 IPSP 通常由膜的 K^+ 电导增高而产生。引起交感神经节慢 IPSP 的递质可能是多巴胺,由一种特殊的中间神经元释放。

（三）突触后电位经总和后若达到阈电位,即可首先在轴突始段引发动作电位

一个突触后神经元常与多个突触前神经末梢构成突触,而产生的突触后电位既有 EPSP,也有 IPSP。突触后膜上电位改变的总趋势决定于同时或几乎同时产生的 EPSP 和 IPSP 的代数和。因此,突触后神经元胞体就好比是个整合器。当其膜电位总趋势为超极化时,突触后神经元表现为被抑制。反之,当其膜电位总趋势为去极化时,则易于达到阈电位而爆发动作电位,即兴奋性提高。不过,当多数神经元(如运动神经元和中间神经元)位于突触后时,其动作电位并不首先发生在胞体,而是发生在轴突始段。这是因为电压门控钠通道在轴突始段质膜上密度较大,而在胞体和树突膜上则很少分布(图 30-6)。动作电位一旦爆发,既可沿轴突传向末梢而完成兴奋传导,也可逆向传到胞体。逆向传导的意义可能在于消除神经元此次兴奋前不同程度的去极化或超极化,使其状态得到一次刷新。因为神经元在经历一次兴奋后即进入绝对不应期,故只

有当绝对不应期结束后,神经元才能接受新的刺激而再次兴奋。在感觉神经元,动作电位可爆发于轴突始段或其有髓鞘长周围突远端的第一个郎飞结处,然后向胞体方向传导。

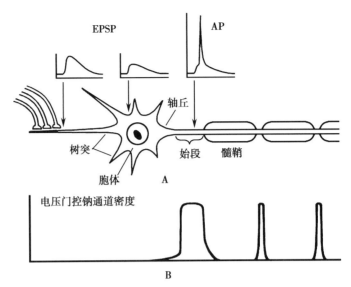

图 30-6　动作电位在突触后神经元产生的示意图

A. 当突触后神经元的树突接受突触前末梢的兴奋性传递时,在靠近该突触的树突膜和胞体膜上可记录到不同幅度的 EPSP,表明 EPSP 随传播距离增大而衰减。虽然 EPSP 在传到轴突始段时已较小(图中坡度较缓的部分),但紧接着却可出现动作电位。B. 在轴突始段和每个郎飞结处,电压门控钠通道的密度极高,因此只要传播过来的电位变化到达阈电位,即可因所形成的局部电流达到阈强度而大量激活这些通道,从而爆发动作电位;而在胞膜和树突,电压门控钠通道的密度极低,故一般只能产生和传播 EPSP

动作电位的产生和传导是一个连续的过程,不仅取决于膜电位是否到达阈电位,还需要膜电位变化在局部形成足够大的跨膜电流,从而能对邻近的电压门控钠通道产生足够强的连续刺激,以达到所谓"阈强度"。EPSP 抵达神经元的某个区域时,若要达到阈强度,就需要局部的膜阻抗足够小,即使仅仅激活一部分电压门控钠通道激活,也能使局部的膜阻抗有足够大的降低并产生较大跨膜电流,这就要求局部的电压门控钠通道密度要足够大。相对于 EPSP,从轴突始段逆向传导过来的动作电位幅度很大。因此虽然胞体上的电压门控钠通道密度较小,仍能被较大的局部跨膜电位变化连续激活,从而能在胞体逆向传导动作电位。在实验研究中用幅度较大的方波电脉冲直接刺激神经元胞体也能产生动作电位,也是这个缘故。

(四) 突触具有多种短时程和长时程的可塑性

突触可塑性(synaptic plasticity)是指突触的形态和功能可发生较持久改变的特性或现象。从生理学的角度看,突触可塑性主要是指突触传递效率的改变。突触可塑性的强弱常以突触后反应(突触后电位幅度)的大小表示,这称为突触强度(synaptic strength)。突触可塑性还表现为突触后反应的改变能持续一定时间,持续时间可从数十毫秒、数分钟、数天到数周,甚至更久。突触可塑性在中枢神经系统普遍存在,与未成熟神经系统的发育以及成熟后的学习、记忆等脑的高级功能活动密切相关。

1. **短时程突触可塑性**　重复刺激突触前神经元常可引起突触强度的短时性改变。这包括突触强度增大——增强(augmentation)以及突触强度减小——压抑(depression)。增强可因突触前递质释放增多引起,一般称为易化(facilitation),亦可因突触后膜反应性增强引起,一般称为强化(potentiation)。压抑一般均因突触后膜反应性降低引起。易化一般可持续数十至数百毫秒;

Notes

强化和压抑一般都能持续几秒钟。若给予一短串高频刺激(也称强直刺激)时,突触强度的改变可持续更长时间。强直后增强(posttetanic potentiation,PTP)就属于这种形式的突触可塑性,可持续数分钟,最长可持续 1h 或更长。短时程易化和增强的产生通常是由于突触前末梢轴浆内 Ca^{2+} 浓度增加,导致递质释放量增加所致。研究表明,强直刺激可使大量 Ca^{2+} 进入突触前末梢内。由于进入末梢内的 Ca^{2+} 需要较长时间才能进入细胞内的钙库,如滑面内质网和线粒体等,且末梢内这些钙库可出现暂时性 Ca^{2+} 饱和,使轴浆内游离 Ca^{2+} 暂时蓄积。对 Ca^{2+} 敏感的酶,如 Ca^{2+}-CaM 依赖的蛋白激酶Ⅱ可因轴浆内高 Ca^{2+} 而被激活,促进突触囊泡的动员。轴浆内高 Ca^{2+} 也能加速 Rab_3 对囊泡的摆渡。这些变化使递质持续大量释放,突触强度持续增高。产生压抑的机制则可能是温和的刺激导致末梢膜上部分电压门控钙通道关闭。

2. **习惯化和敏感化**　在无脊椎动物海兔,用水流或毛笔轻触其喷水管可引起喷水管和呼吸鳃回缩,这称为缩鳃反射。当重复上述刺激时,缩鳃反射的幅度将逐渐减小,这一现象称为习惯化(habituation)。若在其尾部给予电击然后轻触其喷水管,则可使海兔的缩鳃反射幅度增大,这一现象称为敏感化(sensitization)。习惯化和敏感化都是学习的简单形式(见第三十四章)。习惯化通常由反复的温和刺激而引起。刚开始时通常对刺激有新奇感并产生一定反应。随着刺激的重复,便对该刺激习以为常而不再予以重视。研究表明,习惯化的产生是由于突触前末梢钙通道逐渐失活,Ca^{2+} 内流减少,因而递质释放减少所致。相反,敏感化则是一种对原有刺激反应增强和延长的表现,一般由伤害性刺激所触发,一次或多次外加的伤害性刺激可使那些温和刺激所引起的反应增强。敏感化的产生需要在构成突触的突触前和突触后神经元之外加入第三个神经元才能完成,实际上就是突触前易化(见后文)。通过这第三个神经元的作用,使与之构成突触的突触前神经元轴突末梢膜上钙通道开放时间延长,Ca^{2+} 内流增多,最终导致末梢递质释放增多。一般认为,习惯化和敏感化都是短时程的,但有时也可持续数小时或数周,可能与某些蛋白的合成和突触结构的改变有关。

3. **长时程突触可塑性**

(1) 长时程增强:1973 年,Bliss 和 Lømo 发现强直刺激大鼠前穿质通路(即从内嗅皮层到海马齿状回的神经通路,见图 30-7)能使该通路上的突触强度显著增强,这种效应可持续数天甚至数周,这一现象称为长时程增强(long-term potentiation,LTP)。目前已有大量研究显示 LTP 普遍存在于中枢神经系统中,除海马外,还包括大脑皮层运动区、视皮层、内嗅皮层、外侧杏仁核、小脑和脊髓等部位。与短时程突触可塑性相比,LTP 的发生通常是由突触后,而不是突触前神经元内 Ca^{2+} 增加所致。LTP 已被公认为是脊椎动物学习和记忆机制在细胞水平的基础。脑内不同部位的 LTP 具有不同的产生机制。

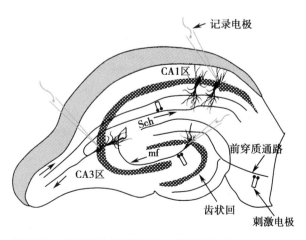

图 30-7　海马的神经通路及长时程增强研究方法示意图
图中示在海马的前穿质通路、苔藓纤维(mf)和 Schaffer 侧支(Sch)放置刺激电极进行电刺激,可分别在齿状回、CA3区以及 CA1 区通过记录电极引导出刺激反应

Notes

目前对发生在海马的 LTP 机制已有较多了解。在海马(图 30-7)有苔藓纤维 LTP 和 Schaffer 侧支 LTP 两种形式。前者发生于突触前,其机制尚不清楚,可能与 cAMP 和一种超极化激活的阳离子通道(hyperpolarization-activated channel,I_h)有关。后者发生于突触后,依赖于 AMPA 型和 NMDA 型两种促离子型谷氨酸受体。其产生机制是:当给予 Schaffer 侧支低频刺激时,突触前末梢释放少量谷氨酸递质,激活海马 CA1 区神经元树突膜(突触后膜)上的 AMPA 受体通道,Na^+ 内流,产生一定幅度的 EPSP。此时,NMDA 受体通道因 Mg^{2+} 阻塞于通道内而不能开放。当给予强直刺激时,突触前末梢释放大量谷氨酸,使突触后膜产生的 EPSP 加大,导致阻塞于 NMDA 受体通道中的 Mg^{2+} 移出,而使 Ca^{2+} 和 Na^+ 得以一起进入突触后神经元。进入突触后神经元的 Ca^{2+} 可激活 Ca^{2+}-CaM 依赖的蛋白激酶 II,进而使 AMPA 受体通道磷酸化而增加其电导,也能使储存于胞质中的 AMPA 受体转移到突触后膜上而增加其密度,因而使突触后反应增强。此外,可能还有化学性信号(可能是花生四烯酸和一氧化氮)自突触后神经元产生,逆向作用于突触前神经元,引起谷氨酸的长时程量子式释放(图 30-8)。在杏仁核,除了有依赖 NMDA 受体的 LTP,有些神经环路还存在依赖 L 型电压门控钙通道的 LTP。其他部位的 LTP 尚未充分研究。

(2)长时程压抑:长时程压抑(long-term depression,LTD)是指突触强度的长时程减弱。LTD

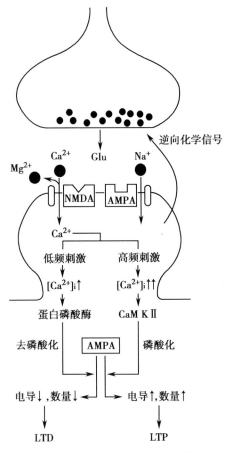

图 30-8　海马 Schaffer 侧支长时程增强和长时程压抑产生机制示意图

CaM K II:Ca^{2+}-CaM 依赖的蛋白激酶 II;Glu:谷氨酸;NMDA 和 AMPA:分别为两种谷氨酸促离子型受体;LTD:长时程压抑;LTP:长时程增强

也广泛见于中枢神经系统,如海马、小脑皮层和新皮层等脑区。在海马,LTD 可在产生 LTP 的同一突触被引出,但所给的刺激频率是不同的。以较高频率(50Hz)刺激 Schaffer 侧支能使突触后胞质内 Ca^{2+} 浓度明显升高;而以等量低频(1Hz)刺激则可使突触后胞质内 Ca^{2+} 浓度轻度升高。胞质内高 Ca^{2+} 可激活 Ca^{2+}-CaM 依赖的蛋白激酶 II;但胞质内 Ca^{2+} 浓度轻度升高则优先激活蛋白磷酸酶,结果使 AMPA 受体去磷酸化而电导降低,突触后膜上 AMPA 受体的数量也减少,从而产生 LTD(图 30-8)。已知 LTD 有多种形式,且不同部位不同形式的 LTD 具有不同的发生机制,有的依赖谷氨酸促代谢型受体(mGluR),而多数则明显需要大麻素(cannabinoid)受体的激活。持续时间更长的 LTP 和 LTD 还涉及蛋白合成以及突触和树突棘的结构改变。

第二节　神经递质和受体

化学性突触传递,包括定向和非定向突触传递,均以神经递质为信息传递的媒质。神经递质须作用于相应的受体才能完成信息传递。因此,神经递质和受体是化学性突触传递最重要的物质基础。

Notes

一、突触传递以神经递质为媒质，以受体为递质的作用靶点

（一）神经递质种类繁多，同一神经元内可含一种或多种递质

神经递质（neurotransmitter）是指由突触前神经元合成并在末梢处释放，能特异性地作用于突触后神经元或效应器细胞上的受体，并使突触后神经元或效应器细胞产生一定效应的信息传递物质。哺乳动物的神经递质种类很多，已知的达100多种。根据其化学结构，可将神经递质分成若干大类（表30-1）。

表 30-1　哺乳动物神经递质的分类

分类	主 要 成 员
胆碱类	乙酰胆碱
胺类	去甲肾上腺素、肾上腺素、多巴胺、5-羟色胺、组胺
氨基酸类	谷氨酸、门冬氨酸、γ-氨基丁酸、甘氨酸
肽类	P物质和其他速激肽*、阿片肽*、下丘脑调节肽*、血管升压素、缩宫素、脑-肠肽*、心房钠尿肽、降钙素基因相关肽、神经肽Y等
嘌呤类	腺苷、ATP
气体类	一氧化氮、一氧化碳
脂类	花生四烯酸及其衍生物（前列腺素等）*、神经活性类固醇*

*为一类物质的总称

1. 递质的鉴定　一般认为，神经递质应符合或基本符合以下条件：①突触前神经元应具有合成递质的前体和酶系统，并能合成该递质；②递质贮存于突触囊泡内，当兴奋冲动抵达末梢时，囊泡内的递质能释放入突触间隙；③递质释出后经突触间隙作用于突触后膜上的特异受体而发挥其生理作用。人为施加递质于突触后神经元或效应器细胞旁，应能引起相同的生理效应；④存在使该递质失活的酶或其他失活方式（如重摄取）；⑤有特异的受体激动剂和拮抗剂，能分别模拟或阻断相应递质的突触传递作用。随着科学的发展，已发现有些物质（如一氧化氮、一氧化碳等）虽不完全符合上述经典递质的5个条件，但所起的作用与递质完全相同，故也将它们视为神经递质。

2. 调质的概念　除递质外，神经元还能合成和释放一些化学物质，它们在某种特定的突触并不直接起信息传递作用，而是增强或削弱在该种突触作为递质的媒质的信息传递效率。这类对递质信息传递起调节作用的物质称为神经调质（neuromodulator）。调质所发挥的作用称为调制作用（modulation）。但在一种突触作为递质的媒质，在其他种类的突触则可能作为调质起作用，而且在作用机制上并无明显不同。因此递质和调质两者之间并无十分明确的界限。例如，在骨骼肌神经-肌接头，乙酰胆碱是递质；而在中枢某些区域的多巴胺能和氨基酸能突触，乙酰胆碱则作为调质促进作为递质的多巴胺和氨基酸的释放，并增强它们的突触后反应。而且，乙酰胆碱在这些突触无论作为递质还是调质，都是通过作用于促离子型的 N 型受体起作用。

3. 递质共存现象　过去认为，一个神经元内只存在一种递质，其全部末梢只释放同一种递质，这一观点称为戴尔原则（Dale principle）。现在看来，这一观点应予修正。因为已发现有两种或两种以上的递质（包括调质）共存于同一神经元内，这种现象称为递质共存（neurotransmitter co-existence）。递质共存的意义在于协调某些生理功能活动。例如，猫唾液腺接受副交感神经和交感神经的双重支配。副交感神经内含乙酰胆碱和血管活性肠肽。前者能引起唾液分泌；后者则可舒张血管，增加唾液腺的血供，并增强唾液腺上胆碱能受体的亲和力。两者共同作用使唾液腺分泌大量稀薄的唾液。交感神经内含去甲肾上腺素和神经肽Y。前者有促进唾液分泌和

减少血供的作用;后者则主要收缩血管,减少血供。两者共同作用使唾液腺分泌少量黏稠的唾液(图30-9)。

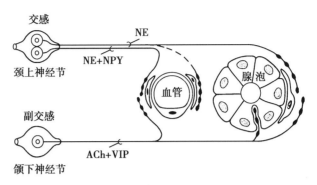

图30-9   支配唾液腺的自主神经中递质共存的模式图
NE:去甲肾上腺素;NPY:神经肽Y;
ACh:乙酰胆碱;VIP:血管活性肠肽

4. 递质的代谢   递质的代谢包括递质的合成、储存、释放、降解、重摄取和再合成等步骤。乙酰胆碱和胺类递质都在有关合成酶的催化下合成,且合成过程多在胞质中进行,然后储存于突触囊泡内。肽类递质则在基因调控下,通过核糖体的翻译和翻译后酶切加工等过程而形成。突触前末梢释放递质的过程已在前文中介绍。递质与受体结合及生效后很快被消除。消除的方式主要有酶促降解和被突触前末梢重摄取等。如乙酰胆碱的消除依靠附着于突触后膜的胆碱酯酶。此酶能迅速水解乙酰胆碱为胆碱和醋酸。生成的胆碱则被重摄取回末梢内,用于重新合成新递质。去甲肾上腺素的消除主要通过末梢的重摄取;少量通过酶解失活。肽类递质的消除主要依靠酶促降解。

（二）受体类型和分布的多样性以及动态变化产生递质效应的多样性

受体(receptor)是指位于细胞膜上或细胞内能与某些化学物质(如递质、调质、激素等)特异结合并诱发特定生物学效应的特殊生物分子。位于细胞膜上的受体称为膜受体,是带有糖链的跨膜蛋白质分子。与递质结合的受体一般为膜受体。与受体特异结合后能增强受体的生物活性的化学物质,称为受体的激动剂(agonist)。与受体特异结合后不改变受体的生物活性,反因占据受体而产生对抗激动剂效应的化学物质,则称为受体的拮抗剂(antagonist)或阻断剂(blocker)。有些受体在未与激动剂结合时即具有稳定的内在生物活性,即所谓组成性活化(constitutively active)的受体。某些拮抗剂与这类受体结合后,不仅阻断受体与激动剂结合,还可降低受体的内在生物活性,故这类拮抗剂又称反向激动剂(inverse agonist)。激动剂和拮抗剂二者统称为配体(ligand),但在多数情况下配体主要是指激动剂。

1. 受体的种类和亚型   据目前所知,每一种神经递质的受体根据其结构、细胞内传递信息的方式以及引起效应的差异,都有若干种类(type);许多种类的受体又可进一步分为多个甚至多级亚型(subtype),构成多种所谓受体家族或超家族。随着研究的深入,一些受体家族的成员仍在不断增加。表30-2列举的部分神经递质受体的种类和亚型,即反映了受体的这种多样性。

2. 突触前受体   受体既存在于突触后膜,也分布于突触前膜。分布于突触前膜的受体称为突触前受体(presynaptic receptor)。突触前受体被激动后,可调制(抑制或易化)突触前末梢的递质释放。例如,突触前膜释放的去甲肾上腺素作用于突触前 α_2 受体,可抑制突触前膜对去甲肾上腺素的进一步释放(图30-10),这种类型的突触前受体也称自身受体(autoreceptor),因为与其相结合的递质由同一突触的前膜或同一类神经元释放。有些突触前受体被激动时能易化递质释放,例如交感神经末梢的突触前血管紧张素受体被血管紧张素Ⅱ激动后,可易化突触前膜释放去甲肾上腺素。由于血管紧张素Ⅱ并非由交感神经末梢释放,这种突触前受体也称异源性受

Notes

体(heteroreceptor),即其内源性配体并非来自同一种突触的前膜。异源性受体的另一个典型例子是去甲肾上腺素在中枢可作用于谷氨酸能轴突末梢上的 α_1 或 α_2 受体,分别促进和抑制谷氨酸释放(图30-10)。

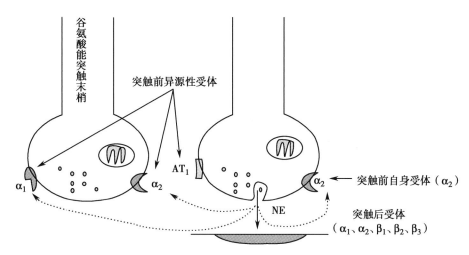

图30-10 突触前受体调节递质释放的示意图

图中示去甲肾上腺素能神经元末梢释放的去甲肾上腺素(NE)一方面作用于突触后受体(α_1、α_2、β_1、β_2、β_3)引起生理效应,另一方面反过来作用于突触前自身受体(α_2)抑制前膜的 NE 释放。NE 还作用于谷氨酸能轴突末梢上的异源性突触前受体(α_1 和 α_2),分别促进或抑制谷氨酸释放。血管紧张素 II 可作用于去甲肾上腺素能神经元突触前膜的异源性突触前受体(AT_1)促进 NE 释放

3. 受体的作用机制 受体在与递质发生特异性结合后被激活,然后通过一定的跨膜信号转导途径,使突触后神经元活动改变或使效应器细胞产生效应。介导跨膜信号转导的受体主要有 G 蛋白耦联受体(促代谢型受体)和离子通道型受体(促离子型受体)两类,前者占绝大多数。部分受体及其主要的第二信使和离子效应列于表30-2中。

表30-2 部分小分子递质及其受体的作用机制

递质	受体	第二信使	离子效应
乙酰胆碱	N_1、N_2	—	$\uparrow Na^+$、K^+
	M_1、M_3、M_5	$\uparrow IP_3$、DG	$\uparrow Ca^{2+}$
	M_2、M_4	$\downarrow cAMP$	$\uparrow K^+$
多巴胺	D_1、D_5	$\uparrow cAMP$	
	D_2	$\downarrow cAMP$	$\uparrow K^+$、$\downarrow Ca^{2+}$
	D_3、D_4	$\downarrow cAMP$	
去甲肾上腺素	α_1(α_{1A}、α_{1B}、α_{1D})	$\uparrow IP_3$、DG	$\downarrow K^+$
	α_2(α_{2A}、α_{2B}、α_{2C})	$\downarrow cAMP$	$\uparrow K^+$、$\downarrow Ca^{2+}$
	β_1、β_2、β_3	$\uparrow cAMP$	
5-羟色胺	$5-HT_{1A}$	$\downarrow cAMP$	$\uparrow K^+$
	$5-HT_{1B}$	$\downarrow cAMP$	
	$5-HT_{1D}$	$\downarrow cAMP$	$\downarrow K^+$
	$5-HT_{2A}$	$\uparrow IP_3$、DG	$\downarrow K^+$
	$5-HT_{2C}$	$\uparrow IP_3$、DG	
	$5-HT_3$	—	$\uparrow Na^+$
	$5-HT_4$	$\uparrow cAMP$	

续表

递质	受体	第二信使	离子效应
腺苷	A_1	$\downarrow$cAMP	$\uparrow K^+$、$\downarrow Ca^{2+}$
	A_{2A}、A_{2B}	$\uparrow$cAMP	
	A_3	$\downarrow$cAMP	
ATP	P2X	—	$\uparrow Na^+$、K^+、Ca^{2+}
	P2Y	$\uparrow IP_3$、DG	$\uparrow Ca^{2+}$
谷氨酸	$mGluR_1$、$mGluR_5$	$\uparrow IP_3$、DG	$\uparrow Ca^{2+}$
	$mGluR_2$、$mGluR_3$	$\downarrow$cAMP	
	$mGluR_4$、$mGluR_6$、$mGluR_7$、$mGluR_8$	$\downarrow$cAMP	
	AMPA、KA	—	$\uparrow Na^+$、K^+
	NMDA	—	$\uparrow Na^+$、K^+、Ca^{2+}
γ-氨基丁酸	$GABA_A$、$GABA_C$	—	$\uparrow Cl^-$
	$GABA_B$(突触前)	$\uparrow IP_3$、DG	$\uparrow K^+$、$\downarrow Ca^{2+}$
	$GABA_B$(突触后)	$\downarrow$cAMP	$\uparrow K^+$
甘氨酸	甘氨酸受体	—	$\uparrow Cl^-$

注:本表内容较简要,表中所列递质和受体亚型并不齐全,作用机制也不全面;↑表示增加,↓表示减少;最后一列的"离子效应"对促离子型受体(在第二信使列中出现"—"者)是指离子通透性改变,而对促代谢型受体(在第二信使列中出现"cAMP"或"IP_3"和"DG"者)是指胞质内离子浓度改变。

4. 受体的浓集   在与突触前膜活化区相对应的突触后膜上有成簇的受体浓集,因为此处的突触后致密区存在受体的特异结合蛋白(specific binding protein)。骨骼肌神经-肌接头处烟碱受体的特异结合蛋白是 rapsyn;谷氨酸受体和 $GABA_A$ 受体的浓集分别与 PB2-结合蛋白族和 gephyrin 蛋白有关;而在视网膜中的 $GABA_C$ 受体则通过 MAP-1B 蛋白结合于细胞骨架上。以 $GABA_A$ 受体为例,当神经活动时,镶嵌于高尔基小泡膜上的受体可迅速移向gephyrin 并与之结合,一起沿着微管被运输到细胞膜内侧。受体被融合到细胞膜上,gephyrin 分子则在细胞膜内侧相互连接成网状并使受体在后膜上浓集成簇;当神经不活动时,受体可解聚并移去。

5. 受体的调节   膜受体蛋白的数量和与递质结合的亲和力在不同的生理或病理情况下均可发生改变。当递质分泌不足时,受体的数量将逐渐增加,亲和力也逐渐升高,称为受体的上调(up regulation);反之,当递质释放过多时,则受体的数量和亲和力均下降,称为受体的下调(down regulation)。由于膜的流动性,储存于胞内膜结构上的受体蛋白可通过胞吐融合于细胞膜上,使发挥作用的受体数量增多;而细胞膜上的受体也可通过受体蛋白的内吞入胞,即内化(internalization),减少膜上发挥作用的受体数量。至于受体亲和力的改变,通常是通过受体蛋白的磷酸化或去磷酸化而实现的。当然,受体数量和亲和力的调节都是受控的。

二、中枢和周围神经系统中存在多种递质及其相应受体

(一)胆碱能系统是体内分布和涉及作用最广的神经信号传递系统

1. **乙酰胆碱**   乙酰胆碱(acetylcholine,ACh)是胆碱的乙酰酯,由胆碱和乙酰辅酶 A 在胆碱乙酰移位酶(choline acetyltransferase)的催化下于胞质中合成,然后被输送到轴突末梢,储存于小而清亮透明的突触囊泡内。释出的 ACh 在发挥作用后被胆碱酯酶迅速水解而终止其效应。

以 ACh 为递质的神经元称为胆碱能神经元(cholinergic neuron)。胆碱能神经元在中枢分布极为广泛,如脊髓前角运动神经元、丘脑后部腹侧的特异性感觉投射神经元等,都是胆碱能神经元。脑干网状结构上行激动系统的各个环节、纹状体、前脑基底核、边缘系统的梨状区、杏仁核、

Notes

海马等部位也都有胆碱能神经元。以 ACh 为递质的神经纤维称为胆碱能纤维(cholinergic fiber)。在外周,支配骨骼肌的运动神经纤维、所有自主神经节前纤维、大多数副交感节后纤维(少数释放肽类或嘌呤类递质的纤维除外)、少数交感节后纤维(如支配多数小汗腺的纤维和支配骨骼肌血管的舒血管纤维)都属于胆碱能纤维。

2. **胆碱能受体**　能与 ACh 特异性结合的受体称为胆碱能受体(cholinergic receptor)。根据其药理学特性,胆碱能受体可分为毒蕈碱受体(muscarinic receptor,M receptor)和烟碱受体(nicotinic receptor,N receptor)两类,它们因分别能与天然毒蕈碱和烟碱结合并产生两类不同的生物效应(即毒蕈碱样和烟碱样作用,见下文)而得名。这两类受体广泛分布于中枢和周围神经系统。在外周,M 受体分布于大多数副交感节后纤维(除少数释放肽类或嘌呤类递质的纤维外)支配的效应器细胞、交感节后纤维支配的汗腺和骨骼肌血管的平滑肌细胞膜上。由不同基因编码的 5 种 M 受体亚型($M_1 \sim M_5$)已被克隆,均为 G 蛋白耦联受体。有资料显示,M_1 受体在脑内含量颇丰。M_2 受体主要分布于心脏;M_3 和 M_4 受体存在多种平滑肌上;M_4 受体还见于胰腺腺泡和胰岛组织,介导胰酶和胰岛素的分泌;M_5 受体的情况不详。N 受体可分为 N_1 和 N_2 受体两种亚型,前者分布于中枢神经系统和自主神经节后神经元上,因而又称神经元型烟碱受体(neuron-type nicotinic receptor);后者位于骨骼肌神经-肌接头处的终板膜上,所以也称肌肉型烟碱受体(muscle-type nicotinic receptor)。两种 N 受体都是促离子型受体,具有递质门控特性,也称 N 型 ACh 门控通道,是由四种不同的亚单位组成的 5 聚体(见第二章)。

3. **受体激活效应**　中枢胆碱能系统参与几乎所有的中枢神经系统功能,包括学习和记忆、觉醒与睡眠、感觉与运动、内脏活动以及情绪等多方面的调节。而周围胆碱能系统则主要涉及自主神经系统和骨骼肌活动的调节。M 受体激活时的效应包括心脏活动抑制,支气管平滑肌、胃肠平滑肌、膀胱逼尿肌、虹膜环行肌收缩,消化腺、汗腺分泌增加和骨骼肌血管舒张等。这些作用统称为毒蕈碱样作用(muscarine-like action),简称 M 样作用,可被 M 受体拮抗剂阿托品(atropine)阻断。ACh 在自主神经节能激活 N_1 受体而兴奋节后神经元,也能在骨骼肌激活 N_2 受体而使其收缩。这些作用统称为烟碱样作用(nicotine-like action),简称 N 样作用,它不能被阿托品阻断,但能被筒箭毒碱(tubocurarine)阻断。构成 N_1 受体的亚单位有多个亚型,如 α 亚单位已发现至少有 α2 ~ α10 九种(在 N_2 受体为 α1),β 亚单位有 β2 ~ β4 三种(在 N_2 受体为 β1),由其参与构成的 N_1 受体的有众多的潜在亚型,且多种已被鉴定(如 $α7_5$ 型、$α4_2β2_3$ 型、$α3_2β4_3$ 型等;下标数字代表一个受体通道中该亚基的数目)。针对 M 受体或 N 受体的不同亚型,目前已有多种具有不同程度特异性的激动剂和拮抗剂可作为基础研究备选工具药。在临床上,毛果芸香碱(pilocarpine)作为激动剂对 M_3 受体有选择性,能缩小瞳孔,可用于治疗青光眼;而溴化泰乌托品(tiotropium bromide)等作为拮抗剂对 M_3 受体有选择性,能放松气道平滑肌,其雾化吸入剂被用作强效、持久型平喘药。在 N 受体拮抗剂中,美卡拉明(mecamylamine)和六烃季铵(hexamethonium)对 N_1 受体有一定选择性,可被作为神经节阻断剂类降压药用于治疗高血压;而十烃季铵(decamethonium)和戈拉碘铵(gallamine triethiodide)对 N_2 受体有较高选择性,常被用作肌松药。

(二) 胺类递质包括去甲肾上腺素、肾上腺素、多巴胺、5-羟色胺和组胺等

1. **去甲肾上腺素和肾上腺素及其受体**

(1) 去甲肾上腺素和肾上腺素:去甲肾上腺素(norepinephrine,NE 或 noradrenaline,NA)和肾上腺素(epinephrine,E 或 adrenaline)均属儿茶酚胺(catecholamine)类物质,即含邻苯二酚结构的胺类。它们都以酪氨酸为合成原料。酪氨酸先在胞质内酪氨酸羟化酶(tyrosine hydroxylase,TH)和多巴脱羧酶(dopa decarboxylase,DDC)的作用下形成多巴胺,后者进入突触囊泡,经多巴胺-β-羟化酶(dopamine β-hydroxylase,DBH)催化而生成 NE。在肾上腺髓质嗜铬细胞和脑干某些神经元内含有苯乙醇胺氮位甲基移位酶(phenylethanolamine N-methyltransferase,PNMT),此酶可将 NE 甲基化为 E。NE 和 E 在释放并发挥作用后,先经单胺氧化酶(monoamine oxidase,MAO)氧

Notes

化,后经儿茶酚氧位甲基移位酶(catechol-O-methyltransferase,COMT)甲基化而失活。MAO 主要位于释放儿茶酚胺的突触前末梢内,COMT 则分布广泛,主要见于肝、肾和平滑肌中。

在中枢,以 NE 为递质的神经元称为去甲肾上腺素能神经元(noradrenergic neuron)。其胞体绝大多数位于低位脑干,尤其是中脑网状结构、脑桥的蓝斑以及延髓网状结构的腹外侧部分。其纤维投射分上行部分、下行部分和支配低位脑干部分。上行部分投射到大脑皮层、边缘前脑和下丘脑;下行部分投射至脊髓后角的胶质区、侧角和前角。支配低位脑干部分分布在低位脑干内部。在外周,NE 是多数交感节后纤维(除支配汗腺和骨骼肌血管的交感胆碱能纤维外)释放的递质。

以 E 为递质的神经元称为肾上腺素能神经元(adrenergic neuron),仅见于中枢神经系统内,其胞体主要分布在延髓,其纤维投射也有上行和下行部分。以 E 或 NE 为递质的神经纤维均称为肾上腺素能纤维(adrenergic fiber)。在外周,E 尚未被发现存在于神经纤维中,而仅作为一种内分泌激素,由肾上腺髓质合成和分泌(见第三十九章)。

(2) 肾上腺素能受体:能与 NE 和 E 结合的受体广泛分布于中枢和周围神经系统,这类受体称为肾上腺素能受体(adrenergic receptor),可分为 α 型肾上腺素能受体(简称 α 受体)和 β 型肾上腺素能受体(简称 β 受体)两类。α 受体又有 α_1 和 α_2 受体两种亚型,α_2 受体主要分布于突触前,属于突触前受体;α_1 和 α_2 受体目前已被进一步鉴定出 α_{1A}、α_{1B}、α_{1D} 和 α_{2A}、α_{2B}、α_{2C} 等亚型;β 受体可再分为 β_1、β_2 和 β_3 受体 3 种亚型。所有肾上腺素能受体均属 G 蛋白耦联受体,其第二信使和离子效应见表 30-2。在外周,多数交感节后纤维末梢支配的效应器细胞膜上都有肾上腺素能受体,但在某一效应器官上不一定都有 α 和 β 受体,有的仅有 α 受体,有的仅有 β 受体。例如,在心肌主要存在 β 受体;在血管平滑肌上则有 α 和 β 两种受体,但在皮肤、肾、胃肠的血管平滑肌上以 α 受体为主,而在骨骼肌和肝脏的血管则以 β 受体为主。酚妥拉明(phentolamine)能阻断 α 受体,包括 α_1 和 α_2 受体,但主要是 α_1 受体。哌唑嗪(prazosin)和育亨宾(yohimbine)作为受体拮抗剂分别对 α_1 和 α_2 受体有一定选择性。普萘洛尔(propranolol,心得安)能阻断 β 受体,但对 β_1 和 β_2 受体无选择性。阿替洛尔(atenolol)和美托洛尔(metoprolol)主要阻断 β_1 受体,而丁氧胺(butoxamine,心得乐)则主要阻断 β_2 受体。随着研究的深入,对各种受体亚型有更高选择性的激动剂和拮抗剂仍在不断被发现。

(3) 受体激活效应:中枢 NE 激活肾上腺素能受体的效应涉及心血管活动、精神情绪活动、体温、摄食和觉醒等方面的调节;而 E 激活受体的效应则主要参与心血管活动的调节。在外周,NE 对 α 受体的作用较强,对 β 受体的作用较弱。一般而言,NE 与 α 受体(主要是 α_1 受体)结合后产生的平滑肌效应主要是兴奋性的,包括血管、子宫、虹膜辐射状肌等的收缩,但也有抑制性的,如小肠舒张(为 α_2 受体);NE 与 β 受体(主要是 β_2 受体)结合后产生的平滑肌效应是抑制性的,包括血管、子宫、小肠、支气管等的舒张,而与心肌 β_1 受体结合所产生的效应却是兴奋性的。β_3 受体主要分布于脂肪组织,与脂肪分解有关。在外周作为分泌激素的 E 也通过 α 和 β 受体发挥作用,与 NE 不同的是它对这两类受体的作用都很强。

临床上用 α_2 受体激动剂氯压啶(clonidine,可乐定)作为中枢降压药。过去认为是通过对突触前 α_2 受体的激活,减少中枢 NE 释放而起作用的;后来发现其分子结构与咪唑啉(imidazoline)十分相似,且它与咪唑啉受体的亲和力明显高于 α_2 受体,结果导致在延髓心血管中枢发现具有降压效应的咪唑啉受体,并研发出对其具有更高选择性的莫索尼啶(moxonidine)等作为新型中枢降压药。

2. 多巴胺及其受体 多巴胺(dopamine,DA)也属儿茶酚胺类。DA 系统主要存在于中枢,包括黑质-纹状体、中脑-边缘前脑、结节-漏斗三条通路。黑质-纹状体通路与运动调节有关(见第三十二章),中脑腹侧被盖-边缘前脑伏隔核通路与奖赏行为和成瘾有关(见第三十三章),而结节-漏斗通路则主要参与垂体内分泌活动的调节。正电子发射断层扫描(PET)显示,正常人基

Notes

底神经节内多巴胺受体数量随年龄的增长而逐渐减少,以男性更为显著。已发现并克隆出 $D_1 \sim$ D_5 5 种多巴胺受体,它们都是 G 蛋白耦联受体,其第二信使和离子效应见表 30-2。中枢多巴胺系统主要参与对躯体运动、精神情绪活动、垂体内分泌功能以及心血管活动等的调节。

3. 5-羟色胺及其受体   5-羟色胺(serotonin 或 5-hydroxytryptamine,5-HT)在血小板及胃肠道的肠嗜铬细胞和肌间神经丛浓度最高。在中枢,5-HT 能神经元胞体主要集中于低位脑干的中缝核内,由此发出的纤维可上行至下丘脑、边缘系统、新皮层和小脑;也可下行到脊髓,还有一部分纤维分布在低位脑干内部。

5-HT 受体多而复杂,已被鉴定的至少有 $5\text{-}HT_1 \sim 5\text{-}HT_7$ 7 种受体。$5\text{-}HT_1$ 受体又可分 $5\text{-}HT_{1A}$、$5\text{-}HT_{1B}$、$5\text{-}HT_{1D}$、$5\text{-}HT_{1E}$ 和 $5\text{-}HT_{1F}$ 5 种亚型,其中有部分 $5\text{-}HT_{1A}$ 受体是突触前受体;$5\text{-}HT_2$ 受体可分为 $5\text{-}HT_{2A}$、$5\text{-}HT_{2B}$ 和 $5\text{-}HT_{2C}$ 3 种亚型;$5\text{-}HT_5$ 受体也可分为 $5\text{-}HT_{5A}$ 和 $5\text{-}HT_{5B}$ 两种亚型。除 $5\text{-}HT_3$ 受体为促离子型受体外,其余均属于 G 蛋白耦联受体。中枢 5-HT 系统的主要功能是调节痛觉、精神情绪、睡眠、体温、性行为、垂体内分泌等活动。外周 5-HT 系统主要涉及消化系统和血小板聚集等功能活动。

4. 组胺及其受体   组胺(histamine)能神经元的胞体集中于下丘脑后部的结节乳头核内,其纤维到达中枢几乎所有部位,包括大脑皮层和脊髓。此外,组胺还存在于组织肥大细胞和胃黏膜的肠嗜铬细胞中。组胺的 H_1、H_2 和 H_3 受体广泛存在于中枢,H_4 则主要存在于外周组织(肥大细胞、白细胞和骨髓等)中。多数 H_3 受体为突触前受体,通过激活抑制性的 $G_{i/o}$ 型 G 蛋白抑制组胺或其他递质的释放。组胺与 H_1 受体结合后能激活磷脂酶 C,而与 H_2 受体结合后则能提高细胞内 cAMP 的浓度。中枢组胺系统可能与觉醒、性行为、腺垂体激素的分泌、血压、饮水和痛觉等调节有关。

(三)氨基酸类递质可分为兴奋性和抑制性递质两类

1. 兴奋性氨基酸类递质   谷氨酸(glutamic acid 或 glutamate,Glu)是脑和脊髓内主要的兴奋性递质,在大脑皮层和脊髓背侧部分含量相对较高;门冬氨酸(aspatic acid 或 aspartate,Asp)则多见于视皮层的锥体细胞和多棘星状细胞。谷氨酸和门冬氨酸结构中都有两个羧基和一个氨基,若以氧取代氨基,便失去对神经元的兴奋作用。

谷氨酸受体广泛分布于中枢神经系统中,它们可分为促离子型受体(ionotropic receptor)和促代谢型受体(metabotropic receptor)两种类型。促离子型受体常再分为海人藻酸(kainic acid 或 kainate,KA)受体、AMPA(α-amino-3-hydroxy-5-methylisoxazole-4-proprionate)受体和 NMDA(N-methyl-D-aspartate)受体 3 种类型。目前已有多种亚型被鉴定,已知 KA 有 5 种、AMPA 有 4 种,而 NMDA 则有 6 种。KA 受体和 AMPA 受体过去合称为非 NMDA 型受体,它们对谷氨酸的反应较快,其通道的电导却较低,尤其是 KA 受体。KA 受体主要对 Na^+ 和 K^+ 通透,部分 KA 受体位于分泌 γ-氨基丁酸的突触前末梢膜上。常见的 AMPA 受体有两种,一种是单一的钠通道,另一种也允许 Ca^{2+} 通透。NMDA 受体对谷氨酸的反应较慢,其通道的电导却相对较高,对 Na^+、K^+、Ca^{2+} 都通透。此外,NMDA 受体还具有以下特点:①需要甘氨酸作为共激动剂(co-agonist)。即只有当受体上的 NMDA 受点和甘氨酸受点都与激动剂结合时,通道才有可能开放。②在静息电位水平通道被 Mg^{2+} 阻塞。只有当膜电位因其他因素(如 AMPA 或 KA 受体通道开放)去极化达一定水平时,Mg^{2+} 从通道内移出,阻塞方可解除。多数谷氨酸敏感神经元上同时存在 NMDA 和 AMPA 受体。在发育不成熟尚未表达 AMPA 受体的谷氨酸敏感神经元,突触前谷氨酸的释放并不能引起突触后反应,这种突触又被称为静默突触(silent synapse)。③通道分子上有多种物质的结合和调制位点,可受内源性物质或药物的影响。如通道内某些受点可与苯环立啶(phencyclidine,PCP)和氯胺酮(ketamine)等致精神障碍的药物结合而使通道变构,从而降低对 Na^+、K^+、Ca^{2+} 等的通透性。NMDA 受体在海马的密度颇高,与 LTP 的产生密切相关。促代谢型受体已有 11 种亚型被鉴定。其中除一个亚型通过增加细胞内 cAMP 含量发挥作用外,其余亚型均降低 cAMP

Notes

或增高 IP$_3$和 DG 水平(见表 30-2)。目前对门冬氨酸的研究资料还较少。

2. 抑制性氨基酸类递质　γ-氨基丁酸(γ-aminobutyric acid,GABA)是脑内主要的抑制性递质,在大脑皮层浅层和小脑皮层浦肯野细胞层含量较高。甘氨酸(glycine,Gly)则主要分布于脊髓和脑干中。此外,对中枢神经元具有抑制作用的氨基酸还包括 β-丙氨酸(β-alanine,Ala)、牛磺酸(taurine,Tau)和 γ-氨基己酸(γ-aminocaproic acid)。它们都有一个氨基和一个羧基,分别位于碳链的两端,实际上是 ω-氨基酸,其碳链长度为 2～6 个碳,当超过 6 个碳时,其抑制作用将消失。

GABA 受体可分为 GABA$_A$、GABA$_B$和 GABA$_C$受体三种类型。GABA$_A$和 GABA$_B$受体广泛分布于中枢神经系统,而 GABA$_C$受体则主要存在于视网膜和视觉通路中。GABA$_A$和 GABA$_C$受体属于促离子型受体,其通道都是氯通道,激活后一般都增加 Cl$^-$内流。所不同的是:GABA$_A$受体的组成较复杂,是由 10 多种不同的亚单位(6 种 α、4 种 β、4 种 γ、1 种 δ 和 1 种ε亚单位)组合成的五聚体;GABA$_C$受体的组成则较简单,是由 3 种不同的 ρ 亚单位组合成的五聚体,故又称 GABA$_A$-ρ受体(GABA$_A$-rhoreceptor)。与 GABA$_A$受体相比,GABA$_C$受体对 GABA 的敏感性较高,激活时通道开放较缓慢而持久,且不易脱敏。GABA$_B$受体属于促代谢型受体,在突触前和突触后均有分布。突触前 GABA$_B$受体被激动后,可通过相耦联的 G 蛋白增加 K$^+$外流,减少 Ca^{2+}内流而使递质释放减少;突触后 GABA$_B$受体激活后,则可通过 G 蛋白抑制腺苷酸环化酶,激活钾通道,增加 K$^+$外流。在突触后,无论是 Cl$^-$内流增加(通过激活 GABA$_A$和 GABA$_C$受体)还是 K$^+$外流增加(通过激活 GABA$_B$受体),一般都能引起突触后膜超极化而产生 IPSP。

GABA$_A$和 GABA$_C$受体上除了有受体结合的位点外,还有许多调节位点,能分别与乙醇、巴比妥类、苯二氮䓬类和神经甾体类化合物等结合以增强其通道开放,故饮酒后服用镇静剂会引起严重的中枢抑制。印防己毒碱(picrotoxin)是 GABA$_A$和 GABA$_C$受体上 Cl$^-$通道的阻断剂。对 GABA$_A$受体的选择性激动剂有蝇蕈醇(muscimol)和 ibotenic acid 等,拮抗剂有荷包牡丹碱(biculculline)和 gabazine 等。对 GABA$_B$受体有较高选择性的激动剂有 beclofen,拮抗剂有 phaclofen 和 saclofen。

甘氨酸受体为促离子型受体,与 GABA$_A$受体相同,其通道也是氯通道,通道开放时允许 Cl$^-$和其他单价阴离子进入膜内,引起突触后膜超极化而产生 IPSP。甘氨酸受体可被士的宁(strychnine)阻断。

(四) 神经肽可作为递质或调质发挥作用,但以调质为主

神经肽(neuropeptide)是指分布于神经系统的起信息传递或调节信息传递效应的肽类物质。它们可以调质、递质或激素等形式发挥作用。神经肽主要有以下几类。

1. 速激肽　哺乳类动物的速激肽(tachykinin)包括 P 物质(substance P)、神经激肽 A(neurokinin A)、神经肽 K(neuropeptide K)、神经肽 γ(neuropeptide γ)、神经激肽 A(3-10)[neurokinin A(3-10)]和神经激肽 B(neurokinin B)6 个成员。已有 3 种神经激肽受体,即 NK-1、NK-2 和 NK-3 受体被克隆,它们分别对 P 物质、神经肽 K 和神经激肽 B 敏感。它们都是 G 蛋白耦联受体,均可激活磷脂酶 C 而增加 IP$_3$和 DG。P 物质在脊髓初级传入纤维中含量丰富,可能是慢痛传入通路中第一级突触的调质,它在黑质-纹状体通路中的浓度也很高,而在下丘脑则可能起神经内分泌调节作用。在外周,P 物质可引起肠平滑肌收缩,血管舒张和血压下降等效应。其余速激肽的功能尚不十分清楚。

2. 阿片肽　目前已有 20 多个有活性的阿片肽(opioid peptide)被鉴定,其中最主要的是内啡肽(endorphin)、脑啡肽(enkephalin)和强啡肽(dynorphin)三大族。内啡肽中主要是 β-内啡肽,后者主要分布于腺垂体、下丘脑、杏仁核、丘脑、脑干和脊髓等处,对缓解机体应激反应具有重要作用。脑啡肽主要有甲硫脑啡肽和亮脑啡肽两种形式。脑啡肽在脑内分布广泛,在纹状体、下丘脑、苍白球、杏仁核、延髓和脊髓中浓度较高。强啡肽主要有强啡肽 A 和强啡肽 B 两种分子,

Notes

在脑内的分布与脑啡肽有较多的重叠,但其浓度低于脑啡肽。已确定的阿片受体有 μ、κ 和 δ 受体,均为 G 蛋白耦联受体,均可降低 cAMP 水平。这些受体除在脑内分布外,几乎遍及全身,对多种阿片肽均具有亲和力。由于配体和受体之间作用的相互交叉,且亲和力的高低不等,因此产生的效应十分复杂。μ 受体的内源性配体已被确定为内吗啡肽(endomorphin),其对 μ 受体的亲和力较对 κ 和 δ 受体的亲和力分别强 15 000 和 4000 倍。激活 μ 受体可增加 K⁺ 电导,引起中枢神经元和初级传入纤维超极化,产生镇痛、呼吸抑制、便秘、欣快、镇静、生长激素和催乳素分泌以及生殖细胞减数分裂等作用;激活 κ 受体可引起钙通道关闭,产生镇痛、利尿、镇静和生殖细胞减数分裂等表现;激活 δ 受体也可使钙通道关闭,产生镇痛效应。近年来又相继发现孤儿受体(orphan receptor)及其内源性配体孤啡肽(orphanin),两者结合后的效应是对抗吗啡的镇痛效应,但孤儿受体与已知所有阿片肽亲和力都很低。

3. 下丘脑及垂体神经肽 下丘脑调节肽(hypothalamic regulatory peptides,HRP)中许多(或全部)激素及其受体可见于下丘脑以外的脑区和周围神经系统,提示它们可能以神经递质或调质的方式发挥调节作用(详见第三十六章),目前这方面的资料已积累了很多。

4. 脑-肠肽 脑-肠肽(brain-gut peptide)是双重分布于胃肠道和脑的肽类物质(详见第十八章)。脑内含多种不同肽链长度的缩胆囊素(cholecystokinin,CCK),以 CCK-8(八肽)为主。CCK-8 主要分布于大脑皮层、纹状体、杏仁核、下丘脑和中脑等处。脑内有两种 CCK 受体,即 CCK-A(少量)和 CCK-B 受体,以 CCK-B 受体为主。CCK-8 可作用于上述两种 CCK 受体,而 CCK-4 仅作用于 CCK-B 受体。两种受体均为 G 蛋白耦联受体,它们与 CCK 神经元的分布基本一致。CCK 在脑内具有抑制摄食行为等多种作用。胃泌素、神经降压素、甘丙肽、胃泌素释放肽和血管活性肠肽(vasoactive intestinal peptide,VIP)也可见于脑内。已知 VIP 存在于血管运动神经纤维并具有舒血管作用。许多胆碱能神经元中共存有 VIP 和 ACh,在某些腺体分泌中具有协调作用(见前文)。此外,引起胃容受性舒张的迷走神经纤维释放的递质也可能是 VIP(见第十九章)。

5. 其他肽类递质 中枢神经系统中还发现多种其他肽类物质,如缓激肽、血管紧张素 Ⅱ、内皮素、心房钠尿肽、降钙素基因相关肽、神经肽 Y 等,这些肽类物质都可由神经元释放而兴奋或抑制其他神经元,并参与神经系统的调节活动,因而均可认作神经递质。

(五)嘌呤类递质及其受体广泛分布于周围和中枢神经系统,以周围神经系统为主

嘌呤类递质主要有腺苷(adenosine)和 ATP。腺苷受体在中枢和周围神经系统均有分布,可分为 A₁、A₂ 和 A₃ 三种类型,其中 A₂ 受体可再分为 A₂ₐ 和 A₂ᵦ 两种亚型。A₁、A₂ₐ、A₂ᵦ 和 A₃ 四种受体均为 G 蛋白耦联受体。A₁ 和 A₃ 受体被激动时降低 cAMP 水平,A₁ 受体在突触前使 Ca^{2+} 内流减少,而在突触后使 K⁺ 外流增加,从而产生抑制效应。A₂ₐ 和 A₂ᵦ 受体被激动时增高 cAMP 水平,与 A₁ 受体激活后的效应正相反。腺苷在中枢既有抑制性作用,又有兴奋作用,但以前者为主。抑制作用主要由 A₁ 受体介导,兴奋作用则由 A₂ 受体所介导。咖啡和茶对中枢的兴奋作用就是由于其中的咖啡因和茶碱能阻断腺苷受体以抑制为主的作用。腺苷能舒张脑血管和心脏冠状小动脉。

ATP 受体的分布以在周围神经系统居多,可分为 P2X 和 P2Y 两种亚型。P2X 受体均为配体门控通道,广泛分布于体内几乎所有组织,又分为 P2X₁ ~ P2X₇ 7 种亚型,激活后产生兴奋性突触后效应。而 P2Y 受体全都是 G 蛋白耦联受体,又分为 P2Y₁、P2Y₂、P2Y₄、P2Y₆、P2Y₁₁、P2Y₁₂、P2Y₁₃ 和 P2Y₁₄ 8 种亚型。P2Y 受体激活后可产生兴奋或抑制不同的效应,取决于受体和哪种 G 蛋白耦联。兴奋性的 Gₛ、G_{q/11} 和抑制性 Gᵢ 三种 G 蛋白都已被发现有与 P2Y 受体耦联的情况存在。ATP 具有广泛的突触传递效应。它在自主神经(包括交感和副交感)系统中常与其他递质共存和共释放,参与对血管、心肌、膀胱、肠平滑肌等的活动调节;在脑内常共存于含单胺类或氨基酸类递质的神经元中。研究表明,ATP 介导自主神经系统的快速突触反应和缰核的快反应。

Notes

末梢在释放 ATP 的同时可能也将可溶性核苷酸酶一起释出,使 ATP 在产生传递效应后被迅速清除。此外,ATP 还在痛觉传入中具有重要作用。P2X$_1$ 和 P2X$_2$ 受体存在于脊髓后角,表明 ATP 在感觉传递中起作用。

(六) 中枢神经系统中存在大麻素的受体

研究表明,人体内存在大麻素(cannabinoid)及其受体。现已克隆到 CB$_1$ 和 CB$_2$ 两种受体,对大麻引起精神兴奋的有效成分 Δ^9-四氢大麻酚(Δ^9-tetrahydrocannabinol,THC)具有高亲和力。CB$_1$ 受体主要分布于中枢痛觉通路、基底神经节、小脑、海马和大脑皮层,受体与 G 蛋白耦联,激活后可降低细胞内 cAMP 水平。该受体的内源性配体是一种花生四烯酸的衍生物 anandamide,后者能模拟大麻的欣快、镇静、梦幻、困倦和镇痛等效应。外周组织中也有 CB$_1$ 受体,受体阻断后可减弱 anandamide 的扩血管效应,但该效应可能并非直接作用。CB$_2$ 受体的内源性配体可能是软脂酰氨基乙酰胺(palmitoylethanolamide,PEA),但其生理作用尚不十分清楚。近年来发现,大麻素可能作为一种逆行信使物质抑制突触前末梢释放递质,从而参与长时程压抑的形成机制。

(七) 气体分子属于非经典的神经递质

1. 一氧化氮 体内的一氧化氮(nitric oxide,NO)来源于其前体物质 L-精氨酸,由一氧化氮合酶(nitric oxide synthase,NOS)催化而形成。现已克隆出三种 NOS 同工酶,即诱导型 NOS(inducible NOS,iNOS)、内皮型 NOS(endothelial NOS,eNOS)和神经元型 NOS(neuronal NOS,nNOS),分别存在于巨噬细胞(也包括神经吞噬细胞)、内皮细胞、和神经细胞内。与经典递质不同的是,NO 不储存于突触囊泡内,不以出胞形式释放,也不与靶细胞膜上特异性受体结合,而是以扩散的方式达到邻近靶细胞,直接结合并激活一种可溶性鸟苷酸环化酶,使胞质内 cGMP 水平升高而产生生物效应。NOS 在脑内分布广泛,以小脑、上丘、下丘、嗅球内含量最高,其次是大脑皮层、海马、终纹等区。NOS 与 NMDA 受体的分布一致,提示两者在功能上有密切联系。NO 在中枢参与 LTP 和 LTD 等突触可塑性,作为一种逆行信使物质,由突触后神经元产生而作用于突触前神经元(见前文),给予 NOS 抑制剂可阻断海马的 LTP。此外,NO 具有神经毒作用,除介入谷氨酸(通过 NMDA 受体)引起的神经毒外,它还与超氧自由基发生反应,生成过氧亚硝酸和二氧化氮等活性氮(reactive nitrogen species,RNS)。当 NO 生成过多时,可产生大量活性氮而导致神经细胞死亡。

2. 一氧化碳 一氧化碳(carbon monoxide,CO)在血红素代谢过程中由血红素氧合酶(heme oxygenase,HO)的催化而生成。HO 有 HO-1 和 HO-2 两种异构体,前者存在于神经胶质细胞和少数神经元中,肝和脾中浓度很高;后者在小脑和海马神经元中浓度很高。CO 的作用与 NO 相似,也通过激活鸟苷酸环化酶而发挥其生物效应。

(八) 神经系统中还有其他可能的递质

1. 前列腺素 前列腺素(prostaglandin,PG)也存在于神经系统中。有报道神经细胞膜上存在 12 次跨膜的前列腺素转运体。前列腺素可能通过改变 cAMP 水平来调制神经元的活动,而不是作为一种递质发挥作用。

2. 神经活性类固醇 有许多类固醇激素能影响脑的功能,因而被称为神经活性类固醇(neuroactive steroid)。循环血中的类固醇激素极易进入中枢,脑内神经元上也存在许多性激素和肾上腺糖皮质激素的受体。除了作用于核内受体外,这些神经活性类固醇还可产生快速效应,很可能是由膜受体介导的。有证据显示,一些比较简单的类固醇前体能在脑内转化为具有生物活性的神经活性类固醇。已知孕酮能促进髓鞘的形成,但大多数类固醇对脑功能的调节仍有待进一步研究。

Notes

第三节　反射活动的基本过程和一般特性

一、反射的复杂和完善程度与参与整合的中枢水平相关

（一）反射可分为非条件反射和条件反射

反射是神经活动的基本方式。反射和反射弧的概念已在绪论中介绍。Pavlov 将人和高等动物的反射分为非条件反射和条件反射两类。非条件反射（unconditioned reflex）是指生来就有、数量有限、比较固定和形式低级的反射活动，如防御反射、食物反射、性反射等。非条件反射是人和动物在长期的种系发展中形成的。它的建立无需大脑皮层的参与，通过皮层下各级中枢就能形成。它使人和动物能够初步适应环境，对于个体生存和种系生存具有重要意义。条件反射（conditioned reflex）是指通过后天学习和训练而形成的反射。它是反射活动的高级形式，是人和动物在个体生活过程中按照所处的生活环境，在非条件反射的基础上不断建立起来的，其数量无限，可以建立，也能消退。人和高等动物形成条件反射的主要中枢部位在大脑皮层。与非条件反射相比，条件反射使人和高等动物对各种环境具有更加完善的适应性。

（二）反射整合一般都涉及中枢神经系统的多级水平

反射的基本过程是刺激信息经感受器、传入神经、中枢、传出神经和效应器5个反射弧环节顺序传递的过程。中枢是反射弧中最复杂的部位。不同反射的中枢范围可相差很大。在传入神经元和传出神经元之间，即在中枢只经过一次突触传递的反射，称为单突触反射（monosynaptic reflex）。腱反射（见后文）是体内唯一的单突触反射。在中枢经过多次突触传递的反射，称为多突触反射（polysynaptic reflex）。人和高等动物体内的大部分反射都属于多突触反射。需指出的是，在整体情况下，无论是简单的还是复杂的反射，传入冲动进入脊髓或脑干后，除在同一水平与传出部分发生联系并发出传出冲动外，还有上行冲动传到更高级的中枢部位进一步整合，再由高级中枢发出下行冲动来调整反射的传出冲动。因此，进行反射时，既有初级水平的整合活动，也有较高级水平的整合活动。在通过多级水平的整合后，反射活动将更具复杂性和适应性。

二、多突触反射的中枢神经元有多种联系方式，兴奋传播
具有多种特征

（一）中枢神经元之间通过不同的联系方式产生不同的传递效应

在多突触反射中，以数量众多的中间神经元为桥梁，中枢神经元相互连接成网。神经元之间的联系方式多种多样，不同的联系方式产生不同的传递效应，归纳起来主要有以下几种。

1. **单线式联系**　单线式联系（single line connection）是指一个突触前神经元仅与一个突触后神经元发生突触联系（图30-11A）。例如，视网膜中央凹处的一个视锥细胞通常只与一个双极细胞形成突触联系；而该双极细胞也只与一个神经节细胞形成突触联系。这种联系方式可使视锥系统具有较高的分辨能力。其实，真正的单线式联系很少见，会聚程度较低的突触联系通常被视为单线式联系。

2. **辐散和聚合式联系**　辐散式联系（divergent connection）是指一个神经元可通过其轴突末梢分支与多个神经元形成突触联系（图30-11B），从而使与之相联系的许多神经元同时兴奋或抑制。这种联系方式在传入通路中较多见。如在脊髓中央灰质后角，传入神经元的纤维既有分支与本节段脊髓的中间神经元及传出神经元发生联系，又有上升与下降的分支，它们再发出侧支在各节段脊髓与中间神经元发生突触联系。聚合式联系（convergent connection）是指一个神经元可接受来自许多神经元轴突末梢的投射而建立突触联系（图30-11C），因而有可能使来源于不同神经元的兴奋和抑制在同一神经元上整合，导致后者的兴奋或抑制。这种联系方式在

Notes

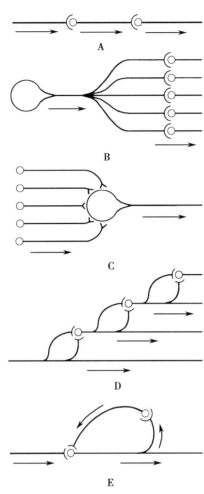

图 30-11   中枢神经元的联系方式模式图
A. 单线联系；B. 辐散式联系；C. 聚合式
联系；D. 链锁式联系；E. 环式联系

传出通路中较多见。如在脊髓中央灰质前角，运动神经元接受不同轴突来源的突触传入，故主要表现为聚合式联系。

3. **链锁式和环式联系**   在神经通路中，若由中间神经元构成的辐散与聚合式联系同时存在，则可形成链锁式联系（chain connection）或环式联系（recurrent connection）（图 30-11D，E）。环式联系的特征是后一级的神经元会通过其侧支再次与前一级神经元发生突触联系，从而在结构和功能联系上都形成闭合的环路。神经冲动通过链锁式联系，可在空间上扩大作用范围。兴奋通过环式联系，或可因负反馈而使活动及时终止，或可因正反馈而使兴奋增强和延续。在环式联系中，即使最初的刺激已经停止，传出通路上的冲动发放仍能继续一段时间，这种现象称为后发放或后放电（after discharge）。后发放现象也可见于各种神经反馈活动中。

（二）局部神经元回路在脑的高级功能活动中具有重要意义

1. **局部回路神经元**   在中枢神经系统中，存在大量的短轴突和无轴突的神经元。这些短轴突和无轴突的神经元与长轴突的投射性神经元不同，它们并不投射到远隔部位，其轴突和树突仅在某一中枢部位内部起联系作用。这些神经元称为局部回路神经元（local circuit neurons）。局部回路神经元数量极大，广泛存在于神经系统各个部位，如脊髓的中间神经元、丘脑的无轴突神经元、小脑皮层的星状细胞、篮状细胞、海马的篮状细胞、视网膜的水平细胞、嗅球的颗粒细胞等。从进化的角度看，动物越高等，局部回路神经元的数量就越多，它们的突起也越发达。人类的局部回路神经元与投射性神经元之比约为 3∶1。局部回路神经元的活动可能与高级神经功能有密切关系，例如学习和记忆等。

2. **局部神经元回路**   由局部回路神经元及其突起构成的神经元间相互作用的联系通路称为局部神经元回路（local neuronal circuit）。这种回路可有三种类型：①由多个局部回路神经元构成，如小脑皮层内的颗粒细胞、篮状细胞、星状细胞等构成的回路（图 30-12Aa）；②由一个局部回路神经元构成，如脊髓闰绍细胞构成的抑制性回路（图 30-12Ab）；③由局部回路神经元的部分结构构成，如嗅球颗粒细胞树突和僧帽细胞树突之间构成的交互性突触（reciprocal synapses）（图 30-12Ac，B）。这种突触的结构不同于前述的经典突触，而是两树突接触处的邻近部位形成两个方向相反的树突-树突式突触。树突 a' 通过其中一个树突-树突式突触作用于树突 b'，而树突 b' 又通过附近的另一个树突-树突式突触反过来作用于树突 a'。这样，a'、b' 两个树突通过交互性突触构成相互作用的局部神经元回路。这种回路不需要整个神经元参与活动就能起整合作用。

通过对局部神经元回路的研究，已发现除了轴突-树突式、轴突-胞体式、轴突-轴突式突触外，还存在有树突-树突式、树突-胞体式、树突-轴突式、胞体-树突式、胞体-胞体式、胞体-轴突式突触。这些突触联系主要是化学性突触传递，也有电突触传递。它们的组合形式也比较复杂，可以形成交互性突触、串联性突触（serial synapses）和混合性突触（mixed synapses）等（图 30-12B）。

Notes

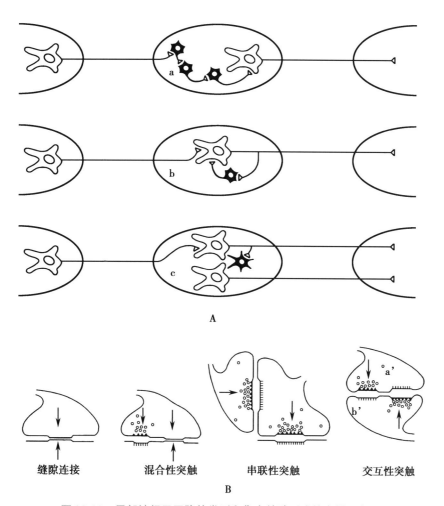

图 30-12　局部神经元回路的类型和集中特殊形式的突触示意图

A. a、b、c 分别表示由多个局部回路神经元、一个局部回路神经元以及一个局部回路神经元的部分结构所构成的局部神经元回路。图中胞体无实色填充的神经元为投射神经元;黑色神经元为局部回路神经元;c 中的局部回路神经元以其树突与投射神经元的树突形成树突-树突式突触。B. 几种特殊形式的突触:交互性突触、串联性突触和混合型突触。箭头表示突触传递的方向。在交互性突触中,a′、b′分别代表两个不同方向的突触传递,如嗅球颗粒细胞树突和僧帽细胞树突之间构成的交互性突触(如 Ac 中所示),这样 a′、b′两个树突通过交互性突触构成相互作用的局部神经元回路

（三）中枢兴奋传播具有不同于神经纤维兴奋传导的特征

在多突触反射中,由于兴奋在反射中枢的传播需经多次突触接替,且许多突触为化学性突触,突触传递明显不同于神经纤维上的冲动传导,其特征主要表现为以下几个方面。

1. 单向传播　在反射活动中,兴奋经化学性突触传递,只能从突触前末梢传向突触后神经元,这一现象称为单向传播(one-way conduction)。这是因为递质通常由突触前末梢释放,产生突触传递效应的受体主要位于突触后膜。虽然近年来发现突触后神经元也能释放递质,而突触前膜上也存在突触前受体,但其作用主要为调节递质的释放,而与兴奋传导无直接关系。化学性突触传递的单向传播具有重要意义,它限定了神经兴奋传导所携带的信息只能沿着指定的路线运行。电突触传递则不同,由于其结构无极性,因而兴奋可双向传播(整流型电突触除外)。

2. 中枢延搁　在一个反射活动中,从施加刺激到出现反应的时间,称为反应时间(reaction time)。因为反射的传入与传出距离和神经传导速度都是可测的,所以从反应时间中减去兴奋在

Notes

传入与传出途中所需的时间,剩余的时间即为中枢延搁(central delay)。在人类,完成一次膝反射的反应时间为19~24毫秒,中枢延搁为0.6~0.9毫秒。由于兴奋通过一个化学性突触至少需要0.5毫秒,所以膝反射被认为是单突触反射。在多突触反射中,兴奋所跨越的突触数目越多,中枢延搁时间就越长。与兴奋在相同距离的神经纤维上传导相比,兴奋经化学性突触传递所需的时间要长得多,这是因为化学性突触传递需经历前膜释放递质,递质在间隙内扩散并作用于后膜受体,以及后膜离子通道开放等多个环节。兴奋通过电突触传递时则几乎没有时间延搁,因而可在多个神经元的同步活动中起重要作用。

3. **总和与阻塞**　在反射活动中,单根神经纤维的传入冲动一般不能使中枢发出传出效应,需有若干神经纤维的传入冲动同时或几乎同时到达同一中枢,才可能产生传出效应。这是因为单根纤维单个传入冲动引起的EPSP是局部电位,其去极化幅度较小(明显小于骨骼肌单个终板电位),一般不能引发突触后神经元出现动作电位;但若干传入纤维引起的多个EPSP发生空间与时间总和,则容易达到阈电位水平而爆发动作电位。如果总和后未到达阈电位,此时突触后神经元虽未出现兴奋,但膜电位去极化程度加大,更接近于阈电位水平,表现为易化(facilitation)。须指出的是,这里所说的易化与短时程突触可塑性的易化虽然概念并不相同,但其本质都是EPSP幅度的增大。

当冲动在神经元网络中传播时可出现下述情况。如图30-13所示,神经元A和B有末梢会聚于神经元X,神经元B和C有末梢会聚于神经元Y;神经元B的末梢辐散性投射到神经元X和Y,而神经元C的末梢则辐散性投射到神经元Y和Z。单独刺激神经元A或B,可引起神经元X产生EPSP;同时刺激神经元A和B,则神经元X上两个邻近的EPSP可发生空间总和而引起兴奋。如果重复刺激神经元B,神经元X和Y可因时间性总和而发生兴奋;如果重复刺激神经元C,神经元Y和Z也同样会兴奋;如果同时重复刺激B和C,则神经元X、Y和Z都将兴奋。显然,同时重复刺激神经元B和C只能引起三个神经元兴奋,其总效应小于单独重复刺激B和C引起的效应之和。这是因为B和C的末梢都到达神经元Y,这种现象称为阻塞(occlusion)。阻塞现象可见于任何神经通路上,但在传入通路上更为多见。

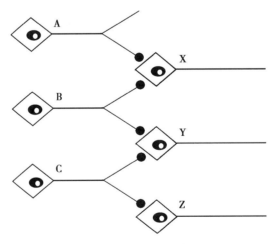

图30-13　阻塞的示意图

4. **兴奋节律的改变**　如果测定某一反射弧的传入神经(突触前神经元)和传出神经(突触后神经元)在兴奋传递过程中的放电频率,两者往往不同。这是因为突触后神经元常同时接受多个突触前神经元的突触传递,突触后神经元自身的功能状态也可能不同,且反射中枢常经过多个中间神经元接替,因此最后传出冲动的频率取决于各种影响因素的综合效应。

5. **后发放与反馈**　如前所述,后发放可发生在环式联系的反射通路中;此外,后发放也可见

Notes

于各种神经反馈的活动中。反射从感受器接受刺激至产生效应似乎为一开环通路,但实际上常为一闭合回路,因效应器所引起的变化可再次作为刺激因素被感受器感受并引起反射效应,如此循环往复,因而具有自动控制能力。反射活动的反馈控制有负反馈和正反馈两种方式(详见绪论)。

6. **局限化与扩散**　感受器在接受一个适宜的阈刺激后,一般仅引起较局限的反应,而不产生广泛的活动,这称为反射的局限化(localization)。例如,电刺激脊蛙(破坏脑而保留脊髓的蛙)的后肢,可出现蛙腿屈曲的屈肌反射。但过强的皮肤或内脏(如过度充胀肠或膀胱)刺激会引起机体的广泛活动,包括机体大部分屈肌强烈收缩、出现排尿和排便、血压升高以及大量出汗等群体反射(mass reflex)。这称为反射的扩散或泛化(generalization),是因为过强的刺激可通过神经元的辐散式联系引起大部分或整个脊髓节段大量神经元的放电而出现广泛的反应。

7. **对内环境变化敏感和易疲劳**　因为突触间隙与细胞外液相通,因此内环境理化因素的变化,如缺氧、CO_2过多、麻醉剂以及某些药物等均可影响化学性突触传递。另外,用高频电脉冲连续刺激突触前神经元,突触后神经元的放电频率将逐渐降低;而将同样的刺激施加于神经纤维,则神经纤维的放电频率在较长时间内不会降低。说明突触传递相对容易发生疲劳,其原因可能与递质的耗竭有关。

三、任何反射中的中枢活动总是既有抑制又有易化

反射中枢的各类神经元通过在空间和时间上的多重复杂组合,可产生抑制和易化两种效应。在任何反射中,其中枢活动总是既有抑制又有易化。正因为如此,反射活动才得以协调进行。中枢抑制(central inhibition)和中枢易化(central facilitation)均为主动过程,且具有同样重要的生理意义。

(一) 突触后抑制产生 IPSP,而突触前抑制则使 EPSP 幅度降低

1. **突触后抑制**　哺乳动物的突触后抑制(postsynaptic inhibition)都是由抑制性中间神经元释放抑制性递质,使突触后神经元产生 IPSP 而被抑制的。突触后抑制有传入侧支性抑制和回返性抑制两种形式。

(1) 传入侧支性抑制:传入冲动进入中枢后,一方面通过突触联系兴奋某一中枢神经元;另一方面通过侧支兴奋一个抑制性中间神经元,再通过后者的活动抑制另一个中枢神经元。这种抑制称为传入侧支性抑制(afferent collateral inhibition),也称交互性抑制(reciprocal inhibition)。例如,伸肌肌梭的传入冲动进入脊髓后,直接兴奋支配该肌的运动神经元,同时发出侧支兴奋一个抑制性中间神经元,并通过它抑制与该肌相拮抗的屈肌的运动神经元,导致伸肌收缩而屈肌舒张(图 30-5)。这种抑制能使不同中枢之间的活动得以协调。

(2) 回返性抑制:中枢神经元兴奋时,传出冲动沿轴突外传,同时又经轴突侧支兴奋一个抑制性中间神经元,后者释放抑制性递质,反过来抑制原先发生兴奋的神经元及同一中枢的其他神经元。这种抑制称为回返性抑制(recurrent inhibition)。例如,脊髓前角运动神经元的轴突支配骨骼肌,同时通过其轴突侧支与抑制性中间神经元——闰绍细胞(Renshaw cell)构成突触联系;闰绍细胞再通过其短轴突(递质为甘氨酸)回返性抑制该运动神经元和同类的其他运动神经元(图 30-14)。回返性抑制的意义在于及时终止神经元的活动,并使同一中枢内许多神经元的活动同步化。

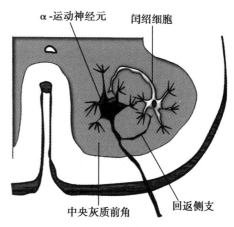

图 30-14　回返性抑制示意图

2. 突触前抑制   突触前抑制(presynaptic inhibition)广泛存在于中枢,尤其在感觉传入通路中,对调节感觉传入活动具有重要意义。如图30-15所示,在脊髓中央灰质背角,源自脊神经背根感觉神经纤维的轴突末梢A与脊髓内第一级感觉上行投射神经元C构成轴突-胞体式突触;背角内中间神经元的轴突末梢B与末梢A构成轴突-轴突式突触,但与神经元C不直接形成突触。若仅兴奋末梢A,则引起神经元C产生一定大小的EPSP;若仅兴奋末梢B,则神经元C不发生反应。若末梢B先兴奋,一定时间后末梢A兴奋,则神经元C产生的EPSP将明显减小。目前认为有三种可能的机制:①末梢B兴奋时,释放GABA作用于末梢A上的$GABA_A$受体,引起末梢A的Cl^-电导增加,膜发生去极化,使传到末梢A的动作电位幅度变小,时程缩短,结果使进入末梢A的Ca^{2+}减少,由此而引起递质释放量减少,最终导致神经元C的EPSP减小。②在某些轴突末梢(也如图中的末梢A)上还存在$GABA_B$受体,该受体激活时,通过耦联的G蛋白,使膜上的钾通道开放,引起K^+外流,使膜复极化加快,同时也减少末梢的Ca^{2+}内流而产生抑制效应。也可能有别的递质通过G蛋白影响钙通道和电压门控钾通道的功能而介导突触前抑制。③在兴奋性末梢(也如图中的末梢A),通过激活某些促代谢型受体,直接抑制递质释放,而与Ca^{2+}内流无关,这可能与递质释放过程中的一个或多个步骤对末梢轴浆内Ca^{2+}增多的敏感性降低有关。

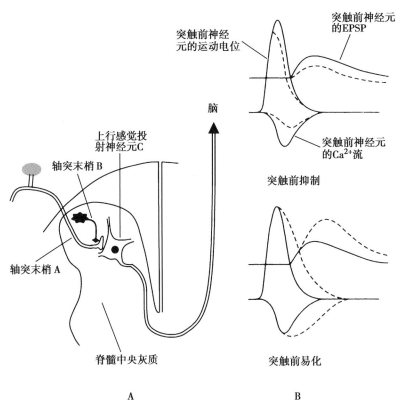

图30-15   突触前抑制和突触前易化的神经元联系方式及机制示意图
A. 神经元联系方式;B. 机制解释。虚线表示发生突触前抑制和突触前易化时的情况
(修改自Ganorg第22版医学生理学概论)

在脊髓中央灰质背角内,目前发现几乎所有类型的脊髓背根纤维的轴突都一方面与第一级感觉上行投射神经元形成轴突-胞体型突触,同时也通过其侧支兴奋局部的抑制性中间神经元。抑制性中间神经元与邻近的背根纤维的轴突末梢形成轴突-轴突型突触,从而对背根神经轴突末梢与脊髓内第一级感觉上行投射神经元之间的轴突-胞体式突触形成突触前抑制。正常情况下这种联系方式参与抑制痛觉的上传,并调节不同类型感觉的感受野(见第31章)。抑制性中间神经元功能异常或缺失被认为与痛觉过敏(hyperalgesia或allodynia)及触摸痛(tactile allo-

Notes

dynia)有关。背根纤维接受强刺激后产生传入冲动,其在中央灰质背角通过抑制性中间神经元对邻近的背根纤维轴突末梢所产生的去极化,强度足以产生动作电位并逆向传导至外周组织内的感觉末梢,使其释放炎性介质并引起神经性炎症(neurogenic inflammation)。这也即所谓背根反射(dorsal root reflex)。

如前所述,$GABA_A$受体激活引起某些神经元(如大脑皮层神经元)发生超极化。而在突触前抑制中,GABA作用于上述末梢A上的$GABA_A$受体时,末梢膜却发生去极化。两者看似相互矛盾,其实不然。研究表明,在大多数细胞,如感觉神经元、交感神经节细胞、内皮细胞、白细胞、平滑肌和心肌细胞等,其理论上的Cl^-平衡电位(E_{Cl},按外高内低的细胞内外Cl^-浓度差用Nernst方程计算而得)比细胞实际静息膜电位(E_m,主要由细胞内K^+顺浓度梯度外流形成)要小(指其绝对值)。因此,Cl^-受到一个向外的电-化学驱动力的作用。一旦氯通道开放,将因Cl^-外流(内向电流)而发生膜的去极化。这类细胞的E_{Cl}比一般细胞的E_{Cl}小,还意味着细胞内的Cl^-浓度较一般细胞要高。也就是说,Cl^-要通过耗能克服静息电位的阻碍而向胞内转运。因此,Cl^-的跨膜转运,除被动转运外,还存在主动转运。迄今为止尚未在任何细胞中发现Cl^-的原发性主动转运系统,但已证实上述细胞的膜上存在多种Cl^-的继发性主动转运系统,如$Na^+-K^+-2Cl^-$同向转运体、$Cl^--HCO_3^-$交换体等,这些转运体和交换体具有向细胞内转运Cl^-的作用,因而可造成细胞内Cl^-的蓄积。与此不同的是,有些神经元(如大脑皮层和前庭外侧核的神经元)膜上有一种K^+-Cl^-同向转运体的亚型,它们可利用膜内外K^+的浓度梯度而促进Cl^-外排。这一机制使胞质中Cl^-浓度低于与静息电位达到电化学平衡所需,即理论上的E_{Cl}比实际E_m要大,静息时Cl^-受到一个由膜外流向膜内的、来自浓度梯度和电位梯度的双重驱动力。当氯通道受GABA、甘氨酸等递质的作用而激活开放时,则产生Cl^-内流(外向电流)而使膜发生超极化,从而形成抑制性突触后电位。

(二) 突触后易化与突触前易化都使 EPSP 幅度增大

与中枢抑制一样,中枢易化也可发生在突触后或突触前。突触后易化(postsynaptic facilitation)是指突触后EPSP的总和。在突触后神经元,同时或先后发生的单个EPSP总和在一起,使总的EPSP幅度增大而更接近于阈电位。相对于任何单个EPSP而言,其他与其发生总和的EPSP均是其诱发突触后神经元爆发动作电位的易化因素。突触前易化(presynaptic facilitation)与突触前抑制具有相同的结构基础。如图30-15所示,如果末梢B预先兴奋使到达末梢A的动作电位时程延长,则钙通道开放的时间延长,进入末梢A的Ca^{2+}量增多,末梢A释放递质就增多,最终使运动神经元的EPSP增大,即产生突触前易化。至于末梢A动作电位时程延长的原因,可能是轴突-轴突式突触的突触前末梢释放某种递质(如5-羟色胺),使末梢A内cAMP水平升高,钾通道发生磷酸化而关闭,结果导致动作电位的复极化过程延缓,Ca^{2+}因动作电位时程延长而内流增多,使递质释放增加。前文所述的敏感化(突触可塑性中的一种形式),其发生机制就是突触前易化。

(王继江)

参考文献

1. 韩济生. 神经科学. 第3版. 北京:北京大学医学出版社,2009
2. 寿天德. 神经生物学. 第2版. 北京:高等教育出版社,2006
3. 姚泰. 人体生理学. 第3版. 北京:人民卫生出版社,2001
4. 姚泰. 生理学. 第2版. 北京:人民卫生出版社,2010
5. 朱大年,王庭槐. 生理学. 第8版. 北京:人民卫生出版社,2013
6. Barrett KE,Barman SM,Boitano S,Brooks HL. Ganong's Review of Medical Physiology. 24th ed. New York:McGraw Hill,2012
7. Bear MF,Connors BW,Paradiso MA. Neuroscience:Exploring the Brain. 3rd ed. Philadelphia:Lippincott Willianms & Wilkins Inc. ,2006

Notes

8. Boron WF,Boulpaep EL. Medical physiology:A Cellular and Molecular Approach,2nd ed. Philadelphia:Saunders,2009

9. Haines DE. Fundamental Neuroscience for basic and Clinical Applications. 3rd ed. Amsterdam:Elsevier,2006

10. Kandel ER,Schwartz JH,Jessell TM. Principles of Neural Science. 4th ed. Chicago:McGraw-Hill,2000

11. Kastin AJ. Handbook of biologically active peptides. Amsterdam:Academic Press,2006

12. Nolte J. Elsevier's Integrated Neuroscience. Philadelphia:Mosby Elsevier,2007

13. Squire LR,et al. Fundamental Neuroscience. 3rd ed. Amsterdam:Academic Press,2008

14. Fink KB,Göthert M. 5-HT receptor regulation of neurotransmitter release. Pharmcol Rev,2007,59:360-417

15. Wang HG,Lu FM,Jin I,et al. Presynaptic and postsynaptic role of NO,sGK and PhoA in long lasting potentiation and aggregation of synaptic proteins. Neuron,2005,45:389-403

16. MacDonald MR,Takeda J,Rice CM,et al. Multiple tachykinins are produced and secreted upon post-translational processing of the three substance P precursor proteins, alpha-, beta-, and gamma-preprotachykinin. Expression of the preprotachykinins in AtT-20 cells infected with vaccinia virus recombinants. J Biol Chem,1989, 264:15578-15592

17. Zeilhofer HU,Wildner H,Yévenes GE. Fast synaptic inhibition in spinal sensory processing and pain control. Physiol Rev,2012,92:193-235

Notes

第三十一章 神经系统的感觉功能

人和高等动物通过感受器和感觉器官感受机体内、外环境的变化,然后经传入神经传至大脑皮层,形成一定的感觉。感觉(sensation)是客观物质世界在人和高等动物主观上的反映,是一种复杂的生理和心理现象。通过神经系统的感觉功能,人和动物可以调整自身活动以适应外界环境的变化,保持机体内环境的稳态。因此,感觉是机体赖以生存的重要功能活动之一。必须指出的是,感觉传入冲动并不全都能引起主观感觉,有些感觉传入只是向中枢提供内外环境中某些因素改变的信息而引起某些调节反应,这些传入信息不一定到达大脑皮层,在主观上并不产生特定的感觉。

第一节 感 觉 概 述

一、感受器和感觉器官是一种能将刺激信号转换为生物电信号的特殊装置

(一)感受器的结构形式多样,不同的感受器感受不同形式的刺激

1. **感受器的定义** 感受器(sensory receptor)是指生物体内一些专门感受体内外不同形式刺激的结构或装置,其功能是将环境中不同能量形式的刺激,如机械性、温热性、电磁性和化学性刺激,转换成神经元的生物电信号。因而感受器实质上是一种生物换能器。

2. **感受器的结构** 感受器具有多种结构形式。有许多感受器是游离神经末梢,如皮肤和内脏中的痛觉感受器(伤害性感受器);有些感受器是在裸露的神经末梢周围包绕一些由结缔组织构成的被膜样结构,如环层小体(Pacinian 小体)、触觉小体(Meissner 小体)和肌梭等。另有一些感受器则为结构和功能上都高度分化的感受细胞,如耳蜗和前庭器官中的毛细胞以及味蕾中的味细胞等,这些细胞可与感觉神经末梢形成突触联系。

3. **感受器的分类** 感受器有多种分类法。按其所接受刺激性质的不同,可将感受器分为光感受器(photoreceptor)、机械感受器(mechanoreceptor)、温度感受器(thermoreceptor)、化学感受器(chemoreceptor)和伤害性感受器(nociceptor)等。但这种分类法存在不足,即有些感受器可覆盖多个感觉器官,如机械感受器涉及听觉、平衡觉和皮肤触-压觉等,且多数内脏感受器也感受机械性刺激。另一分类法是按其所接受刺激来源的不同,将感受器分为内感受器(interoceptor)和外感受器(exteroceptor),前者感受机体内部的各种刺激,后者则感受外界环境的各种刺激。这种分类法也有缺陷,如痛觉既可因体外的伤害性刺激而引起,也可由体内化学性刺激所产生。目前常用的是结合刺激源及其引起的感觉类型来分类,根据此法,人的主要感觉类型、刺激能量形式、相应的感受器和感觉器官列于表31-1 中。

表 31-1　人的主要感觉类型、刺激能量形式、相应的感受器和感觉器官(或所在部位)

感觉类型	刺激能量形式	感受器	感觉器官(或所在部位)
触-压觉[1]	压力	神经末梢(机械感受器)	皮肤[2]
温度觉(冷、热)[1]	热能	神经末梢和神经元(温度感受器)	皮肤、内脏和中枢神经系统[3]
痛觉[1]	化学、温度、机械能	神经末梢(伤害性感受器)	皮肤和内脏
痒觉[1]	化学能	神经末梢(化学伤害性感受器)	皮肤
位置觉和运动觉[1]	位置改变或运动	神经末梢(本体感受器)	多个器官[4]
肌长度	机械牵拉	神经末梢(本体感受器)	肌纤维(肌梭)
肌张力	机械牵拉	神经末梢(本体感受器)	肌腱(高尔基腱器官)
视觉[1]	光(电磁波)	视杆、视锥细胞(光感受器)	眼(视网膜)
听觉[1]	声(空气振动)	毛细胞(机械感受器)	耳(耳蜗 Corti 器)
平衡觉[1]	直线加速度运动	毛细胞(机械感受器)	耳(前庭球囊和椭圆囊)
平衡觉[1]	角加速度运动	毛细胞(机械感受器)	耳(前庭半规管)
嗅觉[1]	化学能	嗅细胞(化学感受器)	鼻(嗅上皮)
味觉[1]	化学能	味细胞(化学感受器)	舌(味蕾)
动脉血压	机械牵拉	神经末梢(机械感受器)	颈动脉窦和主动脉弓
中心静脉压	机械牵拉	神经末梢(机械感受器)	心房和肺循环大血管壁
肺扩张	机械牵拉	神经末梢(机械感受器)	肺内气管和细支气管壁
动脉血 PO_2	化学能	球细胞(化学感受器)	颈动脉体和主动脉体
脑脊液 pH([H^+])	化学能	神经元(化学感受器)	延髓腹侧表面
血浆渗透压	高张溶液	神经元(化学感受器)	脑室周围器官
动-静脉血糖浓度差	血中葡萄糖分子	神经元(化学感受器)	下丘脑

1. 表中标示的 11 种感觉类型是可被感知的,其余 9 种则不能被意识到

2. 触-压觉涉及皮肤内多种感受器,如环层小体、Meissner 小体、Merkel 盘、Ruffini 小体、毛囊感受器等,此外,深部组织也存在一定数量类似的感受器,但其功能有所不同,它们在内脏中十分稀少

3. 冷觉和热觉是各自独立的,温度感受器包括冷、热感受器,主要分布于皮肤和黏膜中,而内脏中则较稀少;在中枢内被称为温度敏感神经元,包括冷、热敏感神经元,分布于脊髓、脑干网状结构、下丘脑等处,以下丘脑为主

4. 位置觉和运动觉本体感受器存在于骨、关节、韧带、肌肉和肌腱等处,此外,本体感觉中还有触-压觉传入信息的参与

（二）感觉器官由高度分化的感受细胞及其附属结构共同组成

在生物进化过程中,一些与机体生存密切相关的感觉功能得到充分发展,感受装置逐渐由简单向复杂演化,有些神经细胞高度分化为感受细胞,其周围的一些非神经组织逐渐演变为感受细胞的附属结构(如眼的折光系统、耳的集音和传音装置等),从而形成专门感受和传递某一特定感觉类型的器官,即为感觉器官(sense organ 或 sensory organ)。人和高等动物最重要的感觉器官有视觉(眼)、听觉(耳蜗)、平衡觉(前庭)、嗅觉(鼻)、味觉(舌)器官等。这些感觉器官都分布于头部,常称为特殊感觉器官。

（三）感受器具有适宜刺激、换能作用、编码功能和适应现象等生理特性

1. 感受器的适宜刺激　一种感受器通常只对某种特定形式的刺激最敏感,这种形式的刺激

Notes

就称为该感受器的适宜刺激(adequate stimulus)。例如,一定波长的电磁波是视网膜感光细胞的适宜刺激,一定频率的机械振动是耳蜗毛细胞的适宜刺激等。但感受器并不只对适宜刺激有反应,对于一种感受器来说,非适宜刺激也可引起一定的反应,不过,所需的强度阈值通常要比适宜刺激的阈值大得多。例如,所有的感受器均能被电刺激所兴奋;大多数感受器对突发的压力和化学环境的变化也有反应,压迫眼球可刺激视网膜感光细胞产生光感等。换言之,适宜刺激在引起相应的感受器兴奋时,所需的刺激强度最小。因此,各种刺激总是首先被那些适合于这种刺激形式的感受器所接受,从而产生特定的感觉。例如,可见光总是首先被视网膜感光细胞接受而产生视觉,声波也总是首先被耳蜗毛细胞接受而产生听觉,绝不会首先被其他感受器接受而产生其他感觉。这在感受器对刺激的编码中确定感觉的类型具有意义(见后文)。

2. **感受器的换能作用**　如前所述,感受器的功能是将机体内外环境中各种能量形式的刺激转换为传入神经的动作电位,这种能量转换作用称为感受器的换能作用(transducer function)。

(1) 换能发生部位:在各种感受器中,发生换能的部位有很大差异。皮肤、骨骼肌和内脏中许多感受器的换能部位都位于感觉神经纤维的末端,这些末端可为游离的、裸露的(如痛觉、温度觉感受器),也可被包埋在结缔组织囊内(如环层小体、肌梭等);而感受细胞的换能部位一般位于其中的某一特化部位,如味细胞的微绒毛、嗅细胞的纤毛以及感光细胞内的膜盘结构等,也有些细胞则以整个细胞作为一个换能器,如颈动脉体中的球细胞。在换能过程中,感受器一般不直接把刺激能量转变为神经冲动,而是先在感觉神经纤维末端和感受细胞膜上产生一种过渡性的电位变化,这种电位改变称为感受器电位(receptor potential)。感受器电位通常是由跨膜离子电流引起的膜去极化电位变化,但也可以是膜的超极化电位变化,如视杆细胞感受器电位(见后文)。感受器电位的产生机制各不相同,但介导这一过程的信号转导分子主要有 G 蛋白耦联受体、瞬时受体电位(transient receptor potential,TRP)通道和机械门控通道等。已知视觉、嗅觉、味觉由不同的 G 蛋白耦联受体介导,热觉、冷觉,可能还有渗透压、某些化学刺激(如 H^+ 浓度、辣椒素、薄荷醇等)由不同的 TRP 通道介导,听觉、触觉等则由机械门控通道介导,而痛觉可能由多种信号分子介导。

(2) 动作电位转化部位:感觉换能和动作电位发生的部位通常是分开的。在感觉神经纤维末端和有些感受细胞(如嗅细胞)产生的感受器电位以电紧张的形式传播,当到达感觉神经的第一个郎飞结或轴突始段时,只要去极化足以达到阈电位水平,动作电位即可在这些部位爆发并沿感觉神经向远处传导(图31-1)。在另一些感受细胞(如毛细胞、感光细胞)产生的感受器电位则以电紧张的形式传至突触输出处,通过释放递质引起初级传入神经末梢发生膜电位变化,这种电位改变也是过渡性的,称为发生器电位(generator potential)。在毛细胞,换能部位与动作电位发生部位之间只经过一次突触传递,而在感光细胞,换能部位与动作电位发生部位之间需经过两次突触传递。

感受器电位和发生器电位在本质上是相同的,故有时并不严格加以区分。它们都具有局部电位性质,即为非"全或无"式的,可发生总和,并以电紧张的形式沿所在细胞的质膜作短距离传播。因此,感受器电位和发生器电位可通过改变其幅度、持续时间和波动方向,真实地反映和转换外界刺激信号所携带的信息。

感受器电位和发生器电位的产生并不意味着感受器功能的完成,只有当这些过渡性电变化使该感受器的传入神经纤维发生去极化并产生"全或无"式的动作电位时,才标志着这一感受器或感觉器官作用的完成。

3. **感受器的编码功能**　感受器在接受某种刺激后可将刺激所含的全部信息转换成一种能被神经系统识别的感觉信号,称为感觉编码(sensory coding)。感觉编码不仅与感受器有关,也涉及感觉系统的其他结构。在感受器,刺激所含信息被转移到等级性的感受器电位中,在传入神经上,又被转移到动作电位的序列中,而在大脑皮层,则将进行更为复杂的感觉编码。关于感

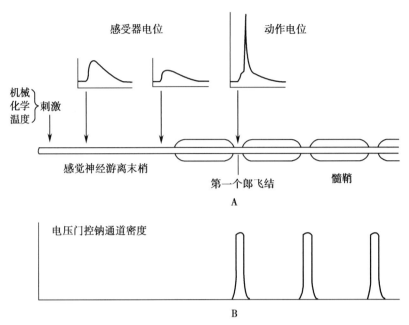

图 31-1   感受器电位转变为传入神经纤维上动作电位的部位示意图

A. 当感受器(图中示感觉神经游离末梢)接受机械、化学和温度等刺激时,在感受器部位只能产生等级性的感受器电位,该电位随传播距离增大而衰减,而在传入纤维的第一个郎飞结处转变为可传播的动作电位,虽然感受器电位在传到第一个郎飞结处时更小(图中未显示),但它足以达到阈电位而爆发动作电位;

B. 电压门控钠通道的密度在每个郎飞结处明显高于感受器部位,所以在感受器部位只能产生感受器电位,而在第一个郎飞结处才爆发动作电位

觉编码的机制,至今尚不十分清楚。目前认为,感觉编码主要涉及对刺激的类型、部位、强度和持续时间 4 个基本属性的加工处理。以下主要讨论感受器对刺激信号的编码,感觉通路的编码将在后文介绍。

(1) 类型:刺激类型(modality)是指刺激的能量形式。由于每一种感受器都只对一种特定的能量形式的刺激敏感,即每种感受器都有其适宜刺激,因而这种感受器兴奋本身就决定了感觉系统对这种感觉类型的识别(见前文)。

(2) 部位:刺激部位(location)是指刺激作用于机体的部位。感觉系统对刺激部位的编码可发生在感受器水平,也发生在感觉通路中(见后文)。这需要引入感觉单位和感受野的概念。感觉单位(sensory unit)是指一个感觉轴突及其所有的外周分支。这些分支的数量有很大差异,尤其是在皮肤感觉中。对一个感觉单位来说,它所有的分支末梢所分布的空间范围,就称为它的感受野(receptive field)。凡是落在这个空间范围内的适宜刺激达到阈值,就能引起这个感觉单位兴奋,并产生相应的感觉传入冲动。以触觉为例,如果用一细毛轻触皮肤表面,可发现只有当触及某些小点时才能引起触觉,而在这些小点的间隔部位则不能引起触觉。温度觉和痛觉也存在同样的情况。表明这些感受器在皮肤上均呈点状分布,且分布疏密不匀。如果在皮肤上仔细绘出触觉、温度觉和痛觉感受野的分布情况,可发现由单个感觉单位所支配的区域,即感受野的大小有很大差异(图 31-2);这对感觉系统判别感觉发生的精确部位以及区分感觉分辨率的高低具有重要意义。另外,一个感觉单位的感受野通常与其他感觉单位的感受野之间有重叠和呈犬齿交错状,这在对强度的编码中具有重要意义(见下文)。

(3)强度:刺激强度(intensity)主要与感受器的反应,即引起的感受器电位幅度大小有关,后者再与感觉神经上动作电位频率的高低有关。若将记录电极置于环层小体囊近旁的感觉神经上,并在囊上施压,当施压较小时,可记录到一个不能远传的去极化电位,此即感受器电位。随

Notes

着施压的加大,感受器电位幅度也增大,当感受器电位达到阈电位时,感觉神经上便产生动作电位;若进一步加大刺激,感受器电位变得更大,动作电位将重复发生,即动作电位频率增加,说明刺激强度与感受器电位幅度大小和动作电位频率高低呈正相关(图31-3)。

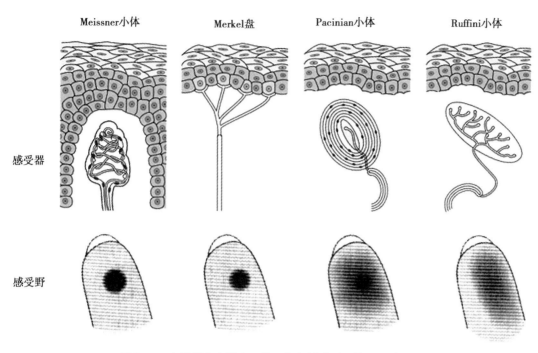

图 31-2　人手指尖皮肤中四种不同机械感受器的不同感受野

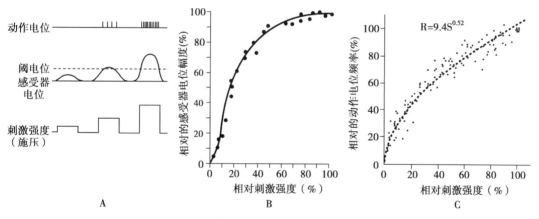

图 31-3　感受器对刺激强度编码的示意图

A. 感受器对不同强度刺激的反应:较低强度的刺激可产生较小幅度的感受器电位,但达不到阈电位水平,因而不能产生动作电位;当增加刺激强度,使感受器电位去极化达到阈电位,即可爆发动作电位,当进一步增加刺激强度,只要感受器电位持续维持在阈电位水平以上时,动作电位可重复发生,结果使动作电位频率增加;B. 感受器电位幅度随刺激强度增大而增大的曲线图;C. 相应传入神经纤维上动作电位频率随刺激强度增大而增高的曲线图(图上方 R 代表动作电位频率,S 代表刺激强度,$R=9.4S^{0.52}$ 表示两者的函数关系)

　　此外,一个较强的刺激还可募集到更多的感受器加入到感受野中,共同参与对刺激的反应。随着刺激强度的增大,不仅直接接受刺激的感受器被激活,还激活其周边区域的一些感受器,从而使反应的面积扩大。另外,较弱的刺激仅能激活阈值较低的感受器,随着刺激强度的增大可激活阈值较高的感受器。弱刺激时被激活的感受器仅为这同一感觉单位中的一部分,所以随刺

Notes

激强度的增大,可使感受器的反应增大。由于感觉单位的感受野之间呈重叠和犬齿交错状,加大刺激时常使其他感觉单位的感受器也受到刺激而导致更多的感觉单位被募集其中,通过这种方式,将有更多的传入通路被激活。

(4) 持续时间:刺激持续时间(duration)是指刺激持续存在的时间长度。在刺激持续存在的情况下,感受器能否一直保持其反应能力,这对机体需要实时监控的某些信号(如细胞外液渗透压、血中某些化学物质水平等)和警戒信号(如伤害性刺激)具有重要价值;但有些感受器(如环层小体、Meissner 小体、嗅觉感受器等)则对持续性恒强刺激很快发生适应(见下文),这将影响感觉系统对刺激持续时间的正确判断。

4. 感受器的适应现象　若以一个恒强刺激持续作用于感受器,相应的感觉神经上的动作电位频率将随刺激时间的延长而下降,这一现象称为感受器的适应(adaptation)。适应的程度在各类感受器中存在差异。根据感受器发生适应的快慢,可将感受器分为快适应感受器和慢适应感受器两类。环层小体和 Meissner 小体属于快适应感受器。若对环层小体施以恒压刺激,在相应的感觉神经上仅于刺激开始后很短的时间内有冲动发放,此后刺激虽然继续存在,但其冲动频率已降为零。这类感受器对刺激的变化十分灵敏,适于传递快速变化的信息,有利于机体接受新的刺激,对于探索新异物体或障碍物具有意义。Merkel 盘和 Ruffini 小体、伤害性感受器、肌梭、关节囊感受器、化学感受器和压力感受器等都属于慢适应感受器。这些感受器在接受持续刺激时,一般仅在刺激开始后不久出现冲动频率的轻微下降,以后可在较长时间内维持于这一水平(图 31-4)。这种慢适应过程对动物的生命活动具有重要意义,有利于机体对某些功能状态进行长时间的监测,并根据其变化随时调整机体的功能活动。显然,如果痛觉感受器发生明显适应,机体将失去警戒防卫,因为痛觉通常由伤害性刺激引起。化学感受器和压力感受器等的作用在于持续监测机体内环境理化性质是否处于稳态,这些感受器一旦出现适应将危及生命。本体感觉在躯体姿势的维持中起调节作用,如果本体感受器发生适应,姿势将不能维持。

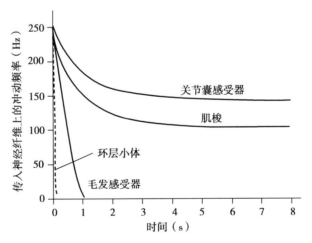

图 31-4　感受器的适应现象示意图

图中示环层小体和毛发感受器对持续刺激发生适应较快,表现为刺激持续时,传入神经纤维上的冲动频率迅速下降;而关节囊感受器和肌梭则对持续刺激发生适应较慢,表现在刺激开始后不久出现冲动频率的轻微下降,以后可在较长时间内维持于这一水平

不同感受器发生适应的机制并不完全相同。它可发生在感觉信息转换的不同阶段。感受器的换能过程、离子通道的功能状态以及感受器细胞与感觉神经纤维之间的突触传递特性等均可影响感受器的适应。例如,环层小体的快适应与环层结构有关,若剔除其环层结构,再施以同

Notes

样强度的压力于裸露的神经末梢时,仍可引起传入冲动发放,但感觉神经末梢变得不易适应。这是因为环层结构对所施压力具有缓冲作用。此外,在压力持续作用期间,神经纤维本身对刺激也能逐渐适应,这可能是由于神经纤维膜内外离子重新分布的结果,但这个过程要慢得多。适应并非疲劳,因为感受器对某一强度的刺激产生适应后,若进一步加大同样性质刺激的强度,其相应的传入冲动又可增加。

二、感觉信息的编码和分析处理也发生在感觉传入通路中

（一）特定的感觉类型与特定感觉传入通路和大脑皮层的特定部位有关

虽然各种感觉引起的传入冲动在神经纤维上的传导速度可不同,但所有的动作电位在形式上都十分相似,如来自触觉感受器与温度觉感受器的动作电位并无显著差异。实验表明,若用微电极插入脊髓后索、丘脑或大脑皮层中央后回相应的纤维中并施以电刺激,所产生的感觉均为触觉。与此相似的是压迫刺激手上环层小体,或因肘部受压或因臂丛肿瘤刺激了相应的触觉传入神经,所引起的感觉都是触觉。可见,不同类型感觉的引起,除与不同的刺激形式及其相对应的感受器有关外,还决定于传入冲动所经过的专用线路(labeled line)以及它最终到达的大脑皮层的特定部位。所以,当刺激发生在一个特定感觉的神经通路时,不管该通路的活动是如何引起的,或者是由该通路的哪一部分所产生的,所引起的感觉总是该感受器在生理情况下兴奋所引起的感觉。这一原理最早由德国的 Müller 于 1835 年所阐述,并称之为特异神经能量定律(law of specific nerve energies)。这一定律至今仍被视为感觉生理学的基本原理之一。

（二）感觉通路中也存在感受野

在感觉通路中,任何一个感觉神经元都有其感受野。它的感受野是指能引起该神经元兴奋的所有感受器分布的空间范围。若记录丘脑某个对触觉有反应的神经元放电,当刺激落在皮肤某一区域时该神经元放电频率增加,表明这个皮肤区域就是该神经元的感受野。中枢感觉神经元的感受野要比感受器的感受野大,因为它们接受来自更多感受器的信息。不同的感觉神经元,其感受野的大小也不相等。例如,视网膜中央凹和手指尖皮肤的分辨率很高,感受器在那里的分布十分密集,因而其相应感觉神经元的感受野就很小;但视网膜周边区和躯干皮肤的分辨率较低,感受器在那里的分布比较稀疏,因而其相应感觉神经元的感受野就很大。此外,与感觉单位的感受野一样,相邻的感受野之间并非截然分开,也通常呈重叠和犬齿交错状。

（三）刺激强度的编码与感觉神经中动作电位频率和参与活动的纤维数目有关

在同一感觉系统或感觉类型的范围内,感觉系统对刺激强度的编码除发生在感受器水平外,也发生在传入通路和中枢水平。如前所述,当刺激强度增加时,由于来自一个感觉单位与其他感觉单位的感受野之间存在重叠和犬齿交错状分布,因而使更多感觉单位的感受野也被激活。通过这种方式,将有更多的传入通路被激活。例如在听神经,当某一频率的声压增大时,不仅听神经单个纤维动作电位频率增加,而且有更多的听神经纤维兴奋,共同向听中枢传递这一声频的信息,使感觉得到增强(见本章第四节)。

（四）感觉通路中存在侧向抑制,有助于增强感觉系统的分辨能力

Hartline 和 Ratliff 于 20 世纪 40 年代在研究鲎的复眼时发现,一个小眼的活动可因近旁小眼的活动而受到抑制。进一步的研究表明,这种侧向抑制(lateral inhibition)现象普遍存在于许多动物的感觉系统中。在感觉通路中,由于存在辐散式联系,一个局部刺激常可激活多个神经元,处于中心区的投射纤维直接兴奋下一个神经元,而处于周边区的投射纤维则通过抑制性中间神经元而抑制其后续神经元。这样,与来自刺激中心区感觉神经元的信息相比,来自刺激周边区的信息则是抑制的(图31-5)。可见,侧向抑制能加大刺激中心区和周边区之间的差距,增强感觉系统的分辨能力。

另外,侧向抑制也是空间(两点)辨别的基础。在神经病学检查中,可通过两点阈试验(two-point threshold test)来检测轻触觉感受野的大小。检测时可将两个较尖锐的器械尖端同时置于皮肤的两个点上,如果两点距离过近,被试者将不能区分为两个点,当两点距离加大到被试者刚好能分别为两个点的最短距离时,此距离称为两点辨别阈(two-point discrimination threshold)。两点辨别阈可作为评价触敏度(tactile acuity)的指标。人体皮肤不同部位的两点辨别阈大小可相差很大。在触觉感受器分布最密集处的两点辨别阈最小,如在手指指端约为2mm;相反,触觉感受器分布稀疏的背部皮肤,两点辨别阈可增大到65mm左右。可见,侧向抑制是感觉通路对刺激部位进行感觉编码的重要机制之一。

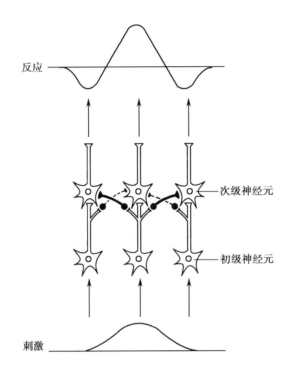

图 31-5　感觉传入通路中的侧向抑制示意图

图示初级神经元在对次级神经元的纤维投射中,除对各自下一级神经元具有直接的兴奋性投射外,还通过侧支兴奋抑制性中间神经元(图中以黑色神经元表示),间接抑制其周边的次级神经元;图中三个初级神经元中处于中间位置的神经元代表中心区,它所接受的刺激强度较大,通过其投射纤维使处于中间位置(中心区)的次级神经元兴奋,且兴奋程度较高,并通过抑制性中间神经元使处于两边位置(代表周边区)的次级神经元抑制,抑制程度也较高(抑制性中间神经元投射纤维用实线表示,意指其抑制作用很强);而周边区的初级神经元接受的刺激强度较小,因而对周边区次级神经元的兴奋作用和对中心区次级神经元的抑制作用均较弱(抑制性中间神经元投射纤维用虚线表示,意指其抑制作用微弱),结果将加大中心区和周边区之间的反应对比度

第二节　躯体和内脏感觉

一、躯体和内脏感觉的感受器分布于躯体深部和皮肤以及内脏组织

躯体感觉(somatic sense)包括来自骨骼肌、肌腱和关节等处的深感觉和来自皮肤的浅感觉两大类。深感觉即本体感觉,主要包括位置觉和运动觉;浅感觉包括触-压觉、温度觉和痛觉。内脏感觉(visceral sense)主要是痛觉,因为内脏中除痛觉感受器外,温度觉和触-压觉感受器很少分布,本体感受器则不存在。

(一)本体感觉感受器感受躯体深部的感觉

本体感觉(proprioception)的感受器主要包括肌梭(muscle spindle)、腱器官(tendon organ)和关节感受器(joint receptor)等。肌梭能感受骨骼肌的长度变化、运动方向、运动速度及其变化率,这些信息传入中枢后一方面产生相应的本体感觉,另一方面反射性地引起腱反射和维持肌紧张,并参与对随意运动的精细调节。实验研究表明,如果阻断肌梭的传入信息,躯体姿势将不能很好地维持。腱器官则感受骨骼肌的张力变化,信息传入中枢后产生相应的本体感觉。在关节囊、韧带及骨膜等处,一些由皮肤感受器变形而来的感受器,如 Ruffini 小体能感受关节的屈曲和伸展,而环层小体则感受关节的活动程度等。

本体感觉在平时一般不为人们所意识到,但在进行肢体运动并涉及相应部位的皮肤发生移动时,本体感受器和皮肤感受器可一起发挥作用,使人们意识到肢体正在进行的运动。

Notes

（二）触-压觉感受器感受体表触觉和压觉

触-压觉是触觉（touch）和压觉（pressure）的统称。因为两者在性质上相似，压觉可认为是持续性触觉。此外，还有一种节律性的压觉，称为振动觉（vibration sense），也可归入触-压觉范畴。它们均由皮肤受机械性刺激而引起。人的皮肤内存在多种触-压觉感受器，它们可以是游离神经末梢、毛囊感受器，也可以是覆以结缔组织被膜的 Meissner 小体、Merkel 盘、环层小体和 Ruffini 小体等。它们在皮肤上呈点状分布。如图 31-2 所示，Meissner 小体和 Merkel 盘的感受野较小，两点辨别阈较低，因而分辨力较强；而环层小体和 Ruffini 小体的感受野较大，两点辨别阈较高，因而分辨力较弱。引起触-压觉的最小压陷深度称为触觉阈（tactile sensation threshold）。触觉阈的高低与其感受器的感受野大小和皮肤上感受器的分布密度有关。在人的鼻、口唇和指尖等处，触觉感受器的感受野很小，而感受器分布密度却很高；相反，腕和足等处的感受野较大，而感受器密度却很低。所以，触觉阈在鼻、口唇和指尖处很低，而在腕和足等处很高。

（三）温度觉感受器有两类，分别感受热觉和冷觉

温度觉有热觉（warmth）和冷觉（cold）之分，而且是各自独立的。与触-压觉感受器一样，温度感受器在皮肤也呈点状分布。在人的皮肤上，冷点明显多于热点，前者为后者的 4～10 倍。热感受器和冷感受器的感受野都很小。实验研究表明，当皮肤温度升至 30～46℃ 时，热感受器被激活而放电，放电频率随皮肤温度的升高而增高，所产生的热觉也随之增强。当皮肤温度超过 46℃ 时，热觉突然消失，代之出现痛觉。引起冷感受器放电的皮肤温度在 10～40℃ 之间，当皮肤温度降到 30℃ 以下时，冷感受器放电便增加，冷觉随之增强。

热感受器和冷感受器都是游离神经末梢。热感受器位于 C 类传入纤维的末梢膜中，而冷感受器则位于 A_δ 和 C 类传入纤维的末梢膜中。现已清楚，真正的温度感受器是存在于上述神经末梢膜中的瞬时受体电位（TRP）非选择性阳离子通道家族成员，不同类型的 TRP 通道在不同的温度范围内开放（表 31-2）。当这些 TRP 通道开放时，可非选择性地允许阳离子通过，但以 Na^+ 内流为主而引起膜的去极化，并在相应的传入神经纤维上产生动作电位，于是将环境温度变化的信息传入中枢。表 31-2 显示，不同类型的 TRP 通道开放的环境温度范围存在一定的重叠，这与前述感受器的感受野有一定重叠的情况十分相似。这些 TRP 通道也可被某些化学物质激活开放，这可解释摄入辣椒素和乙醇后产生热感，而在皮肤表面涂抹薄荷醇后则引起冷感的现象。

表 31-2　促 TRP 通道开放的温度范围和化学物质

TRP 通道类型	促通道开放的温度范围（℃）	促通道开放的化学物质
TRPV1	>42	辣椒素，乙醇
TRPV2	>52	
TRPV3	34～38	樟脑
TRPV4	27～34	
TRPM8	<25	薄荷醇
TRPA1	<18	芥子油

（四）痛觉感受器具有无适宜刺激和很难适应的特征

痛觉（pain）是一种与组织损伤有关的不愉快感觉和情感性体验，而引起痛觉的组织损伤可为实际存在的或潜在的。痛觉感受器的一个重要特征是没有适宜刺激，任何刺激只要达到伤害程度均可使其兴奋，故痛觉感受器又称伤害性感受器（nociceptor）。伤害性感受器的另一个特征是不易出现适应，它属于慢适应感受器，这一特征对人和动物维持正常的生命活动具有重要意义。假如伤害性感受器变为容易适应，机体将会失去其警戒防卫，即使在机体已遭受严重伤害的情况下仍浑然不觉，生命安全必将遭受严重威胁。

　　与温度感受器一样,伤害性感受器也是游离神经末梢,也位于 A_δ 和 C 类传入纤维的末梢膜中。近年来发现,在这两类传入纤维末梢膜中的瞬时受体电位 TRPV1 和 TRPV2 通道介导伤害性热刺激;而 TRPM8 通道则介导伤害性冷刺激。这些末梢广泛分布于皮肤和深部组织。它们对机械变形(挤压、针刺或切割)、极端温度(>45℃或冷冻)以及多种化学物质(即致痛物质,见下文)等发生反应。

　　体内外能引起疼痛的化学物质统称为致痛物质(algesic substance)。组织损伤或发生炎症时,由受损细胞释出的内源性致痛物质有 K^+、H^+、5-羟色胺、缓激肽、前列腺素、降钙素基因相关肽和 P 物质等(图 31-6)。这些物质的细胞来源虽不完全相同,但都能激活伤害性感受器,或使其阈值降低。例如,从损伤细胞直接释出的 K^+ 可直接激活伤害性感受器;缓激肽是一种很强的致痛物质,由损伤和炎症部位的一种激肽释放酶降解血浆激肽原而生成,通过缓激肽 B_2 受体而起作用;组胺由肥大细胞释放,低浓度时可引起痒觉,高浓度时则引起痛觉。这些致痛物质不仅参与疼痛的发生,也参与疼痛的发展,导致痛觉过敏。

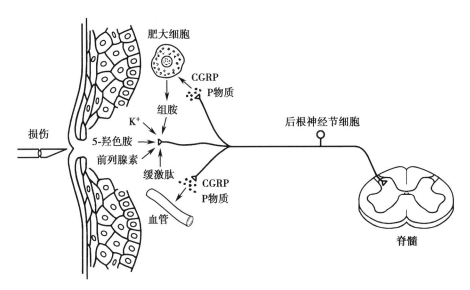

图 31-6　组织损伤部位释放致痛物质作用于伤害性感受器的示意图
CGRP:降钙素基因相关肽

根据刺激性质的不同,一般将伤害性感受器分为以下三类。

　　1. **机械伤害性感受器**　机械伤害性感受器(mechanical nociceptor)又称高阈值机械感受器,它们只对强的机械刺激起反应,对针尖刺激特别敏感。这类感受器位于 A_δ 类和 C 类传入纤维的末梢膜中。

　　2. **机械温度伤害性感受器**　机械温度伤害性感受器(mechanothermal nociceptor)对机械刺激产生中等程度的反应,对 40～51℃温度刺激(45℃为热刺激引起痛反应的阈值)发生反应,反应随温度的升高而逐渐增强。这类感受器分布于 A_δ 类传入纤维的末梢膜中。

　　3. **多觉型伤害性感受器**　多觉型伤害性感受器(polymodal nociceptor)对多种不同的伤害性刺激均能起反应,包括机械的、极端温度的和某些化学物质的伤害性刺激。这类感受器的数量较多,遍布于皮肤、骨骼肌、关节和内脏器官,这类感受器存在于 A_δ 类和 C 类传入纤维的末梢膜中,但主要是在 C 类纤维末梢。

二、躯体和内脏感觉的传入通路既有共同点,又有各自特点

(一) 躯体感觉的传入通路一般由三级神经元接替

　　躯体感觉的初级传入神经元胞体位于后根神经节或脑神经节中。其周围突(长树突)与感

Notes

受器相连,中枢突(轴突)进入脊髓和脑干后发出两类分支:一类在不同水平直接或间接通过中间神经元与运动神经元相连而构成反射弧,完成各种反射;另一类经多级神经元接替后向大脑皮层投射而形成感觉传入通路,产生各种不同感觉。

1. **丘脑前的传入系统**　深感觉的传入纤维进入脊髓后沿后索上行,在延髓下部的薄束核和楔束核更换神经元(简称换元),换元后的第二级神经元发出纤维交叉至对侧组成内侧丘系,后者抵达丘脑的特异感觉接替核后外侧腹核,此处存在第三级神经元。这条通路称为后索-内侧丘系传入系统。精细触-压觉的传入纤维也走行于该系统中。浅感觉的传入纤维进入脊髓后在后角换元,第二级神经元发出纤维经白质前连合交叉至对侧,在脊髓前外侧部上行,形成前外侧索传入系统。其中,传导痛觉和温度觉的纤维走行于外侧而形成脊髓丘脑侧束;传导粗略触-压觉的纤维大部分交叉至对侧腹侧,小部分不交叉,形成脊髓丘脑前束。前外侧索传入系统中部分纤维终止于丘脑的特异感觉接替核(图31-7A),也有一部分纤维投射到丘脑中线区和髓板内的非特异投射核。

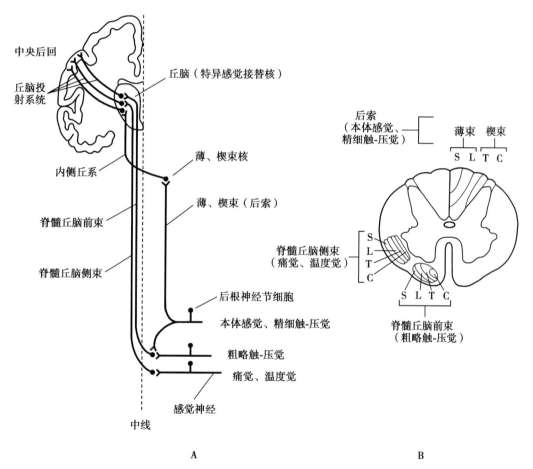

图 31-7　躯体感觉传导通路(A)和感觉通路的脊髓横断面(B)示意图
S:骶;L:腰;T:胸;C:颈

由于传导痛觉、温度觉和粗略触-压觉的纤维先交叉后上行,而传导本体感觉和精细触-压觉的纤维则先上行后交叉,所以在脊髓半离断的情况下,离断水平以下的痛觉、温度觉和粗略触-压觉障碍发生在健侧(离断的对侧),而本体感觉和精细触-压觉障碍则发生在病侧(离断的同侧)。在脊髓空洞症患者,如果较局限地破坏中央管前交叉的感觉传导纤维,可出现痛觉、温度觉和粗略触-压觉障碍分离的现象,即出现相应节段双侧皮节的痛觉和温度觉障碍,而粗略触-压觉基本不受影响。这是因为痛觉、温度觉传入纤维进入脊髓后,仅在进入水平的 1~2 个节段内换元并

Notes

经前连合交叉到对侧,而粗略触-压觉传入纤维进入脊髓后则分成上行和下行纤维,可在多个节段内分别换元,然后交叉到对侧。

此外,上述两个传入系统内的上行纤维都有一定的空间分布。在前外侧索,从内向外依次为来自颈、胸、腰、骶区域的轴突;在后索,从内到外则依次为来自骶、腰、胸、颈部位的纤维(图31-7B)。所以,如果脊髓外的肿瘤压迫脊髓丘脑束,首先受压的是来自骶、腰部的纤维,病变早期可出现骶部或腰部痛觉和温度觉的缺失;如果肿瘤位于脊髓内,则首先缺失的感觉是来自颈部或胸部的浅感觉。

接受头面部浅感觉的第一级神经元为三叉(半月)神经节,冲动传入中枢后,触-压觉由三叉神经主核中继,而痛觉和温度觉则由三叉神经脊束核中继。它们沿着由这些核团发出的纤维大部分交叉到对侧并沿三叉丘系上行至丘脑,到达丘脑后内侧腹核,最终抵达大脑皮层中央后回的下部。头面部深感觉也由三叉神经传导,三叉神经中脑核可能是其第一级神经元的所在部位,其上行途径目前仍不十分清楚。

2. 丘脑的核团　丘脑是除嗅觉外的各种感觉传入通路的重要中继站,并能对感觉传入信息进行初步的分析和综合。丘脑的核团或细胞群可分为以下三大类。

(1) 第一类细胞群:这类细胞群称为特异感觉接替核(specific sensory relay nucleus),它们接受第二级感觉神经元的投射纤维,换元后发出纤维投射到大脑皮层感觉区。其中后腹核是躯体感觉的中继站,来自躯体不同部位的纤维在后腹核内换元,其空间分布有一定的规律,后外侧腹核接受来自躯干四肢的传入纤维,来自足部的纤维在后外侧腹核的最外侧部换元,而来自上肢的纤维则在后外侧腹核的内侧部换元;后内侧腹核接受来自头面部的传入纤维。此外,内侧膝状体和外侧膝状体也归入此类细胞群,它们分别是听觉和视觉传导通路的换元站,发出的纤维分别向听皮层和视皮层投射。

(2) 第二类细胞群:这类细胞群称为联络核(associated nucleus),它们接受来自特异感觉接替核和其他皮层下中枢的纤维,换元后投射到大脑皮层的特定区域,其功能与各种感觉在丘脑和大脑皮层的联系协调有关。在这类核团中,丘脑前核接受来自下丘脑乳头体的纤维,并发出纤维投射到大脑皮层扣带回,参与内脏活动的调节;丘脑外侧核主要接受来自小脑、苍白球和后腹核的纤维,而后发出纤维投射到大脑皮层运动区,参与运动调节;丘脑枕核接受内、外侧膝状体的纤维,再发出纤维投射到皮层顶叶、枕叶和颞叶联络区,参与各种感觉的联系功能。此外,丘脑还有些细胞群发出的纤维投射到下丘脑、皮层前额叶和眶区或顶叶后部联络区。

(3) 第三类细胞群:这类细胞群称为非特异投射核(nonspecific projection nucleus),是指靠近中线的所谓内髓板内各种结构,主要是髓板内核群,包括中央中核、束旁核、中央外侧核等。这些细胞群通过多突触换元接替后弥散地投射到整个大脑皮层,具有维持和改变大脑皮层兴奋状态的作用。此外,束旁核可能与痛觉传导有关,刺激人类丘脑束旁核可加重痛觉,而毁损该区则疼痛得到缓解。

3. 感觉投射系统　根据丘脑各部分向大脑皮层投射特征的不同,可把感觉投射系统(sensory projection system)分为以下两个不同系统。

(1) 特异投射系统:丘脑特异感觉接替核及其投射至大脑皮层的神经通路称为特异投射系统(specific projection system)。它们投向大脑皮层的特定区域,与皮层具有点对点的投射关系。投射纤维主要终止于皮层的第四层,形成丝球结构,与该层内神经元构成突触联系,引起特定感觉。另外,这些投射纤维还通过若干中间神经元接替,与大锥体细胞构成突触联系,从而激发大脑皮层发出传出冲动。联络核在结构上大部分也与大脑皮层有特定的投射关系,因此也归入该系统。

(2) 非特异投射系统:丘脑非特异投射核及其投射至大脑皮层的神经通路称为非特异投射系统(nonspecific projection system)。该系统一方面经多次换元并弥散性投射到大脑皮层的广泛区域,因而与皮层不具有点对点的投射关系;另一方面通过脑干网状结构,间接受来自感觉传导通路第二级神经元侧支的纤维投射,而网状结构是一个反复换元的部位。由于该系统没有专一的感觉传导功能,因而不能引起各种特定感觉。该系统的上行纤维在进入皮层后分布于各层

Notes

内,以游离末梢的形式与皮层神经元的树突构成突触联系,起维持和改变大脑皮层兴奋状态的作用。这对特异投射系统完成正常功能十分重要,假如非特异投射系统的功能缺失,人和动物将处于昏睡状态(如在动物中脑头端切断网状结构),各种特定感觉将不可能形成。

(二)内脏感觉由自主神经传入,进入中枢后基本上沿躯体感觉通路上行

内脏感觉的传入神经(图31-8)为自主神经,包括交感神经和副交感神经。它们的细胞体主要位于脊髓第7胸段~第2腰段(交感神经传入纤维)和第2~4骶段(盆神经传入纤维)的后根神经节,以及第Ⅶ、Ⅸ、Ⅹ对脑神经(也可能包括第Ⅴ对脑神经)的相应脑神经节内。来自脊神经节的内脏感觉的传入冲动进入中枢后,沿着躯体感觉的同一通路上行,即沿着脊髓丘脑束和感觉投射系统到达大脑皮层。来自第Ⅶ、Ⅸ、Ⅹ对脑神经节的传入纤维均首先投射到延髓孤束核,换元后的轴突大部分跨越中线加入内侧丘系,伴随躯体感觉纤维上行,终止于丘脑的特异感觉接替核;也有部分纤维在脑干投射到网状结构,终止于丘脑的非特异投射核。最终,这些纤维都经过感觉投射系统到达大脑皮层内脏感觉代表区。

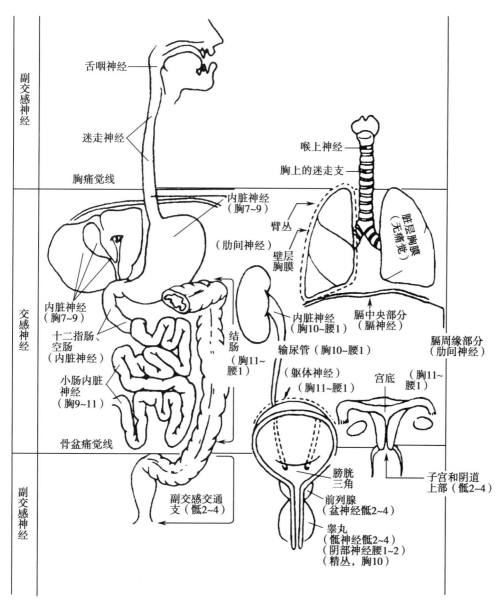

图31-8　内脏感觉传入神经通路的示意图

位于胸痛觉线和骨盆痛觉线之间的器官,其痛觉通过交感神经纤维传入;在胸痛觉线以上和骨盆痛觉线以下的器官,其痛觉通过副交感神经纤维传入

Notes

三、躯体和内脏感觉的皮层代表区具有不同的投射部位和规律

从丘脑后腹核携带的躯体感觉信息经特异投射系统投射到大脑皮层的特定区域,该区域称为躯体感觉代表区(somatic sensory area),主要包括体表感觉区和本体感觉区。内脏感觉的皮层代表区部分与躯体代表区重叠,部分不重叠。

（一）体表感觉代表区有第一和第二感觉区,以第一感觉区为重要

1. 第一感觉区　第一感觉区位于中央后回,相当于Brodmann分区的3-1-2区。其感觉投射规律有以下几个方面:①躯干四肢部分的感觉为交叉性投射,即躯体一侧的传入冲动向对侧皮层投射,但头面部感觉的投射则为双侧性的。②投射区域的大小与感觉分辨的精细程度有关,分辨越精细的部位,代表区越大,如手,尤其是拇指和示指的代表区面积很大;相反,躯干的代表区却很小。③投射区域具有一定的分野,下肢代表区在中央后回顶部,膝以下代表区在半球内侧面,上肢代表区在中央后回中部,而头面部则在中央后回底部,总体安排是倒置的,但在头面部的代表区内部,其安排却是正立的。

各类感觉传入的投射也有一定的规律。中央后回从前到后依次接受来自肌肉牵张感觉(中央沟底部前壁的3a区)、慢适应感觉(3区)、快适应感觉(1区)以及关节、骨膜、筋膜等感觉(2区)的投射。

中央后回皮层的细胞呈纵向柱状排列,从而构成感觉皮层最基本的功能单位,称为感觉柱(sensory column)。同一个柱内的神经元对同一感受野的同一类感觉刺激起反应,是一个传入-传出信息整合处理单位。一个细胞柱兴奋时,其相邻细胞柱则受抑制,形成兴奋和抑制镶嵌模式。这种形态和功能的特点,在第二感觉区、视区、听区和运动区中也同样存在。

此外,感觉皮层具有可塑性,表现为感觉区神经元之间的广泛联系可发生较快的改变。若截去猴的一个手指,该被截手指的皮层感觉区将被其邻近手指的代表区所占据。反过来,若切除皮层上某手指的代表区,则该手指的感觉投射将移向此被切除的代表区的周围皮层。如果训练猴的手指,使之具有良好的辨别振动的感觉,则该手指的皮层代表区将扩大。人类的感觉皮层也有类似的可塑性改变。例如,盲人在接受触觉和听觉刺激时,其视皮层的代谢活动增加;而聋者对刺激视皮层周边区域的反应比正常人更为迅速而准确。这种可塑性改变也发生在其他感觉皮层和运动皮层。皮层的可塑性表明大脑具有较好的适应能力。

2. 第二感觉区　位于大脑外侧沟的上壁,由中央后回底部延伸到脑岛的区域。其面积远较第一感觉区小。在第二感觉区,头部的代表区位于和中央后回底部相连的区域,足部的代表区则位于外侧沟上壁的最深处。身体各部分的定位不如中央后回那么完善和具体。切除人脑第二感觉区不会引起显著的感觉障碍。此外,第二感觉区还接受痛觉传入的投射。

（二）本体感觉代表区就位于运动区

中央前回(4区)是运动区,也是本体感觉代表区。在猫、兔等较低等的哺乳动物,体表感觉区与运动区基本重合在一起,称为感觉运动区(sensorimotor area)。在猴、猩猩等灵长类动物,体表感觉区和运动区逐渐分离,前者位于中央后回,后者位于中央前回,但这种分化也是相对的。应该指出,运动区主要接受从小脑和基底神经节传来的反馈投射,这可能与随意运动的形成有关(见第三十二章)。

（三）内脏感觉代表区包括体表感觉区、运动辅助区和边缘系统皮层

内脏感觉的皮层代表区混杂在体表第一感觉区中。人脑的第二感觉区和运动辅助区(supplementary motor area)也与内脏感觉有关。此外,边缘系统皮层也接受内脏感觉的投射。

Notes

四、躯体和内脏感觉的信息在各级中枢进行分析处理

（一）本体感觉是对躯体空间位置和运动状态的感觉

经脊髓后索上行的本体感觉传入冲动中，有相当一部分进入小脑，故后索疾患时产生运动共济失调是因为本体感觉至小脑的传导受阻。有些冲动经内侧丘系和丘脑投射到大脑皮层的本体感觉区，与躯体各部分空间位置的有意识感知有关，并参与协调躯体运动。电生理学研究表明，感觉皮层的许多神经元主要对运动时而非静止时的体位发生反应。

（二）触-压觉有多种感受器和两条传入通路，中枢受损时常不完全消失

中枢损伤除范围非常广泛外，触-压觉通常不会消失，因为触-压觉传入冲动在内侧丘系和前外侧系两条通路中上行，尽管这两条通路传导的触-压觉类型是不同的。经内侧丘系传导的精细触-压觉与刺激的具体定位、空间和时间的形式等有关，该通路损伤时，振动觉和肌肉本体感觉功能减退，触觉阈升高，感受野面积减小，触-压觉定位也受损。经脊髓丘脑束传导的粗略触-压觉仅有粗略定位的功能，该通路受损时，也有触觉阈升高和感受野面积减小的表现，但触-压觉的缺损较轻微，触-压觉定位仍正常。

（三）岛叶皮层可能是温度觉的初级中枢

来自丘脑的温度觉投射纤维除到达中央后回外，还投射到同侧的岛叶皮层，后者可能是温度觉的初级皮层。目前对丘脑和大脑皮层在温度信息加工中的具体作用尚不清楚。

（四）各级中枢均参与痛觉信息处理，痛觉具有临床意义

痛觉是一种生理现象，可作为机体在受到伤害性刺激时的一种警戒信号，引发机体发生一系列防御性保护反应，对保证个体安全和机体健康起到积极作用。另外，临床上许多疾病都伴有疼痛，疼痛在某些慢性疾病可长期存在，甚至有时疼痛剧烈，难以忍受。为病人解除病痛乃是医务人员所面临的重要任务。

1. **痛觉通路的信息处理**　根据疼痛发生的快慢和持续时间的长短，可将疼痛分为快痛（fast pain）和慢痛（slow pain）。快痛是一种尖锐和定位明确的"刺痛"，发生和消失都很快，一般不伴有明显的情绪改变；慢痛则表现为一种定位不明确的"烧灼痛"，发生和消退都很慢，且常伴有明显的不愉快情绪。快痛和慢痛分别由 A_δ 和 C 类纤维传入。快痛主要经特异投射系统到达大脑皮层的第一和第二感觉区；慢痛则主要投射到扣带回。此外，许多痛觉纤维经非特异投射系统投射到大脑皮层的广泛区域。

在感觉传入通路中，后根进入后索的上行纤维有侧支进入后角，这些侧支可调节皮肤感觉传入冲动。通常情况下，刺激粗纤维可兴奋后角胶状质细胞，转而抑制痛觉传导；而刺激细纤维则能抑制胶状质细胞，转而易化痛觉传导。痛觉传入的闸门控制学说（gate control theory）认为，后根中的粗、细纤维均可通过与痛觉传递细胞之间的突触联系直接兴奋传递细胞；另外，粗纤维有侧支与胶状质细胞形成兴奋性突触联系，细纤维有侧支与胶状质细胞形成抑制性突触联系，而胶状质细胞则以突触前抑制的方式来调节粗、细纤维对传递细胞的兴奋作用（图31-9）。此外，该闸门也受高位脑下行冲动的影响。

2. **躯体痛和内脏痛**　疼痛是常见的临床症状。躯体痛包括体表痛和深部痛；内脏痛具有许多不同于躯体痛的特点，且存在一些特殊的疼痛，如体腔壁痛和牵涉痛。

（1）**躯体痛**：发生在体表某处的疼痛称为体表痛。当伤害性刺激作用于皮肤时，可先后出现两种性质不同的痛觉，即快痛和慢痛（见前文）。发生在躯体深部，如骨、关节、骨膜、肌腱、韧带和肌肉等处的痛感称为深部痛。深部痛一般表现为慢痛，其特点是定位不明确，可伴有恶心、出汗和血压改变等自主神经反应。出现深部痛时，可反射性引起邻近骨骼肌收缩而导致局部组织缺血，而缺血又使疼痛进一步加剧。缺血性疼痛的可能机制是肌肉收缩时局部组织释放某种

致痛物质(Lewis P 因子)。当肌肉持续收缩而发生痉挛时,血流受阻而该物质在局部堆积,持续刺激痛觉感受器,于是形成恶性循环,使痉挛进一步加重;当血供恢复后,该致痛物质被带走或被降解,因而疼痛也得到缓解。P 因子的本质尚未确定,有人认为就是 K^+。

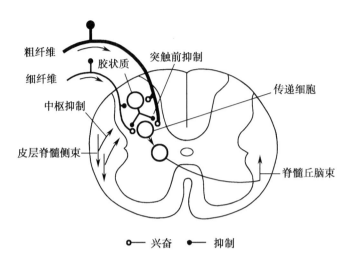

图 31-9   痛觉传入的闸门控制学说示意图

（2）内脏痛:内脏痛常由机械性牵拉、痉挛、缺血和炎症等刺激所致。内脏痛具有以下特点:①定位不准确,这是内脏痛最主要的特点,如腹痛时病人常不能说出所发生疼痛的明确位置,因为痛觉感受器在内脏的分布比在躯体稀疏得多;②发生缓慢,持续时间较长,即主要表现为慢痛,常呈渐进性增强,但有时也可迅速转为剧烈疼痛;③中空内脏器官(如胃、肠、胆囊和胆管等)壁上的感受器对扩张性刺激和牵拉性刺激十分敏感,而对切割、烧灼等通常易引起皮肤痛的刺激却不敏感;④特别能引起不愉快的情绪活动,并伴有恶心、呕吐和心血管及呼吸活动改变,这可能是由于内脏痛的传入通路与引起这些自主神经反应的通路之间存在密切的联系。

体腔壁痛和牵涉痛是较为特殊的内脏痛,在临床上对某些疾病的诊断具有一定意义。

1）体腔壁痛:体腔壁痛(parietal pain)是指内脏疾患引起邻近体腔壁浆膜受刺激或骨骼肌痉挛而产生的疼痛。例如,胸膜或腹膜炎症时可发生体腔壁痛。这种疼痛与躯体痛相似,也由躯体神经,如膈神经、肋间神经和腰上部脊神经传入。

2）牵涉痛:某些内脏疾病往往引起远隔的体表部位发生疼痛或痛觉过敏,这种现象称为牵涉痛(referred pain)。例如,心肌缺血时,常感到心前区、左肩和左上臂疼痛;膈中央部受刺激往往引起肩上部疼痛;患胃溃疡和胰腺炎时,可出现左上腹和肩胛间疼痛;胆囊炎、胆石症发作时,可感觉右肩区疼痛;发生阑尾炎时,发病开始时常觉上腹部或脐周疼痛;肾结石时可引起腹股沟区疼痛;输尿管结石则可引起睾丸疼痛等。躯体深部痛也有牵涉痛的表现。由于牵涉痛的体表放射部位比较固定,因而在临床上常提示某些疾病的发生。

发生牵涉痛时,疼痛往往发生在与患病内脏具有相同胚胎节段和皮节来源的体表部位,这一原理称为皮节法则(dermatomal rule)。例如,在胚胎发育过程中,膈自颈区迁移到胸腹腔之间,膈神经也跟着一起迁移,而其传入纤维却在第 2 ~ 4 颈段进入脊髓,肩上部的传入纤维也在同一水平进入脊髓。同样,心脏和上臂也发源于同一节段水平。睾丸及其支配神经是从尿生殖嵴迁移而来的,而尿生殖嵴也是肾和输尿管的发源部位。

牵涉痛的产生可用会聚-投射理论(convergence-projection theory)加以解释。如图 31-10 所示,体表和内脏的痛觉纤维在脊髓后角感觉传入的第二级神经元发生会聚。会聚可能发生在同侧脊髓后角的第 I ~ V 层,因为这些层内的神经元可直接或间接接受与痛觉有关的 A_δ 和 C 类纤维投射,第 VI 层内的神经元接受来自骨骼肌和关节的大直径纤维投射,故一般认为与痛觉传入无关,而第 VII 层内有许

Notes

多神经元对伤害性刺激有反应,且它们接受来自双侧的纤维投射(后角大多数神经元只接受来自同侧的纤维投射),这可用来解释来自对侧痛觉传入的会聚。体表痛的传入冲动通常并不激活脊髓后角的第二级神经元,但当来自内脏的伤害性刺激冲动持续存在时,则可对体表传入冲动产生易化作用,此时脊髓后角第二级神经元被激活。在这种情况下,中枢将无法判断刺激究竟来自内脏还是来自体表,但由于中枢更习惯于识别体表信息,因而常将内脏痛误判为体表痛。

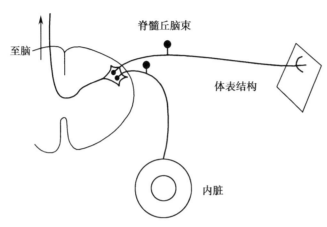

图 31-10　牵涉痛产生机制示意图
(解释见正文)

第三节　视　　觉

视觉(vision)是人们从外界获得信息最主要的来源,外界信息总量中至少70%来自视觉。眼是引起视觉的外周感觉器官,图31-11 示人右眼球的水平剖面。人眼的适宜刺激是波长为380～760nm的电磁波,即可见光。外界物体发出的光线经眼的折光系统成像于视网膜上,再由眼的感光换能系统将视网膜像所含的视觉信息转变成生物电信号,并在视网膜中对这些信号进行初步的处理,这些经视网膜初步处理过的视觉信息在传入中枢后,将在各级中枢,尤其是在大脑皮层作进一步的分析处理,视觉才能最终形成。

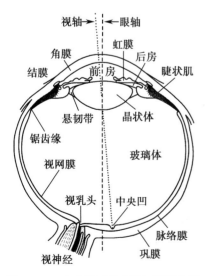

图 31-11　人右眼球的水平切面示意图

一、人眼的折光系统是一个复杂的也是可调节的光学系统

(一) 人眼折光系统的光学特征符合一般光学原理,简化眼与之等效

根据光学原理,当光线从一种媒质进入另一种媒质时将发生折射,折射的程度决定于界面后对界面前两种不同媒质的折射率之比和界面的曲率大小。人眼的折光系统是一个复杂的光学系统。入眼光线在到达视网膜之前,须先后通过角膜、房水、晶状体和玻璃体4种折射率不同的折光体(媒质),以及各折光体(主要是角膜和晶状体)的前、后表面多个屈光度不等的折射界面。由于角膜的折射率明显高于空气的折射率,而眼内4种折光体之间的折射率以及各折射界面之间的曲率均相差不大,故入眼光线的折射主要发生在角膜前表面。根据人眼各折光体的光学参数,包括它们各自的折射率、各折光界面的曲率等,应用几何光学的一般原理,

Notes

可画出光线在眼内的行进途径和成像情况,但十分复杂。为此,有人设计出一种与正常眼折光系统等效的简单模型,称为简化眼(reduced eye)。这种假想的模型由一个前后径为 20mm 的单球面折光体所构成。入射光线仅在由空气进入球形界面时折射一次,折射率为 1.333。折射界面的曲率半径为 5mm,即节点(nodal point)在折射界面后方 5mm 处,后主焦点恰好位于该折光体的后极,相当于人眼视网膜的位置。

在处于安静状态、不作任何调节情况下的正常人眼,其折光系统的后主焦点恰好落在视网膜上,由远处物体各发光点发出的平行光线可在视网膜上形成清晰的像。简化眼和正常安静时的人眼一样,也正好能使平行光线聚焦于视网膜上(图 31-12)。

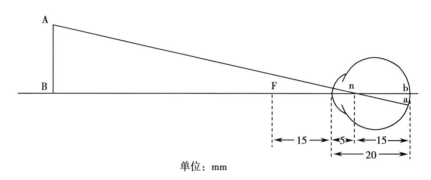

单位:mm

图 31-12　简化眼及其成像示意图

F 为前焦点,n 为节点,△AnB 和△anb 是两个相似直角三角形;如果物距(近似于 Bn)和物体大小(AB)为已知,则可根据相似三角形对应边的比例关系计算出视网膜上物像的大小(ab),也可计算出两三角形对顶角(即视角)的大小

利用简化眼模型可方便地计算出不同远近的物体在视网膜上成像的大小。如图 31-12 所示,△AnB 和△anb 为两个以对顶角相等的相似三角形,由此可得

$$\frac{AB(物体的大小)}{Bn(物体至节点的距离)} = \frac{ab(物像的大小)}{nb(节点至视网膜的距离)}$$

正常人眼在光照良好的情况下,如果物体在视网膜上的成像小于 4.5μm,一般不能产生清晰的视觉,这表明正常人的视力有一个限度。这个限度只能用人所能看清楚的最小视网膜像的大小来表示,而不能用所能看清楚的物体的大小来表示。因为物像的大小不仅与物体本身的大小有关,也与物体与眼之间的距离有关。人眼所能看清楚的最小视网膜像的大小大致相当于视网膜中央凹处一个视锥细胞的平均直径。

（二）眼的调节包括视近物时的近反应和对不同光照强度的瞳孔对光反射

当眼注视 6m 以外的物体(远物)时,从物体发出的所有进入眼内的光线可被认为是平行光线,对正常眼来说,不需作任何调节即可在视网膜上形成清晰的像。通常将眼不作任何调节时所能看清楚的最远物体所在之处称为远点(far point)。远点在理论上可在无限远处。但离眼太远的物体发出的光线过弱,由于这些光线在空间和眼内传播时被散射或吸收,它们在到达视网膜时已不足以兴奋感光细胞;或由于被视物体太远而使它们在视网膜上形成的物像过小,以至于超出感光细胞分辨能力的下限。在这些情况下,眼将不能看清楚这些离眼太远的物体。

当眼注视 6m 以内的物体(近物)时,从物体发出的进入眼内的光线呈不同程度的辐射状,光线通过眼的折光系统将成像于视网膜之后,由于光线到达视网膜时尚未聚焦,因而产生一个模糊的视觉影像。但正常眼在视近物时也非常清楚,这是因为眼在视近物时已进行了调节的缘故。

1. 眼的调节——近反应　眼在注视 6m 以内的近物或被视物体由远移近时,眼的调节(accommodation of the eyes)主要是晶状体曲率增加(curvature of the lens increasing),同时还发生瞳孔缩小(pupillary constriction)和视轴会聚(convergence of the visual axes),这些反应统称为近反应

Notes

（near response）或近反射（near reflex）。

（1）晶状体曲率增加：晶状体是一个富有弹性的双凸透镜形的透明体，它由晶状体囊和晶状体纤维组成。其周边有悬韧带将它与睫状体相连。当眼视远物时，睫状肌处于松弛状态，此时悬韧带保持一定的紧张度，晶状体受悬韧带的牵引，使其形状相对较扁平；当眼视近物时，可反射性地引起睫状肌收缩。睫状肌有环行肌纤维和辐射状肌纤维，环行肌收缩时可使睫状体周径缩小；辐射状肌收缩则可使睫状体前移。因此睫状肌收缩能使悬韧带松弛，晶状体因其自身弹性而向前、向后凸出；由于晶状体囊前表面中央处较薄，故晶状体的变凸以前凸更为明显。晶状体的变凸使其表面（主要是前表面）曲率增加，折光能力增强，从而使物像前移而成于视网膜上（图31-13）。

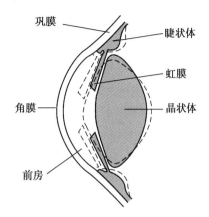

图31-13 睫状体位置和晶状体形态在眼的调节中发生改变的示意图
实线表示眼未作调节时的情况；虚线表示眼在近反射时的改变

眼视近物时，晶状体曲率增加是通过反射实现的。反射过程如下：当模糊的视觉信息到达视皮层时可使皮层发出下行冲动，冲动经皮层中脑束到达中脑的正中核，继而传至动眼神经缩瞳核，再经动眼神经中的副交感节前纤维输送到睫状神经节，最后经睫状神经抵达睫状肌，使该肌收缩，悬韧带松弛，因而晶状体曲率增加。被视物体离眼越近，入眼光线的辐散程度越大，需要晶状体曲率更大程度地增加，物像才能成于视网膜上。

晶状体的最大调节能力可用近点（near point）来表示，它是指眼作充分调节时眼所能看清楚的眼前最近物体所在之处。近点离眼越近，说明晶状体的弹性越大，即眼的调节能力越强。正常人随年龄的增长，近点将逐渐移远，如10岁儿童的近点平均约9cm，20岁左右青年人的近点约11cm，而60岁老年人的近点可增至83cm左右。近点移远表明晶状体的弹性减小（硬度增加），眼的调节能力降低，这种现象称为老视（presbyopia）。老视眼视远物与正视眼无明显差异，但视近物时调节能力下降，可用适度的凸透镜加以补偿。

（2）瞳孔缩小：正常人眼的瞳孔直径可在1.5～8.0mm之间变动。瞳孔的大小受自主神经的调控。交感神经兴奋时虹膜辐射状肌收缩，瞳孔便扩大；副交感神经兴奋时虹膜环行肌收缩，瞳孔则缩小。当眼视近物时，可反射性地引起双侧瞳孔缩小，称为瞳孔近反射（near reflex of the pupil）或瞳孔调节反射（pupillary accommodation reflex）。在上述调节晶状体曲率的反射活动中，由缩瞳核发出的副交感纤维也到达虹膜环行肌，使之收缩，引起瞳孔缩小。其意义在于减少折光系统的球面像差（像呈边缘模糊的现象）和色像差（像的边缘呈色彩模糊的现象），使视网膜成像更加清晰。由于睫状肌与虹膜环行肌均受副交感神经支配，这些神经末梢都释放乙酰胆碱，也都作用于M型胆碱能受体。临床上行眼科检查时常需放大瞳孔，可用后马托品眼药水滴眼以阻断其突触传递而产生扩瞳效应；但可因同时阻断睫状肌收缩而影响晶状体曲率增加，结果导致视近物时视网膜像变得模糊。

（3）视轴会聚：当双眼注视某一近物或被视物体由远移近时，两眼视轴向鼻侧会聚的现象，称为视轴会聚，也称辐辏反射（convergence reflex）。在上述调节晶状体的反射活动中，当冲动传至动眼神经核后，经动眼神经的活动能使两眼球内直肌收缩，结果引起视轴会聚。其意义在于使物像始终能落在两眼视网膜的对称点（corresponding points）上以避免复视（见后文）。

2. 瞳孔对光反射 瞳孔在外界环境光线较强时可反射性缩小，而在光线较弱时则反射性增大，即瞳孔的大小随入射光量的多少而改变的反射活动，称为瞳孔对光反射（pupillary light reflex）。瞳孔对光反射的效应是双侧性的，光照一侧眼的视网膜时，双侧眼的瞳孔均缩小，这一现象又称互感性对光反射（consensual light reflex）。瞳孔对光反射是眼的一种重要的适应功能，而与视近物无关,其意义在于调节进入眼内的光量,使视网膜不至于因光照过强而受到损伤,也不会因光线过弱而影响视觉。该反射的神经通路为:强(或弱)光照射视网膜时产生的冲动沿视神经上传,冲动在双侧经上丘臂进入中脑并终止于顶盖前核,然后到达双侧的动眼神经缩瞳核,再沿动眼神经中的副交感纤维传向睫状神经节,最后经睫状神经到达睫状体。这一神经通路位于上述近反应通路的背侧,因此,有时(如在 Argyll Robertson 瞳孔征)可有对光反射缺失而近反应完好的表现。由于瞳孔对光反射的中枢位于中脑,因此临床上常通过检查该反射是否完好来判断麻醉的深度和病情的危重程度。

(三) 眼的折光异常包括近视、远视和散光

正常人眼在安静未作调节的情况下就可使平行光线聚焦于视网膜上,因而能看清远处的物体;经过调节的眼,只要物距不小于眼与近点之距,也能看清 6m 以内的物体,这种眼称为正视眼(emmetropia)(图 31-14A)。若眼球的形态异常,或眼的折光异常,使平行光线不能聚焦于安静未调节眼的视网膜上,这种眼则称为非正视眼(ametropia),也称屈光不正(error of refraction),包括近视、远视和散光。

1. **近视**　近视(myopia)的发生是由于眼球前后径过长(轴性近视)或折光系统的折光能力过强(屈光性近视),故远处物体发出的平行光线被聚焦在视网膜的前方,因而在视网膜上形成模糊的图像(图 31-14B)。近视眼看近物时,由于近物发出的是辐散光线,故不需调节或只需作较小程度的调节,就能使光线聚焦在视网膜上。因此,近视眼的近点和远点都比正视眼近。近视眼可用凹透镜加以矫正。

2. **远视**　远视(hyperopia)的发生是由于眼球的前后径过短(轴性远视)或折光系统的折光能力太弱(屈光性远视),来自远物的平行光线聚焦在视网膜的后方,因而不能清晰地成像于视网膜上(图 31-14C)。新生儿的眼轴往往过短,多呈远视,在发育过程中眼轴逐渐变长,一般至 6 岁时成为正视眼。远视眼的特点是在视远物时就需要调节,视近物时则需作更大程度的调节才能看清楚物体,因此远视眼的近点比正视眼远。由于远视眼不论视近物还是视远物都需要调节,因此容易发生调节疲劳,尤其是进行近距离作业或长时间阅读时可因调节疲劳而引起头痛,长时间的视轴会聚还将导致斜视。远视眼可用凸透镜矫正。

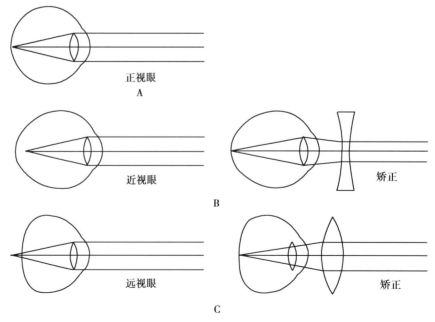

图 31-14　正视眼以及近视眼和远视眼及其矫正的示意图
A. 正视眼;B. 近视眼及其矫正;C. 远视眼及其矫正

3. 散光 正常人眼的角膜表面呈正球面,球面各经线上的曲率都相等,因而到达角膜表面各个点上的平行光线经折射后均能聚焦于视网膜上。散光(astigmatism)主要是由于角膜表面不同经线上的曲率不等所致。入射光线中,部分经曲率较大的角膜表面折射而聚焦于视网膜之前;部分经曲率正常的角膜表面折射而聚焦于视网膜上;还有部分经曲率较小的角膜表面折射而聚焦于视网膜之后(图31-15)。因此,平行光线经过角膜表面的不同经线入眼后不能聚焦于同一焦平面上,造成视物不清或物像变形。此外,散光也可因晶状体表面各经线的曲率不等,或在外力作用下晶状体被挤出其正常位置而产生,眼外伤造成的角膜表面畸形可产生不规则散光,但这些情况均较少见。规则散光通常可用柱面镜加以矫正,但不规则散光则很难矫正。

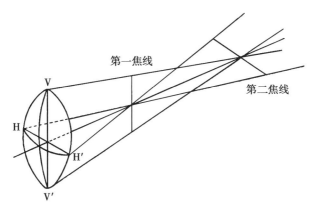

图 31-15 规则散光眼的示意图

解释见正文,图中 HH′和 VV′分别为散光眼的水平和垂直经线,沿 HH′的光线聚焦于第一焦线处,沿 VV′的光线聚焦于第二焦线处

(四) 房水循环的正常运行有助于维持正常的眼内压和正常视觉

充盈于眼前、后房中的透明液体称为房水(aqueous humor)。房水来源于血浆,由睫状体脉络膜丛生成,生成后由后房经瞳孔进入前房,然后流过前房角的小梁网,经许氏(Schlemm)管进入静脉,从而形成房水循环。房水不断生成,又不断回流入静脉,两者保持动态平衡。

房水具有营养角膜、晶状体及玻璃体的功能,并维持一定的眼内压(intra-ocular pressure, IOP)。由于房水量的恒定及前、后房容积的相对恒定,因而眼内压也保持相对稳定。眼内压的相对稳定对保持眼球特别是角膜的正常形状与折光能力具有重要意义。若眼球被刺破,将导致房水流失、眼内压下降、眼球变形,引起角膜曲率改变。房水循环障碍时(如房水回流受阻)可使眼内压升高,眼内压的病理性升高称为青光眼(glaucoma)。青光眼除引起眼的折光异常外,还将引起头痛、恶心等全身症状,严重时可致角膜混浊、视力丧失。

二、人眼的感光换能系统具有形成和初步处理视觉信息的功能

外界物体通过眼的折光系统成像于视网膜上的原理可归于物理学研究的范畴,这与物体在照相机底片上成像并无本质上的区别;但通过视觉系统最终在主观意识上形成感觉则属于生理学和心理学研究的范畴。虽然视觉最终在视觉中枢内形成,但视觉信息首先在视网膜中形成并在此进行初步的加工处理。视网膜的基本功能是感受外界光刺激,并将这种能量形式的刺激转换成神经纤维上的电信号。

(一) 视网膜具有复杂的功能结构

视网膜(retina)是位于眼球壁最内层的神经组织,其厚度仅0.1~0.5mm,但结构十分复杂。视网膜在组织学上可分成10层结构,其中含有视杆细胞和视锥细胞两种感光细胞以及其他4种神经元,即双极细胞、神经节细胞、水平细胞和无长突细胞(图31-16)。

Notes

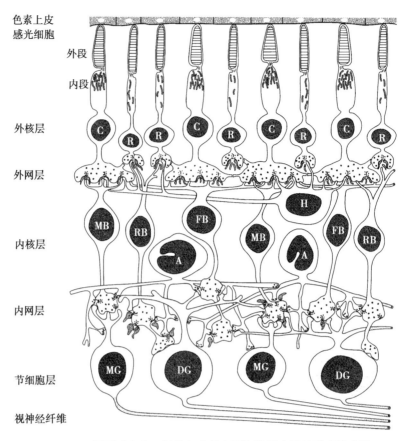

图 31-16 视网膜中央凹以外部分的主要细胞层次及其联系模式图
C:视锥细胞;R:视杆细胞;MB:侏儒双极细胞;RB:视杆双极细胞;FB:扁平双
极细胞;DG:弥散节细胞;MG:侏儒节细胞;H:水平细胞;A:无长突细胞

1. **色素上皮及其功能** 视网膜的最外层(与脉络膜相邻)是色素上皮层,由色素上皮细胞所组成,它不属于神经组织。色素上皮细胞内含有黑色素颗粒,后者能吸收光线,所以能防止因光线自视网膜折返而产生的视像干扰,也能消除来自巩膜侧的散射光线。当强光照射视网膜时,色素上皮细胞能伸出伪足样突起,包被视杆细胞外段,使它们相互隔离;当入射光线较弱时,伪足样突起缩回胞体,暴露出视杆细胞外段,有助于充分接受光刺激。色素上皮细胞接受来自脉络膜一侧的血液供应,并能为视网膜外层输送来自脉络膜的养分,吞噬感光细胞外段脱落的膜盘和代谢产物。所以,色素上皮细胞在视网膜感光细胞的代谢中起重要作用,许多视网膜疾病都与色素上皮的功能失调有关。

2. **感光细胞及其特征** 人和哺乳动物的视网膜中存在视杆细胞(rod cell)和视锥细胞(cone cell)两种感光细胞,它们在形态上都分为外段、内段和突触部 3 部分。视杆细胞的外段呈圆柱状,而视锥细胞的外段则呈圆锥状(图 31-17)。感光细胞的外段是一种发生特殊改变的纤毛。视杆细胞外段内胞质很少,绝大部分空间被一些圆盘状结构所占据,这种圆盘状结构称为膜盘(membranous disk),它们重叠成层,排列整齐。而在视锥细胞,膜盘则由外段的细胞膜向内折叠而成,故更像是纤毛。膜盘膜与质膜一样,也以脂质双分子层为基架,膜中镶嵌着大量功能蛋白(图 31-18)。这些蛋白质绝大部分为视色素蛋白,在视杆细胞,视色素蛋白约占膜盘膜中蛋白质总量的90%。视色素是接受光刺激而产生视觉的物质基础。视杆细胞内的视色素为视紫红质(rhodopsin)。与视锥细胞相比,视杆细胞的外段较长,所含视色素较多。人体每个视杆细胞的外段内约有1000 个膜盘,每个膜盘膜中约含 100 万个视紫红质分子。因此,单个视杆细胞即可对入射光线反应。此外,视杆细胞对光的反应较慢,因而有利于更多的光反应得以总和,这

Notes

在一定程度上可提高单个视杆细胞对光的敏感度,使视网膜能察觉出单个光量子的强度。视锥细胞内含有 3 种不同的视色素,分别存在于 3 种不同的视锥细胞中。正因为所含视色素的不同,两种感光细胞在功能上存在明显的差异。

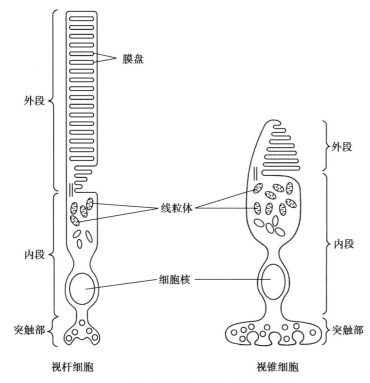

图 31-17　哺乳动物视杆细胞和视锥细胞模式图

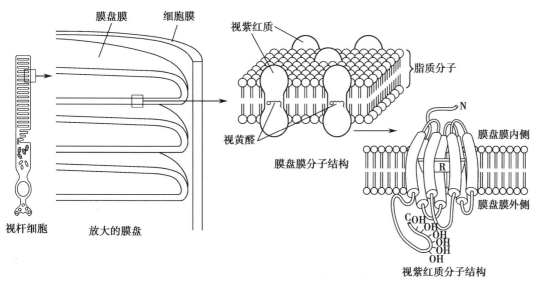

图 31-18　视杆细胞外段的超微结构示意图

视杆细胞外段内有许多膜盘,膜盘膜上镶嵌着大量视紫红质,视紫红质是结合有视黄醛分子的跨膜蛋白质,为 7 次跨膜的蛋白质分子,它所结合的视黄醛分子位于膜盘膜的中心附近,其长轴与膜平面平行;C 和 N:分别表示视紫红质蛋白分子的羧基末端和氨基末端;R:表示视黄醛分子

3. **视网膜细胞的联系**　视杆和视锥细胞都以其突触部与双极细胞构成化学性突触,双极细胞与神经节细胞之间也以化学性突触相连接。视网膜中这种细胞的纵向联系是视觉信息传递的重要基础。神经节细胞发出的轴突在视网膜表面会聚成束,并在中央凹鼻侧约 3mm 处穿过视

Notes

网膜和眼球后壁而构成视神经。神经节细胞轴突穿过视网膜的部位,称为视神经乳头。由于此处无感光细胞分布,落在此处的光线不能被感受而成为视野中的一个盲区,故称为生理盲点(blind spot of Marriotte)。但人们平时都用双眼视物,一侧眼视野中的盲点可被对侧眼的视野所补偿,因此人们并未感到自己的视野中存在盲点。

在视网膜中,除上述细胞间的纵向联系外,还存在横向联系。位于外网层的水平细胞在感光细胞之间起联络作用;而位于内网层的无长突细胞则以不同长度和不同形式的突起在神经节细胞之间起联络作用(见图31-16)。此外,在感光细胞突触部之间、水平细胞之间以及无长突细胞之间,甚至在各神经元之间还存在着缝隙连接,这些缝隙连接的通透性是可变的,因而细胞外的电位改变可通过缝隙连接而影响光感受活动。

(二)视网膜中存在视杆和视锥两种不同的感光换能系统

1. **视杆系统和视锥系统的不同功能**　研究表明,在人和多数脊椎动物,视网膜上两种不同的感光细胞及其与之相连的双极细胞和神经节细胞,即上述视网膜细胞的纵向联系,构成两种具有不同生理功能的感光换能系统,即视杆系统和视锥系统。视杆系统(rod system)对光的敏感度较高,能在暗环境中感受弱光刺激而引起视觉,但无色觉,对被视物体细微结构的分辨能力较低,故又称晚光觉系统或暗视觉系统(scotopic vision system)。视锥系统(cone system)对光的敏感度较低,只有在强光下才能被激活,但视物时可辨别颜色,且对被视物体细微结构的分辨能力较高,故又称昼光觉系统或明视觉系统(photopic vision system)。

以上对视杆系统和视锥系统的认识得到下述一些事实的支持。

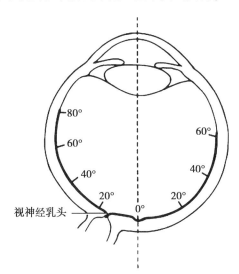

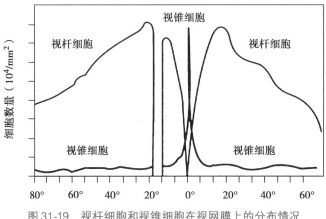

图31-19　视杆细胞和视锥细胞在视网膜上的分布情况

（1）不同感光细胞在视网膜中的不同分布：视杆细胞主要分布于视网膜的周边区，其数量在中央凹外 10°～20°处为最多，越往视网膜周边区越趋减少；视锥细胞高度集中于视网膜中央凹处，且此处仅有视锥细胞分布，向视网膜周边区即明显减少（图 31-19）。与此相一致的是，在明处，人眼具有良好的颜色分辨能力和对被视物体细微结构的分辨能力，其分辨能力以中央凹处为强；在暗处，人眼不能分辨颜色，对所视物体只能辨别其大体轮廓和亮度差别，对光的敏感度以视网膜周边区为高。例如，当人们在观察星空时注视一颗光线十分暗淡的星星，往往会发现这颗星星会消失掉，这是由于此时视网膜上的星像正落在中央凹处；但是，当把视线移向一侧时它却又能出现，这是因为此时视网膜上的星像落到了中央凹以外的周边区。

（2）视杆系统和视锥系统中不同的细胞联系方式：人类一侧眼的视网膜中有 $1.2×10^8$ 个视杆细胞和 $6×10^6$ 个视锥细胞，而一侧视神经中仅有 $1.2×10^6$ 根视神经纤维。从总体上讲，感光细胞通过双极细胞到神经节细胞的会聚程度为 105∶1。在视网膜周边区可见多达 250 个视杆细胞经少数几个双极细胞会聚于一个神经节细胞；而在中央凹处常见一个视锥细胞仅与一个双极细胞相联系，然后又只与一个神经节细胞相连接。可见，在视杆系统的细胞联系中存在较高程度的会聚，这种高会聚式联系使一个神经节细胞可获得来自许多视杆细胞的信息传递，因而有助于提高该系统对光的敏感度，但这种联系方式可降低该系统对被视物细节的分辨能力。相反，视锥系统中的会聚程度则很低，这种低会聚式联系使该系统对光的敏感度较低；但其感觉分辨能力却很高。

（3）不同种系动物的不同习性：某些只在白昼活动的动物，如鸡、鸽、松鼠等，其感光细胞以视锥细胞为主；而另一些在夜间活动的动物，如猫头鹰等，其视网膜中的感光细胞主要是视杆细胞。

（4）不同感光细胞含不同的视色素：如前所述，视杆细胞中只有一种视色素，即视紫红质，而视锥细胞却含有三种吸收光谱特性不同的视色素，这与视杆系统无色觉功能而视锥系统有色觉功能的事实是相符的。

2. 感光细胞的感光换能机制

（1）视色素的分子结构：人和大多数哺乳动物视杆细胞和视锥细胞的视色素都由视蛋白（opsin）和视黄醛（retinene 或 retinal）结合而成。视黄醛也称维生素 A 醛，由维生素 A 转变而来，后者属于醇类，故又称视黄醇（retinol）。构成各种不同视色素的主要差别在于视蛋白，正是由于视蛋白分子结构中的一些微小差异，决定了与它结合在一起的视黄醛分子对某种波长的光线最为敏感，因而才区分出视杆色素（即视紫红质）和三种不同的视锥色素（分别对红、绿、蓝敏感的视色素）。视紫红质是目前了解最清楚的视色素，它在吸收光谱曲线上的吸收峰在 505nm 处，提示对暗光敏感（图 31-20）。视紫红质的视蛋白称为视暗蛋白（scotopsin），其分子量为 41 000。它是一个由 348 个氨基酸残基组成的单链，有 7 个螺旋区（类似于 α-螺旋）反复穿越外段内膜盘的膜结构，螺旋区之间有若干个非螺旋区连接。在暗处，视黄醛分子以 11-顺型的构型（视黄醛有多种异构体，在视觉生理中有意义的有 11-顺型和全反型两种）连接在视蛋白第 7 个螺旋区的赖氨酸残基上，它位于膜的中心附近，其长轴与膜平面平行（见图 31-18）。

（2）视色素的光化学反应：到目前为止，大多数的研究都是在视紫红质上进行的，故以下仅介绍视紫红质的光化学反应。视紫红质在光照时能迅速分解为视蛋白和视黄醛，这是一个多阶段反应。首先是视黄醛分子构型的改变，即由一种较为弯曲的分子构型（11-顺型视黄醛）转变为一种分子较为直挺的分子构型（全反型视黄醛）。视黄醛分子构型的改变即可引起与它相结合的视蛋白分子构象的改变，由此而引起有关信号转导系统的活动，诱发视杆细胞产生感受器电位（见后文）。在此过程中，视紫红质将失去原先（在暗处时）的紫红色而变为无色透明，故称为漂白。据计算，一个光量子被视紫红质吸收后即能使生色基团的构型发生改变，并最终导致视紫红质的分解。

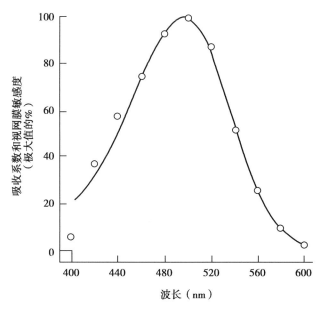

图 31-20   人眼暗视光谱敏感曲线和视紫红质的吸收光
谱曲线的比较

图中各小圆圈所在轨迹表示人眼暗视光谱敏感曲线,用心理
物理学方法测定;连续曲线表示视紫红质的吸收光谱曲线,两
者非常吻合

　　视紫红质的光化学反应是可逆的,在暗处又可重新合成。这是因为视紫红质在光照下不断
被分解,否则视觉将不能持久地维持下去。视紫红质的重新合成有两条途径,其一是先由全反
型视黄醛异构为 11-顺型视黄醛,这一反应需要耗能,而且需要视黄醛异构酶的催化,而色素上
皮细胞能为这一反应提供能量和必需的酶。所以,全反型视黄醛须从视杆细胞释出,再由色素
上皮细胞摄取,通过异构而生成的 11-顺型视黄醛,最后回到视杆细胞与视蛋白结合,重新合成
视紫红质。其二是全反型视黄醛先还原为全反型视黄醇,后者经异构酶催化而转变为 11-顺型
视黄醇,然后氧化为 11-顺型视黄醛,最终使视紫红质得以重新合成(图 31-21)。

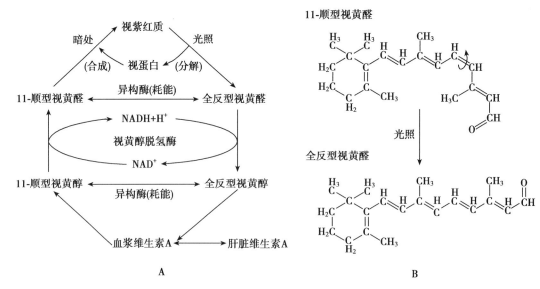

图 31-21   视紫红质的光化学反应示意图

A. 视紫红质的分解与合成反应;B. 11-顺型视黄醛在光照下异构为全反型视
黄醛的分子式转变示意图

视紫红质的分解与合成是一种动态平衡,这种动态平衡的水平决定于光照的强度。在暗处,视紫红质的合成大于分解,使视网膜对弱光较敏感,这是人在暗处仍能不断视物的基础;而在明处,视紫红质的分解大于合成,使视杆细胞几乎失去感受光刺激的能力。但实际上,此时的视觉主要依靠视锥系统来完成。视锥系统在弱光下不足以被激活,而在强光条件下视杆细胞中较多的视紫红质处于分解状态,视锥系统就取而代之成为强光刺激的感受系统。在视紫红质分解和再合成的过程中,总有一部分视黄醛被消耗,须依赖于食物中的维生素 A 来补充,来自食物中的维生素 A 有相当部分储存于肝脏。如果维生素 A 长期摄入不足,将影响人们的暗视觉,早期引起夜盲症(nyctalopia),若长期缺乏维生素 A 导致感光细胞的形态学改变以及视网膜其他细胞的变性,将导致视觉功能的严重损害;另外,当发生视网膜与色素上皮分离时,视色素的重新合成将明显受阻,视觉也将受到影响。

(3)感光细胞的感受器电位:视杆细胞在暗处的静息电位为 $-30 \sim -40mV$,较大多数神经元明显为低。研究表明,视杆细胞在暗环境中主要存在两种电流,一是由 Na^+ 经过外段膜中的 cGMP 门控通道内流而产生,这一内向电流可使膜发生去极化;二是由 K^+ 通过内段膜中的非门控钾敏感通道外流所引起,该外向电流可使膜发生超极化。视杆细胞依靠其内段膜中高密度钠-钾泵的活动,能保持细胞内 Na^+、K^+ 浓度的相对稳定。上述 cGMP 门控通道受控于胞质内的 cGMP 浓度,在暗处,胞质内的 cGMP 浓度较高,能维持 cGMP 门控通道处于开放状态,因而可产生稳定的内向电流,这个电流称为暗电流(dark current)(图 31-22)。这就是视杆细胞静息电位较低的原因。

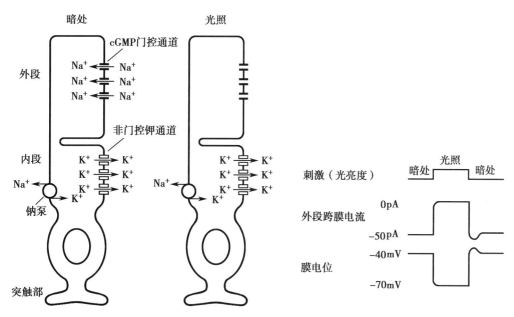

图 31-22　暗电流形成的示意图

在暗处,视杆细胞胞质内 cGMP 浓度较高,能维持 cGMP 门控通道处于开放状态,因而可产生稳定的内向钠电流,即暗电流;光照时,胞质内 cGMP 浓度降低,cGMP 门控通道关闭,暗电流终止,膜电位将发生相应改变,即发生超极化

当视网膜受到光照时,视杆细胞外段膜盘膜中的视紫红质在光量子的作用下发生光化学反应(如前述),最终使视紫红质分解为视黄醛和视蛋白。同时,膜盘膜中的一种称为转导蛋白(transducin,G_t)的 G 蛋白被激活,进而激活附近的磷酸二酯酶(PDE),后者使外段胞质内的 cGMP 被大量分解为无活性的 5′-GMP。由于 cGMP 是控制 cGMP 门控通道开放的重要因子,当光照引起胞质内 cGMP 浓度下降时,外段膜中的 cGMP 门控通道关闭,暗电流减小或消失,而内段膜中的非门控钾敏感通道仍继续允许 K^+ 外流,于是膜电位就向着 K^+ 平衡电位(约 $-70mV$)方

向变化,因而出现膜的超极化。这就是视杆细胞产生超极化型感受器电位的机制(图 31-22,图 31-23)。据统计,一个视紫红质分子被激活时,至少能激活 500 个转导蛋白,而一个活化的 PDE 每秒钟可使 2000 个 cGMP 分子分解。正是由于这种生物放大效应,1 个光量子足以引起外段膜中大量的 cGMP 门控通道关闭,从而产生超极化型电变化。视杆细胞不能产生动作电位,但在外段膜中产生的超极化型感受器电位能以电紧张的形式扩布至细胞的突触部,影响此处的递质释放,已知该递质是谷氨酸。

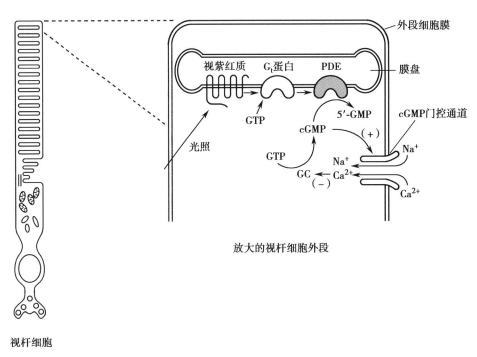

图 31-23　视杆细胞感受器电位产生机制示意图
解释见正文;PDE:磷酸二酯酶;GC:鸟苷酸环化酶

　　视杆细胞外段膜中的 cGMP 门控通道除允许 Na⁺ 通透外,也允许 Ca^{2+} 通透,进入细胞内的 Ca^{2+} 能抑制鸟苷酸环化酶(GC)的活性(见图 31-23)。光照可使胞质内的 cGMP 减少,cGMP 门控通道关闭而使 Na⁺ 内流减少,但光照也能使 Ca^{2+} 内流减少。由于胞质内 Ca^{2+} 浓度降低,使之对 GC 活性的抑制减弱,结果使 cGMP 合成增加,从而对稳定胞质内 cGMP 浓度,保持 cGMP 门控通道的开放具有一定的调节作用。

　　与视杆细胞相似,在含有不同视色素的三种视锥细胞,光照也能引起不同视色素的光化学反应,后者也将激发这些细胞产生超极化型感受器电位,但其详细机制尚不清楚。

三、人眼有多种视觉生理现象

(一)颜色视觉的产生常以三色学说解释

　　1. 颜色视觉和颜色的基本属性　颜色视觉(color vision)是指由不同波长的可见光刺激人眼后在脑内所引起的一种主观感觉。各种不同的颜色虽然决定于光本身的物理参数,但人们对不同颜色的感知却要通过整个视觉系统对这些物理信息进行复杂的加工处理后方能获得。

　　颜色的基本属性包括色调、饱和度和亮度。色调主要取决于光的波长,不同波长的光引起不同的颜色视觉,如红、绿、蓝等;饱和度是指某种有色光与白光混合时有色光所占的相对比例,即通常所说的颜色深浅;亮度是指一定波长的光所具有的能量大小,即通常所说的颜色的明暗程度。正常人眼能分辨 150 多种不同的颜色。在波长为 380~760nm 的可见光中,只要平均增减波长 3~5nm,就能被视觉系统分辨出不同的颜色,但实际上,在 495nm 和 595nm 附近的可见

Notes

光,波长相差 1nm,差异就能被觉察到;而在靠近光谱的两端,即使相差几十纳米,区别也不明显。

2. **三色学说**　正常人眼虽能分辨百余种不同颜色,但视网膜中并不存在百余种对不同波长的光线起反应的视锥细胞或视色素。视觉的三色学说(trichromatic theory)最先由 Young 于 1802 年提出,后经 Helmholtz 进一步完善。这一学说认为,各种不同颜色的光均可通过红、绿、蓝光以不同的比例组合而成,在视网膜中存在 3 种视锥细胞,它们分别对红、绿、蓝 3 种颜色的光敏感。当某一波长的光作用于视网膜时,可按一定的比例使 3 种视锥细胞产生不同程度的兴奋,视觉中枢接受来自这 3 种视锥细胞的传入信息后,经过一定的加工处理就能产生某种特定颜色的感觉。

应用三色学说可较圆满地解释颜色视觉中的许多现象,如在广谱光照的情况下,所有的视锥细胞都同样程度地被兴奋,人们感觉到的是白色光,而当进入黑夜时,视锥细胞都不活动,人们便不能辨别各种颜色。一种或多种颜色感觉的缺失或减弱,即色盲和色弱(见后文)都与相应的视锥细胞或相应的视色素缺失(色盲)或某种视锥细胞的反应能力减弱(色弱)有关。近年来,有人用不超过单个视锥细胞直径的细小单色光束,逐个检查并绘制在体视锥细胞的光谱吸收曲线,发现视网膜上确实存在三种吸收光谱,其峰值分别在 564nm、534nm 和 420nm 处,相当于红、绿、蓝三种颜色光的波长(图 31-24)。用微电极记录单个视锥细胞感受器电位的方法,也观察到不同单色光引起的超极化型感受器电位的幅度在不同的视锥细胞是不同的,峰值出现的情况也符合三色学说。

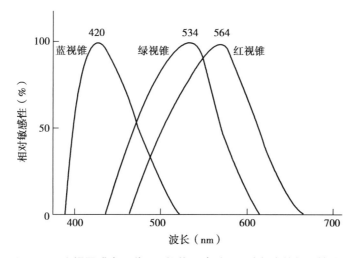

图 31-24　人视网膜中三种不同视锥细胞对不同波长光的相对敏感性
三种不同视锥细胞的光谱吸收峰值与蓝、绿、红三色光的波长相近

色盲(color blindness)是一种对全部颜色或某些颜色缺乏分辨能力的色觉障碍。色盲可分为全色盲和部分色盲。全色盲极为罕见,表现为只能分辨光线的明暗,呈单色视觉。部分色盲又可分为红色盲、绿色盲及蓝色盲,其中以红色盲和绿色盲为多见。色盲属于遗传缺陷病,男性明显多于女性。近年来,编码人视色素的基因已被分离,并已成功克隆出三种不同光谱吸收特性的视锥色素。现已明确,红敏色素和绿敏色素的基因均位于 X 染色体上,即在起始区为绿敏色素的基因,其余部分为红敏色素的基因,而蓝敏色素的基因则位于第 7 对染色体上。大多数绿色盲患者是由于绿敏色素的基因缺失,或是该基因被一杂合基因所取代。大多数红色盲患者,其红敏色素的基因被相应的杂合基因所取代。

有些色觉异常的产生并非由于缺乏某种视锥细胞,而是由于某种视锥细胞的反应能力较弱,即患者对某种颜色的识别能力较正常人稍差(辨色功能不足),这种色觉异常称为色弱(color weakness)。色弱常由后天因素引起。

3. 对比色学说 三色学说虽能合理解释许多现象,但不能解释颜色对比现象。如将蓝色块置于黄色背景上,人们将感觉该蓝色块特别蓝,而黄色背景也特别黄,这种现象称为颜色对比,而黄色和蓝色则称为对比色或互补色。Hering 于 1876 年提出了对比色学说(opponent color theory)。他认为在红、绿、黄、蓝 4 种颜色中,红色与绿色、黄色与蓝色分别形成对比色。此外,黑色与白色也互成对比。由于任何颜色都是由红、绿、黄、蓝 4 种原色按不同比例组合而成的,故对比色学说又称为四色学说。除上述颜色对比现象外,对比色学说也得到一些实验研究的支持。例如,在用微电极记录金鱼视网膜水平细胞的跨膜电位时发现,有些水平细胞在用黄光刺激时出现最大的去极化反应,而在用蓝光刺激时则出现最大的超极化反应;另有一些水平细胞在分别用红光和绿光刺激时也出现类似的不同反应。对比色学说看似与三色学说各说其理,难以统一。其实不然,三色学说所描述的是颜色信息在感光细胞水平的编码机制,而对比色学说却阐述了颜色信息在光感受器之后神经通路中的编码机制。可见,颜色感觉的引起是一个十分复杂的过程,颜色信息在视觉系统各个水平的编码机制可不完全相同。

(二) 视敏度是检测人眼能否看清所视物(即分辨能力)的重要指标

眼对物体细小结构的分辨能力,称为视敏度(visual acuity),又称视力或视锐度。正常人眼的视力是有限度的,如前所述,这个限度是视网膜像不小于中央凹处一个视锥细胞的平均直径。视力表就是根据这一原理设计的。视力的量度通常以视角的倒数来表示。视角是指物体上两个点发出的光线入眼后通过节点所形成的夹角(见图 31-12)。视角的大小与视网膜像的大小成正比。在眼前 5m 处,两个相距 1.5mm 的光点所发出的光线入眼后形成的视角正好为 1 分角,此时的视网膜像约 4.5μm,正相当于一个视锥细胞的平均直径。国际标准视力表上视力为 1.0(1/1 分角)的那一行正是表达了这种情况。受试者能分辨的视角越小(视力>1.0)表明其视力越好;相反,视角越大(视力<1.0)则表明视力越差。但国际标准视力表各行的增率是不等的,故不能很好地比较视力的增减程度。我国眼科医师缪天荣于 1959 年设计了一种对数视力表,这种视力表是在上述国际标准视力表的基础上,将任何相邻两行视标大小之比恒定为 $\sqrt[10]{10}$ (≈ 1.2589),即视标每增大 $\sqrt[10]{10}$ 倍,视力记录就减少 0.1($\lg 10^{0.1}$)。如此,视力表上各行间的增减程度都相等。对数视力表已在我国推广使用。

(三) 外界光亮度突然改变时人眼将发生暗适应和明适应

1. 暗适应 人在明亮处较长时间后突然进入暗处,最初看不清任何物体,需经过一定时间后,才逐渐能看清在暗处的物体,这种现象称为暗适应(dark adaptation)。暗适应是人眼在暗处对光的敏感度逐渐提高的过程。如图 31-25 所示,一般在进入暗处后的最初 5 ~ 8min 内,人眼感知光线的阈值出现一次明显的下降,以后再次出现更为明显的下降;约在进入暗处 25 ~ 30min 时,阈值降到最低点,并稳定于这一水平。上述视觉阈值的第一次下降主要与视锥色素的合成增加有关;第二次下降为暗适应的主要阶段,则主要与视杆色素的合成增加有关。

2. 明适应 与暗适应相反,人在暗处较长时间后突然进入亮处,最初感到一片耀眼光亮,也不能看清物体,稍待片刻后才能恢复视觉,这种现象称为明适应(light adaptation)。明适应要比暗适应快得多,通常在几秒钟内即可完成。其机制是视杆细胞在暗处蓄积了大量的视紫红质,进入亮处时视紫红质迅速分解,因而产生耀眼的光感。只有在较多的视杆色素迅速分解之后,对光相对不敏感的视锥色素才能在亮处感光而恢复视觉。

(四) 视野对人的生活和工作具有重要影响

视野(visual field)是指单眼固定注视前方一点时该眼所能见到的空间范围。视野的最大界限是以它和视轴所成夹角的大小来表示的。在同一光照条件下,用不同颜色的目标物测得的视野大小不一,白色视野最大,其次为黄色和蓝色,再次为红色,绿色视野最小。视野的大小可能

Notes

与各类感光细胞在视网膜中的分布范围有关。另外,由于面部结构(鼻和额)阻挡视线,也影响视野的大小和形状。如一般人颞侧和下方的视野较大,而鼻侧与上方的视野较小;但由于人的双眼位于头部额面,双眼视野大部分重叠,因而正常情况下不会出现鼻侧盲区(图31-26)。视野对人的工作和生活有重大的影响,视野狭小者不应驾驶交通工具,也不应从事本身或周围物体有较大范围活动的劳动,以防发生事故。世界卫生组织规定,视野小于10°者即使中央视力正常也属于盲。临床上检查视野可帮助诊断眼部和中枢神经系统的一些病变(见后文)。

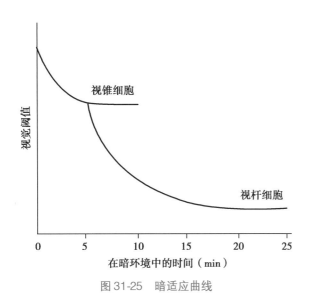

图31-25 暗适应曲线

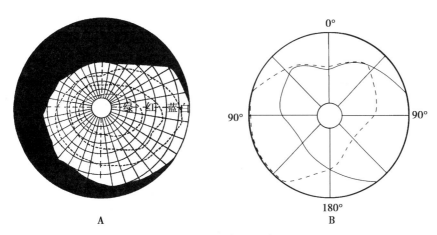

图31-26 人眼视野示意图

A. 单眼(右眼)视野,白色区中各环行虚线范围内为各种不同颜色视野,黑色区为盲区;B. 双眼视野,虚线范围内为左眼视野,实线范围内为右眼视野,两眼鼻侧视野相互重叠

(五)视觉融合现象和视后像是光感受器时间分辨特性的表现

用闪光重复刺激人眼,若闪光频率较低,人在主观上常能分辨出彼此分开的光感;当闪光频率增加到一定程度(超过几十周/秒时),在主观上将产生连续光感,这一现象称为视觉融合现象(visual fusion phenomenon)。这是由感觉的时间分辨特性所决定的,因为感觉器官反应的频率响应一般都不很高,刺激频率过高必然导致刺激间隔时间过短,因而感觉器官将不能分辨出前后两次刺激的时间差,从而在时间上发生了总和。

能引起闪光融合的最低频率,称为临界融合频率(critical fusion frequency,CFF)。研究表明,临界融合频率与闪光刺激的亮度、闪光光斑的大小以及被刺激的视网膜部位等因素有关。在光

Notes

线较暗时,闪光频率低至 3 ~ 4 周/秒即可发生融合;在中等光照强度下,临界融合频率约为 25 周/秒;而光线较强时,临界融合频率可高达 100 周/秒。电影每秒钟放映 24 个画面,电视每秒钟播放 60 个画面,因此,观看电影和电视时主观感觉其画面是连续的。在测定视网膜不同部位的临界融合频率时也发现,越靠近中央凹,其临界融合频率越高。此外,闪光的颜色、视角的大小、受试者的年龄以及某些药物等均可影响临界融合频率,尤其是中枢神经系统疲劳可使临界融合频率下降。因此,在劳动生理中常将临界融合频率作为中枢疲劳的指标。

与视觉时间分辨特性有关的另一个现象是视后像。注视一个光源或较亮的物体,然后闭上眼睛,这时可感觉到一个光斑,其形状和大小均与该光源或物体相似,这种主观的视觉后效应称为视后像(afterimage)。视后像通常持续几秒钟到几分钟,但若持续时间很长或(和)光刺激很强,则视后像可持续几天乃至几周时间。

(六) 双眼视觉具有弥补盲区、扩大视野和产生立体视觉等优点

人和灵长类动物的眼球位于头部额面,双眼视野大部分重叠,被视物体大多能同时被双眼所见。在正常情况下,当人们注视某一物体时,虽然可在两眼视网膜上各形成一个完整的物像,但由于眼外肌的精细协调运动,来自物体同一部分的光线总能成像于两眼视网膜的对称点上,并在主观上产生单一物体的视觉,这种视觉称为双眼视觉(binocular vision)或双眼单视。当双眼注视某一近物或被视物体由远移近时,假如不出现上述视轴会聚的调节,物像将落在两眼视网膜的非对称点上,因而在主观上产生两个相同物体有一定重叠的感觉,这种现象称为复视(diplopia)。在临床上,眼外肌瘫痪或眼球内肿瘤压迫等均可产生复视。双眼视觉可弥补单眼视野中的盲区缺损,扩大视野,并产生立体视觉。

双眼视物时,主观上可产生被视物体的厚度和空间的深度或距离等感觉,称为立体视觉(stereoscopic vision)。其主要原因是两眼存在一定距离,同一被视物体在两眼视网膜上的像并不完全相同,左眼从左方看到物体的左侧面较多,而右眼则从右方看到物体的右侧面较多,来自两眼并不完全相同的图像信息经中枢神经系统处理后,便融合成一个立体视觉影像。但在单眼视物时也能在一定程度上产生立体感觉,除与生活经验有关外,主要原因有:①头部和眼球的运动引起远近物体表像的相对移动,即当头部右移时,近物似乎在左移,而远物则似乎在右移;②物体阴影的变化,近物的感觉较鲜明而远物的感觉较模糊;③眼的调节活动在视远物时不明显,而在视近物时则加强。

四、视觉信息在视网膜中就已经进行了初步的加工处理

在视网膜各类神经细胞中,除神经节细胞能产生动作电位外,其他细胞都只能产生局部的等级性的电位改变。一方面是因为它们的突起都较短,依靠电紧张传播足以使信息传至其最远端,另一方面是等级性电位要比全或无式电位所能分辨的信息范围更加宽广。

视觉信息在视网膜中的处理主要分三个层次,分别发生在感光细胞、双极细胞和神经节细胞水平。视觉信息首先由光作用于感光细胞而形成,然后分别在外网层和内网层受水平细胞和无长突细胞的影响和改造,最后传入中枢。传入中枢的冲动形式在外侧膝状体中几乎没有什么改变,能够一直传到视皮层。

(一) 中心-周边相互拮抗的感受野组构形式在双极细胞水平就已形成

感光细胞在暗环境中的膜电位呈去极化状态,此时释放递质(谷氨酸)较多,而当接受光照刺激时膜电位发生超极化改变,此时释放的递质减少。根据对感光细胞释放递质反应的不同,双极细胞可分为给光双极细胞(on-bipolar cell)和撤光双极细胞(off-bipolar cell)两类,前者通过 G 蛋白耦联受体使膜发生超极化(递质释放少),后者则通过谷氨酸门控阳离子通道使 Na^+ 内流而引起膜的去极化(递质释放多)。

每个双极细胞都接受多个感光细胞的直接投射,其数量可从中央凹处的一个感光细胞到周

Notes

边区的数百个感光细胞。在外网层,通过水平细胞的横向联系,双极细胞还接受围绕上述直接投射区周边感光细胞的间接投射。所以双极细胞的感受野由两个部分所组成,一是来自上述直接投射的中心区,二是来自上述间接投射的周边区。一个双极细胞膜电位的对光反应在其感受野的中心区和周边区是相反的。换言之,如果感受野中心区由黑暗转为光照使细胞发生超极化(称为给光反应),此时周边区的细胞则发生去极化;相反,如果感受野中心区由光照转为黑暗使细胞发生去极化(称为撤光反应),此时周边区的细胞则发生超极化。这种相互拮抗的中心-周边感受野(center-surround receptive field)模式普遍存在于哺乳动物的感觉系统中,侧向抑制(见概述部分)是其产生机制,这种机制有助于增强刺激区与非刺激区之间的对比度,以提高中枢神经系统的感觉分辨能力。

（二）在神经节细胞水平也具有中心-周边感受野组构,且更复杂

在视网膜内网层,双极细胞与神经节细胞构成纵向联系。无长突细胞通过其树突的水平分支可与许多神经节细胞发生联系,且无长突细胞之间也有相互联系。因此,无长突细胞的空间总和范围要比水平细胞大得多。与双极细胞的感受野相似,神经节细胞也具有同心圆式的中心-周边感受野,但它是由无长突细胞参与组构的,这种组构形式与双极细胞感受野相比更为复杂。神经节细胞的给光中心细胞(on-center cell)和撤光中心细胞(off-center cell)分别接受同类双极细胞的传入信息。研究表明,在给光中心细胞,光照中心区将引起给光反应,光照周边区则引起撤光反应,用弥散光同时照射其中心区和周边区,它们的反应趋于彼此抵消,但以给光反应为主;而撤光中心细胞的对光反应恰与给光中心细胞相反,用弥散光同时照射其中心区和周边区,它们的反应也趋于彼此抵消,但以撤光反应为主(图31-27)。显然,神经节细胞感受野的组构形式具有放大边界反差的效应。

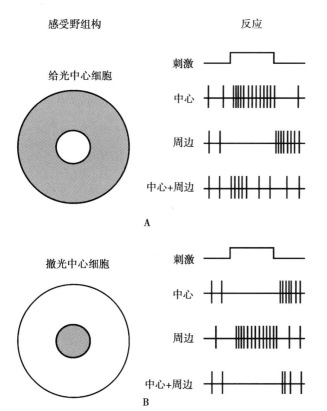

图 31-27 视网膜神经节细胞的感受野组构和接受光照刺激时的放电特征(反应)示意图

A 和 B. 分别表示给光中心细胞和撤光中心细胞的感受野组构(左)和放电特征(右);感受野中的明区表示光照该区时神经节细胞放电频率增加,即兴奋,暗区表示光照该区时神经节细胞放电频率降低,即抑制;放电特征部分显示分别光照中心区、周边区或用弥散光同时照射中心区和周边区时神经节细胞的放电频率改变,解释见正文

（三）简要总结目前对视网膜信息传递和处理的认识

根据视网膜神经元细胞内记录的反应特征和视网膜突触联系的情况,可推测出这些细胞之间是如何通过相互作用而实现信息传递的。图 31-28 是一个高度简化的模式图,总结了目前对

Notes

视网膜信息传递和处理的认识。左侧细胞显示在中心光点照射时的反应,而右侧细胞则为周边照射时的反应。突触旁所示"+"和空心圆圈表示兴奋效应,而"−"和实心圆点则表示抑制效应。图中左、右两侧的感光细胞均为视杆细胞,左侧感光细胞(中心区)受光照而出现较大的超极化,右侧感光细胞(周边区)未受光照而仅有很小的超极化。根据双极细胞感受野中心-周边相互拮抗的关系,左侧双极细胞接受来自中心感光细胞的直接投射而出现超极化,而右侧双极细胞接受来自周边感光细胞的间接投射而出现去极化。给光和撤光中心细胞两类神经节细胞的反应与它们的主要输入细胞类型密切相关,图中 G_1 为撤光中心细胞,左侧的 G_1 通过兴奋性突触直接接受来自左侧双极细胞的信号输入,呈超极化反应,而右侧的 G_1 因右侧双极细胞在左侧光照时受水平细胞的抑制性影响而呈去极化反应。图中的 G_3 为瞬变型(既可抑制,亦可兴奋)给光-撤光神经节细胞,主要接受来自无长突细胞的信号输入,图中的无长突细胞呈瞬变性去极化电位(机制不清楚)。给光-撤光神经节细胞通常对运动高度敏感,很多细胞显示对特定方向的运动有强烈反应。

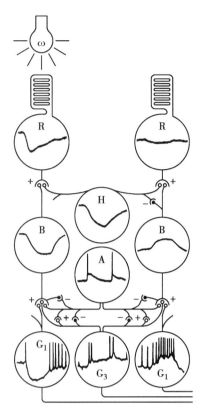

图 31-28　视网膜神经元对视觉信息传递和处理的简要总结示意图

解释见正文;R:视杆细胞;H:水平细胞;B:双极细胞;A:无长突细胞;G_1 和 G_3:两种不同类型的神经节细胞;突触旁所示"+"和空心圆圈表示兴奋效应,而"−"和实心圆点表示抑制效应

需要指出的是,该模式图是高度简化的,有许多重要内容未能纳入其中。如水平细胞不一定都呈超极化,神经节细胞只有 G_1 和 G_3 两类也不符实际。总之,视觉信息在经视网膜的处理后,最终由神经节细胞输出的信号已在空间和时间上经过处理,空间上的处理主要发生在外网层,而时间上的处理则主要发生在内网层。

五、视觉信息在视觉通路与视皮层中被进一步分析处理

(一)来自一侧眼的视觉信号可投射到双侧初级视皮层

由神经节细胞轴突在视神经乳头处汇集并穿过眼球后壁而组成视神经。视神经中来自两眼鼻侧视网膜的纤维交叉而形成视交叉,来自颞侧视网膜的纤维则不交叉。因此,左眼颞侧视网膜和右眼鼻侧视网膜的纤维汇集成左侧视束,投射到左侧丘脑的外侧膝状体;而右眼颞侧视网膜和左眼鼻侧视网膜的纤维则汇集成右侧视束,投射到右侧丘脑的外侧膝状体。左、右外侧膝状体各自经同侧膝状体距状束投射到同侧初级视皮层。初级视皮层位于枕叶皮层内侧面距状沟的上、下缘(17 区)。距状沟上缘接受视网膜上半部的投射,距状沟下缘则接受视网膜下半部的投射;距状沟后部接受视网膜黄斑区的投射,而距状沟前部则接受视网膜周边区的投射(图31-29A,C)。

视觉通路的损伤可引起视野的缺损。图 31-29A 和 B 中示视觉通路各个水平(分别用 a、b、c、d 标示)受损时的视野缺损情况(各对应的视野缺损显示于图 31-29B 中),故临床上检查视野有助于眼和视觉通路受损的诊断。

(二)外侧膝状体内的细胞具有一定的空间分布规律

灵长类动物的外侧膝状体可分为 6 个细胞层。第 1~2 层(腹侧)为大细胞层(magnocellular

Notes

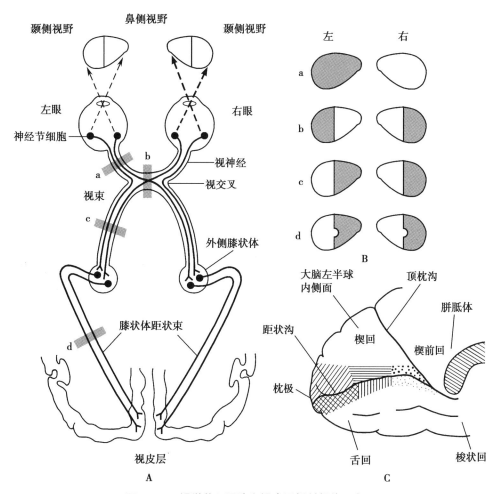

图 31-29　视觉传入通路和视皮层投射规律示意图

A. 示视觉传入通路;B. a、b、c、d 分别表示视觉传入通路不同水平横断(见于 A 小图中标有 a、b、c、d 的灰色长方形小条块处)后出现的各种不同视野缺损情况,视野缺损在图中用灰色表示;C. 示枕叶皮层内侧面距状沟上、下缘的初级视皮层,距状沟上、下缘分别接受来自视网膜上、下半部的投射,距状沟后部(上、下缘分别用斜线和网格线表示)接受视网膜黄斑区的投射,距状沟中部(上、下缘分别用横线和竖线表示)接受视网膜黄斑区周围的投射;而距状沟前部(上、下缘分别用粗点和细点表示)则接受视网膜周边区的投射

layer),第 3 ~ 6 层(背侧)为小细胞层(parvocellular layer)。视网膜神经节细胞的轴突在外侧膝状体的投射具有一定的空间分布规律。第 2、3、5 层接受来自同侧视网膜的纤维投射,而第 1、4、6 层则接受来自对侧视网膜的纤维投射。外侧膝状体的每一层与视网膜都有点对点的投射关系,每一层中在一条垂直线上的所有细胞接受同一感受野的投射。值得一提的是,外侧膝状体所接受的投射纤维中仅 10% ~20% 来自视网膜,其余大部分都来自视皮层和其他脑区。皮层的反馈信号与视觉活动中的眼球运动和方位功能有关。

（三）M 通路和 P 通路传递不同性质的视觉信息

根据外形、突触联系和电生理特性,人和恒河猴视网膜中的神经节细胞可分为两种:一是形体较大的 M 节细胞;二是较小的 P 节细胞,外侧膝状体的大细胞层接受 M 节细胞的投射,而小细胞层则接受 P 节细胞的投射。外侧膝状体的大、小细胞层分别通过各自的通路,即 M 通路(M pathway)和 P 通路(P pathway),投射到初级视皮层。M 通路的传导较快,明暗对比的敏感度高,但空间分辨能力较低,不能分辨颜色,其功能与检测移动的、立体(空间深度)的和闪光的视觉信息有关。P 通路的传导较慢,感受野较小,但空间分辨能力较高,其功能与传递颜色、纹理、物体

Notes

的形状和细节等视觉信息有关。外侧膝状体层间区的细胞可能通过其穿入小细胞层的树突接受来自 P 节细胞的输入信息,它们通过 P 通路的投射纤维到达初级视皮层的 blob 细胞(见后文),blob 细胞可能与色觉有关(图 31-30)。

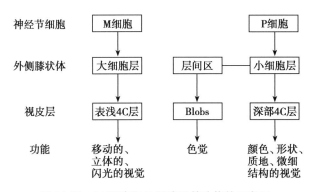

图 31-30　M 通路和 P 通路及其功能的示意图

(四) 初级视皮层是大脑接受和处理视觉信息的第一站,也是最重要的视觉中枢

与外侧膝状体一样,初级视皮层(17 区)也有 6 层结构。外侧膝状体与初级视皮层之间也具有点对点的投射关系。来自 M 通路的投射纤维到达视皮层的第 4 层,尤其是其最深部分 4C 层。许多来自 P 通路的纤维也投射到 4C 层,而来自层间区的纤维则投射到第 2、3 层。在第 2、3 层内以嵌合的方式分布着一些与众不同的细胞群,称为 blob 细胞,其直径约 0.2mm,线粒体内含高浓度的细胞色素氧化酶,它们在功能上与色觉有关。P 通路也携带对不同颜色拮抗的信息到达第 4 层深部。

1. 视皮层神经元的感受野　与神经节细胞一样,外侧膝状体神经元和视皮层第 4 层的神经元也具有同心圆式的中心-周边相互拮抗的感受野组构形式。若用一条形小光带刺激中心区,当光带以中心旋转时,由于中心区兴奋而周边区抑制,因而表现为对光带刺激没有最佳的方向要求,即在任何角度都是等效的(图 31-31A)。

其他各层神经元的反应则明显不同。有一种细胞称为简单细胞(simple cell),它们能对条形的光带、线条或边界线有反应,但只有当这些直线处于某一特定方向时才能作出反应。如果光带自其最佳方向转动很小角度(如 10°)时,简单细胞的放电频率就降低;当转动角度更大时,反应则完全消失(图 31-31B)。另有一种细胞称为复杂细胞(complex cell),它们与简单细胞相似,对条形光带作出反应也需要一定的方向,但对光带在感受野中部位的依赖性要比简单细胞和第 4 层细胞小,它们通常在光带侧向移动但不改变方向时作出最大的反应(图 31-31C)。复杂细胞可能接受来自简单细胞的信号输入。

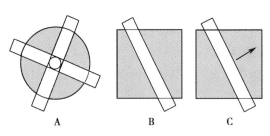

图 31-31　视觉神经元感受野的示意图

A. 示神经节细胞、外侧膝状体细胞和初级视皮层(17 区)第 4 层的神经元对感受野刺激的反应,给光时中心兴奋而周边抑制或撤光时中心抑制而周边兴奋;B. 示简单细胞对直线形的光带在特定方向时才能作出最佳反应;C. 示复杂细胞对直线形的光带在特定方向时能作出反应,但它们在直线形光刺激作平移时(如图中箭头所示)的反应较大

2. 功能柱　和躯体感觉皮层一样,视皮层内的细胞也以相同的感受野而呈纵向柱状排列,这种以相似视觉功能的细胞排列形式称为功能柱。视皮层的功能柱有多种,如方位柱、眼的优势柱、颜色柱等。

(1) 方位柱:如果将一微电极插入视皮层内,测定某一垂直线上各层细胞的放电频率,可发现它们都对感受野中某一方向的光刺激发生最佳反应,故称为方位柱(orientation column)。方位柱的直径约 1mm。不同的方位柱对不同方向的光刺激发生最佳反应。在视皮层上每跨越一个方位柱,其感受的最佳方向相差 5° ~ 10°。这

Notes

很可能与每个神经节细胞的感受野相对应。如果将视皮层上所有方位柱集合起来,就能组成对360°内在各个方向上的光刺激作出反应的全部感受野。

（2）眼的优势柱:研究表明,视皮层内接受来自左、右两眼视觉投射的细胞是按纵向柱状交替排列的,这种以左眼或右眼占优势的功能柱就称为眼的优势柱（ocular dominance column）。在用微电极记录细胞电活动时,若将电极垂直插入视皮层,可见沿途所有细胞均为同一侧眼优势;若将电极斜插入视皮层,则发现左、右眼优势的细胞交替出现,在水平方向约每隔 0.5mm（即眼优势柱的直径）交替一次。若将放射性标记的氨基酸注入一侧眼,标记的氨基酸将被掺合进蛋白质并被轴浆运送至神经节细胞末梢,再经外侧膝状体到达视皮层,在视皮层可相间地出现来自注射侧眼的标记的末梢和来自未注射侧眼的未标记的末梢。图 31-32 是在恒河猴

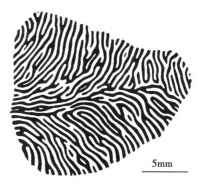

图 31-32　猴视皮层的眼优势柱
黑白相间的条纹分别表示左眼和右眼的优势柱

右侧视皮层部分第 4 层显示的眼优势柱图像,黑白相间的条纹分别代表左眼与右眼在视皮层上的投射分布。眼的优势柱与方位柱是相互独立的功能结构,它们在视皮层的分布和走向没有相关性,而是随机交叉的。

（3）颜色柱:在对猴视皮层的研究中发现,有些细胞只对有色光有反应,而对白光无反应;当微电极斜插入视皮层时发现,有颜色特异性的和没有颜色特异性的细胞是成串地交替出现的。颜色柱的直径为 0.1～0.2mm,同一柱内的所有细胞具有相同的光谱特性,即为颜色敏感性神经元。颜色柱与方位柱也互不相关。

（五）视皮层的范围已扩展到初级视皮层以外的许多脑区

近年来的研究指出,视皮层的范围并不局限于传统认识的枕叶,还扩展到顶叶、颞叶和部分额叶等新皮层区,约占大脑新皮层总面积的 55%。来自初级视皮层和许多其他部位的视觉信息通过平行的通路到达皮层的许多区域。例如,有关运动视觉的信息在人脑的顶叶皮层进行处理,与色觉有关的信息在枕叶梭状回和舌回以及 17 区和 18 区处理。颞叶前下部皮层对识别被视物是必需的。此外,额叶也与视觉信息的处理有关。

第四节　听　　觉

听觉器官由外耳、中耳和内耳的耳蜗组成。人听觉器官的适宜刺激是 20～20 000Hz 的空气振动疏密波,即声波。声波通过外耳和中耳组成的传音系统传向内耳,再经内耳耳蜗的感音换能作用将声波的机械能转变为听神经纤维上的神经冲动,后者沿听神经传到大脑皮层的听觉中枢,产生听觉（hearing）。听觉对动物适应环境和人类认识自然具有重要意义。在人类,有声语言更是交流思想、互通往来的重要工具。

听觉的产生除对空气振动的频率有一定要求外,还要求达到一定的强度。人耳所能感受的声波强度通常用声强或声压表示,声压的可感受范围是 0.0002～1000dyn/cm²。对每一频率的声波来说,都有一个刚能引起听觉的最小强度,称为听阈（hearing threshold）;在听阈以上继续增加声压,当增加到某一程度时,不仅听感受增强,而且使鼓膜产生痛感,此时的声压为人耳所能忍受的最强声压,称为最大可听阈（maximal hearing threshold）。图 31-33 是以声波频率为横坐标,以声压为纵坐标而绘制成的听力曲线。下方曲线表示不同频率的听阈,上方曲线表示其最大可听阈,两条曲线所包绕的面积称为听域（hearing span）。从图中还可见,人耳最敏感的声波频率在 1000～3000Hz 之间,人的语言频率主要分布在 300～3000Hz 范围内。

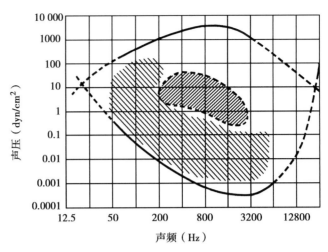

图 31-33　人的正常听域图

中央斜线区域是通常的语言听域区,其左下方较大的斜
线区域为次要语言听域区

一、外耳和中耳具有传音和增压等功能

(一)外耳具有集音和增压的功能

外耳由耳郭和外耳道组成。耳郭具有集音作用。许多动物能转动耳郭以探测声源的方向;人耳郭的运动能力已经退化,但可通过转动颈部来达到这一目的。

外耳道具有传音和增压作用。外耳道开口于耳郭,终止于鼓膜。根据物理学原理,一端封闭的管道可与波长 4 倍于管长的声波产生最大的共振作用,使声压增强。人的外耳道长约 2.5cm,根据速度(c)、波长(λ)与频率(f)之间的函数关系($c=\lambda \times f$),可算出外耳道与声波的最大共振频率约为 3800Hz,在外耳道口与鼓膜附近分别测量不同频率(3000 ~ 5000Hz)声波的声压,结果为鼓膜附近的声压约比外耳道口的声压强 12 倍,即 12 分贝(decibel,dB)左右。

(二)中耳具有增压和减幅的功能

中耳由鼓膜、听骨链、鼓室和咽鼓管等结构组成。中耳的主要功能是将声波刺激能量准确高效地传给内耳,其中鼓膜和听骨链在传音过程中还起增压作用。

鼓膜呈椭圆形,面积 50 ~ 90mm²,厚约 0.1mm,呈顶点朝向中耳的浅漏斗状。鼓膜很像电话机受话器中的振膜,是一个压力承受装置,本身无固有振动,却具有较好频率响应和较小失真度的特性。当频率在 2400Hz 以下的声波作用于鼓膜时,鼓膜可复制外加振动的频率,其振动与声波振动同始同终,几乎没有残余振动。

听骨链由锤骨、砧骨及镫骨依次连接而成。锤骨柄附着于鼓膜内面中心处,镫骨脚板与前庭窗膜相贴,砧骨居中。三块听小骨形成一个固定角度的杠杆,锤骨柄为长臂,砧骨长突为短臂。杠杆的支点刚好在听骨链的重心上,因而在能量传递过程中惰性最小,效率最高。

声波由鼓膜经听骨链到达前庭窗膜时,其声压增强,振幅略有减小。这是因为:①鼓膜的实际振动面积约 59.4mm²,而前庭窗膜的面积仅 3.2mm²,二者之比为 18.6：1。如果听骨链传递声波时的总压力不变,而作用于前庭窗膜上的压强则为鼓膜上压强的 18.6 倍。②听骨链杠杆的长臂与短臂之比为 1.3：1(约为 4：3),因而通过听骨链传递,杠杆短臂一侧的压力将比长臂侧增大 1.3 倍,而振幅约减小 1/4。综上两方面的作用,声波在中耳传递过程中将增压 24.2 倍(18.6×1.3),而幅度约减小 1/4(图 31-34)。

声波通过中耳时产生的增压效应具有重要意义。如果声波(空气中)不经过中耳,直接作用于前庭窗膜时,声能仅约 0.1% 可透射入耳蜗(液体中),其余约 99.9% 将在与水面相遇时被反

Notes

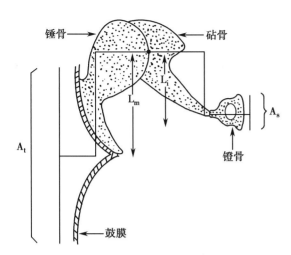

图 31-34　中耳的传音和增压功能示意图

A_t 和 A_s 分别表示鼓膜和镫骨板面积 L_m 和 L_i 分别表示杠杆长臂（锤骨柄）和短臂（砧骨长突）的长度，圆点为杠杆的支点

射掉，因而几乎不能引起前庭窗膜发生振动。这是因为空气和水的声阻抗（acoustic impedance）相差很大，前者远小于后者。声阻抗是指声波在传播过程中振动能量引起介质分子位移时所遇到的抵抗，它与声压成正比，与介质位移的容积速度成反比，类似于交流电路中的阻抗。这种阻抗的不匹配意味着声波直接由空气传入水中时不足以使分子密度较高的水发生位移和振动。当声波经过中耳增压（约 24 倍，见前文）后，透射入内耳的声能可达 46% 左右（约增 460 倍），从而使声波足以使液相内淋巴发生位移和振动。所以，中耳的作用就好比是一个阻抗匹配器（impedance-matching device），但其作用并不十分完善。

此外，中耳鼓室内还有鼓膜张肌和镫骨肌，听小骨的运动与这两块肌肉有关。当声压级过大时（70dB 以上），可引起这两块肌肉的反射性收缩，使鼓膜紧张，听小骨之间的连接更为紧密，总的结果是使中耳传音效能降低，阻止较强的振动传到耳蜗，从而对内耳的感音装置起到保护作用。但完成这一反射需要 40～160ms，所以对突发性爆炸声的保护作用不大。

咽鼓管是连接鼓室和鼻咽部的通道，其鼻咽部开口常处于闭合状态，在吞咽、打哈欠时开放。咽鼓管开放时，可使鼓室与外界大气相通而维持鼓膜内外两侧的压力平衡，对维持鼓膜的正常位置、形状和振动性能具有重要意义。耳咽部慢性炎症使咽鼓管黏膜水肿而导致管腔狭窄或阻塞时，鼓室内的空气可被吸收，鼓室内气压将降低，可造成鼓膜内陷而紧张度增高，致使患者出现耳闷、耳聋、鼓膜疼痛等症状，有时可伴有耳鸣等症状。当人们乘坐飞机时，由于高空气压较低，如果咽鼓管不开放，可因鼓室内气压高于外界气压而使鼓膜向外突出，同样引起耳闷、鼓膜疼痛的症状，此时可进行吞咽动作，促使咽鼓管开放，可使鼓室内气压与外界气压取得平衡而缓解上述症状。

（三）声波传入内耳有气传导和骨传导两条途径

声波由外耳传入内耳有气传导和骨传导两条途径。

1. 气传导　气传导（air conduction，AC）简称气导，是指声波经外耳道引起鼓膜振动，再经听骨链和前庭窗膜进入耳蜗的传导途径，是声波传导的主要途径。此外，鼓膜的振动也可引起鼓室内空气的振动，再经圆窗膜传入耳蜗。这一途径也属气传导，但正常情况下不重要，仅在听骨链运动障碍时才发挥一定作用，此时的听力较正常时大为降低。

2. 骨传导　骨传导（bone conduction，BC）简称骨导，是指声波直接作用于颅骨，经颅骨和耳蜗骨壁传入耳蜗的途径。骨传导的效能远低于气传导，在引起正常听觉中的作用甚微；但当鼓膜或中耳病变引起传音性耳聋时，气传导明显受损，而骨传导却不受影响，甚至相对增强。当耳蜗病变引起感音性耳聋时，气传导和骨传导将同时受损。因此，临床上可通过检查患者气传导和骨传导受损的情况来判断听觉异常的产生部位和原因。

音叉试验是临床上常用的简便的听力检查方法，可检查气传导和骨传导听力，又可区分传音性和感音性耳聋。检查气传导听力时将振动的音叉置于外耳道口 1cm 处；检查骨传导听力时将振动音叉的柄底压于颅面。音叉试验有多种方法。

林纳试验（Rinne test，RT）又称骨气导比较试验。若气传导听力时间长于骨传导，为 RT 阳性（+），

Notes

或记作 AC>BC,正常人的气传导时间约为骨传导的 2 倍;反之,则为 RT 阴性(-),或记作 AC<BC。传音性耳聋多为 RT(-),轻度传音性耳聋时也可两者时间相等,即 RT(±),或记作 AC=BC。感音性耳聋多为 RT(+),而一侧重度感音性耳聋者则可为 RT(-),称为假阴性。这是因为一般用大于健耳骨传导听阈 10db 声压级声音检查患耳骨传导听力时,声波可从患侧以骨传导的方式传至健侧耳,由健侧耳感音。在这种情况下,查患耳骨传导时应在健耳加一气传导噪声干扰,以防出现假阴性。

韦伯试验(Weber test,WT)又称骨导偏向试验。如果声响无偏向,表明两耳骨传导听力相等,如果声响偏向患耳侧,患耳为传音性耳聋,偏向健耳侧,则患耳为感音性耳聋。

施瓦巴赫试验(Schwabach test,ST)又称骨导对比试验。若患耳骨传导时间较健耳长,为 ST 阳性(+),表明患耳为传音性耳聋;若患耳骨传导时间较短,为 ST 阴性(-),表明患耳为感音性耳聋;若两者相似,即 ST(±),则表明患耳骨传导听力正常。

绝对骨传导试验(absolute bone conduction test,ABC test)是指在紧压耳屏堵塞外耳道口情况下进行的 ST。当患耳为传音性耳聋时,其骨传导听力时间与健耳无差别,为 ABC(±);如果患耳骨传导听力时间缩短,则为 ABC(-),表示确有感音性耳聋存在。

用音叉试验法测定听力时,应对以上结果进行综合分析才能判断耳聋的性质。

二、内耳耳蜗具有感音换能的功能

内耳又称迷路,由骨迷路和膜迷路两部分组成。骨迷路是颞骨岩部内的骨性隧道,迂回复杂;膜迷路套在骨迷路内,由密闭而互相连通的膜性小管和囊组成。膜迷路内充满内淋巴,骨迷路与膜迷路之间则充满外淋巴,内外淋巴互不相通。迷路在功能上可分为耳蜗和前庭器官两部分。耳蜗是感音换能装置的所在部位。

(一)耳蜗具有与感音换能相适应的功能结构

耳蜗由一骨质管围绕一骨质蜗轴盘旋 2½ ~ 2¾ 周而构成。在耳蜗管的横断面上,可见管腔被两个膜分隔成三个腔,这两个膜分别为斜行的前庭膜和横行的基底膜,三个腔分别称为前庭阶、蜗管(也称中阶)和鼓阶(图 31-35)。前庭阶和鼓阶内都充满外淋巴,它们在耳蜗底部分别与前庭窗膜和圆窗膜相接,而在蜗顶部通过蜗孔相沟通。蜗管是一个盲管,管内充满内淋巴。位于基底膜上的听觉感受器称为螺旋器(spiral organ)或柯蒂器(organ of Corti),因基底膜自蜗底一直延伸到蜗顶呈螺旋状而得其名。螺旋器中与听觉有关的是毛细胞,它们排列成行,根植于支持细胞的基质中。在蜗管的近蜗轴侧(内侧)有一行纵向排列的为内毛细胞,约 3500 个;靠蜗管边缘侧(外侧)有 3 ~ 5 行纵向排列的为外毛细胞,约 16 000 个。每个毛细胞的顶面有 50 ~ 150 条排列整齐的纤毛,称为听毛。纤毛的排列也十分规则,长纤毛排在最外侧,越往内侧,纤毛越短。外毛细胞中一些较长的纤毛埋植于盖膜的胶状质中。盖膜位于基底膜上方,仅一侧与蜗轴相连,另一侧游离于内淋巴中。内毛细胞的纤毛较短,不与盖膜接触,游离于蜗管内淋巴中。毛细胞的顶部与蜗管内淋巴接触,其底部则与鼓阶外淋巴相接触。毛细胞的底部与来自螺旋神经节的双极神经元周围突形成突触,而双极神经元中枢突则穿出蜗轴形成听神经。

(二)耳蜗通过机械门控的机制实现感音换能作用

1. 基底膜的振动和行波理论　当声波振动通过听骨链到达前庭窗膜时,压力变化立即传给耳蜗内的液体和膜性结构。如果前庭窗膜内移,由于前庭阶内的外淋巴受压迫而相继推动前庭膜、蜗管内的内淋巴和基底膜下移,最后由鼓阶内的外淋巴压迫圆窗膜,使圆窗膜外移。在正常气传导过程中,圆窗膜起缓冲耳蜗内压力变化的作用,是耳蜗内结构发生振动的必要条件。相反,当前庭窗膜外移时,耳蜗内液体和膜性结构则朝相反方向移动(图 31-36A)。如此反复,便形成基底膜的振动。振动波可沿基底膜自蜗底部向蜗顶部传播,这种沿基底膜行进的波,称为行波(travelling wave)。就像人们手持一条绸带的一端(另一端固定)并将绸带抖动时的情形一样,可见有行波沿绸带自手持部位向另一端传播。与物理学中的行波原理一致,行波在基底膜上传播时,其振幅逐渐增大,传播速度则逐渐减慢,当行波到达基底膜的某一部位,即此处基底膜的固有频率与声波频率一致而发生共振时,行波的振幅达到最大,然后振幅迅速减小并在较短距

Notes

离内消失。一个持续的纯音(单一声频)传入内耳后,可在不同瞬间产生一系列(同族)行波,它们在基底膜的不同部位具有不同的振幅,包绕同族行波各波最大振幅的连线称为包络线或包络(envelope),即包络线上每一点与同族行波的最大幅值相切(图 31-37A)。不同频率的声波引起的行波都从基底膜的蜗底部开始,但行波传播的远近和最大振幅出现的部位随声波频率的不同而不同。声波频率越高,行波传播越近,最大振幅出现的部位越靠近蜗底部,换言之,靠近蜗底部的基底膜与高频声波发生共振;相反,声波频率越低,行波传播越远,最大振幅出现的部位越靠近蜗顶部,亦即蜗顶部的基底膜与低频声波发生共振(图 31-37B)。因此,对每一振动频率来说,在基底膜上都有一个特定的行波传播范围和最大振幅区,位于该区域的毛细胞受到的刺激就最强,与这部分毛细胞相联系的听神经纤维的传入冲动也就最多。这样,来自基底膜不同部位的听神经纤维冲动传到听觉中枢的不同部位,便可产生不同音调的感觉。这就是听觉的行波理论(traveling wave theory),耳蜗对声音频率进行的初步分析称为听觉系统的位置编码(place coding)。这一理论目前已为大多数学者所公认。在动物实验和临床上都已证实,蜗底部受损时主要影响高频声波听力,而蜗顶部受损时则主要影响低频听力。

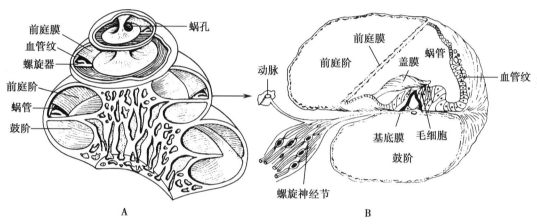

图 31-35　耳蜗纵行剖面和耳蜗管横断面示意图

A. 耳蜗纵行剖面观;B. 耳蜗管横断面观

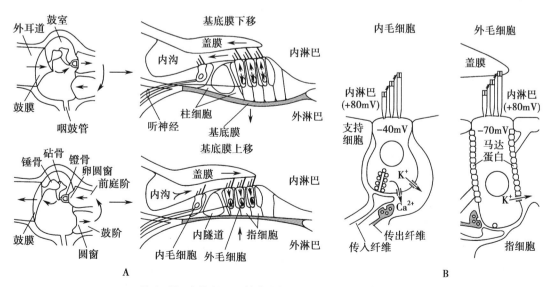

图 31-36　基底膜振动的产生和基底膜振动时内、外毛细胞的不同反应示意图

A. 基底膜振动的产生(详见正文);A 和 B. 基底膜在振动(上下移位)时,内、外毛细胞听毛与盖膜间切向运动而引起听毛弯曲或偏转,同时内、外毛细胞产生不同反应:当内毛细胞去极化时促进递质释放,而当外毛细胞去极化时则引起马达蛋白收缩,增强基底膜振动

Notes

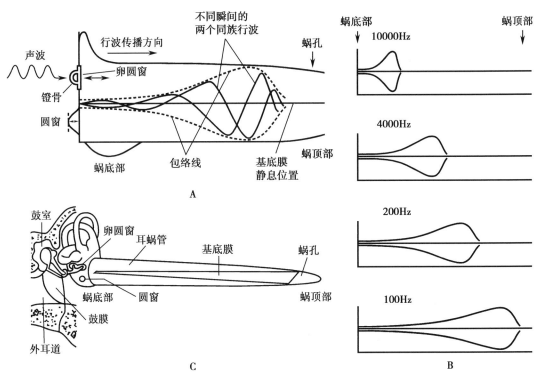

图 31-37   听觉的行波理论和位置编码示意图

A. 行波在基底膜上传播的方向和同族行波的包络线示意图;B. 不同频率的纯音引起基底膜位移的示意图,随着声波频率的减小,行波传播的距离越远;C. 从蜗底部向蜗顶部延伸的过程中,基底膜的宽度逐渐增大

上述听觉系统位置编码的产生机制与基底膜的物理特性密切相关:在从蜗底部向蜗顶部延伸的过程中,基底膜的刚度逐渐降低,而其宽度逐渐增大(图 31-37C)。据测算,基底膜在蜗底部的刚度约为蜗顶部的 100 倍;基底膜在蜗顶部的宽度则约为蜗底部的 12.5 倍。这两个因素中以前者更为重要。根据物理学原理,在一个振动系统中,共振频率(f)取决于它的刚度(S)和质量(M)的比值($f = 1/2\pi \cdot \sqrt{S/M}$)。基底膜从蜗底部到蜗顶部的延伸过程中,其刚度逐渐减小,质量则因宽度逐渐增大而增大,因而使基底膜的每个不同部位都具有不同的共振频率,共振频率在蜗底部最高,然后依次递减,到达蜗顶部时降为最低。

此外,听觉系统的位置编码还与毛细胞的特性有关。在蜗底部的外毛细胞长轴较短,它们对高频声波较敏感,而在蜗顶部的外毛细胞长轴较长,它们对低频声波较敏感。在基底膜的不同部位,外毛细胞的共振频率与相应部位基底膜的共振频率大致相同。当声波传到基底膜的共振区,即上述最大振幅区时,除基底膜发生共振外,此处的外毛细胞还能产生舒缩活动,以增强基底膜的振动(见后文)。不同部位的内毛细胞也表现出对不同频率声波刺激的选择性。位于蜗底部的内毛细胞具有较短和刚度较大的静纤毛,这使它们更易与高频声波发生共振,而位于蜗顶部的内毛细胞则具有较长和较柔软的静纤毛,因而它们更易与低频声波发生共振。

2. 毛细胞兴奋与感受器电位   如图 31-36A 所示,当声波振动引起前庭窗外移时,基底膜上移,由于基底膜中外毛细胞顶端一些较长的纤毛埋植于盖膜的胶状质中,且基底膜与盖膜附着于蜗轴的不同部位,故基底膜向上移动可引起基底膜与盖膜之间发生剪切运动,使盖膜向外侧移动,同时也使埋于盖膜中较长的纤毛也向外侧弯曲或偏转。由于纤毛在其自毛细胞顶端膜发出处较细,因而该处为纤毛发生弯曲或偏转的部位。此外,纤毛与纤毛之间存在铰链结构,包括顶连(tip link)和侧连(side link)。侧连能使一个毛细胞的所有纤毛互相连接成束状,但当纤毛束发生侧向弯曲或偏转时,纤毛之间又能互相滑行,所以,当那些埋于盖膜中较长的纤毛向外侧

Notes

弯曲或偏转时,整个纤毛束也随之朝相同方向弯曲或偏转,亦即使短纤毛向长纤毛方向弯曲或偏转,这一机械性刺激能使外毛细胞产生去极化电位变化,即产生去极化感受器电位。当声波振动引起卵圆窗内移时,基底膜下移,则最终使纤毛束由长纤毛向短纤毛方向弯曲或偏转,其结果是外毛细胞发生超极化电位变化,即产生超极化感受器电位。在内毛细胞,因其纤毛束漂浮在内淋巴中,故当声波传入内耳时纤毛束随内淋巴流动而发生弯曲或偏转,感受器电位的产生则与外毛细胞相同。

顶连联结于纤毛顶端,纤毛顶端(与内淋巴接触)也是机械门控通道存在的部位。这些通道直径较大,对离子的选择性不强,单价和某些二价阳离子(包括 Ca^{2+})均较易通过。在生理情况下,K^+内流是其最主要的离子电流,因为蜗管内淋巴中含高浓度的 K^+(见后文)。当毛细胞处于安静状态时,有少量通道开放以及少量但稳定的 K^+内流。如果使短纤毛向长纤毛一侧弯曲,则通道进一步开放,大量 K^+内流而引起去极化感受器电位。由于毛细胞的基底侧膜(与外淋巴接触)中存在多种类型的钾通道,发生去极化时进入细胞的 K^+可通过这些钾通道外流,使毛细胞内电位恢复静息电位水平。如果使长纤毛向短纤毛一侧弯曲,则纤毛顶端的机械门控通道关闭,K^+内流终止而产生超极化感受器电位(图 31-38)。这些生理过程在外毛细胞和内毛细胞都完全相同。

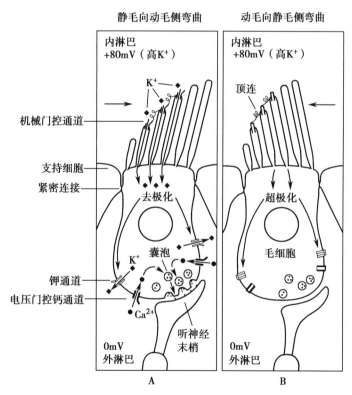

图 31-38　机械门控通道在毛细胞信号转导中的作用示意图

在静息时,毛细胞静息电位约-80mV。A. 当基底膜振动使静毛向动毛侧弯曲时,静毛顶端的机械门控通道(一种非选择性阳离子通道)开放,引起 K^+内流,使膜发生去极化,而进入毛细胞的 K^+可经基底侧膜中的钾通道外流,使膜电位回复到静息电位水平;K^+内流引起的膜去极化可激活基底侧膜中的电压门控钙通道,使之开放,引起 Ca^{2+}内流,继而触发递质释放,将听觉信号传递给听神经;B. 当基底膜振动使动毛向静毛侧弯曲时,静毛顶端的机械门控通道关闭,导致毛细胞超极化,无递质释放。以上由 Ca^{2+}内流触发递质释放的机制是包括耳蜗内毛细胞和前庭器官所有毛细胞(除耳蜗外毛细胞外)在产生感受器电位后将信息传向中枢的机制

Notes

　　关于毛细胞产生感受器电位后如何将信息传递给听神经的机制,在内、外毛细胞之间存在很大差异。在内毛细胞(也包括前庭器官中的毛细胞),其基底侧膜中存在电压门控钙通道。当纤毛弯曲使其顶端的机械门控通道开放,引起 K^+ 内流使毛细胞去极化时,位于基底侧膜中的电压门控钙通道激活开放,引起 Ca^{2+} 内流。毛细胞内 Ca^{2+} 浓度升高可使毛细胞底部的递质释放,将信息传递给与之形成突触的双极神经元(见图31-38)。在外毛细胞,不存在以上 Ca^{2+} 内流引起递质释放的机制;但外毛细胞高表达 prestin—马达蛋白(motor potein)中的一种,当毛细胞发生去极化时,大量的这种蛋白同时收缩可引起外毛细胞长轴缩短,进而加强基底膜的上移;而当发生超极化时,则导致毛细胞长轴伸长,进而加强基底膜的下移(图31-36A,B)。所以,外毛细胞的功能类似于耳蜗放大器(cochlear amplifier),它们能感受并迅速加强基底膜的振动。其效应除在前述的位置编码中发挥作用外,主要是以更大的推动力促进内淋巴流动,使基底膜与盖膜之间内沟处的内淋巴流出,让漂浮于内淋巴中的内毛细胞短纤毛发生更大程度的倾倒,也使有些纤毛的顶端能触及盖膜,直接与盖膜发生剪切运动,加大纤毛的弯曲或偏转程度,从而产生更大的感受器电位,使听神经传入冲动增加。通过向动物注入呋塞米(furosemide)实验性引起马达蛋白 prestin 失活,可致动物耳蜗放大器停止功能活动,基底膜的运动峰值减小约100倍,并引起耳聋。临床上过度使用某些具有耳毒作用的抗生素(如卡那霉素)也可导致耳聋。其实,抗生素仅损伤外毛细胞,而不累及内毛细胞。另外,在听神经的传入纤维中,90%～95%来自内毛细胞,仅有5%～10%来自外毛细胞,说明由耳蜗传入中枢的听觉信息主要来自内毛细胞。然而,外毛细胞损伤或马达蛋白失活却可引起如此严重的听觉障碍,可见,外毛细胞的耳蜗放大器效应对确保内毛细胞的听觉信息传入有多重要。

(三) 耳蜗具有耳蜗内电位、微音器电位等生物电现象

　　1. 耳蜗内电位　　如前述,前庭阶和鼓阶内充满外淋巴,蜗管内则充满内淋巴。外淋巴中含有较低浓度的 K^+ 和较高浓度的 Na^+,类似于脑脊液。内淋巴则明显不同,含有很高浓度(150mmol/L)的 K^+ 和很低浓度(1mmol/L)的 Na^+,更接近于细胞内液而明显不同于一般细胞外液。此外,内淋巴中所含的 HCO_3^- 浓度(30mmol/L)也较高。由于毛细胞之间存在紧密连接,因此蜗管内的内淋巴不能到达毛细胞的基底部。耳蜗在未受刺激时,如果以鼓阶外淋巴的电位为参考零电位,则可测出蜗管内淋巴的电位为+80mV左右,这一电位称为耳蜗内电位(endocochlear potential,EP)或内淋巴电位(endolymphatic potential);而此时毛细胞的静息电位为 -70～-80mV。由于毛细胞顶端浸浴在内淋巴中,而其他部位的细胞膜则浸浴在外淋巴中,因此毛细胞顶端膜内外的电位差可达150～160mV。由于外淋巴较易通过基底膜,因此毛细胞基底部的浸浴液为外淋巴,所以在该部位毛细胞膜内、外的电位差仅约80mV。这是毛细胞电位与一般细胞电位的不同之处。现已证明,内淋巴中正电位的产生和维持与蜗管外侧壁血管纹(stria vascularis)的活动密切相关。血管纹是一种特殊的含血管而无基膜的复层上皮,由上皮下的血管分支穿入上皮内而形成。血管纹由边缘细胞、中间细胞和基底细胞三种细胞构成。血管纹将 K^+ 转运入内淋巴过程大致如下:第一步是螺旋韧带中的纤维细胞通过钠泵和 Na^+-K^+-$2Cl^-$ 同向转运体向细胞内转运 K^+,然后通过螺旋韧带纤维细胞与血管纹基底细胞之间以及血管纹基底细胞与中间细胞之间的缝隙连接将 K^+ 转移到中间细胞内,使中间细胞内 K^+ 浓度增高;第二步是经中间细胞膜中的钾通道将 K^+ 转运到血管纹间液;第三步是边缘细胞通过钠泵和 Na^+-K^+-$2Cl^-$ 同向转运体将 K^+ 自血管纹间液中转运到边缘细胞内,再通过边缘细胞膜中的钾通道将 K^+ 转入内淋巴中(图31-39)。血管纹对缺氧或钠泵抑制剂毒毛花苷非常敏感,缺氧可使 ATP 生成及钠泵活动受阻;此外,襻利尿剂呋塞米和依他尼酸等可抑制 Na^+-K^+-$2Cl^-$ 同向转运体,故也可阻碍内淋巴电位的产生和维持,导致听力障碍。

Notes

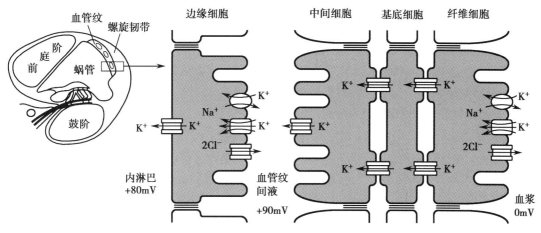

图 31-39　血管纹在产生和维持耳蜗内淋巴高 K^+ 中的作用机制示意图
（解释见正文）

此外,耳蜗内电位对基底膜的位移很敏感,当基底膜上移时,耳蜗内电位可增高 10~15mV;当基底膜下移时,耳蜗内电位可降低 10mV 左右。当基底膜持续位移时,耳蜗内电位也保持相应的变化。

2. **耳蜗微音器电位**　当耳蜗受到声音刺激时,在耳蜗及其附近结构所记录到的一种与声波的频率和幅度完全一致的电位变化,称为耳蜗微音器电位(cochlear microphonic potential,CM)。耳蜗微音器电位呈等级式反应,即其电位随刺激强度的增强而增大。耳蜗微音器电位无真正的阈值,没有潜伏期和不应期,不易疲劳,也不会发生适应。在人和动物的听域范围内,耳蜗微音器电位能重复声波的频率。在低频范围内,耳蜗微音器电位的振幅与声压呈线性关系,当声压超过一定范围时则产生非线性失真。

实验证明,微音器电位是多个毛细胞在接受声音刺激时所产生的感受器电位的复合表现。耳蜗微音器电位与动作电位不同,它具有一定的位相性,当声音的位相倒转时,耳蜗微音器电位的位相也发生逆转,但动作电位则不变(图 31-40)。

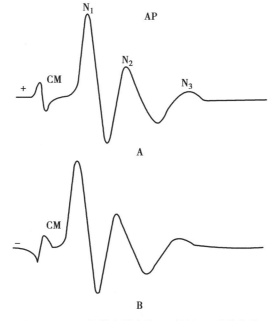

图 31-40　耳蜗微音器电位及听神经干动作电位
CM:微音器电位;AP:听神经干动作电位,包括 N_1、N_2、N_3 三个负电位,A 与 B 对比表明,声音位相改变时,微音器电位位相倒转,但听神经干动作电位位相不变

Notes

三、听神经动作电位是耳蜗感音换能的最终表现形式

听神经动作电位是耳蜗对声波刺激所产生的一系列反应中最后出现的电变化,是耳蜗对声波刺激进行换能和编码的结果,其作用是向听觉中枢传递声波信息。根据实验中引导方法的不同,可记录到听神经复合动作电位和单纤维动作电位。

(一)听神经干动作电位是复合动作电位

如图31-40所示,在耳蜗微音器电位之后出现的 N_1、N_2 和 N_3 等波形就是听神经复合动作电位,它是从听神经干上记录到的所有听神经纤维产生的动作电位的总和。听神经复合动作电位可反映整个听神经的兴奋状态,其振幅与声波的强度、兴奋的纤维数目和放电的同步化程度等有关,但不能反映声音的频率特性。一般认为,不同频率声波引起的听神经发放频率不同,而听神经发放频率是对声波频率进行分析的依据。实验证明,如果声波频率低于400Hz,听神经大体能按声波频率发放冲动;如果声波频率在 400~5000Hz 范围内,则听神经中的纤维将分成若干组发放冲动,虽然每一组纤维的发放频率跟不上声波频率,但在每个声波周期内,总有一定数目的纤维发放冲动,各组纤维同时发放的总和则与声波频率相近。另外,持续的声波刺激所产生的复合听神经动作电位和微音器电位重叠在一起,难以分离;而在脉冲声波刺激(如短声)产生的反应中,只要声波持续的时间足够短,听神经复合动作电位就能由于时程上的差异而和微音器电位区分开,此时记录到的波形起始部分为微音器电位,其形状和极性都与刺激声波的形状和极性相同,而经过一定的潜伏期后,便出现数个听神经动作电位。

(二)听神经单纤维动作电位具有特征频率特性

如果把微电极刺入听神经纤维内,便可记录到单一听神经纤维的动作电位,它是一种“全或无”式的反应,安静时有自发放电,声音刺激时放电频率增加。仔细分析每一听神经纤维的放电特性与声音频率之间的关系时便可发现,不同的听神经纤维对不同频率的声音敏感性不同,用不同频率的纯音进行刺激时,某一特定的频率只需很小的刺激强度便可使某一听神经纤维发生兴奋,这个频率即为该听神经纤维的特征频率(characteristic frequency,CF)或最佳频率。随着声音强度的增加,能引起单一听神经纤维放电的频率范围也增大。每一听神经纤维都具有自己特定的特征频率。听神经纤维的特征频率与该纤维末梢在基底膜上的起源部位有关,特征频率高的神经纤维起源于耳蜗底部,特征频率低的神经纤维则起源于耳蜗顶部。可见,当某一频率的声波强度增大时,能使更多的纤维兴奋,这些纤维的冲动共同向中枢传递这一声波的频率及其强度的信息。当然,对不同声波频率和强度的分析,还需要中枢神经系统活动的参与。

四、外侧丘系以上听觉通路为双侧性,一侧损伤不引起听觉丧失

听觉传入通路的第一级神经元是耳蜗螺旋神经节内的双极神经元,其周围突分布于螺旋器,中枢突组成听神经。听神经进入低位脑干后终止于蜗腹侧核和蜗背侧核,此为第二级神经元胞体所在部位。由此发出的纤维多数在脑桥内形成斜方体并交叉至对侧,在上橄榄核的外侧折向上行,组成外侧丘系。少数纤维止于上橄榄核和斜方体核等处,发出的纤维在同侧或对侧的外侧丘系内上行。外侧丘系的纤维多数终止于下丘。这是第三级神经元的胞体所在部位,由此发出的纤维终止于丘脑的内侧膝状体。也有少数外侧丘系的纤维直接到达内侧膝状体。外侧膝状体是第四级神经元胞体所在之处,由此发出的纤维组成听辐射(acoustic radiation)投射到大脑的初级听皮层。听觉通路的一个重要特点是外侧丘系内含有双侧传入纤维,故一侧通路在外侧丘系以上受损,不会引起听觉丧失,但若损伤听神经、内耳或中耳,则将导致听觉障碍。

五、内侧膝状体具有精细的音调定位,并以同样方式投射到听皮层

内侧膝状体由腹核、内侧核和背核组成,腹核是传递和处理听觉信息的主要核团。腹核中

Notes

的细胞呈层状排列,具有精细的音调定位(tonal localization)。感受高音调的细胞位于内侧,而感受低音调的细胞则位于外侧。下丘中央核细胞的纤维按音调区域定位的排列方式投射到内侧膝状体腹核,换元后再以同样的方式投射到初级听皮层。腹核中的细胞音调选择性好,大部分细胞对双耳刺激都能发生反应,但以对侧耳的反应占优势。内侧核具有多感觉功能,核内细胞的共振曲线很宽,反映有多个特征频率不同的细胞汇聚,它可能在听觉、前庭和躯体感觉之间起整合作用。背核也具有多感觉功能,它可能参与躯体感觉和视觉的整合。

六、听皮层具有音调、声源方向等多种分析功能

哺乳动物的初级听皮层位于颞叶上部(41 区),不同神经元对音频定位的组织形式如同被展开的耳蜗。人脑的初级听皮层位于颞横回和颞上回(41 和 42 区),对低音组分发生反应的神经元分布于听皮层的前外侧,而对高音组分发生反应的神经元分布于后内侧。次级听皮层位于初级听皮层的周围带状区,主要感受复杂的声音和语言。其他与听觉有关的脑区还包括顶叶、额叶、颞叶等。听皮层的不同神经元能对听觉刺激的激发、持续时间、重复频率的各个参数,尤其是声源的方向作出不同的反应,这与视皮层神经元的某些特性具有相似之处。

第五节　平　衡　感　觉

内耳前庭器官由半规管、椭圆囊和球囊组成,其主要功能是感受机体姿势和运动状态以及头部在空间的位置,即运动觉(kinesthesia)和位置觉(topesthesia),这些感觉合称为平衡感觉(equilibrium sensation)。

一、前庭器官的适宜刺激是机体的加速度运动和头部空间位置

(一) 前庭器官的感受细胞是毛细胞

与耳蜗一样,前庭器官的感受细胞也是毛细胞,其结构和功能也类似;但有动纤毛(kinocilium)和静纤毛(stereocilium)两种纤毛。每个毛细胞只有一条动纤毛,在一个毛细胞的所有纤毛中,动纤毛最长,位于细胞顶端的一侧边缘。静纤毛较短,呈阶梯状排列,数量与耳蜗毛细胞纤毛相同。毛细胞的底部与来自前庭神经节的双极神经元周围突形成突触。各类毛细胞的适宜刺激都是与纤毛发出处平面平行方向的机械力作用。当纤毛处于自然状态时,细胞内存在约–80mV 的静息电位,同时与毛细胞相联系的神经纤维上有一定频率的持续放电;此时若以外力使静纤毛向动纤毛一侧弯曲或偏转,毛细胞膜电位即发生去极化,如果去极化达到阈电位(–60mV)水平,支配毛细胞的传入神经冲动发放频率就增加,表现为兴奋;相反,若以外力使动纤毛向静纤毛一侧弯曲或偏转,则毛细胞膜电位发生超极化,传入纤维的冲动发放减少,表现为抑制(图 31-41)。这是前庭器官所有毛细胞感受外界刺激的一般规律,其换能以及向与之相联系的传入神经传递信息的机制都和耳蜗内毛细胞完全相同。在正常情况下,机体的运动状态和头部空间位置的改变都能以特定的方式改变毛细胞纤毛的倒向,使相应神经纤维的发放频率发生改变,将这些信息传到中枢后引起特殊的运动觉和位置觉,并出现相应的躯体和内脏功能的反射性变化。

人两侧内耳各有上、外、后三个半规管,分别代表三维空间的三个平面。当头前倾30°时,外半规管与地面平行,故又称水平半规管,其余两个半规管则与地面垂直。每个半规管与椭圆囊连接处都有一个膨大部分,称为壶腹,壶腹内有一块隆起的结构,称为壶腹嵴,其中有一排毛细胞面对管腔,毛细胞顶部的纤毛都埋植在一种胶质性圆顶形壶腹帽之中。毛细胞上动纤毛与静纤毛的相对位置是固定的。在水平半规管内,当内淋巴由管腔向壶腹方向移动时,能使静纤毛向动纤毛一侧弯曲或偏转,引起毛细胞兴奋,而内淋巴向相反方向移动时则使动纤毛向静纤毛

Notes

一侧弯曲或偏转,导致毛细胞抑制。在上半规管和后半规管,因毛细胞排列方向不同,内淋巴流动的方向与毛细胞反应的方式刚好相反,内淋巴离开壶腹方向的流动引起毛细胞兴奋,而朝向壶腹的流动则引起毛细胞抑制。

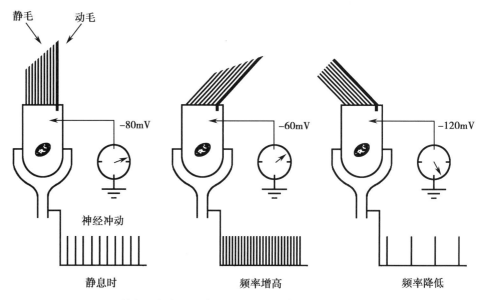

图 31-41 前庭器官中毛细胞顶部纤毛受力情况与电位变化关系示意图

当静纤毛向动纤毛一侧偏转时,毛细胞膜去极化,传入冲动增多;当动纤毛向静纤毛一侧偏转时,毛细胞膜超极化,传入冲动减少(详见正文)

(二)前庭器官的适宜刺激是机体的加速度运动和头部空间位置

半规管壶腹嵴的适宜刺激是正、负角加速度运动,其感受阈为 $1°/s^2 \sim 3°/s^2$。人体三对半规管所在的平面相互垂直,因而可感受空间任何方向的角加速度运动。当人体直立绕身体纵轴旋转时,受刺激最大的是水平半规管;当头部分别以冠状轴和矢状轴为轴心旋转时,受刺激的主要是上半规管和后半规管。旋转开始时,半规管内内淋巴由于惯性,其启动将晚于人体和半规管本身的运动。当人体直立绕身体纵轴向左旋转时,左侧水平半规管内内淋巴向壶腹方向流动,使左侧毛细胞兴奋而产生较多的神经冲动;同时,右侧水平半规管内内淋巴的流动方向则为离开壶腹,使右侧毛细胞传向中枢的冲动减少。当旋转转为匀速运动时,半规管内内淋巴不再流动,于是两侧壶腹中的毛细胞都处于不受刺激的状态,中枢获得的信息与不进行旋转时无异。当旋转突然停止时,内淋巴由于惯性,两侧壶腹中毛细胞纤毛的弯曲方向和传入冲动情况正好与旋转开始时相反。其他两对半规管也接受与它们所处平面方向相一致的旋转变速运动的刺激。

椭圆囊和球囊的毛细胞位于囊斑上,毛细胞的纤毛埋植于位砂膜中。位砂膜是一种含位砂的胶质板,位砂主要由蛋白质和碳酸钙组成,比重大于内淋巴,因而具有较大的惯性。椭圆囊和球囊囊斑的适宜刺激是直线加速度运动和头部空间位置。当人体直立而静止不动时,椭圆囊囊斑的平面与地面平行,位砂膜位于毛细胞纤毛上方,而球囊囊斑的平面则与地面垂直,位砂膜悬于纤毛外侧。在椭圆囊和球囊的囊斑上,几乎每个毛细胞的排列方向都不相同(图 31-42)。毛细胞纤毛的这种排列有利于分辨人体在囊斑平面上所进行的变速运动的方向。例如,当人体在水平方向作直线变速运动时,总有一些毛细胞的纤毛排列的方向与运动的方向一致,使静纤毛朝向动纤毛一侧作最大的弯曲或偏转。由此而产生的传入信息为辨别运动方向提供依据。另外,由于不同毛细胞纤毛排列的方向不同,当头的位置发生改变或囊斑受到不同方向的重力及变速运动刺激时,其中有的毛细胞兴奋,有的抑制。不同毛细胞综合活动的结果可反射性引起躯干和四肢不同肌肉的紧张度发生改变,从而使机体在各种姿势和运动情况下保持身体的平衡。

Notes

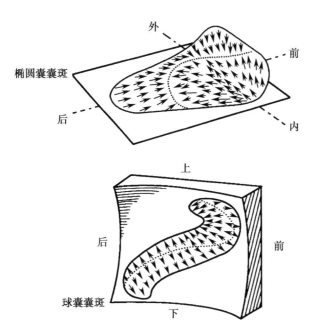

图 31-42　椭圆囊和球囊中囊斑的位置以及毛
细胞顶部纤毛的排列方向

箭头所指方向是该处毛细胞顶部动纤毛所在位置,箭尾
是同一细胞顶部静纤毛所在位置,当机体所作直线加速
运动的方向与某一箭头方向一致时,该箭头所代表的毛
细胞顶部静纤毛向动纤毛一侧弯曲最显著,与此同时与
该毛细胞有关神经纤维有最大频率的冲动发放

二、前庭反应包括姿势调节反射、自主神经反应和眼震颤

(一)前庭姿势调节反射可发生于机体进行直线和旋转加速度运动中

来自前庭器官的传入冲动,除能引起运动觉和位置觉外,还可引起各种姿势调节反射。当进行直线变速运动时,可刺激椭圆囊和球囊反射性地改变颈部和四肢的肌紧张。如乘车时车向前开动或突然加速,由于惯性,身体将后仰,但在出现后仰之前,可反射性引起躯干部屈肌和下肢伸肌紧张增强,使身体前倾以保持身体平衡。乘坐电梯时电梯上升,可反射性引起头前倾,四肢伸肌紧张抑制而下肢屈曲,产生两腿"发软"的感觉,电梯下降时,则反射性引起抬头,伸肌紧张加强而下肢伸直,产生两腿"发硬"的感觉。同样,进行旋转变速运动时,可刺激半规管反射性地改变颈部和四肢肌紧张,以维持身体平衡。如当人绕纵轴向左旋转时,可反射性地引起右侧颈部肌紧张增强,左侧减弱,头向右偏移;左侧上、下肢伸肌紧张增强,肢体伸张,右侧上、下肢屈肌肌紧张增强,肢体屈曲,躯干向右偏移,以防摔倒。可见,这些姿势反射都与引起反射的刺激相对抗,其意义在于通过产生一定的姿势改变,以保持运动过程中的身体平衡。

(二)自主神经反应常发生于半规管受到过强或过长时间刺激时

当半规管受到过强或长时间的刺激时,可通过前庭神经核与网状结构的联系引起自主神经功能失调,导致心率加快、血压下降、呼吸频率增加、出汗以及皮肤苍白、恶心、呕吐、唾液分泌增多等现象,称为前庭自主神经反应(vestibular autonomic reaction),也称运动病症状(motion sickness symptoms)。主要表现为以迷走神经兴奋占优势的反应。在实验室和临床上都能观察到这些现象,但临床上的反应比实验室中观察到的更加复杂。在前庭感受器过分敏感的人,一般的前庭刺激也会引起自主神经反应。晕船反应就是因为船身上下颠簸及左右摇摆使上、后半规管的感受器受到过度刺激而造成的。

（三）眼震颤属于正常生理现象

眼震颤(nystagmus)是指身体在旋转变速运动时出现的眼球不自主的节律性运动,是前庭反应中最特殊的一种反应。在生理情况下,两侧水平半规管受到刺激(如绕身体纵轴旋转)时可引起水平方向的眼震颤,上半规管受刺激(如侧身翻转)时可引起垂直方向的眼震颤,后半规管受刺激(如前、后翻滚)时可引起旋转性眼震颤。人类在地平面上的活动较多,如转身、头部向后回顾等。以下以水平方向的眼震颤为例说明其发生原理。当人体直立绕身体纵轴开始向左旋转时,内淋巴由于惯性而向右流动,使左侧半规管壶腹嵴内毛细胞受刺激增强,而右侧半规管正好相反,这样的刺激可反射性地引起某些眼外肌的兴奋和另一些眼外肌的抑制,于是出现两眼球缓慢向右移动,这称为眼震颤的慢动相(slow component);当眼球移动到两眼裂右侧端不能再右移时,突然快速返回到眼裂正中,这称为眼震颤的快动相(quick component);以后再出现新的慢动相和快动相,反复不已。当旋转变为匀速转动时,旋转虽仍在继续,但眼震颤停止。当旋转突然停止时,又由于内淋巴的惯性而出现与旋转开始时方向相反的慢动相和快动相组成的眼震颤(图31-43)。眼震颤慢动相的方向与旋转方向相反,是由于前庭器官受刺激而引起的,快动相的方向与旋转方向一致,则为中枢进行矫正的运动。临床上用快动相来表示眼震颤的方向。进行眼震颤试验时,通常是在20秒内旋转10次后突然停止旋转,检查旋转后的眼震颤。眼震颤的正常持续时间为20~40秒,频率为5~10次。如果眼震颤的持续时间过长,说明前庭功能过敏。前庭功能过敏的人容易发生晕车、晕船和航空等运动病;如果眼震颤的持续时间过短,说明前庭功能减弱,某些前庭器官有病变的患者,眼震颤消失。

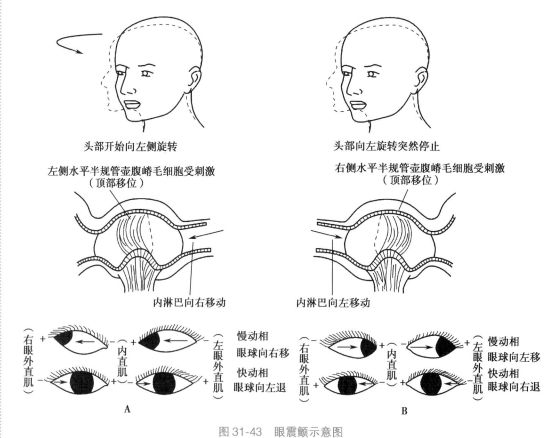

图31-43   眼震颤示意图

A. 人体取直立位绕身体纵轴旋转开始时的眼震颤方向;B. 旋转突然停止时的眼震颤方向

三、平衡感觉的最终形成须由中枢结合多种传入信息进行综合分析

前庭神经与听神经一起组成位听神经(第Ⅷ对脑神经),到达脑桥的前庭神经核,后者发出

的纤维相当一部分参与组成内侧纵束上行或下行,部分进入小脑,还有部分与颞、顶、额叶皮层、脑干网状结构、迷走与舌咽神经核等联络,完成眼震颤、各种姿势反射和自主神经反应。人体的平衡感觉主要与头部的空间方位(spatial orientation)有关。头部的空间方位在很大程度上取决于前庭感受器的传入信息,但视觉的提示作用也很重要,传入信息也来自关节囊本体感受器的躯体传入冲动,它提供了身体不同部分相对位置的信息,传入信息还包括皮肤的外感受器,尤其是触-压觉感受器的传入冲动。以上四种传入信息在皮层水平进行综合,成为整个躯体的连续的空间方位图像。

第六节 嗅觉和味觉

一、嗅觉是对空气中嗅质的一种感觉

嗅觉(olfaction)是人和高等动物对气体中有气味物质的感觉。嗅觉器官是嗅上皮,位于鼻腔上鼻道及鼻中隔后上部的鼻黏膜中。两侧鼻腔中的嗅上皮总面积约 $5cm^2$。嗅上皮由嗅细胞、支持细胞、基底细胞和 Bowman 腺组成。嗅细胞是一种双极神经元,也是嗅觉感受器的所在部位,其顶树突伸向鼻腔,末端有 4 ~ 25 条纤毛,埋于 Bowman 腺所分泌的黏液中以防干燥;其中枢突是由无髓纤维组成的嗅丝,穿过筛骨直接进入嗅球。

嗅觉感受器的适宜刺激是空气中有气味的化学物质,即嗅质(odorants)。吸气时嗅质被嗅上皮黏液吸收并扩散到嗅细胞的纤毛,与纤毛表面膜中特异的嗅受体(odorant receptor)结合,然后通过 G 蛋白引起第二信使类物质(如 cAMP)的产生,导致膜中化学门控钙通道开放,Na^+ 和 Ca^{2+} 流入细胞内,使嗅细胞去极化,并以电紧张方式传播至嗅细胞中枢突的轴突始段产生动作电位,动作电位沿轴突传向嗅球,继而传向更高级的嗅觉中枢,引起嗅觉。

自然界中的嗅质高达两万余种,人类能分辨和记忆其中约 1 万种。近年来,美国科学家 Axel 和 Buck 成功地研究了哺乳动物的嗅受体基因,发现人类约有 1000 个基因(约占人体基因总数的 3%)用来编码嗅受体,且每个嗅受体基因在结构上与其他基因都有所不同,所以由这些基因编码的每个受体蛋白与嗅质结合的能力也都有所不同。另外,每个嗅细胞几乎只表达这 1000 种嗅受体基因中的一种,而人的嗅上皮中仅有约 1000 种嗅细胞[嗅细胞总数为 $(1 ~ 2) \times 10^7$ 个]。研究发现,嗅觉具有群体编码的特性,即每个嗅细胞与不同嗅质的结合程度不同,一个嗅细胞可对多种嗅质发生反应,而一种嗅质又可激活多种嗅细胞(图31-44),所以尽管嗅细胞只有 1000 种,但可产生无数种组合,形成无数种嗅质模式。这就是人类能分辨和记忆约 1 万种不同嗅质的基础。再者,嗅细胞虽可对多种嗅质发生反应,但反应程度不同,即敏感度不同。例如,某嗅细胞对嗅质 A 有强烈反应,而对嗅质 B 仅有微弱反应。此外,嗅觉系统也同其他感觉系统类似,不同质的基本嗅质刺激有其专用的感受位点和传输线路,非基本嗅质则由于它们在不同线路上引起不同数量的神经冲动的组合,在中枢引起特有的主观嗅觉。

人与动物对嗅质的敏感程度称为嗅敏度(olfactory acuity),例如,人类对不同嗅质具有不同的嗅觉阈:粪臭素为 4×10^{-10} mg/L;麝香酮为 $5 \times 10^{-6} ~ 5 \times 10^{-9}$ mg/L;乙醚为 6mg/L。另外,即使同一个人,其嗅敏度也可发生很大范围的变动。有些疾病,如感冒、鼻炎等可明显影响人的嗅敏度。有些动物的嗅觉十分灵敏,如狗对醋酸的敏感度比人高 1000 万倍。嗅觉的另一个特点是适应较快,当某种嗅质突然出现时,可引起明显的嗅觉,如果这种嗅质继续存在,感觉便很快减弱,甚至消失,所谓"入芝兰之室,久而不闻其香,入鲍鱼之肆,久而不闻其臭"就是嗅觉适应的良好例子。

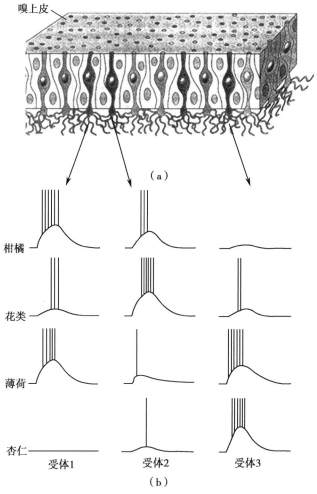

图 31-44   单个嗅觉感受器细胞的反应特性

A. 每个感受器细胞表达一种嗅觉受体蛋白,不同的细胞随机分布在表皮的一定区域;B. 微电极记录显示每个细胞能对多种嗅质产生反应,但选择性有所不同,通过对这三种细胞的反应特性进行分析,四种嗅质中的任何一种都能被清晰地分辨出来

二、味觉是对食物中味质的一种感觉

味觉(gustation)是人和动物对食物中有味道物质的感觉。味觉感受器是味蕾。味蕾主要分布于舌背部表面和舌缘,口腔和咽部黏膜表面也有散在的味蕾存在。味蕾由味细胞、支持细胞和基底细胞组成。味细胞是味觉感受细胞,其顶端有纤毛,称味毛,从味蕾的味孔中伸出,暴露于口腔,是味觉感受的关键部位。味细胞周围有味觉神经末梢包绕,舌前 2/3 味蕾受面神经中的感觉纤维支配,舌后 1/3 味蕾受舌咽神经中的感觉纤维支配,还有少数味蕾受迷走神经的感觉纤维支配。

味觉感受器的适宜刺激是食物中有味道的物质,即味质(tastants)。人类能分辨出的不同味觉可能有 4000~10 000 种,但研究表明,基本的味觉仅有甜、酸、咸、苦和鲜五种。人的舌表面对不同味质刺激的敏感度在不同部位是不同的,一般为舌尖部对甜味较敏感,舌两侧对酸味较敏感,舌两侧前部对咸味较敏感,而软腭和舌根部则对苦味较敏感。鲜味(umami)一词来自日语,是由谷氨酸钠所产生的味觉,目前对鲜味的认识远不如其他四种基本味觉。味觉的敏感度往往受食物温度的影响,在 20~30℃之间,味觉的敏感度最高。另外,味觉的分辨力和对某些食物的

Notes

偏爱也受血液中化学成分的影响,如肾上腺皮质功能低下的患者,由于血中 Na⁺减少,因而喜食咸味食物,且可提高分辨 Na⁺浓度的能力。实验证实,正常大鼠能辨出 1:2000 的 NaCl 溶液,当切除肾上腺皮质后,能辨别出 1:33 000 的 NaCl 溶液。

味觉强度与味质浓度有关,浓度越高,所产生的味觉越强。此外,味觉强度也与唾液的分泌量有关,唾液可稀释味蕾处的味质浓度,从而改变味觉强度。

味细胞的静息电位为 $-40 \sim -60\text{mV}$,当给予味质刺激时,可使不同离子的膜电导发生改变,从而产生去极化感受器电位。目前已成功地用微电极在动物的单一味细胞上记录到感受器电位。有关五种基本味觉的换能和跨膜信号转导机制简要叙述如下。

咸味主要取决于食物中的 Na⁺浓度。当富含 NaCl 的食物进入口腔后,其中的 Na⁺很容易在电-化学梯度的作用下,通过味毛膜中特殊的化学门控钠通道进入味细胞,引起膜去极化而产生感受器电位。这种钠通道不同于神经元的电压门控钠通道,神经元在动作电位过程中的去极化是在一定的 Na⁺浓度梯度下通过增加 Na⁺电导而引起的,而味细胞的去极化是在一定的 Na⁺通透性下通过增加 Na⁺浓度梯度来实现的。而且,味细胞的这种钠通道不能被河豚毒阻断,但可被阿米洛利(amiloride)阻断而使咸味觉消失。此外,H⁺也能通过这种钠通道进入细胞而抑制咸味觉,这可解释添加酸性物质(如柠檬汁)于咸味食物中可减弱咸味觉。

酸味由 H⁺引起。当酸性食物入口后,H⁺可通过味毛膜中的一种非选择性的阳离子通道 TR-PP3(TRP 家族成员之一)进入味细胞,使膜发生去极化而产生感受器电位。

甜味、苦味和鲜味的产生都是通过与味细胞膜中的 G 蛋白耦联受体结合,然后激活第二信使的级联反应而实现的。分别由两个味受体基因家族编码的 T1R 和 T2R 蛋白家族与这三种味觉的产生有关。在甜味觉信号转导过程中,糖分子结合于由 T1R2 和 T1R3 蛋白组成的二聚体味受体,再依次激活 G 蛋白和磷脂酶 C,使细胞内 IP₃水平增高,然后由 IP₃触发细胞内钙库释放 Ca²⁺,使胞质内 Ca²⁺浓度升高,最后激活味细胞上特异的 TRPM5(TRP 家族成员之一)通道,引起细胞膜产生去极化电位变化。这种去极化电位变化可触发味细胞释放神经递质,作用于味觉初级传入纤维,将味觉信息传入中枢神经系统。

苦味通常是有毒食物的警戒信号。由于毒物的化学结构具有多样性,所以人类能感受苦味的味受体约有 30 种不同类型,它们都是由 T2R 蛋白家族组成的 G 蛋白耦联受体,其信号转导过程与上述甜味觉的完全相同,但作用的味细胞不同,最终经不同的初级传入纤维传入不同的中枢部位,所以苦味和甜味之间不会发生混淆。

鲜味的刺激物是氨基酸类。能引起鲜味的 G 蛋白耦联受体是由 T1R1 和 T1R3 蛋白组成的二聚体。值得注意的是,感受鲜味和甜味的味受体共享 T1R3 蛋白,而 T1R1 蛋白则为鲜味受体所特有,因而对引起鲜味特别重要,缺乏 T1R1 的小鼠不能分辨谷氨酸和其他氨基酸,但仍能感受甜味。其信号转导过程也与引起甜味和苦味的过程一样,但从实验分离到的含有鲜味受体的味细胞并不表达甜味受体和(或)苦味受体,所以鲜味同样不可能与甜味和(或)苦味相混淆。中枢神经系统能根据不同的传入通路来区分不同的味觉。

味觉的敏感度随年龄的增长而下降。60 岁以上的人对食盐、蔗糖和硫酸奎宁的检知阈比 20~40 岁的人高 1.5~2.2 倍。味觉感受器也是一种快适应感受器,某种味质长时间刺激时,味觉的敏感度便迅速下降。如果通过舌的运动不断移动味质,则可使适应变慢。

三、嗅觉和味觉的最终形成须经大脑皮层进行分析

嗅觉通路的第一级神经元为嗅细胞,第二级神经元为嗅球内细胞,由此发出的纤维形成嗅束,向后延为嗅三角,在此纤维分束形成外侧嗅纹和内侧嗅纹。经前者传导的冲动主要到达梨状区和杏仁,再传至海马回钩和齿状回,产生嗅觉;经后者传导的冲动主要到达隔区和前穿质,以后与边缘系统联系,完成嗅觉反射。在生物进化过程中,嗅皮层渐趋缩小,在高等动物仅存在

Notes

于边缘叶前底部,包括梨状区皮层的前部和杏仁的一部分。嗅觉信号可通过前连合从一侧脑传向另一侧。由于前底部皮层的活动右侧较左侧强,所以两侧嗅皮层代表区并不对称。此外,通过与杏仁、海马的纤维联系可引起嗅觉记忆和情绪活动。

经面神经鼓索支、舌咽神经和迷走神经传入的味觉通路都首先到达延髓孤束核,换元后的轴突跨越中线加入内侧丘系,伴随触-压觉、痛觉和温度觉纤维上行,终止于丘脑特异感觉接替核(后内侧腹核),最后投射到中央后回底部的味皮层。味觉信息的处理可能在孤束核、丘脑和味皮层等不同区域进行。味皮层位于中央后回底部(43 区),其中有些神经元仅对单一味质发生反应,有些还对别的味质或其他刺激发生反应,表现为一定程度的信息整合。

(朱大年)

参考文献

1. 韩济生. 神经科学. 第 3 版. 北京:北京大学医学出版社,2009
2. 刘家琦,李凤鸣. 实用眼科学. 第 3 版. 北京:人民卫生出版社,2010
3. 姚泰. 人体生理学. 第 3 版. 北京:人民卫生出版社,2001
4. 姚泰. 生理学. 第 2 版. 北京:人民卫生出版社,2010
5. 朱大年,王庭槐. 生理学. 第 8 版. 北京:人民卫生出版社,2013
6. Barrett K E,Barman S. M. ,Boitano S. ,Brooks H. L. Ganong's Review of Medical Physiology. 24th ed,New York:McGraw Hill,2012
7. Bear M F,Connors B. W. ,Paradiso M. A. Neuroscience:Exploring the Brain. 3rd ed. ,Philadelphia:Lippincott Willianms & Wilkins Inc. 2006
8. Berne R M,Levy M. N. ,Koeppen B. M. ,Stanton B. A. Physiology. 5th ed. ,St. Louis:Mosby,2004
9. Boron W F,Boulpaep E. L. Medical physiology:A Cellular and Molecular Approach,2nd updated ed. Philadelphia:Elsevier Saunders,2012
10. Hall J E. Guyton's Textbook of medical physiology,12th ed. ,Philadelphia:Elsevier Saunders. 2011
11. Haines D E. Fundamental Neuroscience for basic and Clinical Applications. Amsterdam:3rd ed. ,Elsevier,2006
12. Kandel E R,Schwartz J. H. ,Jessell T. M. Principles of Neural Science. 4th ed. ,Chicago:McGraw-Hill,2000
13. Nolte J. Elsevier's Integrated Neuroscience. Philadelphia:Mosby Elsevier,2007
14. Squire L R,Bloom F. E. ,Spitzer N. C. ,du Lac S. ,Ghosh A. ,Berg D. Fundamental Neuroscience. 3rd ed. ,Amsterdam:Academic Press,2008
15. Widmaier E P,Raff H. ,Strang K. T. Vender's Human Physiology. 12th ed. ,New York:McGraw Hill,2012
16. Gegenfurtner K R,Kiper D. C. Color vision. Annu Rev Neurosci,2003,26:181-206
17. Willis W D. The somatosensory system,with emphasis on structures important for pain. Brain Res Rev,2007,55:297-313

第三十二章　神经系统对躯体运动的调节

运动是人和动物维系生命最基本的功能活动之一，随着人和动物的进化，运动功能不断发展和完善，人类已经能完成许多高难度、复杂和精巧的运动，而这些运动需要神经系统对肢体和躯干各肌群精巧的控制和完美的协调来实现，一旦骨骼肌失去神经系统的控制，就会出现相应的运动障碍。

第一节　运动的中枢调控功能概述

人类所进行的各种形式的躯体运动的调节机制极其复杂，它需要通过大脑皮层运动区、皮层下核团和脑干下行系统及脊髓等多个水平的神经活动，使各肌群活动相互协调和密切配合来实现。

一、运动可以分为三种类型

运动可以分为反射运动、随意运动和节律运动三种类型。它们的区别在于运动的复杂程度和受意识支配的程度不同。

（一）反射运动是最简单和最基本的运动形式

反射运动（reflex movement）一般由特定的感觉刺激引起，并具有固定的轨迹，因而这些运动被称为定型运动，例如叩击膝关节引起的膝跳反射和食物刺激口腔引起的吞咽反射等都属于最简单的反射运动。反射运动的特点是一般不受意识支配，并且其运动的强度与刺激的大小有关；另一特点是参与反射回路的神经元数量少，因而其反射运动所需要的时间较短。

（二）随意运动是最为复杂的运动

随意运动（voluntary movement）一般是为了达到某种目的而进行的运动。与反射运动不同，随意运动可以是对感觉刺激的反应，也可以由主观意愿而发动，其运动的方向、轨迹、速度和时程都可随意被决定，并可在运动执行中随意被改变，例如写字、开车和弹钢琴都是比较复杂的随意运动。另外，参与随意运动的神经结构广泛，完成随意运动所需要的时间较长。一些复杂的随意运动经学习而获得，并通过反复练习不断完善和熟练掌握。这些运动的复杂细节被编制成"运动程序"而储存起来，当发动这些运动时，就不再需要思考具体步骤而可以根据意愿通过调用程序来完成。

（三）节律性运动具有随意运动和反射运动的特点

节律性运动（rhythmic movement）可随意地开始和停止，但运动一旦开始就不需要有意识的参与而能自动地重复进行，如呼吸和行走运动都是典型的节律性运动。

二、运动的调控涉及中枢各级水平

与感觉系统一样，运动的中枢控制系统也是以等级的方式组成的，即由三个水平的神经结构组成。大脑皮层联络区、基底神经节和皮层小脑居于最高水平，负责运动的总体策划；运动皮层和脊髓小脑居于中间水平，负责运动的协调、组织和实施；而脑干和脊髓则处于最低水平，负责运动的执行。三个水平对运动的调控作用不同。首先具有高级与低级的区别，控制反射运动的脊髓接受高位中枢的下行控制,高位中枢发出的运动指令需要低位中枢的活动来实现运动。此外,三个水平又是平行地组织在一起的,如大脑皮层运动区可以直接地、也可以间接地通过脑干控制脊髓的运动神经元和中间神经元。这种串行和平行联系,使中枢对运动的控制更为灵活多样,并且对神经系统受损后的恢复和代偿有重要意义。

一般认为,随意运动的策划起自皮层联络区,并需要在大脑皮层与皮层下的两个重要运动脑区,即基底神经节和皮层小脑中不断进行信息的交流,然后将策划好的运动指令传送到皮层运动区,即中央前回和运动前区,并经此处运动传出通路到达脊髓和脑干运动神经元而产生运动。在此过程中,运动控制中枢不同水平都需要不断接受感觉信息,感觉信息在运动的中枢调控中有重要作用。在运动发起前,运动控制中枢在策划和编制运动程序时需要感觉信息;在运动发起后中枢又可根据感觉反馈信息纠正运动的偏差,使执行中的运动不偏离预定的轨迹,如脊髓小脑利用其与脊髓、脑干和大脑皮层之间的纤维联系,将来自肌肉、关节等处的感觉传入信息与皮层运动区发出的运动指令反复进行比较,以纠正皮层运动区的活动;在脊髓,感觉信息可以引起反射,用以维持运动前和运动后的躯体姿势,为运动做准备(图 32-1)。因此,获得充分的感觉信息是实现运动反馈控制和前馈控制的前提。

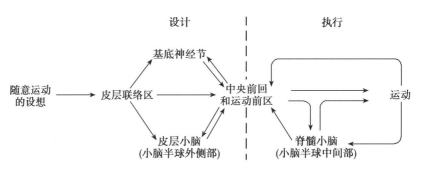

图 32-1　运动的产生和调控示意图

脑对运动的控制是脑功能的有机组成部分,脑功能的很大一部分和运动功能有关。例如,复杂的随意运动需要经过练习才能熟练掌握;脑所控制的行为也以运动为基础。这些说明,运动的中枢控制不仅需要感觉信息的反馈,而且和动机、学习、记忆等脑的高级功能都有密切关系。因此,通过对躯体运动的神经调节机制的探讨,可以从另一侧面理解神经系统的功能和活动形式。

此外,运动的正常进行需有姿势作为其背景或基础,两者的功能互相联系和影响。因此,神经系统对躯体运动的调控无疑包含对姿势的影响。

第二节　脊髓在姿势调节中的作用

脊髓是躯体运动调节最基本的初级中枢,在脊髓水平可完成一些简单的姿势反射,在姿势的维持和姿势调节中发挥作用。

一、脊髓 α 运动神经元是运动反射的最后公路

(一)脊髓前角存在大量的运动神经元

在脊髓灰质前角中存在着大量的与运动有关的 α、β 和 γ 运动神经元。脊髓 α 运动神经元既接受来自躯干、四肢皮肤、肌肉和关节等外周传入的信息,也接受从大脑皮层、基底神经节、小脑、脑干等高位中枢下传的冲动。这些会聚于此的神经冲动经过整合后,最终由 α 运动神经元发出传出冲动到达它们所支配的骨骼肌而完成随意运动,执行对姿势和躯体运动的调节。因

Notes

此,α运动神经元被认为是运动反射的最后公路(final common path)。

脊髓γ运动神经元是一种小运动神经元,其胞体分散在α运动神经元之间,其轴突支配骨骼肌的梭内肌纤维。γ运动神经元的兴奋性较α运动神经元的兴奋性高,常以较高的频率持续放电,调节肌梭对牵拉刺激的敏感性。β运动神经元发出的纤维对骨骼肌的梭内肌和梭外肌都有支配,但其功能尚不十分清楚。

除脊髓运动神经元外,在脑干的大多数脑神经核(除第Ⅰ、Ⅱ和Ⅷ对脑神经核外)内也含有各种运动神经元,其作用与脊髓运动神经元一样,只是作用部位不同。脑干运动神经元接受来自于外周头面部和中枢皮层至脑干的信息输入,其轴突经脑干离开中枢后直接到达所支配的头面部骨骼肌,调控其活动。因此,脑干运动神经元也被归入运动反射最后公路的范畴。

(二)运动单位是由一个α运动神经元及其所支配的肌纤维组成

由一个α运动神经元及其所支配的全部肌纤维所组成的功能单位称为运动单位(motor unit)。运动单位的大小取决于α运动神经元轴突末梢分支的多少。有的运动单位较大,如一个支配三角肌的运动神经元,可支配多达2000根肌纤维,兴奋时可使许多肌纤维发生收缩,从而产生很大的肌张力;有的运动单位则较小,如一个支配眼外肌的运动神经元只支配6~12根肌纤维,兴奋时则有利于肌肉的精巧运动。由于一个运动单位的肌纤维与其他运动单位的肌纤维交叉分布,所以,即使只有少数运动神经元兴奋,肌肉收缩时产生的张力也是均匀的。

二、脊髓是躯体运动调节的初级中枢

(一)脊髓休克现象反映了脊髓对运动的调节作用

当脊髓与高位中枢离断后,脊髓暂时丧失反射活动的能力而进入无反应状态的现象称为脊髓休克(spinal shock)。这种脊髓与高位中枢离断的动物称为脊髓动物(spinal animal)。脊髓休克主要表现为躯体感觉和运动功能丧失,肌紧张减退甚至消失,外周血管扩张、血压下降,发汗反射消失,尿便潴留等。

脊髓离断发生脊髓休克后,一些脊髓反射可在不同程度上得到恢复。恢复的速度与动物进化的程度密切相关,如蛙类在脊髓离断后数分钟内反射即可恢复,犬需要几天时间恢复,人类则需数周乃至数月方可恢复。可见,不同动物的脊髓反射对高位中枢的依赖程度不同。各种反射的恢复也有先后,比较简单及原始的反射(如屈肌反射和腱反射)恢复较早,然后才是比较复杂的反射(如对侧伸肌反射、搔扒反射)的恢复。在脊髓躯体反射恢复的同时,血压可上升到一定的水平,排便、排尿反射也在一定程度上得以恢复。这些现象说明,脊髓是躯体反射和内脏反射的初级中枢,但平时它的活动受到高位中枢的控制。高位中枢对脊髓反射活动的调节包括易化作用和抑制作用两个方面。在脊髓休克恢复后,通常是伸肌反射比正常时减弱,而屈肌反射则较正常时增强,说明高位中枢对脊髓伸肌反射有易化作用,而对脊髓屈肌反射则有抑制作用。

动物实验证明,脊髓休克恢复后的动物,在第一次离断的水平下方再做第二次脊髓离断手术,在离断水平以下的部位不再发生脊髓休克现象,说明脊髓休克发生的原因是由于离断水平以下的脊髓突然失去高级中枢(大脑皮层、脑干网状结构和前庭核等)的调控所致,而不是由于切断脊髓时的损伤刺激所引起。

(二)脊髓能完成一些简单的姿势反射

中枢神经系统通过对骨骼肌的肌紧张或相应运动的调节,保持或改正身体在空间的姿势反射活动,称为姿势反射(postural reflex)。如人在站立时,对姿势的正确调控能对抗地球重力场作用,将身体的重心保持在两足所形成的支撑面范围,而不至于倾斜;在进行随意运动时,通过姿势反射能对抗由于运动引起的不平衡,从而防止跌倒。所以,人体的躯体运动是在身体保持一定姿势的前提下进行的,而肌紧张是维持姿势反射的基础。对侧伸肌反射、牵张反射和节间反射是在脊髓发生的较为低级的维持姿势和身体平衡的反射。

Notes

1. 屈肌反射与对侧伸肌反射　当脊髓动物一侧肢体的皮肤受到伤害性刺激时,可反射性引起受刺激的同侧肢体屈肌收缩而伸肌舒张,肢体屈曲,称为屈肌反射(flexor reflex)。在屈肌反射中,肢体屈曲的程度与刺激的强度有关。如果较弱的刺激作用于手指时,一般只引起被刺激手指发生屈曲;随着刺激强度的增强,可引起腕关节、肘关节,甚至肩关节都屈曲。需要说明的是,屈肌反射具有躲避伤害刺激、实现自我保护的意义,而与姿势无关,所以不属于姿势反射。在人类,如果皮层脊髓侧束损伤或大脑皮层运动区的功能发生障碍,脊髓失去高位中枢的控制,可出现巴宾斯基征(babinski sign)阳性体征(一种异常的屈肌反射,见后文)。若更大的伤害性刺激作用于一侧肢体的皮肤时,除引起同侧肢体屈曲外,还引起对侧肢体的伸肌收缩,肢体伸直以便保持身体平衡,称为对侧伸肌反射(crossed extensor reflex)。显然,对侧伸肌反射是一种姿势反射。

2. 牵张反射　牵张反射(stretch reflex)是指有完整神经支配的肌肉在受外力牵拉伸长时能引起被牵拉的肌肉发生收缩的反射。

(1) 牵张反射的感受器:牵张反射的感受器是肌梭(muscle spindle)。肌梭的外形呈梭状,长约数毫米,其外层为一结缔组织囊。囊内含 6 ~ 12 根肌纤维,称为梭内肌纤维(intrafusal fiber);囊外的一般肌纤维则称为梭外肌纤维(extrafusal fiber)。肌梭附着于梭外肌旁,与梭外肌平行排列,两者呈并联关系。梭内肌纤维分核袋纤维(nuclear bag fiber)和核链纤维(nuclear chain fiber)两类。核袋纤维的细胞核多集中在中央部,而核链纤维的细胞核则较分散。梭内肌纤维的收缩成分位于肌梭的两端,而感受装置位于其中间,两者呈串联关系。肌梭的传入神经纤维有 I_a 和Ⅱ类纤维两类,前者的末梢呈螺旋形缠绕于核袋纤维和核链纤维的感受装置部位;后者的末梢呈花枝状,主要分布于核链纤维的感受装置部位。两类纤维都终止于脊髓前角 α 运动神经元。α 运动神经元发出 α 传出纤维支配梭外肌纤维。γ 运动神经元发出的 γ 传出纤维支配梭内肌纤维,其末梢有两种:一种为板状末梢,支配核袋纤维;另一种为蔓状末梢,支配核链纤维(图 32-2A)。

当肌肉受外力牵拉时,梭内肌感受装置被动拉长,使螺旋形末梢发生变形而导致 I_a 类纤维的传入冲动增加,冲动的频率与肌梭被牵拉的程度成正比。肌梭的传入冲动可引起支配同一肌肉的 α 运动神经元兴奋,从而引起梭外肌收缩,形成一次牵张反射。当刺激 γ 传出纤维时,梭内肌纤维两端的收缩成分收缩,其收缩强度不足以使整块肌肉缩短,但可牵拉肌梭感受装置,引起 I_a 类传入纤维放电增加,再通过上述环路使梭外肌收缩。与前两种情况相反,当刺激 α 运动神经元使梭外肌纤维收缩而肌梭缩短时,肌梭感受装置所受到的牵拉刺激减少,因而 I_a 类传入纤维放电减少或消失(图 32-2B)。可见肌梭是一种长度感受器,是中枢神经系统了解肢体或体段相关位置的结构。

肌梭能产生动态和静态两种形式的反应。当梭内肌被牵拉时,核袋纤维和核链纤维上的螺旋形末梢(I_a 类纤维感觉末梢)都受到刺激而兴奋,但反应的形式不同。核袋纤维上螺旋形末梢的神经反应表现为动态反应(dynamic response),即在肌肉长度不断增加的过程中,表现为放电频率也显著增加,而当肌肉维持在被拉长的新长度不变时,放电频率也维持在一定水平不变,此时放电频率虽比受牵拉刺激前有所增加,但不如在长度增加时显著。核链纤维上螺旋形末梢的神经反应则表现为静态反应(static response),即其放电频率在受牵拉刺激后增加,而在肌肉长度被拉长并维持在被拉长的新长度不变时,其放电频率无显著差异(图 32-3)。产生动态和静态两种不同形式反应的机制尚不十分清楚,可能与核袋纤维和核链纤维的机械特性不同和它们的传入纤维感觉末梢的功能特性不同有关。肌梭的这两种反应形式都具有重要意义,在调节肌肉长度的反馈环路中,由于传导延搁而引起的震荡可因迅速而显著的位相反应(核袋纤维)而得到衰减,使肌肉运动趋于平稳。

(2) 牵张反射的类型:牵张反射包括腱反射和肌紧张两种类型。

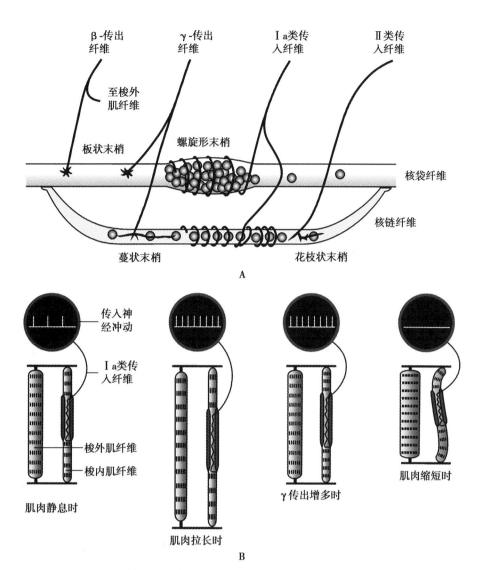

图 32-2 肌梭的主要组成及在不同长度状态下传入神经纤维放电的示意图

A. 肌梭的主要组成；B. 肌梭在不同长度状态下传入神经放电的改变：静息时(左 1 小图)，肌梭长度和 Ⅰa 类传入纤维放电处于一定水平；当肌肉受牵拉而伸长时(左 2 小图)，或肌梭长度不变而 γ 传出增多时(左 3 小图)，Ⅰa 类传入纤维放电频率增加；当梭外肌收缩而肌梭松弛时(左 4 小图)，Ⅰa 类传入纤维放电频率减少或消失

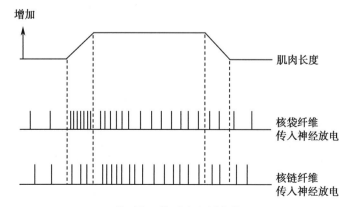

图 32-3 不同类型的肌梭对牵张刺激的不同反应形式

Notes

　　1）腱反射:腱反射(tendon reflex)是指快速牵拉肌腱时发生的牵张反射,如叩击股四头肌肌腱引起股四头肌收缩的膝反射、叩击跟腱引起小腿腓肠肌收缩的跟腱反射等。腱反射的潜伏期很短,据测算兴奋通过中枢的传播时间仅0.7ms左右,只有一次突触传递所需的时间。可见,腱反射是单突触反射(monosynaptic reflex)。腱反射的感受器是肌梭,中枢在脊髓前角,效应器主要是肌肉收缩较快的快肌纤维。若腱反射减弱或消失,提示反射弧受损;而腱反射亢进时,则提示高位中枢病变。临床上常通过腱反射的检测来了解神经系统的功能状态。

　　2）肌紧张:肌紧张(muscle tonus)是指缓慢持续牵拉肌腱时发生的牵张反射,表现为受牵拉的肌肉处于持续的轻度收缩状态,但不表现为明显的动作。例如,在人取直立体位时,支持体重的关节由于重力影响而趋向于弯曲,从而使伸肌的肌梭受到持续的牵拉,引起被牵拉的肌肉收缩,使背部的骶棘肌、颈部以及下肢的伸肌群的肌紧张加强,以对抗关节的屈曲,保持抬头、挺胸、伸腰、直腿的直立姿势。因此,肌紧张是维持身体姿势最基本的反射活动。发生肌紧张时,同一肌肉的不同运动单位常交替收缩,故肌紧张能长久维持而不易疲劳。肌紧张的感受器也是肌梭,但中枢的突触接替不止一次,所以是一种多突触反射(polysynaptic reflex),其效应器以收缩较慢的慢肌纤维为主。

　　(3)腱器官及反牵张反射:如前所述,肌梭是一种感受肌肉长度的感受器,其传入冲动对同一肌肉的α运动神经元起兴奋作用。另外还有一种能感受肌肉张力的感受器,称为腱器官(tendon organ)。腱器官分布在肌腱胶原纤维之间,与梭外肌纤维呈串联关系,传入神经为 I$_b$ 类纤维,其传入冲动对支配同一肌肉的α运动神经元起抑制作用。当肌肉受外力牵拉而被拉长时首先兴奋肌梭,使被牵拉的肌肉收缩以对抗肌肉牵拉;当牵拉的力量进一步加大时,腱器官因受牵拉张力的增加而兴奋,其反射效应是抑制牵张反射。这种由腱器官兴奋引起的牵张反射抑制,称为反牵张反射(inverse stretch reflex)。反牵张反射可以防止被牵拉肌肉因收缩过强而受损伤,因此具有保护意义。

　　3. 节间反射　脊髓一个节段的神经元的轴突与邻近节段的神经元发生联系,通过上、下节段之间神经元的协同活动所发生的反射活动,称为节间反射(intersegmental reflex)。如在脊髓动物恢复后期,刺激腰背部皮肤可引起后肢发生搔扒反射(scratching reflex)。

第三节　脑干对肌紧张和姿势的调控

　　在神经系统参与运动调控的结构中,脑干居于脊髓以上中枢结构的最底部,在运动控制的高位中枢和脊髓之间的功能联系中有"承上启下"的作用。脑干内存在抑制和加强肌紧张的区域,并经其下行通路在肌紧张调节中起重要作用,而肌紧张是维持姿势的基础。脑干通过对肌紧张的调节可完成复杂的姿势反射,如状态反射、翻正反射等。

一、脑干网状结构中存在抑制和易化肌紧张的部位

　　电刺激脑干网状结构的不同区域,可发现网状结构中分别存在着抑制和易化肌紧张以及肌肉运动的区域,分别称为抑制区(inhibitory area)和易化区(facilitatory area)。抑制区较小,仅位于延髓网状结构的腹内侧部分;易化区较大,贯穿整个脑干,包括延髓网状结构的背外侧部分、脑桥的被盖、中脑的中央灰质及被盖,也包括脑干以外的下丘脑和丘脑中线核群等部位(图32-4)。一般情况下,在肌紧张的调节中易化区的活动略占优势。此外,在脑干以外其他部位也存在着调节肌紧张的区域或核团。如刺激大脑皮层运动区、纹状体、小脑前叶蚓部等部位,可使肌紧张降低;而刺激下丘脑、前庭核、小脑前叶两侧部和后叶中间部等部位,可使肌紧张增强。这些区域或核团与脑干网状结构抑制区和易化区具有结构和功能上的联系。它们对肌紧张的影响可能通过脑干网状结构内的抑制区和易化区来完成。脑干以外的抑制区不仅通过加强网状结构抑制区的活动抑制肌紧张,而且也能抑制易化区的活动。

Notes

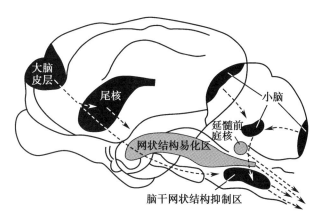

图32-4　猫脑内与肌紧张调节有关的脑区及其下行路径示意图

图中黑色区域为抑制区,浅灰色区域为易化区

二、去大脑僵直现象反映了脑干对肌紧张的调节功能

在麻醉动物,手术暴露动物的脑干后,于中脑的上、下叠体之间切断脑干,动物将出现全身肌紧张明显加强的现象,表现为四肢伸直、脊柱挺硬、头尾昂起,呈角弓反张状态,这种现象称为去大脑僵直(decerebrate rigidity)(图32-5)。

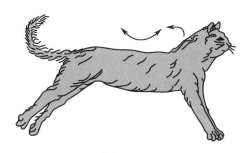

图32-5　猫去大脑僵直示意图

(一) 去大脑僵直是一种增强的牵张反射

去大脑僵直主要表现为抗重力肌,即伸肌紧张性增强。如用局部麻醉药肌肉注射或切断相应的脊髓背根以消除肌梭的传入冲动,则伸肌紧张性增强的现象消失。这说明去大脑僵直是在脊髓牵张反射的基础上发展起来的,是一种过强的牵张反射。去大脑僵直的产生原因是由于在中脑水平切断脑干后中断了大脑皮层、纹状体等部位与脑干网状结构之间的功能联系,造成抑制区和易化区之间的活动失衡,使抑制区的活动大为减弱,而易化区的活动明显占优势的结果。

人类也可出现类似现象,当蝶鞍上囊肿引起皮层与皮层下失去联系时,可出现明显的下肢伸肌僵直及上肢的半屈状态,称为去皮层僵直(decorticate rigidity),这也是抗重力肌肌紧张增强的表现。人类在中脑患病时可出现去大脑僵直现象,表现为头后仰,上、下肢均僵硬伸直,上臂内旋,手指屈曲(图32-6)。出现去大脑僵直往往提示病变已严重侵犯脑干,是预后不良的信号。

(二) 去大脑僵直有 γ 僵直和 α 僵直两种类型

1. γ 僵直　由于高位中枢的下行性作用首先提高了脊髓 γ 运动神经元的活动,使肌梭的敏感性提高,传入冲动增多,转而使 α 运动神经元兴奋,导致肌紧张增强而出现僵直,故这种僵直称为 γ 僵直(γ-rigidity)。实验证明,在猫中脑上、下丘之间切断造成去大脑僵直时,如切断动物腰骶部背根以消除肌梭传入冲动对中枢的作用后,则可使后肢僵直消失。而肌梭传入冲动增多是脊髓 γ 运动神经元活动增强所致的梭内肌纤维收缩加强的结果。因此,经典的去大脑僵直属于 γ 僵直。γ 僵直主要是通过网状脊髓束而实现的,因为当刺激完整动物的网状结构易化区时,肌梭传入冲动增加。

2. α 僵直　在上述 γ 僵直的基础上切断去大脑动物的部分背根,使相应肢体的僵直消失,然后进一步切除小脑前叶,能使该肢体的僵直再次出现,这种僵直称为 α 僵直(α-rigidity)。因为此时引起 γ 僵直的环路已被切断,γ 僵直已不存在。α 僵直是由于高位中枢的下行性作用,直

Notes

接或间接通过脊髓中间神经元提高了α运动神经元的活动而出现的僵直。在此基础上若再切断第八对脑神经,以消除由内耳半规管和前庭传至前庭神经核的冲动,则α僵直消失,说明α僵直主要是通过前庭脊髓束实现的(图32-7)。

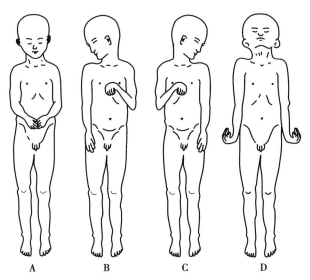

图 32-6　人类去皮层僵直及去大脑僵直

A、B、C 为去皮层僵直;D 为去大脑僵直

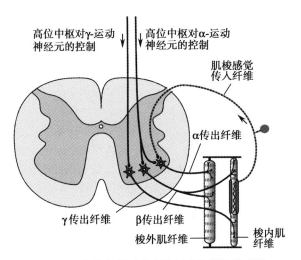

图 32-7　高位中枢对骨骼肌运动控制的模式图

三、脑干参与多种姿势反射的调节

脑干参与的姿势反射有状态反射、翻正反射等。

(一) 状态反射可协调头部与躯干之间的相对位置

头部在空间的位置改变或头部与躯干的相对位置改变,可反射性引起躯体肌肉紧张性发生改变,这种反射称为状态反射(attitudinal reflex),状态反射是在低位脑干整合下完成的,但在完整动物因低位脑干受高位中枢的控制而不易表现出来,所以只有在去大脑动物才明显可见。

状态反射包括迷路紧张反射(tonic labyrinthine reflex)和颈紧张反射(tonic neck reflex)。迷路紧张反射是指内耳前庭器官(椭圆囊和球囊)的传入冲动对躯体伸肌紧张性的调节反射,其反射的中枢主要是前庭神经核。当动物取仰卧时伸肌紧张性最高,而俯卧时伸肌紧张性最低,这

Notes

是由于头部位置不同对前庭器官的刺激不同引起的（见第三十一章）。颈紧张反射是指当颈部扭曲时，颈椎关节韧带或肌肉本体感受器的传入冲动引起的对四肢伸肌紧张性的反射性调节。例如，当去大脑动物的头转向一侧时，其下颏所指的一侧伸肌紧张性加强，对侧的伸肌紧张性降低；若动物头部后仰时，其前肢的伸肌紧张性增强，后肢的伸肌紧张性降低；若动物头部前俯时，则其后肢的伸肌紧张性增强，前肢的伸肌紧张性降低。颈紧张反射的中枢在颈部脊髓。

（二）翻正反射能保证身体正常的站立姿势

正常动物可保持站立姿势，若将动物推倒或将其四足朝天从空中抛下，动物能迅速翻正过来，这种反射称为翻正反射（righting reflex）。观察动物四足朝天从空中坠落的过程，可见首先是头颈扭转，使头部的位置翻正，然后前肢和躯干也扭转过来，接着后肢也扭转过来，最后四肢安全着地。这一过程包括一系列的反射活动，最初是由于头部在空间的位置不正常，刺激视觉与迷路器官的感受器，反射性引起头部的位置翻正，这一过程涉及迷路翻正反射（labyrinthine righting reflex）和视翻正反射（optical righting reflex）；头部翻正后引起头与躯干之间的相对位置不正常，使颈部肌肉扭曲，刺激颈部的本体感受器，导致躯干的位置也翻正，称为颈翻正反射（neck righting reflex）。如预先毁坏动物的双侧迷路器官，并蒙蔽其双眼，动物下落时不会出现翻正反射。可见，在翻正反射中，前庭器官和视觉器官起着重要作用，其中视觉器官更为重要。

第四节　大脑皮层的运动调节功能

大脑皮层是运动调控的最高级，也是最复杂的中枢部位。它接受感觉信息的传入，并根据机体对环境变化的反应和意愿，策划、发动随意运动。

一、大脑皮层运动区对随意运动的发动起重要作用

高等动物随意运动的发动是由大脑皮层调控的。大脑皮层中参与发动随意运动的区域称为皮层运动区（cortical motor area），包括主要运动皮层（primary motor cortex）、辅助运动区（supplementary motor area）和后顶叶皮层（posterior parietal cortex）等部位。

（一）皮层主要运动区在控制躯体运动中起重要作用

运动皮层（即中央前回）和运动前区（premotor cortex）为主要的运动皮层，相当于 Brodmann 第 4 区和第 6 区，是控制躯体运动最重要的区域。它们接受本体感觉冲动，感受躯体的姿势和躯体各部分在空间的位置及运动状态，并根据机体的需要和意愿调整和控制全身的运动。运动区有以下功能特征：①对躯体运动的调节为交叉性支配，即一侧主要运动皮层支配对侧躯体的运动，但对头面部的肌肉运动，除面神经支配的下部面肌及舌下神经支配的舌肌主要受对侧皮层控制外，其余部分均接受双侧运动皮层的支配。因此，一侧内囊损伤将产生对侧下部面肌及舌肌麻痹，但头面部多数肌肉活动仍基本正常。②皮层代表区的大小与躯体运动的精细、复杂程度有关。运动越精细复杂，其相应肌肉的代表区就越大。如拇指的代表区域是躯干代表区的许多倍。③运动代表区功能定位精确，即一定的皮层运动区支配一定部位的肌肉活动，其总体安排是倒置的，即下肢的代表区在运动区的顶部，膝关节以下肌肉的代表区在半球内侧面，上肢肌肉的代表区在中间部，而头面部肌肉代表区在底部，但头面部代表区内部安排则是正立的。定位从运动区前后的分布来看，躯干和近端肢体的代表区在前部（6 区）；远端肢体的代表区在后部（4 区）；手指、足趾、唇和舌等肌肉的代表区在中央沟前缘。

（二）皮层其他运动区是控制躯体运动的辅助区域

人与猴的辅助运动区（supplementary motor area）位于两半球内侧面，扣带回沟以上，4 区之前的区域。电刺激该区所引起的运动比较复杂，一般是引起双侧性的运动反应，破坏该区可使双手协调性动作难以完成，复杂动作变得笨拙。此外，第一、第二感觉区以及后顶叶皮层也与运

动有关。有实验表明,皮层脊髓束和皮层脑干束中约40%的纤维来自后顶叶皮层,尤其是来自感觉皮层;约30%的纤维来自运动前区;仅约30%的纤维来自中央前回。动物实验证明,如用较强的电流刺激猴大脑皮层的第一、第二感觉区,也能引起肢体运动反应,故可将这两个区域称为第一感觉运动区与第二感觉运动区。

在大脑皮层运动区也可见到类似感觉区的纵向柱状排列,从而组成运动皮层的基本功能单位,即运动柱(motor column)。一个运动柱可控制同一关节几块肌肉的活动,而一块肌肉可接受几个运动柱的控制。

二、运动传导系统是皮层发动随意运动的传出通路

(一) 皮层脊髓束和皮层脑干束是皮层发动随意运动的主要传出通路

大脑皮层主要通过皮层脊髓束和皮层脑干束控制肌肉的活动。由皮层发出,并经内囊、中脑大脑脚底、脑桥基底部、延髓锥体进入脊髓,终止于脊髓运动神经元的传导束,称为皮层脊髓束(corticospinal tract)。由皮层发出经内囊到达脑干内各脑神经运动神经元的传导束,称为皮层脑干束(corticobulbar tract)。皮层脊髓束中约80%的纤维在延髓锥体跨过中线,在对侧脊髓外侧索下行而形成皮层脊髓侧束。侧束纵贯脊髓全长,其纤维终止于脊髓前角外侧部的运动神经元。皮层脊髓侧束在种系发生上较新,其作用是控制四肢远端肌肉的活动,调节肌肉的精细、技巧性运动。其余约20%的纤维在延髓不跨越中线而在脊髓同侧前索下行形成皮层脊髓前束。前束一般只下降到脊髓胸段,它们经中间神经元接替后,终止于双侧脊髓前角内侧部的运动神经元。皮层脊髓前束在种系发生上较古老,支配躯干和四肢近端的肌肉,参与姿势和粗略运动的调节。皮层脊髓束和皮层脑干束是在进化过程中逐渐发展起来的,在不同的动物,该系统受损伤后运动的表现不同。非哺乳脊椎动物基本上没有皮层脊髓束和皮层脑干束传导系统,但它们的运动非常灵巧;在猫和犬,该系统被完全破坏后动物仍能站立、行走、奔跑和进食;而在人和灵长类动物,该系统发育比较完善,损伤后会导致明显的运动缺陷。如在灵长类动物实验中,横切动物延髓锥体,即高度选择性地破坏皮层脊髓侧束,动物立即丧失用两手指夹起细小物品的精细运动控制能力,但腕以上部位的运动能力基本不受影响,动物仍能站立和行走;当损伤皮层脊髓前束后,由于对近端肌肉失去神经控制,躯体平衡的维持、行走和攀登均受影响。这种因运动传导通路损伤而造成的运动能力减弱,称为不完全性麻痹(paresis),受累肌肉的肌张力下降。此外,人类在皮质脊髓侧束损伤后将出现巴宾斯基征阳性体征,即用钝器划足跖外缘时,出现大拇趾背屈,其他四趾呈扇形外展的现象(阴性体征为所有足趾均跖屈)。该现象最早由法国神经学家巴宾斯基所描述,因此得名。平时脊髓受高位中枢的控制,这一原始反射被抑制而不表现出来,但可见于4~6个月的新生儿,这是因为新生儿皮层脊髓束发育尚未成熟。成人在深睡或麻醉情况下也可出现巴宾斯基征阳性体征。临床上常检查此征用以判断皮质脊髓侧束功能是否正常。

运动传导通路损伤后,在临床上常出现柔软性麻痹(软瘫)和痉挛性麻痹(硬瘫)两种表现。两者都有随意运动的丧失。脊髓和脑运动神经元损伤,如脊髓灰质炎,在随意运动丧失的同时,伴有牵张反射的减弱或消失,肌肉松弛并逐渐萎缩,在临床上称为软瘫。而脑内控制肌紧张的高位中枢损伤,如内囊出血引起的中风,随意运动丧失,牵张反射亢进,在临床上称为硬瘫。

(二) 其他运动传导通路也参与了皮层发动的随意运动

皮层脊髓束和皮层脑干束除直接下行控制脊髓和脑干运动神经元外,还发出侧支,并与一些直接起源于运动皮层的纤维一起,经脑干某些核团接替后形成顶盖脊髓束、网状脊髓束和前庭脊髓束,这些传出通路的功能与皮层脊髓前束相似,维持姿势并调节近端肌肉的粗略运动;而红核脊髓束的功能可能和皮层脊髓侧束相似,参与对四肢远端肌肉的精细运动的调节。

需要说明的是,运动传出通路通常分为锥体系(pyramidal system)和锥体外系(extrapyramidal

Notes

system)两个系统。前者是指皮层脊髓束和皮层脑干束;后者则为锥体系以外所有控制脊髓运动神经元活动的下行通路。锥体系因其大部分纤维在下行至延髓时构成锥体而得名,但皮层脊髓前束和皮层脑干束并不通过锥体,即使是皮层脊髓侧束的纤维也不全来自中央前回,而锥体外系的纤维更是由许多不同功能的纤维所组成。所以,这种分类不能很好地划分中枢运动控制系统。临床上常将高位中枢损伤引起硬瘫的一系列表现称为锥体束综合征,现在看来,这种说法是不正确的。因为锥体系和锥体外系两个系统在皮层起源的部位多有重叠,而且它们之间存在广泛的纤维联系,所以从皮层到脑干之间损伤而引起的运动障碍往往分不清究竟是由哪个系统功能缺损所致。根据以上分析,锥体系和锥体外系在其概念上和实际应用中都存在明显的不确定性,因此有人主张摒弃这些名词。

第五节　基底神经节对运动的调节

基底神经节(basal ganglia)是大脑皮层下的一些神经核群,是鸟类以下动物运动调节的高级中枢。但在哺乳类动物,随着大脑皮层的发育,基底神经节成为皮层下的运动调节结构,是皮层下与大脑皮层之间构成神经回路的重要脑区之一,参与运动的设计和运动程序的编制。基底神经节的功能失调将引起运动障碍性神经疾病。

一、基底神经节是皮层下调节躯体运动的重要脑区

（一）基底神经节是大脑皮层下一些核团的总称,其核团之间有密切联系

基底神经节的结构主要是纹状体(striatum),包括在发生上较新的尾核和壳核(新纹状体),以及发生上较古老的苍白球(旧纹状体)。苍白球可分为内侧部和外侧部两部分。此外,中脑黑质(substantia nigra)和丘脑底核(subthalamic nucleus)在功能上与基底神经节密切相关,因而也被纳入基底神经节的范畴。

基底神经节内的核团之间具有密切的联系,而新纹状体是其联系的核心。新纹状体内细胞密集,约90% ~ 95%的神经元为中等大小的γ-氨基丁酸(aminobutyric acid,GABA)神经元,称为中型多棘神经元(medium spiny neuron,MSN),它们是新纹状体内主要的信息整合和传出神经元。中型多棘神经元除接受大脑皮层锥体神经元发出的皮层-纹状体谷氨酸能纤维投射外,还接受黑质致密部多巴胺能神经纤维的投射,构成黑质-纹状体投射系统;此外,也接受纹状体内γ-氨基丁酸能和胆碱能纤维的投射。中型多棘神经元有两种类型,它们的细胞膜上分别有 D_1 和 D_2 受体,其纤维分别投射到苍白球内侧部(GPi)和苍白球外侧部(GPe),从而分别组成新纹状体-苍白球内侧部之间的直接通路和间接通路(见后文)。

（二）基底神经节与大脑皮层之间存在功能性神经回路

新纹状体是基底神经节接受大脑皮层广泛区域的兴奋性纤维投射部位,而基底神经节的传出部分是苍白球内侧部。苍白球内侧部的传出纤维经丘脑前腹核和外侧腹核接替后回到大脑皮层运动前区和前额叶。在此神经回路中,从新纹状体到苍白球内侧部的投射有两条途径,即直接通路(direct pathway)和间接通路(indirect pathway)。直接通路是指新纹状体直接向苍白球内侧部的投射路径;而间接通路是新纹状体先后经过苍白球外侧部和丘脑底核两次中继后间接到达苍白球内侧部的投射路径(图32-8)。大脑皮层对新纹状体的作用是兴奋性的,其释放的递质是谷氨酸(Glutamate,Glu);而从新纹状到苍白球内侧部以及从苍白球内侧部再到丘脑前腹核和外侧腹核的纤维投射都是抑制性的,释放的递质是 γ-氨基丁酸。因此,当大脑皮层发放的神经冲动激活新纹状体-苍白球内侧部的直接通路时,苍白球内侧部的活动被抑制,使其对丘脑前腹核和外侧腹核的抑制性作用减弱,丘脑的活动增加,这种现象称为去抑制(disinhibition)。而丘脑-皮层的投射系统是兴奋性的,因此,直接通路的活动最终能易化大脑皮层发动运动。由新

Notes

纹状体-苍白球外侧部-丘脑底核的间接通路中同样存在去抑制现象,因此,当间接通路兴奋时,苍白球外侧部的活动被抑制,使其对丘脑底核的抑制性作用减弱,加强苍白球内侧部对丘脑-皮层投射系统的抑制,从而对大脑皮层发动运动有抑制作用。另外,黑质-纹状体多巴胺能纤维末梢释放的多巴胺激活 D_1 受体时可增强直接通路的活动,而激活 D_2 受体时则可抑制间接通路的活动,多巴胺对这两条通路的传出效应都能使丘脑-皮层投射系统的活动加强,从而易化大脑皮层发动运动。

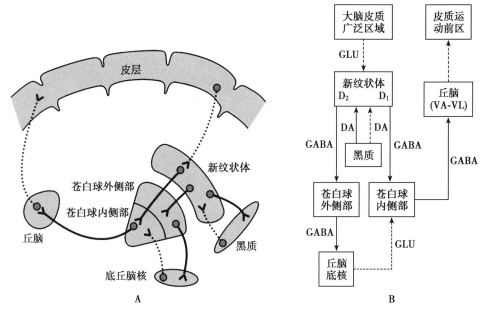

图 32-8 基底神经节与大脑皮层之间神经回路的模式图

A. 基底神经节与大脑皮层的神经回路;B. 直接通路和间接通路:自皮层广泛区域→新纹状体(尾核和壳核)→苍白球内侧部→丘脑前腹核/外侧腹核(VA/VL)→皮层运动前区的神经通路为直接通路;自皮层广泛区域→新纹状体→苍白球外侧部→丘脑底核→苍白球内侧部→丘脑(VA/VL)→皮层运动前区的神经通路为间接通路;黑质多巴胺投射系统可作用于新纹状体的 D_1 受体而增强直接通路的活动,也可作用于其 D_2 受体而抑制间接通路的活动,DA:多巴胺,GABA:γ-氨基丁酸,GLU:谷氨酸,虚线箭头:兴奋性作用,实线箭头:抑制性作用,新纹状体内以γ-氨基丁酸和乙酰胆碱为递质的中间神经元未标出

二、基底神经节参与运动的设计和程序编制

基底神经节参与随意运动的设计和稳定、肌紧张的调节以及本体感受传入冲动信息的处理过程。例如,在记录清醒猴的苍白球单个神经元的放电活动时,可观察到当肢体进行随意运动时神经元的放电频率发生明显的变化,并且其放电发生在运动开始之前,说明基底神经节与随意运动活动的设计有关;又如,在电刺激纹状体的动物实验中观察到,在刺激大脑皮层运动区的同时刺激纹状体,可迅速抑制电刺激皮层运动区引起的运动反应,其抑制效应在刺激停止后可持续一定时间。根据这些观察,结合人类基底神经节损害后的临床表现及其发生机制、药物治疗效应等(见后文),可以认为,基底神经节可能参与运动的设计和程序编制,将一个抽象的设计转换为一个随意运动。此外,基底神经节还在学习、认知、情感、自主神经活动的调节等功能方面有重要作用。

三、基底神经节损伤可产生两类运动功能障碍性疾病

基底神经节病变可产生两类运动功能障碍疾病,一类是肌紧张过强而运动过少性疾病,如

帕金森病。另一类是肌紧张不全而运动过多性疾病,如亨廷顿病与手足徐动症。

(一) 帕金森病与中脑黑质多巴胺能神经元病变有关

帕金森病(Parkinson disease)又称震颤麻痹(paralysis agitans),是一种常见于中老年的神经系统变性疾病,最早是由英国医生帕金森系统描述而被命名。其主要临床表现为全身肌紧张增高、肌肉强直、随意运动减少、动作缓慢、面部表情呆板,常伴有静止性震颤(static tremor)。运动症状主要表现在动作的准备阶段,而动作一旦发起,则可以继续进行。现已明确,帕金森病的病因是双侧黑质病变,多巴胺能神经元变性受损,可致黑质-纹状体多巴胺系统受损。由于黑质-纹状体多巴胺递质系统可作用于新纹状体 D_1 受体增强直接通路的活动,亦可作用于 D_2 受体抑制间接通路的活动,所以该递质系统受损可引起直接通路活动减弱而间接通路活动增强,使大脑皮层对运动的发动受到抑制,从而出现运动减少和动作缓慢的症状,而肌张力的改变可能与黑质多巴胺神经元受损后改变了直接和间接通路的功能,进而引起脑桥核的功能异常有关,因为动物实验证明,帕金森模型大鼠脑桥核出现异常放电,而与脑桥核联系最密切的脑区是基底神经节。因此,临床上给予多巴胺的前体左旋多巴(L-Dopa)能明显改善帕金森病人的症状。应用 M 受体拮抗剂东莨菪碱或苯海索等也有一定的疗效,因为黑质-纹状体多巴胺递质系统的作用在于抑制纹状体内乙酰胆碱递质的作用,当黑质多巴胺神经元受损后,对纹状体内胆碱能神经元的抑制作用减弱,导致乙酰胆碱递质系统功能亢进,进而影响新纹状体传出神经元的活动而引起一系列症状。因此,黑质多巴胺系统与纹状体乙酰胆碱系统之间的功能失衡可能是帕金森病发病的原因之一。但左旋多巴和 M 受体拮抗剂对静止性震颤均无明显疗效,静止性震颤可能与丘脑外侧腹核等结构的功能异常有关。记录帕金森病人丘脑外侧腹核的神经元放电,可以观察到某些神经元放电的周期性节律与病人震颤肢体的节律同步,破坏丘脑外侧腹核则静止性震颤消失。

近年的研究发现帕金森病的发病也与环境因素有关。一种嗜黑质神经毒素 1-甲基-4 苯基-四氢吡啶(MPIP)能使人及某些动物产生类似帕金森病的生化、病理及行为改变。美国加州的吸毒者吸食了含有 MPTP 的不洁海洛因后,可出现典型的帕金森病症状和病理学改变;在生产含有 MPIP 成分的药厂工人中帕金森病的发病率也较高。现已阐明 MPIP 的致病作用是其代谢活化物 1-甲基-4-苯基-1,2,3,6-吡啶离子(MPP^+)所致。MPP^+ 的致病作用可能与阻断线粒体呼吸链中线粒体复合物 I 的活性有关。而线粒体功能缺陷也会导致线粒体复合物 I 的活性降低,能量代谢障碍,最终引起多巴胺能神经元死亡。

(二) 亨廷顿病与新纹状体 γ-氨基丁酸能神经元受损有关

亨廷顿病(Huntington disease)也称舞蹈病(chorea),是一种神经变性的遗传性疾病,首先由亨廷顿医生系统报道而得名。其主要表现为不自主的上肢和头部的舞蹈样动作,伴肌张力降低等症状。其病因是双侧新纹状体病变,由于新纹状体内 γ-氨基丁酸能中间神经元变性或遗传性缺损,使新纹状体对苍白球外侧部的抑制作用减弱,进而又使苍白球外侧部抑制丘脑底核的活动,引起间接通路活动减弱而直接通路活动相对增强,对大脑皮层发动运动产生易化作用,从而出现运动过多的症状。临床上用利舍平耗竭多巴胺可缓解其症状。

第六节　小脑对运动的调节

小脑是皮层下与大脑皮层构成回路的又一重要脑区,它不仅与大脑皮层形成神经回路,还与脑干及脊髓有大量的纤维联系。因此,小脑除参与运动的设计和程序编制外,还参与运动的执行,对维持姿势、调节肌紧张、协调随意运动均有重要作用。根据小脑的传入、传出纤维联系,可将其分为前庭小脑、脊髓小脑和皮层小脑三个主要功能部分(图 32-9)。

Notes

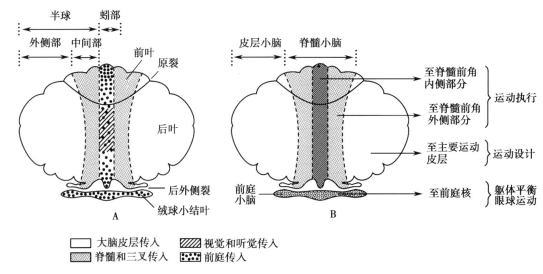

图 32-9   小脑的分区与传入、传出纤维联系示意图

A. 小脑的分区和传入纤维联系:以原裂和后外侧裂可将小脑横向分为前叶、后叶和绒球小结叶三部
分,也可纵向分为蚓部、半球的中间部和外侧部三部分,小脑各种不同的传入纤维联系用不同的图例
表示;B. 小脑的功能分区(前庭小脑、脊髓小脑和皮层小脑)及其不同的传出投射,脊髓前角内侧部
的运动神经元控制躯干和四肢近端的肌肉运动,与姿势的维持和粗大的运动有关,而脊髓前角外侧
部的运动神经元控制四肢近远端的肌肉运动,与精细的、技巧性的运动有关

一、前庭小脑参与躯体平衡和眼球运动的控制

前庭小脑(vestibulocerebellum)主要由绒球小结叶构成,与之邻近的小部分蚓垂也可归入此
区。前庭小脑与前庭核之间有双向的纤维联系,它接受来自于前庭核的纤维投射,可感受头部
位置和躯体的直线或旋转加速度的运动信息,其传出纤维又经前庭核换元,再通过前庭脊髓束
抵达脊髓前角内侧部分的运动神经元,控制躯干和四肢近端肌肉的活动。因此,前庭小脑与身
体姿势平衡功能有密切关系。切除猴的绒球小结叶可导致动物身体平衡失调,表现为步基宽
(站立时两脚之间的距离增宽)、站立不稳、步态蹒跚和容易跌倒等症状,但其随意运动的协调不
受影响。动物实验还证明,切除猴的绒球小结叶后,晕船病不再发生,可见绒球小结叶对前庭核
的活动有重要的调节作用。

前庭小脑的另一功能是通过脑桥核接受外侧膝状体、上丘和视皮层等部位的视觉传入信
息,调节眼外肌的活动,从而控制眼球的运动,即在头部运动时协调眼的凝视运动。切除绒球小
结叶的动物,当头部固定于某一特定位置时会出现眼震颤,称为位置性眼震颤(positional nystag-
mus)。

二、脊髓小脑参与随意运动的协调和肌紧张的调节

脊髓小脑(spinocerebellum)由蚓部和半球中间部组成。这部分小脑主要接受来自脊髓和三
叉神经的传入纤维的投射,也接受视觉和听觉的纤维投射。蚓部的传出纤维向顶核投射,经前
庭核和脑干网状结构下行至脊髓前角的内侧部分,也经丘脑外侧腹核上行至运动皮层的躯体近
端代表区。半球中间部的传出纤维向间置核投射,经红核大细胞部,下行至脊髓前角的外侧部
分,也经丘脑外侧腹核上行至运动皮层的躯体远端代表区。可见,脊髓小脑与脊髓及脑干有大
量的纤维联系,其主要功能是调节正在进行过程中的运动,协助大脑皮层对随意运动进行适时
的控制。脊髓小脑可通过皮层脊髓束的侧支从运动皮层获取有关运动指令,同时接受来自肌肉
与关节等处的本体感觉传入冲动以及视、听觉传入的外周感觉信息。脊髓小脑比较并整合来自

Notes

这两方面的反馈信息,察觉大脑皮层的控制指令与运动执行情况之间的偏差,并通过上行纤维向大脑皮层发出矫正信号,修正运动皮层的活动,使其符合当时运动的实际情况;同时通过脑干-脊髓下行途径调节肌肉的活动,纠正运动的偏差,最终使运动能按运动皮层预定的目标和轨道准确进行。脊髓小脑受损后,由于不能有效利用来自大脑皮层和外周感觉的信息来协调运动,因而运动变得笨拙而不准确,表现为随意运动的力量、方向及限度发生紊乱。例如,患者不能完成精巧的动作,肌肉在动作进行过程中抖动而把握不住方向,尤其在精细动作的终末出现震颤,称为意向性震颤(intention tremor);患者行走时跨步过大而躯干落后,以致容易倾倒,或走路摇晃呈酩酊蹒跚状,沿直线行走则更不平稳;不能进行拮抗肌轮替快复动作(如上臂不断交替进行内旋与外旋),且动作越迅速则协调障碍越明显,但在静止时则无肌肉运动异常的表现。以上这些动作协调障碍统称为小脑性共济失调(cerebellar ataxia)。

此外,脊髓小脑还参与肌紧张的调节。脊髓小脑对肌紧张的调节既有抑制作用,也有易化作用,这取决于小脑不同的部位。在去大脑动物,刺激小脑前叶蚓部可抑制同侧伸肌紧张,减弱去大脑僵直的程度,因此前叶蚓部有抑制肌紧张的作用。其抑制躯体不同部位肌紧张的区域在空间分布是倒置的,即其前端与动物尾部及下肢肌紧张的抑制功能有关,后端及单小叶与上肢及头面部肌紧张的抑制功能有关。前叶蚓部抑制肌紧张的作用可能是通过脑干网状结构抑制区而发挥。刺激猴小脑前叶两侧部和半球中间部有加强肌紧张的作用,其作用可能是通过网状结构易化区而实现的。小脑前叶两侧部肌紧张的易化区也有一定的空间分布,安排也是呈倒置的躯体形状。在进化过程中,由于小脑抑制肌紧张的作用逐渐减退,易化作用逐渐占优势。所以脊髓小脑受损后表现为肌张力减退、四肢乏力。

三、皮层小脑参与随意运动的设计和运动程序的编制

皮层小脑(cerebrocerebellum)是指半球外侧部,它不接受外周感觉的传入,而主要经脑桥核接受大脑皮层广大区域(感觉区、运动区、联络区)的信息输入,其传出纤维先后经齿状核、红核小细胞部、丘脑外侧腹核换元后,再回到大脑皮层运动区;还有一类纤维投射到红核小细胞部,经换元后发出纤维投射到下橄榄核的主核和脑干网状结构。投射到下橄榄核主核的纤维,换元后经橄榄小脑束返回皮层小脑,形成小脑皮层的自身回路;而投射到脑干网状结构的纤维,换元后经网状脊髓束下达脊髓(图32-10)。皮层小脑与大脑皮层运动区、感觉区、联络区之间的联合活动在运动的计划和发起中起作用,并参与运动程序的编制过程。精巧的运动是在学习过程中逐步形成并熟练起来的,在开始学习阶段,由于小脑尚未发挥其协调功能,大脑皮层通过皮层脊髓束和皮层脑干束所发动的运动是不协调的,在学习过程中,大脑皮层与小脑之间不断进行联合活动,同时脊髓小脑不断接受感觉传入信息,逐步纠正运动和大脑的指令之间的偏差,使运动逐渐变得协调起来。这样的精巧运动经多次训练熟练

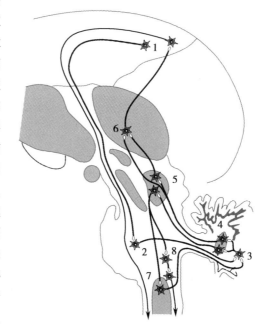

图32-10 皮层小脑-大脑皮层纤维联系示意图
1. 大脑皮层运动区;2. 脑桥核;3. 皮层小脑;
4. 小脑齿状核;5. 红核;6. 丘脑外侧腹核;
7. 下橄榄核主核;8. 脑干网状结构

后,整套运动的程序便被贮存在皮层小脑中,当大脑皮层发动精巧运动时,首先通过下行通路从

皮层小脑中提取贮存的程序,并将它回输到大脑皮层运动区,再通过皮层脊髓束和皮层脑干束发动运动。这样,运动就能表现得快速、熟练和协调。但是,在犬和猴的实验中观察到切除小脑半球外侧部后并不产生明显的运动缺陷;在人类,小脑半球外侧部受损后也无明显临床表现。因此,皮层小脑调节运动的机制还有待进一步研究。

　　小脑是皮层下与大脑皮层构成回路的又一重要脑区。与基底神经节一样,小脑也参与运动的设计和程序编制、运动的协调、肌紧张的调节,以及本体感觉传入冲动信息的处理等活动。但二者在功能上有一些差别。基底神经节主要在运动的准备和发动阶段起作用,而小脑则主要在运动进行过程中起作用。另外,基底神经节主要与大脑皮层之间构成回路,而小脑除与大脑皮层形成回路外,还与脑干及脊髓有大量的纤维联系。因此,基底神经节可能主要参与运动的设计,而小脑除了参与运动的设计外,还参与运动的执行。

（赵　华）

参考文献

1. 韩济生. 神经科学. 第 3 版. 北京:北京医科大学出版社,2009
2. 关新民. 医学神经生物学. 北京:人民卫生出版社,2002
3. 吕国蔚. 医学神经生物学. 第 2 版. 北京:高等教育出版社,2004
4. 姚泰. 生理学. 第 2 版. 北京:人民卫生出版社,2010
5. 朱大年,王庭槐. 生理学. 第 8 版. 北京:人民卫生出版社,2013
6. Guyton AC,Hall JE. Textbook of Medical Physiology. 12th ed. Philadelphia:Saunders,2011
7. Nicholls JG,Martin AR,Fuchs PA,et al. From Neuron to Brain. 5th ed. Sunderland:Sinauer Associates Inc,2011
8. Bear MF,Connors BW,Paradiso MA. Neuroscience:Exploring the Brain. 3rd ed. Philadelphia:Lippincott Willianms & Wilkins Inc,2006
9. Barrett KE,Barman SM,Boitano S,Brooks HL. Ganong's Review of Medical Physiology. 24th ed. New York:McGraw Hill,2012
10. Lavoie B,Parent A. Pedunculopontine nucleus in the Squirrel monkey:projections to the basal ganglia as revealed by anterograde tract-tracing methods. J Comp Neurol,1994,344(2):210-231

Notes

第三十三章　神经系统对内脏活动、本能行为和情绪的调控

内脏活动不同于躯体运动,它通常是自主性的,几乎不受意识控制。中枢神经系统和自主神经系统均参与内脏活动的调控。本能行为主要受下丘脑和边缘系统等神经中枢的调控。情绪由脑内奖赏系统和惩罚系统参与调控,并引起自主神经系统活动增强等生理效应。

第一节　自主神经系统的结构与功能

除骨骼肌由躯体运动神经支配外,所有其他器官均由自主神经系统(autonomic nervous system,ANS)支配。自主神经系统曾被称为植物神经系统(vegetative nervous system)或内脏神经系统(visceral nervous system)。缺乏或破坏自主神经系统时,机体虽能存活,但对外界环境变化的适应能力严重受损。

一、自主神经系统通过反射调控内脏活动

自主神经系统由传入神经、中枢和传出神经构成反射弧,但通常所说的自主神经系统往往仅指支配内脏器官的传出神经。自主神经系统的调控作用具有速度较快和非常有效的特点。例如,心率增加一倍可在 3~5 秒内完成;发动排尿或发汗也只需数秒。

(一)自主神经系统主要由交感神经系统和副交感神经系统构成

自主神经系统主要包括交感神经系统(sympathetic nervous system)和副交感神经系统(parasympathetic nervous system),它们均受神经中枢的调控。另外,分布于内脏器官壁内的神经组织构成内在神经系统(intrinsic nervous system),也属自主神经系统的范畴。

1. **交感神经起源于脊髓胸段和腰段**　交感神经起源于脊髓胸段(T1~T12)和腰段(L1~L3)侧角的神经元(节前神经元),其轴突(节前纤维,preganglionic fiber)经脊神经前根发出,通过白交通支进入椎旁神经节并支配其内的神经元(节后神经元);节后神经元的轴突(节后纤维,postganglionic fiber)随脊神经或沿血管到达器官内的效应器;部分节前纤维直接穿过椎旁神经节和交感链,进入椎前神经节并支配其内的节后神经元(图 33-1,33-2)。交感神经的节后纤维直接或通过内在神经系统间接作用于效应器。

2. **副交感神经起源于脑干和脊髓骶段**　副交感神经的起源分散,部分节前神经元位于脑干的动眼神经副核(Ⅲ)、上泌涎核(Ⅶ)、下泌涎核(Ⅸ)、迷走神经背核和疑核(Ⅹ)等神经核团;还有部分节前神经元位于脊髓骶段(S2~S4)侧角。动眼神经副核的节前神经元在睫状神经节换元,调控眼睫状肌和瞳孔括约肌。上泌涎核和下泌涎核的节前神经元在蝶腭神经节和下颌神经节换元,调控泪腺、鼻腔和口腔内的小腺体、唾液腺。迷走神经背核和疑核的节前神经元发出节前纤维,随迷走神经进入胸、腹腔的内脏器官,主要调控内在神经系统。脊髓骶段(S2~S4)侧角的节前神经元发出节前纤维,经盆神经进入腹腔或盆腔的内脏器官,主要调控内在神经系统。

3. **内在神经系统是器官壁内的固有神经丛**　内在神经系统是相对于内脏器官的外来神经(指交感神经和副交感神经)而言的,曾被称为后交感神经系统(metasympathetic nervous system)。内在神经系统最初是指分布于胃肠道壁内的固有神经丛,包括肌间神经丛和黏膜下神经丛,有感觉、中间和运动神经元,彼此交织成网,构成一个相对完整和独立的整合系统,称肠神

经系统(enteric nervous system,ENS)。现在知道,除胃肠道壁外,心脏、血管及很多具有平滑肌的内脏器官壁内均存在内在神经系统,例如,整个消化道、胆囊、胆管、支气管、子宫、输尿管和膀胱等。内在神经系统自身即可组成完整的局部反射弧,在无外来神经影响下,独立地通过局部反射调节所在器官的生理功能(图33-3)。但内在神经系统的局部反射活动也受交感神经和副交感神经的调控,使内脏器官的活动能更好地适应内、外环境变化。例如,在心脏和膀胱,有少量交感神经节后纤维调控内在神经系统;在胃和小肠,多数交感神经节后纤维和全部副交感神经节前纤维也调控内在神经系统。另外,交感神经和副交感神经之间的相互作用,也可发生在内在神经系统的神经元层面。

(二) 自主神经系统的节前纤维和节后纤维具有不同的解剖学特征

自主神经系统的节前纤维一般为有髓鞘的 B 类纤维,传导速度较快;而节后纤维为无髓鞘的 C 类纤维,传导速度较慢。除此之外,交感神经系统和副交感神经系统的节前纤维和节后纤维还表现出不同的解剖学特征。

1. 节前纤维和节后纤维的解剖学联系不同　由脊髓骶部的副交感节前神经元发出的节前纤维,直接到达内脏器官壁内,通过属于内在神经系统的节后神经元发出节后纤维,到达效应器。而由脑干的副交感节前神经元发出的节前纤维,和脊髓胸腰段的交感节前神经元发出的节前纤维,它们先在神经节换元,然后再由神经节内的节后神经元发出节后纤维,到达效应器或作用于内在神经系统。但支配肾上腺髓质的交感神经节前纤维则直接调控肾上腺髓质细胞,因此,肾上腺髓质细胞相当于交感神经的节后神经元。

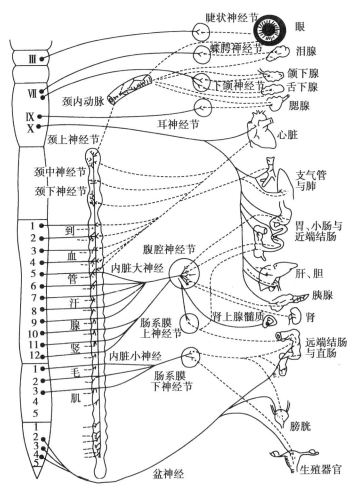

图 33-1　自主神经系统的构成和分布示意图
实线:节前纤维;虚线:节后纤维

Notes

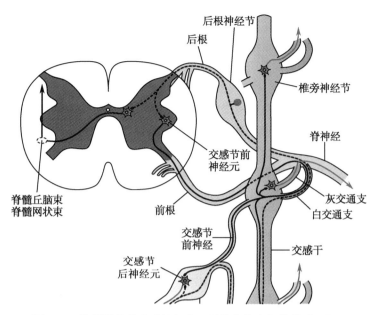

图 33-2　胸段脊髓的交感神经传入纤维和传出纤维联系示意图

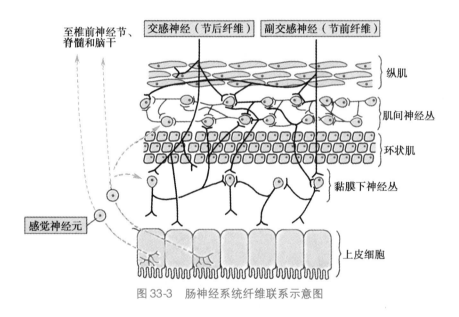

图 33-3　肠神经系统纤维联系示意图

2. 节前纤维和节后纤维的长度不同　交感神经节离效应器官较远,因此,节前纤维较短而节后纤维较长;副交感神经节离效应器官较近或本身就属效应器官的内在神经系统,所以,节前纤维较长而节后纤维较短。

3. 节前纤维和节后纤维的比例不同　一根交感神经节前纤维调控较多的节后神经元,而副交感神经节前纤维调控较少的节后神经元。例如,猫颈上神经节内的交感节前纤维与节后纤维之比可高达 1∶17;而睫状神经节内的副交感节前纤维与节后纤维之比仅为 1∶2。因此,刺激交感神经节前纤维引起的反应比较广泛,刺激副交感神经节前纤维引起的反应相对局限。

（三）内脏反射弧是自主神经系统调控内脏活动的结构基础

内脏感觉(visceral sensation)由分布于内脏器官的内脏感受器受到相应刺激而产生。内脏感受器具有如下特点:①种类较多,包括化学感受器、压力感受器、牵张感受器、容量感受器、温

Notes

度感受器和痛觉感受器等。②大多为游离神经末梢。③一般属于慢适应感受器,有利于机体对内环境变化进行长时间持续监测。④不同内脏感受器的适宜刺激不同,例如,颈动脉窦和主动脉弓血管壁游离神经末梢感受血管壁张力变化;胃肠道黏膜游离神经末梢感受胃肠道管腔内酸碱度等化学刺激变化。⑤受刺激时一般不引起主观上的明确感觉,但也有例外,例如,晶体渗透压升高可引起渴觉。

内脏反射弧是由内脏感受器首先感受内环境变化,引起神经末梢产生动作电位。内脏感受器的初级传入神经元胞体位于脊神经节或脑神经节,其传入纤维主要是有髓鞘的 A_β 和 A_δ 类纤维以及无髓鞘的 C 类纤维,经交感或副交感神经干进入脊髓或脑干(图 33-2),在中枢整合后,其传出神经由交感或副交感神经支配内脏器官(图 33-1)。

二、自主神经系统通过递质-受体途径调节心肌、平滑肌和腺体的功能

自主神经系统的递质为经典神经递质乙酰胆碱和去甲肾上腺素,它们主要调节心肌、平滑肌和腺体等内脏器官组织的功能活动,维持内环境的稳态。

(一) 自主神经系统的递质为乙酰胆碱和去甲肾上腺素,均通过受体发挥作用

交感神经和副交感神经的节前纤维神经递质均为乙酰胆碱(acetylcholine,ACh)。大多数交感神经的节后纤维神经递质是去甲肾上腺素(norepinephrine,NE 或 noradrenaline,NA),但舒血管和支配汗腺的交感神经的节后纤维神经递质是乙酰胆碱。副交感神经的节后纤维神经递质是乙酰胆碱(图 33-4)。这些经典神经递质均是通过与相应的受体结合发挥效应(表 33-1)。

内在神经系统的递质和调质种类较多,包括血管活性肠肽、P 物质、脑啡肽、生长抑素、缩胆囊素、5-羟色胺和一氧化氮等,它们的作用方式也不完全相同。这些神经递质或调质可单独存在于一个神经元,也可与另一种或几种共同存在于一个神经元。

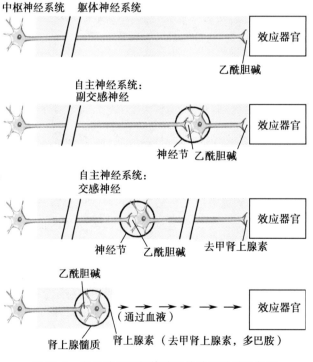

图 33-4　自主神经和躯体神经的神经递质示意图

表 33-1　自主神经系统中胆碱能受体和肾上腺素能受体的主要分布及其生理功能

效应器	胆碱能系统		肾上腺素能系统	
	受体	效应	受体	效应
自主神经节	N1	神经节的兴奋传递		
心脏				
窦房结	M	心率减慢	β1	心率加快
房室传导系统	M	传导减慢	β1	传导加快
心肌	M	收缩力减弱	β1	收缩力加强
血管				
心脏和骨骼肌血管	M	舒张	α1	收缩
			β2	舒张（为主）
腹腔内脏血管			α1	收缩（为主）
			β2	舒张
皮肤黏膜、脑和唾液腺血管	M	舒张	α1	收缩
支气管				
平滑肌	M	收缩	β2	舒张
腺体	M	促进分泌	α1	抑制分泌
			β2	促进分泌
胃肠道				
平滑肌	M	收缩	β2	舒张
括约肌	M	舒张	α1	收缩
腺体	M	促进分泌	β2	抑制分泌
胆囊和胆道	M	收缩	β2	舒张
膀胱				
逼尿肌	M	收缩	β2	舒张
括约肌	M	舒张	α1	收缩
输尿管平滑肌	M	收缩（？）	α1	收缩
子宫平滑肌	M	可变	α1	收缩（有孕）
			β2	舒张（无孕）
眼				
瞳孔括约肌	M	收缩		
瞳孔开大肌			α1	收缩
睫状肌	M	收缩	β2	舒张
唾液腺	M	分泌稀薄唾液	α1	分泌黏稠唾液
皮肤				
汗腺	M	温热性发汗	α1	精神性发汗
竖毛肌			α1	收缩
内分泌				
胰岛	M	促进胰岛素释放	α1	抑制胰岛素释放
	M	抑制胰高血糖素释放	β2	促进胰高血糖素释放
肾上腺髓质	N2	促进肾上腺素和去甲肾上腺素释放		
甲状腺	M	抑制甲状腺激素释放	α1、β2	促进甲状腺激素释放
代谢				
糖酵解			β2	加强糖酵解
脂肪分解			β3	加强脂肪分解

（二）自主神经系统主要调节心肌、平滑肌和腺体的功能活动

自主神经系统的主要功能是调控心肌收缩力和心率；调控具有平滑肌的器官组织的功能活动，包括胃肠道、胆囊、胆管、支气管、子宫、输尿管和膀胱等内脏器官，以及血管、虹膜、睫状体肌和竖毛肌等器官组织；调节各种消化腺、汗腺和部分内分泌腺的功能活动（表33-1）。

（三）自主神经系统的功能活动具有多种特征

1. 自主神经系统具有紧张性作用　动物实验显示，切断心迷走神经引起心率加快，切断心交感神经导致心率减慢；切断支配虹膜的副交感神经引起瞳孔散大，切断其交感神经导致瞳孔缩小。表明交感神经和副交感神经均能持续调控其支配的效应器官，此效应即自主神经系统的紧张性作用，该紧张性作用源自相应中枢神经元的紧张性活动。

2. 交感神经和副交感神经之间具有协调作用　大多数内脏器官同时受交感神经和副交感神经的双重支配。交感神经和副交感神经的作用往往是相互拮抗的，例如，迷走神经抑制心脏活动，交感神经加强心脏活动；迷走神经增强小肠平滑肌活动，交感神经抑制小肠平滑肌活动。但它们的作用也可能是一致的，例如，交感神经和副交感神经均促进唾液腺分泌，其差异是交感神经促进黏稠唾液分泌，副交感神经促进稀薄唾液分泌。另外，交感神经中枢与副交感神经中枢之间还存在交互抑制，当交感神经系统活动加强时，副交感神经系统活动常处于相对抑制状态；但它们也可能同时增强或减弱，此时，其中之一会占相对优势。

3. 效应器的功能状态影响自主神经系统的生理效应　效应器本身的功能状态不同，会引起自主神经系统的生理效应差异。例如，刺激迷走神经可使处于收缩状态的胃幽门舒张，但却使处于舒张状态的胃幽门收缩；刺激交感神经可使未孕的子宫平滑肌舒张，但却使有孕的子宫平滑肌收缩，这可能与子宫平滑肌在不同时期表达的受体差异有关。

4. 交感神经和副交感神经的作用范围和生理意义不同　交感神经和副交感神经的起源不同，节前纤维和节后纤维的比例不同，分布范围也不同。例如，几乎所有内脏器官均受交感神经调控，但有些器官却缺乏副交感神经的支配，包括皮肤和肌肉的血管、汗腺、竖毛肌、肾上腺髓质和肾等。

交感神经系统常作为一个整体发挥作用，因而其活动比较广泛，其生理意义主要在于使机体适应内、外环境的急剧变化。例如，剧烈运动、窒息、失血或寒冷时，交感神经系统整体活动加强，引起心率加快、皮肤与腹腔内脏器官的血管收缩、体内血库释放血液、外周血液红细胞数量增加、支气管扩张、肝糖原分解加速、血糖浓度升高、肾上腺素分泌增加，从而动员各器官的潜力以适应机体自身或环境的急剧变化。同时，交感神经系统兴奋时，通常还引起肾上腺髓质释放肾上腺素和去甲肾上腺素，这种继发性的体液调节使交感神经的兴奋效应得到加强、持久，作用范围也更广泛。虽然交感神经系统的活动效应较为广泛，但它也具有相对选择性。例如，大失血刚开始时，交感神经活动的加强主要引起心脏活动增强和腹腔的内脏器官血管收缩，而其他反应较弱；对下丘脑的温热刺激引起体温调节反应时，皮肤血管的交感神经活动减弱，使皮肤血管舒张；内脏器官血管的交感神经活动增强，使内脏器官血管收缩。另外，第十二章中提到，在不同生理状况下，交感神经的反应常表现为各种特殊的整合形式（integration pattern）。

副交感神经系统的活动比较局限，其生理意义主要在于促进消化、积蓄能量、加强排泄和生殖，从而使机体得到休整、恢复和保护。例如，机体在安静时，副交感神经系统的活动加强，引起心脏活动减弱、瞳孔缩小、消化功能增强，达到促进营养物质吸收和补充能量的目的。

第二节　中枢神经系统对内脏活动的调控作用

自主神经系统对内脏活动的调控主要通过反射完成，这一过程也受从脊髓到大脑皮层各级神经中枢的调控。

Notes

一、脊髓和脑干是调控内脏活动的基本中枢

简单的内脏反射通过脊髓整合就可完成。低位脑干作为基本生命中枢参与内脏活动的调控。

(一) 脊髓是内脏反射活动的初级中枢

在脊椎动物脊髓断离后的脊休克恢复阶段,发汗反射、排尿反射、排便反射、勃起反射和血管张力反射逐渐恢复,说明脊髓是很多内脏反射的中枢,一些基本的内脏反射在脊髓水平可独立完成。脊髓接受来自内脏的传入冲动,经中间神经元与脊髓侧角的交感神经或副交感神经的节前神经元联系,产生传出冲动,通过反射调控内脏活动。在脊髓断离患者,搔扒骶部皮肤可反射性引起膀胱收缩而排尿,通过训练,可使患者在一定程度上控制排尿。

然而,脊髓的内脏反射功能是初级的,还不能很好地适应正常生理功能的需要。例如,脊髓断离患者由平卧位转站立位时,会因心输出量减少而头晕,其原因是位于延髓的心血管中枢不能控制位于脊髓断离平面之下的交感神经元的活动,使血管外周阻力和心脏活动不能及时发生相应改变。又如,脊髓断离患者仍能发生排尿反射,但不能通过意识来主动控制排尿,因而会发生持续的尿失禁,且排尿也不完全。

(二) 低位脑干作为基本生命中枢的所在部位参与内脏活动的调控

低位脑干的神经核团中,由副交感神经元发出节前纤维,支配头部的腺体、心脏、喉、支气管、食管、胃、小肠、胰腺和肝等内脏器官,其中迷走神经背核和疑核发出的迷走神经是最重要的副交感神经。

延髓(medulla oblongata)是最主要的心血管中枢所在部位,也是产生节律性呼吸活动的关键部位。将延髓下缘与脊髓之间切断,血压立即下降到很低水平,呼吸也停止。颅内压升高引起脑疝而压迫延髓时,往往迅速导致患者死亡。因此,延髓被看作是基本的生命中枢(vital center)。此外,延髓还是唾液分泌、咳嗽和呕吐等内脏反射的主要中枢部位;延髓中还存在调节内脏活动的神经元,其下行纤维到达脊髓侧角,调节交感节前神经元。

中脑是瞳孔对光反射的中枢部位。中脑和脑桥对心血管活动、呼吸和排尿等内脏活动也有调节作用。

二、下丘脑和大脑新皮层是调控内脏活动的高级中枢

复杂的内脏反射需要很多神经中枢参与整合。边缘系统、下丘脑和大脑新皮层均参与内脏活动的调控。

(一) 边缘系统由大脑皮层和皮层下多种结构组成,参与调控内脏活动

边缘叶(limbic lobe)是位于大脑半球内侧面并围绕在脑干边缘的环路结构,最初认为它是由扣带回、海马旁回和海马旁回钩三者连成一环,它们在种系发生上较古旧,其最内侧的海马、穹隆等环形结构为古皮层,较外圈的环形结构包括扣带回、海马回等为旧皮层。边缘叶与邻近的大脑皮质(额叶眶回、岛叶、颞极等)以及与它联系密切的皮质下结构(包括隔区、杏仁复合体、下丘脑、上丘脑、丘脑前核、部分丘脑背侧核等)在结构与功能上相互间都有密切的联系,故将边缘叶与这些结构总称为边缘系统(limbic system)。中脑的中央灰质和被盖与上述结构也有密切的纤维和功能联系,称边缘中脑(limbic midbrain),也归入边缘系统(图33-5)。所以,边缘系统所包括的结构相当广泛,但目前对此已加以修正,将边缘系统大致分为三个部分:①颞叶内侧边缘系统结构,包括海马结构、杏仁体、扣带回和嗅周皮质;②丘脑内侧核团,有内侧背核和前部核团;③额叶的腹内侧部分,包括眶额皮质、前额叶内侧。

边缘系统参与调控各种内脏活动、学习与记忆、情绪反应和本能行为等。边缘系统对心

Notes

血管、呼吸、消化等很多内脏功能具有重要调控作用,刺激边缘系统所引起的反应极其复杂。例如,刺激扣带回前部可出现血压下降或上升、心率变慢、胃运动抑制、瞳孔扩大或缩小;刺激杏仁核可引起血压下降、心率减慢、唾液和胃液分泌增多、胃蠕动增加和瞳孔扩大,但高频刺激杏仁核却引起血压升高;刺激隔区可出现阴茎勃起、血压下降或上升、呼吸暂停或加强。

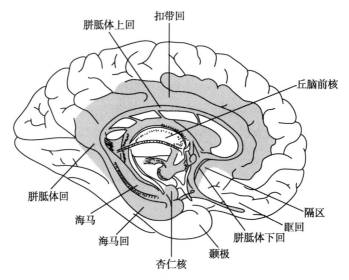

图33-5　边缘系统组成示意图

(二)下丘脑在内脏活动的调控中发挥信息整合的核心作用

下丘脑接受脊髓和脑干上传的感觉信息,下丘脑的神经核团之间,以及下丘脑与小脑、基底神经节、边缘系统和大脑皮层之间均有双向纤维联系,尤其是与边缘系统的联系非常复杂。其功能是将机体内脏活动与躯体运动和情绪反应联系起来,进行整合,在此基础上,调控自主神经系统活动,同时还调控其他生理功能以间接影响内脏活动。

1. **下丘脑的解剖结构和联系非常复杂**　下丘脑(hypothalamus)分为前区、后区、内侧区和外侧区四个部分。①前区:前端为视前核,稍后为视上核、视交叉上核和室旁核,后端是下丘脑前核;②后区:主要是下丘脑后核与乳头体核;③内侧区:包括腹内侧核、背内侧核、结节核、灰白结节、弓状核和结节乳头核;④外侧区:主要是下丘脑外侧核,内侧前脑束穿过下丘脑外侧核(图33-6)。下丘脑各核团之间以及下丘脑与其他脑区核团之间均有广泛的双向纤维联系。下丘脑还通过垂体门脉系统(hypophyseal portal system)和下丘脑-垂体束(hypothalamo-hypophysial tract)调控或参与垂体的内分泌活动(见第三十六章)。

2. **下丘脑通过自主神经系统调控内脏活动**　下丘脑通过其传出纤维到达脑干和脊髓,改变交感神经和副交感神经的节前神经元紧张性,从而调控多种内脏功能。动物实验中,刺激下丘脑后部和外侧部引起血压升高和心率加快;刺激视前区引起血压下降和心率减慢;刺激灰结节外侧部引起血压升高、呼吸加快、胃肠蠕动减慢和瞳孔扩大;刺激灰结节内侧部引起心率减慢、胃肠蠕动加强;刺激漏斗后部引起显著的交感神经系统兴奋表现,例如,心率加快、血管收缩、血压升高、呼吸加快、胃肠蠕动减慢、瞳孔扩大和基础代谢率升高等。

3. **下丘脑通过整合和调控多种生理功能而间接影响内脏活动**　①下丘脑视前区-下丘脑前部(preoptic anterior hypothalamus,PO/AH)是基本的体温调节中枢,它不仅直接感受脑内温度变化,还接受很多其他部位传来的温度信息,发挥整合作用,通过调控机体产热和散热来维持体温相对稳定(见第二十三章)。②下丘脑视交叉上核(suprachiasmatic nucleus,SCN)是哺乳动物控制日节律的关键部位,其主要作用是使内源性日节律适应外界环境的

Notes

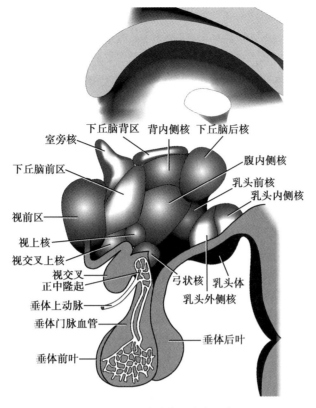

下丘脑背区　背内侧核　下丘脑后核

室旁核

腹内侧核

下丘脑前区

乳头前核

乳头内侧核

视前区

视上核

视交叉上核

视交叉

弓状核　乳头体

正中隆起

乳头外侧核

垂体上动脉

垂体门脉血管

垂体后叶

垂体前叶

图 33-6　下丘脑的核团分布示意图

昼夜节律,并使体内各组织器官的节律与视交叉上核的节律同步化,其机制与调控松果体合成和分泌褪黑素(melatonin)有关(见第四十一章)。③损毁动物的下丘脑可引起饮水量增加和多尿,说明下丘脑在渴觉形成和控制水的摄入与排出过程中发挥重要作用。下丘脑控制水的排出主要通过改变下丘脑视上核和室旁核对血管升压素(也称抗利尿激素)的分泌实现(见第二十八章)。④下丘脑还通过垂体门脉系统和下丘脑-垂体束影响垂体内分泌激素的合成、贮存和分泌,进一步调控多种生理功能(见第三十六章),间接影响内脏功能。

（三）大脑新皮层是调控内脏活动的高级中枢

新皮层是指在系统发生上出现较晚、分化程度最高的大脑半球外侧面结构。在哺乳动物大脑中,大脑新皮层是指除了古皮层和旧皮层之外的皮层区域,约占皮层的 96%。大脑新皮层除了调控躯体运动外,也参与内脏活动的调控。动物实验中,电刺激新皮层 Brodmann 第 4 区的内侧面,引起直肠与膀胱活动的变化;刺激其外侧面,可产生呼吸、血管活动的变化;刺激其底部,可导致消化道活动及唾液分泌的变化;刺激皮层 Brodmann 第 6 区则可引致竖毛与出汗,以及上、下肢血管的舒缩反应。如果切除动物新皮层,除感觉和躯体运动功能丧失外,很多自主性功能如血压、排尿、体温等的调节均发生异常。这些现象表明,大脑新皮层与内脏活动密切相关,而且有区域分布特征。

第三节　本能行为和情绪的神经调控

一、本能行为主要由下丘脑控制,并受边缘系统和大脑皮层调控

本能行为(instinctive behavior)是动物在进化过程中形成并经遗传固定下来的、对个体和种

族延续具有重要意义的行为。动物和人类的行为通常都是在一定的欲望驱使下产生的基本的本能行为,例如,摄食、饮水和性行为,分别由食欲、渴觉和性欲激发。激发某种行为的欲望或意念称动机(motivation)。本能行为主要由下丘脑控制,并受边缘系统和大脑皮层等神经中枢的调控,也受社会、文化和教育等后天因素的影响。

（一）下丘脑摄食中枢和饱中枢控制摄食行为,并受边缘系统和大脑皮层调控

摄食行为是维持个体生存的基本行为,主要与下丘脑和边缘系统活动有关,并受大脑皮层和意识的控制与影响。

1. 摄食中枢和饱中枢均位于下丘脑并存在交互抑制　通过埋藏在动物脑内的电极,刺激下丘脑外侧区可引起多食,损毁该区则引起拒食,因此,下丘脑外侧区被认为是摄食中枢(feeding center);刺激下丘脑腹内侧核引起拒食,而损毁此核则导致食欲增大和肥胖,因此,下丘脑腹内侧核被认为是饱中枢(satiety center)。摄食中枢与饱中枢之间存在交互抑制。用微电极记录摄食中枢和饱中枢神经元放电的实验发现,饥饿时外侧核放电频率较高,腹内侧核放电频率较低;静脉注射葡萄糖可引起相反变化。

杏仁核基底外侧核群神经元的活动能易化饱中枢并抑制摄食中枢的活动。损毁杏仁核可引起动物摄食量增加和肥胖,电刺激杏仁核的基底外侧核群可抑制摄食活动。电生理研究发现,杏仁核基底外侧核群神经元自发放电增多时,下丘脑外侧区神经元自发放电减少;反之,下丘脑外侧区神经元自发放电增多时,杏仁核基底外侧核群神经元自发放电减少。表明杏仁核基底外侧核群和下丘脑外侧区神经元的自发放电呈相互制约的关系。隔区也有与杏仁核基底外侧核群相似的易化饱中枢和抑制摄食中枢的作用。

2. 葡萄糖敏感神经元对葡萄糖的利用度决定摄食行为　下丘脑摄食中枢与饱中枢内均存在对葡萄糖敏感的神经元。葡萄糖可通过激活摄食中枢内的葡萄糖敏感神经元细胞膜上的钠泵,使神经元细胞膜发生超极化,导致神经元活动受抑制;同时,葡萄糖还可加强饱中枢内的葡萄糖敏感神经元活动。饱中枢的活动主要取决于葡萄糖敏感神经元对葡萄糖的利用度。当葡萄糖利用度较高时,饱中枢的神经元活动加强,而摄食中枢神经元的活动则减弱,产生饱感而抑制摄食行为;当葡萄糖的利用度较低时,饱中枢神经元的活动减弱,摄食中枢神经元的活动加强,产生饥饿感,并引起摄食行为。在动物脑室内注射2-脱氧葡萄糖,可抑制饱中枢神经元对葡萄糖的利用度,使摄食量增加。糖尿病患者虽然血糖很高,但由于胰岛素不足,神经元对葡萄糖的利用度低,引起摄食中枢活动加强,导致多食。

3. 多种神经肽参与摄食活动的调控　下丘脑和边缘系统中很多神经肽对摄食行为具有重要调控作用。例如,神经肽Y、增食因子、生长素、胰多肽和阿片肽等促进摄食活动,瘦素、神经降压素、缩胆囊素和铃蟾素等抑制摄食活动。此外,下丘脑的某些非肽类递质,例如,去甲肾上腺素和多巴胺,也能促进摄食活动。①神经肽Y:神经肽Y(neuropeptide Y,NPY)能促进食欲和增加摄食行为。下丘脑内微量注射神经肽Y,可增加动物的摄食活动;注射神经肽Y的抗体则减少摄食活动。下丘脑内神经肽Y的mRNA水平在摄食时升高而在饱食后降低。然而,阻止神经肽Y基因的表达并不产生显著的厌食效应。②增食因子:最初从大鼠下丘脑腹外侧区分离到一种能增加动物摄食量的肽类物质,称增食因子(orexin),包括增食因子A(orexin A)和增食因子B(orexin B)两种,均具有促进食欲的作用,可使动物增加摄食量而肥胖。大鼠在饥饿状态下,下丘脑中增食因子水平升高。③生长素:从大鼠胃组织中分离到一种由28个氨基酸残基组成的酰化肽,因其具有促进腺垂体分泌生长激素(growth hormone,GH)的作用而被命名为生长素(ghrelin)。生长素能增加动物的摄食活动而引起肥胖。缺乏生长激素的大鼠,生长素仍促进摄食活动,说明生长素对动物摄食的影响与其促进生长激素分泌功能无关。生长素可通过对中枢的直接作用增加摄食活动,也可通过增加神经肽Y表达而促进摄食活动。④瘦素:瘦素(leptin)的主要作用是促进脂肪代谢,减少体内脂肪沉积,降低食欲和减轻体重。瘦素水平过低或缺乏瘦

Notes

素受体的小鼠,体内脂肪过度沉积而肥胖。瘦素进入血液后,可穿过血-脑屏障,作用于下丘脑,抑制摄食活动;还可抑制下丘脑内神经肽 Y 的合成与释放,间接影响摄食活动。当机体处于消瘦或饥饿状态时,瘦素的分泌减少,可引起下丘脑的神经肽 Y 分泌增加,增加摄食活动。向大鼠腹腔内注射瘦素可降低下丘脑增食因子的水平。生长素可减弱瘦素对摄食的抑制效应。

4. 大脑皮层可主动控制摄食行为　大脑皮层可在一定程度上控制摄食中枢活动,影响摄食行为。饮食习惯、对食物的厌恶和喜爱、进食的动机以及情绪和心理活动等均可影响摄食行为。例如,为了减肥而尽量减少摄食;宁愿挨饿也不愿吃自己厌恶的食物;为了比赛取胜而大量摄入某种食物。

(二)神经和体液因素通过产生渴觉而激发饮水行为

渴觉(thirst)是激发饮水行为的主观感觉,受到体液的量和成分变化的影响,在维持体液平衡中发挥重要作用(见第二十八章)。下丘脑和边缘系统在渴觉形成和饮水行为的控制中发挥重要作用。下丘脑控制摄水的区域与摄食中枢极为靠近。破坏下丘脑外侧区后,动物除拒食外,饮水也明显减少;刺激下丘脑外侧区的一些部位则可导致动物饮水增多。大脑皮层可主动控制饮水行为,习惯、文化和精神因素等也会影响饮水行为。

1. 血浆晶体渗透压升高通过渗透压感受器引起渴觉和饮水行为　当机体摄水不足或大量出汗、腹泻等原因导致机体失水过多时,血浆晶体渗透压升高,首先引起神经元胞内脱水,此时,激活了下丘脑视前区附近的渗透压感受器(osmoreceptor),一方面引起血管升压素释放增多而减少水的排出,另一方面直接引起渴觉和饮水行为。实验发现,注射不易通过细胞膜的蔗糖或氯化钠,因引起神经元胞内脱水,可产生明显渴觉;而注射容易通过细胞膜的尿素或 D-葡萄糖,由于神经元胞内并无明显脱水,仅产生很轻微的渴觉。

2. 循环血量减少主要通过升高血管紧张素Ⅱ引起渴觉和饮水行为　来自低压力部位的容量感受器活动增强会抑制渴觉和饮水行为。用充气气囊扩张刺激腔静脉和右心房或肺静脉和左心房时,侧脑室内注射血管紧张素Ⅱ(angiotensin Ⅱ,Ang Ⅱ)引起的饮水反应减弱。通过减少静脉回心血量的方法减少容量感受器传入活动,则饮水反应加强。细胞外液减少和循环血量降低时,肾脏近球细胞分泌肾素增多,使循环血液的血管紧张素Ⅱ增多,血管紧张素Ⅱ可通过血-脑屏障作用于穹隆下器(subfornical organ,SFO)和终板血管器(organum vasculosum of the lamina terminalis,OVLT),引起渴觉和饮水行为(见第二十八章)。此外,下丘脑局部组织产生的血管紧张素Ⅱ也引起渴觉。

3. 动脉血压升高通过压力感受器抑制渴觉和饮水行为　压力感受性反射可抑制渴觉和饮水行为。实验发现,应用降血压药物对抗大鼠静脉注射血管紧张素Ⅱ引起的升压反应时,血管紧张素Ⅱ引起的饮水反应明显增强。例如,将动脉血压降低到正常水平以下,并阻断外周肾素-血管紧张素系统,则侧脑室内注射血管紧张素Ⅱ引起的饮水反应也增强。

4. 松弛素和心房钠尿肽等肽类物质分别促进或抑制渴觉和饮水行为　除血管紧张素Ⅱ外,其他神经肽也可影响渴觉。例如,松弛素(relaxin)和增食因子能促进饮水行为,而心房钠尿肽(atrial natriuretic peptide,ANP)和胰高血糖素样肽-1(glucagon-like peptide-1)则抑制饮水行为。

松弛素由妊娠时卵巢的黄体分泌。在穹隆下器内有大量松弛素受体,是松弛素引起渴觉的重要中枢部位。中枢给予松弛素可促进血管升压素的释放和饮水行为。松弛素和血管紧张素Ⅱ在引起渴觉方面有协同作用。

循环血量增多可促使心房肌分泌心房钠尿肽,进而抑制渴觉和水摄取。穹隆下器内微量注射心房钠尿肽可抑制血管紧张素Ⅱ引起的饮水活动。心房钠尿肽抑制饮水活动的机制主要是直接对抗血管紧张素Ⅱ的作用,也与其抑制晶体渗透压变化引起的渴觉有关。

(三)性行为是在大脑皮层主导下通过条件反射和非条件反射实现

性行为(sexual behavior)是在性欲基础上发生性兴奋、两性的性器官接触或性交(sexual intercourse)的过程。性行为的主要意义在于通过生殖以保持种族延续,是维持种系生存的基本活动。

人类性行为受神经系统和内分泌系统调节,同时也受社会、环境和心理因素等影响。性行为的神经调节主要是在中枢神经系统控制下,通过条件反射和非条件反射实现。

在绝大多数哺乳动物,雄性个体主要通过嗅觉来判断性别以及是否处于发情期,进而发生性行为,视觉及触觉等只起辅助作用。人类唤起性欲的因素比动物复杂得多,视觉所占比重最大,听觉、触觉、嗅觉及想象和回忆等也能唤起性欲,这些信息直接或间接传递到下丘脑内侧视前区和杏仁核等部位,唤起性欲。

1. 脊髓是性兴奋和性行为的基本反射中枢　雄性脊椎动物在脊髓断离后的脊休克恢复期,勃起(erection)和射精(ejaculation)等与性行为有关的基本反射可逐渐恢复,说明脊髓是控制性兴奋和性行为的基本反射中枢。性器官受交感神经、副交感神经和躯体神经支配,其交感神经起源于脊髓腰段(L1~L3),经肠系膜下神经节发出节后纤维调控性器官;副交感神经从脊髓骶段(S2~S4)发出,经盆神经直接到达性器官;躯体神经起源于脊髓骶段,经阴部神经直接支配性器官。这些神经主要控制男性阴茎勃起和射精,或女性阴蒂勃起、阴道壁血管充血及阴道壁下1/3段平滑肌节律性收缩。

2. 下丘脑和边缘系统参与性行为的调控　下丘脑内侧视前区和杏仁核在性欲和性行为的调节中发挥重要作用,海马和隔区也具有调节性行为的作用。

电刺激大鼠、猫、猴等动物的下丘脑内侧视前区,雄性或雌性动物均出现性行为;而损毁该区则导致动物对异性冷淡和性行为丧失。提示下丘脑内侧视前区是促进性行为的中枢部位。内侧视前区存在性激素敏感神经元,在内侧视前区注射性激素可诱发性行为。内侧视前区还接受边缘系统的内侧前脑束和嗅觉系统等部位的神经纤维传入,其中的胆碱能纤维可能与性兴奋有关,而单胺能纤维则可能发挥抑制作用。腹侧视前核还和雌性动物性行为的调控有关。大鼠视上核和室旁核的神经纤维下行投射至脊髓骶段的运动神经元,调控阴茎或阴蒂的勃起。下丘脑还通过调节促性腺激素释放激素来影响生殖功能。

杏仁核的活动与性行为关系密切。切除雄性和雌性动物的杏仁核后均引起性功能亢进,切除杏仁核上方的梨状皮层也引起性功能亢进,提示杏仁核和梨状皮层在正常情况下能抑制性行为。杏仁核有多个核团,各个核团对性行为的影响并不一致。损毁小鼠双侧杏仁核的基底外侧区,可引起性行为亢进,并促进垂体分泌黄体生成素;刺激猕猴杏仁核皮层内侧区及终纹,可引起阴茎勃起;刺激杏仁皮层内侧部可引起动物排卵;切断终纹后,排卵反应消失。杏仁核的基底外侧区和外侧核的功能主要是抑制性行为,而内侧区主要是增强性行为。

3. 大脑皮层对性欲或性行为的控制起主导作用　大脑皮层可接受视、触、听、嗅、味等各种性刺激信号,使动物进入性兴奋状态,并将这些信息从皮层下传递到各级相关中枢,引起性欲、性器官反应和性行为。在人类,大脑皮层对性行为的控制起主导作用,某些与性有关的条件刺激、语言、想象和回忆等均可引起性欲或性行为。人类大脑皮层也具有很强的抑制性行为能力。

二、情绪由脑内奖赏系统和惩罚系统参与调控,并主要引起自主神经系统活动增强

情绪(emotion)是人类对客观事物或情景变化是否符合或满足自己需要的主观情感体验和客观表达。情绪活动包括主观情感体验和客观生理反应,前者是个体对不同情绪状态的主观感受,后者是情绪活动过程中自主神经系统和内分泌系统的一系列改变,还包括身体各部分的动作,例如,面部表情、姿态与语调等的变化。

(一) 情绪可分为积极情绪和消极情绪两类

情绪可有多种表现形式,例如,恐惧、发怒、愉快、痛苦、焦虑、平静、悲哀、惊讶、兴趣和厌

Notes

恶等。

1. 积极情绪是带来愉悦感受的正性情绪　积极情绪包括愉快、爱、乐观、自信和欢乐等。愉快(pleasure)往往由一些可满足机体需要的刺激引起,例如,饥饿时获得食物的情绪表现。愉快使个体的思维开阔、心态放松,更容易发现事件的积极意义,它促使个体进一步探索和尝试,其结果往往又给个体带来更为积极的情绪反应,在个体的成长和发展等长远利益方面具有积极意义。

2. 消极情绪是产生不愉悦感受的负性情绪　消极情绪包括痛苦、发怒、恐惧、紧张、焦虑、憎恨、厌恶、忧愁和悲伤等。痛苦(agony)通常由一些对机体造成肉体或精神伤害的刺激引起,也可因机体的需要得不到满足而引起,例如,创伤、疼痛、饥饿和寒冷等引起的情绪表现。恐惧(fear)和发怒(rage)的诱因相似,即出现对机体或生命可造成伤害和威胁的信号时产生,但这两种情绪活动的外部表现并不完全相同。动物在恐惧时表现为出汗、瞳孔扩大、蜷缩、环视四周以寻找逃跑机会;在发怒时则发出咆哮声或嘶嘶声,出现竖毛、瞳孔扩大、咬或伸爪等攻击行为。恐惧和发怒都属于防御反应(defense reaction),或称格斗-逃避反应(fight-flight reaction)。消极情绪往往导致思维活动越来越狭窄,且思维往往集中于引起消极情绪的事件或情境,导致个体处于警惕和紧张状态,出现与防御反应相关的生理反应,并随时做好格斗或逃跑准备。因此,消极情绪有利于机体在经常受到威胁的环境中生存,是进化过程中长期适应的结果。尤其是面对威胁时,个体会表现出特定行为,例如,愤怒时产生攻击行为、恐惧时促使个体逃跑、厌恶时产生驱逐行为等。

3. 积极情绪和消极情绪涉及不同的脑区　积极情绪和消极情绪涉及的脑区存在明显差异。在切除前额叶皮层(pre-frontal cortex,PFC)后,精神分裂症患者显示情感冷漠,不仅出现消极情绪,而且很难诱发积极情绪。左侧前额叶皮层兴奋常导致积极情绪,右侧前额叶皮层兴奋则导致消极情绪。左侧前额叶皮层活动较强的患者比右侧前额叶皮层活动较强的患者能更快地从消极情绪中恢复正常。采用正电子发射断层成像(positron emission tomography,PET)技术发现,出现积极情绪时,左侧中央前回及后回的葡萄糖代谢率升高;而出现消极情绪时,右侧眶前回、额下回、额中回、额上回等部位的葡萄糖代谢率升高。表明前额叶皮层在情绪加工中发挥重要作用。

动物实验中,电刺激清醒动物的下丘脑近中线两旁的腹内侧区,可出现防御反应;刺激麻醉动物的该区域,则可引起交感神经系统兴奋效应,例如,骨骼肌血管舒张、皮肤和内脏血管收缩、血压升高和心率加快等。因此,下丘脑近中线两旁的腹内侧区被称为防御反应区(defense area)。此外,电刺激下丘脑外侧区,可引起动物的攻击、厮杀行为;刺激下丘脑背侧区,则出现逃避行为。表明下丘脑与防御反应有密切关系。人类的下丘脑疾病往往也伴随不正常的情绪反应。在间脑水平以上切除大脑的猫,常出现一系列交感神经系统兴奋亢进的表现,并且张牙舞爪,与正常猫在搏斗时的表现类似,这一现象称假怒(sham rage)。其形成原因是因为在正常情况下,下丘脑的防御反应受大脑皮层的抑制而不易表现出来,当切除大脑后,抑制作用被解除,在微弱的刺激下就能激发出强烈的假怒反应。

杏仁核的基底外侧腹核和中央核是恐惧形成的重要部位。杏仁核主要在消极情绪中发挥作用,很少参与积极情绪的加工。损毁杏仁核,可阻断大鼠对敌人和新异事物引起的恐惧。双侧杏仁核损害的患者,辨别恐惧表情的能力较差,不会对陌生面孔产生恐惧。直接电刺激人脑杏仁核,可导致厌恶和恐惧情绪反应;在厌恶情绪反应时,杏仁核神经元的活动也明显增强。

伏隔核(nucleus accumbens)位于前脑皮层下的前部,具有诱导积极情绪的作用。形成积极情绪时,多巴胺水平升高。伏隔核的活动与多巴胺水平密切相关。另外,刺激中脑边缘系统也有产生积极情绪的作用。

(二)脑内奖赏系统和惩罚系统参与情绪调控

1. 脑内奖赏系统和惩罚系统分布于不同脑区　电刺激某些脑区,可使动物产生愉快或满足的感觉,这些脑区属于奖赏系统(reward system)。通常利用动物自我刺激(self-stimulation)的方法来研究奖赏系统的中枢部位。在动物脑内某个特定部位埋藏一个刺激电极,并在动物笼内安装一个可控制刺激器电源的杠杆,一旦动物踩上杠杆,刺激器通过刺激电极对特定脑区施加刺激。如果动物踩上杠杆时,获得了愉快的自我刺激体验,它就会反复自我刺激,有时高达每小时数百次甚至数千次。属于奖赏系统的脑区主要在前脑内侧束附近,尤其是下丘脑外侧核和腹内侧核的奖赏效应最强;奖赏效应稍弱的脑区主要包括隔区、杏仁核、丘脑的某些区域、基底神经节及其向下扩散到中脑的被盖。另外,从腹侧被盖区到伏隔核的多巴胺能神经元通路可能也与奖赏系统有关。虽然下丘脑外侧核属于奖赏效应很强的部位,但给予强电刺激反而可引起愤怒。实际上,很多属于奖赏系统的脑区在受刺激时引起奖赏效应,但给予强电刺激则反而引起惩罚效应。

电刺激另外一些脑区可引起动物出现恐惧、痛苦和害怕等类似于受到惩罚的反应,这些脑区属于惩罚系统(punishment system)。上述研究奖赏系统的方法也用于研究惩罚系统。如果动物在踩一次杠杆实现自我刺激后,出现恐惧、痛苦和害怕等受到惩罚的体验,就会对踩杠杆出现恐惧、退缩和躲避行为。属于惩罚系统的脑区主要位于中脑导水管周围的中央灰质,并向上延伸到丘脑和下丘脑的室周区,这些部位受刺激时产生较强的惩罚效应。惩罚效应稍弱的脑区包括杏仁核和海马的某些区域。惩罚系统的脑区给予强电刺激会引起愤怒和攻击行为。另外,刺激惩罚系统的脑区能完全抑制奖赏效应。

属于奖赏系统为主的脑区约占全脑的35%;属于惩罚系统为主的脑区约占全脑的5%;其余60%的脑区既不属于奖赏系统,也不属于惩罚系统。

2. 脑内奖赏系统和惩罚系统影响情绪的产生　奖赏系统的活动产生愉快情绪,并激发那些可加强愉快情绪的行为,例如,不能自制、不顾后果地反复将某种化学物质或药物摄入体内而产生的成瘾(addiction),其原因是奖赏系统被激活。惩罚系统的活动产生不愉快或痛苦情绪,并抑制或终止那些引起不愉快或痛苦的行为。动物实验表明,新的刺激作用于感受器,在大脑皮层很多区域可记录到电活动变化,但如果不能有效引起奖赏系统或惩罚系统的活动,后续的重复刺激将导致大脑皮层的反应消失,这时,动物对该刺激因出现习惯化(habituation)而被忽略。如果某种刺激能引起奖赏系统或惩罚系统明显的活动,后续的重复刺激将导致大脑皮层的反应增强(reinforcement)。动物能记住那些具有奖赏效应或惩罚效应的刺激,而忽略那些完全习惯化的刺激,人也如此。现在认为,其机制除了与新生神经元和神经回路有关外,还与新生髓鞘和髓鞘化程度有密切关系。临床上,有一些在脑区放置埋藏电极让患者自我刺激的报道,主要用于精神分裂症、癫痫和癌症晚期剧痛的患者。

(三) 情绪生理反应主要表现为自主神经系统和内分泌系统活动增强

情绪生理反应(emotional physiological reaction)是在情绪活动过程中伴随发生的一系列变化,包括自主神经系统和内分泌系统活动的改变。

1. 自主神经系统以交感神经兴奋为主　多数情况下,情绪活动过程中伴随的自主神经系统活动改变,主要表现为交感神经系统活动相对亢进。例如,猫在受到疼痛刺激时,可出现心率加快、血压升高、胃肠运动抑制、出汗、竖毛、瞳孔扩大、血液中红细胞计数增加、血糖升高以及呼吸加深加快;动物在发生防御反应时,除上述变化外,还伴有骨骼肌血管舒张、皮肤和小肠的血管收缩等。其意义在于使各器官的血流量重新分配,有利于在逃跑或格斗时骨骼肌能获得充足的血液供应。

某些情况下,情绪活动过程中伴随的自主神经系统活动改变,主要表现为副交感神经系统活动相对亢进。例如,进食可引起消化液分泌增加和胃肠运动加强;性兴奋可导致生殖器官血管舒张;焦虑不安可引起排尿、排便次数增加;忧虑可引起消化液分泌增加;悲伤可引起流泪等。

Notes

　　强烈或持久的情绪活动会造成自主神经系统功能的严重紊乱,甚至引起疾病,或使原来的病情加重。例如,情绪不稳的人导致冠状动脉硬化性心脏病的发病率明显升高;突然的情绪变化可诱发心律失常,可促使冠状动脉硬化性心脏病患者发生心绞痛或心力衰竭等并发症。

　　2. 内分泌系统以促进激素分泌为主　　情绪活动过程与多种激素的分泌变化有关。例如,创伤或疼痛等原因引起应激时,常伴有痛苦、恐惧和焦虑等情绪反应,此时,血液中的促肾上腺皮质激素、糖皮质激素、肾上腺素、去甲肾上腺素、甲状腺激素、生长激素和催乳素的浓度明显升高。情绪波动较大时,性激素的分泌发生紊乱,出现性欲亢进或冷淡,育龄期女性还可引起月经周期紊乱。

(姚忠祥)

参考文献

1. 姚泰. 生理学. 第 2 版. 北京:人民卫生出版社,2010
2. 朱大年,王庭槐. 生理学. 第 8 版. 北京:人民卫生出版社,2013
3. 胡志安,王莎莉. 生理学. 北京:科学出版社,2014
4. Barrett KE, Barman SM, Boitano S, Brooks HL. Ganong's Review of Medical Physiology. 24th ed. New York: McGraw Hill,2012
5. Costanzo LS. Physiology. 5th ed. China:Lippincott Williams & Wilkins,2011
6. Guyton AC, Hall JE. Textbook of Medical Physiology. 12th ed. Philadelphia:Saunders,2011
7. 杨丽珠,董光恒,金欣俐. 积极情绪和消极情绪的大脑反应差异研究综述. 心理与行为研究,2007,5:224-228
8. Long P,Corfas G. To learn is to myelinate. Science,2014,346:298-299

第三十四章 觉醒与睡眠

觉醒与睡眠是脑的重要功能之一,而神经元生物电活动是产生觉醒和睡眠等脑功能的基础。因此,了解脑电活动的表现及产生机制,将有助于对觉醒和睡眠机制的理解。

第一节 自发脑电活动

在无明显刺激情况下,大脑神经元经常自发地产生节律性的电位变化,称为自发脑电活动(spontaneous electrical activity of the brain)。在头皮表面记录到的自发脑电活动称为脑电图(electroencephalogram,EEG)。1875 年,苏格兰生理学家 Richard Caton 首先在动物脑组织记录到节律性脑电波,而人的脑电波是在 1928 年由德国精神病学家 Hans Berger 首次记录到的。脑电波的发现和脑电图记录的实际应用实现了人们对睡眠状态的准确判断和定量分析,也是研究睡眠的必须手段。

一、脑电图的波形在不同状态下表现不同

脑电波由不同频率的波段所组成。按其频率可分为 α、β、θ 和 δ 波 4 种基本波形,各波可在皮层不同区域引出(图 34-1)。α 波或 α 节律(alpha rhythm)的频率为 8 ~ 13Hz,幅度为 20 ~ 100μV,常表现为波幅由小变大,再由大变小反复变化的梭形波,称为 α 梭形。α 波在枕叶皮层最为显著,反映静息时的觉醒状态,睁开眼睛或接受其他刺激时,立即消失而呈现快波(β 波),这一现象称为 α 阻断。β 波的频率最快,在 14 ~ 30Hz,幅度为 5 ~ 20μV,额叶和顶叶较显著,是新皮层处于紧张活动状态的标志。频率为 4 ~ 7Hz,幅度为 100 ~ 150μV 的脑电波,称为 θ 波或 θ 节律(theta rhythm),是困倦时的主要脑电活动表现,在额叶和枕叶可以记录到。频率为 0.5 ~

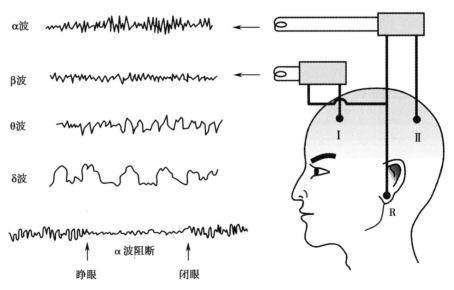

图 34-1　脑电图记录方法与正常脑电图波形
Ⅰ、Ⅱ:引导电极放置位置(分别为枕叶和额叶);R:无关电极放置位置(耳郭)

3Hz,幅度为 20～200μV 的脑电波,称为 δ 波或 δ 节律(delta rhythm),δ 波的频率最慢,在颞叶和枕叶比较明显,常出现在成人入睡后,或处于极度疲劳、麻醉等状态(表 34-1)。

表 34-1 正常脑电图的波形特征、常见部位和出现条件

波形	频率	波幅	常见部位	出 现 条 件
α	8～13Hz	20～100μV	枕叶	成人安静、闭眼、清醒时
β	14～30Hz	5～20μV	额、顶叶	成人活动时
θ	4～7Hz	100～150μV	颞、顶叶	少年正常时,成人困倦时
δ	0.5～3Hz	20～200μV	颞、枕叶	婴幼儿正常时,成人熟睡时

脑电波形可因记录部位及人体所处状态不同而有明显差异。如上所述,在睡眠时脑电波呈现高波幅慢波,而在觉醒时呈现低波幅快波。这两种脑电波也被分别称之为脑电的同步化(synchronization)和去同步化(desynchronization)。在人类,安静状态下脑电图的主要波形可随年龄而发生改变。在婴儿,可看到 β 波样的较快电活动,而枕叶则常记录到 0.5～2Hz 的慢波。在整个儿童期,枕叶的慢波逐渐加快,到青春期开始出现成人的 α 波。另外,在不同生理情况下脑电波也可发生改变,例如,在血糖、体温和糖皮质激素处于低水平,以及当动脉血 CO_2 分压升高时,α 节律减慢;而在相反的情况下,α 节律加快。临床上,癫痫患者或皮层有占位病变(如脑瘤等)的患者,脑电波可出现棘波、尖波、棘慢综合波等变化。因此,可根据脑电波改变的特点,并结合临床资料,诊断癫痫或判断肿瘤发生的部位。

二、皮层自发性脑电活动是皮层大量神经元同步活动的结果

脑电波的节律比神经元的动作电位慢得多,但与神经元的突触后电位的时程较近似。此外,在动物实验中观察到,应用微电极所记录的皮层神经元的慢突触后电位与粗电极在皮层表面记录到的同步化脑电波的时程相同,尤其在 8～12 次/秒的梭形波时更为明显。当静脉注射快速作用的巴比妥药物时,脑电波与细胞内记录的突触后电位同时消失,而当药物作用过后,两者又同时恢复。同时,脑电节律性活动的产生需要脑中具有一定的场强,而单个神经元的突触后电位变化微弱,不足以引起皮层表面的电位改变。因此可以认为:脑电波是由大量神经元同步发生的突触后电位经总和后形成的,而突触后电位总和的结构基础是锥体细胞在皮层排列整齐,其顶树突相互平行,并垂直于皮层表面,因此其同步活动易发生总和而形成强大的电场,从而产生皮层表面电位的改变,形成脑电波。目前认为,大量皮层神经元的同步电活动与丘脑的功能有关,如果以 8～12 次/秒的频率电刺激丘脑非特异性投射系统的神经核(髓板内核群),在皮层上可引导出相似节律的电变化。说明丘脑的非特异性投射系统的同步节律活动,可促进皮层的同步电活动。在脑电图的形成中,皮层与丘脑之间存在着功能上的联系。

脑电活动除了上述的自发性脑电活动,还包括皮层诱发电位(evoked cortical potential),它是指感觉传入系统或脑的某一部位受到刺激时,在大脑皮层一定部位引出的电位变化。感觉传入系统受刺激时,在大脑皮层表面相应的感觉区引出的诱发电位可分为主反应、次反应和后发放三部分(图 34-2)。主反应为先正后负的电位变化,其潜伏期的长短决定于刺激部位与皮层间的距离、神经纤维的传导速度和所经过的突触数目等因素。次反应是尾随主反应之后的扩散性续发反应,可见于皮层的广泛区域,即在大脑皮层无中心区,与刺激亦无锁时关系。后发放则为在主反应和次反应之后的一系列正相周期性电位波动。

诱发电位常出现在自发电位的背景上,夹杂在自发脑电之中,电位很难分辨。运用电子计算机将电位变化叠加和平均处理后,能够使具有锁时关系的诱发电位显示出来,经叠加和平均

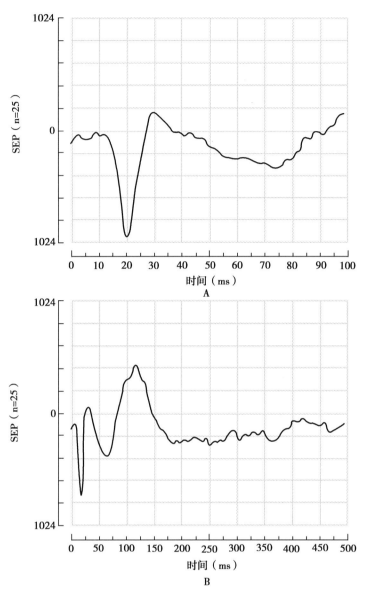

图 34-2　体感诱发电位

A. 刺激后 0~100ms 内的 SEP 描记,即 B 图中前 100ms 的宽度;B. 刺激后 0~500ms 内的 SEP 描记,刺激后约 12ms 出现先正(向下)后负(向上)的主反应,随后出现次反应,约 300ms 后出现后发放。横坐标为时间,纵坐标为计算机数字量,n 为计算机叠加次数

处理后的电位称为平均诱发电位(averaged evoked potential)。平均诱发电位目前已成为研究人类感觉功能、神经系统疾病、行为和心理活动的一种手段。临床常用的有体感诱发电位(somatosensory evoked potential)、听觉诱发电位(auditory evoked potential)和视觉诱发电位(visualevoked potential)。体感诱发电位指刺激末梢神经,在其传导通路上某部位或对侧头皮相应感觉区记录的电位变化。应用一定强度的声音或光照刺激相应感受器,可分别在颞叶皮层和枕叶皮层记录到听觉诱发电位和视觉诱发电位。

第二节　觉醒与睡眠的产生

　　觉醒(wakefulness)与睡眠(sleep)表现有明显的昼夜节律性,是机体对立而又统一的两个不同的功能状态。只有在觉醒状态下,人体才能进行各种体力和脑力活动,以适应体内外各种环

Notes

境的变化。通过睡眠,可以使人体精力和体力得到恢复,为下一次良好的觉醒做准备。因此,稳定的觉醒-睡眠功能是维持机体内环境稳态,保证机体正常生理活动的基础。

一、觉醒-睡眠周期具有明显的昼夜节律

人从出生到死亡,昼夜节律现象贯穿始终,它是一切生物生理和行为过程的基本特征。已经证明人体有多种生理功能显示昼夜节律,如呼吸、血压、心率、体温、内分泌等功能,而在机体所有生理功能中最具有昼夜节律特征的是觉醒-睡眠行为。

正常情况下的觉醒-睡眠节律与外界自然环境的光-暗交替节律基本一致,即以近似于24h自然环境的昼夜交替周期而互相转化。例如,人类日出而作,日落而息,是"昼行性动物",而夜行性动物,如老鼠则昼伏夜出。当人们乘飞机由西向东或由东向西做长途旅行时,睡眠要分别产生位相提前或位相推迟反应才能逐步适应新的明暗周期,因此,觉醒睡眠周期受自然环境昼夜节律的调控。但在没有光照的恒暗(constant darkness,DD)实验条件下,人类和哺乳动物的觉醒-睡眠周期仍然存在,只是周期长于自然的光暗周期。这种节律是自动运行的,它不依赖于外界的光照时间信号。在没有任何外界时间信号的条件下,这种内在的生物节律也能表现出来,说明觉醒-睡眠节律是独立于自然界的昼夜交替而存在的一种内在的自主昼夜节律。

下丘脑的视交叉上核(suprachiasmatic nucleus,SCN)是生物体内源性昼夜节律的起搏点。在大鼠离体含有视交叉上核的脑薄片单细胞记录中,它的神经元活动显示昼夜节律特征;损毁视交叉上核可以取消各种活动的生物节律,如睡眠、运动、摄食和内分泌等活动的节律。在整体条件下,视交叉上核直接通过视网膜光感受器的传入纤维投射,接受外界光暗周期交替的调节,使其自身的震荡节律与自然光照因素相耦合,并控制机体各种活动的昼夜节律,尤其是觉醒-睡眠昼夜节律。然而近年的研究发现,在视交叉上核以外的其他脑区,如嗅球、杏仁核、缰核等部位的神经元活动也具有昼夜节律性,这些核团可能作为昼夜节律系统的组成成分在机体昼夜节律的形成中起重要作用。

二、睡眠过程表现非快眼动睡眠和快眼动睡眠两种周期性交替的时相

睡眠是一种重要的生命现象,为人类生存所必需,人的一生中大约有三分之一的时间是在睡眠中度过的。一般情况下,成年人每天需要睡眠7~9小时,儿童需要更多睡眠时间,新生儿需要18~20小时,而老年人所需睡眠时间则较少。

睡眠并非是一种简单被动的休息过程,人在睡眠时会出现周期性的快速眼球运,因此,根据睡眠过程中眼动电图(electrooculogram,EOG)、肌电图(electromyogram,EMG)和脑电图的变化观察,可将睡眠分为快速眼球运动睡眠(rapid eye movement sleep,REM)和非快速眼球运动睡眠(no rapid eye movement sleep,NREM),而快眼运动期间的脑电波和觉醒期的脑电波类似,表现为低波幅快波,又称之为异相睡眠(paradoxical sleep,PS)或快波睡眠(fast-wave sleep,FWS)。非快眼运动睡眠的脑电图呈现高波幅的慢波,因此也称为慢波睡眠(slow-wave sleep,SWS)。

(一)非快眼动睡眠以同步化脑电波为特征,表现有深而慢的δ波

根据脑电图的特点,可将非快眼动睡眠分为四个时期。Ⅰ期为入睡期,脑电上表现为低波幅θ波和β波,频率比觉醒时稍低,脑电波趋于平坦,这一阶段很快过渡到Ⅱ期。Ⅱ期浅睡期的脑电出现持续约0.5~1秒的睡眠梭形波(是α波的变异,频率稍快,幅度稍低)及若干κ-复合波(是δ波和σ波的复合)。随着睡眠的深入,脑电波中出现高波幅的δ波(>75μV),占20%~50%,这就是睡眠Ⅲ期(为中度睡眠期)。当δ波在脑电波中的时间超过50%时,睡眠就进入Ⅳ期(为深度睡眠期)。Ⅲ期和Ⅳ期睡眠统称为δ睡眠,在人类这两个时期被称为慢波睡眠,而在有些动物,所有这四期均称为慢波睡眠。在非快眼动睡眠中,由于没有感觉传入冲动,大脑皮层

神经元的活动趋向一致,脑电以频率逐渐减慢、幅度逐渐增高、δ 波所占比例逐渐增多为特征,表现出同步化趋势(图 34-3),所以非快眼动睡眠又称为同步化睡眠。非快眼动睡眠阶段,视、听、嗅、触等感觉功能、骨骼肌反射功能、循环和呼吸、交感神经系统等活动随睡眠的加深而降低,且相当稳定;但腺垂体生长激素的分泌主要出现在非快眼动睡眠。因此,非快眼动睡眠有利于促进生长和体力恢复。

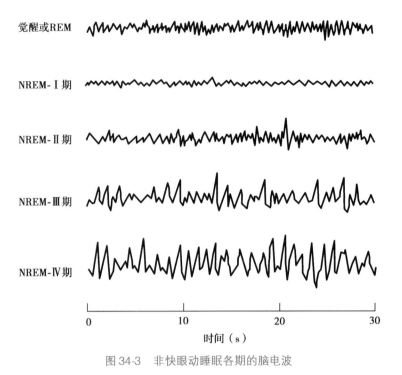

图 34-3　非快眼动睡眠各期的脑电波

(二)快眼动睡眠以去同步化脑电为特征,表现为与觉醒相似的不规则的 β 波

非快眼动睡眠之后,脑电的渐进性高波幅低频率的变化出现倒转,脑电图呈现与觉醒相似的不规则 β 节律,显示皮层活动的去同步化,但行为上却显示睡眠状态,因而也称为异相睡眠。在快眼动睡眠期,机体表现为各种感觉功能的进一步减退,肌紧张减弱,肌肉松弛;交感神经活动进一步减弱,表现有心率进一步减慢、血压降低;下丘脑体温调节功能明显减退。这些功能变化表明快眼动睡眠的睡眠深度要高于非快眼动睡眠。除此之外,快眼动睡眠阶段尚有躯体抽动、眼球快速运动及血压升高、心率加快、呼吸快而不规则等间断的阵发性表现。在快眼动睡眠期间被唤醒时,74% ~ 95% 的人会诉说正在做梦,而在非快眼动睡眠期间被唤醒只有 7% 的人能回忆起梦,说明快眼动睡眠及其所表现的眼球转动、呼吸和循环等功能变化可能与梦境有联系。

快眼动睡眠期间,脑内蛋白质合成加快,脑的耗氧量和血流量增多。因此,快眼动睡眠与幼儿神经系统的成熟及新突触联系的建立有密切关系,能促进学习、记忆和精力恢复。此外,在快眼动睡眠期间会出现某些生理活动的间断性的阵发性表现,这可能与某些疾病如哮喘、心绞痛、脑梗死等易于在夜间发作有关。

睡眠是以上两个不同时相的周期性交替过程。入睡后,先是非快眼动睡眠,由 Ⅰ 期开始,随后相继过渡到 Ⅱ、Ⅲ、Ⅳ 期睡眠,持续 80 ~ 120 分钟后转入快眼动睡眠,快眼动睡眠持续 20 ~ 30 分钟后,又转入非快眼动睡眠,整个睡眠过程中约有 4 次 ~5 次交替。非快眼动睡眠主要出现在前半夜的睡眠中,在睡眠后期的周期中逐渐减少甚至消失。与此相反,快眼动睡眠在睡眠后期比例则逐渐增加(图 34-4)。两种睡眠时相状态均可直接转为觉醒状态,但由觉醒转入睡眠时,一般只能先进入非快眼动睡眠,而不能直接进入快眼动睡眠。

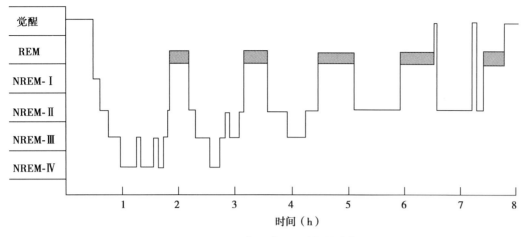

图 34-4 睡眠中两种睡眠时相的转换

三、控制觉醒和睡眠的神经结构存在于中枢不同水平

中枢许多部位与觉醒和睡眠的产生有关,这些脑区在结构和功能上互相联系,组成脑内的觉醒与睡眠系统,不仅参与觉醒与睡眠的形成,还与睡眠的稳态调节、睡眠的昼夜节律调节以及睡眠不同状态互相转化的调节有关。

(一)脑内存在特定的非快眼动睡眠诱导区

睡眠是中枢神经系统主动活动的结果,而不是大脑活动的简单抑制。非快眼动睡眠的控制中枢比较复杂,涉及许多部位,包括位于脑干尾端延髓网状结构的脑干睡眠诱导区(也称为上行抑制系统,ascending inhibitory system)、下丘脑后部、丘脑髓板内核群邻旁区和丘脑前核的间脑睡眠诱导区以及位于视前区和 Broca 斜带区的前脑基底部睡眠区。对以上前两个睡眠诱导区施以低频电刺激可引起非快眼动睡眠,而施以高频电刺激则引起觉醒;而对后一个睡眠诱导区无论施加低频或高频刺激,均可引起非快眼动睡眠的发生。

目前,腹外侧视前区(ventralateral preoptic area,VLPO)在非快眼动睡眠中的重要作用一直受到人们的关注。在非快眼动睡眠过程中,腹外侧视前区以及周边的基底前脑区神经元放电频率增高,并且 c-fos 表达增加。腹外侧视前区存在大量睡眠相关神经元,内含 γ-氨基丁酸抑制性递质,这些 γ-氨基丁酸能神经元广泛投射到中枢内与觉醒有关的部位,尤其是下丘脑后部的结节乳头体觉醒区的组胺能神经元。当睡眠相关神经元激活时,γ-氨基丁酸对觉醒脑区的神经元产生抑制作用,从而促进觉醒向睡眠转化,促进慢波睡眠产生。

(二)快眼动睡眠的产生与脑桥网状结构的活动密切相关

快眼动睡眠时,可以在脑桥网状结构、外侧膝状体和枕叶皮层记录到棘波。该脑电波可能起自脑桥被盖外侧区胆碱能神经元,并扩布至脑桥网状结构、外侧膝状体及枕叶,称为脑桥-外侧膝状体-枕叶锋电位(ponto-genieulo-occipital spike,PGO 锋电位)。PGO 锋电位是快眼动睡眠的启动因素,与快速眼球运动几乎同时出现,在觉醒时和非快眼动睡眠时明显减少,而在快眼动睡眠时显著增加。Jouvet 通过脑桥横切和损毁实验从另一侧面证明了快眼动睡眠的产生部位。在猫脑桥被盖上方横切后,动物仍能维持正常的快眼动睡眠,包括睡眠期的眼球快速运动和肌紧张消失现象,但如果损毁脑桥网状结构和蓝斑及其邻近部位,快眼动睡眠就会消失。这说明产生快眼动睡眠的关键部位在脑桥网状结构及其邻近区,这些神经元通过向前脑的投射引起脑电的去同步化活动和 PGO-波。此外,在脑桥被盖、蓝斑和中脑中缝核还存在快眼动睡眠关闭(REM-OFF)神经元。这些神经元为去甲肾上腺素能(蓝斑)和 5-羟色胺能(中缝核)神经元,在觉醒时有规律性放电,在非快眼动睡眠时放电明显减少,而在快眼动睡眠时则处于静止状态,它们可能通过引起觉醒而抑制快眼动睡眠。

Notes

（三）觉醒状态与网状结构上行激动系统的活动有关

在动物实验中观察到,刺激动物的中脑网状结构可唤醒正在睡眠的动物,脑电波呈现去同步化快波。如果选择性地破坏动物的中脑网状结构头端部分,动物立即进入持久的昏睡状态,其脑电图表现为同步化慢波(图34-5),此时,尽管一些感觉传入冲动可沿特异传导途径抵达大脑皮层,但都不能唤醒动物。可见,觉醒状态与网状结构上行激动系统(ascending reticular activating system)的活动有关。上行激动系统的活动主要通过非特异性感觉投射系统传至大脑皮层。一些感觉信息到达网状结构后,经过多突触传递后抵达丘脑髓板内核群,弥散性地投射至大脑皮层的广泛区域,从而丧失了各种感觉的特异性,但能使大脑皮层的大量神经元处于一定程度的易化状态。临床应用巴比妥类药物促进睡眠的机制即是通过阻断上行激动系统的活动实现的。此外,大脑皮层的感觉运动区、额叶、眶回、扣带回、颞上回、海马、杏仁核及下丘脑等部位也可通过下行纤维兴奋网状结构。觉醒发生系统包括蓝斑去甲肾上腺素能、背缝核5-羟色胺能、黑质多巴胺能、基底前脑胆碱能、结节乳头体核组胺能神经元和外侧下丘脑区的orexin能神经元。其中orexin能神经元较为特殊,可广泛兴奋上述其他觉醒脑区。

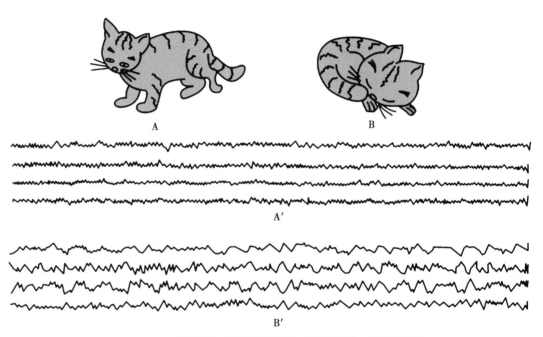

图34-5　切断特异和非特异传导通路后猫的行为与脑电图变化
A. 切断特异性传导通路而不损伤非特异性传导通路的猫,处于觉醒状态,A′为其脑电图;
B. 切断非特异性传导通路的猫,处于昏睡状态,B′为其脑电图

觉醒状态下的行为与脑电变化在某些特殊情况下不一致,因此有行为觉醒(behavioral arousal)和脑电觉醒(electroence phalographic arousal)之分。前者表现为对新异刺激有探究行为;后者表现为脑电呈现去同步化快波。在动物实验中观察到,静脉注射阿托品阻断脑干网状结构胆碱能系统的活动后,脑电呈现同步化睡眠慢波,但动物在行为上并不表现为睡眠;也有实验表明,破坏脑桥蓝斑核上部去甲肾上腺素能系统后,动物的脑电快波明显减少。因此,脑电觉醒的维持与蓝斑核上部去甲肾上腺素能系统及脑干网状结构胆碱能系统的作用有关。而单纯破坏中脑黑质多巴胺能系统后,动物对新异刺激不再产生探究行为,但脑电仍可有觉醒快波出现。可见,行为觉醒的维持可能与黑质多巴胺能系统的功能有关。

Notes

四、多种神经递质和体液因子参与睡眠的调节

（一）单胺类递质和乙酰胆碱递质控制睡眠过程

已有研究证明，三种神经递质可影响睡眠的发生、持续和时相转换过程，它们是5-羟色胺、去甲肾上腺素和乙酰胆碱。中缝核是合成和释放5-羟色胺的脑区。Jouvet 的研究证明，完全损毁中缝核，可导致动物失眠达数天之久，慢波睡眠和异相睡眠都减少，但中缝核头部和尾部在功能上是有区别的，单独损毁中缝核头部，主要影响非快眼动睡眠；而尾部单独损毁后则使快眼动睡眠抑制，因此中缝核头部和尾部分别触发非快眼动睡眠和快眼动睡眠。中缝核尾部的5-羟色胺能神经元对快眼动睡眠的影响主要是通过兴奋蓝斑核尾部的肾上腺素能神经元和低位脑干被盖部的乙酰胆碱能神经元实现的。但也有实验证明中缝核5-羟色胺与觉醒有关，这些不一致结果的原因还有待进一步的研究。

脑内的去甲肾上腺素能神经元主要位于蓝斑核和延髓，它对睡眠的影响因部位不同而有差异。损毁蓝斑核头部去甲肾上腺素能神经元向间脑和大脑皮层的投射纤维束可以增加脑电的非快眼动睡眠，因此认为蓝斑核头部的去甲肾上腺素能神经元对维持觉醒有作用。而选择性损毁蓝斑核中、后部去甲肾上腺素能神经元可减少快眼动睡眠，但不影响非快眼动睡眠，被认为与快眼动睡眠的产生有关。

乙酰胆碱也被认为与睡眠有关，如果将乙酰胆碱注射到侧脑室或蓝斑核附近，可单独触发快眼动睡眠；低位脑干网状大细胞核附近的乙酰胆碱能神经元在快眼动睡眠期间活动增强，并与 PGO 峰、快速眼球转动的出现相呼应。

总之，5-羟色胺、去甲肾上腺素和乙酰胆碱三种神经递质与睡眠关系密切。如中缝核头部的5-羟色胺能神经元参与非快眼动睡眠的产生和维持，而蓝斑核尾部的肾上腺素能神经元和低位脑干被盖部的乙酰胆碱能神经元则可在5-羟色胺能神经元的触发下产生快眼动睡眠。这三种递质的相互作用引起非快眼动睡眠和快眼动睡眠的周期性活动，但其作用机制有待于进一步论证。

（二）体液因子参与对睡眠的调节

1. 腺苷　腺苷（adenosine）是 ATP 的代谢产物，其含量在睡眠和觉醒过程中由于脑组织能量代谢的水平不同而发生变化，在觉醒期腺苷的含量随着觉醒时间的延长而升高，高水平的腺苷进而促进非快眼动睡眠，而在睡眠期其含量随睡眠时间的延长而降低，由此引发觉醒。腺苷对非快眼动睡眠的促进作用已被大量的实验研究证实，剥夺睡眠可以明显升高大鼠和猫基底前脑、皮层和海马等部位的腺苷水平，尤其以基底前脑腺苷水平的升高最为明显，这一现象被认为在睡眠稳态调节中有重要作用；咖啡因增强觉醒作用也是通过阻断腺苷 A_1 型受体而抑制睡眠来实现。腺苷对睡眠的影响是通过 A_1 型腺苷受体抑制基底前脑的胆碱能神经元从而抑制觉醒；另一途径是作用于腹外侧视前区的 A_2 型腺苷受体，激活腹外侧视前区内 γ-氨基丁酸能神经元的活动，通过腹外侧视前区至下丘脑后部的 γ-氨基丁酸能纤维联系，抑制下丘脑后部组胺的释放，促进睡眠。

2. 前列腺素 D_2　前列腺素 D_2（prostaglandin D_2）是目前已知的重要内源性促睡眠物质之一。它是由前列腺素 H_2 经过前列腺素 D 合成酶的作用而形成，抑制前列腺素 D 合成酶可导致睡眠减少。它在脑脊液中的浓度与睡眠-觉醒周期一致，呈现节律性变化，并且可随剥夺睡眠时间的增加而增高。前列腺素 D_2 可通过影响腺苷的释放而促进睡眠。

3. 生长激素　生长激素（growth hormone）的释放主要是在非快眼动睡眠时相，因此非快眼动睡眠具有促进机体生长和体力恢复的作用，而生长激素的释放又可以增强脑电的慢波活动促进非快眼动睡眠。生长激素释放激素和生长抑素不仅通过影响生长激素的释放而参与睡眠的调节，同时也能直接影响睡眠。生长激素释放激素及其 mRNA 随昼夜节律而变化，并且在睡眠

Notes

剥夺后增加。脑室内注射生长激素释放激素可以增加非快眼动睡眠,同时也可以增加快眼动睡眠,而脑室内注射生长激素释放激素的抗体则引起相反的结果。

此外,一些细胞因子也参与睡眠的调节,如白细胞介素1(IL-1)、干扰素(IFN)和肿瘤坏死因子(TNF)等均可增加非快眼动睡眠。人们还发现多种促眠因子(sleep promoting factor)在睡眠调节中的作用,如催眠毒素(hypnotoxin)即是从睡眠剥夺150h~293h的犬脑中提取出的一种内源性致眠物质。S因子(factor sleep)是从睡眠剥夺山羊的脑脊液中提取的一种肽类物质,如果将睡眠剥夺山羊的脑脊液注入大鼠,可使大鼠进入睡眠状态。从刺激家兔丘脑髓板内核团而致眠的家兔静脉血中,可提取出9个氨基酸的肽类物质,称为δ促眠肽(delta sleep inducing peptide),可促进非快眼动睡眠并使脑电图出现δ波。

综上可见,睡眠有多个中枢脑区参与,其机制与多种神经递质、激素和细胞因子的影响及它们之间存在的相互作用有关。

（赵　华）

参考文献

1. 韩济生. 神经科学. 第3版. 北京:北京医科大学出版社,2009
2. 关新民. 医学神经生物学. 北京:人民卫生出版社,2002
3. 吕国蔚. 医学神经生物学. 第2版. 北京:高等教育出版社,2004
4. 姚泰. 生理学. 第2版. 北京:人民卫生出版社,2010
5. 朱大年,王庭槐. 生理学. 第8版. 北京:人民卫生出版社,2013
6. Guyton AC,Hall JE. Textbook of Medical Physiology. 12th ed. Philadelphia:Saunders,2011
7. Nicholls JG, Martin AR, Fuchs PA, et al. From Neuron to Brain. 5th ed. Sunderland: Sinauer Associates Inc,2011
8. Bear MF,Connors BW,Paradiso MA. Neuroscience:Exploring the Brain. 3rd ed. Philadelphia:Lippincott Willianms & Wilkins Inc,2006
9. Basheer R,Strecker RE,Thakkar MM,McCarley RW. Adenosine and sleep-wake regulation. Prog Neurobiol,2004,73(6):379-396
10. Clifford B. Saper, Thomas E. Scammell, Jun Lu. Hypothalamic regulation of sleep and circadian rhythms. Nature,2005,437:1257-1263
11. Guilding C,Piggins HD. Challenging the omnipotence of the suprachiasmatic timekeeper:are circadian oscillators present throughout the mammalian brain? Eur J Neurosci,2007,25(11):3195-3216
12. McCarley RW. Neurobiology of REM and NREM sleep. Sleep Med,2007,8(4):302-330

第三十五章 脑的高级功能

在宇宙的所有生物体中,人类的大脑是最复杂的,它不仅在产生感觉、调节躯体运动和内脏活动中发挥重要作用,还具有学习和记忆、思维、语言等更为复杂的高级功能。

第一节 学习与记忆

学习与记忆是大脑最重要的高级功能之一。所谓学习(learning)是机体通过神经系统不断接受环境刺激而获得新的经验和行为习惯的过程,而记忆(memory)是将所获得的信息加以保留和读出的神经过程。学习是记忆的前提和基础,而记忆是学习的结果,它是和学习的过程联系在一起的。

一、学习有联合型学习和非联合型学习两种形式

（一）非联合型学习是一种比较简单的学习形式

非联合型学习(nonassociative learning)不需要两个事件之间建立某种明确的联系,只要单一的刺激重复进行即可产生。由突触可塑性改变引起的习惯化和敏感化符合非联合性学习模式。习惯化是指人和动物对某一反复出现的温和性刺激的反应逐渐降低的过程。例如,人和动物对新异的刺激会作出反应,如该刺激对机体不能产生有意义的影响,经过多次重复刺激后,动物就会失去对这一刺激的反应性。习惯化现象是人或动物具有辨别某种刺激能力的表现,其生理学意义是使动物能忽视那些对机体不能产生明确影响的刺激,从而减少对其刺激不必要的反应。敏感化(sensitization)是指人或动物受到某种强烈的或伤害性的刺激后对其他刺激的反应增强。例如当动物受到某种强烈的痛刺激之后,对温和的触觉刺激也会产生强烈的反应。但敏感化的形成不依赖于强刺激与弱刺激之间建立联系,与联合型学习的条件反射不同。通过敏感化的形成可使人和动物注意避开伤害性刺激。

（二）联合型学习是一种比较复杂的学习形式

联合型学习(associative learning)指两个事件在时间上很靠近地重复发生,最后在脑内逐渐形成某种联系,如经典的条件反射(classical conditioning)和更为复杂的操作式条件反射(operant conditioning)的建立过程即属于这一类学习方式。人类的学习方式多数是联合型学习。

1. 经典条件反射 条件反射(conditioned reflex)的概念是在 20 世纪初由俄国生理学家巴甫洛夫提出的。巴甫洛夫认为,条件反射代表着将两个事件联系在一起的最简单的学习,学习是条件反射的建立过程,记忆是条件反射的巩固过程。他以暂时联系的概念说明条件反射的形成机制,并在此理论基础上建立了研究条件反射的动物模型。如食物进入口腔引起唾液分泌,这里的食物是引起唾液分泌的非条件刺激。给狗以铃声刺激不能引起唾液分泌,因为铃声与进食无关,称为无关刺激。但在给狗进食前先出现铃声,然后再给狗进食,两者多次结合后,单独给予铃声刺激,狗也会分泌唾液。铃声已成为进食的信号,由无关刺激转变为条件刺激,这种由条件刺激引起的反射性唾液分泌称为条件反射,而由非条件刺激引起的反射性唾液分泌称为非条件反射。条件反射是无关刺激与非条件刺激在时间上反复多次的结合、经过后天的学习而建立起来的。在人类生活中,任何无关刺激多次与非条件刺激结合后,都可能成为条件刺激而建立

条件反射。这种无关刺激与非条件刺激反复结合的过程,称为条件反射的强化。条件反射是在非条件反射的基础上,在大脑皮层参与下建立起来的,是高级神经活动的基本形式,但其神经联系是暂时的,需反复强化。条件反射建立后如不反复强化,就会逐渐减弱,甚至消失,这称为条件反射的消退。条件反射的消退是由于在中枢产生了抑制性效应的结果。

2. **操作式条件反射**　操作式条件反射是受意志控制的另一种联合型学习,要求动物必须采取某种行动才能完成,如以灯光等信号作为条件刺激,出现灯光信号后动物必须踩杠杆才能得到食物,所以这一反射称之为"操作式"条件反射。动物以获得食物和水作为奖赏而完成的操作式条件反射,是一种"趋向性"条件反射(conditioned approach reflex)。相反,如果动物通过踩杠杆获得的是伤害性刺激如电击,它们将为逃避惩罚而不去踩杠杆,形成抑制条件反射,称为"回避性"条件反射(conditioned avoidance reflex)。

二、记忆是大脑巩固获得信息并使其再现的过程

人或动物通过感觉器官对外界事物认知后,事物在脑中产生的印象可以储存相当长的时间,并在某种条件下将其再现出来,这就是记忆。它是人脑对所获得信息进行编码、储存和提取的过程。记忆可按照其保留时间长短和内容进行分类。

（一）根据记忆的持续时间可分为短时程记忆和长时程记忆

人类的记忆过程可分成四个阶段,即感觉性记忆、第一级记忆、第二级记忆和第三级记忆(图35-1)。前两个阶段相当于短时程记忆,后两个阶段相当于长时程记忆。这两种记忆不仅在处理信息、保存时间和数量等方面有所不同,记忆的保存方式也不一样;但两者之间有关,如建立长时程记忆必须经过短时程记忆阶段。

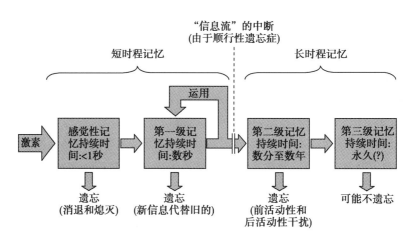

图 35-1　从感觉性记忆到第三级记忆的信息传递图解

1. **短时程记忆**　短时程记忆(short-term memory)包括感觉性记忆和第一级记忆。感觉性记忆是记忆系统的开始阶段,它是指外界信息传入脑后,没有对信息进行加工处理,短暂地(一般不超过1s)储存在脑的感觉区,之后很快消失,瞬现即逝,人们往往感觉不到,多属于视觉和听觉的记忆;如果大脑将上述传入信息进行加工处理、整合,感觉性记忆即进入第一级记忆。第一级记忆保留的时间仍然很短暂,可保留数秒到数分钟,如当你看到一个新的电话号码,可以马上根据记忆来拨号,但当打完电话几分钟以后就会忘掉该号码。此外,听课时边听边记笔记也是依靠短时程记忆。短时程记忆是一种形成快但不稳定的记忆形式,记忆的容量有限,信息储存时间短。但是,这种短时程记忆如果经过多次强化,就可以形成稳定的容量巨大的长时程记忆。

2. **长时程记忆**　长时程记忆(long-term memory)是对短时程记忆反复加工的结果。也就是说,短时程记忆可以向长时程记忆转化,而促使转化的因素是经历事件的反复运用和强化。比

Notes

如,我们背英文单词时,需要反复看、反复背才能记住。其实,这是非常符合大脑记忆规律的,大脑通过这样的重复过程,将短时记忆转变为长时程记忆。与短时程记忆相比,长时程记忆容量大,保留时间长,可持续几天到几年,有些记忆甚至可保持终生(如与自己和最亲近人密切相关的信息)。

（二）根据记忆的内容可分为陈述性记忆和非陈述性记忆

1. 陈述性记忆　在生活中,我们能记得许多事件,如记得"早餐吃了油条"、"昨天和朋友看了一场精彩的歌舞"等。这种与特定时间、地点和任务有关的事实或事件的记忆叫作陈述性记忆(declarative memory)。它能进入人的主观意识,易于形成也容易忘却,可以用语言表述出来或作为影像形式保持在记忆中。我们日常所说的记忆,常指陈述性记忆,它包括短时程记忆和长时程记忆。

2. 非陈述性记忆　非陈述性记忆(non declarative memory)是与实际操作和实践有关的记忆,它需要反复从事某种技能的操作,经过长期的经验积累才能缓慢地保存下来。这种记忆不进入人的主观意识,也不容易遗忘。如学习弹钢琴、打篮球、开车等技巧性动作的记忆均属于非陈述性记忆。

陈述性记忆和非陈述性记忆可同时参与学习过程,并且两种记忆可以转化,如在学习开车过程中,首先要有意识地记住开车的原理、程序,这种记忆可以用语言表述出来,这是陈述性记忆的过程。然后,在反复驾驶训练过程中,这种有意识的活动不断减少,而反射行为逐渐增加,开车就成为一种技巧性动作被掌握,由陈述性记忆转化成了非陈述性记忆。

（三）遗忘可出现在记忆的不同阶段,是一种不可回避的生理现象

遗忘(loss of memory)是与记忆对应的一种现象,是指部分或完全失去记忆和再认的能力。大脑可通过感官系统接受大量来自于外界的信息,但只有少量的信息被保留在记忆中,大部分信息都被忘记了。因此,遗忘是一种正常的、不能回避的生理现象。遗忘在学习后就开始,在学习的最初阶段(感觉性记忆和第一级记忆阶段),遗忘的速率很快。但如果对信息进行整理、反复运用,甚至与已形成记忆的事件相结合,可减慢遗忘的速率,并使一些信息进入长时程记忆。然而,遗忘并不意味着记忆痕迹的完全消失,复习已经遗忘的信息比学习新的知识会更容易。产生遗忘的主要原因是条件刺激长时间得不到强化而引起反射的消退,另一原因是后来信息的干扰。临床上由于脑疾患引起的记忆障碍称为遗忘症(amnesia),包括顺行性遗忘症(anterograde amnesia)和逆行性遗忘症(retrograde amnesia),前者是造成失忆的事件后,患者对发生的事物不能形成新的记忆,而已经形成的记忆依然存在,这类记忆障碍多见于慢性酒精中毒者。后者是患者不能回忆失忆事件之前的一段时间的经历,但可以形成新的记忆,一些非特异性脑疾患(脑震荡、电击等)和麻醉均可引起逆行性遗忘症。

三、学习和记忆有复杂的神经生物学机制

（一）中枢神经系统内有多个脑区参与学习和记忆过程

中枢神经系统有多个脑区与学习和记忆有密切关系,涉及大脑皮层联络区、海马及其邻近结构、杏仁核、丘脑和脑干网状结构等部位。

大脑皮层联络区指感觉区、运动区以外的皮层区域,这些区域间有广泛的纤维联系,可对各种信息加工处理,成为记忆的最后储存区域。可通过刺激或损毁这些区域不同部位,观察它们对记忆功能的影响。外科手术过程中,电刺激清醒病人的颞上回,病人反映似乎听到曾经听过的音乐演奏;电刺激颞叶皮层外侧表面,可诱发对往事的回忆。而电损毁联络区的不同部分,能产生各种选择性的遗忘症。海马及其邻近结构与学习和记忆的关系更为密切。临床观察发现,海马损伤可导致人类近期记忆的丧失;在对动物进行操作式条件反射训练过程中,海马的损毁使操作式条件反射的建立十分困难。海马也与空间位置的学习记忆有关。在水迷宫实验中,切

Notes

除海马的大鼠,空间位置的学习记忆能力明显受到损害。

学习与记忆还可能与新的突触联系的建立和脑的形态学改变有关。如生活在复杂环境中的大鼠的皮层较厚;而生活在简单环境中的大鼠的皮层较薄。说明学习和记忆活动较多的大鼠的大脑皮层比较发达,突触联系较多。

(二) 突触可塑性是学习和记忆的神经生理学基础

由于中枢神经元间的环路联系,即使传入冲动停止后,传出神经元的活动也不立即消失,即出现神经元活动的后发放(见第三十章),这可能是感觉性记忆的基础。通过神经元间形成的神经环路(如海马环路),传入信息在环路中循环运行,可使记忆保存较长的时间。

突触可塑性是学习和记忆的神经生理学基础,已得到许多学者的认同。突触可塑性包括习惯化、敏感化、长时程增强和长时程抑制等形式(见第三十章),它们发生在中枢神经系统的许多部位,尤其是与学习和记忆功能有关的海马等脑区。习惯化的发生是由于突触传递出现了改变,突触前末梢的神经递质释放量减少导致突触后电位减少,从而使反应逐渐减弱;敏感化是由于突触传递效能增强,突触前末梢的递质释放量增加;高频电刺激海马的传入纤维,可在海马记录到长时程增强现象,许多学者把长时程增强与学习记忆联系起来。在训练大鼠进行旋转平台的空间分辨学习过程中,记忆能力强的大鼠海马长时程增强反应强,而记忆能力差的大鼠长时程增强反应弱。

(三) 学习和记忆与脑内蛋白质的合成有关

从神经生物化学的角度来看,较长时间的记忆必然与脑内的物质代谢有关,尤其是与脑内蛋白质的合成有关。动物实验证明,在每次学习训练后的 5min 内,如果使动物接受麻醉、电击或低温处理,或给予阻断蛋白质合成的药物,则长时程记忆将丧失。如果将干预时间延长到每 4h 一次,则不影响长时程记忆的建立,表明蛋白质的合成是学习记忆过程中必不可少的物质基础。此外,脑内某些中枢神经递质含量变化也与学习和记忆有关。动物实验和临床研究发现,乙酰胆碱是加强学习记忆的重要递质。对老年人健忘症,可通过给予拟胆碱药而改善其记忆功能;正常人长期服用抗胆碱药可引起记忆减退。其他神经递质如儿茶酚胺、γ-氨基丁酸、血管升压素、催产素、脑啡肽等都可影响脑的学习和记忆功能。

第二节   大脑的语言功能

语言是人类相互交流思想和信息的通讯手段,语言的形成是人脑学习、思维活动的过程和结果,因此,它是人类独有的一种认知功能。人类左半球大脑皮层存在特殊的语言功能区,这些区域受损将引起相应的语言功能障碍。语言和其他认知功能体现了脑高级功能的复杂化,研究其神经机制将有助于我们对脑功能更深层次的理解。

一、语言功能涉及多个脑区及其之间的相互联系

左侧半球大脑皮层的许多部位涉及语言功能,其中两个重要的语言中枢早已被人们所认识。一个位于左额下回后部,与说话有关;另一个与听觉和视觉信息理解相关的中枢位于颞上回后端。它们的功能分别由法国神经病学家 Broca 和德国神经病学家 Wernicke 所发现,因此这两个区域一直分别被称为 Broca 区和 Wernicke 区。两个语言功能区之间通过弓状束实现其功能联系,这种功能联系在语言的加工过程中发挥作用。如当朗读课文时,文字的形象通过视觉系统到达视皮层,然后经顶叶-颞叶-枕叶的联合皮层角回(39 区)传至 Wernicke 语言区(22 区),视觉信息在 Wernicke 区加工后形成声音模式,再经弓状束到达 Broca 语言区(45 区),最后传至控制唇、舌、喉器官运动的相关皮层运动区,启动唇、舌、喉的运动而发声,读出文字。这一表达视觉信息的整个信号加工传递过程如图 35-2 中所示的顺序进行。如果要重复别人的讲话,文字的

Notes

声音首先通过听觉器官加工成神经信号,该信号经内侧膝状体到达听皮层,然后以与上述视觉信息传递的相同途径到达 Wernicke 区,文字的声音信号在 Wernicke 区加工后被理解,并经弓状束到达 Broca 语言区,变成与语言运动相关的信息,再传到皮质运动区。由于 Wernicke 区-弓状束-Broca 区神经通路是表达视觉和听觉信息的共同途径,据此,Wernicke 提出了脑内这一语言加工模型,后来美国学者 Geschwind 对这一模型进行了补充,形成 Wernicke-Geschwind 模型,并在临床上得到广泛应用,以解释一些失语症现象。但该模型的应用也具有一定限制,例如通常所见的 Broca 失语和 Wernicke 失语的严重程度与超过此两区的损伤范围多少有关;另外,失语症涉及的范围不仅限于该模型中的两个区域,还与皮质下结构有关。因此,皮层加工语言的机制要比 Wernicke-Geschwind 模型所提出的复杂。

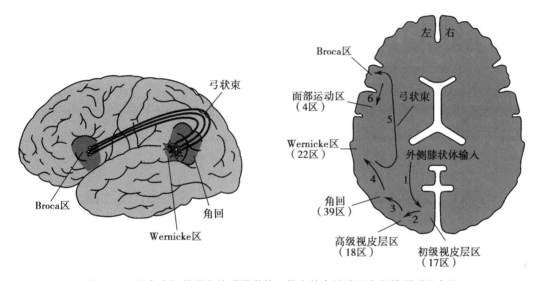

图 35-2　语言中枢传递和处理视觉传入信息的有关脑区和纤维联系示意图

大脑皮层不同的语言功能区损伤后,可引起相应的语言功能障碍。根据损伤部位、失语病人的临床特征,可将语言功能障碍分为不同类型。损伤皮层颞上回后部,可引起感觉失语症(sensory aphasia),病人能说话和书写,也能看懂文字,听清别人的发音,但听不懂别人的谈话,因此不能回答别人提出的问题。皮层中央前回底部前方的 Broca 区受损可引起运动失语症(motor aphasia),病人可看懂文字,能听懂别人的谈话,与发音有关的肌肉并不麻痹,但自己却不会说话,失掉语言的组织搭配能力。损伤角回的病人,视觉、书写、说话和对别人谈话的理解均正常,但看不懂文字的含义,称失读症(alexia)。损伤额中回后部接近中央前回的手代表区,可引起失写症(agraphia),病人能听懂别人谈话,能看懂文字,也会说话,手部的运动正常,但不会书写。损伤左侧颞叶后部或 Wernicke 区,可引起流畅失语症(fluent aphasia),病人的语言输出是流畅的,但言不达意,对语言的理解能力有明显缺陷;还有一种流畅失语症的表现是语言的输出和对语言的理解都正常,仅是对部分词不能很好地组织或不能想起来,也称传导失语症(conduction aphasia)(图 35-3)。临床有些严重失语症可同时出现多种语言功能障碍,因此,语言活动的完整功能与皮层的广泛区域有关,并且各区域的功能是密切相连的。

二、左侧大脑半球为语言功能的优势半球

人体的大脑左右半球具有不同的高级功能优势。左侧大脑半球为语言活动功能的优势半球,右侧为非语词认识功能的优势半球,这反映了人类两侧大脑半球的功能是不对称的。一侧优势现象与遗传有一定关系,此外主要与后天生活实践有关,如语言的优势半球在左侧皮层,这与人类习惯使用右手有密切关系。人类的语言左侧优势自 10～12 岁起逐步建立,此前如发生

Notes

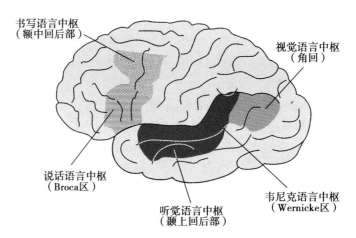

书写语言中枢
（额中回后部）

视觉语言中枢
（角回）

说话语言中枢
（Broca区）

听觉语言中枢
（颞上回后部）

韦尼克语言中枢
（Wernicke区）

图 35-3 大脑皮层与语言功能有关的主要区域

左半球损伤，尚有可能在右半球再建立起语言中枢。当发育为成年人后，左侧优势已经形成，如果发生左半球损伤，则很难在右半球建立新的语言中枢。实际上，语言功能一侧优势的概念不是绝对的，最终语言功能的实现有赖于两侧半球的相互协调，因为语言和思维不仅需要抽象思维和分析，而且还需要形象思维和综合；不单需要语音的辨认，还需要语调的区分等，而形象思维和综合、语调的区分等功能主要以右半球为优势半球，两侧大脑半球不同认知功能所具有的优势在语言的加工中可以互补。此外，正常人不仅能说出在右侧视野中出现的物体的名称，也能对出现在左侧视野中的物体说出其名称，这是通过胼胝体联合纤维将两侧半球的功能联系起来的结果，也说明左右半球是互通信息、互相配合来实现语言功能。

两侧大脑半球对认知功能的优势现象，还可通过裂脑（split brain）实验研究加以证明。临床上对严重癫痫发作病人，为了防止癫痫活动从一侧大脑半球扩散到另一侧，可以施行手术切断胼胝体和前联合，称为裂脑。在裂脑的病人中，可以观察看到每侧半球的独特功能。除能观察到所讨论过的语言中枢在左侧半球外，也能看到右侧大脑皮层在非语词性的认识功能上的优势。右侧大脑皮层顶叶损伤的病人常表现穿衣失用症（aprama），患者虽没有肌肉麻痹，但穿衣困难；右侧大脑半球后部（颞中叶）的病变常发生视觉认识障碍，患者不能辨认别人的面部，甚至不认识镜子里自己的容貌，并伴有对颜色、物体和地点的认知障碍，只能依据语音来辨认熟人，称为面容失认症（prosopagnosia）。所以，人脑两侧半球在高级功能上各有其优势，左脑是语言、符号、文字、逻辑思维等功能占优势，右脑是绘画、音乐和直观、综合、形象思维等功能占优势。根据优势半球的特点，科学地开发脑的功能，保持左右脑功能的均衡，可大大提高人的工作和学习效率。

（赵 华）

参考文献

1. 韩济生. 神经科学. 第 3 版. 北京：北京医科大学出版社，2009
2. 关新民. 医学神经生物学. 北京：人民卫生出版社，2002
3. 吕国蔚. 医学神经生物学. 第 2 版. 北京：高等教育出版社，2004
4. 姚泰. 生理学. 第 2 版. 北京：人民卫生出版社，2010
5. 朱大年，王庭槐. 生理学. 第 8 版. 北京：人民卫生出版社，2013
6. Guyton AC, Hall JE. Textbook of Medical Physiology. 12th ed. Philadelphia：Saunders，2011
7. Nicholls JG, Martin AR, Fuchs PA, et al. From Neuron to Brain. 5th ed. Sunderland：Sinauer Associates Inc，2011
8. Bear MF, Connors BW, Paradiso MA. Neuroscience：Exploring the Brain. 3rd ed. Philadelphia：Lippincott Willianms & Wilkins Inc，2006

Notes

第十篇　内分泌和生殖

第三十六章　内分泌概论

第三十七章　下丘脑与垂体的内分泌

第三十八章　甲状腺的内分泌和钙磷代谢的内分泌
　　　　　　调节

第三十九章　胰岛的内分泌

第四十章　　肾上腺的内分泌

第四十一章　性腺的内分泌与生殖

第四十二章　其他组织器官的内分泌

第三十六章　内分泌概论

内分泌系统是机体的功能调节系统,通过分泌激素发布调节信息,全面调控与个体生存密切相关的基础功能活动,如维护组织细胞的新陈代谢,调节生长、发育、生殖及衰老过程等。内分泌系统与神经系统、免疫系统的调节功能相辅相成,组成神经-内分泌免疫调节网络,分别从不同的方面调节和维持机体的内环境稳态。

第一节　内分泌与内分泌系统

一、内分泌是机体发布化学性调节信息的一种方式

分泌是腺上皮组织的基本功能,其分泌表现为外分泌和内分泌两种方式。外分泌(exocrine)是腺泡细胞产生的物质通过导管分泌到体内管腔或体外的分泌形式,如胰腺等消化腺将消化液分泌到消化管腔内发挥作用,汗腺将汗液分泌到体外,这些腺体统称外分泌腺。内分泌(endocrine)是指腺细胞将所产生的物质,即激素直接分泌到体液中,并以血液等体液为媒介对靶细胞产生调节效应的一种分泌形式,具有这种功能的细胞则称为内分泌细胞(endocrine cell)。典型的内分泌细胞集中位于垂体、甲状腺、甲状旁腺、肾上腺、胰岛等,形成内分泌腺(endocrine gland)。内分泌腺体的分泌过程不需要类似外分泌腺的导管结构,因此也称无管腺。此外,神经元、心肌、血管内皮、肝、肾、脂肪细胞以及免疫细胞等非典型的内分泌细胞也可产生激素。内分泌从表面看是一种分泌形式,但就其作用内涵而言是机体通过分泌激素发布调节信息的整合性功能活动。

激素(hormone)是由内分泌腺或器官组织的内分泌细胞所合成和分泌,以体液为媒介,在细胞之间递送调节信息的高效能生物活性物质。经典概念认为,激素通过血流将所携带的调节信息递送至机体远处的靶细胞,实现长距细胞通讯(long-distance cell communication),因此内分泌也称远距分泌(telecrine,或血分泌 hemocrine)。但现代研究表明,充当远程信使不再是激素传输调节信息的唯一途径,激素还可通过旁分泌(paracrine)、神经分泌(neurocrine)、自分泌(autocrine)甚至内在分泌(intracrine)和腔分泌(solinocrine)等短距细胞通讯(local-distance cell communication)方式传递信息(图 36-1/见文末彩图 36-1,表 36-1)。就细胞通讯而言,激素与其他非内分泌细胞所分泌的生物活性物质,如神经元释放的神经递质,免疫细胞分泌的细胞因子等同为信号分子(signaling molecule),在调节活动中充当化学信使的基本属性无本质差异,它们之间的界限也并不像过去那样绝对。如促甲状腺激素释放激素可视为神经激素,也可看作神经递质,所以也像神经系统其他多肽类物质一样,被归入神经肽。

多数内分泌细胞通常只分泌一种激素,但也有少数可合成和分泌多种激素,如腺垂体的促性腺激素细胞可分泌卵泡刺激素和黄体生成素。同一内分泌腺也可以合成和分泌多种激素,如腺垂体;同一种激素又可由多部位组织细胞合成和分泌,如生长抑素分别可在下丘脑、甲状腺、胰岛、肠黏膜等部位合成和分泌。

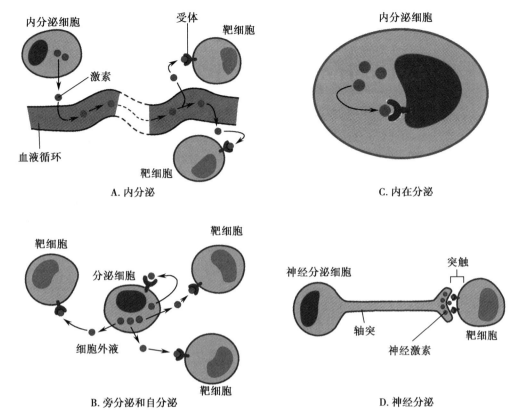

图 36-1　激素在细胞间传递信息的主要方式

表 36-1　激素传递信息的主要方式

激素传递信息的方式	定　义	实　例
内分泌	激素被分泌入血后,经血流运输至远隔部位的靶组织发挥作用	多数经典内分泌腺和非内分泌器官分泌的激素经血流运输发挥作用
旁分泌	激素被分泌至细胞外后,经组织液扩散而作用于临近靶细胞	女性激素在卵巢局部的作用;胰高血糖素在胰腺局部刺激胰岛 B 细胞分泌胰岛素
自分泌	激素被分泌后原位作用于分泌该激素的细胞;甚至可以不释放、直接在分泌该激素的细胞内发挥作用。后者又称为内在分泌或胞内分泌	胰岛 B 细胞分泌的胰岛素可抑制 B 细胞自身的分泌功能;肾上腺髓质分泌的儿茶酚胺类激素可抑制自身合成酶的活性
神经分泌	某些神经元可以合成激素,后者可沿轴突借轴浆流运送至末梢而释放入血液,经血液输送发挥作用	下丘脑有许多神经细胞既能产生和传导冲动,又能合成和释放一些肽类激素,后者通过垂体门脉系统作用于腺垂体
腔分泌	激素可直接释放到体内管腔中发挥作用	某些胃肠激素可以直接分泌到胃肠道内发挥效应
内在分泌	激素不分泌到细胞外,直接与细胞内受体结合发挥作用	某些甾体激素直接与细胞内受体结合发挥效应

二、内分泌系统是机体重要的调节系统

内分泌系统(endocrine system)由经典的内分泌腺与能产生激素的功能器官及组织共同构成,是发布信息整合机体功能的调节系统。内分泌系统可感受内、外环境的刺激,最终通过作为化学信使的激素产生相应的调节效应。尽管激素原本含有"刺激"之意,但就整体而言,激素既产生兴奋性效应,也能产生抑制性效应,根据需要从两方面整合机体功能活动,以适应多变的内、外环境。如血管升压素、醛固酮和心房钠尿肽都是直接调节肾脏泌尿功能的激素,前二者分别促进肾脏重吸收水和 Na^+,保留细胞外液量;而后者却产生相反的调节效应,与前二者的作用相抗衡,三者共同维护循环血量的相对稳定。

内分泌系统通过激素发挥调节作用。现代概念认为,激素主要来源于以下三个方面:①经典内分泌腺体,如垂体、甲状腺、甲状旁腺、胰岛、肾上腺、性腺等(图 36-2),这些腺体分泌的激素种类有限,仅数十种(表 36-2);②非内分泌腺器官的分泌,包括脑、心、肝、肾、胃肠道等器官的一些细胞除自身所固有的特定功能外,还兼有内分泌功能,如心肌细胞除了收缩功能外,还能生成心房钠尿肽、尿皮素等参与心肌保护、循环血量等的调节(表 36-3);③在一些组织器官中转化而生成

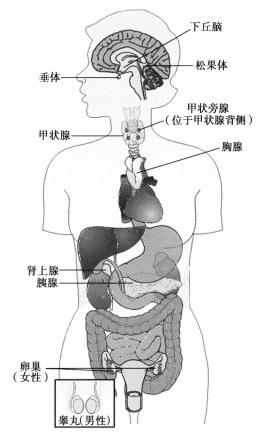

图 36-2　人体主要的内分泌腺体

的激素,如血管紧张素 I 和 1,25-二羟维生素 D_3 分别在肺和肾组织转化为具有生物活性的激素。

表 36-2　经典内分泌腺体及其所分泌的主要激素

内分泌腺体		主 要 激 素
垂体	腺垂体	促甲状腺激素、促肾上腺皮质激素、卵泡刺激素、黄体生成素、生长激素、催乳素、促脂素、β-内啡肽、黑素细胞雌激素
	神经垂体	血管升压素(即抗利尿激素)、缩宫素
松果体		褪黑素、8-精缩宫素
甲状腺		甲状腺素、三碘甲腺原氨酸、降钙素
甲状旁腺		甲状旁腺激素
胰岛		胰岛素、胰高血糖素、生长抑素、胰多肽、促胃液素、血管活性肠肽、淀粉素
肾上腺	皮质	皮质醇、醛固酮、雄激素
	髓质	肾上腺素、去甲肾上腺素、肾上腺髓质素
性腺	卵巢	雌二醇、孕酮、抑制素、激活素、松弛素
	睾丸	睾酮、抑制素、激活素

Notes

表 36-3　非经典内分泌腺体(细胞)及其所分泌的部分激素

组织器官	分泌激素
下丘脑	促甲状腺激素释放激素、促肾上腺皮质激素释放激素、促性腺激素释放激素、生长激素抑制激素、生长激素释放激素、催乳素释放因子、催乳素抑制激素、黑素细胞刺激素释放因子、黑素细胞刺激素抑制因子
心血管系统	心房钠尿肽、内皮素、一氧化氮、硫化氢
肝脏	胰岛素样生长因子-1、25-羟维生素 D_3
胃肠道	促胃液素、缩胆囊素、促胰液素、血管活性肠肽
肾脏	促红细胞生成素,1,25-二羟维生素 D_3
胎盘	人绒毛膜促性腺激素、人绒毛膜生长激素

激素对机体整体功能的调节作用大致可归纳为以下几个方面:①维持机体稳态:激素参与调节水、电解质和酸碱平衡以及维持体温和血压相对稳定等过程,还直接参与应激等,与神经系统、免疫系统协调、互补,全面调整机体功能,适应环境变化。②调节新陈代谢:多数激素都参与调节组织细胞的物质中间代谢和能量代谢,维持机体的营养和能量平衡,为机体的各种生命活动奠定基础。③促进生长发育:促进全身组织细胞的生长、增殖和分化,参与细胞凋亡过程等,调节各系统器官的正常生长发育和功能活动。④调节生殖过程:促进生殖器官的正常发育成熟和生殖的全过程,维持生殖细胞的生成直到妊娠和哺乳过程,以保证个体生命的绵延和种系的繁衍。

三、内分泌与神经及免疫系统组成维持机体内环境恒定的调节网络

在内分泌概念提出后的二十多年中,人们曾一直认为内分泌系统和神经系统分别作为各自独立的调节系统而调节机体各系统的功能活动。1928 年,德国科学家 Scharrer 发现硬骨鱼的下丘脑神经细胞具有内分泌细胞的特征,并最先提出神经内分泌的概念,之后的众多研究工作逐渐证实神经系统与内分泌系统活动之间具有紧密联系和相互作用。免疫系统则是机体能识别"异己"的抗原,并能作出精确应答和保留记忆反应的功能系统。随着免疫学的迅速发展,人们发现内分泌、神经和免疫系统能够共享某些信息分子和受体,并且都通过相似的细胞信号转导途径发挥作用。1977 年,Besedovsky 提出了神经-内分泌-免疫网络(neuroendocrine-immune network)的概念。这三个系统各司其职,又相互调节、优势互补,形成了完整而精密的调节网络,通过感受内外环境的各种变化,全面加工、处理、储存信息,共同整合机体功能,维持内环境稳态,从而确保机体生命活动的运行。在这个调节网络中任何一个环节的失调,都会明显影响其他系统的功能,最终导致相关疾病的发生。

(一) 内分泌与神经和免疫系统存在着的相互作用

1. 内分泌系统与神经系统的相互作用　神经内分泌的概念虽然在 1928 年就提出来了,但是一直到 20 世纪 50 年代才得到公认。目前已确定的神经激素(neurohormone),即由神经元分泌的激素已达数十种。在中枢神经系统,下丘脑是神经和内分泌的整合中枢,下丘脑的神经内分泌大细胞和小细胞具有分泌激素的作用,这些激素作用于腺垂体,调节腺垂体中激素的合成和分泌。下丘脑则受到了来自多个脑区的神经纤维的支配,腺垂体、内分泌腺和散在的内分泌细胞也接受神经系统的支配。例如,甲状腺接受自主神经的支配,交感神经兴奋可引起甲状腺激素释放,而副交感神经则起抑制作用。许多分泌胃肠激素的细胞,如分泌胃泌素的 G 细胞和分泌胰岛素的胰岛 B 细胞,都接受交感和迷走神经的双重支配。

Notes

反之,内分泌激素也能影响神经系统的功能。目前已证明神经细胞可分泌一些具有激素样作用的物质。例如,促甲状腺激素释放激素除了作为下丘脑分泌的激素控制腺垂体分泌促甲状腺激素外,还广泛分布于其他脑区,参与抗抑郁、促觉醒、促运动和升体温等神经调节活动。还有许多激素可调节突触传递的效率,使神经调节功能更加准确和高效。例如,血管紧张素Ⅱ可促进支配血管的交感神经末梢释放去甲肾上腺素,加强血管收缩;而前列腺素 E$_2$ 则能抑制交感神经末梢释放去甲肾上腺素,并降低血管平滑肌对去甲肾上腺素和血管紧张素的敏感性,从而发挥对血压的精细调节。

2. 内分泌系统与免疫系统的相互作用　在发现切除垂体可引起胸腺萎缩之后,大量动物实验证实内分泌和免疫系统之间有着相互作用。当机体受到细菌、病毒、肿瘤及其他抗原刺激时,免疫系统被激活,免疫细胞分泌细胞因子和肽类激素等,这些因子可作用于下丘脑,影响下丘脑及垂体激素的分泌。免疫细胞产生的因子也可直接调节垂体、甲状腺、胰腺、肾上腺和性腺等,影响这些腺体的激素分泌。如胸腺素也能刺激垂体促进其释放促肾上腺皮质激素;免疫细胞分泌的白介素-1(Interleukin-1,IL-1)不仅能活化 T 淋巴细胞,还能刺激下丘脑促肾上腺皮质激素释放激素的释放,后者促使促肾上腺皮质激素水平升高,维持皮质醇的分泌;IL-1 还可刺激胰岛 B 细胞分泌胰岛素等。此外,免疫细胞还能合成和释放一些原本由神经细胞产生的神经激素或者神经递质,如促肾上腺皮质激素和肾上腺素等,这些激素再影响到机体其他组织器官的功能。内分泌对免疫系统的影响则表现为激素具有调节免疫功能的作用,如生长抑素、促肾上腺皮质激素、糖皮质激素、性激素等具有免疫抑制作用,能使淋巴细胞的增殖能力减弱、减少抗体生成和抑制吞噬功能等。另一些激素如生长激素、缩宫素、催乳素、甲状腺激素等具有免疫增强作用,可以促进淋巴细胞的增殖能力,使抗体生成增加,还可促使巨噬细胞活化、吞噬能力增强。尤其是生长激素,具有广泛的免疫增强作用,生长激素缺乏会导致机体免疫功能减退。

(二) 神经-内分泌-免疫调节网络对机体内环境恒定至关重要

目前的研究表明,神经、内分泌、免疫三大系统既各司其职,又相互调节、相互制约,构成了一个复杂的网络以保持机体内环境稳定,成为机体稳态的整合和调控系统。该网络中任何环节的紊乱均不可避免地影响其他系统的功能,导致相关疾病的产生,因此,深入地研究神经、内分泌、免疫网络中共有的信号分子如细胞因子、激素和神经递质的作用及其机制则有助于认识肿瘤、代谢综合征、自身免疫性疾病等的发病机制和衰老的本质。

神经、内分泌和免疫系统之间的调节环路可分为长环路反馈(long-loop feedback)和短环路反馈(short-loop feedback)两种类型。长环路反馈是指免疫系统受到的刺激导致免疫源性介质释放,后者再作用于远隔部位的神经内分泌组织,并影响其功能。在这些环路中有的构成了轴系的调节,如下丘脑-垂体-肾上腺(性腺、甲状腺)-免疫轴。短环路反馈主要表现为各种因子在组织局部的相互作用,如免疫源性介质和神经内分泌产生的因子在被释放的组织中以旁分泌和自分泌方式相互调节。

第二节　激素分类及激素的特点

一、激素的分子形式多样

激素分子形式多样,种类复杂。激素的化学性质决定了其对靶细胞的作用方式。根据激素的化学结构将其分为胺类、多肽与蛋白质类和脂类激素三大类(图36-3,表36-4)。肽与蛋白质类激素和大多数胺类激素属于含氮类亲水性激素,是与靶细胞膜受体结合而对靶细胞产生调节效应;类固醇激素和甲状腺激素等亲脂性激素可直接进入靶细胞内发挥作用。

Notes

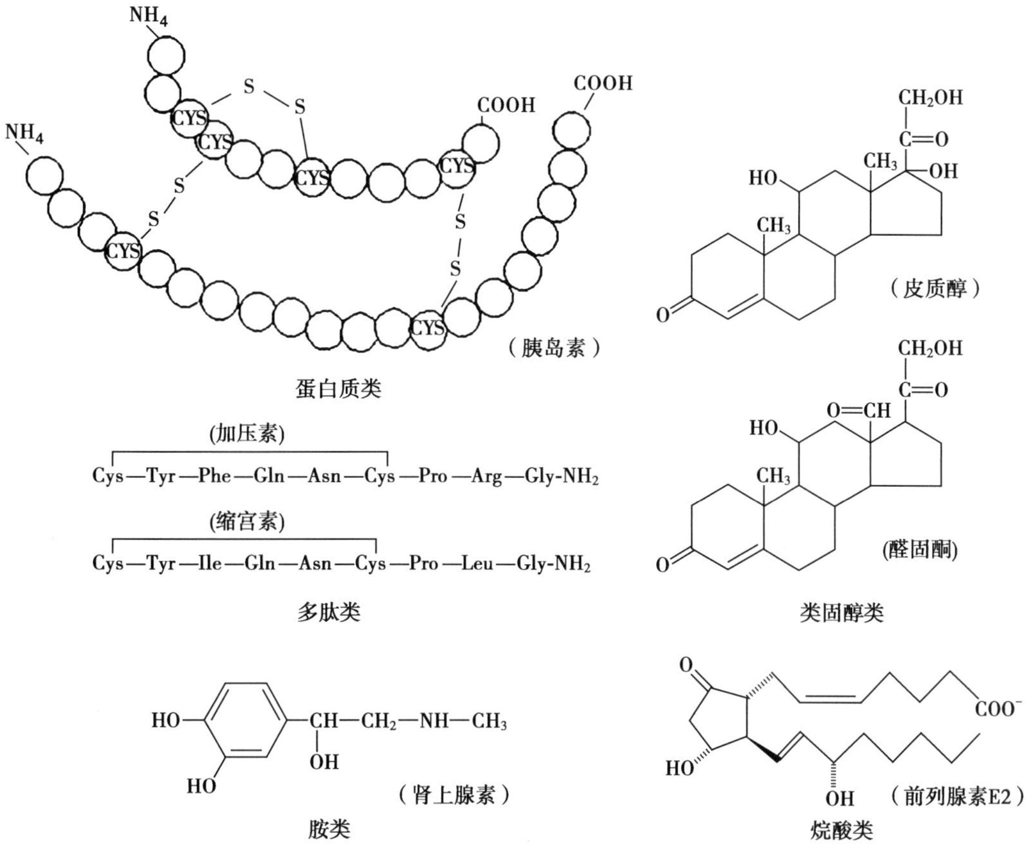

蛋白质类（胰岛素）

（皮质醇）

（醛固酮）

类固醇类

（加压素）
Cys—Tyr—Phe—Gln—Asn—Cys—Pro—Arg—Gly-NH₂

（缩宫素）
Cys—Tyr—Ile—Gln—Asn—Cys—Pro—Leu—Gly-NH₂

多肽类

（肾上腺素）

胺类

（前列腺素E2）

烷酸类

图 36-3　各类激素分子的基本化学结构

表 36-4　激素的主要来源与化学性质

腺体/组织	激素中文名称	激素英文名称(缩写)	化学性质
下丘脑	促甲状腺激素释放激素	thyrotropin-releasing hormone(TRH)	肽类
	促性腺激素释放激素	gonadotropin-releasing hormone(GnRH)	肽类
	生长激素抑制激素(生长抑素)	growth hormone-inhibiting hormone(GHIH)，somatostatin(SS)	肽类
	生长激素释放激素	growth hormone -releasing hormone(GHRH)	肽类
	促肾上腺皮质激素释放激素	corticotropin-releasing hormone(CRH)	肽类
	催乳素释放因子	prolactin-releasing factors(PRF)	肽类
	催乳素抑制因子	prolactin-inhibiting factors(PIF)	胺类/肽类
	血管升压素/抗利尿激素	Vasopressin(VP)/antidiuretic hormone(ADH)	肽类
	缩宫素	oxytocin(OT)	肽类
腺垂体	生长激素	growth hormone(GH)	肽类
	催乳素	prolactin(PRL)	肽类
	促甲状腺激素	thyrotropin(TSH)	蛋白质类
	促肾上腺皮质激素	adrenocorticotropic hormone(ACTH)	肽类
	卵泡刺激素	follicle stimulating hormone(FSH)	蛋白质类
	黄体生成素/间质细胞刺激素	luteinizing hormone(LH)/interstitial cell stimulating hormone(ICSH)	蛋白质类

Notes

续表

腺体/组织	激素中文名称	激素英文名称(缩写)	化学性质
松果体	褪黑素	melatonin(MT)	胺类
	8-精缩宫素	vasotocin(AVT)	肽类
甲状腺	甲状腺素	thyroxine(T4)	胺类
	3,5,3′-三碘甲腺原氨酸	3,5,3′-triiodothyronine(T3)	胺类
	降钙素	calcitonin(CT)	肽类
甲状旁腺	甲状旁腺激素	parathyroid hormone(PTH)	肽类
胸腺	胸腺素	thymosin	肽类
胰岛	胰岛素	insulin	蛋白质类
	胰高血糖素	glucagon	肽类
肾上腺皮质	皮质醇	cortisol	类固醇类
	醛固酮	aldosterone(Ald)	类固醇类
肾上腺髓质	肾上腺素	Adrenaline,epinephrine	胺类
	去甲肾上腺素	Noradrenaline(NA)/norepinephrine(NE)	胺类
睾丸	睾酮	testosterone(T)	类固醇类
	抑制素	inhibin	蛋白质类
卵巢	雌二醇	estradiol(E$_2$)	类固醇类
	孕酮	progesterone(P)	类固醇类
	松弛素	relaxin	肽类
胎盘	绒毛膜生长激素	chorionic somatomammotropin(CS)	肽类
	绒毛膜促性腺激素	chorionic gonadotropin(CG)	肽类
心脏	心房钠尿肽	atrial natriuretic peptide(ANP)	肽类
血管内皮	内皮素	endothelin(ET)	肽类
肝脏	胰岛素样生长因子	insulin-like growth factors(IGFs)	肽类
肾脏	钙三醇/1,25-二羟胆钙化醇/1,25-二羟维生素 D$_3$	Calcitriol/1,25-dihydroxycholecalciferol/1,25-dihydroxy vitamin D$_3$	固醇类
胃肠道	促胰液素	secretin	肽类
	缩胆囊素	cholecystokinin(CCK)	肽类
	促胃液素	gastrin	肽类
血浆	血管紧张素Ⅱ	angiotensin Ⅱ(Ang Ⅱ)	肽类
脂肪组织	瘦素	leptin	肽类
各种组织	前列腺素	prostaglandins(PGs)	廿烷酸

（一）胺类激素为氨基酸的衍生物

胺类激素（amine hormones）多为氨基酸的衍生物，生成过程比较简单。如属于儿茶酚胺（catecholamine）的肾上腺素等由酪氨酸经酶修饰而成；甲状腺激素为由甲状腺球蛋白分子裂解而来的含碘酪氨酸缩合物；褪黑素是以色氨酸为原料合成。儿茶酚胺类激素在分泌前通常储存在胞内分泌颗粒中。儿茶酚胺类激素水溶性强，与靶细胞膜受体结合而发挥作用。同属胺类激素的甲状腺激素则是以甲状腺胶质的形式大量储存在细胞外的甲状腺滤泡腔。与其他胺类激素不同的是,甲状腺激素脂溶性强,与细胞内受体结合发挥作用。

（二）多肽和蛋白质类激素种类繁多且分布广泛

多肽与蛋白质类激素(peptide and protein hormones)包括从最小的三肽分子到由近200个氨基酸残基组成的多肽链。这类激素种类繁多、分布广泛,其合成遵循蛋白质合成的一般规律,先合成激素前体分子,再经酶切加工而生成激素,且往往经高尔基复合体进行糖基化等修饰后包装储存在囊泡中。多肽和蛋白质类激素属于亲水激素(hydrophilic hormone),主要通过与靶细胞膜受体结合而发挥作用。下丘脑、垂体、甲状旁腺、胰岛、胃肠道等部位分泌的激素大多属于此类。

（三）脂类激素主要从胆固醇和脂肪酸衍生而来

脂类激素(lipid hormones)指以脂质为原料合成的激素,主要为类固醇激素(steroid hormones)和脂肪酸衍生的生物活性廿烷酸类(eicosanoids)物质。

1. 类固醇激素　类固醇激素(steroid hormone)因其共同前体是胆固醇而得名,其典型代表是孕酮、醛固酮、皮质醇、睾酮、雌二醇和胆钙化醇(图36-4)。其中,前五种激素分子结构均为17碳环戊烷多氢菲母核(四环结构)加上一些侧链分支,故也被称为甾体激素。类固醇激素合成的过程十分复杂,不同细胞所含酶系的差异使得中间产物不尽相同。类固醇激素的分子量小,且因属于亲脂激素(lipophilic hormone),所以血液中95%以上的类固醇激素与相应的运载蛋白结合而运输。此类激素多直接与胞质或核受体结合引起调节效应。钙三醇(calcitriol)即1,25-二羟维生素 D_3,因其四环结构中的 B 环被打开,故也称固醇激素(sterol hormones)。

2. 脂肪酸衍生物　脂肪酸衍生物主要指廿烷酸类(eicosanoid),其为含18、20和22碳的多

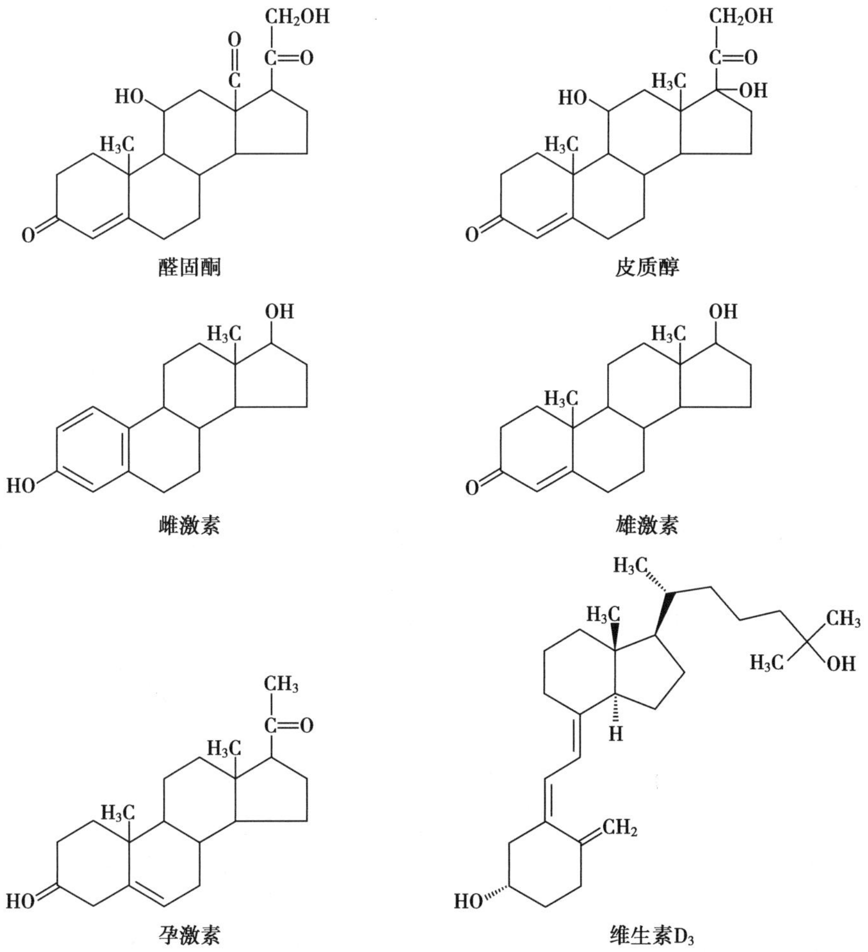

醛固酮

皮质醇

雌激素

雄激素

孕激素

维生素D_3

图 36-4　类固醇激素的化学结构

不饱和脂肪酸一类的化合物。这类激素包括由花生四烯酸(arachidonic acid)转化而成的前列腺素族(prostaglandins,PG)、血栓素类(thromboxanes,TX)和白细胞三烯类(leukotrienes,LT)等。它们均可作为短程信使参与细胞活动调节,因而也被视为激素。这类物质的合成原料来源于细胞的膜磷脂,所以几乎所有组织细胞都能生成,它们既可通过细胞膜受体也可通过胞内受体发挥作用。

二、激素与靶细胞上的特异性受体结合后产生生物学效应

激素对靶细胞产生调节作用主要经历以下几个环节:①受体识别:靶细胞受体从细胞外液中众多化学物质中识辨出能与之结合的激素;②信号转导:激素与靶细胞的特异性受体结合,启动细胞内信号转导系统;③细胞反应:激素诱导终末信号改变细胞固有功能,即产生调节效应;④效应终止:通过多种机制终止激素所诱导的细胞生物反应。

(一)激素受体位于细胞膜或细胞内

激素受体位于靶细胞膜或细胞内(包括胞质和胞核内),大多数激素受体都是大分子蛋白质。激素对靶细胞作用的实质就是通过与相应受体结合,启动靶细胞内一系列信号转导程序,最终改变细胞的活动状态,引起该细胞固有的生物效应。依据激素作用的机制,可将激素分成Ⅰ组与Ⅱ组两大组群(表36-5)。

表36-5　以细胞作用机制归类的部分激素

作用机制归类	激素实例
Ⅰ组激素——与胞内受体结合的激素	皮质醇、醛固酮、孕激素、雄激素、雌激素、钙三醇、甲状腺素、三碘甲腺原氨酸
Ⅱ组激素——与膜受体结合的激素	
A. G蛋白耦联受体介导作用的激素	
a. 以cAMP为第二信使的激素	促肾上腺皮质激素释放激素、生长激素抑制激素、促甲状腺激素、促肾上腺皮质激素、卵泡刺激素、黄体生成素、胰高血糖素、黑素细胞刺激素、促脂素、血管升压素、绒毛膜促性腺激素、阿片肽、降钙素、甲状旁腺激素、血管紧张素Ⅱ、儿茶酚胺(β肾上腺素能、α肾上腺素能)
b. 以IP3、DG、Ca^{2+}为第二信使的激素	促性腺激素释放激素、促甲状腺激素释放激素、血管升压素、缩宫素、儿茶酚胺、血管紧张素Ⅱ、促胃液素、血小板衍生生长因子
B. 以酶联型受体介导作用的激素	
a. 以酪氨酸激酶受体介导	胰岛素、胰岛素样生长因子(IGF-1、IGF-2)、血小板衍生生长因子、上皮生长因子、神经生长因子
b. 以酪氨酸激酶结合型受体介导	生长激素、催乳素、缩宫素、促红细胞生成素、瘦素
c. 以鸟苷酸环化酶受体介导(以cGMP为第二信使)	心房钠尿肽、一氧化氮(受体在胞质)

膜受体蛋白的胞外域含有多种糖基结构,是识别与结合激素的位点。激素分子和膜受体的胞外域均含有许多功能基团,相互作用后可发生立体构型的改变。激素和受体可相互诱导而改变各自的构象以适应对方,这是激素与受体发生专一性结合的基础。激素与受体的结合力称为亲和力(affinity)。受体对激素的亲和力通常与激素的生物作用一致,但激素的类似物也可与受体结合,竞争性地阻碍激素与相应受体的结合,从而阻断激素产生正常的生物效应。亲和力还可随生理条件的变化而变化,如在动物性周期的不同阶段,卵巢颗粒细胞的卵泡刺激素受体的

Notes

亲和力是变化的。同时,激素与受体结合时,其邻近受体的亲和力也可出现增高或降低的现象。此外,激素还可调节相应受体的数量。高浓度的激素可使相应受体数量减少的现象称为减衰调节(简称下调,down-regulation),如长期使用大剂量胰岛素不仅导致相应受体的亲和力降低,而且受体的数量也减少;当减量使用胰岛素后,受体的数量和亲和力又可恢复。许多激素,如促甲状腺激素、绒毛膜促性腺激素、黄体生成素、卵泡刺激素等都存在高浓度作用后可下调相应受体的现象。相反,低浓度的激素可使相应受体数量增多的现象则称为增量调节(简称上调,up-regulation),如催乳素、卵泡刺激素、血管紧张素等都可产生上调现象。正是由于激素可以调节靶细胞上的受体数量、使受体的合成与降解保持动态平衡,因而靶细胞对激素的敏感性与反应强度得以维持相对稳定。

（二）激素的膜受体有多种类型且信号转导的方式多样

膜受体是一类跨膜蛋白质分子。根据膜受体蛋白质分子跨膜次数可分为七次跨膜受体和单次跨膜受体,前者主要指 G 蛋白耦联受体,后者则包括酪氨酸激酶型受体、酪氨酸激酶相关受体和鸟苷酸环化酶型受体等。膜受体与表 36-5 所列的 II 组激素结合,激活后相继通过细胞内不同的信号通路产生调节效应。

1965 年 Sutherland 学派提出第二信使学说(second messenger hypothesis),该学说认为:①携带调节信息的激素作为第一信使,先与靶细胞膜中的特异受体结合;②激素与受体结合后,激活细胞内腺苷酸环化酶;③在 Mg^{2+} 存在的条件下,腺苷酸环化酶催化 ATP 转变成 cAMP;④cAMP 作为第二信使,继续使胞质中无活性的蛋白激酶等下游功能蛋白质逐级磷酸化,最终引起细胞的生物效应。第二信使学说的提出极大地推动了对激素作用机制的深入研究。此后的研究又加深了人们对细胞跨膜信号转导过程的认识,提出了由 G 蛋白耦联受体介导的跨膜信号转导、酶耦联受体介导的信号转导等多种细胞内信号传递方式,也发现除 cAMP 外,细胞内还有 cGMP、三磷酸肌醇(IP_3)、二酰基甘油(DAG)以及 Ca^{2+} 等第二信使。但也有一些膜受体介导的反应过程中没有明确的第二信使产生。

1. G 蛋白耦联受体介导的信号通路　G 蛋白耦联受体(G protein coupled receptor,GPCR)是一个膜蛋白的超家族,目前已确认约 100 余种。受体肽链的氨基端在膜外,胞外域可识别和结合受体;羧基端在胞内,参与 G 蛋白的活化(图 36-5)。体内大多数亲水性激素,如表 36-5 所列 II 组中 A 和 C 亚组的激素,均经 G 蛋白耦联受体介导发挥调节作用。此类膜受体在与相应激素结合后,先活化 G 蛋白,再调节效应器蛋白(effector protein)的活性。G 蛋白调控的效应蛋白主要有腺苷酸环化酶(adenylyl cyclase,AC)、磷酸二酯酶(phosphodiesterase,PDE)、磷脂酶 C(phospholipase C,PLC)和磷脂酶 A_2(phospholipase A_2,PLA)以及离子通道等。如果效应蛋白是酶,则能改变细胞第二信使类物质的浓度,进而使与第二信使相关的蛋白激酶活性发生变化,进一步引起下游一系列功能蛋白质活性的改变,最终改变靶细胞的功能。如果效应蛋白是离子通道,通道的关启将导致跨膜离子流发生改变,例如钙通道开放可使胞浆游离钙离子浓度升高,再进一步引起后续生理效应。除 cAMP 外,IP_3、DAG 以及 Ca^{2+} 等也是 G 蛋白耦联受体的第二信使(参见第三章)。

G 蛋白耦联受体信号途径所产生的生理效应大致可分为核外效应和核内效应两方面。核外效应主要为酶的系列激活或抑制而调节特定代谢过程,如糖原分解、脂肪合成等;核内效应主要是调节基因转录,如通过 cAMP 反应元件结合蛋白(cAMP response element binding protein,CREB)介导和调控基因转录,生成新的功能蛋白等。

2. 酪氨酸激酶型受体介导的信号通路　酪氨酸激酶型受体(tyrosine kinase receptor,TKR)也称受体酪氨酸激酶(receptor tyrosine kinase,RTK),其分子自身即同时兼备受体和效应器酶的双重功能,如胰岛素、胰岛素样生长因子、表皮生长因子等受体。TKR 的胞外域可特异性识别并结合激素,胞内域具有酪氨酸蛋白激酶的活性片段。这类受体与相应激素结合后,受体的单体

Notes

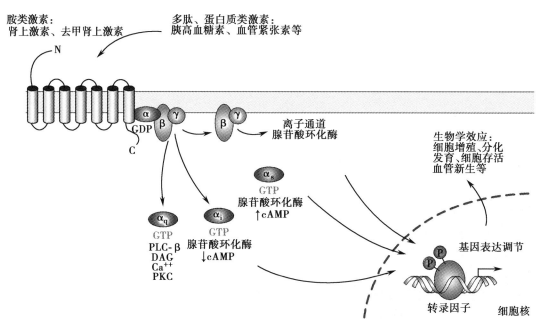

图 36-5　G 蛋白耦联受体介导的信号转导途径示意图
PLC:磷脂酶 C;DAG:二酰甘油;PKC:蛋白激酶 C;cAMP:环磷酸腺苷

聚合成二聚体(dimer)形式发挥作用。胞内段酪氨酸残基发生自身磷酸化(autophosphorylation),继而直接激活胞浆内相应底物蛋白质上的酪氨酸残基,使之发生磷酸化,后者激活下游多层次信号转导分子的级联反应,最终效应表现为对物质代谢、细胞增殖和分化等过程的调节(图 36-6A)。

　　3. 酪氨酸激酶相关型受体介导的信号通路　酪氨酸激酶相关型受体(tyrosine kinase-associated receptor)与上述 TKR 的不同之处主要在于其受体分子本身的胞内域并不具备酪氨酸激酶活性,但是这类受体与激素结合后,其胞内域就能募集胞浆中具有酪氨酸蛋白激酶活性的信号转导蛋白,如 Janus 激酶(Janus kinase,JAK)等,后者继而激活能进入细胞核的一类信号转导与转录激活因子(signal transducers and activators of transcription,STATs)等,最终通过调节相应靶基因转录而发挥生物学效应(图 36-6B)。生长激素、促红细胞生成素和瘦素受体等都属于此类。

　　4. 鸟苷酸环化酶型受体介导的信号通路　鸟苷酸环化酶型受体(guanylyl cyclase receptor,GCR)的胞内域具有鸟苷酸环化酶的活性片段。当受体与相应激素(如心房钠尿肽等)结合后,受体分子构象发生变化,鸟苷酸环化酶自身激活后可催化胞内的 GTP 转化为 cGMP,后者作为第二信使可以激活依赖于 cGMP 的蛋白激酶(cGMP-dependent protein kinase,也称蛋白激酶 G,protein kinase G,PKG)。PKG 促使相应底物蛋白磷酸化,从而调节细胞功能。目前已知通过鸟苷酸环化酶型受体实现跨膜信号转导的激素主要是钠尿肽类,如心房钠尿肽、脑钠尿肽等。此外有些细胞的胞浆中还存在能与一氧化氮特异性结合的可溶性鸟苷酸环化酶,也能通过诱导 cGMP 生成而激活相应信号转导途径,这种可溶性鸟苷酸环化酶也被视为细胞内的一氧化氮受体。

　　(三) 激素的胞内受体往往也是一类核转录因子

　　有些激素无需膜受体介导,它们可进入细胞与胞内受体结合成复合物,直接充当介导靶细胞效应的信使,如类固醇激素和甲状腺激素等。Jesen 和 Gorski 于 1968 年提出的基因表达学说(gene expression hypothesis)认为,类固醇激素进入细胞后,先与胞质受体结合形成激素-受体复合物,后者再进入细胞核生效,即经过两个步骤调节基因转录及表达,改变细胞活动,故又称二步作用原理(图 36-7)。

Notes

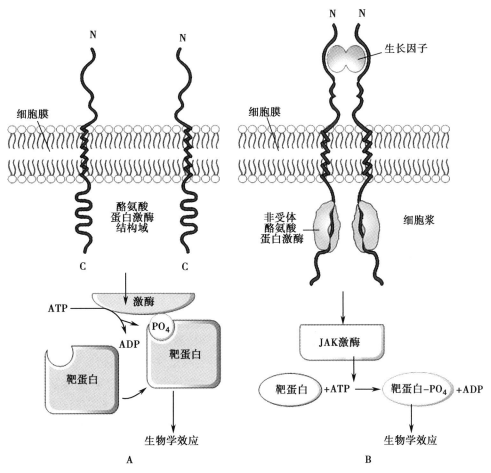

图 36-6 酪氨酸激酶型受体和酪氨酸激酶相关型受体介导的信号转导途径

A. 酪氨酸激酶型受体的作用机制；B. 酪氨酸激酶相关型受体的作用机制

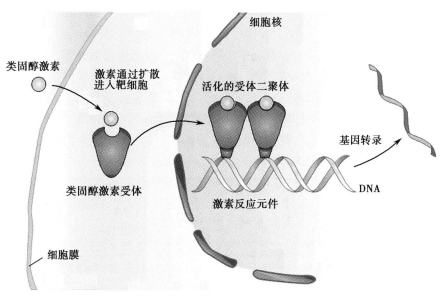

图 36-7 类固醇激素受体介导的信号转导途径

Notes

细胞内受体是指定位在细胞质或细胞核中的受体。事实上即使激素受体定位在细胞质,最终也要转入细胞核内发挥作用,因此,这类受体统称为核受体。核受体种类繁多,包括类固醇激素受体、甲状腺激素受体、维生素 D 受体和维甲酸受体等。核受体多为单肽链结构,都含有共同的功能区段,在与特定的激素结合后作用于 DNA 分子的激素反应元件(hormone response element,HRE),通过调节靶基因转录以及所表达的产物引起细胞生物效应。由此可见,核受体事实上是激素调控的一大类转录因子,其发挥作用所需时间较长。

研究表明,有些激素既可通过核受体影响靶细胞 DNA 的转录过程,也可迅速调节细胞的功能,如糖皮质激素既可影响细胞蛋白质合成,还可在数分钟甚至数秒内影响一些细胞功能如分泌或者电活动等,即非基因组效应(nongenomic effect)。目前已经证明有些类固醇激素的非基因组效应是通过膜受体而实现的,且成功获得了某些类固醇激素如雌激素的膜受体。

(四) 激素的作用需要适时终止

激素产生的效应只有及时终止,才能保证靶细胞不断接受新信息,适时产生精确的调节功能。以胰岛素为例,进餐使血糖水平升高,刺激胰岛素分泌降低血糖,如若这一作用不及时终止将发生低血糖症,危及脑功能。

终止激素生物效应是许多环节综合作用的结果:①完善的激素分泌调节系统能使内分泌细胞适时终止分泌激素,如下丘脑-腺垂体-靶腺轴系;②激素与受体解离,其下游的一系列信号转导过程也随之终止;③通过控制细胞内某些酶活性等,如磷酸二酯酶分解 cAMP 为无活性产物,终止细胞内信号转导;④激素受体被靶细胞内吞,如发生内化,并经溶酶体酶分解灭活;⑤激素在肝、肾等器官和血液循环中被降解为无活性的形式,如氧化还原、脱氨基、脱羧基、脱碘、甲基化或以其他方式被灭活、清除。⑥有些激素在信号转导过程中常生成一些中间产物,能及时限制自身信号转导过程。如胰岛素受体介导的信号转导通路中,酪氨酸蛋白磷酸酶是胰岛素受体的靶酶,其活化后反而可催化胰岛素受体去磷酸化而失活,随后的信号分子也相继去磷酸化,于是信号转导终止,起到反馈调节作用。

三、激素的作用具有一些共同的特征

虽然各种激素对靶细胞的调节效应不尽相同,但可表现出一些共同的作用特征。

(一) 激素的作用具有相对特异性

激素作用的特异性主要取决于分布于靶细胞的相应受体。尽管多数激素均可通过血液循环广泛接触各部位的器官、腺体、组织和细胞,但各种激素只选择性作用于与其亲和力高的特定目标——靶(target),故分别称为该激素的靶器官、靶腺、靶组织和靶细胞,以及靶蛋白、靶基因等。各种激素的作用范围存在很大差异,有些激素的作用非常局限,如腺垂体分泌的促激素主要作用于外周靶腺;而有些激素的作用却极为广泛,如生长激素、甲状腺激素和胰岛素等的作用可遍及全身各器官组织,这取决于激素受体的分布范围。激素作用的特异性并非绝对,有些激素可与多个受体结合,即有交叉现象,只是与不同受体亲和力有所差异。如胰岛素既可与其受体结合也可与胰岛素样生长因子结合,糖皮质激素可与糖皮质激素受体和盐皮质激素受体结合等。

近年来的研究发现,激素特异性作用不仅与其受体的分布有关,也与其代谢酶的分布有关。例如,糖皮质激素的活性受到了 11β-羟基类固醇脱氢酶(11β-hydroxysteroid dehydrogenase,11β-HSD)的调节,该酶催化糖皮质激素 C11 位的酮基与羟基之间的氧化与还原反应,使高活性的皮质醇与低活性的 17-羟-11-脱氢皮质酮(cortisone,可的松)之间相互转化。11β-HSD 有两种异构体,其中 11β-HSD2 催化的是氧化反应。糖皮质激素不仅与糖皮激素受体结合也可与盐皮质激素受体结合,研究表明,许多表达盐皮质激素受体的组织也表达 11β-HSD2,如肾脏就高表达 11β-HSD2,这些组织所表达的 11β-HSD2 可使皮质醇转化为可的松,从而保证盐皮质激素受体

Notes

特异性地与盐皮质激素结合而发挥作用。如果缺乏 11β-HSD2 或 11β-HSD2 基因突变导致该酶活性丧失,血液中糖皮质激素就可与肾脏的盐皮质激素受体结合,患者则会表现为盐皮质激素过高的症状如高血钠、低血钾和严重的高血压,但病人血中的醛固酮水平并不升高,只是肾脏局部皮质醇代谢障碍所致,这种疾病称之为表观盐皮质激素增多症(apparent mineralocorticoid excess,AME)。

(二)激素是传递信息的化学信使

激素是一种信使物质或传讯分子,它携带了某种特定含义的信号,仅起传递某种信息的作用。由内分泌细胞发布的调节信息以分泌激素这种方式递送给靶细胞,其作用旨在启动靶细胞固有的、内在的一系列生物效应,激素并不作为底物或产物直接参与细胞的物质与能量代谢反应过程。在发挥作用过程中,激素对其所作用的细胞,既不赋予新功能,也不提供额外能量。例如,生长激素促进细胞增殖与分化,甲状腺激素则增强多数细胞的能量与物质代谢,胰岛素降低血糖等,这些都是通过诱导靶细胞的固有功能而实现的。

(三)激素具有生物放大效应

在生理状态下,激素的血浓度很低,多在 pmol/L ~ nmol/L 的数量级。但信号转导环节具有生物放大效应。激素与受体结合后,引发细胞内的信号转导程序,经逐级放大后可产生效能极高的效应。因此,体液中激素含量虽低,但其作用十分强大,如 1mol 胰高血糖素通过 cAMP-PKA 通路引起肝糖原分解,可生成 $3×10^6$ mol 葡萄糖,其生物效应约放大 300 万倍。生物放大效能也表现在激素的轴系调节系统,如在下丘脑-垂体-肾上腺皮质轴系的活动中,0.1μg 促肾上腺皮质激素释放激素可使腺垂体释放 1μg 促肾上腺皮质激素,后者再引起肾上腺皮质分泌 40μg 糖皮质激素,最终可产生约 6000μg 糖原储备的细胞效应。可见,一旦激素水平偏离生理范围,无论过多或过少,势必影响机体一系列功能的正常进行。

(四)激素之间有着相互作用

内分泌腺体和分泌激素的细胞布于全身,各种激素又都以体液为媒介递送信息,所产生的效应总会相互影响、彼此关联,相互影响。激素间的相互作用有以下几种形式:

1. **协同作用(synergistic action)**　协同作用是指多种激素联合作用对某一生理功能所产生的总效应大于各激素单独作用所产生效应的总和(图 36-8)。例如,生长激素、肾上腺素、糖皮质激素和胰高血糖素都具有升高血糖的作用,它们共同作用时,在升高血糖的效应上远远超过了它们各自单独的作用,所以它们有着协同作用。

2. **拮抗作用(antagonistic action)**　拮抗作用就是不同激素对某一生理功能产生相反的作用。例如,上述升糖激素的升血糖效应与胰岛素的降血糖效应相拮抗;甲状旁腺素的升血钙效应与降钙素的降血钙效应相拮抗。

3. **允许作用(permissive action)**　允许作用是指激素对其他激素的支持作用。有些激素虽然本身不影响组织器官的某些功能,但它的存在却是其他激素作用的必要基础,这种支持性的作用称为允许作用。糖皮质激素是广泛发挥允许作用的一种激素,它的存在是其他许多激素呈现调节效应的基础,例如糖皮质激素本身无缩血管作用,但它缺乏或不足时,儿茶酚胺类激素对心血管的作用就难以充分发挥,这可能是由于糖皮质激素可调节儿茶酚胺类受体的表达或者调节受体后的信号转导通路,而表现出对儿茶酚胺类激素作用的调节和支持。

4. **竞争作用(competitive action)**　竞争作用是因为化学结构上类似的激素通过竞争结合同一受体。一些化学结构上类似的激素能竞争同一受体的结合位点。如盐皮质激素(醛固酮)与孕激素在结构上有相似性,盐皮质激素和孕激素都可结合盐皮质激素受体,但盐皮质激素与盐皮质激素受体的亲和力远高于孕激素,所以,盐皮质激素在较低浓度就可发挥作用。当孕激素的浓度较高时,可竞争结合盐皮质激素受体,而减弱盐皮质激素的作用。

Notes

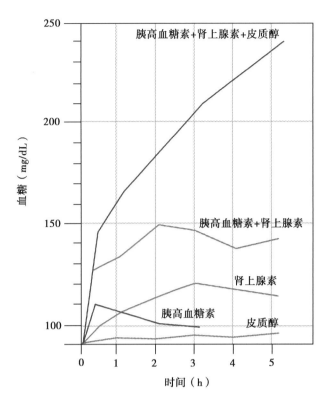

图 36-8　胰高血糖素、肾上腺素与糖皮质激素升高血糖的协同作用

四、激素分泌的稳态是多种机制调控的结果

激素是实现内分泌系统整合功能的基础,其分泌不仅表现自然的节律性,同时也受到多种机制的严密调控,可随机体的需要适时、适量分泌,及时启动和终止。内分泌系统调控激素合成与分泌的环节多而复杂,每一环节的变化都将影响内分泌功能的正常发挥。

(一)激素的基础分泌具有生物节律性

许多激素具有节律性分泌的特征,短者以分钟或小时为周期的脉冲式分泌,多数表现为昼夜节律性分泌;长者以月、季等为周期的分泌。如一些腺垂体激素为脉冲式的分泌,且与下丘脑调节肽的分泌同步;生长激素和皮质醇等的分泌具有明显的昼夜节律性(图 36-9);女性的性激素呈月周期性分泌;甲状腺激素甚至存在季节性周期波动。激素分泌的这种节律性受到体内生物钟(biological clock)的控制,下丘脑视交叉上核可能具有生物钟的作用。

(二)机体通过神经和体液途径调节激素分泌以适应整体功能的需求

1. 体液调节

(1)直接反馈调节:很多激素都参与体内物质代谢的调节,这些物质代谢导致的血液中理化性质的变化,又反过来调节相应激素的分泌水平,形成直接反馈效应。如甲状旁腺激素可促进骨钙入血,引起血钙升高;而血钙升高则可负反馈性引起甲状旁腺激素分泌减少,从而维持血钙水平的稳态(图 36-10A)。这种激素作用所致的终末效应对激素分泌的影响能更直接、及时地维持血中某种成分浓度的相对稳定。

有些激素的分泌受自我反馈的调控,如当钙三醇生成增加到一定程度时即可抑制其合成细胞内的 1α-羟化酶系活性,限制钙三醇的生成和分泌,从而使血中钙三醇水平维持稳态。此外,有些激素的分泌直接受功能相关联或相抗衡的激素的影响,如胰高血糖素和生长抑素可以旁分泌的方式分别刺激和抑制胰岛 β 细胞分泌胰岛素,这些激素的作用相互抗衡、相互制约,共同维持血糖的相对稳定。

(2)多轴系反馈调节:下丘脑-垂体-靶腺轴(hypothalamus pituitary target glands axis)在激素

Notes

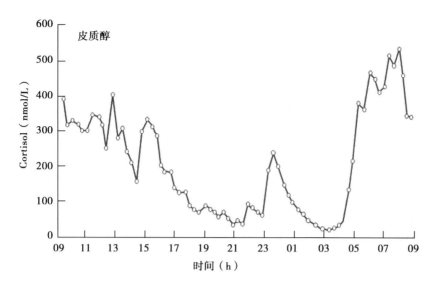

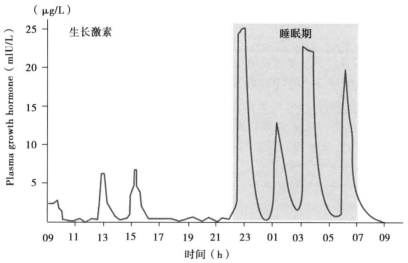

图 36-9 血浆糖皮质激素和生长激素水平的日周期变化

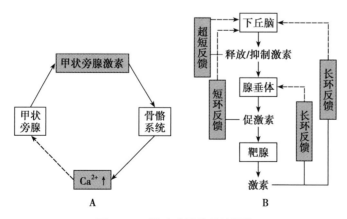

图 36-10 激素分泌的反馈调控

A. 血钙浓度对甲状旁腺激素分泌的直接反馈调节；B. 下丘脑-垂体-靶腺轴的多轴系反馈调节

——→促进作用途径 ----→反馈作用途径

Notes

分泌稳态中具有重要作用。轴系是一个有等级层次的调节系统,系统内高位激素对下位内分泌活动具有促进性调节作用,而下位激素对高位内分泌活动多起抑制性作用(图36-10B),从而形成具有自动控制能力的反馈环路。长反馈(long-loop feedback)是指调节环路中终末靶腺或组织分泌的激素对上位腺体活动的反馈影响;短反馈(short-loop feedback)是指垂体分泌的激素对下丘脑分泌活动的反馈影响;超短反馈(ultrashort-loop feedback)则为下丘脑肽能神经元活动受其自身分泌的调节肽的影响,如肽能神经元可调节自身受体的数量等。通过这种调节方式,维持血中各级激素水平的相对稳定。人体内的轴系主要有下丘脑-垂体-甲状腺轴、下丘脑-垂体-肾上腺皮质轴和下丘脑-垂体-性腺轴等。轴系中任何一个环节发生障碍都将引起该轴系的激素分泌稳态遭受破坏而致病,如单纯性甲状腺肿(见第三十八章)。此外,轴系还受中枢神经系统(如海马、大脑皮层等脑区)的调控。轴系中也有正反馈控制,但较少。例如,卵泡在成熟发育的进程中,它所分泌的雌激素在血液中达到一定水平后,可正反馈地引起黄体生成素分泌(luteinizing hormone,LH)出现高峰,最终促发排卵(见第四十章)。

2. 神经调节　下丘脑是神经系统与内分泌系统活动相互联络的重要枢纽。下丘脑的传入和传出通路复杂而又广泛,内外环境中各种形式的刺激都可能经这些神经通路影响下丘脑神经内分泌细胞的分泌活动,发挥其对内分泌系统和整体功能活动的高级整合作用。胰岛、肾上腺髓质等腺体及器官都接受神经纤维支配。神经活动对激素分泌的调节具有特殊意义,例如,在应激状态下,交感神经系统活动增强使肾上腺髓质分泌儿茶酚胺类激素增加,从而协同交感神经广泛动员机体潜在能力,增加能量释放,以适应活动需求。夜间睡眠时迷走神经活动占优势,可促进胰岛 β 细胞分泌胰岛素,有助于机体积蓄能量、休养生息。婴儿吸吮母亲乳头通过神经反射引起母体催乳素和缩宫素释放,发生泌乳以及引起射乳反射;进食期间迷走神经兴奋,促进G 细胞分泌促胃液素等,从而促进胃液的分泌。上述这些均体现出神经活动对内分泌功能的调控。

(倪 鑫)

参考文献

1. 姚泰. 生理学. 第 2 版. 北京:人民卫生出版社,2010

2. Molina PE. Endocrine Physiology. 3rd ed. California:McGraw-Hill,2010

3. Johnson LR. Essential Medical Physiology. 3rd ed. Saunders:Elsevier,2003

4. Barrett KE,Barman SM,Boitano S,Brooks HL. Ganong's Review of Medical Physiology. 24th ed. New York:McGraw Hill,2012

5. Guyton AC,Hall JE. Textbook of Medical Physiology. 12th ed. Philadelphia:Saunders,2011

6. Kibble JD,Halsey CR. Medical Physiology:The Big Picture. 1st ed. California:McGraw-Hill,2009

7. Raff H,Levitzky M. Medical Physiology:A systems approach. 1st ed. California:McGraw-Hill,2011

8. Rhoades RA,Bell DR. Medical Physiology:principles for clinical medicine. 4th ed. Philadelphia:Lippincott Willianms & Wilkins Inc,2013

9. Rhoades RA,Tanner GA. Medical Physiology. 2nd ed. Philadelphia:Lippincott Willianms & Wilkins Inc,2003

Notes

第三十七章 下丘脑与垂体的内分泌

下丘脑(hypothalamus)与垂体(hypophysis,pituitary)位于大脑底部,两者在结构以及功能上都有着密切联系。成人下丘脑重量不足全脑的1%,平均仅4g重,但它是极为重要的结构,与中枢神经系统其他脑区存在错综复杂的传入、传出联系。下丘脑内有一些能分泌肽类物质的神经元,统称为肽能神经元(peptidergic neuron),它们分泌的肽类物质被称之为神经肽(neuropeptide)。有些细胞分泌的神经肽是作为激素通过血液运输发挥作用,这些细胞被视为神经内分泌细胞,这些细胞的特点是汇集和整合各种信息,将神经活动的电信号转变为化学信号——多肽激素,所以它们具有神经元和内分泌细胞的双重特征。根据这些细胞的形态特征将它们分为小细胞神经元(parvocellular neuron)和大细胞神经元(magnocellular neuron),它们分别组成了小细胞神经分泌系统(parvocellular neurosecretory system)和大细胞神经分泌系统(magnocellular neurosecretory system)。下丘脑还存在着一种监察细胞(supervisory cell),它们是一类能够感受血液中某些激素浓度变化的神经细胞,主要起着联络的作用。

垂体位于蝶鞍构成的垂体窝中,根据其发生、结构和功能特点,可分为腺垂体(adeno-hypophysis)和神经垂体(neuro-hypophysis)两个部分。腺垂体主要包括垂体前叶(anterior lobe)和垂体中叶(intermediate lobe);神经垂体包括神经部和漏斗部,漏斗部与下丘脑相连。

下丘脑与垂体既通过结构上延续相连,也可通过体液的方式相互联系,从而形成下丘脑-垂体功能单位,主要包括下丘脑-腺垂体系统和下丘脑-神经垂体系统两部分(图37-1/文末彩图37-1),该功能单位将神经和体液两种调节系

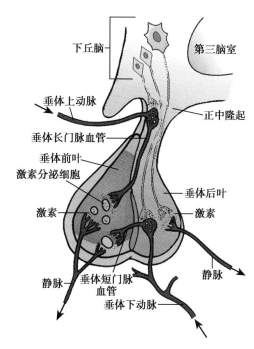

图 37-1　下丘脑与垂体的功能结构联系

统进行整合,从而协调机体的各种机能活动以维持内环境的稳态(homeostasis),由此可见,下丘脑是神经内分泌的整合中枢。

第一节　下丘脑-腺垂体系统

下丘脑与腺垂体之间没有直接的神经结构联系,但存在独特的血管网络,即垂体门脉系统(hypophyseal portal system)。垂体上动脉的分支进入正中隆起处的初级毛细血管网,然后再汇集成几条垂体长门脉静脉血管下行,与垂体内的次级毛细血管网沟通,这种血管网络可经局部血流直接实现下丘脑与腺垂体之间的双向沟通,而无需通过体循环(图37-1)。下丘脑的内侧基底部,包括正中隆起、弓状核、腹内侧核、视交叉上核、室周核和室旁核内侧等,都分布有神经内分

545

泌细胞,这些神经元胞体较小,称为小细胞神经元(parvocellular neuron)或神经内分泌小细胞(parvocellular neuroendocrine cell,PvC)。它们发出的轴突多终止于下丘脑基底部正中隆起,与垂体门脉中的初级毛细血管丛密切接触,其分泌物可直接释放到垂体门脉血液中,从而影响垂体前叶细胞的功能。由此可见,垂体门脉系统是一个独特的神经-血液的接触面。小细胞神经元能产生多种调节腺垂体分泌的激素,故又将这些神经元胞体所在的下丘脑内侧基底部称为下丘脑的促垂体区(hypophysiotrophic area),或称为小细胞神经分泌系统。

一、下丘脑神经内分泌小细胞分泌一系列调节腺垂体活动的激素

由下丘脑促垂体区小细胞神经元分泌、能调节腺垂体活动的激素称为下丘脑调节激素。1968 年,Guillemin 实验室首次从 30 万头羊的下丘脑中成功分离出促甲状腺激素释放激素。1971 年,Schally 实验室从 16 万头猪的下丘脑中提纯促性腺激素释放激素并鉴定其为 10 肽。之后,生长激素抑制激素、促肾上腺皮质激素释放激素及生长激素释放激素等一系列下丘脑调节激素相继被成功分离,从而从分子水平上明确了下丘脑调控腺垂体的内分泌活动。

(一)下丘脑调节激素在功能上可分为"促释放激素"和"释放抑制激素"两大类

下丘脑促垂体区小细胞神经元所分泌的各种激素在功能上可分为两类:"促释放激素(releasing hormone)"以及"释放抑制激素(inhibiting hormone,也称抑制激素)",它们分别从促进与抑制两方面调节腺垂体相关细胞的内分泌活动。已经明确结构的下丘脑调节激素大多为多肽类物质,因此它们也被称为下丘脑调节肽(hypothalamic regulatory peptides,HRP),而那些尚未明确的活性物质称为调节因子(表 37-1)。迄今已明确的下丘脑调节肽有五种,包括生长激素释放激素、生长激素释放抑制激素(又称生长抑素)、促甲状腺激素释放激素、促肾上腺皮质激素释放激素、促性腺激素释放激素(图 37-2)。尚未明确结构的下丘脑调节因子有催乳素释放因子和催乳素释放抑制因子。另外,下丘脑还分泌调节垂体中间叶的激素,它们分别是促黑(素细胞)激素释放因子和促黑(素细胞)激素释放抑制因子。

表 37-1　下丘脑调节肽(因子)、相应的垂体激素以及靶腺激素

下丘脑调节肽(因子)	垂体激素	靶腺激素
生长激素释放激素(GHRH)	生长激素	
生长抑素(SS)	生长激素	
促甲状腺激素释放激素(TRH)	促甲状腺激素	甲状腺激素
促肾上腺皮质激素释放激素(CRH)	促肾上腺皮质激素	糖皮质激素
促性腺激素释放激素(GnRH)	卵泡刺激素 黄体生成素	性激素
催乳素释放因子(PRF)	催乳素	
催乳素释放抑制因子(PIF)	催乳素	
促黑激素释放因子(MRF)	促黑激素	
促黑激素释放抑制因子(MIF)	促黑激素	

1. **生长激素释放激素**　生长激素释放激素(grow hormone releasing hormone,GHRH)为 44 个氨基酸组成的多肽。分泌 GHRH 的神经元主要位于弓状核,少量位于腹内侧核。GHRH 呈脉冲式释放,从而导致生长激素也呈脉冲式释放。

2. **生长抑素**　生长抑素(somatostatin,SS),也称为生长激素释放抑制激素(growth hormone releasing-inhibiting hormone,GHRIH),其分子形式多样,主要为环状 14 肽(SS14),还有 28 肽(SS28),SS28 又被称为大生长抑素,这些肽来源于含有 116 个氨基酸的前体。SS 的神经元主要

Notes

促甲状腺激素释放激素(TRH)	(pyro)Glu-His-Pro-NH₂
促性腺激素释放激素(GnRH)	(pyro)Glu-His-Trp-Ser-Tyr-Gly-Leu-Arg-Pro-Gly-NH₂

促甲状腺激素释放激素(TRH)　　　(pyro)Glu-His-Pro-NH₂

促性腺激素释放激素(GnRH)　　　(pyro)Glu-His-Trp-Ser-Tyr-Gly-Leu-Arg-Pro-Gly-NH₂

生长抑素(GHIH)

$$S \text{———————————} S$$
Ala-Gly-Cys-Lys-Asn-Phe-Phe-Trp-Lys-Thr-Phe-Thr-Ser-Cys

促肾上腺皮质激素释放激素(CRH)　Ser-Glu-Glu-Pro-Pro-Ile-Ser-Leu-Asp-Leu-Thr-Phe-His-Leu-Leu-Arg-Glu-Val-Leu-Glu-Met-Ala-Arg-Ala-Glu-Gln-Leu-Ala-Gln-Gln-Ala-His-Ser-Asn-Arg-Lys-Leu-Met-Glu-Ile-Ile-NH₂

生长激素释放激素(GHRH)　　　Tyr-Ala-Asp-Ala-Ile-Phe-Thr-Asn-Ser-Tyr-Arg-Lys-Val-Leu-Gly-Gln-Leu-Ser-Ala-Arg-Lys-Leu-Leu-Gln-Asp-Ile-Met-Ser-Arg-Gln-Gln-Gly-Glu-Ser-Asn-Gln-Glu-Arg-Gly-Ala-Arg-Ala-Arg-Leu-NH₂

催乳素抑制因子(PIH,多巴胺)

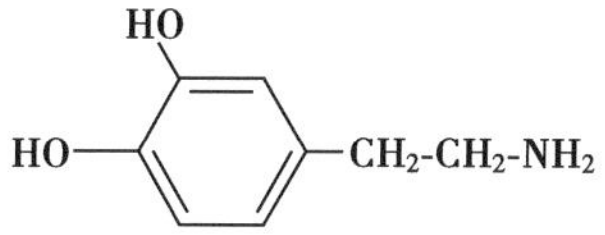

HO—(benzene ring)—CH₂-CH₂-NH₂, HO—

图 37-2　主要下丘脑调节激素的氨基酸序列和化学结构

分布于室周核与弓状核,也有一些分布在视交叉上核和下丘脑外侧区,它们主要分泌的是 SS14。SS 既抑制垂体生长激素的基础分泌,也抑制多种刺激引起的生长激素分泌。SS 的特异性不高,对其他激素的分泌也有一定的抑制作用。

3. 促甲状腺激素释放激素　促甲状腺激素释放激素(thyrotropin releasing hormone,TRH)是由 3 个氨基酸组成的最小的肽类激素。TRH 神经元主要位于下丘脑中间基底部。TRH 与垂体前叶的促甲状腺素(TSH)细胞上的受体结合后,增加细胞内 Ca^{2+} 浓度从而引起 TSH 的释放。TRH 还可促进催乳素的释放。

4. 促肾上腺皮质激素释放激素　促肾上腺皮质激素释放激素(corticotropin releasing hormone,CRH)是由 41 个氨基酸组成的多肽,分泌 CRH 的神经元主要分布在室旁核。CRH 的分泌呈昼夜节律,这种节律主要来源于下丘脑的视交叉上核(suprachiasmatic nucleus,SCN)。CRH 作用于垂体前叶的促肾上腺皮质细胞,激活 I 型 CRH 受体后,增加了 cAMP 的水平以及下游信号分子 PKA 的激活,进而促进促肾上腺皮质激素(ACTH)的合成和释放。

5. 促性腺激素释放激素　促性腺激素释放激素(gonadotropin releasing hormone,GnRH)为含有 10 个氨基酸的多肽,主要分布于下丘脑的视前区、弓状核和结节区。青春期后 GnRH 呈脉冲式释放。GnRH 的作用是促进腺垂体促性腺细胞合成和释放卵泡刺激素(FSH)和黄体生成素(LH)。

6. 催乳素释放因子和催乳素释放抑制因子　催乳素释放因子(prolactin releasing factor,PRF)和催乳素释放抑制因子(prolactin release inhibiting factor,PIF)的化学结构尚不十分清楚。有人认为下丘脑产生的 31 肽催乳素释放肽(PrRP)就是 PRF,但是研究表明下丘脑分泌的 TRH、血管活性肠肽等神经肽也有刺激催乳素分泌的作用,因此也被视为 PRF。PIF 就是多巴胺。虽然下丘脑对催乳素的分泌有抑制和促进两种作用,但平时以抑制作用为主。

目前的研究表明,上述下丘脑调节肽除了调节腺垂体的活动外,还具有广泛功能。下丘脑神经内分泌细胞还可向中枢神经系统其他部位投射,而其他部位的神经元甚至外周组织也可合成和分泌这些肽类物质。例如,SS 在体内广泛分布于中枢神经系统的大脑皮层、纹状体、杏仁核、海马和脊髓等部位,起着递质、调质的作用;此外还分布于胃肠道、胰岛、肾脏和甲状腺等外周组织,作用更为广泛。再如,CRH 也是在体内有着广泛分布的活性物质,不仅在中枢神经系统有广泛的分布,在胃肠道、胰腺、胎盘和性腺等也有分布,在情绪反应、学习记忆、分娩启动以及神经和心血管系统保护中起着重要作用。

(二) 下丘脑激素的分泌受到神经和体液因素的调控

大多数下丘脑调节激素的分泌活动受到神经调节和激素的反馈调节这两种机制的调控。

1. 神经调节　下丘脑与许多脑区有纤维联系,各种传入刺激都通过神经系统的活动将信息

Notes

传输到下丘脑,影响下丘脑激素的分泌,因此,机体可以根据内外环境的变化,通过神经系统而有序地调节下丘脑激素的分泌。如机体受到应激刺激时,这个刺激可传输到下丘脑,使 CRH 分泌增加,后者促进腺垂体促肾上腺皮质激素(ACTH)的释放,ACTH 增强肾上腺皮质分泌糖皮质激素,以提高机体对应激刺激的应对能力。神经调节是通过神经递质实现的,许多神经递质如多巴胺、去甲肾上腺素、5-羟色胺、乙酰胆碱等都可参与下丘脑激素分泌活动的调节。

2. **体液调节**　下丘脑的神经内分泌神经元与其下级的内分泌腺体和靶组织之间在功能上构成了一个严密的轴系调节环路,下级腺体以及靶组织所分泌的激素常对下丘脑调节激素的合成和分泌进行负反馈调节(图 36-10),从而维持激素分泌的平衡状态和内环境的稳定。

二、腺垂体分泌调节外周内分泌靶腺和器官的多种激素

腺垂体在细胞组成上主要包含嗜色细胞和嫌色细胞,对机体生理功能影响较为显著的嗜色细胞包括:嗜酸性染色的生长激素分泌细胞(somatotrope,占分泌细胞总数的 50%)和催乳素分泌细胞(lactotrope);嗜碱性染色的促甲状腺激素分泌细胞(thyrotrope)、促肾上腺皮质激素分泌细胞(corticotrope)和促性腺激素分泌细胞(gonadotrope),分别合成和分泌生长激素(growth hormone,GH)、催乳素(prolactin,PRL)、促甲状腺激素(thyroid-stimulating hormone,TSH)、促肾上腺皮质激素(adrenocorticotropic hormone,ACTH)、卵泡刺激素(follicle-stimulating hormone,FSH)和黄体生成素(luteinizing hormone,LH)。曾被认为不具分泌功能的一些嫌色细胞,如滤泡星形细胞(folliculostellate cell),也可分泌多种生长因子和细胞因子,以旁分泌方式调节邻近腺细胞功能。在上述激素中,TSH、ACTH、FSH 与 LH 均作用于各自的内分泌靶腺,属于促激素(tropic hormone),参与构成下丘脑-腺垂体-靶腺轴系统。而 GH 和 PRL 等则分别直接作用于其各自的靶细胞或靶组织。在腺垂体中间部含有的阿黑皮素原(pro-opiomelanocortin,POMC)是垂体多种激素的共同前体,包括 ACTH、β-促脂素(β-lipotropin,LPH)及促黑(细胞)激素(melanocyte-stimulating hormone,MSH)等。

(一) 生长激素是维持机体生长和代谢的激素

20 世纪 40 年代,华裔加拿大学者李卓浩从牛的腺垂体中分离出一种具有促生长作用的强效蛋白质,命名为生长激素(GH)。人生长激素(hGH)由 191 个氨基酸残基组成(图 37-3)。循环血液中 75% 的 GH 分子量为 22.65kD,也称 22k hGH。另外还有 5% ~ 10% 为 20k hGH。人 GH 的化学结构与人催乳素(hPRL)十分相似,因此除了本身所特有的生物效应外,二者作用有一定的交叉重叠,即 GH 有较弱的泌乳始动作用,而 PRL 也有较弱的促生长作用。GH 具有种属特异性,不同种属动物的生长激素化学结构及免疫学特性等差别较大,除猴的生长激素外,从其他动物垂体中提取的生长激素对人类无效。

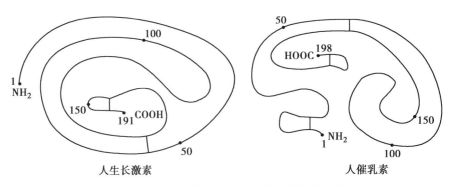

图 37-3　人生长激素和催乳素肽链的结构比较

人生长激素在 53 ~ 165 和 182 ~ 189 氨基酸之间有双硫键,人催乳素则在 4 ~ 11,58 ~ 173 和
191 ~ 199 氨基酸之间有双硫键

GH 日分泌量约为 500～800μg/d 之间。在安静空腹状态下，正常成年男性血清中 hGH 的基础水平不超过 5μg/L，女性稍高于男性。GH 的基础分泌呈节律性脉冲式释放，青春期及青春后期平均可达 8 次/天，GH 脉冲波峰在青年期最高，随年龄的增长而逐渐减少。青年女性 GH 的连续分泌比男性明显，最高可达 60μg/L。血清中 hGH 水平还受睡眠、体育锻炼、血糖及性激素水平等多种因素的影响。入睡后 GH 分泌明显增加，约 60 分钟左右达到高峰，以后逐渐降低。50 岁后睡眠期间的 GH 峰逐渐消失，至 60 岁时仅约青年时的 50%。血中 GH 以结合型与游离型两种形式存在，前者与特异性高亲和力生长激素结合蛋白（GH-binding protein，GHBP）结合，一分子 GH 可结合两分子 GHBP，形成更大的分子复合物。结合型的 GH 占 GH 总量的 40%～45%，是 GH 的外周储运库，与游离型 GH 保持动态平衡，并决定血中游离型 GH 水平以及进入组织和到达细胞膜表面的量。循环血中 GH 主要在肝和肾进行降解，其半衰期为 6～20 分钟。

1. 生长激素的生理作用　GH 具有即时效应（acute-term effect）和长时效应（long-term effect），二者分别与调节物质代谢和生长有关。除了自身的生物学效应外，生长激素的许多作用也通过胰岛素样生长因子（insulin-like growth factor，IGF）实现。此外，生长激素还参与机体的应激，是机体重要的应激激素之一。

（1）促进机体生长：GH 对几乎所有组织和器官的生长都有促进作用，尤其是对骨骼、肌肉和内脏器官的作用最为显著，故也被称为躯体刺激素（somatotropin）。GH 的促生长作用主要是由于 GH 促进了骨、软骨、肌肉和其他组织细胞的增殖以及增加了细胞中蛋白质的合成，促进了全身多数器官细胞的大小和数量增加。GH 的作用在青春期达到高峰，在长骨骺闭合前，GH 直接刺激骨生长板前软骨细胞分化为软骨细胞，同时加宽骺板，骨基质沉积，促进骨的纵向生长。实验证明，摘除垂体的幼年动物生长即迟滞，但及时补充 GH 则可使之恢复生长发育。对于人类，幼年期 GH 分泌不足将导致生长停滞、身材矮小，这类患者被称为侏儒症（dwarfism）；相反，幼年期 GH 分泌过多则表现为巨人症（gigantism）。成年后，如果 GH 分泌过多，由于骨骺已闭合，长骨不再生长，但结缔组织中的透明质酸和硫酸软骨素聚集则会使面部和内脏器官肥大，肢端的短骨、颅骨及软组织异常生长。表现为手足粗大、指趾末端如杵状、鼻大唇厚、下颌突出及内脏器官增大等现象，称为肢端肥大症（acromegaly）。近年来临床上已经可以利用重组人生长激素（recombinant hGH，rhGH）以及胚胎垂体细胞移植治疗生长激素缺乏症，在侏儒症的治疗方面取得了成功。

（2）调节新陈代谢：相对于对生长的调节，GH 对肝、肌肉和脂肪等组织新陈代谢的作用在数分钟内即可出现，表现为即时效应。

1）GH 对蛋白质代谢的作用：GH 对蛋白质代谢的总体效应是促进合成代谢，主要促进氨基酸向细胞内转运，并抑制蛋白质分解，增加蛋白质含量。GH 能加速软骨、骨、肌肉、肝、肾、肺、肠、脑及皮肤等组织的蛋白质合成，并伴随相应组织 DNA 和 RNA 合成增加，结果因尿素生成减少而呈正氮平衡。GH 促进蛋白质合成的效应与其促进生长的作用相互协调。

2）GH 对脂肪代谢的作用：GH 可促进脂肪降解，为脂解激素。GH 可激活对胰岛素敏感的脂肪酶，促进脂肪分解，增强脂肪酸氧化、提供能量，最终使机体的能量来源由糖代谢向脂肪代谢转移，有助于促进生长发育和组织修复。GH 还能抑制脂肪细胞分化，对抗胰岛素刺激的脂肪合成的效应，减少三酰甘油的蓄积，使组织特别是肢体的脂肪含量减少。

3）GH 对糖代谢的作用：GH 对糖代谢的影响多继发于其对脂肪的动员。血中游离脂肪酸增加可抑制骨骼肌与脂肪组织摄取葡萄糖，减少葡萄糖消耗，使血糖水平升高，表现为"抗胰岛素"效应。GH 也可通过降低外周组织对胰岛素的敏感性而升高血糖。GH 还可增加和维持骨骼肌和心肌内的糖原储备。GH 分泌过多时，可造成垂体性糖尿。

此外，GH 可促进胸腺基质细胞分泌胸腺素，可刺激 B 淋巴细胞产生抗体，提高自然杀伤细胞（NK 细胞）和巨噬细胞的活性，因而参与机体免疫系统功能调节。GH 还具有抗衰老、调节情绪与行为活动等效应。GH 还参与机体的应激反应，是腺垂体分泌的重要应激激素之一。

Notes

2. 生长激素的作用机制

（1）胰岛素样生长因子介导了一部分生长激素的作用：GH 的部分效应可通过诱导肝细胞等靶细胞产生胰岛素样生长因子而实现。早在 1957 年就有人就提出，GH 的促生长作用需要血清中某种因子作为中介，并把这种因子命名为生长介素（somatomedin，SM）。1978 年有研究者从人的血浆中纯化了这种因子，因其化学结构及作用机制与胰岛素相似，而被命名为胰岛素样生长因子（insulin-like growth factor，IGF）。目前已分离出的 IGF 有 IGF-1（somatomedin C，SMC）和 IGF-2（somatomedin A，SMA），二者肽链的氨基酸序列有 62% 相同，在血液中存在多种 IGF 结合蛋白（IGF-binding protein，IGFBP），可作为 IGF 的运载和储备形式。循环中 95% 的 IGF 由肝脏产生，此外在软骨、肌肉、脊髓等许多组织广泛合成。绝大部分 IGF 与血液中的 IGFBP 结合，可被运送到全身各处发挥作用，或者以自分泌和旁分泌的方式在局部发挥作用。血浆中的 IGF 水平随年龄变化，童年期升高，青春期达高峰，老年期降低。

血液中的 IGF-1 含量依赖于 GH 的水平，IGF-2 的生成对 GH 的依赖性较低。摘除垂体的大鼠，血中 IGF-1 含量很低，注射 GH 后则增加，并与 GH 呈剂量依赖性关系。GH 刺激肝、肾、肌肉、软骨和骨等器官组织分泌 IGF-1。IGF-1 可作用于软骨和软组织，促进机体的生长，与 GH 共同形成 GH-IGF-1 轴（图 37-4）。最近，在 IGF-1 基因缺陷的小鼠上发现，该小鼠虽然缺乏 IGF-1，

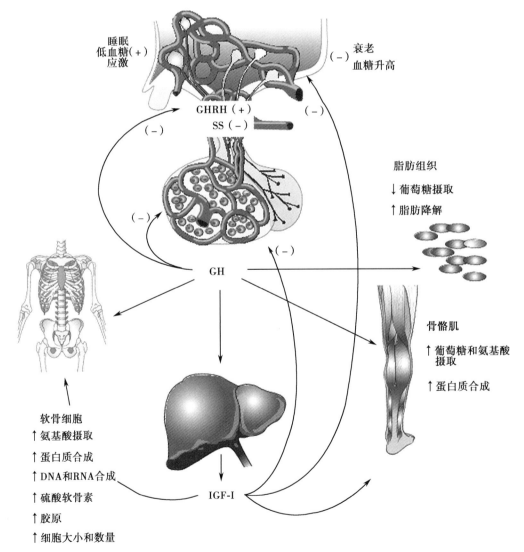

图 37-4　生长激素的主要生理效应及分泌调节
GHRH：生长激素释放激素；SS：生长抑素；GH：生长激素；IGF-1：胰岛素样生长因子-1

Notes

但 GH 的水平较高,其胫骨的软骨生长板静止期细胞带的宽度与正常小鼠的无显著差异。这表明 GH 也具有非 IGF-1 依赖的促生长效应。目前认为,GH 可能通过诱导前软骨细胞由静止期向增殖期转化,以及提高软骨细胞对 IGF-1 的应答而调节骨的生长。首先是 GH 直接刺激骨骺生长板的前软骨细胞或生发层细胞分化成软骨细胞,诱导 IGF-1 基因表达,IGF-1 合成增加并分泌到细胞外,通过自分泌和旁分泌方式作用于软骨细胞的 IGF-1 受体,促进软骨组织摄取氨基酸、钙、磷、硫等无机盐,加强核糖核酸和蛋白质的合成,使软骨细胞克隆扩增、肥大,成为骨细胞,从而促使骨骼生长。由此可见 GH 可通过直接和间接两条途径发挥其促生长作用。

IGF 其实是一类多功能激素,肝、肾等组织细胞产生的 IGF-1 能促进细胞的有丝分裂、细胞的生长、分化、增殖和代谢活动。IGF-1 还能抑制细胞凋亡(apoptosis),这也是其调节器官生长的一个重要机制。此外,IGF-1 能延长红细胞、某些 T 淋巴细胞和神经细胞的存活时间,促进一些特殊蛋白质的合成,并诱导某些细胞的分化、增殖。IGF-1 降低血糖的机制与胰岛素的不尽相同,IGF-1 只能刺激外周组织对葡萄糖的摄取和利用。IGF-1 促进 DNA、RNA 的合成,促进蛋白质合成,抑制蛋白质的分解。IGF-1 对脂肪代谢的影响较弱,主要是抑制脂肪分解。IGF-2 的作用不完全清楚,但能促进组织生长,降低血糖,并可能对胎儿的生长起重要作用。

(2) 生长激素和胰岛素样生长因子的受体:GH 和 IGF 分别作用于它们各自的受体而发挥作用。

1) 生长激素受体(growth hormone receptor,GHR):属于催乳素/红细胞生成素/细胞因子受体超家族成员,是由 620 个氨基酸残基构成的跨膜单链糖蛋白,分子量约 120kD。GHR 的第 43 位精氨酸为灵长类所特有,决定了 GH 的种属特异性。GHR 广泛分布于肝、软骨、骨、脑、骨骼肌、心、肾以及脂肪细胞和免疫系统细胞等。与成人不同,胎儿和新生儿各类细胞的 GHR 分布密度大,对 GH 的反应非常敏感。

GH 分子具有两个与 GHR 结合的位点,能与两分子 GHR 结合,使受体二聚化(dimerization),成为同二聚体(homodimer)。受体二聚化是 GHR 活化所必需的环节,二聚化后 GHR 的胞内结构域随即募集邻近胞质中具有酪氨酸蛋白激酶活性的分子,如 JAK 激酶 2(Janus kinase 2,JAK2)等,继而通过 JAK2-STATs、JAK2-SHC 等多条下游信号转导通路转导信号,最终通过调节靶细胞基因转录、物质转运以及胞质内某些蛋白激酶活性的变化等产生多种生物效应(图 37-5)。

2) 胰岛素样生长因子受体:IGF 受体有 IGF-1 受体和 IGF-2 受体两种类型。IGF-1 受体与胰岛素受体有 50% ~ 60% 的同源性,基本结构十分相似,是由两个 α 和两个 β 亚单位所构成的四聚体。α 亚单位是完全位于膜外侧的肽链,含有激素结合位点;β 亚单位跨膜穿行,通过二硫键与 α 亚单位连接,其膜内结构域含有酪氨酸蛋白激酶(PTK)的活性。IGF-2 受体只有一条肽链,也跨膜穿行,膜外侧肽链较长,但膜内结构域短,且无 PTK 活性,可能是通过 G 蛋白向细胞内传递信息。IGF-1 受体可以与 IGF-1、IGF-2 以及胰岛素结合,但是与 IGF-1 的亲和力最高;IGF-2 受体与两种 IGF 都能结合,但对 IGF-2 的亲和力较高。胰岛素也可与这两种 IGF 受体结合。

3. 生长激素的分泌调节

(1) 下丘脑激素对生长激素分泌的调节作用:GH 的分泌主要受下丘脑生长激素释放激素(GHRH)与生长抑素(SS)的双重调节,GHRH 与 SS 是各种经下丘脑整合的信息对腺垂体 GH 分泌进行调节的最后输出通路。GHRH 神经元主要集中于下丘脑的弓状核和少量位于腹内侧核,SS 神经元主要位于室周区的前部包括室周核与弓状核等,这些核团之间的广泛突触联系形成复杂的神经环路。GHRH 可特异性地刺激腺垂体合成和分泌 GH,并诱导 GH 细胞增殖。GH 的脉冲式分泌与下丘脑 GHRH 的脉冲式释放相关。SS 则不仅抑制 GH 的基础分泌,也抑制其他因素

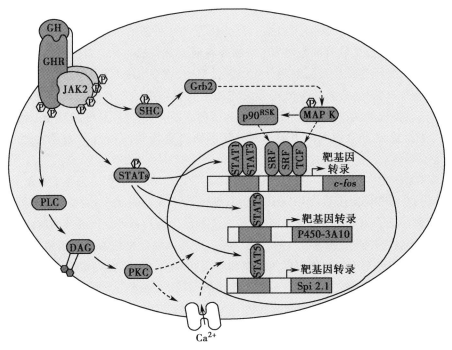

图 37-5　生长激素作用的分子机制

GH:生长激素;GHR:生长激素受体;PLC:磷脂酶 C;DAG:二酰甘油;PKC:蛋白激酶 C

(如运动、GHRH、胰岛素致低血糖、精氨酸等)所引起的 GH 分泌,但没有直接抑制 GH 细胞增殖的作用。若将大鼠的垂体柄切断,以消除下丘脑 GHRH 和 SS 对腺垂体 GH 分泌的作用,则垂体分泌 GH 的量迅速减少,表明整体条件下 GHRH 的作用占优势。一般认为,GHRH 对 GH 的分泌起经常性的调节作用,而 SS 则主要在应激等刺激引起 GH 分泌过多时才发挥抑制 GH 分泌的作用(图 37-4)。

与其他垂体激素一样,GH 对下丘脑和腺垂体有负反馈调节作用。GH 可以短反馈方式直接抑制 GH 细胞释放 GH,GH 又可间接地通过刺激 IGF-1 的释放抑制 GH 分泌。在体外培养的垂体细胞,IGF-1 可直接抑制 GH 的基础分泌和 GHRH 刺激引起的 GH 分泌,说明 IGF-1 可通过下丘脑和垂体两个水平对 GH 的分泌进行负反馈调节。在整体动物中,外周组织产生的 IGF-1 还能刺激下丘脑释放 SS,从而间接抑制垂体分泌 GH。

下丘脑内还有其他多种激素也对生长激素的分泌起调节作用。例如,促甲状腺激素释放激素和血管升压素具有促进 GH 分泌的作用。生长素(ghrelin)则具有类似 GHRH 作用,能强力促进腺垂体 GH 细胞释放 GH,但不能刺激 GH 的合成。除下丘脑外,生长素在胃肠道、垂体、肝、胰、肾等部位也有表达。

(2) 代谢因素对生长激素分泌的影响:饥饿、运动、低血糖、应激等使能量供应缺乏或消耗增加时,均可引起 GH 分泌增多,其中尤以急性低血糖对 GH 分泌的刺激效应最为显著。反之,血糖升高则可通过促进 SS 和抑制 GHRH 分泌而使 GH 分泌水平降低。有人认为,血糖降低时,下丘脑释放 GHRH 增多,促进 GH 分泌,从而减少外周组织利用葡萄糖,由此优先保证脑组织摄取和利用葡萄糖。高蛋白饮食和血中氨基酸与脂肪酸增多,可刺激 GH 分泌,可能有利于机体对这些物质的代谢与利用。禁食等所致的机体能量缺乏可通过生长素间接刺激 GH 的分泌。

(3) 睡眠对生长激素分泌的影响:夜间 GH 分泌量约占全天分泌量的 70%。人在觉醒状态下,GH 分泌较少,进入慢波睡眠后 GH 分泌陡增并延续一定时间,入睡后 1 小时左右血中 GH 浓度达到高峰。转入异相睡眠(又称快波睡眠)后,GH 分泌又迅速减少(图 36-9)。这种现象在青

Notes

春期尤为显著。慢波睡眠期 GH 分泌增多有利于促进生长和体力恢复。50 岁以后,GH 的这种分泌峰消失。

(4) 其他激素和应激刺激对生长激素分泌的影响:甲状腺激素、胰高血糖素、雌激素、睾酮以及应激刺激均能促进 GH 分泌。在青春期的早期和中期,血中雌激素或睾酮浓度增高,均显著促进腺垂体分泌 GH,从而引起青春期突长。性激素可通过多种机制促进腺垂体分泌 GH,包括调控下丘脑 GHRH 和 SS 的释放,增强 GH 细胞对 GHRH 的敏感性,减弱其对 SS 的应答等,还能上调肝与骨生长板 GHR 的表达。糖皮质激素则可抑制 GHRH 引起的 GH 分泌。还有一些物质可通过旁分泌方式影响 GH 的分泌,如激活素可抑制 GH 的基础分泌;白细胞介素 6(IL-6)能刺激 GH 细胞的基础分泌和 GHRH 诱导的分泌等。

表 37-2 列举了影响人生长激素分泌的一些主要因素。

表 37-2　影响人生长激素分泌的主要因素

促进生长激素分泌的因素	抑制生长激素分泌的因素
能量物质缺乏(低血糖、运动、饥饿)	异相睡眠(快速动眼睡眠)
血液氨基酸水平升高(蛋白质类食物、注射精氨酸等氨基酸)	葡萄糖
应激刺激(致热原、血管升压素、各种心理性应激)	皮质醇
慢波睡眠	游离脂肪酸
L-多巴和肾上腺素受体激动剂、阿扑吗啡和其他多巴胺受体激动剂	甲羟孕酮
胰高血糖素	生长激素
雌激素、雄激素	

(二) 催乳素不仅促进乳腺发育和泌乳也参与其他生理功能的调节

催乳素也称生乳素、泌乳素或促乳素等。人催乳素(human prolactin,hPRL)是含 199 个氨基酸残基的蛋白质,分子量为 22kD,其序列结构与人生长激素的同源性为 35%。hPRL 三对半胱氨酸之间的二硫键使其形成三环结构。成人垂体中的 PRL 含量极少,仅为生长激素的 1/100。血浆中 PRL 的基础浓度为 $0.5 \sim 0.8 \mu g/dL$,女性高于男性,在青春期、排卵期均升高。在妊娠期,垂体 PRL 分泌细胞数目和体积均显著增加,因此,到妊娠期末时,血浆 PRL 浓度可高达 $20 \sim 50 \mu g/dL$。PRL 也有类似 GH 的昼夜节律和分泌脉冲。PRL 主要经肝脏及肾脏清除,半衰期约为 20 分钟。PRL 受体与生长激素受体同属一个超家族,其分布也非常广泛。

1. PRL 的生理作用　尽管 PRL 以催乳作用被发现和命名,其实它的作用十分广泛,除对乳腺和性腺的发育及乳汁分泌起重要作用外,还参与多种功能如应激和免疫调节。

(1) 调节乳腺活动:PRL 可促进乳腺发育,发动并维持乳腺泌乳。但在女性青春期、妊娠期和哺乳期,其作用有所不同。

青春期女性乳腺的发育主要依赖于生长激素对乳腺间质和脂肪组织的作用,另外糖皮质激素、雌激素和孕激素等对乳腺发育也有调节作用。乳腺的腺泡等分泌组织只在妊娠期才发育,而且需要多种激素共同作用:雌激素与孕激素起基础作用,PRL 与糖皮质激素、胰岛素和甲状腺激素等起协同作用。在妊娠过程中,随着 PRL、雌激素及孕激素分泌的增多,乳腺组织逐步发育,妊娠中雌激素和孕激素水平很高,它们抑制 PRL 的泌乳作用,因此乳腺虽已具备泌乳能力却并不泌乳。

PRL 启动和维持泌乳的作用是从分娩后开始的。分娩后血浆 PRL 即降至妊娠前水平,但此时由于血中雌激素和孕激素水平明显降低,加之分娩后乳腺 PRL 受体的数目增加约 20 倍,PRL 能发挥始动和维持泌乳的作用。PRL 作用于成熟的乳腺小叶,使腺体向腺泡腔内分泌乳汁。乳

Notes

汁中的三种主要成分酪蛋白、乳糖和脂肪的合成都受 PRL 调控。PRL 还可促进淋巴细胞进入乳腺,向乳汁中释放出免疫球蛋白。

血浆 PRL 水平在妊娠 10 周后逐渐增高,至分娩时可升至最高峰。妊娠期 PRL 分泌的显著增加可能与雌激素刺激腺垂体 PRL 细胞的分泌活动有关。

(2) 调节性腺功能:PRL 对性腺的调节作用错综复杂。高水平的 PRL 可抑制卵巢的活动。PRL 可能直接作用于卵巢,抑制卵巢孕酮的生成以及抑制 FSH 和 LH 对卵巢的生物效应,还可通过抑制下丘脑分泌 GnRH,加快下丘脑多巴胺的更新,抑制 GnRH 促进垂体分泌 FSH 和 LH 的作用,从而干扰了下丘脑-腺垂体-性腺轴的活动。PRL 这种作用的生理意义在于防止哺乳期间因发生排卵而致再度妊娠。因此民间采取延长哺乳期以期达到避孕的目的。患闭经溢乳综合征(amenorrhea-galactorrhea syndrome)的妇女临床表现为闭经、溢乳与不孕,这些症状是高 PRL 血症所致,而高浓度的 PRL 结果导致无排卵及雌激素水平低下。

实验表明,PRL 对卵巢活动有双相调节作用,低水平、小剂量的 PRL 可促进卵巢雌孕激素的分泌。事实上,卵巢本身可以合成 PRL,在卵泡发育中的次级卵泡发育成为排卵前卵泡阶段,卵泡内的 PRL 含量增加,PRL 与其受体结合后,刺激 LH 受体的表达,进而促进黄体的形成并维持孕激素的分泌。

PRL 对男性生殖腺的功能也有影响。在睾酮存在的条件下,PRL 能促进前列腺和精囊腺的生长,增加睾丸间质细胞 LH 受体的数量,提高睾丸间质细胞对 LH 的敏感性,增加睾酮的生成量,促进雄性性成熟。但是慢性高催乳素血症时血中睾酮水平下降,不仅精子生成减少而造成不育症,而且性兴奋也减弱。

(3) 参与应激反应:在应激状态下,血中 PRL 水平可有不同程度的升高,并与 ACTH 和 GH 的水平同时升高。应激刺激停止后,PRL 逐渐恢复到正常水平。因此,与 ACTH 及 GH 一样,PRL 很可能是应激反应中腺垂体分泌的三大激素之一。

(4) 调节免疫功能:单核细胞、淋巴细胞、胸腺上皮细胞以及红细胞表达 PRL 受体。PRL 可与一些细胞因子发生协同作用,促进淋巴细胞增殖,直接或间接促进 B 淋巴细胞分泌 IgM 和 IgG。一些淋巴细胞和单核细胞能产生 PRL,以旁分泌或自分泌方式调节免疫细胞功能。当受到免疫刺激时,人 T 淋巴细胞和垂体释放的 PRL 都增加。

(5) 对生长的影响:由于与 GH 结构的相似性,PRL 也参与生长发育和物质代谢的调节。

胎儿的垂体也能分泌 PRL,胎儿血中 PRL 的浓度在分娩前几周达到高峰。有人在胎儿肺内找到了能与 PRL 结合的受体。注射 PRL 能引起磷脂酰胆碱(lecithin)增加,提示 PRL 还可能与肺的发育成熟,特别是与肺表面活性物质的生成有关。

2. PRL 的分泌调节　　PRL 的分泌受下丘脑催乳素释放因子(PRF)与催乳素释放抑制激素(PIH)的双重调控,二者分别起促进和抑制 PRL 分泌的作用。在动物实验中,切断垂体柄可使血中 PRL 水平升高,因而认为 PRL 通常受到下丘脑 PIH 的紧张性抑制作用的调控,即以 PIH 的效应占优势。现已明确,PIH 主要是多巴胺。给予动物 L-多巴(在体内可转化为多巴胺)或多巴胺受体激动剂(如阿扑吗啡等)都可减少 PRL 的分泌,反之多巴胺受体阻断剂(如吩噻嗪等)则可促进 PRL 分泌。除多巴胺外,GHIH、GABA、糖皮质激素、甲状腺激素等也有抑制 PRL 分泌的作用。实验证明,PRL 能促进正中隆起分泌多巴胺,后者通过负反馈机制作用于下丘脑,抑制 PRL 分泌。雌激素能抑制多巴胺的释放,也能直接促进 PRL 的分泌。在妊娠期间,血液中 PRL 的水平显著升高,直至分娩后才下降。这可能与大量雌激素促进腺垂体的活动有关。血中 PRL 升高后,可易化下丘脑多巴胺能神经元,多巴胺继而直接抑制下丘脑 GnRH 和腺垂体 PRL 的分泌,降低血中 PRL 水平,产生负反馈效应。至于 PRF,有人认为下丘脑产生的 31 肽催乳素释放肽(PrRP)就是 PRF,但是研究表明 TRH、血管活性肠肽、5-羟色胺、内源性阿片肽和甘丙肽等也可促进 PRL 的分泌,即也具有 PRF 的作用。

Notes

在哺乳期妇女,婴儿吸吮乳头可促进 PRL 的分泌,这是一个典型的神经-内分泌反射。吸吮乳头的刺激经神经传入至下丘脑,一方面减少正中隆起释放多巴胺,解除多巴胺对 PRL 细胞的抑制,另一方面还可直接刺激 PRF 释放增多,通过上述作用反射性促使腺垂体大量分泌 PRL,促进乳腺泌乳。哺乳开始后 30 分钟,血中 PRL 水平即可上升 10～100 倍,哺乳结束后恢复至原先水平。

影响 PRL 分泌的因素还有很多。应激、紧张、剧烈运动、睡眠、性交等都能使 PRL 分泌增加。此外,在胸部创伤、大手术、麻醉等情况下也会出现 PRL 水平升高的现象。

(三) 促黑激素可调节黑色素细胞的活动

促黑激素(melanocyte-stimulating hormone,MSH)主要由哺乳动物垂体中叶分泌,但在人类,垂体中叶已经退化,MSH 主要由腺垂体促肾上腺皮质激素细胞分泌。MSH 是一种分子量较大的前体蛋白质(267 个氨基酸残基),包括 α-MSH、β-MSH 和 γ-MSH 三种,分别为十三肽、十八肽和十二肽。在人的垂体中主要是 β-MSH。血浆中 β-MSH 浓度为 20～110ng/L,半衰期为 10 分钟左右。ACTH 与 β-促脂素、MSH 来源同一基因,该基因生成一个大分子——阿黑皮素原(图 37-6),在垂体前叶,该分子主要裂解为 ACTH,中间叶则生成 MSH 和 β-内啡肽。

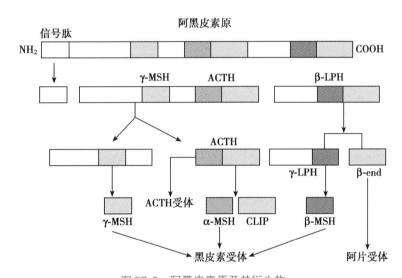

图 37-6　阿黑皮素原及其衍生物
ACTH:促肾上腺皮质激素;MSH:促黑激素;LPH:促脂素;CLIP:促皮质素样介肽

在鱼等低等动物,MSH 的主要生理作用是促进黑色素细胞(melanocyte)内的酪氨酸转化为黑色素(melanin),同时使黑色素颗粒在细胞内分散。在黑暗背景下,MSH 的分泌不受抑制,动物皮肤的颜色变深;在白色背景下,MSH 分泌受抑制,动物皮肤的颜色则变淡,其生理意义有助于动物的自身隐蔽。但对于人类和其他高等动物,虽然 MSH 可一时性地增加色素合成,但在生理上并不起重要作用。黑色素可使皮肤、虹膜和毛发等的颜色变深。MSH 对于人体的确切生理作用仍不十分清楚,迄今的研究表明,MSH 可能参与生长激素、醛固酮、CRH、胰岛素、LH 等的分泌调节;特别是下丘脑神经元释放的 α-MSH 作为“厌食”因子之一,与多种神经肽共同参与摄食行为的调节。此外,MSH 还对一些本能的或后天获得性的行为产生影响。

(四) 腺垂体促激素促进外周内分泌靶腺的活动

腺垂体分泌的促激素有 TSH、ACTH、FSH 及 LH 四种激素(表 37-3),分泌入血后都特异性地作用于外周各自的下级内分泌靶腺,再经靶腺激素调节全身组织细胞的活动,因此统称为促激素。TSH 的靶器官是甲状腺;ACTH 的靶器官是肾上腺皮质;FSH 与 LH 的靶器官是两性的性腺(卵巢或睾丸)。腺垂体与其上级的下丘脑和下级的外周内分泌靶腺分别构成下丘脑-腺垂体-甲状腺轴、下丘脑-腺垂体-肾上腺皮质轴和下丘脑-腺垂体-性腺(卵巢或睾丸轴)。

表 37-3　腺垂体的促激素

腺垂体促激素	分子量	氨基酸数目	垂体含量	血浆含量	日分泌量	半衰期
TSH	26000	α 96,β 110	300μg/g	1.0~2.0ng/ml	110μg/d	90~130min
ACTH	4540	39	300μg/g	0.03ng/ml	10μg/d	15min
LH	29000	α 92,β 114	80μg/g	0.5~1.5ng/ml	30μg/d	19~38min
FSH	32600	α 92,β 118	35μg/g	0.5~1.0ng/ml	15μg/d	60min

　　TSH、FSH 与 LH 都是不同程度糖基化的糖蛋白,均为由 α 和 β 亚单位构成的异二聚体。它们的 α 亚单位的肽链相同,生物学活性主要取决于有差异的 β 亚单位。但是单独的 β 亚单位没有活性,必须与 α 亚单位结合才有生物学活性。近年来还在腺垂体发现一种具有 α 和 β 亚单位结构的新激素——甲状腺刺激素(thyrostimulin),它与 TSH 密切相关,也能刺激 TSH 受体,目前其功能仍不清楚。

第二节　下丘脑-神经垂体系统

　　在下丘脑视上核和室旁核还分布有大细胞神经元(magnocellular neuron),也称神经内分泌大细胞(magnocellular neuroendocrine cell,MgC)。这些神经元胞体较大,胞质丰富,轴突长,经垂体柄延伸并终止于神经垂体,形成下丘脑-垂体束(hypothalamo-hypophysial tract),组成大细胞神经分泌系统(图 37-1)。这些神经内分泌大细胞可合成血管升压素(vasopressin,VP)和缩宫素(oxytocin,OT)。

　　VP 和 OT 都是由六肽环和三肽侧链构成的九肽,二者区别只是第 3 位与第 8 位的氨基酸残基不同。由于人 VP 肽链的第 8 位氨基酸为精氨酸,因此常被称为精氨酸血管升压素(arginine vasopressin,AVP)。VP 和 OT 是由前激素原裂解而产生的。前 VP 和 OT 原,除了含有 VP 或者 OT 片段外,还含有神经垂体激素运载蛋白(neurophysin)的片段。VP 与 OT 分别同各自的运载蛋白一起被包装于神经分泌颗粒囊泡中,以轴浆运输的方式和 2~3mm/d 的速度沿神经轴突(构成下丘脑-垂体束)运送至神经垂体。视上核和室旁核受到刺激后,神经元兴奋,神经冲动传至位于神经垂体的轴突末梢,使其去极化,引起 Ca^{2+} 内流,囊泡以出胞的方式将其中的 VP 或者 OT 与其运载蛋白一并释放入血。

　　此外,VP 和 OT 不仅存在于下丘脑-神经垂体系统内,也存在于下丘脑正中隆起与第三脑室附近的神经元轴突中。在大鼠和猴的垂体门脉血液中也发现有血管升压素,其浓度远高于外周血液。注射大剂量 VP 还能引起腺垂体 ACTH 的分泌增多。上述实验提示 VP 和 OT 也可能影响腺垂体的分泌活动。

一、血管升压素是调节机体水平衡的重要激素之一

　　VP 也称抗利尿激素(antidiuretic hormone,ADH)。在正常饮水的情况下,血浆中 VP 浓度很低,仅 0~4ng/L。VP 在肾脏和肝脏内经蛋白水解酶降解,在循环中的半衰期仅 6~10 分钟。机体大量失血时,VP 大量释放,血液中的水平可达 10ng/L 以上。

　　(一) 血管升压素调节肾远曲小管和集合管重吸收水以维持细胞外液量的平衡

　　1. 血管升压素对肾脏的作用　VP 是调节机体水平衡的重要激素之一,其通过对肾远曲小管和集合管重吸收水的调节维持细胞外液量的平衡。VP 生理水平的升高可促进肾重吸收水,浓缩尿并减少尿量,从而发挥抗利尿作用。在机体脱水或失血等情况下,VP 的释放量明显增加,其血中浓度可增至 1ng/dL 以上,可使皮肤、肌肉、内脏等处的血管广泛收缩,这对于保持体

Notes

液和维持动脉血压有重要的生理意义。

在肾脏,VP 除作用于远曲小管和集合管上皮外,还能促进肾系膜细胞收缩,减少滤过膜面积,从而降低肾小球滤过率。VP 还有抑制肾素释放、促进髓袢升支粗段对小管腔中氯化钠的主动重吸收、促进内髓段集合管上皮细胞的尿素转运体向小管外转运尿素,从而保持内髓质的高渗透浓度环境等作用。VP 缺乏可致尿崩症,排出大量低渗尿,引起严重口渴,如不能及时补充水分可造成机体脱水;相反,某些脑、肺等部位的肿瘤细胞则可异位分泌 VP,从而使患者产生 VP 分泌失调综合征,结果尿量大减且高度浓缩,体内却水潴留,出现低钠血症。

2. 血管升压素对其他组织的作用　VP 除了参与体液平衡的调控外,对心血管功能也有调节作用,如机体大量失血后,VP 大量释放可导致皮肤、肌肉和内脏血管收缩,对维持血压有一定的生理意义(见第二十八章)。在神经系统,VP 还具有增强记忆、加强镇痛等效应。

(二) 升压素通过 V_2 受体调节肾脏的水孔蛋白而促进水的重吸收

1. 血管升压素的受体　VP 受体为 G 蛋白耦联受体,已知至少有 V_{1A}、V_{1B}(也被称为 V_3 受体)和 V_2 三种亚型。V_1 受体主要分布于肝脏、平滑肌、脑及腺垂体 ACTH 分泌细胞等肾外组织;而 V_2 受体主要分布于在和肾内集合管及远曲小管上皮细胞的基底侧膜。

(1) V_1 受体:V_1 受体经 Gq 蛋白-PLC 途径传递 VP 的信号。VP 可直接通过作用于腺垂体 ACTH 分泌细胞的 V_{1B} 受体刺激 ACTH 分泌;还可通过作用于肝脏的 V_{1A} 受体促进肝糖原分解,通过血管平滑肌上的 V_{1A} 受体促使血管平滑肌收缩。VP 还可通过提高腺垂体 ACTH 分泌细胞对促肾上腺皮质激素释放激素的敏感性,从而促进 ACTH 分泌。此外,VP 也可作为神经递质,通过脑(延髓腹外侧部)和脊髓(中间外侧柱的交感神经节前神经元)的 V_{1A} 受体调节交感神经的活动。

(2) V_2 受体:在生理状态下,VP 与肾脏远曲小管和集合管上皮细胞膜上的 V_2 受体结合,通过 Gs 蛋白激活 AC-cAMP-PKA 信号通路,从而促使胞质中的水孔蛋白-2(aquaporin-2,AQP-2)镶嵌到上皮细胞顶端膜,形成水通道(water channel),增大上皮细胞对水的通透性,促进对水的重吸收,从而使尿液浓缩、减少尿量,产生抗利尿效应。

2. 肾脏的水孔蛋白　肾内分布的水孔蛋白的家族成员主要是 AQP-2、AQP-3 和 AQP-4。在人类,AQP-2 仅分布于远曲小管和集合管上皮主细胞的顶端膜上,并不存在于其他组织中,在抗利尿方面发挥重要作用。VP 主要通过 AC-cAMP-PKA 信号转导通路调节 AQP-2 在细胞内囊泡与主细胞顶端膜之间的转位来调节集合管上皮细胞对水的通透性,同时也能增加 AQP-2 基因表达与合成(图 37-7)。因此,AQP-2 的生物学效应属于 VP 依赖性的,而其余类型 AQP 的效应为非 VP 依赖性的。水通道 AQP-3 在肾髓质和结肠表达最为丰富,在肾皮质、小肠、胃和脾脏等部位也可检测到 AQP-3 的表达。集合管的基底侧膜则表达 AQP-3 和 AQP-4,二者参与水从细胞内向组织间隙的转运。

(三) 血浆渗透浓度和血容量变化是调节 VP 分泌的最重要的因素

VP 的分泌受到多种因素的调节(表 37-4)。其中血浆渗透浓度升高和血容量减少是刺激 VP 分泌的最重要因素,尤其是前者(图 37-8)。位于下丘脑室周器的渗透压感受性神经元(osmoreceptive neuron)轴突支配室上核与室旁核的大细胞神经元。渗透压感受性神经元可因细胞外液渗透浓度的变化而发生皱缩或肿胀,导致该细胞的兴奋性变化,进而调控室上核与室旁核大细胞神经元中 VP 的分泌。血浆渗透浓度仅 1% 的变化就可通过渗透压感受性神经元调节 VP 的分泌。例如,体液渗透浓度升高 3mOsm/kg,VP 分泌即可增加 1pg/ml。

有效血容量降低时也可通过心肺感受器反射引起 VP 的分泌。血容量等因素对 VP 分泌的刺激作用不如渗透浓度升高的作用明显,需要血容量降低达 5% ~10% 甚至更大程度时才显著影响 VP 分泌。动脉血氧分压低于 60mmHg 或二氧化碳分压升高到一定程度时,也可增加 VP 的释放量。当实验中应用麻醉剂处理颈动脉体后,这一效应不再出现,表明缺氧可能通过颈动脉体化学感受器反射促进 VP 的分泌。

Notes

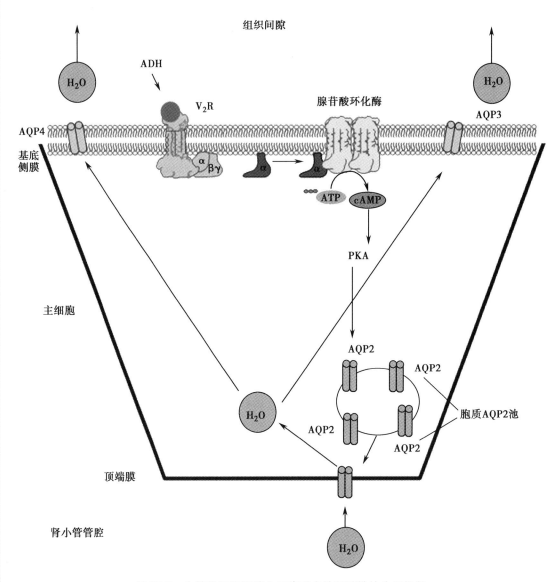

图 37-7　血管升压素调节主细胞对水的通透性的分子机制
ADH:抗利尿激素;AQP:水孔蛋白;V₂R:V₂受体;PKA:蛋白激酶 A;cAMP:环磷酸腺苷

表 37-4　影响血管升压素分泌的主要因素

促进血管升压素分泌的因素	抑制血管升压素分泌的因素
血浆晶体渗透压升高	血浆晶体渗透压降低
细胞外液量降低	细胞外液量增多
疼痛、运动、情绪、应激刺激	动脉血压升高
恶心、呕吐	心房钠尿肽
直立体位	
血管紧张素 Ⅱ	

Notes

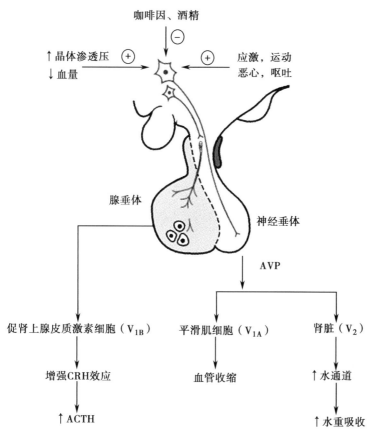

图 37-8 血管升压素的分泌调节
ACTH:促肾上腺皮质激素;CRH:促肾上腺皮质激素释放激素

VP 的分泌还受到生物节律的控制,清晨最高,以后逐渐降低,至傍晚最低。

二、缩宫素促进子宫收缩并参与射乳反射

OT 的化学结构与血管升压素相似,生理作用也有部分交叉重叠。例如,OT 对狗的抗利尿作用相当于 VP 的 1/200,而 VP 对大鼠离体子宫肌的收缩作用为 OT 的 1/500 左右。与 VP 不同,人体的 OT 没有明显的基础分泌,只在分娩、授乳、性交等状态下才通过神经反射引起分泌。OT 经缩宫素酶降解,其半衰期为 3～4 分钟。

（一）缩宫素刺激子宫收缩和乳腺排乳

OT 的主要作用是在女性分娩时刺激子宫平滑肌强烈收缩和在哺乳期促进乳腺排乳(图 37-9)。OT 受体也属于 G 蛋白耦联受体,OT 与其受体结合后经 Gq 蛋白激活 PLC,继而促使细胞内 Ca^{2+} 升高而产生生物学效应。

1. 刺激子宫收缩　OT 促进子宫平滑肌收缩的作用与子宫功能状态和雌激素有关。OT 对非孕子宫肌的作用较弱,而对妊娠末期子宫作用较强,因为妊娠末期子宫表达 OT 受体。低剂量 OT 引起子宫肌发生节律性收缩,大剂量则导致强直性收缩。孕激素可抑制子宫肌表达 OT 受体以及促使子宫肌细胞超极化,因此可降低子宫肌对 OT 的敏感性,有助于维持胎儿"安静"的生存环境。而雌激素的作用则与孕激素相反,雌激素对 OT 具有允许作用,促进 OT 受体表达以及 OT 与其受体结合,由此提高子宫肌对 OT 的敏感性。妊娠后期子宫肌 OT 受体表达逐渐增加,到分娩早期时其表达量为非妊娠子宫的 200 倍,此时子宫肌对 OT 的敏感性显著增强。分娩后子宫肌 OT 受体减少,即使在授乳时,血中高水平的 OT 也不会引起子宫的强烈收缩。

OT 虽然能刺激子宫肌收缩,但至今仍认为它并不是分娩时发动子宫收缩的决定因素。在

Notes

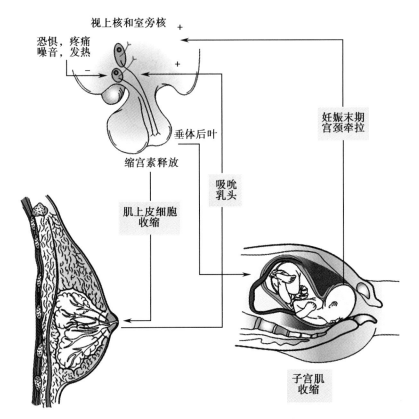

图 37-9   缩宫素的作用和分泌调节

分娩过程中,胎儿刺激子宫颈等可反射性地引起神经垂体 OT 的释放,以正反馈方式促使子宫肌收缩力度增强,因而具有"催产"作用。

OT 对非妊娠的子宫也有一定的作用。在性交过程中,子宫颈及阴道壁受到的机械扩张性刺激可反射性地使神经垂体释放 OT,后者可促进子宫肌的收缩,因此有助于精子向输卵管的方向运行。

2. **促进乳腺排乳**   如前所述,乳腺的生长发育乃至具备泌乳的功能,是诸多激素共同作用的结果,但 OT 是分娩后刺激乳腺排放乳汁的关键激素。妇女哺乳期乳腺可不断分泌乳汁,储存于腺泡中。分娩后乳腺内 OT 受体明显增加,OT 可促进乳腺腺泡周围的肌上皮细胞收缩,使腺泡内压力增高,乳汁由腺泡腔经输乳管从乳头射出。OT 对乳腺还有营养作用,使哺乳期乳腺不至于萎缩。

此外,OT 在体液渗透压的调节、心血管活动调节、机体的神经内分泌、消化(促进胃液分泌)、学习与记忆(遗忘效应)、痛觉调制(提高痛阈)、体温调节等生理活动也有一定的作用。

（二）缩宫素的分泌经神经内分泌途径调节

OT 的分泌受下丘脑调控,属于典型的神经-内分泌调节。促进 OT 分泌的最有力的刺激是分娩时胎儿对子宫颈的机械性扩张,后者可通过正反馈机制促进 OT 神经元分泌,结果引起强有力的子宫平滑肌收缩,起到催产的作用。内源性阿片、NO、GABA 以及剧痛则可抑制 OT 神经元,反之 ACh 与多巴胺则有兴奋 OT 神经元的作用。在妊娠末期,由于孕酮水平降低,使孕激素抑制 OT 的效应部分被解除,反之能够刺激 OT 分泌的雌激素水平则显著升高,因而有助于 OT 的分泌。

婴儿吸吮乳头及触觉等刺激均可作用于分布在乳头和乳晕的感觉神经末梢,感觉信息经传入神经传至下丘脑,兴奋 OT 神经元,促使 OT 释放入血,引起乳腺肌上皮细胞等发生收缩,乳腺排乳,这个反射过程称为射乳反射(milk-ejection reflex)。在大鼠的实验中可以看到,在刺激乳头

Notes

引起乳腺导管内压升高并排乳前 12～18 秒,视上核和室旁核分泌 OT 的神经元呈现爆发性的放电,动作电位的频率显著增加,而分泌 VP 的神经元则无此变化。射乳很容易建立条件反射,如母亲见到自己的婴儿、抚摸婴儿或听到婴儿的哭声等,均可引起射乳。OT 还有类似催乳素释放因子的作用,能刺激腺垂体分泌催乳素,因此在射乳时泌乳功能也同步增强。在哺乳过程中,OT 的释放增加对加速产后子宫复原也有一定的作用。因此,母乳喂养对保护母婴健康有着积极的意义。

除上述因素外,许多能刺激 VP 分泌的因素也可促进 OT 的分泌;而忧虑、恐惧、剧痛、高温、噪音以及肾上腺素等则能抑制 OT 分泌。

此外,婴儿吸吮乳头的刺激除能使下丘脑室旁核 OT 神经元兴奋并引起射乳反射外,还可引起下丘脑多巴胺能神经元兴奋,使 β-内啡肽释放增多。多巴胺与 β-内啡肽均可抑制下丘脑 GnRH 神经元的活动,减少 GnRH 的释放,继而使腺垂体促性腺激素分泌减少,导致哺乳期月经周期暂停。

(倪　鑫)

参考文献

1. 姚泰. 生理学. 第 2 版. 北京:人民卫生出版社,2010
2. Molina PE. Endocrine Physiology. 3rd ed. California:McGraw-Hill,2010
3. Johnson LR. Essential Medical Physiology. 3rd ed. Saunders:Elsevier,2003
4. Barrett KE,Barman SM,Boitano S,Brooks HL. Ganong's Review of Medical Physiology. 24th ed. New York:McGraw Hill,2012
5. Guyton AC,Hall JE. Textbook of Medical Physiology. 12th ed. Philadelphia:Saunders,2011
6. Kibble JD,Halsey CR. Medical Physiology:The Big Picture. 1st ed. California:McGraw-Hill,2009
7. Raff H,Levitzky M. Medical Physiology:A systems approach. 1st ed. California:McGraw-Hill,2011
8. Rhoades RA,Bell DR. Medical Physiology:principles for clinical medicine. 4th ed. Philadelphia:Lippincott Willianms & Wilkins Inc,2013
9. Rhoades RA,Tanner GA. Medical Physiology. 2nd ed. Philadelphia:LippincottWillianms & Wilkins Inc,2003

Notes

第三十八章　甲状腺的内分泌和钙磷代谢的内分泌调节

甲状腺(thyroid gland)是人体最大的内分泌腺,可以合成和分泌甲状腺激素和降钙素。甲状腺位于气管上端的两侧,分左、右两叶,两叶之间以峡部相连。正常成人的甲状腺平均重约20~30g,血液供应十分丰富,血流量可高达4~6ml/(g·min)。甲状腺由几百万个大小不等(直径15~500μm)的腺泡构成(图38-1)。腺泡上皮一般为单层立方上皮细胞,是甲状腺激素合成与释放的部位。在腺泡腔内充满上皮细胞分泌的胶质,胶质是甲状腺激素的贮存库,主要成分是由腺泡上皮细胞分泌的一种含碘糖蛋白,即甲状腺球蛋白。腺泡上皮细胞的形态及胶质的含量随甲状腺的功能状态不同而发生相应的变化,在非活动状态下,细胞呈扁平状,腺泡内的胶质增多,腺泡增大;当甲状腺受促甲状腺激素刺激而分泌活跃时,细胞变高柱状,腺泡内的胶质减少,腺泡缩小。甲状腺是唯一能将其所生成的激素大量储存在细胞外的内分泌腺,其储备量可保证机体长达50~120天的代谢需求。在甲状腺腺泡之间和腺泡上皮细胞之间,还存在C细胞(又称滤泡旁细胞),分泌降钙素,参与钙、磷代谢和稳态的调节。

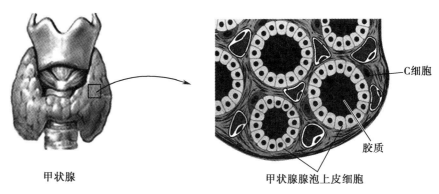

图38-1　甲状腺的结构

第一节　甲状腺激素的合成与代谢

甲状腺激素(thyroid hormone,TH)是酪氨酸的碘化物,包括四碘甲状腺原氨酸(又称甲状腺素,thyroxine,3,5,3',5'-tetraiodothyronine,T_4)、三碘甲状腺原氨酸(3,5,3'-triiodothyronine,T_3)和极少量的逆三碘甲状腺原氨酸(3,3',5'-T_3,rT_3),三者分别占分泌总量的90%、9%和1%(图38-2)。T_4的分泌量虽然最大,但T_3的生物活性最强,约为T_4的3~8倍。rT_3不具有甲状腺激素的生物活性。

一、甲状腺激素的合成是在甲状腺腺泡细胞

(一) 碘和甲状腺球蛋白是甲状腺激素合成的原料

碘(iodide)和甲状腺球蛋白(thyroglobulin,TG)是甲状腺激素合成的基本原料,甲状腺激素是由甲状腺球蛋白中含碘酪氨酸残基缩合而成。甲状腺过氧化物酶(thyroperoxidase,TPO)在甲状腺激素合成的过程中起着关键性的作用。

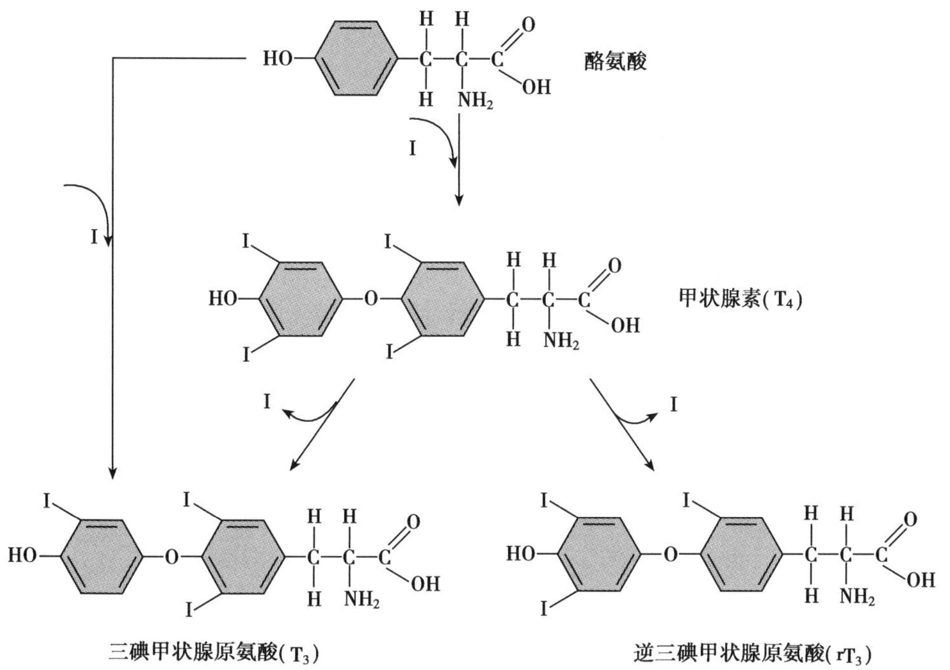

酪氨酸

甲状腺素(T₄)

三碘甲状腺原氨酸(T₃)　　　　　　　　　逆三碘甲状腺原氨酸(rT₃)

图 38-2　甲状腺激素的化学结构和相互关系

1. 碘　碘是机体必需的微量元素之一,人体的碘 80% ~ 90% 来自食物中的碘化物(主要是碘化钠和碘化钾),其余来自饮水和空气。成年人从食物中碘摄入量为 100 ~ 200μg/d,处于生长发育、妊娠期和哺乳期时的摄入量应多于 200μg/d;低于 50μg/d 的碘供应,将不能保障甲状腺激素的正常合成。甲状腺含碘总量为 5 ~ 10mg,约占全身总碘量的 90%,因此,甲状腺与碘的代谢关系极为密切。合成甲状腺激素所需的碘,除了由体外摄取外,甲状腺内从含碘化合物脱下的碘可以被循环利用。

碘与甲状腺疾病关系密切,碘缺乏和碘过多均可导致甲状腺疾患。不同时期和不同程度的碘缺乏,会造成不同的危害。胎儿期及出生后 0 ~ 2 岁碘的缺乏会导致胎儿发育不良、流产、早产、死胎畸形等,严重碘缺乏可造成出生后体格发育落后、智力低下(如克汀病)。因此,孕妇、哺乳期妇女以及 0 ~ 2 岁婴幼儿的碘摄入充足非常重要。成年人碘缺乏会出现甲状腺肿,是因为缺碘造成甲状腺激素的合成和分泌减少,对腺垂体的负反馈效应减弱,TSH 分泌水平提高,甲状腺发生代偿性增生。碘过多也可引起不同的甲状腺疾患,如甲状腺炎、Grave 病、淋巴细胞性甲状腺炎等。

2. 甲状腺球蛋白　甲状腺球蛋白(TG)是腺泡上皮细胞分泌的由 5496 个氨基酸残基构成的糖蛋白,分子量为 660kD。TG 本身并无甲状腺激素的活性,但甲状腺激素的合成完全是在 TG 分子上进行的。TG 首先在甲状腺腺泡上皮细胞粗面内质网合成,然后在高尔基体包装存储于囊泡中,再以出胞方式释放到滤泡腔。尽管 1 分子 TG 大约含 140 个酪氨酸残基,但只有 20 ~ 30 个酪氨酸残基可作为被碘化的位点,用于合成甲状腺激素。

3. 甲状腺过氧化物酶　甲状腺过氧化物酶(TPO)是由甲状腺腺泡细胞合成的一种血色素样蛋白,是甲状腺激素合成的关键酶,含 933 个氨基酸残基,分子量为 103kD。TPO 生成和活性均受促甲状腺激素(TSH)的调控。硫脲类药物,如甲硫氧嘧啶、甲巯咪唑等,可通过抑制 TPO 的活性而抑制甲状腺激素的合成,从而治疗甲状腺功能亢进。

(二)甲状腺激素的合成包括腺泡聚碘、碘的活化、酪氨酸的碘化和碘化酪氨酸的缩合三个环节

甲状腺激素的合成过程分三步:腺泡聚碘、碘的活化、酪氨酸的碘化与碘化酪氨酸的缩合(图 38-3)。

Notes

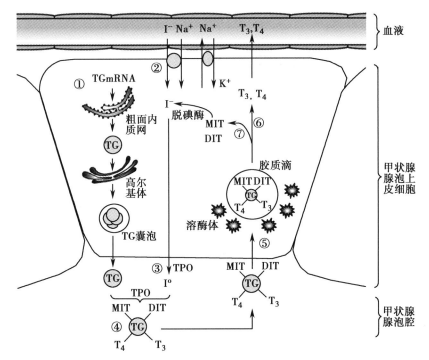

图 38-3　甲状腺激素的合成、分泌与运输

TG：甲状腺球蛋白；TPO：甲状腺过氧化物酶；MIT：一碘酪氨酸；DIT：二碘酪氨酸
①TG 合成和释放：TG 在腺泡细胞粗面内质网合成，在高尔基体包装存储于囊泡
中，再以出胞方式释放到滤泡腔；②腺泡聚碘：腺泡细胞依赖于 NIS 完成 I^- 的主动
转运；③碘的活化：摄入腺泡上皮细胞的 I^- 被 TPO 活化；④酪氨酸的碘化生成 MIT
和 DIT，MIT 和 DIT 缩合生成 T_4 和 T_3；⑤TG 入胞并形成胶质小泡，在溶酶体蛋白酶
的作用下，水解 TG 释放出游离的 T_4、T_3 以及 MIT 和 DIT；⑥T_4、T_3 分泌释放入血；
⑦脱碘，碘回收

1. **腺泡聚碘**　在生理状态下，甲状腺细胞内 I^- 的浓度比循环血液中的浓度高 20～25 倍，加
上甲状腺腺泡上皮细胞膜静息电位为 -50mV，低于细胞间质和腺泡腔内胶质的电位，因此，甲状
腺腺泡细胞摄取碘的过程是逆电-化学梯度进行的主动转运过程，即碘捕获（iodide trap）。腺泡
上的聚碘过程属于继发性主动转运，是由位于腺泡上皮细胞基底侧膜的钠-碘同向转运体
（sodium iodide symporter, NIS）介导的。依赖 Na^+-K^+-ATP 酶活动所提供的势能，NIS 能以 $1I^-$:
$2Na^+$ 的比例和同向转运的方式完成 I^- 的主动转运。如果用毒毛花苷（ouabain）抑制 Na^+-K^+-ATP
酶，则聚碘过程就发生障碍。NIS 异常，如 NIS 基因突变可引起先天性甲状腺功能减退或先天性
甲状腺肿；一些阴离子，如过氯酸盐（ClO_2^-）、硫氰酸盐（SCN^-）等，能与 I^- 竞争 NIS，因此也能抑
制甲状腺的聚碘作用。在临床上，常用放射碘示踪法检查与判断甲状腺的聚碘能力及其功能状
态，甲亢时，摄取和浓缩碘的能力增强；甲状腺功能低下时则相反。

2. **碘的活化**　腺泡上皮细胞顶端膜微绒毛与腺泡腔的交界处富含过氧化物酶（TPO），是碘
活化的部位。摄入腺泡上皮细胞的 I^-，在 TPO 的作用下被活化，活化过程的本质尚未确定，可能
是 I_2、碘自由基或与过氧化酶形成某种复合物。碘的活化是碘得以取代酪氨酸残基上氢原子的
先决条件。如果 TPO 生成障碍，可影响碘的活化，使甲状腺激素的合成发生障碍，可引起甲状腺
肿或甲状腺功能低下。

3. **酪氨酸的碘化和碘化酪氨酸的缩合**　酪氨酸的碘化（iodination）是有机碘或活化碘取代
酪氨酸残基苯环上的氢原子的过程。在 TPO 催化下，被活化的碘与 TG 分子上的酪氨酸残基结
合，取代其苯环 3,5 位上的氢，在 3 位加碘，生成一碘酪氨酸（monoiodotyrosine, MIT）；再在 5 位加
碘，形成二碘酪氨酸（diiodotyrosine, DIT），完成 TG 分子中酪氨酸残基的碘化过程。缩合（con-

Notes

densation)或耦联(coupling)是指在 TG 分子上已生成的 MIT 和 DIT,分别形成双耦联,成为四碘甲状腺原氨酸(即甲状腺素,T_4)和三碘甲状腺原氨酸(T_3)的过程。两个分子的 DIT 耦联,生成四碘甲状腺原氨酸(T_4),一个分子的 MIT 与一个分子的 DIT 耦联,形成三碘甲状腺原氨酸(T_3),还能合成极少量的 rT_3(图 38-3)。

含碘酪氨酸的缩合过程也是由 TPO 催化的。上述酪氨酸的碘化和碘化酪氨酸的耦联,都是在甲状腺球蛋白的分子上进行的,也就是说,甲状腺球蛋白是合成甲状腺激素的"载体"。所以,甲状腺球蛋白的分子上既含有酪氨酸、MIT 和 DIT,也含有 T_4 及 T_3。正常成年人甲状腺内有机碘化物的比例大致为:MIT 23%、DIT 33%、T_3 7%、T_4 35%,其余为 rT_3。该比例可受碘含量的影响,当甲状腺内碘化活动增强时,DIT 增多,T_4 含量也相应增加;缺碘时,MIT 增多,T_3 含量增加。

（三）甲状腺激素的储存是以胶质的形式储存于甲状腺腺泡腔内

甲状腺激素在甲状腺球蛋白上形成后,即以胶质的形式储存于甲状腺的腺泡腔内,其中 T_4 的分泌量为 80～100μg/d,T_3 为 4～6μg/d。甲状腺激素的储存有储存于细胞外(腺泡腔内)和储存量大两个特点,可以保证机体长时间的代谢需求,因此,在临床应用抗甲状腺类药物治疗甲状腺功能亢进时,需要较长时间用药才能奏效。

（四）甲状腺激素的分泌受腺垂体分泌的促甲状腺激素的控制

甲状腺激素的分泌受腺垂体分泌的促甲状腺激素(TSH)的控制。当甲状腺受到 TSH 刺激后,腺泡细胞顶部的微绒毛明显伸长,形成包裹腺泡胶质的胞质伪足,以入胞的方式将储存于腺泡中的甲状腺球蛋白摄入细胞内,并形成胶质小泡。胶质小泡随即与溶酶体融合而形成吞噬体,并在溶酶体蛋白酶的作用下,水解 TG 分子上连接碘化物的肽键,释放出游离的 T_4、T_3 以及 MIT 和 DIT 等。进入胞质内的 MIT 和 DIT 在脱碘酶的作用下迅速脱碘,脱下的碘大部分储存在甲状腺内,供重新利用合成甲状腺激素,另外一小部分从腺泡细胞释放出来进入血液。进入胞质内的 T_4、T_3 由于对腺泡内的脱碘酶不敏感,可以迅速由腺泡细胞底部分泌,进入循环血液(图 38-3)。由于甲状腺球蛋白分子上 T_4 的数量远远超过 T_3,因此,甲状腺分泌的甲状腺激素中,90% 以上是 T_4 形式。已经脱掉 T_4、T_3、MIT 和 DIT 的甲状腺球蛋白,则被溶酶体中的蛋白水解酶水解。

（五）甲状腺激素在血液中的运输主要是以与血浆蛋白结合的形式

T_4 与 T_3 在分泌释放入血后,仅极少量以游离形式存在,99% 以上是与血浆蛋白结合的形式运输。能与甲状腺激素结合的血浆蛋白,主要有甲状腺素结合球蛋白(thyroxine-binding globulin,TBG)、甲状腺素结合前白蛋白(thyroxine-binding prealbumin,TBPA)和白蛋白(albumin)三种,其中,TBG 与 T_4 和 T_3 亲和力最高,能结合 45%～65% 的 T_4 和 65%～75% 的 T_3。结合形式的甲状腺激素没有生物活性,是激素的储运形式,只有游离形式的甲状腺激素才具有生物活性,能够进入细胞内产生调节效应。游离型与结合型的甲状腺激素之间可互相转化,保持动态平衡。当甲状腺分泌 T_4 暂时减少时,结合状态的 T_4 可迅速转化为游离形式;反之亦然。因此,与血浆蛋白结合的激素具有缓冲游离激素浓度的作用。

甲状腺激素与血浆蛋白结合的意义:①在血液循环中形成 T_4 的储备库,可缓冲甲状腺分泌活动的急剧变化,例如切除甲状腺一周后,血液中 T_4 的浓度只降低 50%,而且可在结合的与游离的激素之间起缓冲作用;②防止 T_4 与 T_3 被肾脏滤过,避免它们从尿中过快丢失。

（六）甲状腺激素的降解主要通过脱碘酶的脱碘作用

在血浆中,T_4 的半衰期为 7 天,T_3 的半衰期为 1.5 天。甲状腺激素的降解主要是通过脱碘代谢(80%)、肝肠循环与葡萄糖醛酸结合(15%)以及脱氨基和羧基(5%)等作用。

脱碘是 T_4 与 T_3 降解的主要形式,80% 的 T_4 在外周组织中在脱碘酶(deiodinase)的作用下发生脱碘变成 T_3(占 45%)和 rT_3(占 55%)。血液中的 T_3 约 75% 来自 T_4,其余来自甲状腺;绝大部分的 rT_3 由 T_4 脱碘而来,仅极少量由甲状腺分泌。机体的状态可决定 T_4 脱碘转化为 T_3 还是 rT_3,

当甲状腺激素需求量多时,如在寒冷环境中,T_4脱碘产生的T_3多于rT_3;相反,在妊娠、饥饿、应激、代谢紊乱、肝疾病、肾衰竭等情况下,T_4转化为rT_3增多。T_3和rT_3可经再脱碘而变成二碘、一碘以及不含碘的甲腺氨酸。其余15%的T_4与T_3在肝内与葡萄糖醛酸或硫酸结合,经肝肠循环随胆汁排入肠腔,绝大部分被小肠内的细菌进一步分解,最终随粪便排出体外。另外,还有少量的T_4与T_3(约5%)在肝和肾组织脱去氨基和羧基,分别形成四碘甲腺醋酸与三碘甲腺醋酸,并随尿排出体外。

脱碘是调节甲状腺激素生物活性的特别方式。通过在外环上脱碘,T_4转化为有生物活性的T_3,或内环上脱碘而成为无生物活性的代谢产物rT_3,继续内环脱碘,T_3进一步转变为无生物活性的T_2。这种脱碘过程由三种碘甲腺原氨酸脱碘酶,即Ⅰ型、Ⅱ型和Ⅲ型脱碘酶(D1、D2 和 D3)催化。三型脱碘酶为一组含硒蛋白酶,有很强的疏水性,是具有249~278氨基酸催化亚基的同源蛋白,具有编码硒代半胱氨酸(selenocysteine,Sec)的密码子 UGA,Sec 残基位于其活性中心。D1 是膜结合酶,主要分布于肝、肾和甲状腺,同时具有外环脱碘及内环脱碘的功能,能催化各种碘甲腺原氨酸的脱碘,主要作用是把甲状腺产生的T_4脱碘为循环T_3提供给外周组织;D2 主要表达于中枢神经系统、垂体前叶和棕色脂肪组织,只具有外环脱碘的活性;D3 主要分布于脑、皮肤、眼,特别是胎盘、胎儿脑、胎儿肝及新生儿皮肤,因其在胎儿肝脏及肝肿瘤有表达,也被称为癌胚蛋白,只具有内环脱碘的活性。

第二节　甲状腺激素的生物学作用

甲状腺激素作用的范围广,几乎遍及全身各组织、器官,且作用迟缓而又持久。甲状腺激素的主要作用是促进物质与能量代谢,促进生长和发育过程。

一、甲状腺激素具有促进生长发育的作用

Gull 在 1874 年就观察并认识到先天性甲状腺功能低下与以智力迟钝、身材矮小为特征的克汀病(cretinism,或称呆小症)的关系。随后,Gudernatsch 在 1912 年在实验中观察到,给幼龄蝌蚪喂以少量马的甲状腺组织碎片,可以使蝌蚪提前变态,并发育成"微型蛙",说明甲状腺激素具有促进生长发育与组织分化的作用,尤其是对骨骼和中枢神经系统的生长发育影响最大。

甲状腺激素是胎儿、新生儿脑发育的关键激素。在胚胎期,T_3和T_4能诱导神经生长因子和某些酶的合成,促进神经元骨架的发育,促进神经元的增殖分化、突起和突触的形成,促进神经胶质细胞的生长和髓鞘的形成。

甲状腺激素对长骨的生长也有重要促进作用。甲状腺激素可刺激骨化中心的发育和成熟,使软骨骨化,促进长骨和牙齿生长。在儿童的生长发育过程中,甲状腺激素和生长激素起协同作用。甲状腺激素缺乏可影响生长激素正常发挥作用,导致长骨生长缓慢和骨骺愈合延迟。甲状腺激素对胚胎期骨的生长并非必需,因此先天性甲状腺发育不全的患儿出生时身长可基本正常,然而脑的发育已经受到一定程度的影响。一般在出生后数周至3~4个月后才表现出明显的智力迟钝和长骨生长迟缓。此外,甲状腺激素还能提高机体对 IGF-1 的反应性,缺乏T_3的动物 GH 和胰岛素样生长因子(insulin-like growth factor,IGF)的分泌均减少。

胚胎期及幼儿期缺乏甲状腺激素,除出现甲状腺功能低下的一般症状外,可导致不可逆的神经系统发育障碍和骨骼的生长发育与成熟延迟或停滞,出现明显的智力发育迟缓、身材短小、牙齿发育不全等症状,称为克汀病。婴幼儿在 11 周前由于胚胎甲状腺不具备浓集碘和合成甲状腺激素的能力,胎儿生长发育所需要的甲状腺激素必须由母体提供。11 周后,随着胎儿下丘脑与垂体的发育,甲状腺开始分泌甲状腺激素。因此,克汀病的防治应从妊娠期开始,出生后如发现有甲状腺功能低下的表现,应尽快在生后三个月以内补给甲状腺激素。

Notes

二、甲状腺激素在调节机体新陈代谢中起重要作用

(一)甲状腺激素显著地促进机体的能量代谢活动

甲状腺激素能显著地促进细胞能量代谢,加速细胞内氧化速率,使耗氧量、产热量增加,即基础代谢率(BMR)增加。甲状腺激素对不同组织的产热效应有差别,对心、肝、骨骼肌和肾脏的效应最为显著,但对于脑、性腺、肺、脾、淋巴结等影响不明显,可能与甲状腺激素受体的分布量有关。整体条件下,$1mgT_4$可使组织产热增加$4200KJ(1000kcal)$,提高基础代谢率28%。由于甲状腺激素对细胞的作用通过核受体介导,给动物注射甲状腺激素后,需要经过一段较长的潜伏期才能出现产热作用,T_4为$24\sim48h$,T_3为$18\sim36h$,T_3的产热作用比T_4强$3\sim5$倍,但持续时间较短。当甲状腺功能亢进时,产热量增加,基础代谢率可升高50%~100%,患者喜凉怕热,容易出汗,消瘦,体重下降;而甲状腺功能低下时,产热量减少,基础代谢率降低30%~45%,患者喜热恶寒。因此,测定基础代谢率可以帮助诊断甲状腺的功能异常。

甲状腺激素产热作用是以下多种机制共同作用的总效应:①增加靶细胞生物氧化的结构-线粒体的数量和体积;②促进解耦联蛋白(uncoupling protein,UCP)的激活:UCP为一种质子转运蛋白,存在于线粒体膜中,主要在棕色脂肪组织中表达,生理作用是消除线粒体膜电位,使物质氧化与磷酸化解耦联,化学能不能转化生成ATP储存,只能以热能形式释放;③增加Na^+-K^+-ATP酶的活性:靶细胞内Na^+-K^+-ATP酶的活性与甲状腺激素产热作用密切相关,如用毒毛花苷抑制Na^+-K^+-ATP酶的活性,则甲状腺激素的产热效应可被完全消除;④甲状腺激素也能促进脂肪动员和脂肪酸的氧化等,产生大量的热能。

UCP是与机体产热作用有关的一种线粒体蛋白。到目前为止,在哺乳动物中共发现五种UCP,分别名为UCP1、UCP2、UCP3、UCP4和UCP5。UCP1与UCP2和UCP3有高度的序列同源性,分别为59%和57%;而UCP2和UCP3的同源性更高达73%;但它们与UCP4和UCP5的同源性却很低,仅30%左右。UCP1仅在棕色脂肪中表达。UCP2的组织分布广泛,可见于棕色脂肪组织、白色脂肪组织、骨骼肌、心脏、脾、肾、脑、肝脏、胎盘、胰岛B细胞及肠黏膜细胞的线粒体内膜中。UCP3主要在骨骼肌细胞中表达。UCP1、UCP2、UCP3的主要功能是调节机体产热,维持体温平衡。UCP4的转录产物只在胎儿和成人脑组织中表达,参与人脑适应性产热和代谢。UCP5则在脑和睾丸中表达量高,UCP4和UCP5可能与神经性退行性病变有关。

(二)甲状腺激素对物质代谢的调节具有双向性

甲状腺激素几乎刺激所有的代谢途径,包括合成代谢和分解代谢过程,而且对代谢的影响也十分复杂,常表现为双向作用。生理水平的甲状腺激素对蛋白质、糖、脂肪的合成和分解代谢均有不同程度的促进作用,而过量的甲状腺激素促进分解代谢的作用更明显。

1. 蛋白质代谢　甲状腺激素对蛋白质代谢的双向作用表现为生理水平的甲状腺激素能促进蛋白质,包括各种酶的合成,尿氮减少,表现为正氮平衡;但甲状腺激素分泌过多时,则促进蛋白质的分解,特别是骨骼肌的蛋白,使尿氮含量增加,出现负氮平衡。故甲状腺功能亢进时骨骼肌组织蛋白质分解增加,身体消瘦,肌肉收缩无力;而甲状腺功能减退时,则出现蛋白质合成减少,肌肉萎缩无力,但患者组织间的黏蛋白增多,可结合大量阳离子和水分子,引起黏液性水肿(myxedema),同时骨骼蛋白质分解,导致血钙升高,骨质疏松,尿钙排出增加。

2. 糖代谢　甲状腺激素促进小肠黏膜对葡萄糖的吸收,促进肝糖原分解,抑制肝糖原合成,同时增强糖异生和糖酵解。甲状腺激素还能增强肾上腺素、胰高血糖素、皮质醇和生长激素的生糖作用。因此,甲状腺激素具有升高血糖的趋势。但由于T_4与T_3可同时加强脂肪、肌肉等外周组织对糖的摄取和利用,因而又有降低血糖的作用。甲状腺功能亢进患者进食后血糖迅速升高,甚至出现糖尿,但随后血糖又快速降低。

3. 脂类代谢　甲状腺激素既能促进脂肪的合成也能促进脂肪的分解,甲状腺激素通过诱导

胆固醇合成的限速环节中 β-羟-β-甲戊二酰辅酶 A 还原酶的表达,增强胆固醇的合成,但同时也增加肝细胞低密度脂蛋白受体的数量,最终可加速血清中胆固醇的分解,且分解的速度超过合成。甲状腺激素还可增强儿茶酚胺与胰高血糖素等促进脂解的效应,使血浆脂肪酸增加,细胞内脂肪酸的氧化加速。因此,正常情况下甲状腺激素促脂肪分解的作用大于促合成的作用。所以,甲状腺功能亢进患者脂肪合成与降解均增强,血清胆固醇含量低于正常,总体脂减少;在甲状腺功能减退患者,脂肪的合成与降解均降低,血清胆固醇含量升高,体脂比例增大。

甲状腺功能亢进时,由于蛋白质、糖和脂肪的分解代谢增强,患者常感饥饿,食欲旺盛,且明显消瘦。

4. 对其他代谢的影响　甲状腺激素是维持维生素的正常代谢所必需。甲状腺功能亢进时,机体对维生素 A、B_1、B_2、B_6、B_{12}、C 等的需要量都增加,会导致这些维生素的缺乏。生理剂量的甲状腺激素有利钠排水的作用,甲状腺功能减退时可引起水钠潴留,组织间隙中大量的黏蛋白吸附水和盐,出现特征性的黏液性水肿。甲状腺激素还可影响钙磷代谢,甲状腺激素增多引起钙、磷丢失,尿中钙、磷排泄增多,但由于骨吸收的作用,血中浓度一般正常。

三、甲状腺激素可调节各器官系统的功能活动

甲状腺激素对机体各器官系统的活动几乎都有不同程度的影响,但多数是继发于其促进机体代谢和耗氧的作用。

1. 对神经系统的影响　胚胎期缺乏甲状腺激素引起的克汀病,表现为智力发育障碍、痴呆。甲状腺激素不但影响胚胎期中枢神经系统的发育,对已分化成熟的成年人的神经系统的活动也有作用,主要表现为兴奋作用。在甲状腺功能亢进时,患者常有易激动、喜怒失常、烦躁不安、注意力不易集中、睡眠质量低以及肌肉发生颤动等中枢神经系统兴奋性增高的表现。而甲状腺功能低下,缺乏甲状腺激素时,表现为中枢神经系统兴奋性降低,出现记忆力减退,言语和行动迟缓,表情淡漠无情,终日思睡。此外,甲状腺激素对外周神经系统的活动以及学习和记忆的过程也有影响。

2. 对心血管系统的影响　甲状腺激素对心脏的活动有显著的影响,可使心率增快,心肌收缩力增强,心输出量、心肌耗氧量增加。甲状腺功能亢进患者会出现心动过速、心肌细胞变性、肥大,进而心脏扩大、心律失常乃至心力衰竭。甲状腺激素对心脏的活动的影响一方面是由于甲状腺激素可直接促进心肌细胞的肌质网释放 Ca^{2+},激活与心肌收缩有关的蛋白质,增强肌球蛋白重链 ATP 酶的活性,从而加强心肌的收缩力,引起正性变力效应及变时效应;另一方面,T_3 能增加心肌细胞膜上 β-肾上腺素能受体的数量和亲和力,提高心肌对儿茶酚胺的敏感性。

3. 对消化功能的影响　甲状腺激素可促进消化道的运动和消化腺的分泌。甲状腺功能亢进时,胃肠蠕动加速,肠吸收减少,甚至出现顽固性吸收不良性腹泻;甲状腺功能减退时,可出现腹胀和便秘。

此外,甲状腺激素对呼吸、血液、生殖等其他器官系统的多种作用概括于表38-1。

表 38-1　甲状腺激素对全身器官系统的影响

器官系统	主 要 作 用
神经系统	↑中枢神经系统的兴奋性,维持正常的精神意识状态 ↑细胞对儿茶酚胺的敏感性(拟交感神经作用)
心血管系统	↑心肌收缩力(正性变力效应),↑心率(正性变时效应);↑心肌细胞的肌质网释放 Ca^{2+};↑心肌肌纤蛋白和肌球蛋白量;↑ATP 酶的活性;↑心肌细胞膜上 β-肾上腺素能受体的数量和亲和力,提高心肌对儿茶酚胺的敏感性 ↑血管平滑肌舒张,外周阻力↓,舒张压↓

Notes

续表

器官系统	主 要 作 用
消化系统	维持正常消化道的运动和消化腺的分泌;↑小肠黏膜的吸收功能
血液系统	↑红细胞生成素,↑红细胞生成;↑红细胞内 2,3-DPG 含量 ↑氧合血红蛋白释放氧,有助于向组织供氧
呼吸系统	↑呼吸频率和深度;↑肺泡表面活性物质生成
泌尿系统	↑肾小球滤过率,↑水排出量,↓细胞外液量
骨骼系统	↑骨质吸收和骨形成,↑骨生长和骨转化,↑血钙,↑尿钙
肌肉系统	↑肌肉收缩和舒张的速度
内分泌和生殖系统	↑激素分泌,↑激素代谢率,↑组织对其他激素需要量 维持正常性欲、性功能和性腺功能

四、甲状腺激素通过作用于靶细胞核内的甲状腺激素受体发挥作用

甲状腺激素属亲脂性激素,可穿越细胞膜和细胞核膜,与定位于细胞核内的甲状腺激素受体(thyroid hormone receptor,TH-R)结合,通过调节靶基因的转录和蛋白质的表达而产生生物效应。TH-R 有多种亚型,由 401~514 个氨基酸残基构成,分子量约 50kD。TH-R 在不同组织分布的数量存在差异。TH-R 具有与其他核转录因子家族成员类似的结构,包括配体结合域(ligand binding domain,LBD)、DNA 结合域(DNA binding domain,DBD)和转录激活域(transcription activating domain,TAD),每个区域都有其各自不同的功能。

TH-R 的结构和功能:①配体结合域(LBD):位于 TH-R 羧基端,主要功能是与甲状腺激素结合。LBD 含有 12 个 α 螺旋和几个 β 转角结构折叠成三层,其中疏水的氨基酸残基组成配体结合袋结合配体。当 TH-R 与配体结合,螺旋结构即由开式构象转变为闭式构象,于是配体就深埋于配体结合袋内;②DNA 结合域(DBD):位于配体结合域和转录激活区中间,是受体最保守的区域,具有识别特异性靶基因 DNA 序列,激活靶基因的作用。DBD 结构由 2 个锌指结构和羧基侧的羧基端延伸区构成,第一个锌指结构的第 3~4 个半胱氨酸间的氨基酸组成 P 盒(P box),是甲状腺激素应答元件(thyroid hormone response element,TRE)特异性识别的部位;③氨基端为转录激活域(TAD):具有转录激活功能,此区是长度不一的高度可变区,不同受体间和受体的不同亚群之间其氨基末端存在较大的差异。

与类固醇激素受体有所不同,TH-R 定位在细胞核内,而且在未与甲状腺激素结合时也保持与 DNA 分子局部 TRE 结合的状态。进入核内的 TH 与 TH-R 结合后,发生同二聚化或异二聚化,即两个 TH-TH-R 复合体结合成同二聚体,或 TH-TH-R 与视黄酸 X 受体结合成异二聚体。现已知异二聚体与 TRE 的亲和力高于同二聚体。二聚体复合物再继续与其他核转录因子共同作用于 DNA,调节靶基因的表达,促进或者抑制 mRNA 的转录和翻译。mRNA 则直接增加或减少不同组织中特殊蛋白质的合成过程,如酶、肌球蛋白、TSH,甚至甲状腺激素受体等(图 38-4)。TH-R 与 T_3 的亲和力远高于与 T_4 的亲和力,大约高 10 倍。甲状腺激素与核受体结合后,通过启动特异性甲状腺激素应答基因的转录,产生一系列生物学效应,如增加产热和氧耗、组织器官生长、发育等。

研究表明,甲状腺激素引起的有些作用可能并不通过核受体介导,即非基因效应。这些快速出现的细胞效应包括刺激葡萄糖和氨基酸的跨膜转运过程,降低垂体脱碘酶的活性等。

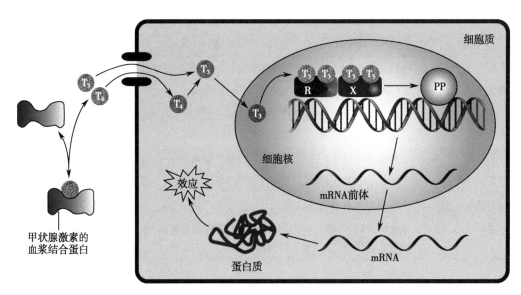

图 38-4　甲状腺激素作用机制

R:甲状腺激素受体;X:视黄醛 X 受体;PP:RNA 聚合酶

第三节　甲状腺功能的调节

甲状腺激素的合成与分泌主要受下丘脑-腺垂体-甲状腺轴(hypothalamus-adenohypophysis-thyroid axis)的调控,许多因素都能通过下丘脑-腺垂体-甲状腺轴的几个层次调节或影响甲状腺的活动(表38-2),从而维持血液中甲状腺激素水平的相对稳定和甲状腺的正常功能。

表 38-2　调控甲状腺激素分泌的因素

调 控 水 平	促进作用(合成与释放增加)	抑制作用(合成与释放减少)
下丘脑:TRH 合成与释放	血清 T_3、T_4 水平和神经元内 T_3↓;日节律和脉冲式分泌,暴露于寒冷环境;α-肾上腺素能作用↑;精氨酸血管升压素	血清 T_3、T_4 水平和神经元内 T_3↑;α-肾上腺素能作用↓;下丘脑肿瘤
腺垂体:TSH 合成和释放	TRH;血清 T_3、T_4 水平和促甲状腺细胞内 T_3↓;2 型 5'脱碘酶活性↓;雌激素增加 TRH 结合位点	血清 T_3、T_4 水平和促甲状腺细胞内 T_3↑;2 型 5'脱碘酶活性↑;生长抑素;多巴胺与多巴胺激动剂;糖皮质激素;慢性疾病;垂体肿瘤
甲状腺:TH 合成与释放	TSH;TSH-R 刺激抗体	TSH-R 阻断抗体;碘过多

一、下丘脑-腺垂体-甲状腺轴是直接调节甲状腺功能的关键途径

下丘脑-腺垂体-甲状腺轴调节系统中,下丘脑释放的促甲状腺激素释放激素(TRH)通过垂体门脉系统刺激腺垂体的促甲状腺细胞分泌促甲状腺激素(TSH),TSH 再刺激甲状腺腺体的增生以及甲状腺激素的合成和分泌。当血液中游离的甲状腺激素达到一定水平时,又通过负反馈机制抑制 TSH 和 TRH 的分泌,从而实现外周激素稳态的反馈控制。

(一)下丘脑促甲状腺激素释放激素通过促进腺垂体释放 TSH 调节甲状腺的功能

下丘脑室旁核以及视前区肽能神经元合成的促甲状腺激素释放激素(TRH)通过垂体门脉系统(hypophyseal portal system)运至腺垂体,特异性地作用于腺垂体促甲状腺激素细胞,经由促甲状腺激素分泌细胞膜上与促甲状腺激素释放激素受体(thyrotropin-releasing hormone receptor,TRH-R)耦联的 G 蛋白,激活磷脂酰肌醇信号转导系统,从而促进促甲状腺激素细胞的活动和

Notes

TSH 的合成、释放。这种兴奋性效应的机制主要表现在两方面：一是通过 PLC-IP$_3$-Ca^{2+}途径促进储存的 TSH 呈爆发性释放；二是通过 PLC-DG-PKC 调节靶基因转录，促进激素的合成，使 TSH 能持久释放。1 分子 TRH 可使垂体释放约 1000 分子 TSH。此外，TRH 还可促进 TSH 的糖化，使 TSH 能保持完整的生物活性。

除了下丘脑分泌的 TRH 对 TSH 分泌的兴奋作用外，下丘脑分泌的其他激素如生长抑素对 TSH 的分泌能产生抑制效应。下丘脑可通过释放较多的生长抑素，减少或终止 TRH 的合成与分泌，继而使腺垂体分泌 TSH 减少，T$_3$、T$_4$ 分泌量减少，其生理意义在于避免应激等状态下激素的过度分泌，是机体的一种自身保护。

下丘脑广泛的上行和下行神经通路联系，使 TRH 神经元能够接受神经系统其他部位传来的信息，将环境刺激与 TRH 神经元的活动联系起来，并借 TRH 神经元与腺垂体建立神经-体液调节联系。例如，寒冷是促进 TRH 释放的最强的刺激，寒冷刺激的信号传入到中枢神经系统，同时到达下丘脑体温调节中枢以及与其相邻近的 TRH 神经元，可促进 TRH 释放，进而使腺垂体分泌 TSH 增加，血中 T$_3$、T$_4$ 随之升高。

TRH 也广泛存在于其他器官组织中，如脊髓、胰岛、胃肠道、胎盘、心脏、前列腺、性腺等。除了作为神经递质发生作用外，TRH 的许多作用的生理意义目前仍不清楚。

此外，一些细胞因子，如 IL-1、IL-6、TNF 等，可促进中枢神经递质（如去甲肾上腺素）的释放，后者具有促进 TRH 及 TSH 分泌的作用；而另一些因子，如 5-HT、阿片肽、生长抑素、多巴胺等，则对 TRH 及 TSH 的分泌有抑制作用。

（二）腺垂体分泌的促甲状腺激素是调节甲状腺功能的主要激素

TSH 是腺垂体分泌的由 α 和 β 两个亚单位组成的一种糖蛋白激素，由 211 个氨基酸残基组成，分子量为 28kD。α 亚单位有 96 个氨基酸残基，其氨基酸顺序与 LH、FSH 和 hCG 的 α 亚单位相似；β 亚单位有 110 个氨基酸残基，其顺序与以上三种激素的 β 亚单位完全不同。TSH 的生物活性取决于 β 亚单位，但水解下来的单独的 β 亚单位只有微弱的活性，只有 α 亚单位与 β 亚单位结合后发生共同作用，才能显出其全部生物活性。

TSH 的作用是通过与甲状腺腺泡膜上的促甲状腺激素受体（thyroid-stimulating hormone receptor，TSH-R）结合而发生的。TSH-R 属 G 蛋白耦联受体，含有 764 个氨基酸残基，分子量 85kD，每个腺泡细胞大约有 1000 个 TSH-R。TSH 与 TSH-R 结合，通过激活 Gs-AC-cAMP-PKA 和 Gq-PLC-IP$_3$/DG 信号转导途径促进甲状腺激素的合成与释放。由 Gs 转导的途径主要促进碘化物的聚集和分泌，由 Gq 转导的途径主要促进碘化及激素的合成。

TSH 是调节甲状腺功能的主要激素，可全面促进甲状腺的功能活动，促进甲状腺激素的合成和释放。TSH 的作用可归纳为短期和长期效应两大方面。

1. **TSH 的短期效应** 给予 TSH 后引起的短期效应是：①在数秒钟内就可刺激溶酶体内 TG 水解酶的活性，加速甲状腺激素由 TG 分子水解的反应，增加 T$_3$ 和 T$_4$ 的释放；②在数分钟内增强甲状腺腺泡上皮细胞吞饮胶质小滴，加速 T$_4$ 与 T$_3$ 的释放；③随后加速碘捕获、转运和 TG 的碘化过程；④增加 TG 和甲状腺过氧化物酶 mRNA 的含量。此外，TSH 还能促进腺泡细胞内葡萄糖的氧化，尤其是经己糖氧化旁路的途径，可提供甲状腺过氧化物酶作用所必需的还原型辅酶 II（NADPH），有助于增加甲状腺激素的合成。

2. **TSH 的长期效应** TSH 的长期效应是刺激甲状腺腺细胞增生、腺体增大，这是由于 TSH 能增强腺泡上皮细胞内核酸与蛋白质的合成。作为甲状腺细胞生存因子，TSH 能保护细胞不发生凋亡。实验表明，切除垂体的动物，血中 TSH 迅速消失，甲状腺发生萎缩，甲状腺激素分泌明显减少。

此外，其他一些激素也可影响 TSH 的分泌。如雌激素可增强腺垂体对 TRH 的反应，使 TSH 分泌增加，因此甲状腺激素分泌也增加。糖皮质激素能抑制 TSH 的分泌，因治疗需要应用药理剂量的糖皮质激素时,或在患库欣综合征的患者,垂体的促甲状腺激素细胞对 TRH 的敏感性降低,导致甲状腺激素分泌减少。

某些甲状腺功能亢进患者的血中可出现人甲状腺刺激免疫球蛋白(human thyroid-stimulating immunoglobulin,HTSI),其化学结构与 TSH 相似,并通过与 TSH 竞争甲状腺腺泡细胞膜的受体而刺激甲状腺,目前认为这可能是引起甲状腺功能亢进的原因之一。

(三) 甲状腺激素水平作为负反馈调节信号影响下丘脑和腺垂体的活动

血液中 T_3、T_4 水平的变化可负反馈调节下丘脑合成与分泌 TRH 以及腺垂体合成与分泌 TSH。

当血中 T_3、T_4 浓度升高时,腺垂体 TSH 的合成、释放减少,从而减弱甲状腺合成与分泌甲状腺激素的活动,保持血中 T_3、T_4 浓度的相对恒定。甲状腺激素对 TSH 分泌的负反馈效应的主要机制是调节腺垂体促甲状腺激素细胞对 TRH 的敏感性。T_3、T_4 浓度升高时,TRH 受体的合成受到抑制,细胞膜上 TRH 受体的数量减少,细胞对 TRH 的敏感性降低,TRH 的作用减弱。另外,T_3、T_4 浓度升高时也能刺激腺垂体促甲状腺激素细胞产生一种抑制性蛋白,从而使 TSH 的合成与释放减少,同时也降低腺垂体对 TRH 的反应性。与 T_4 比较,T_3 对腺垂体分泌 TSH 的抑制作用较强,主要由于腺垂体促甲状腺激素细胞的核内有特异的高亲和力 T_3 受体,对 T_3 的亲和力比对 T_4 的亲和力高 20 倍。当甲状腺激素与 T_3 受体结合后,可直接引起 TSH 亚单位基因转录的改变。血中 T_4、T_3 对腺垂体这种反馈抑制作用与 TRH 的刺激作用相互拮抗,相互影响,对腺垂体 TSH 的分泌起决定性的作用。

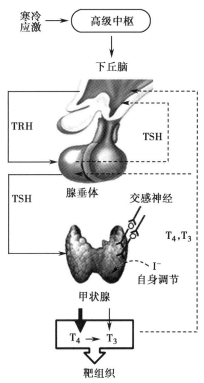

图 38-5 甲状腺激素分泌的调节
实线:兴奋作用;虚线:抑制作用

地方性甲状腺肿是一种碘缺乏病,是由于水和食物中碘含量不足,T_3、T_4 合成减少所引起的代偿性甲状腺肿大。其发病机制是由于血中 T_3、T_4 长期降低,对腺垂体的负反馈抑制作用减弱,引起腺垂体 TSH 分泌增加,甲状腺组织代偿性增生肥大所致。

血中 T_3、T_4 浓度升高时也可以直接抑制 TRH 前体原基因的转录,进而抑制 TRH 合成。

总之,在下丘脑-腺垂体-甲状腺轴调节系统中,下丘脑释放的 TRH 通过垂体门脉系统刺激腺垂体分泌 TSH,后者不仅可促进甲状腺激素的合成与分泌,而且促进甲状腺滤泡增生;而当血液中游离的 T_3 和 T_4 超过一定水平时,又可通过反馈抑制腺垂体 TSH 和下丘脑 TRH 的分泌,如此形成三级激素分泌的反馈自动控制环路(图 38-5)。下丘脑-腺垂体-甲状腺轴的活动决定血中甲状腺激素的水平,并使其浓度保持相对恒定。该控制系统中任何一个环节发生异常,都将导致甲状腺功能的紊乱。TSH 是这一控制系统的控制因子,测定血中 TSH 的含量,对甲状腺功能异常的病因诊断有一定的意义。因甲状腺病变或缺碘而导致的甲状腺功能低下的患者,血中 TSH 含量远高于正常值;而在下丘脑、腺垂体病变所致甲状腺功能低下时则相反。

二、甲状腺具有适应碘供应的变化而调节
自身甲状腺激素合成的能力

与其他内分泌腺的不同,甲状腺自身调节作用较明显,即甲状腺可以根据血液中碘的水平

调节其自身对碘的摄取量和甲状腺激素的合成,而且这种调节不受 TSH 的影响。碘对甲状腺活动的自身调节具有重要的生理意义,可以缓冲因摄碘量改变而对甲状腺激素合成和分泌发生的影响。

当血中碘浓度开始增加时,可使 T_3、T_4 的合成增多;但当碘量超过一定限度(1mmol/L)后,T_3、T_4 的合成速度不但不继续增加,反而明显降低,如果血碘浓度达到 10mmol/L 时,碘的主动转运机制受抑制,甲状腺的聚碘能力完全消失,甲状腺激素的合成显著减少。这种过量的碘所产生的抑制甲状腺激素合成的效应,称为碘阻滞效应(Wolff-Chaikoff 效应)(图 38-6)。Wolff-chaikof 效应的机制尚不清楚,可能是由于高浓度碘能抑制甲状腺过氧化物酶的活性,使碘的运输、有机化和碘化酪氨酸的缩合等环节的活动减弱,并抑制甲状腺细胞内合成甲状腺激素所必需的 H_2O_2 的生成。Wolff-chaikof 效应是甲状腺固有的一种保护性反应,能够防止摄入大量碘产生的毒性作用,有利于甲状腺功能稳定在机体所需的范围内,还可用于临床上对甲状腺功能亢进危象患者的抢救。如果在较长时间内继续加大碘量,则碘抑制 T_4、T_3 合成的现象又会消失,甲状腺激素的合成再次增加,即机体出现对高碘的适应,发生碘阻断的"脱逸"现象。也就是说,过量碘对甲状腺的抑制效应不能长久持续。

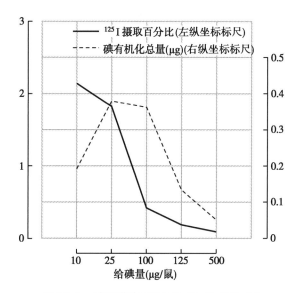

图 38-6　碘阻滞效应(Wolff-Chaikoff 效应)

当摄碘量不足(<60μg/d)时,甲状腺对碘的转运机制增强,即捕获碘的能力增强,甲状腺激素的合成也增加。但长期严重缺碘(<20μg/d)时,则会因代偿不全而导致甲状腺功能低下。地方性甲状腺肿就是由于长期碘摄入不足,甲状腺发生代偿性增生。

在碘供应充足时,甲状腺产生的 T_4 与 T_3 的比例为 20∶1。但在缺碘情况下,T_3 增多,T_4 对 T_3 的比值减小。这种 T_4 与 T_3 的比例的变迁也是甲状腺自身调节的一种形式。

三、自主神经系统对甲状腺功能具有双重调节作用

甲状腺的活动不仅受下丘脑-垂体-甲状腺轴的调节,而且还受交感-甲状腺轴和副交感-甲状腺轴的调节。甲状腺内分布有交感神经和副交感神经纤维的末梢,而且腺泡细胞膜上也含有 α-和 β-肾上腺素能受体和 M-胆碱能受体,电刺激交感神经和副交感神经可分别促进和抑制甲状腺激素的分泌。下丘脑-垂体-甲状腺轴主要调节各种效应激素的稳态;交感-甲状腺轴调节作用的意义是在内、外环境发生急剧变化时能够确保应急情况下对高水平的甲状腺激素的需求;副交感-甲状腺轴调节作用的意义则在激素分泌过多时发挥抗衡作用。

Notes

四、免疫系统参与甲状腺功能的调节

甲状腺滤泡细胞膜上还存在许多免疫活性物质和细胞因子的受体,因而许多免疫活性物质可影响甲状腺的功能。例如,胸腺素可调节 T_3、T_4 的合成和分泌。B 淋巴细胞可以合成 TSH 受体抗体(TSH-R antibody,TSHR-Ab),如 TSH 受体刺激抗体(TSH-R-stimulating antibody)和 TSH 受体阻断抗体(TSH-R-antagonizing antibody)可分别产生类似于激动和阻断 TSH 的效应。自身免疫性甲状腺功能亢进患者体内存在 TSH 受体刺激抗体,萎缩性甲状腺炎引起的甲状腺功能减退患者体内存在 TSH 受体阻断抗体。

除前述的几种调节途径外,体内还有多种甲状腺刺激物和抑制物参与甲状腺激素分泌活动的调控,如降钙素和降钙素基因相关肽、某些生长因子(如胰岛素样生长因子-1)以及前列腺素等,也都可以影响甲状腺细胞的生长以及激素的合成和分泌。

五、甲状腺激素分泌异常可造成甲状腺功能障碍

(一)甲状腺功能亢进

甲状腺功能亢进症(hyperthyroidism)是一种常见的内分泌系统疾病,是指甲状腺的功能过于活跃,由于甲状腺激素分泌过多或各种原因引起体内甲状腺激素含量过高所引起的疾病症候群,临床表现基本相似,但其病因却各异,其中以弥漫性毒性甲状腺肿,又称 Graves 病(Graves disease,GD),最为常见,约占全部甲亢的 80% ~ 85%。Graves 病临床主要表现包括高代谢、弥漫性甲状腺肿大和突眼三大特点。

甲状腺功能亢进患者血中的 T_3 与 T_4 水平过高,基础代谢率可比正常值高 20% ~ 80%,而且甲状腺吸碘率>50%;外周组织细胞的氧化活动激增,热量释放增加,患者喜冷怕热,易出汗;神经系统兴奋性高,出现紧张焦虑、烦躁易怒、疑虑敏感、容易发生情绪冲动,注意力不易集中等症状;心血管系统表现为心动过速、心搏过强,心律不齐,甚至心力衰竭;脉搏增快,可达 90 ~ 120次/分;因心输出量增加,外周血管扩张,脉搏压加大。患者的蛋白质、糖和脂肪的分解代谢过度,食欲旺盛,食量大增,但仍容易饥饿,日渐消瘦、虚弱,体力减退。另外还有眼球前凸、毛发细软且有脱毛现象。

目前认为,甲状腺功能亢进是病因不明的一种自身免疫性疾病或因受体发生突变所致,体内生成的 TSH-R 刺激抗体或 TSH-R 突变引起 TSH-R 的自发性激活。在 Graves 病患者,T 淋巴细胞被甲状腺内的抗原致敏后,可刺激 B 淋巴细胞合成针对这些抗原的抗体,TSH-R 刺激抗体。TSH-R 刺激甲状腺细胞增生,并使分泌活动亢进。

(二)甲状腺功能减退

甲状腺功能减退(hypothyroidism)或称甲状腺功能低下症,是由于甲状腺不能产生足够的甲状腺激素所引起的综合病症,不同年龄阶段患此病的临床表现不同。①始于新生儿期的甲状腺功能减退(新生儿甲状腺功能减退)可引起呆小症,临床表现为黄疸、厌食、便秘和骨生长缓慢。如果在出生的数月内没有及时治疗,会引起神经系统发育落后,智力发育迟缓或障碍,呈特殊面容:鼻梁塌平,眼距增宽,眼裂细小,唇厚,舌体厚大常伸于唇间,骨骺成熟延缓,骨龄晚于同龄人,身材低矮,身体的上部大于下部,皮肤干燥无光泽;②始于儿童时期的甲状腺功能减退(青少年甲状腺功能减退)会延缓生长,有时会导致四肢不成比例,牙齿发育也很缓慢;③成年人甲状腺功能减退症的典型表现为中枢神经系统的兴奋性明显降低,记忆减退,思维不集中,语言迟缓,表情呆滞,淡漠嗜睡,对外界事物的兴趣低下或根本无反应,嗅觉和味觉缺乏。同时还有基础代谢率低于正常、体温较低、怕冷、少动、少汗、便秘、心音低钝、心率减慢、心脏扩大、血压偏低、性功能减退、月经失调、头发稀疏、粗糙、无光泽等症状。

Notes

第四节　钙磷代谢的内分泌调节

钙、磷是生物体内重要的无机物,具有广泛的生理作用。钙对于骨代谢、神经元活动、腺细胞分泌、血液凝固、肌肉收缩、酶活性以及细胞的信号转导过程等都具有极为重要的作用;磷是体内许多重要化合物(如核苷酸、核酸、磷脂及多种辅酶)的重要组成成分,参与体内糖、脂类、蛋白质、核酸等物质代谢和能量代谢,以及参与体内酸碱平衡的调节。

一、机体钙磷稳态的维持

正常成年人体内钙总量约为 1300g,磷总量约为 600g,其中约 99% 以上的钙和 86% 的磷是以羟基磷灰石的形式构成骨盐,存在于骨骼及牙齿中,其余部分则分布在各种体液及软组织中。正常成年人血浆钙的浓度约为 9.5mg/dl(2.5mmol/L),其中 50% 为游离钙,45% 结合钙(绝大部分是与血浆蛋白结合),其余与有机酸结合。游离 Ca^{2+} 与结合钙可相互转化,这种转化受血浆 pH 值影响。正常成年人血浆磷的浓度约为 3.5mg/dl(1.1mmol/L),以无机磷酸盐的形式存在。血磷不如血钙稳定,其浓度可受生理因素影响而变动。

机体钙磷的稳态主要通过钙磷在骨组织与体液间的平衡、小肠对钙磷的吸收,以及肾脏对钙磷的排泄,使血中的钙、磷浓度维持在一个相对稳定的生理浓度范围内,从而维持体内钙磷代谢的正常进行(图 38-7)。

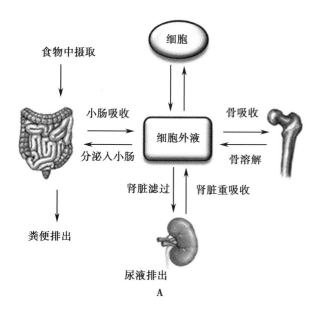

健康成年人机体内钙、磷的含量和组织分布		
	钙	磷
机体总量	1300g	600g
相对组织分布 (占机体总量的%)		
骨和牙齿	99%	86%
细胞外液	0.1%	0.08%
细胞内液	1.0%	14%

图 38-7　机体钙磷稳态的维持

体内钙磷代谢主要受神经体液调节,甲状旁腺主细胞分泌的甲状旁腺激素、甲状腺 C 细胞分泌的降钙素,以及由皮肤、肝和肾等器官联合作用形成的 1,25-$(OH)_2$ 维生素 D_3,是共同调节机体钙磷稳态的三种基础激素,称为钙调节激素(calcium regulating hormone)。此外,雌激素、生长激素、胰岛素和甲状腺激素等也参与钙、磷代谢的调节。

二、甲状旁腺激素是调节血钙和血磷水平最重要的激素

人的甲状旁腺激素(parathyroid hormone,PTH)由 84 个氨基酸残基构成,分子量 9.5kD,活性区位于 N 端第 1～34 位氨基酸上。PTH 是由甲状旁腺主细胞合成和分泌的,首先由胞浆核糖体合成一个含有 115 个氨基酸残基的前甲状旁腺激素原(prepro-PTH),以后再脱掉 N 端 25 个氨基

酸的信号肽生成甲状旁腺激素原(pro-PTH)。随后,pro-PTH 在高尔基复合体经酪蛋白水解酶和羧基肽酶的作用下进一步裂解脱去 6 个氨基酸残基生成 PTH。

正常人血浆中 PTH 的水平呈昼夜节律波动,波动范围为 $10\sim50ng/L$,清晨 6 时最高,以后逐渐降低,至下午 4 时达最低,以后又逐渐升高。PTH 的半衰期为 $20\sim30$ 分钟,完整的 PTH(PTH_{1-84})在肝脏(占 70%)和肾脏(占 30%)可以被水解为有活性的氨基端(PTH_{1-34})片断、无活性的羧基端片断及中间片段。

甲状旁腺激素相关肽(parathyroid hormone-related peptide,PTHrp)是从鳞状上皮细胞癌伴发高钙血症患者的癌组织中分离出的一种由 144 个氨基酸残基构成的多肽。PTHrp 与 PTH 从来源上看是同族的,尤其两者的 N 端第 $1\sim13$ 位氨基酸残基中有 8 位完全相同,均可与 PTH/PTHrp 受体结合。PTHrp 具有 PTH 活性,可以调节骨和肾的钙磷代谢。PTHrp 在正常组织如骨、肾、皮肤、乳腺、心脏、血管平滑肌、子宫、脑等组织也有分布。有证据表明,PTHrp 在调节母体与胎儿间循环 Ca^{2+} 通量、乳汁 Ca^{2+} 浓度和胎儿的发育中具有重要意义。

在 PTH 的靶细胞上目前已至少发现三种甲状旁腺激素受体,其中可与 PTH 和 PTHrp 结合的 PTH/PTHrp 受体最为重要。PTH 对靶器官的作用可通过 cAMP 和 PLC 途径发挥作用。PTH 受体与 PTH 结合后,通过与其相耦联的 Gs 激活腺苷酸环化酶-cAMP 信号转导途径,也可通过 Gq-PLC 信号转导途径,再经 G 激活蛋白激酶 C 和 IP_3,提高细胞内 Ca^{2+} 浓度,从而发挥生物效应。

(一)甲状旁腺激素具有升高血钙和降低血磷的作用

PTH 是维持血钙、血磷稳态的重要激素,总的效应是升高血钙和降低血磷。如果在甲状腺手术中不慎将甲状旁腺摘除,可引起严重低血钙。钙离子对维持神经和肌肉组织正常的兴奋性有重要的作用,血钙浓度降低时,神经和肌肉的兴奋性异常增高,出现低血钙性手足搐搦,严重时可引起呼吸肌痉挛而造成窒息。给予甲状旁腺激素或钙盐可暂时缓解上述症状。

PTH 升高血钙和降低血磷的作用,主要是通过动员骨钙入血,影响肾小管对钙、磷的吸收发生的。此外,PTH 还能通过促进 1,25-二羟维生素 D_3 的生成,进一步调节钙磷代谢。

1. **PTH 对骨的作用** PTH 动员骨钙入血,使血钙浓度升高,其作用包括快速效应与延缓效应两个时相。快速效应在 PTH 作用后数分钟即可发生,是将骨中的游离钙转运至血液中(图 38-8)。骨液中含有的 Ca^{2+} 约为细胞外液中 Ca^{2+} 的 1/3,PTH 通过迅速提高骨细胞膜对 Ca^{2+} 的通透性,使骨液中的钙进入细胞内,并在骨细胞膜上钙泵的作用下将 Ca^{2+} 转运到细胞外液中。延缓效应在 PTH 作用后 $12\sim14$ 小时出现,一般在几天甚至几周后达到高峰。这一效应是通过刺激破骨细胞活动,使破骨细胞的溶骨(osteolysis)活动增强,从而使血钙水平长时间升高。溶骨过程中释放的无机磷进入循环血液,由于主要以游离形式存在,可迅速经肾脏清除。

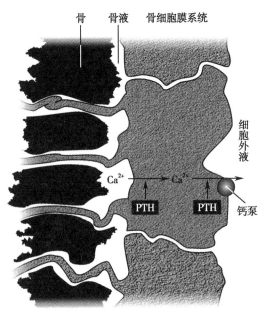

图 38-8 PTH 对骨的作用

PTH 对骨作用的这两种效应相互配合,既能对血钙的急切需要做出迅速反应,又可保证血钙在长时间内维持在一定水平。PTH 可通过增加破骨细胞分化因子(osteoclast differentiation factor,ODF)、巨噬细胞集落刺激因子(macrophage colony-stimulating factor,M-CSF)、白细胞介素-11 和白

Notes

细胞介素-6 等细胞因子的生成,募集和刺激破骨细胞。

2. PTH 对肾脏的作用

(1) 对钙、磷重吸收的作用:与肾脏对钠离子的重吸收类似,在肾小球被滤过的钙离子大部分(约 70%)在近端小管被重吸收,其余 20% 在髓襻,9% 在远曲小管和集合管被重吸收,1% 随尿排出。PTH 对钙离子在肾脏重吸收的精细调节主要发生在肾单位的远端部分,PTH 通过调节 Ca^{2+}-ATP 酶和 Na^+-Ca^{2+} 逆向转运体的活动促进远曲小管、集合管对钙的重吸收,使尿钙排泄减少,血钙水平升高。

PTH 可通过降低 Na^+ 和磷酸盐的同向转运而抑制近端小管对磷酸盐的重吸收,使经尿排出的磷酸盐增加,血磷水平降低。

PTH 还能抑制肾小管上皮细胞的 Na^+-H^+ 交换过程,使分泌入管腔的 H^+ 减少,因而减少对 HCO_3^- 的重吸收。因此,甲状旁腺功能亢进时可导致 HCO_3^- 的重吸收障碍,同时又可使 Cl^- 的重吸收增加,引起高氯性酸血症,加重对骨组织的脱盐作用。

(2) 激活 1α-羟化酶:PTH 激活肾脏 1α-羟化酶,催化 25-(OH)-D_3 进一步羟化并转变为活性更高的 1,25-(OH)$_2$-D_3,1,25-(OH)$_2$-D_3 可刺激小肠细胞钙结合蛋白的形成,进而促进钙、镁、磷等的吸收。另外,1,25-(OH)$_2$-D_3 能增强 PTH 对骨的作用,在缺乏 1,25-(OH)$_2$-D_3 时,PTH 的作用明显减弱。

(二) 甲状旁腺激素的分泌主要受血钙水平的调节

1. 血钙水平是调节甲状旁腺激素分泌的最主要的因素　PTH 的分泌主要受血中钙离子浓度的负反馈调节。血浆钙浓度轻微下降时,就可刺激甲状旁腺细胞释放 PTH,PTH 通过动员骨钙入血,增强肾小管对钙的重吸收,使血钙浓度迅速回升。相反,血钙浓度升高时,PTH 分泌减少。长期的高血钙可使甲状旁腺萎缩;而长期的低血钙则可使甲状旁腺增生。

血中 Ca^{2+} 浓度对甲状旁腺分泌的调节作用是通过细胞膜的钙受体实现的。钙受体是一种典型的具有 7 次跨膜结构的 G 蛋白耦联受体,由 1079 个氨基酸残基组成,广泛分布于甲状旁腺、甲状腺 C 细胞、肾脏、肠、骨等参与钙调节的重要器官。当细胞外液的 Ca^{2+} 浓度升高时,Ca^{2+} 与钙受体的胞外结构域结合,通过 Gq-PLC-IP$_3$ 信号途径,使内质网钙库中的 Ca^{2+} 释放,Ca^{2+} 浓度数秒钟内迅速升高。同时,细胞外的 Ca^{2+} 通过细胞膜上的 Ca^{2+} 通道持续内流,也使细胞质 Ca^{2+} 浓度升高,抑制 PTH 释放。

PTH 分泌的调定点(set point)约在血清 Ca^{2+} 浓度为 90mg/L 的水平。当血清 Ca^{2+} 降低至 80mg/L 时,PTH 的分泌达到最高峰。当血 Ca^{2+} 水平升至 100mg/L 时,PTH 的分泌停止。

2. 其他因素的调节　PTH 的分泌还受其他一些因素的影响。1,25-(OH)$_2$-D_3 可直接作用于甲状旁腺,降低 PTH 基因的转录,调节 PTH 的分泌。血镁浓度很低时,体内的能量代谢等重要的生命过程受抑制,也可间接抑制 PTH 的分泌。血磷升高、降钙素大量释放时可使血钙降低,继而刺激 PTH 的分泌。生长抑素也能抑制 PTH 的分泌。

三、维生素 D_3 是维持体内血钙稳态的重要激素

(一) 1,25-(OH)$_2$-D_3 是调节钙磷代谢的维生素 D_3 的主要活性形式

维生素 D_3(胆钙化醇,cholecalciferol)与 PTH 协同,也是维持机体血钙稳态的重要激素。维生素 D_3 可由肝、乳、鱼肝油等食物中摄取,也可以在紫外线作用下,由皮肤中 7-脱氢胆固醇转化而来。维生素 D_3 的亲脂性高,与血浆中高亲和力的维生素 D_3 结合蛋白结合后,再转运至肝和肾。维生素 D_3 无生物活性,只有经过羟化后才具有生物活性,首先在肝内 25-羟化酶的作用下被羟化成 25-羟维生素 D_3[25-hydroxycholecalciferol,25-(OH)-D_3],然后在肾脏内的 1α-羟化酶作用下进一步羟化成具有更高活性的 1,25-二羟维生素 D_3[1,25-dihydroxycholecalciferol,1,25-(OH)$_2$-D_3],即钙三醇(图 38-9)。此外,1,25-(OH)$_2$-D_3 也可在胎盘和巨噬细胞等组织细胞生成。

Notes

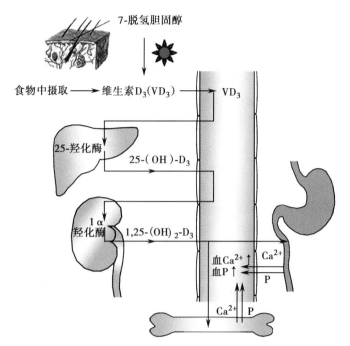

图 38-9 维生素 D 的活化及对钙磷代谢的作用

活化的维生素 D_3 主要包括 25-(OH)-D_3、1,25-(OH)$_2$-D_3 以及 24,25-(OH)$_2$-D_3,其中 1,25-(OH)$_2$-D_3 的生物活性最强。成年人血清中 1,25-(OH)$_2$-D_3 含量为 2~5ng/dl,99% 的 1,25-(OH)$_2$-D_3 以与血浆钙化醇转运蛋白结合的形式运输,其半衰期在 5~24 小时之间。活化的维生素 D_3 通过进一步羟化或氧化而降解。肝脏是其进行代谢的主要部位。维生素 D_3 除了转化为 1,25-(OH)$_2$-D_3 并经胆汁排泄外,还可以与葡萄糖醛酸或硫酸结合,经肾脏随尿排出体外。

（二）1,25-(OH)$_2$-D_3 具有升高血钙和血磷的作用

1,25-(OH)$_2$-D_3 通过与靶细胞内的核受体结合后,通过影响基因表达而发挥对钙磷代谢的调节,其作用的靶器官主要是小肠、骨和肾。

1. 小肠是维生素 D_3 的主要靶器官 1,25-(OH)$_2$-D_3 可促进小肠黏膜上皮细胞对钙的吸收。1,25-(OH)$_2$-D_3 可以通过以下途径促进小肠黏膜上皮细胞对钙的吸收:①诱导钙调蛋白-肌球蛋白复合物的形成,促进钙在肠黏膜上皮细胞纹状缘的转运;②诱导钙结合蛋白的生成,结合胞质内钙进行转运;③诱导细胞基底侧膜的钙泵,即 Ca^{2+}-ATP 酶的活性,将 Ca^{2+} 逆电-化学梯度移出细胞。

1,25-(OH)$_2$-D_3 在增强钙吸收的同时,也促进磷的吸收。因此,它既能升高血钙,也能升高血磷。

2. 对骨代谢的调节 1,25-(OH)$_2$-D_3 对骨钙动员和骨盐沉积均有作用。一方面,1,25-(OH)$_2$-D_3 通过刺激破骨细胞前体的成熟和更新,增加破骨细胞的数量和活性,增强骨的溶解,从而释放钙与磷入血,提高血钙、血磷水平;另一方面,1,25-(OH)$_2$-D_3 也刺激成骨细胞的活动,增加骨钙素和其他蛋白质的合成,从而促进骨钙沉积和骨的形成。但 1,25-(OH)$_2$-D_3 的净效应是动员骨钙和磷入血,使血钙和血磷浓度都升高。

1,25-(OH)$_2$-D_3 可提高 PTH 的生物效应,在缺乏 1,25-(OH)$_2$-D_3 时,PTH 对骨的作用明显减弱,可导致儿童患佝偻病(rickets)和成年人患骨软化症(osteomalacia)和骨质疏松症(osteoporosis)。

3. 对肾的作用 1,25-(OH)$_2$-D_3 可促进肾小管对钙和磷的重吸收,使钙、磷从尿中排出量减少。

Notes

（三）$1,25-(OH)_2-D_3$ 的生成受甲状旁腺激素及血钙、血磷水平调节

PTH 促进肾内 1α-羟化酶的表达，抑制 24-羟化酶的转录，因而能促进维生素 D_3 活化为 $1,25-(OH)_2-D_3$，减少 $24,25-(OH)_2-D_3$ 的生成。血磷水平降低时可刺激肾内 1α-羟化酶的活性，血钙水平降低可通过增加 PTH 的分泌间接地增高 1α-羟化酶的活性，促进 $1,25-(OH)_2-D_3$ 的生成。此外，其他一些激素，如雌激素、生长激素、催乳素和降钙素等，都能促进 $1,25-(OH)_2-D_3$ 的生成。

当 $1,25-(OH)_2-D_3$ 生成增加时，在其生成的细胞内即可降低 1α-羟化酶的活性，即以负反馈方式减少 $1,25-(OH)_2-D_3$ 的生成量。$1,25-(OH)_2-D_3$ 还可通过诱导 24-羟化酶的表达防止 $1,25-(OH)_2-D_3$ 的过度合成。

四、降钙素是降低血钙与血磷水平的激素

降钙素（calcitonin，CT）是甲状腺 C 细胞分泌的由 32 个氨基酸残基组成的多肽，分子量为 3.4kD。正常人血中 CT 水平为 10～50ng/L，半衰期不足 1 小时，主要在肾降解并排出。此外，在甲状腺 C 细胞以外的组织（如神经组织）也有 CT。在人的循环血液中还存在降钙素基因相关肽（calcitonin gene-related peptide，CGRP），可能来自外周血管的神经末梢的释放。CGRP 具有强烈的舒血管效应。

（一）降钙素具有降低血钙和血磷的作用

降钙素的主要作用是降低血钙和血磷，主要靶器官是骨和肾，主要是通过直接抑制破骨细胞的活性和增强肾脏对钙、磷的排泄而产生降低血钙和血磷水平的效应。

1. 降钙素对骨的作用　CT 可抑制破骨细胞的活动，减弱溶骨过程。CT 抑制溶骨这一反应发生很快，大剂量的降钙素在 15 分钟内便可使破骨细胞活动减弱 70%。在给降钙素后 1 小时左右，出现成骨细胞活动增强，骨组织释放钙、磷减少，且可持续数天之久。CT 还可以提高碱性磷酸酶的活性，促进骨的形成和钙化过程。由于降钙素能减弱溶骨过程，增强成骨过程，使骨组织释放钙、磷减少，而钙、磷沉积增加，因而血钙与血磷水平降低。

在成人，CT 对血钙的调节作用较小，因为 CT 引起的血钙浓度下降可强烈地刺激 PTH 释放，而 PTH 升高血钙的作用完全可以抵消 CT 的降血钙效应。另外，成人的破骨细胞每天只能向细胞外液提供 0.8g 钙，因此，抑制破骨细胞的活动对血钙的影响是很小的。然而，儿童骨的更新速度很快，破骨细胞活动每天可向细胞外液提供 5g 以上的钙，相当于细胞外液总钙量的 5～10 倍，因此，降钙素对儿童血钙的调节十分重要。在某些破骨活动加速的疾病状态下，降钙素对骨质的溶解也有很强的抑制作用。

2. 降钙素对肾脏的作用　CT 能减少肾小管对钙、磷、镁、钠及氯等离子的重吸收，使尿中这些离子的排出量增多。

（二）降钙素的分泌主要受血钙水平的调节

CT 的分泌主要受血钙浓度的调节。当血钙浓度升高时，CT 的分泌亦随之增加。用放射免疫法测定证实，当血钙水平升高超出正常水平时，CT 的分泌开始增加，并随血钙水平的升高而增加，其效应是使血钙水平降低。CT 与 PTH 对血钙的作用相反，两者共同参与对体内钙代谢稳态的维持。

比较 CT 与 PTH 对血钙的调节作用，有两个主要的差别：①CT 分泌启动较快，在 1h 内即可达到高峰，而 PTH 的分泌则需几个小时；②CT 只对血钙水平产生快速而短暂的调节作用，其作用很快就被 PTH 的作用所对抗，后者对血钙浓度发挥长期的调节作用。由于 CT 的作用快速而短暂，所以对高钙饮食引起的血钙升高回复到正常水平起重要的作用。进食后，胃肠激素的分泌可刺激 CT 的分泌，促胃液素、CCK、胰高血糖素以及促胰液素等都有促进 CT 分泌的作用，其中以促胃液素的作用为最强。

Notes

在体内,PTH、1,25-(OH)$_2$-D$_3$和降钙素共同对钙、磷代谢进行调节(表38-3,图38-10),维持体内钙、磷水平的稳态。

表 38-3　PTH、1,25-(OH)$_2$-D$_3$和降钙素的特点及对钙磷代谢的调节

	甲状旁腺激素	1,25-(OH)$_2$-D$_3$	降钙素
合成部位	甲状旁腺主细胞	皮肤,肾,肝协同	甲状腺 C 细胞
性质	84 氨基酸的肽	类固醇	32 氨基酸的肽
血液中运输形式	血浆溶解	与血浆蛋白结合	血浆溶解
半衰期	<20 分钟	5~24 小时	<10 分钟
受体定位	膜 G 蛋白耦联受体	核受体	膜 G 蛋白耦联受体
靶细胞作用			
溶骨作用	↑↑	↑	↓
成骨作用	↓	↑	↑
小肠钙吸收	↑	↑↑	↓
小肠磷吸收	↑	↑	↓
肾脏钙重吸收	↑	↑	↓
肾脏磷重吸收	↓	↑	↓
总效应			
血钙水平	↑	↑	↓
血磷水平	↓	↑	↓

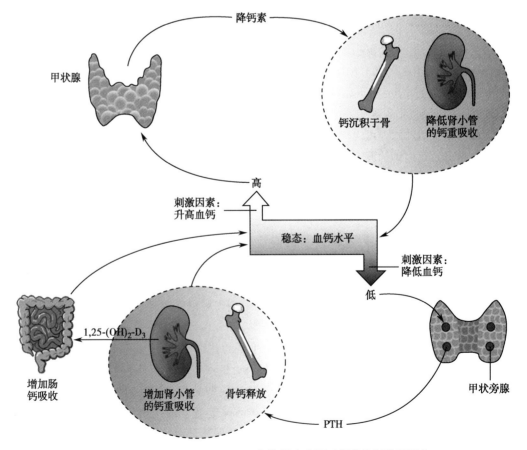

图 38-10　PTH、1,25-(OH)$_2$-D$_3$和降钙素共同对钙磷代谢进行调节

五、钙磷代谢障碍相关疾病

甲状旁腺功能亢进症(hyperparathyroidism),简称甲旁亢,可分为原发性、继发性、三发性三种,是由于分泌过多的甲状旁腺激素(PTH)或相关肽,导致高血钙、低血磷。临床以骨受损,反复发作的肾结石为主要表现,常伴有食欲减退、消化不良、便秘、恶心、呕吐的消化系统症状以及记忆力减退,情绪不稳定等中枢神经系统症状。骨受损患者早期可出现骨痛,主要位于腰背部、髋部、肋骨与四肢,后期可出现骨骼畸形、病理性骨折,行走困难,甚至卧床不起。本病原则上采用外科手术治疗。手术禁忌证的患者西咪替丁可阻滞 PTH 的合成和分泌,血钙可降至正常,但停药后可出现反跳升高。

甲状旁腺功能减退症(hypoparathyroidism)是甲状旁腺素(PTH)产生减少和(或)效应不足而引起的一组临床症候群,常见于甲状腺或颈部手术误将甲状旁腺切除或损伤所致,也可因甲状旁腺手术或颈部放射治疗引起。临床表现为手足搐搦、癫痫样发作、低钙血症和高磷血症。在甲状腺及甲状旁腺手术时,应避免甲状旁腺损伤或切除过多,以预防继发性甲状旁腺功能减退症。本病目前主要采用维生素 D 与补充钙剂,使血清钙基本接近正常,血清磷下降,防止手足搐搦发作与异位钙化。

维生素 D 缺乏性佝偻病(rickets)是常见的儿童营养缺乏症,是由于维生素 D 不足导致钙、磷代谢紊乱和以骨骼的钙化障碍为主要特征的疾病。临床主要为骨骼的改变、肌肉松弛以及非特异性的精神神经症状,严重者可致骨骼畸形,影响消化系统、呼吸系统、循环系统及免疫系统,同时对小儿的智力发育也有影响。预防和治疗多采用日光浴、补充维生素 D 并补钙治疗。

(朱　辉)

参考文献

1. 陈家伦. 临床内分泌学. 上海:上海科学技术出版社,2011
2. 郭晓蕙. 基础与临床内分泌学. 第 7 版. 北京:人民军医出版社,2009
3. 姚泰. 生理学. 第 2 版. 北京:人民卫生出版社,2010
4. 朱大年,王庭槐. 生理学. 第 8 版. 北京:人民卫生出版社,2013
5. Gerard J. Tortora,Bryan H. Derrickson. Principles of Anatomy and Physiology. 13th ed. New Jersey:John Wiley & Sons,2010
6. Guyton AC,Hall JE. Textbook of Medical Physiology. 12th ed. Philadelphia:Saunders,2011
7. 张颖,姚旋,宋宜云,应浩. 甲状腺激素与代谢调控. 生命科学,2013,2:176-184
8. Alkemade A. Central and peripheral effects of thyroid hormone signalling in the control of energy metabolism. J Neuroendocrinol,2010,22(1):56-63
9. Chen CY,Tsai MM,Chi HC,Lin KH. Biological significance of a thyroid hormone-regulated secretome. Biochim Biophys Acta,2013,1834(11):2271-2284
10. Duntas L,Micic D. Adiposopathy and thyroid disease:tracing the pathway to cardiovascular risk. Expert Rev Cardiovasc Ther,2012,10(6):797-803

第三十九章 胰岛的内分泌

根据细胞组成及其功能的不同,胰腺可分为外分泌腺和内分泌腺两部分。外分泌腺由腺泡和导管构成,分泌含有消化酶和碳酸氢盐的胰液,具有很强的消化作用。内分泌腺是由大小不同、直径为20~300μm的胰岛所组成。健康成人胰腺约有100万~200万个胰岛,胰岛细胞按形态及所分泌激素的种类可分为A(α)细胞、B(β)细胞、D(δ)细胞及PP细胞(图39-1)。胰腺的外分泌腺和内分泌腺虽然功能不同,但是由于密切的毗邻结构关系和血液的供应等使胰腺的外分泌与内分泌功能不能截然分开。胰岛分泌的激素可经胰岛-腺泡门脉系统到达腺泡,调节和影响胰腺腺泡的分泌和代谢活动,如胰岛素对胰腺腺泡活动的兴奋性作用和胰高血糖素、生长抑素、胰多肽等的抑制性作用。胰腺的内分泌与外分泌功能在机体的营养摄取和细胞新陈代谢等方面共同发挥作用。

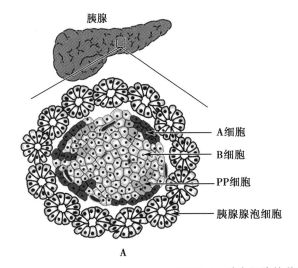

胰岛细胞的种类		
胰岛细胞	占胰岛细胞总数(%)	分泌的激素
A细胞	20%~25%	胰高血糖素
B细胞	60%~70%	胰岛素
		C肽
D细胞	少量	生长抑素
PP细胞	少量	胰多肽

图 39-1 胰岛细胞的种类和分泌功能

第一节 胰 岛 素

胰岛素(insulin)的发现是医学史上一个伟大的里程碑,目前还没有任何药物可以替代胰岛素的作用。

胰岛素的发现:1889年,奥地利两位学者Mering和Minkowski发现切除胰腺可以引起糖尿病,但当时未能将糖尿病与胰岛的功能联系起来。1921年,加拿大外科医生Banting和多伦多大学生理学教授Macleod利用化学技术最先从胰腺组织制备了能够降低血糖的"胰岛素",并获得1923年诺贝尔生理学和医学奖。1926年,美国生化学家Abel制得胰岛素的结晶,为进一步的生物学和化学研究奠定了基础。1955年,英国科学家Sanger等阐明牛胰岛素的氨基酸排列顺序,获得1958年诺贝尔化学奖。1965年,中国科学院生物化学研究所率先人工合成了具有高度生物学活性的牛胰岛素结晶。随后,1966年Dixon、Katsoyannis等实验室也为人胰岛素的合成作出了贡献。胰岛素是最先被提纯、结晶与合成以及最先应用DNA重组技术制备并投入商业运行的蛋白质激素。

一、胰岛素是由胰岛 B 细胞分泌的蛋白质类激素

胰岛素是由胰岛 B 细胞分泌的含有 51 个氨基酸残基的蛋白质类激素,分子量 5.8kD。胰岛素由 A 和 B 两条多肽链经两个二硫键相连组成,如果两链间二硫键断开则失去活性。在胰岛 B 细胞的内质网首先合成前胰岛素原(preproinsulin),然后切除 N 末端 24 个氨基酸组成的信号肽成为胰岛素原(proinsulin)。胰岛素原是由 86 个氨基酸构成的单条肽链,除 A、B 链外还含有两者之间的连接肽,称为 C 肽(connecting peptide,C peptide)(图 39-2)。胰岛素原进入高尔基体经蛋白水解酶的作用水解成为胰岛素及游离的 C 肽。小部分未经过蛋白酶水解的胰岛素原,随着胰岛素进入血液循环。胰岛素原在许多方面与胰岛素有着共同的特征,包括溶解度、等电点、内部二硫键的形成及位置以及与抗胰岛素抗体反应的能力等,但是其生物活性仅有胰岛素的 5%。当胰岛素原裂解成为胰岛素时,C 肽与之一起释放,C 肽没有胰岛素的生物活性,但它的合成与释放和胰岛素同步,因此可通过测定血中 C 肽的含量间接反映胰岛 B 细胞合成与释放胰岛素的能力。成熟的胰岛素储存在 B 细胞内的分泌囊泡中,在外界刺激下随分泌囊泡释放至血液中,并发挥其生理作用。

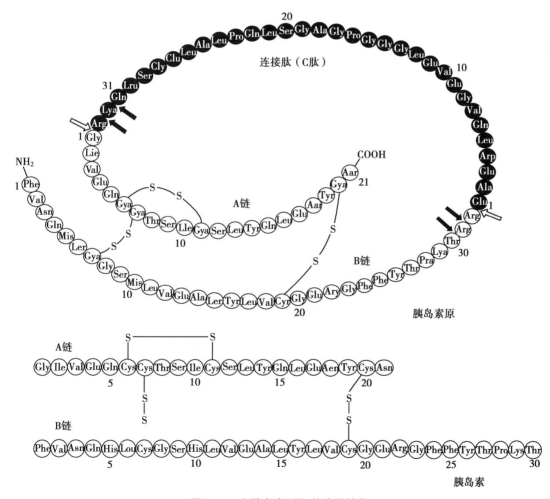

图 39-2　人胰岛素(原)的分子结构

血中胰岛素浓度可以用国际单位 mU/L 或摩尔浓度表示。正常人空腹基础血浆胰岛素浓度是 5~20mU/L(35~145pmol/L),进餐后 8~10 分钟开始升高,约 60 分钟上升至高峰,峰值为基础值的 5~10 倍;此后,随着血糖水平降低,胰岛素的分泌量迅速下降,3~4 小时恢复到基础水

Notes

平(图 39-3)。血中胰岛素半衰期只有 5 ~ 8 分钟,主要经肝、肾及外周组织内的胰岛素酶灭活或通过受体内化终止效应。

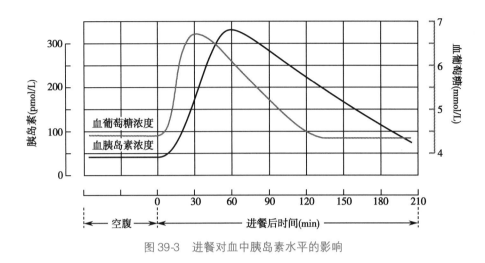

图 39-3   进餐对血中胰岛素水平的影响

二、胰岛素是调节机体代谢和细胞生长的主要激素

胰岛素的生物学效应主要有调节机体代谢和调节细胞的生长、增殖两方面作用。胰岛素对机体代谢的调节主要表现为全面促进机体合成代谢,作用的靶组织主要是肝、肌肉和脂肪组织。胰岛素与靶细胞上的胰岛素受体结合后,即启动其调节作用。按照引起效应的时间顺序,先后表现为即刻作用、快速作用和延缓作用。即刻作用在于引起转运蛋白磷酸化,促进靶细胞葡萄糖、氨基酸以及 K$^+$ 的内向转运;快速作用可改变酶的活性,促进糖原合成(glycogenesis)和糖酵解(glycolysis),抑制糖原分解(glycogenolysis)和糖异生(gluconeogenesis),促进蛋白质合成、抑制蛋白质分解;延缓作用是通过调控基因转录,影响上百种 mRNA 的生成,促进蛋白质和脂肪的合成以及细胞生长。

(一)胰岛素是体内唯一降低血糖水平的激素

血糖维持正常水平对于机体的各种功能活动十分重要。多种激素共同参与调节血糖的稳态,而胰岛素是唯一能降低血糖的激素。当血糖升高时,胰岛 B 细胞分泌胰岛素增加,胰岛素主要通过以下途径降低血糖:加强外周组织对葡萄糖的转运和利用而增加血糖的去路;促进糖原的合成、抑制糖异生而减少血糖的来源等(图 39-4)。

1. **促进外周组织对葡萄糖的转运和利用**   外周组织细胞对葡萄糖的转运是通过葡萄糖转运体(glucose transporter,GLUT)介导的易化扩散方式完成,对胰岛素敏感的葡萄糖转运体是 GLUT4。GLUT4 广泛存在于胰岛素敏感组织(如骨骼肌、心肌、脂肪等)胞质的囊泡中,胰岛素可通过磷脂酰肌醇-3-激酶(phosphatidylinositol 3-kinase,PI3-K)使靶细胞内的 GLUT4 数目增加,并发生膜转位,促进靶细胞转运葡萄糖(图 39-5)。当胰岛素刺激停止时,GLUT4 又通过内化机制返回胞质中。除了促进外周组织对葡萄糖的转运,胰岛素也能促进外周组织对葡萄糖的利用,如通过激活葡萄糖激酶、诱导糖酵解的关键酶-磷酸果糖激酶和丙酮酸激酶等加速葡萄糖在细胞中的氧化,生成 ATP。

GLUT 是一类镶嵌在细胞膜上运输葡萄糖的载体蛋白质,共有 14 个成员,按照蛋白序列的相似性可分为三组:GLUT I(包括 GLUT1-4 以及 GLUT14);GLUT II(包括 GLUT5、GLUT7、GLUT9 以及 GLUT11);GLUT III(包括 GLUT6、GLUT8、GLUT10、GLUT12 以及 HMIT)。不同的 GLUTs 在体内都有其特异的生理功能和组织分布,并且对葡萄糖的转运效率和转运动力学不同。对胰岛素敏感的是 GLUT4。GLUT1-3 几乎分布在全身所有组织,其意义在于维持组织细胞如脑、肾脏和红细胞对葡萄糖的基础转运,可不受胰岛素存在与否的影响。GLUT5 分布在小肠

Notes

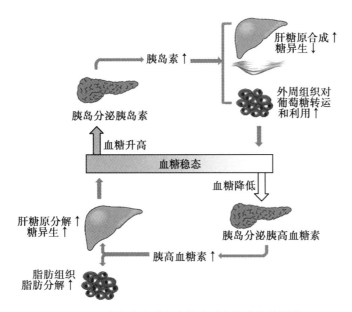

图 39-4　胰岛素和胰高血糖素对血糖稳态的调节

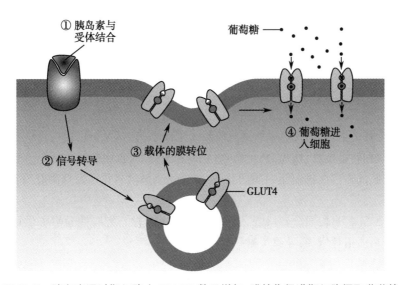

图 39-5　胰岛素通过靶细胞内 GLUT4 数目增加、膜转位促进靶细胞摄取葡萄糖

和精子,参与果糖的运输。

2. **促进糖原的合成、抑制糖原分解**　血糖水平升高时,胰岛素可通过促进糖原合成、抑制糖原分解来维持血糖水平的稳定。肝脏是维持血糖水平的重要调节器,当进入肝细胞的葡萄糖增加时,在细胞内 6-磷酸葡萄糖转变为 1-磷酸葡萄糖,在糖原合成酶的催化下生成糖原。如果进入肝细胞内的葡萄糖超过其转化为肝糖原的能力时,在胰岛素的作用下,多余的葡萄糖可转化为脂肪酸,并以甘油三酯的形式被包装在低密度脂蛋白中,经血液循环转运到脂肪组织中储备。安静时,肌肉主要利用脂肪酸氧化来提供能量,胰岛素分泌增加时,葡萄糖迅速进入肌肉组织,以肌糖原形式储存备用。

3. **抑制糖异生**　胰岛素能抑制糖异生途径中关键酶的活性,如葡萄糖-6-磷酸酶、果糖 1,6-二磷酸酶等。另外,胰岛素可拮抗胰高血糖素和儿茶酚胺的促进糖原分解和糖异生的作用。

4. **其他**　胰岛素还可通过其他途径参与糖的代谢。

(1) 促进磷酸戊糖旁路:胰岛素能促进还原型辅酶 II(NADPH)的生成,NADPH 为主要的供氢体,对脂肪酸、胆固醇和类固醇激素的合成起重要作用。

Notes

（2）促进三羧酸循环：胰岛素能直接加强丙酮酸脱氢酶系的活性，促进葡萄糖酵解产物丙酮酸氧化脱羧成为乙酰辅酶 A。胰岛素又能活化柠檬酸合成酶，促进乙酰辅酶 A 和草酰乙酸结合，形成柠檬酸。

由于胰岛素是体内唯一的降低血糖水平的激素，因此当胰岛素缺乏时，血糖浓度升高，如超过肾糖阈，将出现尿糖。这种以高血糖为特征的代谢性疾病，临床上称为糖尿病。

（二）胰岛素可促进脂肪合成、抑制脂肪分解

脂肪组织属于胰岛素敏感组织，是体内最大的能源储备库。胰岛素对脂肪代谢调节的基本作用是促进脂肪合成增加储备，抑制脂肪分解减少动员。

1. 促进脂肪合成　胰岛素可通过以下几条途径提供脂肪酸和 α-磷酸甘油等脂肪合成的原料：①活化肝细胞内乙酰辅酶 A 羧化酶、柠檬酸裂解酶、6-磷酸葡萄糖脱氢酶、苹果酸酶，促进脂肪酸的生成，然后转运到脂肪细胞贮存；②促进葡萄糖进入脂肪细胞，除了用于合成脂肪酸外，还可转化为 α-磷酸甘油；③促进糖酵解和三羧酸循环，为脂肪酸的合成提供前体物质（柠檬酸）；④刺激脂蛋白脂酶的活性，促进乳糜微粒及循环血液中的甘油三酯水解，使释放的游离脂肪酸供脂肪组织利用，加速对循环血液中甘油三酯的清除。最终，脂肪酸与 α-磷酸甘油形成甘油三酯，将葡萄糖的能量以脂肪的形式贮存于脂肪细胞中。

2. 抑制脂肪分解　胰岛素可抑制激素敏感性脂肪酶的活性，减少体内脂肪的分解和动员。另外，胰岛素还能通过降低细胞内 cAMP 的水平，拮抗胰高血糖素和儿茶酚胺的脂解作用。

当胰岛素缺乏时，脂肪分解增强引起血脂升高，加速脂肪酸在肝内氧化生成大量酮体，可引起酮血症和酸中毒。

（三）胰岛素可促进蛋白质的合成

胰岛素能促进蛋白质的合成，并抑制蛋白质的分解。胰岛素促进蛋白质的合成作用可在蛋白质合成的各个环节上：①加速氨基酸通过膜转运进入细胞内，为蛋白质的合成提供原料；②加快细胞核的复制和转录过程，增加 DNA 和 RNA 的生成；③加速核糖体的翻译过程，使蛋白质合成增加。另外，胰岛素还能抑制蛋白质的分解，减少氨基酸的氧化以及抑制肝糖异生，阻止氨基酸转化成糖。

当胰岛素缺乏时，蛋白质分解增强，肌肉释放氨基酸增加，为肝糖异生提供原料，糖异生增强，因此体内蛋白质消耗增加，导致负氮平衡，身体消瘦。

（四）胰岛素能促进机体的生长

胰岛素是重要的促生长因子。在临床上观察到，患高胰岛素血症及先天性胰岛增生症孕妇的胎儿体格往往较大；而患低胰岛素血症、胰腺发育不全或遗传性糖尿病孕妇的胎儿则生长迟缓。胰岛素主要是通过促进蛋白质合成和抑制蛋白质分解而参与促进生长的作用的。但是胰岛素的调节物质代谢和促进生长作用二者的受体后信号转导途径有所区别。胰岛素促进生长的作用有直接作用和间接作用，前者通过胰岛素受体实现，后者则通过其他促生长因子如生长激素和胰岛素样生长因子的作用实现。胰岛素单独作用时，对生长的促进作用并不很强，只有在与生长激素共同作用时，才能发挥明显的促生长效应。

三、胰岛素通过胰岛素受体发挥其调节代谢的作用

（一）胰岛素受体是一种受体酪氨酸激酶

胰岛素对靶细胞的作用是通过胰岛素受体（insulin receptor）实现的。胰岛素受体几乎分布在体内所有细胞的细胞膜上，但不同组织细胞胰岛素受体的数量存在显著的差异。胰岛素受体是一种酪氨酸激酶受体（tyrosine kinase receptor，TKR），本身具有酪氨酸蛋白激酶活性，是由两个 α 亚单位和两个 β 亚单位以二硫键相连形成的四聚体跨膜糖蛋白。α 亚单位的分子量为135kD，由 719 个氨基酸残基组成，完全位于细胞膜外，是结合胰岛素的主要部位。β 亚单位的分

子量为95kD,由620个氨基酸残基组成,可分为三个结构域:N端194个氨基酸残基的细胞外结构域;中间23个氨基酸残基的跨膜结构域;C端43个氨基酸残基的膜内结构域,具有酪氨酸蛋白激酶的活性片段。α、β亚基间的共价结合,为胰岛素受体功能所必需,若破坏 α、β 亚基间的二硫键,则受体酪氨酸激酶活性丧失。

（二）胰岛素的细胞内信号转导是一系列信号蛋白活化和相互作用的过程

胰岛素的细胞内信号转导机制十分复杂,是一系列信号蛋白活化和相互作用的过程。可以分为以下四个步骤:①首先,胰岛素与细胞膜表面胰岛素受体 α 亚基结合,同时可激活 β 亚基上酪氨酸蛋白激酶,使受体内的酪氨酸残基发生磷酸化;②激活的酪氨酸蛋白激酶可使细胞内偶联的胰岛素受体底物(insulin receptor substrate,IRS)蛋白的酪氨酸残基磷酸化,IRS 为胰岛素信号传导的主要下游物质,可作为船坞型蛋白(docking protein),为下游信号蛋白提供停靠位点,并使后者磷酸化;③IRS 下游信号途径主要有磷脂酰肌醇 3 激酶(PI3-K)途径、丝裂原激活蛋白激酶(mitogen-activated protein kinases,MAPK)等信号转导途径;④经过逐级信号转导和蛋白激酶、磷酸酶级联反应,最终引起生物学效应,包括葡萄糖转运,糖原、脂质及蛋白质合成酶的激活,DNA 合成及一些基因的转录(图 39-6)。

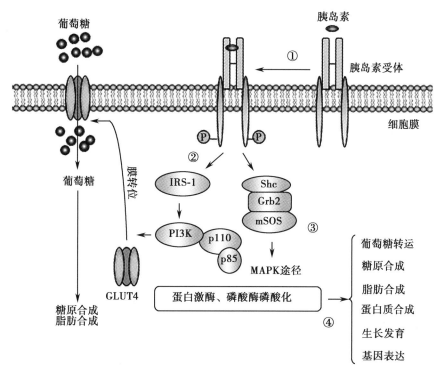

图 39-6　胰岛素的细胞内信号转导机制

GLUT4:葡萄糖转运体 4;IRS:胰岛素受体底物;PI3K:磷酸肌醇 3 激酶
①胰岛素与细胞膜表面胰岛素受体结合,激活酪氨酸蛋白激酶;②酪氨酸蛋白激酶继续激活细胞内偶联的胰岛素受体底物蛋白;③经下游信号途径磷酸肌醇 3 激酶(PI3-K)、丝分裂激活蛋白激酶(MAPK)等;④经过逐级信号转导,引起生物学效应

磷脂酰肌醇 3 激酶(PI3-K)途径:胰岛素受体酪氨酸结合位点包含 PI3-K,它由分子量为 85kD 的调节亚基(P85)和 110kD 的催化亚基(P110)组成。AKT 为 PI3-K 下游的信号分子,PI3-K 激活后,AKT 的磷酸化激化,使得糖原合成激酶 3(GSK-3)磷酸化而失去活性,进而活化糖原合成酶,通过葡萄糖转运体 4(GLUT-4)完成胰岛素依赖的葡萄糖的摄取。

胰岛素受体是具有高亲和力的特异性受体,可结合皮摩尔级(pmol/L)的胰岛素,也能与胰岛素样生长因子(insulin-like growth factor,IGF)结合。胰岛素受体的数量与亲和力受多种因素

Notes

的影响,胰岛素分泌增加时,受体的数量减少(下调),降低时受体的亲和力增强。另外,饥饿、肾上腺功能减退时,细胞的受体数量增加,而在肥胖、肢端肥大症和糖皮质激素分泌过多时,细胞的受体数量减少。

四、胰岛素的合成和分泌受多种因素的影响

胰岛素的合成和分泌受多种因素的影响,包括机体的代谢水平、神经体液因素以及某些药物等,其中血糖水平是调节胰岛素分泌的最重要的因素。

(一)血糖水平是调节胰岛素分泌的最重要的因素

血糖水平是胰岛素分泌调节中最重要的因素。空腹时,血糖浓度较低(4.4~5.0mmol/L),胰岛素的分泌维持在基础水平;进食后,血糖浓度升高超过 5.5mmol/L 时,胰岛素分泌明显增加,以加强细胞对葡萄糖摄取和利用,从而降低血糖浓度;血糖浓度达到 17.0mmol/L 时,胰岛素分泌达到极限。当血糖浓度降低到正常空腹水平时,胰岛素分泌亦恢复到基础水平;若血糖浓度低于 1.7~2.5mmol/L,则胰岛素分泌完全停止。

1. **血糖持续升高对胰岛素分泌的影响**　血糖持续升高引起的胰岛素分泌是由快速分泌和慢速分泌两个时相组成(图 39-7)。快速分泌时相是指在细胞外葡萄糖浓度升高后的 5min 内,胰岛 B 细胞就快速将已贮存在细胞表面颗粒内的胰岛素直接释放到血液中,使血中胰岛素迅速升高,可达基础水平的 10 倍以上,但由于该类分泌颗粒数量有限,故这种快速分泌仅能持续 5~10min 后便下降 50%。若血糖浓度继续维持在高水平,胰岛素分泌量再度升高形成第二个高峰并持续较长时间,称为慢速分泌时相。B 细胞在慢速分泌过程中不但要将早已合成好并预先贮存在胰岛素颗粒中的胰岛素直接释放到血液中,还要源源不断地再合成、加工与分泌新的胰岛素入血,以满足生理需要,因此持续时间长,分泌量最大,对降低餐后高血糖起了关键作用。

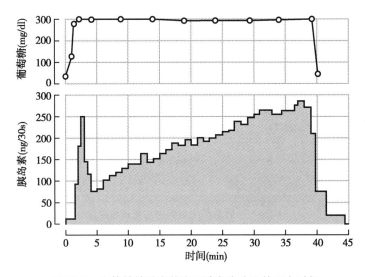

图 39-7　血糖持续升高状态下胰岛素分泌的两个时相

血糖浓度升高引起胰岛素分泌,胰岛素又使血糖浓度降低,血糖水平与胰岛素分泌之间相互制约,以维持血糖和胰岛素水平的稳态。

2. **葡萄糖刺激 B 细胞分泌胰岛素的分子机制**　葡萄糖刺激 B 细胞分泌胰岛素的机制,目前认为是由 ATP 介导的。在 GLUT2 的作用下,进入细胞内的葡萄糖被葡萄糖激酶(GK)磷酸化,成为 6-磷酸葡萄糖。6-磷酸葡萄糖逐步代谢氧化,可使 ATP 生成增加,ATP 能特异性地抑制细胞膜上的 ATP 敏感性钾通道,导致细胞膜去极化,进而激活电压依赖性 L 钙离子通道,使 Ca^{2+}

Notes

内流增多,通过与神经末梢递质释放类似的机制,介导胰岛素分泌颗粒同细胞膜融合,从而将胰岛素分泌至细胞外(图39-8)。

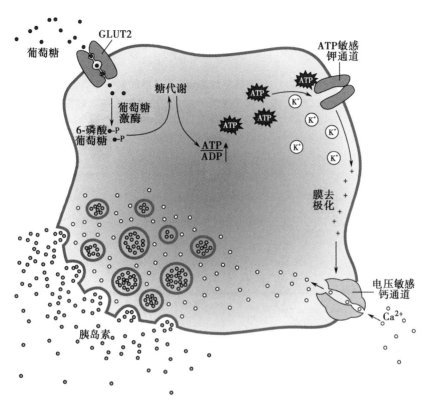

图 39-8　葡萄糖刺激胰岛素分泌的作用机制

在 GLUT2 的作用下,进入细胞内的葡萄糖被葡萄糖激酶磷酸化成为 6-磷酸葡萄糖。6-磷酸葡萄糖逐步代谢氧化,使 ATP 生成增加,ATP/ADP 比率升高,胰岛 B 细胞 ATP 敏感 K$^+$ 通道(K_{ATP})关闭,细胞膜去极化,激活电压门控 L 型钙通道,Ca^{2+} 内流增加,通过兴奋-分泌耦联机制引起胰岛素的释放

在调节胰岛素分泌的过程中,GLUT2 和葡萄糖激酶(GK)可起葡萄糖感受器的作用,如果 GLUT2 和 GK 发生缺陷,将使 B 细胞对血糖的敏感性降低,需要更高的血糖才能引起胰岛素分泌,即提高了胰岛素分泌的"调定点"。尽管急性的血糖刺激可促进胰岛素的分泌,但长期慢性的高血糖将造成葡萄糖的"毒性作用",使胰岛素分泌减少,这与持续高血糖状态下胰岛素基因转录水平的降低有关。

（二）血液中氨基酸和脂肪酸的水平可调节胰岛素的分泌

许多氨基酸都有刺激胰岛素分泌的作用,生酮的必需氨基酸中,亮氨酸、赖氨酸和苯丙氨酸对胰岛素分泌均有较强的刺激作用。非必需氨基酸均为生糖氨基酸,其中精氨酸有较强刺激胰岛素分泌作用。氨基酸刺激胰岛素的分泌与葡萄糖的刺激有协同作用。在血糖浓度较低时,血中氨基酸浓度增加,只能对胰岛素的分泌起轻微的刺激作用;但如果血糖同时升高,氨基酸的刺激作用则可使血糖引起的胰岛素分泌加倍增多。血中游离脂肪酸和酮体大量增加时,也可促进胰岛素的分泌。

（三）多种激素参与胰岛素分泌的调节

1. 胰岛分泌的其他激素对胰岛素的分泌具有旁分泌调节作用　胰岛能够分泌很多激素和多肽,这些激素可不经过体循环对胰岛 B 细胞进行调控,而是通过细胞间的旁分泌而起作用。胰岛 A 细胞分泌的胰高血糖素、D 细胞分泌的生长抑素、PP 细胞分泌的胰多肽以及胰岛分泌的一些多肽通过旁分泌作用可以分别促进或抑制胰岛素的分泌,胰岛素对 B 细胞本身也具有自分

Notes

泌抑制效应(表39-1)。胰高血糖素可以刺激胰岛素的分泌,生长抑素不仅可以抑制胰岛素的分泌还能抑制胰高血糖素的分泌。此外,近年发现,胰腺内广泛存在垂体腺苷酸环化酶激活肽(PACAP),能通过对胰岛的直接作用和经过下丘脑的间接作用引起 B 细胞钙内流和细胞内钙释放,促进胰岛素的分泌。而胰抑素、C 肽、甘丙肽和神经肽 Y 等能抑制胰岛 B 细胞的功能,从而抑制胰岛素的分泌。

表 39-1　调节胰岛激素分泌的各种因素

调节因素	胰岛素	胰高血糖素	生长抑素
胰岛激素			
胰岛素	↓	↓	↓
胰高血糖素	↑	↓	↑
生长抑素	↓	↓	↓
营养代谢物			
葡萄糖	↑	↓	↑
氨基酸	↑	↑	↑
脂肪酸	↑	↓	↑
神经递质			
α-肾上腺素能	↓	↑	↓
β-肾上腺素能	↑	↑	↑
胆碱能	↑	↑	↓
胃肠激素			
促胃液素	↑	↑	↑
缩胆囊素	↑	↑	↑
抑胃肽	↑	↑	↑
促胰液素	↑	↓	↑
血管活性肠肽	↑	↑	↑

　　2. **胃肠激素与胰岛素分泌之间的功能关系形成"肠-胰岛轴"**　许多胃肠激素都可影响胰岛素的释放。促进胰岛素分泌的胃肠激素包括促胃液素、促胰液素、缩胆囊素、血管活性肠肽和抑胃肽等。这些物质的刺激作用有赖于细胞外葡萄糖的存在。目前认为,十二指肠黏膜 K 细胞分泌的抑胃肽(gastric inhibitory peptide,GIP)也称依赖葡萄糖促胰岛素多肽(glucose-dependent in-sulin-stimulating polypeptide),是生理性的肠促胰岛素因子。葡萄糖、氨基酸、脂肪酸及盐酸等都能刺激 GIP 的释放,GIP 作用在 B 细胞膜的特异性受体上,进而通过 G 蛋白耦联受体,增加 cAMP,使 Ca^{2+} 内流增加,促进胰岛素的分泌。缩胆囊素(CCK)的 C 端片断也可刺激胰岛素的分泌。高浓度的 CCK 通过与 B 细胞表面 CCK-A 受体相结合,激活 PLC-IP_3-PKC 信号途径,刺激胰岛素的分泌。CCK 也可通过改变细胞内 Ca^{2+} 的分布和对 Ca^{2+} 的敏感性使 Ca^{2+} 内流增加,促进胰岛素的分泌。胃肠激素与胰岛素分泌之间的功能关系形成"肠-胰岛轴",其重要的生理意义在于前馈调节机制调节胰岛素的分泌。当食物还在肠道内消化时,胰岛素分泌即已增加,使机体预先做好准备,能及时处理即将被吸收的各种营养成分。

　　3. **其他激素对胰岛素的分泌的调节**　生长激素、糖皮质激素、甲状腺激素等可通过升高血糖浓度间接刺激胰岛素的分泌。因此,长期大剂量应用这些激素可能引起 B 细胞衰竭而导致糖

Notes

尿病。促甲状腺激素释放激素、生长激素释放激素、促肾上腺皮质激素释放激素和血管活性肠肽等也都能促进胰岛素分泌。胰高血糖素样肽-1 不仅能刺激胰岛素分泌，提高 B 细胞对葡萄糖的敏感性，而且还有刺激胰岛素基因表达、促进葡萄糖引起的胰岛素合成和分泌等作用。

对胰岛素分泌起抑制作用的物质除了有上述提到的生长抑素、胰抑素、甘丙肽以及神经肽Y（NPY），肾上腺素、去甲肾上腺素、降钙素基因相关肽（CGRP）等也有抑制胰岛素分泌的作用。此外，研究发现，脂肪细胞分泌的瘦素（leptin）对代谢的作用与胰岛素的作用相拮抗，能促进脂肪分解、抑制脂肪合成、刺激糖异生。瘦素和胰岛素组成脂肪-胰岛轴，调节机体的能量代谢和体重平衡。

（四）自主神经对胰岛素分泌具有调节作用

胰岛有丰富的自主神经纤维和末梢支配，含有大量经典的神经递质和神经肽递质。刺激右侧迷走神经既可通过乙酰胆碱作用于胰岛细胞的 M-胆碱能受体，直接促进胰岛素的分泌，也可通过刺激胃肠激素的释放而间接引起胰岛素的分泌。进食期间，迷走神经的活动对于胰岛素释放的第一时相具有关键意义。刺激交感神经时，其末梢释放的去甲肾上腺素可通过 α_2-肾上腺素能受体抑制胰岛素的分泌；若特异性地阻断 α_2 受体后，则交感神经兴奋时可通过 β_2 肾上腺素能受体使胰岛素分泌增加。

五、胰岛素分泌异常相关疾病

胰岛素是全面促进合成代谢的唯一激素，可与众多的促分解激素相抗衡。胰岛素分泌异常时，代谢调节相关激素的整合作用失去平衡，出现一系列新陈代谢障碍，影响机体的功能活动。

（一）胰岛素过多

胰岛素分泌过多，临床上称为高胰岛素血症（hyperinsulinemia）。长期的高胰岛素血症会导致顽固性的低血糖，中枢神经系统的神经细胞由于葡萄糖供应不足而引起精神不安、精神紊乱、头昏、肢体颤抖，甚至导致低血糖昏迷。严重的低血糖昏迷如果超过 4 小时以上，会造成脑细胞不可逆性的损伤、坏死，导致植物人。长期的高胰岛素血症还能诱发胰岛素抵抗，胰岛素抵抗是引发高血压、动脉硬化、冠心病、肾损害、代谢综合征等的主要原因。

（二）胰岛素缺乏

胰岛素缺乏主要从三方面影响机体功能：葡萄糖摄取减少、蛋白质分解代谢和脂肪分解作用增强。细胞摄取葡萄糖减少，可引起血糖水平升高、糖尿、多尿、电解质丢失；蛋白质分解代谢增强则导致血浆氨基酸增加、尿素氮增加；脂肪分解作用增强可引起脂肪代谢紊乱，血浆游离脂肪酸和酮体生成增加，出现酮血症（ketonemia）和酮尿症（ketonuria）。糖、蛋白质、脂肪三方面代谢障碍的恶化，最终导致患者出现脱水、酸中毒、昏迷，甚至死亡。

糖尿病（diabetes mellitus）是由多种病因导致胰岛功能减退而引发的糖、蛋白质、脂肪、水和电解质等一系列代谢紊乱综合征，临床上以高血糖为主要特点。患者因血糖升高后的渗透性利尿引起多尿，继而因口渴而多饮水，并且由于葡萄糖不能利用、脂肪分解增多、蛋白质代谢负平衡等代谢紊乱症候群，出现体重减轻，疲乏无力，在临床主要表现为多尿、多饮、多食和体重减轻，即"三多一少"症状。糖尿病久病可引起多系统损害，导致眼、肾、神经、心脏、血管等组织的慢性进行性病变，引起功能缺陷及衰竭。糖尿病按照发病原因可分为 1 型糖尿病、2 型糖尿病、妊娠糖尿病及其他特殊类型的糖尿病。

1. 1 型糖尿病（胰岛素依赖型糖尿病）　1 型糖尿病目前认为是一种自体免疫疾病，多发生于儿童和青少年。约有 85% ~90% 的病人有自身抗体阳性，能对自身分泌胰岛素的胰岛 B 细胞进行攻击和破坏，导致胰岛 B 细胞严重受损，不能分泌足够的胰岛素，因此，患者对外源性胰岛素绝对依赖，否则会出现酮症酸中毒等症状，若不及时治疗则会导致死亡。

2. 2 型糖尿病（非胰岛素依赖型糖尿病）　2 型糖尿病在临床最为常见，约占糖尿病患者

90%以上,主要在成人发病。2 型糖尿病主要与胰岛素抵抗(insulin resistance,IR)和胰岛 B 细胞功能减退有关。

胰岛素抵抗是指胰岛素的外周靶器官、靶组织(主要是肝脏、脂肪组织、骨骼肌)对内源性或外源性胰岛素的敏感性及反应性降低,导致生理剂量的胰岛素产生低于正常的生理效应。胰岛素抵抗形成的机制复杂,至今对其分子机制尚未完全阐明。目前研究认为,胰岛素受体基因突变、受体活性降低、受体后信号传导途径障碍都与胰岛素抵抗的形成有密切关系:①胰岛素受体基因突变:IR 基因突变仅见于一些特殊类型的伴严重胰岛素抵抗综合征的患者,突变的类型大多为纯合子或复合型的杂合子,发生于受体酪氨酸激酶区段突变的杂合子也致病;②胰岛素受体活性下降:胰岛素受体 β 亚基的丝氨酸/苏氨酸磷酸化阻碍胰岛素刺激下的胰岛素受体酪氨酸磷酸化,使胰岛素信号转导受阻;③胰岛素受体底物(IRSs)的改变:参与介导葡萄糖代谢的主要是 IRS-1、2 两种亚型,目前已发现几种与胰岛素抵抗有关的 IRS-1 基因突变体,如 Gly972Arg、Gly971Arg、Pml70Arg 和 Met209Thr 等,其中 Arg972-IRS-1 突变体与胰岛素抵抗的关系较为密切;④胰岛素受体后信号转导途径障碍:磷脂酰肌醇 3 激酶(PI3-K)途径活化后可促进葡萄糖转运、脂肪及糖原合成,PI3-K 功能缺陷可以导致胰岛素抵抗;⑤其他因素:摄食过多,体力劳动过少所致的肥胖引起的 FFA 浓度过高,瘦素抵抗、抵抗素(resistin)、脂联素(adiponectin)水平或活性以及慢性内质网应激等也与胰岛素抵抗的发生有一定关系。

2 型糖尿病另外一个原因是胰岛 B 细胞功能减退,但是与 1 型糖尿病不同,并非因自身免疫性 B 细胞破坏所致。主要包括原发和继发两大类病因。原发病因包括多基因胰岛素分泌损害、葡萄糖转运体 2(GLUT2)表达下降、IRS-2 减少、B 细胞发育不良等。继发病因包括葡萄糖和脂肪毒性作用、氧化性和羰基应激、细胞因子、FA-葡萄糖循环以及细胞凋亡和 B 细胞质量下降。

3. 妊娠糖尿病　妊娠糖尿病是指妇女在怀孕期间患上的糖尿病,约有 2% ~3% 的女性在怀孕期间会发生糖尿病,主要发生在肥胖和高龄产妇患者。大多数妊娠糖尿病妇女在妊娠之后糖尿病自动消失,也有约 30% 以后可能发展为 2 型糖尿病。

4. 继发性糖尿病　继发性糖尿病为数极少,多有明确病因,如胰腺疾病或胰腺切除、皮质醇增多症、糖皮质激素等药物使用史等。

第二节　胰高血糖素

胰高血糖素(glucagon)是由胰岛 A 细胞分泌的多肽激素,含有 29 个氨基酸残基,分子量为 3.5kD,其中氨基端第 1~6 位的氨基酸残基是其生物活性所必需的片段。除胰岛外,小肠的 A 细胞也能分泌少量胰高血糖素。胰高血糖素在血清中的浓度为 50~100ng/L,半衰期为 5~10min,主要在肝内降解失活。胰高血糖素受体属于 G 蛋白耦联受体家族成员,广泛分布于肝细胞、脂肪细胞、胰岛 B 细胞、心肌、脑等组织中。

一、胰高血糖素是促进分解代谢的激素

与胰岛素的作用相反,胰高血糖素是一种促进分解代谢的激素,对糖原和脂肪的分解有促进作用(图 39-4)。

(一)胰高血糖素具有促进糖原分解和糖异生的作用

胰高血糖素具有很强的促糖原分解和糖异生的作用,使血糖浓度明显升高。胰高血糖素促糖原分解作用的靶器官主要是肝脏,对肌肉摄取和利用葡萄糖无直接作用,也不引起肌肉组织的糖原分解。胰高血糖素与肝细胞膜上的胰高血糖素受体结合后,通过激活 Gs 蛋白-cAMP-PKA 或通过 Gq 蛋白-PLC 途径激活肝细胞糖原磷酸化酶和糖异生有关的酶,加速糖原分解,使肝细胞内储备的糖原分解为葡萄糖,血糖升高。胰高血糖素还能通过促进肝细胞摄取糖异生的

Notes

前体物质(如丙氨酸、谷氨酸、丙酮酸和乳酸等)以及促使氨基酸加速转化为葡萄糖,促进糖异生,导致肝糖输出量增加,血糖升高。

(二) 胰高血糖素具有促进脂肪分解的作用

胰高血糖素可以激活脂肪酶,促进脂肪分解,使血中游离脂肪酸增加,同时又能加强脂肪酸氧化,使乙酰辅酶 A 和酮体生成增多。乙酰辅酶 A 可抑制细胞摄取葡萄糖、氨基酸,还能抑制糖酵解,结果都导致血糖升高。此外,胰高血糖素还表现为其他一些作用,如生热效应以及对心肌的正性变力效应。

二、胰高血糖素的分泌受多种因素的影响

胰高血糖素的分泌也受机体代谢水平、神经体液等多种因素的影响,而血糖水平是调节胰高血糖素分泌的最主要的因素(表 39-1)。

(一) 血营养代谢物水平对胰高血糖素的分泌作用不同

血糖浓度是影响胰高血糖素分泌的最重要的因素。血糖浓度降低可使血浆胰高血糖素水平迅速升高;反之,血糖浓度升高时胰高血糖素分泌减少。

氨基酸也是刺激胰岛素及胰高血糖素分泌的重要物质,但与葡萄糖的作用有所不同,氨基酸对胰高血糖素和胰岛素的分泌都具有同样的刺激作用。氨基酸一方面通过胰岛素的释放使血糖浓度降低,另一方面又通过刺激胰高血糖素的释放提高血糖水平,对于防止血糖下降过低而导致低血糖具有一定的生理意义。

血浆脂肪酸水平在生理范围内的波动也可影响胰高血糖素水平的变化。血浆脂肪酸水平降低能刺激 A 细胞分泌胰高血糖素;反之,则抑制其分泌。

(二) 胰岛分泌的其他激素对胰高血糖素的分泌具有旁分泌调节作用

在胰岛局部,不同细胞分泌的激素可通过旁分泌途径直接作用于其他类型的细胞,对其分泌功能起调节作用。胰岛素可通过降低血糖水平间接刺激胰高血糖素的分泌,但 B 细胞分泌的胰岛素和 D 细胞分泌的生长抑素可通过旁分泌方式直接抑制 A 细胞分泌胰高血糖素;而胰高血糖素可通过旁分泌及内分泌方式促进胰岛素和生长抑素的分泌。胰岛内几种激素之间的相互作用,使机体在不同生理状态下能对代谢进行比较精确的调节。

胰岛素和胰高血糖素是调节三大物质代谢的最主要的两种激素。目前认为,机体中糖、脂肪、氨基酸代谢的变化主要取决于这两种激素的比值(胰岛素/胰高血糖素)。在机体不同功能状态下,血中胰岛素与胰高血糖素的摩尔比率(insulin-glucagon molar ratio,I/G)会发生相应的变化。在机体需要动员能源储备时,胰高血糖素的分泌率升高,I/G 值降低,糖原分解和糖异生加强,有利于维持血糖水平,有助于脂解作用,增强脂肪酸氧化供能,以适应心、脑功能对葡萄糖和能量的需求。反之,在需要储备能源时,胰岛素的分泌率升高,I/G 值升高,胰岛素的作用占优势,可以促进能源的储备。在正常情况下,胰岛素的作用占优势,而在胰岛素绝对或相对不足时,胰高血糖素的作用加强。胰高血糖素能直接作用于胰岛 B 细胞,促进胰岛素的分泌,而胰岛素又反过来对 A 细胞分泌胰高血糖素起负反馈性的抑制作用,二者共同调节血糖水平。

(三) 非胰岛分泌的激素对胰高血糖素分泌的调节作用

生长激素、糖皮质激素因能升高血糖,可间接影响胰高血糖素的分泌。生长抑素、抑胃肽等胃肠激素能直接影响胰高血糖素的分泌(表 39-1)。肾上腺素、去甲肾上腺素及多巴胺等儿茶酚胺类激素对胰岛 A 细胞有很强的刺激作用,可促进胰高血糖素的分泌。

(四) 其他因素对胰高血糖素分泌的调节作用

自主神经对胰岛细胞亦有调节作用,中枢神经系统能通过副交感神经作用于 A 细胞,通过细胞膜上的 M 受体抑制胰高血糖素的分泌。体育锻炼、应激状态如休克、感染、精神紧张等,均可使胰高血糖素分泌增多。

Notes

第三节　胰岛分泌的其他激素

一、生长抑素是体内具有广泛抑制性作用的一种激素

生长抑素(somatostatin,SS)主要是由下丘脑、神经系统、胃肠道分泌以及胰腺中 D 细胞分泌。胰腺中 D 细胞分泌的 SS 以十四肽(SS14)为主,分子量为 1.6kD。生长抑素是体内具有广泛抑制性作用的一种激素,不仅可以旁分泌方式抑制胰岛其他细胞的分泌活动,参与胰岛激素分泌的调节,而且还是多种胃肠激素分泌的抑制物。

1. 对消化系统的作用　SS 能广泛抑制消化系统的活动,如抑制胃液和胰液的合成和分泌、胃排空和胆囊收缩以及小肠对糖和脂肪的吸收等。SS 的这种广泛的抑制作用可能有共同的反应途径,有可能是通过影响 cAMP 水平或钙离子转移而实现的。生长抑素对促胃液素、胃动素、抑胃肽、血管活性肠肽及缩胆囊素的分泌均有抑制作用。

2. 对胰岛的作用　SS 能抑制所有已知胰岛激素的分泌,包括胰岛素、胰高血糖素及胰多肽,并且能抑制所有刺激胰岛素及胰高血糖素分泌的反应。

3. 对垂体的作用　SS 对垂体的作用主要表现为对生长激素的基础分泌、TSH 的分泌及 TRH 对 TSH 分泌的刺激有显著的抑制作用,但对 PRL、ACTH、LH 及 FSH 的分泌无明显影响。下丘脑分泌的生长抑素的作用仅限于垂体,对胰岛则无作用。

已知几乎所有能刺激 B 细胞分泌胰岛素的因素也都能刺激胰岛以及胃肠黏膜的 D 细胞分泌生长抑素,如血糖、血脂肪酸和血氨基酸水平的升高等,促胰液素、缩胆囊素等胃肠激素也能刺激生长抑素的释放(表 39-1)。

目前,生长抑素类似物已在临床应用,如用于治疗肢端肥大症,抑制胰岛素过度分泌,减少腹泻时胃肠消化液的分泌,在胃肠道出血时减少胃肠道的血流量等。

二、胰多肽具有抑制胰腺分泌消化酶的作用

胰多肽(pancreatic polypeptide,PP)是由胰岛 PP 细胞分泌的多肽激素,含有 36 个氨基酸残基,分子量为 4.2kD。在脑、自主神经系统和小肠还分别发现了两种相关的 36 肽,即神经肽 Y (neuropeptide Y,NPY)和酪酪肽(polypeptide YY,PYY)。PP 在餐后释放,主要生理作用包括:抑制胆囊收缩素,使胆囊平滑肌松弛,降低胆囊内的压力;抑制胰腺分泌胰蛋白酶和碳酸氢盐,也抑制胰腺的基础分泌和兴奋后的分泌;抑制胆囊收缩,减少胆汁的排出;抑制胃泌素引起的胃酸的分泌和胃的运动等,因此可影响食物的消化和吸收。PP 的分泌主要是在自主神经调控下进行的,受迷走神经调节并可被迷走神经干切除术和抗胆碱能药物所抑制。高蛋白食物、饥饿、肌肉运动、迷走神经兴奋、脂肪饮食以及低血糖等都能使 PP 的分泌增加;生长抑素和高血糖则可抑制 PP 的分泌。

三、胰岛淀粉样多肽与胰岛素和胰高血糖素在维持葡萄糖平衡中起协同作用

胰岛淀粉样多肽(islet amyloid polypeptide,IAPP),或称淀粉素(amylin),是含 37 个氨基酸残基的多肽,分子量为 3.8kD,与降钙素基因相关肽的结构有近 50% 的同源性。IAPP 与胰岛素共同存在于 B 细胞的分泌颗粒中,也是由胰岛 B 细胞分泌,但只有胰岛素量的 1/100。IAPP 最初是从胰岛素瘤患者的胰岛淀粉样沉淀物中分离的,也存在于 2 型糖尿病患者和正常人的胰岛内,故又称糖尿病相关肽(diabetes associated peptide,DAP)。IAPP 可使胰岛 B 细胞发生超极化,抑制胰岛素的分泌,并具有抗胰岛素生物活性的作用,可导致胰岛素抵抗,这在 2 型糖尿病的发

Notes

病中可能起一定的作用。

　　IAPP 与胰岛素和胰高血糖素一起在调节葡萄糖平衡中起相互协调的作用。IAPP 能抑制肌肉中糖原的合成,促进糖原分解和糖酵解,增加乳糖的输出量,为肝糖和糖异生提供原料。大部分能刺激 B 细胞分泌胰岛素的因素都能引起 IAPP 的分泌,但二者在对刺激的应答上的差异提示,IAPP 对胰岛素的释放有一定的调节作用,或者对胰岛内含有胰岛素和 IAPP 不同成分的颗粒有选择性释放的作用。

(朱　辉)

参考文献

1. 陈家伦. 临床内分泌学. 上海:上海科学技术出版社,2011

2. 郭晓蕙. 基础与临床内分泌学. 第 7 版. 北京:人民军医出版社,2009

3. 姚泰. 生理学. 第 2 版. 北京:人民卫生出版社,2010

4. 朱大年,王庭槐. 生理学. 第 8 版. 北京:人民卫生出版社,2013

5. Gerard J. Tortora,Bryan H. Derrickson. Principles of Anatomy and Physiology. 13th ed. New Jersey:John Wiley & Sons,2010

6. Guyton AC,Hall JE. Textbook of Medical Physiology. 12th ed. Philadelphia:Saunders,2011

7. 李秋. 胰岛素抵抗在 2 型糖尿病发病机制中的作用. 航空航天医学杂志,2014,3:379-380

8. Boller S,Joblin BA,Xu L,Item F,Trüb T,Boschetti N,Spinas GA,Niessen M. From signal transduction to signal interpretation:an alternative model for the molecular function of insulin receptor substrates. Arch Physiol Biochem,2012,118(3):148-155

9. Ndisang JF,Rastogi S,Vannacci A. Insulin resistance,type 1 and type 2 diabetes,and related complications:current status and future perspective. J Diabetes Res,2014,276475

Notes

第四十章 肾上腺的内分泌

肾上腺位于肾脏的上方,在结构上分为肾上腺皮质(adrenal cortex)和肾上腺髓质(adrenal medulla)两部分,在功能上也相应地分属两个功能不同的内分泌腺体。

第一节 肾上腺皮质的作用与分泌调节

肾上腺皮质约占整个腺体的四分之三,来源于中胚层。实验中选择性去除肾上腺皮质,如不及时采取补救措施,动物会很快死亡。可见,肾上腺皮质是维持生命所必需的内分泌腺。

一、肾上腺皮质分泌类固醇类激素

肾上腺皮质细胞以胆固醇为前体,在侧链裂解酶(P450scc)的作用下先转变为孕烯醇酮,该过程是肾上腺皮质激素合成的限速步骤。然后,孕烯醇酮分别在脱氢酶、羟化酶和醛固酮合酶等的作用下转变为各种皮质激素(图40-1)。肾上腺皮质分泌的多种激素均属于类固醇类激素。

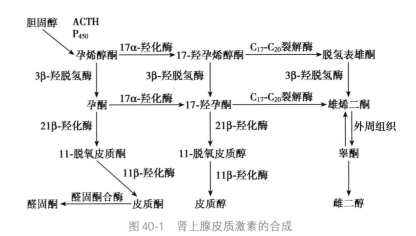

图 40-1 肾上腺皮质激素的合成

(一)肾上腺皮质的细胞存在的酶系决定其合成的激素

肾上腺皮质由外向内依次分为球状带、束状带和网状带,由于各带区细胞存在的酶系不同,合成的皮质激素亦不相同。

1. **盐皮质激素** 肾上腺皮质球状带的细胞分泌盐皮质激素(mineralocorticoid),主要为醛固酮(aldosterone)和少量的脱氧皮质酮(deoxycorticosterone)。脱氧皮质酮的作用只有醛固酮作用的3%。

2. **糖皮质激素** 肾上腺皮质束状带和网状带的细胞能分泌糖皮质激素(glucocorticoid)和性激素(sex hormone),但束状带细胞以分泌糖皮质激素为主,网状带细胞以分泌性激素为主。糖皮质激素主要有皮质醇(cortisol)和皮质酮(corticosterone),在人类则以皮质醇为主。

糖皮质激素进入血液后,75%～80%与血浆中的皮质类固醇结合球蛋白(corticosteroid-binding globulin,CBG,或称为皮质激素运载蛋白,transcortin)结合,15%与白蛋白结合。结合型的糖皮质激素是暂时的储存形式,无生物学活性,也不被降解,只有游离的糖皮质激素才能进入靶细胞,发挥生物学作用,两种形式之间可互相转换,呈动态平衡。皮质醇主要在肝脏代谢,代谢产物及少量原形随尿排出,临床上检测主要的代谢产物17-羟类固醇和游离型皮质醇的浓度可反映皮质醇的分泌水平。

3. **性激素**　有人称之为肾上腺雄激素(adrenal androgens),主要由肾上腺皮质网状带细胞分泌。主要为脱氢表雄酮(dehydroepiandrosterone,DHEA)和雄烯二酮(androstenedione)。它们的作用较弱,只有睾酮的20%。

（二）肾上腺皮质激素主要是通过调节靶基因的转录发挥生物效应

糖皮质激素和盐皮质激素易通过细胞膜进入细胞内,与胞质内的受体结合并形成激素-受体复合物,该复合物进入细胞核内,与特异的DNA位点结合,调节靶基因的转录、翻译,产生相应的生物学效应。该过程需要较长的时间。

糖皮质激素在数分钟甚至数秒钟内产生的快速效应,则是与细胞膜上的受体结合,通过第二信使介导实现的,这种效应与基因转录无关,称为糖皮质激素的非基因组作用(non-genomic effect)。

二、糖皮质激素的作用广泛,其分泌受下丘脑-腺垂体-肾上腺皮质轴调节

（一）糖皮质激素调节物质代谢、炎症、免疫、应激等重要生理过程

体内大多数组织存在糖皮质激素受体,因此糖皮质激素的作用非常广泛。

1. **调节物质代谢**　糖皮质激素对机体的糖、脂肪和蛋白质代谢都有明显的影响(图40-2)。

（1）糖代谢:糖皮质激素可增强酶的活性,促进酶的DNA转录和蛋白质合成,促进糖异生

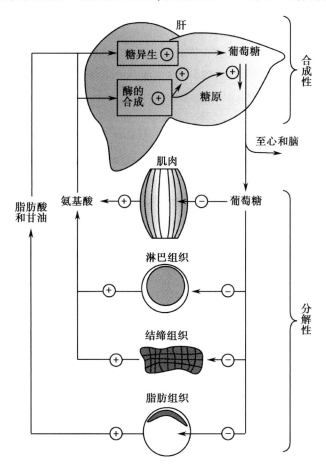

图 40-2　糖皮质激素对物质代谢的影响

和糖原合成;高浓度的糖皮质激素还可降低外周组织(尤其是骨骼肌和脂肪组织)对胰岛素的敏感性,抑制葡萄糖转运体 GLUT4,减少组织对葡萄糖的摄取和利用。因此,肾上腺皮质功能亢进或大量应用糖皮质激素类药物的患者可出现血糖水平升高,糖尿呈阳性,称肾上腺糖尿(adrenal diabetes)或类固醇性糖尿。

(2) 蛋白质代谢:糖皮质激素促进肝外组织,特别是肌肉组织的蛋白质分解,促进氨基酸转运至肝脏,作为糖异生的原料;同时又抑制蛋白质的合成。因此,肾上腺皮质功能亢进或大量应用糖皮质激素类药物的患者可出现淋巴组织萎缩,骨质疏松,皮肤变薄,肌肉组织萎缩和肌无力,伤口延迟愈合等情况。

(3) 脂肪代谢:糖皮质激素可提高四肢脂酶的活性,促进脂肪水解和脂肪酸在肝内的氧化。在肾上腺皮质功能亢进或大量应用糖皮质激素类药物的患者,出现四肢脂肪组织减少,而颜面、颈部和躯干的脂肪组织增加,伴体重增加,呈"向心性肥胖"。体重增加主要由于高水平的皮质醇使食欲亢进,摄食量过多;血糖升高促进胰岛素的分泌,进而促进脂肪合成。由于皮下脂肪增多,皮肤变薄,常引致腹部和大腿根部皮肤弹力纤维断裂,出现紫纹。

2. 水盐代谢　由于糖皮质激素与醛固酮结构相似,作为醛固酮受体的部分激动剂,有一定的醛固酮样作用(指保钠、保水和排钾作用,见后)。肾上腺皮质功能亢进或大量使用糖皮质激素制剂时,患者可出现血容量增加、血压升高。糖皮质激素能抑制血管升压素的分泌和增加肾小球滤过率,因此肾上腺皮质功能低下时,血管升压素分泌增加,肾小球的滤过率降低,导致水的排出发生障碍,甚至可以发生水中毒。大量糖皮质激素可减少小肠黏膜对钙的吸收,抑制肾小管对钙的重吸收,因此临床长期应用糖皮质激素可导致骨质脱钙。

3. 允许作用　有些激素只有在少量糖皮质激素存在的条件下才能发生作用,而糖皮质激素本身并不具有这些作用。糖皮质激素的这种作用称为允许作用(permissive action)。例如胰高血糖素和儿茶酚胺只有当糖皮质激素存在时才能影响能量代谢。糖皮质激素还能加强儿茶酚胺的促脂肪水解、舒张支气管和收缩血管等作用,增加心肌和血管平滑肌上肾上腺素能受体的数量,调节受体介导的细胞内信号转导过程,抑制前列腺素的合成,降低毛细血管的通透性,对维持正常的动脉血压起重要作用。

4. 参与应激反应　机体遭遇内、外环境和社会、心理等伤害刺激达到一定强度时(如创伤、严重感染、高温、高寒、消耗性疾病、强烈精神刺激、精神紧张等),垂体-肾上腺皮质轴被激活,促肾上腺皮质激素和糖皮质激素分泌增加,出现非特异性的适应反应,称为应激反应(stress reaction)。能引起应激反应的刺激统称为应激原(stressor)。应激反应是多种激素参与的复杂过程,除 ACTH 和糖皮质激素分泌增加外,血液中儿茶酚胺、生长激素、催乳素、血管升压素、内啡肽、胰高血糖素和醛固酮等的水平也有升高。糖皮质激素在应激反应中的作用:①稳定细胞膜和溶酶体膜,减少缓激肽、前列腺素和蛋白水解酶等的产生;②维持血糖水平,保证脑和心脏等重要器官的葡萄糖供给;③对儿茶酚胺的允许作用,加强心肌收缩力、升高血压。一定强度的应激反应可提高机体对伤害性刺激的耐受力,而强烈或持久的应激刺激引起机体过强的应激反应,可对机体造成伤害,甚至导致应激性疾病,如严重创伤、大面积烧伤、大手术等可引起应激性溃疡等。

机体遇到紧急情况时,交感-肾上腺髓质活动增强的适应性反应,称为应急反应(emergency reaction)。实际上,应激反应和应急反应是难以截然分开的,引起应急反应的刺激也能引起应激反应,因此这两种反应往往是相互伴随的。应急反应提高机体的应变能力,应激反应提高机体对伤害性刺激的耐受力,两者共同作用提高机体适应力。

5. 对血液系统的作用　糖皮质激素增强骨髓的造血功能,增加红细胞和血小板的数量;还能促进附着于血管壁的中性粒细胞进入血液循环,增加外周血中性粒细胞的数量。糖皮质激素又能抑制淋巴细胞的有丝分裂、促进淋巴细胞的凋亡,减少淋巴细胞数,并使淋巴结和胸腺萎

Notes

缩,因此临床上可用于治疗淋巴细胞性白血病。此外,糖皮质激素还可减少外周血中嗜酸性粒细胞和嗜碱性粒细胞。

糖皮质激素的作用广泛而复杂,除上述作用外,尚能促进胎儿肺泡发育和肺表面活性物质的生成、参与胎儿中枢神经系统、视网膜、皮肤、胃肠道的发育。超过生理量的糖皮质激素还能抑制炎症反应和免疫反应,增加中枢神经系统的兴奋性、退热、促进胃酸和胃蛋白酶的分泌、抑制胃黏膜局部前列腺素的生成等。因此,临床上糖皮质激素可用于新生儿呼吸窘迫综合征、哮喘、自身免疫病、过敏、顽固性发热、抗休克等;强应激刺激后机体因大量释放糖皮质激素使机体抵抗力下降;大剂量使用糖皮质激素或长时间的应激性刺激可诱发癫痫发作,胃黏膜糜烂或溃疡(应激性溃疡)。

(二) 糖皮质激素的分泌主要受下丘脑-腺垂体-肾上腺皮质轴的调节,并呈昼夜节律

糖皮质激素的基础分泌和应激引起的分泌都受促肾上腺皮质激素(adrenocorticotropic hormone,ACTH)的调控。ACTH 的分泌则受促肾上腺皮质激素释放激素(corticotrophin-releasing hormone,CRH)的调节。

1. 促肾上腺皮质激素　　ACTH 为腺垂体分泌的 39 肽,当机体遇到各种应激刺激或血中糖皮质激素水平下降时,ACTH 的分泌增加,ACTH 与肾上腺皮质束状带细胞的受体结合后,通过 AC-cAMP 信号途径,促进胆固醇转化为孕烯醇酮,进而增加皮质醇的合成。给予大剂量 ACTH 时也能促进肾上腺皮质球状带分泌醛固酮。此外,ACTH 促进肾上腺皮质细胞 DNA、RNA 和蛋白质的合成,刺激束状带与网状带细胞的增生,有维持肾上腺皮质的正常结构的作用。临床常见长期使用糖皮质激素的患者,因糖皮质激素反馈抑制 ACTH 的分泌而使肾上腺皮质萎缩,功能低下,在突然停用糖皮质激素的情况下,如遇应激刺激则可出现明显的肾上腺皮质功能不全的表现。因此,长期使用糖皮质激素的患者不应突然停药,而要缓慢减量、停药,以利肾上腺皮质功能逐渐恢复。如在用药期间间断给予 ACTH,则可防止肾上腺皮质发生萎缩。

2. 促肾上腺皮质激素分泌的调控　　腺垂体 ACTH 的分泌受下丘脑分泌的 CRH、血管升压素和糖皮质激素调控。CRH 和血管升压素是由下丘脑室旁核细胞分泌的促垂体激素,分别通过腺垂体的 CRH-R1 受体和血管升压素 V_{1b} 受体促进腺垂体分泌 ACTH,继而促进糖皮质激素的分泌。

当机体遇到各种应激刺激或血中糖皮质激素水平下降时,CRH 和 ACTH 的分泌增加,糖皮质激素分泌增加;血液中糖皮质激素水平升高又反馈作用于下丘脑和腺垂体,抑制 CRH 和 ACTH 的分泌,从而维持体内肾上腺糖皮质激素水平的稳态(图 40-3)。此外,ACTH 对 CRH 的分泌及 CRH 对 CRH 细胞自身的分泌也有负反馈调节作用。

3. 糖皮质激素分泌的昼夜节律　　由于受下丘脑视交叉上核生物钟的控制,下丘脑 CRH 的释放呈现昼夜节律(circadian rhythm),因此垂体 ACTH 和肾上腺糖皮质激素的分泌也呈现相应的昼夜节律,在凌晨觉醒前分泌量达高峰,随后逐渐降低,至午夜时分泌量最少,然后渐增至凌晨又达高峰(图 40-4)。凌晨 4 时至上午 10 时,糖皮质激素的分泌量约占 24 小时分泌总量的 75%。肾上腺皮质功能低下或切除肾上腺的大鼠,ACTH 分泌的昼夜节律依然存在,说明 ACTH 分泌的昼夜节律并不受糖皮质激素的反馈调节。临床上长期或大量应用糖皮质激素类药物治疗的患者,如果顺应生理情况下糖皮质激素分泌的昼夜节律,趁清晨生理分泌的高峰期,将一日总药量一次给予,可减轻长期或大量使用糖皮质激素引起的肾上腺皮质萎缩。

三、盐皮质激素是调节体内水盐平衡最重要的激素

盐皮质激素主要为醛固酮,其主要作用是调节机体的水、盐代谢。醛固酮的靶器官包括肾脏、唾液腺、汗腺和胃肠道外分泌腺体等,其中尤以肾脏最为重要。

(一) 醛固酮促进肾脏重吸收 Na^+、水、排出 K^+

醛固酮通过远曲小管和集合管的盐皮质激素受体(mineralocorticoid receptor,MR)促进肾小

Notes

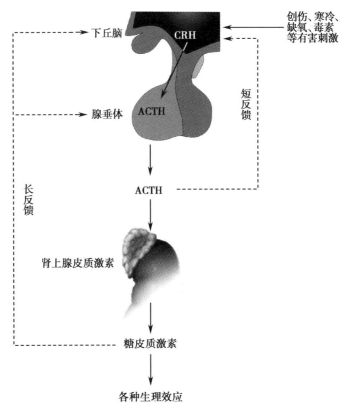

图 40-3   糖皮质激素分泌的调节

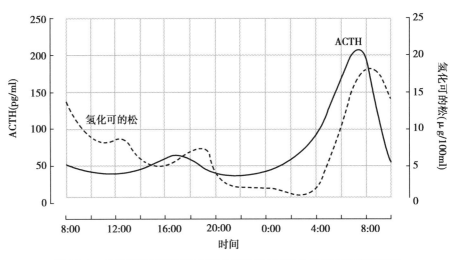

图 40-4   氢化可的松和促肾上腺皮质激素（ACTH）的昼夜节律性变化

管上皮细胞顶端膜钠离子通道的表达和基底膜 Na^+-K^+ ATP 酶的表达，促进 Na^+ 的重吸收，水也伴随 Na^+ 被重吸收，而 K^+ 的重吸收减少。因此盐皮质激素是调节细胞外液量、维持血容量、调节血钾水平的重要激素。

MR 对糖皮质激素也具有很高的亲和力，然而，盐皮质激素的靶器官含有大量使糖皮质激素氧化而失去活性的酶 11β-HSD2，故在正常情况下 MR 主要与盐皮质激素结合。先天性缺乏 11β-HSD2 的病人，肾脏中缺乏 11β-HSD2，因此血液中大量的糖皮质激素得以与肾脏中的 MR 结合，产生类似盐皮质激素过多的症状，如水钠潴留、高血压和低血钾。这种疾病称为表观盐皮质激素过多综合征（apparent mineralocorticoid excess syndrome，AME）。临床上大量应用糖皮质激素者也可出现水钠潴留和高血压。

Notes

（二）醛固酮的分泌主要受血管紧张素和血 K⁺ 水平的调节

醛固酮的分泌主要受肾素-血管紧张素系统（renin-angiotensin system，RAS）和血浆钾离子浓度的调节。在正常情况下，ACTH 对醛固酮的分泌并无明显的调节作用，只有当血液 ACTH 浓度异常升高时，才对醛固酮的分泌有一定的促进作用。

1. 肾素-血管紧张素系统的作用　循环血量减少或动脉压降低使肾血流量减少时，肾球旁器细胞分泌肾素（renin）的量增加，进而增加血管紧张素Ⅱ（angiotensin Ⅱ）的生成（见第十二章和第二十八章）。交感神经兴奋、心功能不全等血中儿茶酚胺水平升高，通过激动肾球旁器 β 受体，也可促进肾素释放，增加血管紧张素Ⅱ生成。血管紧张素Ⅱ除强烈收缩小动脉、微动脉外，还可促进肾上腺皮质球状带细胞合成和分泌醛固酮，因此常将这一系统称为肾素-血管紧张素-醛固酮系统（renin-angiotensin-aldosterone system，RAAS）。病理情况下，醛固酮、血管紧张素Ⅱ增加血管平滑肌对缩血管物质的敏感性、促进心血管重构等。抑制 RAAS 在高血压、心肌缺血、心功能不全等多种心血管疾病的治疗中有不可替代的作用。利尿钠肽可通过抑制肾素的分泌而减少血管紧张素和醛固酮的生成。

2. 血 K⁺ 和血 Na⁺ 水平　血 K⁺ 水平升高和血 Na⁺ 水平降低都能促进醛固酮的分泌，但肾上腺皮质对血 K⁺ 水平的改变更为敏感。细胞外高 K⁺ 可使肾上腺皮质球状带细胞膜去极化，继而引起电压依赖性 Ca²⁺ 通道开放，导致醛固酮合成增加。生理性范围内的血 Na⁺ 水平变化不足以引起醛固酮分泌的明显改变。醛固酮是调节血钾平衡的重要激素。

四、肾上腺雄激素是在人一生中都发挥作用的雄激素

如前所述，肾上腺雄激素主要为脱氢表雄酮和雄烯二酮，分泌的量少，雄激素的作用弱。与性腺不同，肾上腺皮质可终生合成雄激素。肾上腺雄激素对男、女两性的作用不同。在女性，肾上腺雄激素是体内雄激素的重要来源，在女性一生中都发挥作用，其中 40%～65% 在外周进一步活化，促进毛发生长、维持性欲和性行为。肾上腺雄激素对男童生殖器官的发育有一定作用，对性腺功能正常的男性作用并不明显。肾上腺皮质功能亢进者，肾上腺皮质分泌的雄激素增多，可导致女性男性化（痤疮、多毛、出现喉结、音调变粗等）或男孩青春期提前。分泌入血的雄烯二酮可以进一步转化成为雌二醇（estradiol），是男性和绝经后妇女体内雌激素的重要来源。

胎儿肾上腺的结构不同于成年人，其球状带、束状带和网状带只占肾上腺皮质的很小部分，皮质的大部分为胎儿肾上腺皮质，分泌大量脱氢表雄酮，提供给胎盘，作为合成雌激素的前体。胎儿出生后，胎儿肾上腺皮质很快退化。

第二节　肾上腺髓质的作用与分泌调节

肾上腺髓质来源于胚胎外胚层，占整个肾上腺的约 28%。肾上腺髓质的细胞在发生上相当于交感神经的节后神经元，接受交感神经节前纤维的支配，只是没有轴突，但仍然分泌肾上腺素和去甲肾上腺素进入血液，因此属于内分泌细胞。由于这些细胞内的颗粒嗜铬反应呈阳性，故常称为嗜铬细胞。

一、肾上腺髓质激素属于儿茶酚胺类激素

肾上腺髓质嗜铬细胞分泌的激素主要为肾上腺素（epinephrine，或 adrenaline）、去甲肾上腺素（norepinephrine，或 noradrenaline），还有少量的多巴胺（dopamine）。肾上腺素和去甲肾上腺素量的比例为 4∶1。它们的结构中都有一个儿茶酚基（邻苯二酚基），因此属于儿茶酚胺（catecholamine）。肾上腺髓质细胞去甲肾上腺素的合成过程与交感节后神经元的基本相同，但嗜铬细胞存在大量的苯乙醇胺-N-甲基转移酶（phenylethanolamine-N-methyl-transferase，PNMT），可使

Notes

去甲肾上腺素甲基化,成为肾上腺素(图40-5)。由于PNMT只存在于肾上腺髓质嗜铬细胞和脑内的一些神经元,因此其他组织的细胞不能合成肾上腺素,其他组织中出现的肾上腺素都是从血液摄取的。血液中的肾上腺素主要来自肾上腺髓质,而去甲肾上腺素则来自肾上腺髓质和肾上腺素能神经纤维末梢释放的递质。

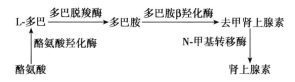

图40-5 肾上腺髓质激素的合成

儿茶酚胺通过单胺氧化酶(monoamine oxidase,MAO)与儿茶酚-O-甲基转移酶(catechol-O-methyltransferase,COMT)的作用转化为香草扁桃酸(vanillylmandelic acid,VMA)而灭活。临床上常采用尿VMA测定间接了解肾上腺功能。

二、肾上腺素和去甲肾上腺素通过激动靶组织细胞膜的受体发挥生物效应

肾上腺素和去甲肾上腺素通过激动靶组织细胞膜的相应受体发挥生物效应。肾上腺素能受体有 α 和 β 两个亚型,α 受体通过磷脂酰肌醇信号转导系统发挥作用,β 受体通过 cAMP 信号转导系统发挥作用。α 受体和 β 受体广泛分布于机体多种组织,激动后产生多种生理效应(表40-1),其中尤以心血管效应最受关注。

表40-1 肾上腺素受体亚型及靶器官效应

效应器	受体亚型	激动时的效应
心脏		
窦房结	β_1,β_2	自律性增强,心率加快
房室结	β_1,β_2	自律性及传导加快
传导系统	β_1,β_2	自律性及传导加快
心肌	β_1,β_2	收缩力增强
血管平滑肌		
冠状血管	α_1,α_2/β_2	收缩/舒张
皮肤、黏膜血管	α_1,α_2	收缩
腹腔内脏血管	α_1/β_2	收缩/舒张
脑血管	α_1	收缩
肾血管	α_1,α_2/β_1,β_2	收缩/舒张
骨骼肌血管	α_2/β_2	收缩/舒张
静脉	α_1,α_2/β_2	收缩/舒张
肺		
支气管平滑肌	β_2	舒张
支气管腺体	α_1/β_2	分泌减少/分泌增加
代谢		
肝糖元分解和糖异生	α_1,β_2	增加
肌糖元分解	β_2	增加
脂肪分解	β_3	增加

(一)肾上腺素和去甲肾上腺素因激动的受体不同而表现出对心血管作用的差异

去甲肾上腺素对 α 受体的亲和力强于 β_1 受体,而对 β_2 受体的作用很小。去甲肾上腺素通

Notes

过激动心肌 β₁ 受体,增强离体心脏的收缩力,增加心输出量,加快心率;通过激动 α 受体使血管收缩。在整体动物,给予去甲肾上腺素可引起外周阻力升,高血压升高,但由于血压升高引起压力感受性反射,这一反射效应超过去甲肾上腺素本身的正性变时效应,结果导致心率减慢。

肾上腺素对 α、β₁、β₂ 受体都有较强的亲和力。肾上腺素通过激动 β₁ 受体增强心脏的收缩力,使心输出量增加并加快心率,通过 β₂ 受体舒张骨骼肌血管和肝脏的血管,这种舒血管作用可以超过 α 受体激动所致其他部位的缩血管作用,因此总的外周阻力不变或轻度降低。

肾上腺素、去甲肾上腺素因较好的强心、升压作用,临床常用于治疗休克,但已经用了 α 受体阻断剂者,可用去甲肾上腺素,禁用肾上腺素,以防外周阻力显著下降致血压下降(图 40-6)。

药物名称	事前处理情况		
	未给阻断药	给 α 受体阻断药	给 β 受体阻断药
肾上腺素	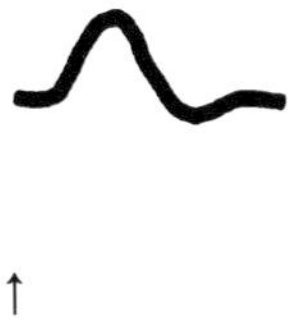 ↑	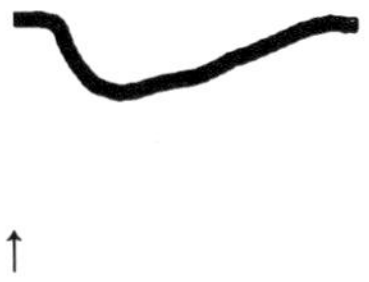 ↑	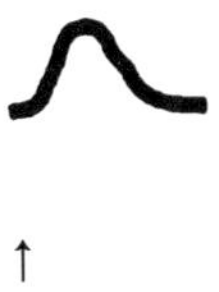 ↑
去甲肾上腺素	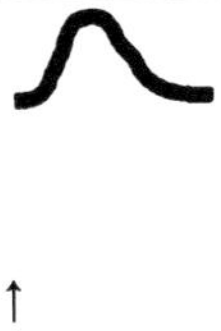 ↑	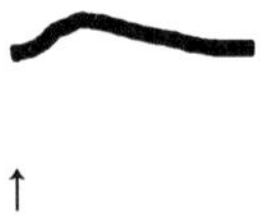 ↑	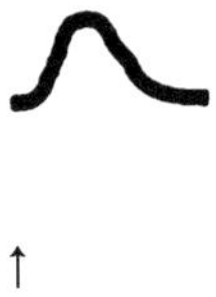 ↑
异丙肾上腺素	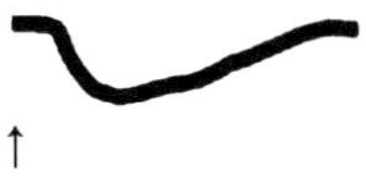 ↑	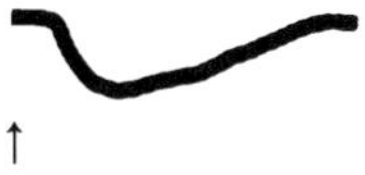 ↑	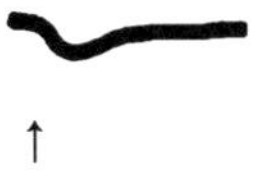 ↑

图 40-6　肾上腺素、去甲肾上腺素、异丙肾上腺素(激动 β 受体)对狗动脉血压的影响

(二)肾上腺髓质激素可促进糖和脂肪的代谢

去甲肾上腺素和肾上腺素均可以促进肝糖原分解、促进脂肪分解和氧化、增强能量代谢。糖皮质激素对此作用具有允许作用(见前)。

(三)肾上腺髓质激素在机体的应急反应中起重要作用

一般生理状态下,肾上腺髓质激素释放少,作用小。在应急情况下,如失血、缺氧、剧痛、寒冷、低血糖、低血压、激烈运动以及强烈的情绪反应(恐惧、焦虑)等,交感神经和肾上腺髓质两者都被激活,以应付紧急情况,因此有人将它们合称为交感-肾上腺髓质系统(sympathetic adrenomedullary system)。交感神经末梢释放的去甲肾上腺素和肾上腺髓质释放的儿茶酚胺类激素使中枢处于一种应急状态,肺通气增加、心肌收缩力加强、心率加快、全身器官血流量发生重新分配(骨骼肌、心肌的血流量增加,皮肤、黏膜、内脏血流量相应减少)、糖原和脂肪分解加强以提供能量;多巴胺既可激动心脏 β₁ 等受体,又可激动肾脏血管的多巴胺受体,扩张肾脏血管、增加肾血流量。这些反应都有利于机体应付紧急情况。

三、肾上腺髓质激素的分泌受交感神经系统调控和自身的负反馈调节

肾上腺髓质受交感节前神经元的支配,交感节前神经纤维末梢释放的乙酰胆碱,通过激动肾上腺髓质嗜铬细胞膜上的 N1 型胆碱能受体,使嗜铬细胞合成和分泌儿茶酚胺。因此,交感神经兴奋时肾上腺髓质激素分泌增多。

此外,糖皮质激素可通过诱导多巴胺羟化酶和 PNMT 的表达促进儿茶酚胺的合成。肾上腺

Notes

皮质的血液流经髓质后才进入体循环,这一解剖特点有利于糖皮质激素对髓质儿茶酚胺合成的调节。因此 ACTH 也可以间接通过糖皮质激素促进肾上腺髓质儿茶酚胺的合成。临床上也常用糖皮质激素治疗休克。

除了上述因素外,当肾上腺髓质细胞内多巴胺和去甲肾上腺素达到一定量时,可以负反馈抑制酪氨酸羟化酶的活性,减少肾上腺髓质激素的合成;肾上腺素合成增多时,也可以负反馈抑制 PNMT 的活性,减少去甲肾上腺素甲基化。这种调节机制对维持去甲肾上腺素和肾上腺素的稳态起了一定作用。

四、肾上腺髓质肽作用广泛

肾上腺髓质嗜铬细胞还分泌一种 52 肽的激素,称肾上腺髓质肽(adrenomedullin,AM,旧称肾上腺髓质素,ADM)。AM 与降钙素基因相关肽(CGRP)属于同一家族。AM 的作用广泛,通过 AM 受体和 CGRP 受体,增加靶细胞内 cAMP,可抑制血管紧张素 Ⅱ 和醛固酮的释放,促进肾脏排钠、排水(见第二十八章),有强烈的舒血管和降血压的作用(见第十二章)以及对心肌细胞有正性变力作用,且可抑制心肌肥厚。血管平滑肌细胞和内皮细胞也可分泌 AM,循环血液中的 AM 主要来自血管内皮和平滑肌,主要是以旁分泌(paracrine)方式调节血管平滑肌的张力。此外,AM 也可能在高血压的发病机制中起一定的作用。

(王　玲)

参考文献

1. 朱大年,王庭槐. 生理学. 第 8 版. 北京:人民卫生出版社,2013
2. 姚泰. 生理学. 第 2 版. 北京:人民卫生出版社,2010
3. 王庭槐. 生理学. 第 2 版. 北京:高等教育出版社,2008
4. 杨宝峰,苏定冯. 药理学. 第 8 版. 北京:人民卫生出版社,2013
5. 葛均波,徐永健. 内科学. 第 8 版. 北京:人民卫生出版社,2013
6. Guyton AC, Hall JE. Textbook of Medical Physiology. 12th ed. Philadelphia:Saunders,2011
7. Joel GH, Lee EL. Goodman & Gilman's The Pharmacological Basis of Therapeutics. 11 th ed. New York:McGraw-Hill,2010

Notes

第四十一章 性腺的内分泌与生殖

生物体生长发育到一定阶段后,能产生与自己相似的子代个体,这种功能称为生殖(reproduction)。人类到青春期(puberty)后,生殖系统才开始具有生殖功能,且性别差异更加显著。人类通过两性生殖器官的活动实现生殖。

第一节 睾丸的内分泌与男性生殖

一、睾丸是男性生成精子合成雄激素的器官

男性的生殖功能主要包括生成精子、分泌雄激素(androgen)和进行性活动。睾丸既是产生精子(spermatozoon)的场所,又具有合成和分泌雄激素的功能。因此,睾丸为男性的主性器官。

睾丸被两层膜包裹,外层为鞘膜,内层为白膜。白膜深入睾丸内部,并将睾丸实质分隔成约100~200个扇形小叶(图41-1)。睾丸小叶内为曲细精管(seminiferous tubule)和其间的间质组织。曲细精管由支持细胞(sustentacular cell)和镶嵌于其间的生精细胞(spermotogenic cell)、基底膜和管周细胞构成(图41-2)。生精细胞发育成熟,即成为精子。支持细胞为精子生成提供营养和支持。间质细胞(interstitial cell)散在分布于曲细精管之间,主要功能是合成、分泌雄激素(图41-2)。

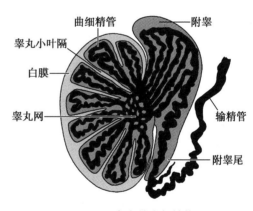

图 41-1 睾丸的内部结构

(一)精原细胞在支持细胞的辅助下经过两次减数分裂形成精子

1. 精子的生成过程 精子由靠近曲细精管基底膜处的精原细胞(spermatogonia)经过有丝

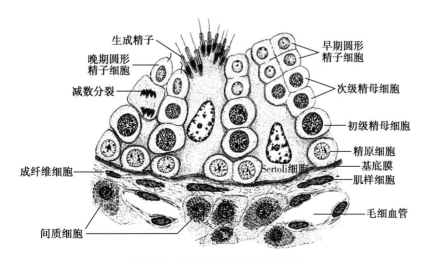

图 41-2 曲细精管显微结构示意图

分裂(mitosis)和两次减数分裂(meiosis)分化而成(图41-3)。精子进入曲细精管管腔,管壁上的类肌细胞收缩和管腔液的移动将精子运送到附睾中。在附睾内,精子进一步成熟,并获得运动能力,精子与附睾、精囊腺、前列腺和尿道球腺的分泌液混合,共同组成精液(semen)。人类,从精原细胞发育成为精子,约需74天。如果没有性行为和射精,生成的精子逐渐退化,并被吸收。正常男性到15岁左右时,睾丸的生精功能和内分泌功能已达到成人水平。

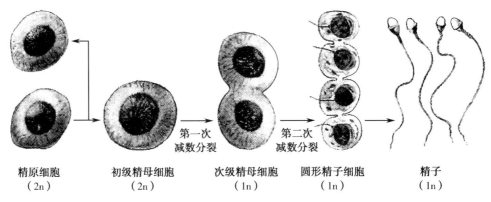

精原细胞	初级精母细胞	次级精母细胞	圆形精子细胞	精子
(2n)	(2n)	(1n)	(1n)	(1n)

图41-3　精子成熟过程中的两次减数分裂

2. **支持细胞在精子生成过程中的作用**　在精子的发育过程中,支持细胞发挥了重要的辅助作用:①为生精细胞提供营养,对生精细胞起支持和保护作用;②相邻的支持细胞(sertoli cell)的基底膜之间形成紧密连接,与基底膜、管周细胞共同形成血-睾屏障(blood-testis barrier),阻止间质内的大分子和血液中的有害分子进入曲细精管,维持曲细精管内局部微环境(较高浓度的雄激素、雌激素、钾离子、肌醇、谷氨酸和门冬氨酸等)稳态,为生精细胞发育成熟提供必要的环境条件;防止生精细胞成熟过程中产生的抗原物质进入血液,引起自身免疫反应;③吞噬和消化已退化的生精细胞和脱落于官腔的细胞碎片;④分泌抑制素、激活素、GnRH及雄激素结合蛋白(androgen binding protein,ABP)。

3. **影响精子生成的因素**　温度、环境因素、年龄等因素对精子的生成有显著影响。阴囊内的温度比腹腔温度约低2℃,是精子生成的最适温度,温度升高、环境污染、辐射、某些药物、吸烟、酗酒等可致少精、无精、精子活力下降或畸形率增加,是不育的常见原因。45岁以后,睾丸的生精能力逐渐减退,雄激素的分泌也逐渐减少,但到老年时睾丸仍有生精能力和内分泌功能。

(二)睾丸间质细胞合成的主要性激素是睾酮

1. **睾酮的合成、代谢和排泄**　睾丸最重要的内分泌功能是分泌雄激素。主要的雄激素是睾酮(testosterone)。睾酮是由睾丸间质细胞,也称Leydig细胞,以胆固醇为原料合成的类固醇激素。胆固醇经羟化和侧链裂解,先转化为孕烯醇酮(pregnenolone),后者再经17位羟化并脱去侧链,形成雄烯二酮(androstenedione),雄烯二酮再转化为睾酮(见图39-1)。外生殖器、前列腺和皮肤等器官组织中存在5α-还原酶(5α-reductase),可将睾酮转化为作用更强的双氢睾酮。

正常成年男性,睾丸每天分泌4～9mg睾酮进入血液循环。血浆睾酮的浓度为22.7±4.3nmol/L。50岁以后,随年龄的增长,睾酮的分泌量逐渐减少。睾酮分泌入血后,仅2%呈游离状态,游离型是活性形式,65%的睾酮与性激素结合蛋白(gonadal steroid-binding globulin,GBG)结合,33%与白蛋白结合,结合型是暂时的储存形式,两者的动态平衡有利于维持游离型睾酮的血浓度稳态。血液中少量的睾酮可以被转化为雌激素。睾酮经肝脏代谢、灭活,代谢产物随尿液排出。

2. **雄激素的生理作用**　与其他类固醇激素一样,睾酮进入靶细胞后,与细胞内的受体结合,形成类固醇-受体复合物,该复合物进入细胞核,调节靶基因的转录过程。双氢睾酮的作用因与睾酮受体的亲和力更高而强于睾酮。

Notes

（1）维持生精作用：游离型的睾酮可直接与生精细胞内的睾酮受体结合，或转变为双氢睾酮后再与睾酮受体结合，促进精子的生成。

（2）促进男性出现第二性征及性欲：男性从青春期开始，在睾酮和双氢睾酮的作用下，出现喉结和外生殖器增大、出现胡须、阴毛生长、肌肉强壮等变化称为第二性征（secondary sex characteristics），也称副性征。

（3）促进蛋白质合成和骨生长：雄激素能促进蛋白质的合成，抑制蛋白质的降解，促进骨骼的生长和钙、磷沉积，最终骨骺与长骨融合。

（三）睾丸分泌的抑制素和激活素调节腺垂体分泌卵泡刺激素

支持细胞分泌一种糖蛋白激素，因其抑制腺垂体 FSH 的分泌，故称抑制素（inhibin）。抑制素由 α 和 β 两个亚单位组成，因 β 亚单位有 β_A 和 β_B 之分，抑制素也有抑制素 A 和抑制素 B 两种。两个 β 亚单位组成的二聚体（$\beta_A\beta_A$、$\beta_B\beta_B$、$\beta_A\beta_B$）称激活素（activin），可促进腺垂体分泌 FSH。此外，支持细胞还合成少量的芳香化酶（aromatase），可以将睾酮转化为雌二醇（见后）。因此，睾丸还可以分泌少量的雌激素。

二、睾丸的功能受下丘脑-腺垂体-睾丸轴调节

睾丸功能的启动和维持均依赖于内分泌调节。下丘脑分泌的促性腺激素释放激素（gonadotropin-releasing hormone，GnRH）促进腺垂体卵泡刺激素（follicle-stimulating hormone，FSH）和黄体生成素（luteinizing hormone，LH）的释放。随着青春期的到来，下丘脑 GnRH 和腺垂体 FSH、LH 的分泌量逐渐增加。FSH、LH 与靶细胞受体结合，通过 cAMP-PKA 途径协同参加精子发生过程的调节。FSH 启动精子发生，调控精原细胞的分化与增殖；LH 刺激间质细胞合成睾酮，睾酮维持精子发生的过程。

LH 促进间质细胞内睾酮的合成。当血中睾酮浓度达到一定水平后，负反馈作用于下丘脑和腺垂体，分别抑制 GnRH 和 LH 的分泌，从而使血液中的睾酮浓度维持在一定的水平（图 41-4）。FSH 促进支持细胞合成和分泌雄激素结合蛋白和抑制素。抑制素负反馈（negative feedback）作用于腺垂体，抑制 FSH 的释放（图 41-4）。下丘脑不存在抑制素的受体，抑制素对下丘脑 GnRH 和垂体 LH 的分泌没有影响。下丘脑、腺垂体和睾丸激素分泌之间相互调节的关系，称为下丘脑-腺垂体-睾丸轴（hypothalamus-adenohypophysis-testis axis）。

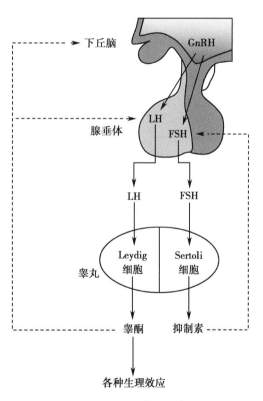

图 41-4 下丘脑-腺垂体-睾丸轴

第二节 卵巢的内分泌与女性生殖

一、卵巢是女性产生卵子合成分泌性激素的器官

女性的生殖功能包括产生卵子、分泌性激素、妊娠和分娩。卵巢具有产生卵子（oocyte）和合

成、分泌性激素(雌激素和孕激素)的功能,是女性的主性器官。

（一）初级卵母细胞经过两次减数分裂形成卵子

卵巢的外层为皮质,由大量不同发育阶段的卵泡组成。卵泡的中央是卵细胞,周边围绕着颗粒细胞。女性在出生时,卵巢内含有约200万个原始卵泡,儿童期逐渐闭锁,到青春期,原始卵泡数量降至30万个,初级卵母细胞一直停滞在减数分裂的前期。进入青春期后,在下丘脑-腺垂体-性腺轴的调控下,原始卵泡开始发育,卵巢的结构和功能出现周期性改变,形成卵巢周期。每个周期平均28～30天,分为卵泡期(follicular phase)、排卵(ovulation)和黄体期(luteal phase)。每个周期中,约有15～20个卵泡生长发育,但只有一两个发育成优势卵泡(dominant follicle),并最终排出,其余的卵泡均在不同的发育阶段发生凋亡,成为闭锁卵泡(atretic follicle)(图41-5)。正常女性一生中平均只排出约400个成熟的卵细胞。

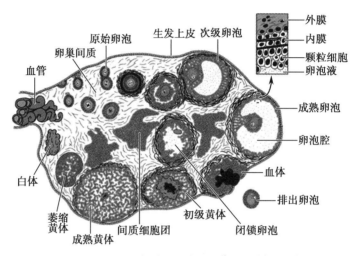

图 41-5　卵巢的内部结构和卵巢周期(顺时针)示意图

在卵泡期,原始卵泡中的颗粒细胞逐渐分化,并由单层变为复层,发育成初级卵泡(primary follicle)。随着卵泡的继续发育,颗粒细胞层数进一步增多,细胞器含量增加,并分泌大量粘多糖,包绕在卵母细胞周围,形成透明带(zona pellucida,ZP)。最内层紧邻ZP的一层颗粒细胞逐渐发育成柱状,并呈辐射状排列,形成放射冠(corona radiate),发育成次级卵泡(secondary follicle)。次级卵泡继续发育,颗粒细胞开始分泌卵泡液,形成卵泡腔,卵细胞及其周围少量颗粒细胞移向卵泡一侧,并凸向卵泡腔,形成卵丘。同时,卵泡基底膜外的间质细胞分化增生,形成内、外膜细胞层(图41-5)。在卵泡的发育过程中,细胞膜上逐渐生成与卵泡发育密切相关的一些激素的受体,如FSH、LH、雌激素、睾酮、催乳素、前列腺素等的受体;同时,颗粒细胞和内膜细胞也逐渐成熟,并具有分泌激素的能力。在腺垂体促性腺激素的作用下,卵泡经过12～14天发育进入成熟阶段。在卵泡发育的过程中,LH可解除卵母细胞成熟抑制因子对卵母细胞的抑制,初级卵母细胞完成第一次减数分裂,形成一大一小两个细胞,较大的细胞分配到较多的细胞质,成为次级卵母细胞,较小的细胞又称为第一极体。次级卵母细胞形成后,便开始第二次减数分裂,但停滞于第二次减数分裂的中期,直到排卵后受精时,第二次减数分裂才得以完成。第二次减数分裂的同时形成第二极体(图41-6)。第二次减数分裂的停滞主要是由细胞内原癌基因c-mos表达的pp39^{mos}蛋白引起的。当卵子受精时,激活细胞内一种钙离子依赖型蛋白酶calpain,后者迅速将pp39^{mos}蛋白降解,使第二次减数分裂得以完成。成熟卵泡排出前,优势卵泡增大,凸出卵巢表面。

（二）卵泡的发育和排卵需要多种激素的协同作用

排卵是指成熟卵泡破裂,卵细胞、透明带、与放射冠随卵泡液一起冲出卵泡被排到腹腔的过

Notes

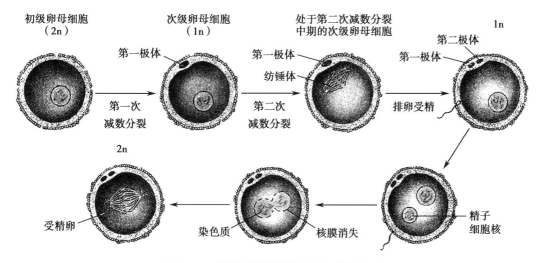

初级卵母细胞（2n）　次级卵母细胞（1n）　处于第二次减数分裂中期的次级卵母细胞　1n

第一极体　第一极体　纺锤体　第二极体　第一极体

第一次减数分裂　第二次减数分裂　排卵受精

2n

受精卵　染色质　核膜消失　精子细胞核

图41-6　卵子成熟过程中的两次减数分裂

程。排出的卵细胞被输卵管伞捡拾,进入输卵管。

在卵泡发育期,在 FSH 的作用下,颗粒细胞芳香化酶活性增强,合成和分泌大量雌激素,形成卵巢周期中第一个雌激素高峰,该雌激素高峰主要有两方面的作用,一是增加颗粒细胞 FSH 受体的数量,从而在 FSH 作用下进一步促进颗粒细胞和内膜细胞合成雌激素,此为局部的正反馈作用;二是对下丘脑中分泌 GnRH 的神经元产生正反馈作用,使 GnRH 分泌增加,刺激 LH 大量释放(增加6～10倍),于排卵前16～24小时形成一个 LH 峰(LH surge)。LH 峰的出现,可通过以下作用导致排卵:①拮抗卵母细胞成熟抑制因子,使卵母细胞完成第一次减数分裂;②促进孕酮的生成,孕酮能提高卵泡壁纤溶酶、胶原酶等溶解酶的活性,使卵泡壁溶解,便于排卵;③促进卵泡分泌前列腺素,前列腺素使卵泡壁肌样细胞收缩,卵泡壁破裂而排卵。排卵后的卵泡腔立即被血液充盈,成为血体(corpus hemorrhagicum)。血液被吸收后,卵泡的内膜细胞和颗粒细胞迅速增殖,胞质中出现黄褐色脂肪颗粒,转化为黄体(corpus luteum)。卵巢周期由此进入黄体期,此期持续约14天。排卵后7～8天,黄体发育达到高峰,在 LH 的影响下,黄体细胞具有强大的合成和分泌孕激素和雌激素的功能,并形成卵巢周期中雌激素的第二个高峰。若排出的卵未受精,则在排卵后的第10天,黄体细胞分泌的孕激素和雌激素对腺垂体发生负反馈作用,腺垂体 LH 分泌减少。由于失去 LH 的支持,黄体逐渐萎缩,并被疤痕组织取代,成为白体(corpus albicans)。至此,卵巢完成从卵泡期到排卵期和黄体期的一个完整的周期(图41-5)。

（三）卵巢分泌的性激素主要为雌激素和孕激素

卵巢主要合成雌激素(estrogen)和孕激素(progenstin)。排卵前,卵泡分泌雌激素,排卵后,由黄体分泌雌激素和孕激素。卵巢合成的雌激素主要为雌二醇(estradiol,E_2)、雌酮(estrone)和雌三醇(estriol,E_3)。雌二醇的生物活性最强,雌酮的活性仅为雌二醇的1/10,雌三醇的活性最弱。卵巢合成的孕激素主要为孕酮(progesterone,P_4)。此外,卵巢还分泌少量的雄激素和抑制素等其他激素。

1. **雌激素和孕激素的合成**　卵巢雌激素的合成是在卵泡内膜细胞和颗粒细胞两种细胞的参与下完成的。卵泡内膜细胞上存在许多 LH 受体,LH 与受体结合后,通过 cAMP 介导促进胆固醇向雄烯二酮转化。一部分雄烯二酮在内膜细胞内便可以转化为雌二醇,生成的雌二醇由内膜细胞进入血液循环;但大部分雄烯二酮则由内膜细胞提供给颗粒细胞。FSH 与颗粒细胞表面 FSH 受体结合,通过 cAMP 介导,促进颗粒细胞芳香化酶的表达。芳香化酶可将进入颗粒细胞的雄烯二酮转化为雌二醇(图41-7),从而促进雌二醇的生成。由颗粒细胞形成的雌二醇主要进入卵泡液。另外,成熟的颗粒细胞也表达 LH 受体,LH 也促进颗粒细胞内雌二醇的合成。因此,单

Notes

独的内膜细胞或颗粒细胞都不能生成雌二醇,雌二醇需要两种细胞、两种促性腺激素的协同作用方能合成,故称此为雌激素合成的双重细胞和双重促性腺激素学说(two-cell,two-gonadotropin hypothesis)。分泌到血液中的雌二醇只有 2% 以游离状态存在,其余 98% 则与血液中的蛋白质结合,其中 60% 结合于白蛋白,38% 结合于性激素结合蛋白。

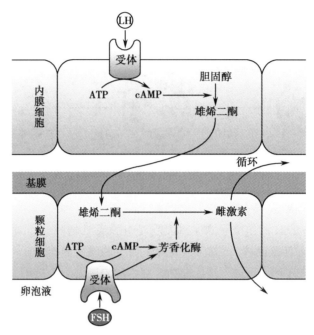

图 41-7　雌激素分泌的双重细胞学说

卵巢孕激素主要在黄体细胞合成。LH 与黄体细胞表面受体结合后,通过第二信使 cAMP 促进孕酮的合成。胆固醇在 P-450$_{scc}$ 和 3β-HSD 两种酶催化下极易转化为孕烯醇酮和孕酮。孕酮为类固醇激素合成过程中的重要中间产物,伴随着黄体细胞孕酮的合成增加,雌二醇的合成也大大增加。分泌到血液中的孕酮只有 2% 以游离状态存在,80% 则与血液中白蛋白相结合,另外约 18% 则与皮质激素结合蛋白结合。

2. **雌激素的作用**

(1) 对生殖器官的作用:青春期,雌激素促进卵巢、输卵管、子宫及阴道等靶器官的生长发育,并维持其正常功能。在生卵过程中,雌激素与 FSH 协同促进卵泡的生长发育,并通过对腺垂体分泌 LH 的正反馈作用,触发 LH 高峰的形成,并导致卵泡排卵。雌激素使子宫内膜、宫颈和阴道出现周期性变化,使子宫内膜增生、子宫颈分泌大量清亮的液体,并使阴道上皮细胞增生、阴道表浅细胞角质化、细胞内糖原含量增加,糖原分解产酸,有利于阴道的自净等。在妊娠早期,雌激素与孕激素共同维持妊娠。在妊娠晚期,雌激素能促进子宫平滑肌收缩蛋白的表达,使子宫平滑肌的收缩阈值降低,有利于缩宫素等促进收缩子宫的激素发挥作用。

(2) 促进乳腺导管和结缔组织增生,青壮年女性常见的乳腺增生与雌激素水平高有一定关系。

(3) 促进第二性征发育:在雌激素作用下,女性于青春期开始出现音调较高、肩膀较窄、骨盆宽大、脂肪在乳房和臀部堆积等女性特征。

(4) 雌激素能增强女性的性欲。

(5) 对垂体激素分泌的调节:排卵前的雌激素能正反馈促进下丘脑 GnRH 分泌和腺垂体 FSH 和 LH 的分泌,并形成 LH 高峰,诱发排卵。黄体期出现的雌激素高峰则负反馈抑制腺垂体

Notes

FSH 和 LH 的分泌。

(6) 对代谢的影响:雌激素对代谢影响广泛,主要有:①促进骨骼的生长和钙盐的沉积,促进骨盆发育、促进长骨骨骺的闭合。因此,青春期前后雌激素不足者身材细长,雌激素过多者则身材矮小。青春期后,女孩的骨骺很快闭合,长骨不再增长,身高增长速度显著减慢。女性在绝经后易患骨质脱钙、骨质疏松症,易发生骨折。②降低血液胆固醇水平,保护血管内皮,抑制动脉粥样硬化的形成。绝经前女性心、脑血管疾病的发病率较低与此有关。③促进体液向组织间隙转移,导致血容量减少,继而引起醛固酮分泌。这与女性月经前的水、钠潴留和体重增加密切相关。

(7) 对中枢神经系统的影响:雌激素促进神经细胞的生长、分化与再生,促进神经胶质细胞的发育与突触的形成,促进 ACh、5-HT、多巴胺等神经递质的合成。雌激素作用于下丘脑的体温调节中枢,可降低基础体温。

3. 孕激素的作用 孕激素以雌激素的作用为基础,主要为保障孕卵的着床和维持妊娠。

(1) 对子宫的影响:孕激素主要作用于子宫内膜,使增生的子宫内膜进一步增厚,并发生分泌期的变化,为孕卵的着床做好准备。孕卵着床后,孕激素促进子宫基质细胞转化为蜕膜细胞。孕激素使妊娠期子宫平滑肌细胞发生超极化,降低对催产素的敏感性,抑制子宫平滑肌收缩,为胎儿生长提供适宜的生长环境。在妊娠早期,如果孕激素不足,可能引起流产。

(2) 对乳腺的影响:在雌激素作用的基础上,孕激素进一步促进乳腺导管的分化,促进乳腺小叶和腺泡的发育,为分娩后泌乳做好准备。

(3) 抑制排卵:孕酮可抑制 LH 高峰的形成,从而抑制排卵。该作用可保证妊娠期间不会发生二次受孕。

(4) 对平滑肌的作用:孕酮不仅能松弛子宫平滑肌,也可降低血管和消化道平滑肌的张力。因此孕妇较易出现静脉曲张、便秘和痔疮。

(5) 对中枢神经系统的影响:孕酮作用于下丘脑的体温调节中枢,使女性排卵前后基础体温呈双相变化,常作为判断排卵的标志之一。女性的基础体温在排卵前短暂降低,在排卵后升高 0.5℃ 左右,并在黄体期一直维持在此水平(图 41-8)。孕激素除了对下丘脑 GnRH 的分泌发生负反馈调控外,还作用于下丘脑的腹内侧核和视前区,参与对性行为的调控。

除上述雌激素、孕激素,卵泡的内膜细胞可分泌少量的雄激素,卵泡的颗粒细胞能生成抑制素。卵巢中还有多种蛋白类、肽类和脂肪酸衍生物类激素。

二、卵巢的周期性活动导致月经周期的形成

在卵巢周期性分泌的雌激素和孕激素的作用下,子宫内膜呈现周期性脱落出血现象,称为月经。女子首次出现月经,称为初潮,多开始于 13 ~ 15 岁。从一次月经开始到下一次月经开始前的时间,称为一个月经周期(menstrual cycle)。正常月经周期为 21 ~ 36 天,平均为 28 天。在一个月经周期中,子宫内膜随卵巢的周期性变化也出现周期性改变,依次分为以下三个期。

1. 月经期 月经期(menstrual phase)为月经周期的开始,从子宫内膜开始脱落出血直到内膜脱落结束。此期相当于卵巢周期中卵泡期的早期。多数人的月经期持续 3 ~ 5 天,总经血量为 50 ~ 100ml。子宫内膜脱落后,即开始修复、增生,进入增生期。

2. 增生期 增生期(proliferative phase)为月经周期的第 5 ~ 14 天。此期相当于卵巢周期中卵泡期的晚期,卵泡逐渐发育成熟,雌激素水平逐渐增高。在雌激素的影响下,子宫内膜迅速增生、变厚,子宫内膜腺体增生变长,但不分泌;内膜下小动脉生长速度快于子宫内膜增生的速度,出现卷曲形成螺旋动脉。随着第一次雌激素高峰和 LH 高峰的出现,成熟卵泡排卵,子宫内膜由增生期进入分泌期。

Notes

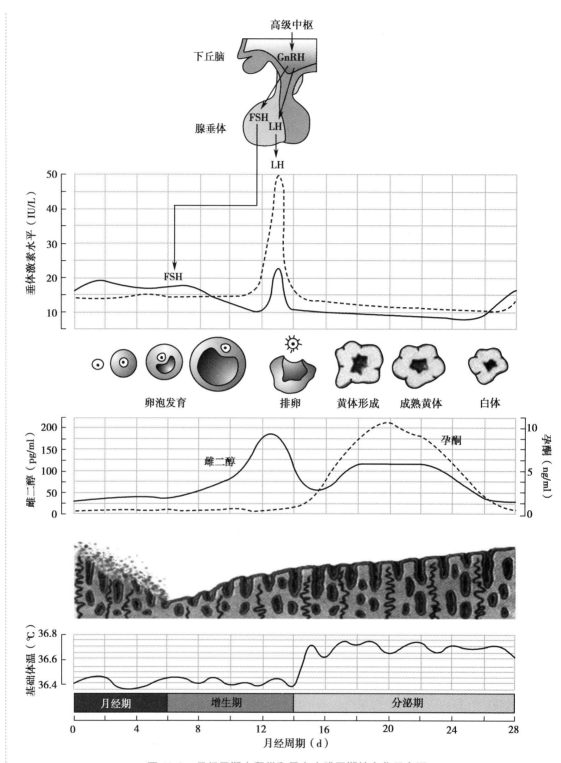

图 41-8　月经周期中卵巢和子宫内膜周期性变化示意图

3. 分泌期　分泌期(secretory phase)为月经周期的第 15～28 天。相当于卵巢周期中的黄体期,随着黄体的形成及分泌雌激素和孕激素的增加,子宫内膜继续增厚,血液供应也更加丰富,并出现轻微的水肿现象;子宫内膜的腺体变得迂回弯曲,开始分泌含糖原的清亮黏液。如果没有受孕,则随着卵巢黄体的萎缩,黄体分泌的雌激素和孕激素量急剧减少。由于失去了雌激素和孕激素的支持,子宫内膜开始变薄,子宫内膜的前列腺素使螺旋动脉痉挛,子宫内膜出现局部坏死,并逐渐发展成整个子宫内膜的脱落和出血,进入下一个月经周期(图 41-8)。

Notes

三、卵巢的周期性活动受下丘脑-腺垂体-卵巢轴的调节

卵巢的周期性活动受下丘脑-腺垂体-卵巢轴（hypothalmus-adenohypophysis-ovary axis）（图41-9）的调节。下丘脑分泌的 GnRH 能促进腺垂体 FSH 和 LH 的分泌,腺垂体分泌的 FSH 和 LH 调控卵巢的排卵和内分泌功能,卵巢分泌的激素在影响子宫内膜的同时,对下丘脑 GnRH 和腺垂体 FSH 和 LH 的分泌进行反馈性调控。下丘脑、腺垂体和卵巢激素之间的相互关系,构成下丘脑-腺垂体-卵巢轴。

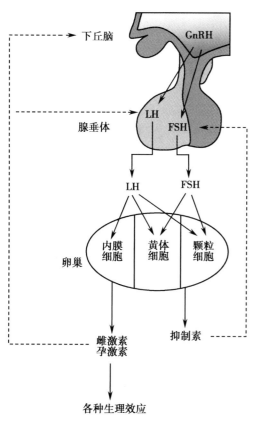

图 41-9　下丘脑-腺垂体-卵巢轴

青春期前,下丘脑 GnRH 神经元尚未成熟,且对卵巢激素的反馈抑制高度敏感,故下丘脑 GnRH、腺垂体 FSH 和 LH 的分泌及卵巢功能都处于抑制状态。到青春期,随着下丘脑 GnRH 神经元发育成熟,对卵巢激素的敏感性下降,下丘脑 GnRH、腺垂体 FSH 和 LH 的分泌随之相应增加,卵泡开始发育、排卵、形成黄体,卵巢功能出现相应的周期性变化。腺垂体分泌的 FSH 刺激卵泡的早期发育,而卵泡最终的成熟则受 FSH 和 LH 的双重调控。LH 分泌高峰促使卵泡排卵和黄体的形成。

除了 FSH 和 LH 对卵巢功能的调控外,卵巢分泌的激素如雌激素、孕激素和抑制素等对下丘脑和腺垂体的功能具有反馈性调控的作用（图41-9）。一般认为,抑制素和孕激素对下丘脑和腺垂体功能起负反馈调节作用。雌激素对下丘脑和腺垂体的反馈调节则比较复杂,既有负反馈调节,也有正反馈调节。在黄体期,当血液雌激素处于中等水平时,雌激素主要以负反馈的方式抑制腺垂体 LH 的分泌;但在卵泡成熟期,当血液雌激素较长时间处于高水平时,则雌激素以正反馈的方式促进下丘脑 GnRH 和腺垂体 LH 的分泌（见前）。

女性自18岁起,历经30年左右,是卵巢的生殖和内分泌功能最旺盛时期。此后,卵巢功能逐渐衰退,卵泡数量明显减少且易发生卵泡发育不全,雌激素分泌减少,月经不规律,常为无排卵月经,直至卵巢功能逐渐衰竭,月经永久停止,称绝经（menopause）。我国妇女平均绝经年龄为49.5岁,80%在44～54之间,主要取决于遗传。从卵巢功能开始衰退至绝经后1年内的时期称围绝经期（perimenopausal period）。围绝经期是女性一生中必经的正常生理阶段,个体差异较大,可始于40岁,短则历时1～2年,常可持续10～20年。在围绝经期,因雌激素水平降低,可出现血管舒缩障碍和神经精神症状,表现为潮热、出汗、情绪不稳定、抑郁或烦躁、失眠等,称绝经期综合征。

四、妊娠是子代个体的产生和孕育过程

妊娠（pregnancy）是指新的子代个体的产生和孕育的过程,包括受精、着床、妊娠的维持及胎儿的生长及娩出。妊娠时间一般以最后一次月经来潮的第一天开始算起。人类的妊娠时间平均为280天;如果从排卵开始计算,若月经周期以28天计,则人类的妊娠时间应为266天。

Notes

（一）精子与卵子融合形成受精卵

受精（fertilization）是精子与卵子融合形成受精卵的过程。正常情况下，一次射精，约有 2～5 亿个精子射入阴道，但只有不到 200 个精子到达输卵管的壶腹部，最后只有 1～2 个精子在此处与卵子相遇，完成受精。精液中存在一种糖蛋白，抑制精子使卵子受精。子宫、输卵管内存在的蛋白水解酶可以水解抑制蛋白，使精子获得使卵子受精的能力，这一过程称为精子获能（capacitation）。输卵管或输精管结扎术就是通过阻止精子与卵子相遇，达到避孕的目的。

获能后的精子与卵子相遇，首先与卵子透明带上的精子受体 ZP3 结合，精子的顶体膜破裂，释放出顶体内的多种蛋白水解酶，溶解透明带、放射冠和卵丘，称为顶体反应（acrosomal reaction）。发生顶体反应后，精子才能进入卵细胞。精子与卵细胞膜接触后，诱发卵母细胞完成第二次减数分裂；刺激卵母细胞脱颗粒，其释放物与透明带发生反应，使透明带变硬，阻止其他精子进入，避免多精子受精。进入卵细胞的精子尾部迅速退化，细胞核增大，形成雄性原核，并与已完成第二次减数分裂的卵细胞的雌性原核融合，形成含有 23 对染色体的受精卵。

（二）子宫内膜与胚泡的同步发育是着床的关键

着床（implantation）是胚泡与子宫内膜相互作用并植入子宫内膜的过程。从受精卵形成到胚泡开始附着并植入子宫内膜，大约需要 6～7 天。着床是多种因素参与的复杂过程，有些机制还不十分清楚，但胚泡与子宫内膜同步发育和相互配合是着床成功的关键。受精卵形成后，在输卵管壶腹部开始分裂增殖，同时逐渐向宫腔移动，形成胚泡，并脱掉外面的透明带，暴露出胚泡壁上侵入能力很强的滋养层细胞（trophoblast）；滋养层细胞产生多种激素和活性物质，如人绒毛膜促性腺激素（human chorionic gonadotropin，hCG），该激素能促进胚泡的生长，刺激卵巢黄体转变为妊娠黄体，继续分泌妊娠所需的孕激素。子宫内膜在孕激素的作用下发生蜕膜化，表现为血管分布增加、腺体增生、内膜间质细胞变大、变圆等。

当胚泡附着于子宫内膜后，滋养层细胞迅速增殖，并形成外层无细胞界限的合体滋养层。在胚泡与蜕膜的相互作用下，合体滋养层形成的指状突起侵蚀子宫内膜和子宫内膜血管，胚泡最终被完全包埋于蜕膜内，从而完成胚泡的植入过程。在子宫腔内放置人工避孕环，就是通过影响子宫内膜的适应性而影响着床，从而达到避孕的目的。

（三）妊娠的维持有赖于垂体、卵巢和胎盘分泌的多种激素的协同作用

胚泡着床后，随着滋养层细胞迅速增殖，hCG 分泌逐渐增多，至妊娠 8～10 周达高峰。

hCG 是胚泡最早分泌的激素之一。临床上通过检测母体血液或尿液中的 hCG，可帮助诊断早期妊娠。hCG 避免母体的免疫排斥反应，促进胚泡的生长和胎盘的生成。至妊娠 10 周时，妊娠黄体退化，胎盘逐渐形成，胎盘不仅接替妊娠黄体和腺垂体分泌维持妊娠所需的激素，还分泌胎儿生长发育所需的激素，如 hCG、雌激素、孕激素、人绒毛膜生长素、人绒毛膜促甲状腺素、ACTH、GnRH、心房钠尿肽、一氧化氮、前列腺素等。胎盘几乎有体内其他内分泌细胞或腺体合成和分泌的全部激素。

胎盘几乎承担了胎儿器官尚未发育成熟期间除运动和中枢神经系统以外的胎儿器官的所有生理功能。

（四）妊娠期母体的适应性生理变化是胎儿生长发育的需要

妊娠期间，在各种激素和逐渐增大的子宫的影响下，母体出现一系列适应性生理变化，包括生殖系统和乳房发育、心血管系统、血容量、呼吸和能量代谢的改变等。

1. 生殖系统和乳房发育　妊娠期子宫体积增大，血流量增加，卵巢排卵和新卵泡发育停止，乳腺腺管和腺泡发育。

2. 血液的变化　妊娠期母体的血容量在 6～8 周开始增加，32～34 周达高峰直至分娩，增加 40%～45%。妊娠期母体血容量的增加有利于满足增大的子宫对血容量的需要，有利于胎儿在母体取不同体位时仍能得到足够的血液供应；也有利于减少因分娩时大量失血对母体产生的

Notes

不利影响。血容量的增加与孕激素和雌激素引起血管舒张、醛固酮和血管升压素释放增加和口渴感增强有关。孕妇除了饮水增多外,醛固酮和血管升压素还导致肾脏对水和钠离子的重吸收增加。其中血浆平均增加1000ml,红细胞平均增加450ml,血浆量的增加多于红细胞的增加,出现生理性的血液稀释。血液稀释使红细胞计数(3.6×10^{12}/L)、血红蛋白值(110g/L)、血细胞比容($0.31\sim0.34$)、血浆蛋白特别是白蛋白(35g/L)都比非孕妇女明显下降。妊娠期白细胞计数轻度增加,一般为$(5\sim12)\times10^9$/L,有时可达15×10^9/L,临产期及产后初期白细胞计数明显增加,一般为$(14\sim16)\times10^9$/L,有时可达25×10^9/L,主要为中性粒细胞增多。

3. 心血管系统的变化　妊娠期心输出量增加,肾脏、子宫、心脏、皮肤和乳腺的血流量均有增加,尤以肾脏血流量的增加最为明显,子宫次之。由于心脏负担增加,有时会出现代偿性心肌肥大,原有心脏疾病者易诱发心力衰竭。尽管妊娠期血容量和心输出量均增加,但因孕激素和雌激素舒张外周血管,血压低于正常水平或仅达到正常水平。

4. 呼吸系统的变化　由于逐渐增大的子宫对膈肌的压迫、胸腔的上下径缩短和胎儿对氧气需要量增加,孕妇呼吸的潮气量和通气量增加,但呼吸频率变化不大。由于通气量的增加,孕妇血液的二氧化碳分压下降。

5. 代谢的变化　妊娠中期起,基础代谢率渐增高,至妊娠晚期可增高15%～20%。妊娠期胰岛素分泌增加,胎盘分泌的胰岛素酶及激素拮抗胰岛素的作用,使其相对不足,孕妇空腹血糖略低,餐后血糖高、胰岛素高有利于胎儿葡萄糖供给。妊娠期糖代谢的变化可诱发妊娠期糖尿病。为了满足胎儿、子宫、胎盘和乳腺对营养的需求,母体需要补充足够的营养物质,饮食中应特别注意蛋白质、铁、钙、叶酸、碘等的补充,必要时可适量补充铁、维生素D及钙剂、叶酸制剂。

6. 内分泌的变化　为了适应胎儿发育的特殊需要,妊娠期母体内分泌腺的活动发生一系列相应改变。因妊娠期黄体和胎盘分泌大量的雌激素和孕激素,对下丘脑和腺垂体的负反馈作用,使FSH和LH分泌减少,妊娠期卵泡不再发育成熟,无排卵和月经。催乳素、TSH、ACTH分泌增加,会出现甲状腺、肾上腺代偿性增大和激素分泌增加,但分泌的激素多与血浆蛋白结合,一般不出现功能亢进的表现。

7. 泌尿系统的变化　因血容量和心输出量的增加,肾脏血流量显著增加,肾小球滤过率增加,但肾小管对葡萄糖重吸收能力未响应增加,约15%的孕妇餐后出现妊娠期生理性糖尿,应注意与糖尿病鉴别。受孕激素的影响,泌尿系统平滑肌松弛,蠕动减弱,尿流变缓,加之增大右旋的子宫压迫,孕妇易患急性肾盂肾炎。由于增大的子宫对腹腔脏器的挤压,妊娠期间孕妇可出现尿频甚至尿失禁。

8. 体重的变化　随着胎儿、胎盘和羊水重量的增加及母体血容量、组织液、子宫、乳腺,以及脂肪组织重量的增加,妊娠期孕妇的体重明显增加,平均增加12.5kg。

（五）子宫的节律性收缩是胎儿娩出的动力

分娩(parturition)是指成熟胎儿及其附属物从母体子宫排出体外的过程。妊娠晚期,子宫平滑肌的兴奋性及对缩宫素等物质的敏感性逐渐提高,最终出现宫颈变软,宫口开放,子宫体强烈的节律性收缩,胎儿娩出。

目前关于人类子宫在分娩前由舒张状态进入分娩时的阵发性收缩的机制尚未完全了解。一般认为,人类分娩的发生是多因素作用的结果。如胎儿对子宫的机械性扩张、胎盘和胎儿内分泌激素(孕激素和雌激素、缩宫素、前列腺素等)的作用、子宫组织本身的变化等。在孕期的前36～38周,子宫在孕激素和舒缓素的作用下处于舒张状态,子宫随着胎儿的长大而扩大。分娩前孕激素水平的下降是启动分娩的先决条件。分娩启动时,子宫的不规则收缩发展为强烈的有节奏的阵发性收缩,称阵缩。阵缩的生理意义在于保障胎儿的血液供应。阵缩同时子宫颈口扩张,胎儿在子宫强烈收缩和压迫下,娩出母体。

来自胎儿的糖皮质激素除了促进胎盘孕激素向雌激素的转化外,还能促进胎膜前列腺素的

Notes

生成,所以是重要的促使子宫收缩的激素。

五、乳腺的分泌受多种神经体液因素的调节

在婴儿出生后24小时,母体的乳腺即可分泌富含免疫球蛋白的初乳(colostrum)。分娩后一周,乳汁分泌量约为500ml/d,最高可达2000ml/d。母乳中含有多种营养物质,其中的各种蛋白质激素和生长因子等既可以直接作用于婴儿的胃肠道,促进婴儿消化系统的生长发育,也可以被吸收进入婴儿的血液循环,作用于其他组织器官。母乳是婴儿的最佳食品。

乳腺分泌乳汁受神经体液因素调节。在妊娠时,随着血液中催乳素、雌激素和孕激素水平的升高,乳腺小叶腺泡不断发育。分娩后,当婴儿吸吮乳头时,其传入神经信号可刺激下丘脑催乳素释放因子、垂体催乳素和缩宫素释放,后两种激素的协同作用,可完成泌乳和射乳反射(milk ejection reflex),使乳汁分泌增加并经输乳管射出。

六、避孕是采用安全有效的科学方法暂时避免受孕的措施

避孕(contraception)是采用科学手段使妇女暂时不受孕。现行的避孕措施中,主要通过控制生殖过程中以下3个关键环节:①抑制精子或卵子产生;②阻止精子与卵子结合;③改变子宫环境,使其不利于精子获能、生存,或不适宜受精卵着床和发育。理想的避孕方法应符合安全、有效、简便实用、经济、可逆、对性生活及性生理无不良影响、男女双方均接受并持久使用。目前女性常用的避孕方法有宫内节育器、药物避孕及外用避孕,男性常用的避孕方法是阴茎套及输精管结扎术。

1. 宫内节育器(intrauterine device,IUD)　是将金属、硅胶、塑料等惰性材料制成一定形状,置入子宫腔内,引起子宫内膜对异物的炎症反应,影响精子获能和受精卵着床,达到避孕。改进的宫内节育器含铜或人工合成孕激素,进一步提高避孕效果,减少副作用。宫内节育器避孕成功率高,取出后短时间内即可受孕,为我国育龄妇女的主要避孕措施。

2. 激素避孕(hormonal contraception)　指女性使用甾体激素达到避孕。通过抑制排卵、改变宫颈黏液性状、抑制子宫内膜增殖、干扰输卵管功能影响着床。甾体避孕药的成分是人工合成的雌激素和孕激素的复方制剂,根据需要可选短效或长效制剂,有口服、注射等剂型。因长期使用对机体有广泛影响,如需长期避孕不作为首选。

3. 外用避孕　使用阴茎套(condom)或阴道套(female condom)作为屏障阻止精子与卵子结合,达到避孕。此法不仅避孕,还能防止性传播疾病。

4. 安全期避孕　又称自然避孕。是根据女性卵巢功能的周期性,推测判断排卵日期,在易受孕期停止性生活,以期达到避孕。由于卵巢的周期性易受多种因素的影响,精子和卵子存活时间变异,易受孕期的判断不易准确把握,安全期避孕失败率较高。

5. 绝育术　指通过外科手术结扎或堵塞女性输卵管或结扎男性输精管,达到永久避孕。此法避孕效果可靠,成功率高,但复通较难,当有再生育需求时,较难恢复。

七、人类辅助生殖技术

人类辅助生殖技术(Assisted Reproductive Technology,ART)是指采用医疗辅助手段使不育夫妇妊娠的技术,包括人工授精和体外受精-胚胎移植及其衍生技术两大类。

人工授精(Artificial Insemination,AI)是以非性交方式将精子置入女性生殖道内,使精子与卵子自然结合,实现受孕的方法。根据精液来源不同,人工授精分夫精人工授精和供精(非配偶)人工授精。受精前精子进行优选诱导获能处理,于排卵前48h至排卵后12h之间,将精子注入宫颈,或在严格无菌措施下注入宫腔。人类最早一例成功的人工授精是John Hunter于1790年为严重尿道下裂患者的妻子进行的配偶间人工授精。

Notes

体外受精-胚胎移植(In Vitro Fertilization and Embryo Transfer,IVF-ET)技术是将从母体取出的卵子置于培养皿内,加入经优选诱导获能处理的精子,使精卵在体外受精,并发育成前期胚胎后移植回母体子宫内,经妊娠后分娩婴儿。由于胚胎最初2天在试管内发育,所以又叫试管婴儿技术。

卵泡浆内单精子显微注射技术是不用进行精子的诱导获能处理,只需选择一个形态正常,缓慢运动的精子先予以制动,通过显微操作,将精子注入卵胞浆内,即完成受精。

人类辅助生殖技术在临床中不仅帮助不育夫妇妊娠,还能遏止有遗传缺陷的育龄夫妇遗传病的传递,是实现优生的重要手段。对从事高危职业及需要进行睾丸、附睾手术或放疗、化疗的患者,可事先将他们的精子冷冻存储,以备需要生殖时使用,此为ART的生殖保险作用。此外,ART还是人类生殖过程、遗传病机制、干细胞定向分化等课题研究的基础。

人类辅助生殖技术就像一把双刃剑,在造福千万个家庭的同时,也带来多胞胎增多等一系列并发症,涉及社会、伦理、道德、法律等问题,我国及国外开展此项技术的国家均有严格的管理规范。

第三节　性　生　理

性(sexuality)是人类对性别的确认、性感觉的表达及与此相关的人与人之间的亲密关系等的总和。性是人类的本能之一,是人类繁衍生息的基础,人类生殖有赖于男女两性正常的性功能。性又具有精神和文化内涵,必须受社会道德规范和法律的约束。

一、性成熟以生殖器官及第二性征的发育成熟为标志

青春期(adolescence or puberty)是儿童到成人的转变期,是生殖器官、内分泌、体格逐渐发育到成熟的阶段。世界卫生组织规定青春期为10～19岁。青春期前,生殖器官发育缓慢,青春期发动(onset of puberty)通常始于8～10岁,男性比女性稍晚1～2岁,此时中枢性负反馈抑制状态解除,GnRH开始脉冲式释放,继而促性腺素和性激素水平升高,生殖器官发育加速,第二性征出现直至成熟。青春期的发动时间主要取决于遗传因素,但受地理环境、体质、饮食营养、心理精神等因素的影响。青春期大约历经四五年。

1. **男性性发育与性成熟**　男性进入青春期后,睾丸发育迅速,体积增大,曲细精管快速增长、弯度增加;精原细胞分裂、繁殖,产生精子。睾丸迅速发育的同时,附睾、精囊腺、前列腺等附性器官也迅速发育,并分泌液体,与精子混合后形成精液。伴随睾丸的发育成熟,睾丸的内分泌功能也逐渐加强,在雄性激素作用下,出现喉结和外生殖器增大、出现胡须、阴毛生长、肌肉强壮等变化,称为第二性征(secondary sex characteristics),也称副性征。

2. **女性性发育与性成熟**　女性进入青春期后在促性腺激素作用下,生殖器第一性征出现变化,卵巢增大,卵泡发育并分泌雌激素,阴阜隆起,大、小阴唇变厚伴色素沉着,阴道长度及宽度增加、阴道黏膜变厚并出现皱襞,输卵管变粗、弯度减小,子宫增大、内膜呈周期性变化、月经初潮。除生殖器官外,也出现女性特有的特征,即第二性征,包括音调变高、乳房发育,阴毛及腋毛生长,胸、肩部皮下脂肪增多,骨盆横径发育大于前后径等。青春期身高生长迅速,月经初潮后逐渐减慢。女性月经初潮后已具备了生育能力,但生殖功能的完善要待到性成熟期。若下丘脑垂体内分泌功能紊乱,可致青春期性发育异常,出现性早熟(女童8岁、男童9岁前出现第二性征)或青春期延迟(延迟2～3年以上)。

女性到了40岁以后,卵巢功能逐渐衰退,卵泡数明显减少、卵胞发育不全,月经不规律,常为无排卵月经,直至卵泡耗竭或丧失对促性腺激素的反应,月经永久性停止,称绝经(menopause)。从卵巢功能开始衰退至绝经后1年内的时期称围绝经期(perimenopausal period),

Notes

一般为44~54岁之间。绝经后的生命时期称为绝经后期(postmenopausal period),在此期的早期阶段,卵巢间质仍能分泌少量的雄激素,后者在外周转化为雌酮。60岁以后机体逐渐老化,进入老年期(senility),雌激素水平低落,不足维持女性的第二性征,生殖器官进一步萎缩老化。

二、性欲与性行为是人类的本能和繁衍后代的基础

在一定的心理和生理基础上,在性刺激的激发下,性器官及有关部位出现的一系列生理变化,称为性兴奋(sexual excitation)。性兴奋时产生与性伴侣完成身心结合的欲望称性欲(libido)。性欲是人类的本能之一。性欲启动性行为。性行为(sexual behavior)是指为满足性欲和获得性快感所做的动作和活动。狭义性行为专指性交(sexual intercourse),即男性和女性生殖器官交媾方式进行的性行为,具有生殖意义。广义性行为泛指接吻、拥抱、爱抚等其他各种形成性刺激的行为,及各种准备性、象征性、与性有联系的行为,如恋爱、结婚、阅读成人读物、看成人影像等。

（一）男性性行为及调节

男性性行为分为性兴奋期、性持续期、性高潮期和性消退期。

1. 性兴奋期　在性器官受到机械刺激、性幻想或感官受到性刺激的激发下,出现反射性的阴茎海绵体快速、持续充血,阴茎膨胀变硬,称为勃起(erection)。性兴奋期的特征是阴茎勃起,性欲被唤起。男性性唤起所需时间短。

阴茎勃起是一个复杂的心理-生理过程,本质是一系列神经血管活动。大脑或阴茎局部接受性刺激后,从下丘脑或骶髓低级中枢发出冲动,神经冲动传至阴茎海绵体,副交感神经神经末梢及血管内皮细胞在一氧化氮合酶(NOS)的催化下合成释放一氧化氮(NO)增多,NO进入平滑肌细胞内,激活鸟苷酸环化酶(GC),使平滑肌细胞内的cGMP增多,后者激活蛋白酶K,作用于钙离子通道,使细胞内钙离子浓度降低,平滑肌细胞舒张,阴茎海绵体内小动脉及血管窦的平滑肌细胞舒张,海绵体血管窦扩张,动脉血流量增加,阴茎海绵体充血胀大。胀大的阴茎海绵体压迫白膜下的小静脉,使静脉流出道关闭,盆底肌的收缩也可压迫海绵体,使之进一步胀大、坚硬而产生勃起。因此,平滑肌舒张、动脉血流量血流速度及静脉血流出阻力是阴茎勃起的三个要素。交感神经兴奋,小动脉及血管窦的平滑肌细胞收缩,海绵体压力下降,静脉开放,阴茎开始疲软。阴茎海绵体平滑肌内的cGMP由磷酸二酯酶5(PDE5)降解成GMP而失去活性。磷酸二酯酶5抑制剂西地那非(sildenafil),用于治疗勃起功能障碍收到良好疗效。西地那非原本是一种研发增加NO释放,用于治疗心血管疾病的药物,因未达预期目标而终止研发,但意外发现能够显著改善男性性功能,转而研发为治疗勃起功能障碍的药物,该研究结果也为勃起机制的研究提供了重要参考。

除NO外,与平滑肌舒张、阴茎勃起相关的物质还包括乙酰胆碱、血管活性肠肽、降钙素基因相关肽、PGE2、cAMP等;与平滑肌收缩、阴茎疲软相关的物质有去甲肾上腺素、内皮素、PGF2α等。

2. 性持续期　性兴奋持续稳定在较高水平,生理反应进一步加剧,生殖器充血更加显著,尿道口出现少量分泌物。

3. 性高潮期　在性刺激下,反射性引起附性器官开始收缩,将精子移动至尿道并与前列腺和精囊腺分泌液混合为精液,海绵体根部肌肉收缩,将精液射出,伴性快感。正常成年男性每次射精时约射出3~6ml精液,每毫升精液中有0.2亿~4亿个精子。精子数量少于0.2亿或精子活力下降,则不易使卵子受精。

4. 性消退期　是性高潮后恢复平静的过程,性器官和性中枢处于保护性抑制,进入不应期。不应期长短个体差异大,随年龄增长逐渐延长。

性行为是在神经-体液调解下的十分复杂的生理过程,并受心理、精神、情绪、健康、用药等许

Notes

多因素的影响。

（二）女性性行为及调节

女性性反应周期与男性相似,又有独自特点。女性性行为分为以下四期。

1. **性兴奋期**　性刺激后,以生殖器充血,阴蒂、乳头勃起,心率、呼吸加快等为主要表现,以阴道润滑为特征。女性性唤起需要较长时间。

2. **性持续期**　性兴奋表现更加剧烈、持续稳定在较高水平,生理反应进一步加剧,生殖器充血更加显著,心理上也进入明显兴奋状态。

3. **性高潮期**　是性反应周期中最关键、最短暂阶段,伴随性高潮到来,阴道及会阴部肌肉发生不随意的节律性收缩,全身肌肉持续收缩,呼吸、心率加快,心理上感觉愉悦和快感。

4. **性消退期**　性高潮后,上述生理和心理反应逐渐恢复到性唤起前状态的阶段。与男性不同的是,女性性消退期后没有明显的不应期,在一次性行为中可以多次被唤起并获得多次性高潮。

女性性行为受神经系统调控和内分泌系统调节。神经系统调控是反射性调控,初级中枢位于腰骶部脊髓,第二级中枢在下丘脑和间脑,第三级中枢在大脑皮层和边缘系统。多巴胺、缩宫素、五羟色胺、ACh、NA、NO、内皮素等多种神经递质参与神经调控。性激素在女性性反应调解中起重要作用。雄激素是调节女性性功能最重要的性激素,与性欲、性兴奋及性高潮密切相关。雌激素对性欲无直接影响,但能促进神经传递、降低感觉阈值、保护和扩张血管、通过增加阴道局部一氧化氮合酶活性提高一氧化氮含量,促进性反应。孕激素对女性性反应可能起抑制作用。

（王　玲）

参考文献

1. 朱大年,王庭槐. 生理学. 第 8 版. 北京:人民卫生出版社,2013
2. 谢幸,苟文丽. 妇产科学. 第 8 版. 北京:人民卫生出版社,2013
3. 姚泰. 生理学. 第 2 版. 北京:人民卫生出版社,2010
4. 王庭槐. 生理学. 第 2 版. 北京:高等教育出版社,2008
5. 杨宝峰,苏定冯. 药理学. 第 8 版. 北京:人民卫生出版社,2013
6. Guyton AC,Hall JE. Textbook of Medical Physiology. 12th ed. Philadelphia:Saunders,2011
7. Joel GH,Lee EL. Goodman & Gilman's The Pharmacological Basis of Therapeutics. 11 th ed. New York:McGraw-Hill,2010
8. Minghetti L. Cyclooxygenase-2 (COX-2) in inflammatory and degenerative brain diseases. J Neuropathol Exp Neurol,2004,63:901-10
9. 李力,乔杰. 实用生殖医学. 北京:人民卫生出版社,2012

第四十二章　其他组织器官的内分泌

人体除前述的经典内分泌器官外,还存在其他具有内分泌功能的组织和器官,如松果体、胸腺、肾脏、心脏、血管、脂肪、骨骼肌、骨骼等组织,以及含有大量散在分布内分泌细胞的组织,如胃肠道和胎盘等。此外,体内还广泛存在着一些起旁分泌或自分泌作用的化学物质,如前列腺素等。本章主要介绍这些非典型内分泌器官或组织分泌的激素和一些非典型的激素。有关胃肠道、肾脏和胎盘分泌的激素详见有关章节(第十八章、第二十四章、第四十一章)。

第一节　松果体的内分泌

松果体(pineal body),又称松果腺(pineal gland),因形似松果而得名。松果体位于胼胝体的后下方,中脑的左、右上丘形成的凹陷内,第三脑室的后上方,通过松果体柄与第三脑室后丘脑顶部相连接。人类的松果体在胚胎发育早期即出现,出生后松果体细胞停止增生,但体积继续增大。从少年时期起,随年龄增长,松果体开始退化并逐渐钙化,故松果体曾一度被认为是退化的无功能的器官。现代研究表明,低等动物的松果体可感受光刺激,哺乳动物的松果体有内分泌功能。松果体主要由神经胶质细胞和基质细胞组成。具有内分泌功能的是基质细胞。松果体可分泌多种激素,主要有褪黑素、精氨酸缩宫素,以及抗促性腺激素等,广泛参与生物节律的形成及生殖、内分泌、神经、免疫等功能的调节。

一、松果体主要分泌褪黑素

褪黑素(melatonin)是由松果体基质细胞分泌的主要激素,化学结构为 N-乙酰-5-甲氧基色胺,由色氨酸经过羟化、脱羧、酰化和甲基化生成。褪黑素因有使两栖类动物皮肤褪色作用而得名,在哺乳动物,虽无该作用,但褪黑素的名字仍沿用至今。

(一) 褪黑素分泌的昼夜节律与生物节律的形成有关

褪黑素的合成和分泌与日照周期同步,并呈显著的昼低夜高的昼夜节律(circadian rhythm)。实验发现,持续光照可使大鼠松果体褪黑素合成酶系活性显著降低,褪黑素的合成和分泌减少;摘除双侧眼球或切断支配松果体的交感神经后,褪黑素合成的昼夜节律消失;提示褪黑素的合成和分泌受光线和交感神经活动的调节。毁损动物的视上核后,褪黑素合成和分泌的昼夜节律也消失。一般认为,视上核是控制褪黑素合成和分泌昼夜节律的中枢。无光照刺激时,视上核发出神经冲动经颈上交感神经节的节后神经纤维至松果体,其末梢释放的去甲肾上腺素激动松果体基质细胞膜上的 β 肾上腺素能受体,通过 cAMP 提高乙酰基转移酶的活性,从而促进褪黑素的合成和分泌。在白天,由于光线对视网膜的刺激,使交感神经的冲动和去甲肾上腺素的释放减少,褪黑素合成和分泌减少。

因为褪黑素的分泌具有明显的昼夜节律,所以一般认为褪黑素可能在维持机体功能的昼夜节律中起一定作用。

(二) 褪黑素参与机体多种功能的调节

褪黑素除调节机体功能的昼夜节律外,参与多种生理活动的调节,主要体现在对中枢神经系统和内分泌系统的影响,对免疫功能的调节及抗衰老等。如果经常熬夜、跨时差旅行等,褪黑素分泌的昼夜节律发生紊乱,机体将出现明显的不适。

正常生理状态下,松果体通过褪黑素抑制中枢神经系统的多种活动。给人或动物注射褪黑素,能引起脑电变化而导致镇静和睡眠,因此临床上可用褪黑素治疗失眠。也有人认为褪黑素的减少可减弱对中枢神经系统的抑制作用,从而引起大脑的异常放电,与某些癫痫的发生有关。

褪黑素对内分泌系统有一定抑制作用。褪黑素能降低血清中卵泡刺激素和黄体生成素的含量。松果体肿瘤导致褪黑素分泌过多时,有时会出现青春期延迟。部分长期大量应用褪黑素者会出现性腺功能抑制,但褪黑素是否可以抑制性腺功能,尚有争议。褪黑素还可能抑制生长激素的分泌,抑制肾上腺皮质、甲状腺以及甲状旁腺的功能。

研究表明,褪黑素还具有细胞保护功能,对心肌、脑组织、肾脏、肠黏膜以及血管内皮细胞等损伤都发挥保护作用。此外,褪黑素还有抗炎、抗肿瘤的作用,可以提高机体免疫系统的功能,并促进肿瘤细胞凋亡。

褪黑素的分泌不仅与生物钟有关,也与年龄有关。机体衰老可伴有褪黑素水平的下降。因此,维持一定的褪黑素水平可以延缓衰老,对老年性痴呆也可能有一定的防治作用。但是长期大量应用褪黑素也会产生一定副作用,如抑制性腺功能、体温过低等。

第二节　心脏和血管的内分泌

心脏和血管除经典的血液循环功能外,同时还有多种内分泌功能。心血管系统分泌的生物活性分子,种类繁多功能复杂。心肌细胞、心脏内的成纤维细胞、心脏内的神经纤维、心内膜及心包膜、血管内皮细胞、血管平滑肌细胞和血管外膜成纤维细胞与脂肪细胞,以及各种血细胞,均能合成和分泌多种生物活性物质,参与调解心脏和血管的收缩和舒张、细胞增殖和凋亡,循环血量稳态等。循环系统内分泌功能的紊乱对心血管疾病的发生、发展及转归具有重要甚至决定性的作用。

一、心肌细胞分泌的利尿钠肽对心血管和肾脏的
活动起重要的调节作用

利尿钠肽是心脏分泌的与水、钠代谢有关的肽类激素,为同一家族不同基因的产物,目前为止已经发现人类有三种利尿钠肽,心钠肽(atrial natriuretic peptide, ANP),脑钠肽(brain natriuretic peptide, BNP)和C-型利尿钠肽(C-type natriuretic peptide, CNP)。ANP、BNP、CNP分别由28、32、22个氨基酸残基组成,通过二硫键在分子内形成一个由17个氨基酸组成的环(图42-1)。ANP主要由心房肌细胞分泌,心室肌也有少量表达。心房肌细胞生成ANP以后,以前体的形式储存于心房肌细胞的特异性分泌颗粒中,血压升高、心率加快、高盐饮食,及血容量增加时对心房肌的牵张作用等,均可促进ANP的释放,ANP的主要生理功能为扩张血管和利尿排钠对抗肾上腺素、肾素-血管紧张素-醛固酮系统和抗利尿激素(抑制下丘脑神经元释放抗利尿激素)的水钠潴留效应(见第十二章、第二十八章)。ANP的作用是通过其特异性的细胞膜受体实现的。ANP受体存在三种亚型,分别为ANPR-A、ANPR-B、ANPR-C(图42-1)。当ANP与受体结合后,可激活受体细胞内结构域的鸟苷酸环化酶,催化GTP生成cGMP,cGMP是介导ANP作用的第二信使。ANPR-C受体亚型无细胞内结构域,它是否具有生物功能目前尚不清楚。ANP还有抑制细胞增殖以及影响精子活力的功能。BNP主要由心室肌细胞分泌,BNP主要生理功能与ANP相似但较弱,BNP水平随心室壁张力而变化,并对心室充盈压有负反馈调节作用。心力衰竭时,心室壁张力增加,ANP和BNP分泌显著增加,且其增高程度与心力衰竭严重程度呈正相关,临床上ANP和BNP是评定心力衰竭进程和判断预后的重要指标。CNP主要位于血管系统内,生理功能尚不明确,可能参与或协调RAAS的调节作用。

Notes

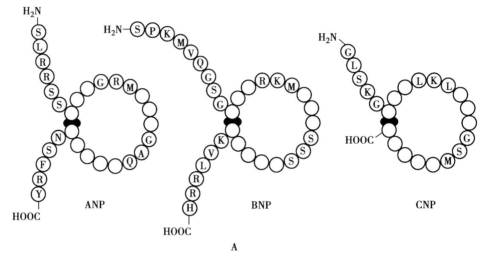

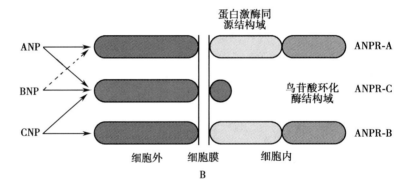

图 42-1　心房利尿钠肽家族的结构

二、血管内皮细胞分泌的内皮素和一氧化氮是
调节血管功能的重要激素

大量研究表明,血管内皮细胞有十分活跃的内分泌功能,可分泌数十种激素和生物活性物质,以下仅以内皮素和一氧化氮为代表简单介绍。

(一)内皮素是体内缩血管作用最强的激素之一

内皮素(endothelin,ET)主要是由血管内皮细胞合成释放的多肽,是心血管活动的重要调节因子之一,有强烈、持久、广泛的收缩血管效应。生理情况下,血流对内皮细胞产生的切应力促进内皮素的释放。目前发现人体 ET 家族有内皮素-1、内皮素-2、内皮素-3 和血管肠收缩肽(见第十二章)。内皮素受体有三型,即 ET_A 受体、ET_B 受体和 ET_C 受体,为 G 蛋白耦联受体。内皮素与 ET_A 受体有强亲和力,二者结合后通过 $PLC-IP_3/DG-Ca^{2+}$ 信号通路,引起血管平滑肌收缩。内皮素-1 还能促进 AngⅡ 和去甲肾上腺素的释放。内皮素缩血管作用强、范围广、持续时间长,内皮素-1 是目前已发现的最强的缩血管物质,几乎对机体各脏器的血管都有收缩作用。内皮素-1 还有强大的正性肌力作用,在体情况下被强缩冠脉血管作用及促进 AngⅡ 和去甲肾上腺素释放的作用掩盖。静脉注射内皮素后,先引起一过性的血压降低,然后引起持续的血压升高。内皮素引起的短暂血压降低是由于内皮素与 ET_B 受体结合,促进一氧化氮和前列环素释放,引起短暂的血管平滑肌舒张所致。

Notes

内皮素还可促进细胞增殖、肥大,参与心血管细胞凋亡、分化和表型转化等病理过程,在多种心血管疾病的发病机制中起重要作用,如高血压、心力衰竭、心源性休克、肺动脉高压和急性冠脉综合征等。心力衰竭时,内皮素分泌增多,且血浆内皮素水平与肺动脉压特别是肺血管阻力与全身血管阻力的比值相关。内皮素受体拮抗剂已用于高血压、心力衰竭、肺动脉高压等疾病的治疗。

(二) 一氧化氮是作用广泛的活性气体分子

一氧化氮(nitric oxide, NO)的发现对血管内皮细胞内分泌功能的研究具有里程碑意义。利用张力记录装置,在对离体血管条舒缩功能的研究中发现,乙酰胆碱和缓激肽等舒血管物质的作用必须在血管内皮细胞完整时才能显现,去除内皮的血管条对乙酰胆碱无舒张反应,但如果将去除内皮的血管条与保留内皮的血管条内面相贴,平行重叠放置后(血管条"三明治"法),去除内皮的血管条则恢复对乙酰胆碱的舒张反应,提示血管内皮细胞在其中的作用是必不可少的,即所谓的"内皮依赖性"。进一步研究证实,乙酰胆碱使血管内皮细胞生成并释放 NO 发挥作用。NO 脂溶性高,易通过生物膜进入细胞内,NO 扩散到血管平滑肌,激活平滑肌细胞内的鸟苷酸环化酶,促进 cGMP 的生成,导致血管舒张(图 42-2)(见第十二章、第二十八章)。NO 半衰期极短,只有 5 秒钟。血管内皮细胞基础状态下释放的 NO,主要参与血管张力的维持。乙酰胆碱、缓激肽、5-羟色胺、ATP、去甲肾上腺素、内皮素、花生四烯酸及血流对内皮细胞产生的切应力增加等均可引起 NO 的释放。

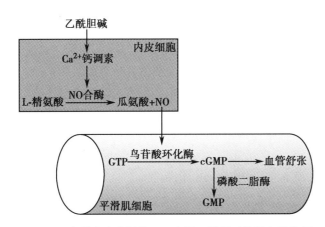

图 42-2　血管内皮来源的 NO 介导乙酰胆碱的扩血管作用

NO 是由 L-精氨酸(L-arginine)在 NO 合酶(NO synthase, NOS)的催化下生成的。体内至少存在三种类型的 NOS:①内皮细胞型 NOS(endothelial NO synthase, eNOS),主要存在于血管内皮细胞;②神经元型 NOS(neuronal NO synthase, nNOS)主要存在于神经元;③诱导型 NOS(inducible NO synthase, iNOS)。前两者属于细胞固有型 NOS(constitutive NOS, cNOS),在无诱导因素的情况下,cNOS 仍然存在基础性表达;当细胞受到乙酰胆碱、缓激肽和内皮素等的刺激时,这些激素或递质通过第二信使引起细胞内钙离子浓度升高,Ca^{2+} 与钙调蛋白(calmodulin)结合,激活 cNOS 的活性,产生 NO(图 42-2)。因此细胞固有型 NO 的活性依赖于细胞内钙离子的浓度。诱导型 NOS 在无诱导因素存在的情况下,细胞并不表达 iNOS;当细胞受到某些病理性刺激时,可以诱导 iNOS 表达,生成 NO;但 iNOS 的活性不依赖于钙离子浓度。

NO 是体内作用最为广泛的体液物质之一,除了具有强烈的舒张血管平滑肌的作用外,NO 对心血管系统具有重要的保护作用,缺乏 NO 将显著增加发生心血管疾病的可能性。NO 具有保护血管、抑制血小板黏附、防止血栓形成和防止动脉粥样硬化的作用,抑制平滑肌细胞增殖,维持血管的正常结构与功能。抗心绞痛药硝酸甘油和其他硝酸盐类药物正是由于硝酸基在体内释放出 NO 发挥的扩血管作用。雌激素(estrogen)对心血管的保护作用也与其激活 eNOS,促进

Notes

NO 合成有关。过量的 NO 也可以引起心肌细胞的损伤,促进心肌细胞的凋亡,因此 NO 也与心力衰竭的病理进程有一定的关系。NO 也可作为神经递质参与神经系统的活动,过量的 NO 可以引起神经细胞的损伤(见第三十章)。此外,尚有报道 NO 有杀菌和杀肿瘤细胞等作用。

第三节 脂肪组织的内分泌

瘦素(leptin)的发现,确立了脂肪组织也是内分泌组织的概念。瘦素是脂肪细胞 6 号染色体的肥胖基因(obese gene,ob gene)表达的蛋白质激素,因能降低体重得名。瘦素主要由白色脂肪组织合成和分泌,褐色脂肪组织、胎盘、骨骼肌和胃黏膜也有少量分泌。

瘦素分泌入血后作用于瘦素受体(OB-R),经 JAK-STAT 信号通路,抑制机体摄食,抑制脂肪合成,动员脂肪,促进能量的转化、释放,减少脂肪储存量,减轻体重。瘦素受体在体内分布广泛,以脑室的脉络膜、肺脏、肾脏中的密度为最高,在心脏、淋巴结、肾上腺、胸腺、骨骼肌等组织均有表达。瘦素作用于下丘脑与摄食有关的神经核团的 OB-R,影响神经肽 Y(neuropeptide Y,NPY)、刺鼠肽基因相关肽(agouti-related peptide,AGRP)、前阿黑皮素(preproopiomelanocortin;pre-POMC)合成和释放。高浓度瘦素通过 POMC 受体抑制摄食,低浓度瘦素通过 NPY 和 AGRP 受体促进摄食。

大多数肥胖者血中瘦素水平升高。肥胖者一般在出现高瘦素水平的同时,还伴有瘦素抵抗。瘦素抵抗的发生,可能是由于瘦素从血到脑的运输障碍,或者是瘦素信号转导或受体后机制的缺陷。

瘦素受体为 4 号染色体的糖尿病基因(diabetes gene)的产物。属于细胞因子型受体超家族,其结构中有一次跨膜的疏水性结构域。瘦素受体可分为短型(OB-RS)和长型(OB-RL)两类亚型。OB-RS 和 OB-RL 受体的细胞外结构相同,但细胞内结构的差异很大(图 42-3)。OB-RS 的细胞内结构可能没有与细胞内信使相耦联的结构,因此其介导瘦素作用的可能性很小。OB-RL 的细胞内结构可以与细胞内信使耦联,当瘦素与 OB-RL 结合后,其细胞内结构域发生磷酸化,从而激活细胞内的转录因子,后者进入细胞核内,调节基因的转录过程。机体各组织中的瘦素受体一般以 OB-RS 为主,而下丘脑中则以 OB-RL 为主。

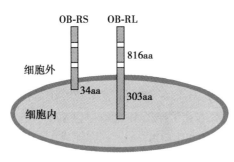

图 42-3 瘦素受体结构示意图

研究表明,瘦素不仅参与体重的调节,还能影响下丘脑-垂体-性腺轴、下丘脑-垂体-甲状腺轴、下丘脑-垂体-肾上腺轴的活动,影响心血管、胰腺、免疫系统和生殖系统的功能,与肥胖症、糖尿病的发生、发展有一定关系。

瘦素的分泌除受机体脂肪储存量的调节外,胰岛素、肾上腺素也可刺激脂肪细胞分泌瘦素,并呈现一定的夜高昼低的昼夜节律。

脂联素(adiponectin)是脂肪组织分泌的蛋白类激素。人类脂联素由 244 个氨基酸残基组成,脂肪细胞分泌的脂联素有三聚体、六聚体或多聚体等形式,循环中则多以多聚体的形式存在。

脂联素与肝脏及骨骼肌的脂联素受体(AdipoR)结合,经腺苷酸激活蛋白激酶(AMPK)介导,促进脂肪酸氧化、减少脂肪合成;促进胰岛素分泌,促进外周组织摄取葡萄糖,抑制肝脏糖异生,提高靶细胞对胰岛素的敏感性。脂联素还有保护血管内皮、抗炎、抗动脉粥样硬化和保护心肌作用。脂联素与肥胖、胰岛素抵抗、2 型糖尿病及多种心血管疾病的发生发展有关。

Notes

第四节　胸腺的内分泌

胸腺(thymus)位于胸骨上部的后方、主动脉的前方。胸腺在出生前可达到10~15g,出生后继续发育。到青春期后,胸腺开始退化萎缩,且逐渐被纤维组织和脂肪组织取代。

胸腺既是免疫器官,又是内分泌器官。作为免疫器官,它产生与细胞免疫有关的T淋巴细胞;作为内分泌器官,它能分泌多种肽类激素,如胸腺素(thymosin)、胸腺生长素(thymopoietin)和胸腺刺激素(thymulin)等。由骨髓释放到外周血液中的淋巴系干细胞迁入胸腺,成为前胸腺细胞。胸腺分泌的激素可促进前胸腺细胞分化为T细胞,并获得免疫活性。由此可见,胸腺激素的作用是胸腺发挥免疫功能的重要条件。

第五节　前 列 腺 素

前列腺素(prostaglandin,PG)因首先从前列腺组织中提取而得名。后来的研究发现,前列腺素广泛存在于体内多种组织中。血管内皮细胞合成的前列环素(prostacyclin,PGI_2)可以进入血液循环,以经典的内分泌方式发挥作用;但大多数的前列腺素是以旁分泌和自分泌的方式在组织局部发挥作用。

一、前列腺素的前体是花生四烯酸

前列腺素(prostglanding,PG)为一族二十碳多不饱和脂肪酸衍生物,又称为二十烷类激素(eicosanoids),结构中含有一个五碳环和两条侧链,根据环上取代基的不同,前列腺素有PGA、PGB、PGC、PGD、PGE、PGF、PGG、PGH、PGI之分。其中PGA_2和PGI_2以经典的内分泌方式发挥作用,其余的PG多局限于组织局部,调节局部组织的活动。

前列腺素都来源于花生四烯酸(arachidonic acid)。花生四烯酸的代谢途径有三条,分别为环氧酶、5-脂氧酶和15-脂氧酶途径(图42-4)。细胞膜磷脂在磷脂酶A_2或磷脂酶Cδ的作用下分解出花生四烯酸,在环加氧酶(cyclooxygenase,COX)的作用下首先转化为环内过氧化物,后者再经不同的异构酶催化分别转化为各种前列腺素、白三烯(leukotriene,LT)、血栓烷A_2(thromboxane,TXA_2)和前列环素(PGI_2)。花生四烯酸在5-脂氧酶或15-脂氧酶的作用下转化为

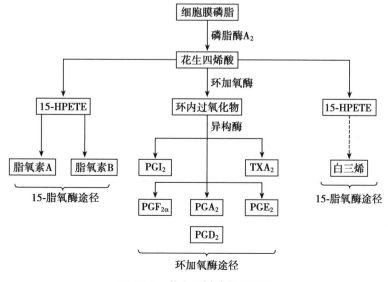

图42-4　花生四烯酸代谢途径

白三烯或脂氧素(lipoxin,LP)。

二、前列腺素与相应的受体结合后发挥广泛的作用

前列腺素通过与相应的受体结合后发挥作用。前列腺素受体是一类拥有 7 个跨膜域的 G 蛋白耦联受体,已知的前列腺素受体:PGE_2 的 EP 受体(分 EP1、EP2、EP3 和 EP4 四个受体亚型),$PGF_{2\alpha}$ 的 FP 受体,PGI_2 的 IP 受体,PGD_2 的 DP 受体等。前列腺素既可与细胞膜上的 G 蛋白耦联受体结合,通过 PKA、PKC 或 Ca^{2+} 等信号转导途径发挥生物活性作用,也可通过核受体影响基因转录而调节靶细胞的功能。

前列腺素广泛参与机体多种功能的调节,它对体内各系统的主要作用见表 42-1。前列腺素还是主要的致痛介质、致炎介质和致过敏介质。临床上应用阿司匹林等环加氧酶抑制剂抑制前列腺素的合成,广泛用于退热、抑制血栓形成、镇痛和减轻炎症反应等。

表 42-1　前列腺素的主要生物学作用

系统/组织	主 要 作 用
神经系统	调节体温、行为和自主神经活动,参与睡眠过程、调制神经递质释放
循环系统	促进/抑制血小板聚集、影响血栓形成,收缩/舒张血管,影响毛细血管通透性
呼吸系统	收缩/舒张支气管平滑肌
消化系统	抑制胃酸分泌,舒张黏膜血管,保护胃黏膜,刺激小肠运动,调节胰腺、肠道黏膜的分泌功能
泌尿系统	增加肾血流量,促进水、钠排出
内分泌系统	影响甲状腺、肾上腺、卵巢、睾丸等分泌功能
生殖系统	促进精子运行,收缩/舒张子宫平滑肌,参与调节月经、排卵、分娩等活动
脂肪组织	抑制脂肪分解

（王　玲）

参考文献

1. 朱大年,王庭槐.生理学.第 8 版.北京:人民卫生出版社,2013
2. 姚泰.生理学.第 2 版.北京:人民卫生出版社,2010
3. 王庭槐.生理学.第 2 版.北京:高等教育出版社,2008
4. 杨宝峰,苏定冯.药理学.第 8 版.北京:人民卫生出版社,2013
5. 葛均波,徐永健.内科学.第 8 版.北京:人民卫生出版社,2013
6. Guyton AC,Hall JE. Textbook of Medical Physiology. 12th ed. Philadelphia:Saunders,2011
7. Joel GH,Lee EL. Goodman & Gilman's The Pharmacological Basis of Therapeutics. 11 th ed. New York:McGraw-Hill,2010
8. Minghetti L. Cyclooxygenase-2 (COX-2) in inflammatory and degenerative brain diseases. J Neuropathol Exp Neurol,2004,63:901-10

Notes

1,25-二羟维生素 D₃　1,25-dihydroxycholecalciferol,1,25-(OH)₂-D₃　296,577

11β-羟基类固醇脱氢酶　11β-hydroxysteroid dehydrogenase,11β-HSD　540

2,3-二磷酸甘油酸　2,3-diphosphoglycerate,2,3-DPG　237

25-羟维生素 D₃　25-hydroxycholecalciferol,25-(OH)-D₃　577

5-羟色胺　serotonin 或 5-hydroxytryptamine,5-HT　196,415

7 次跨膜受体　seven-spanning receptor　38

α₂-抗纤溶酶　α₂-antiplasmin,α₂-AP　118

α 僵直　α-rigidity　487

γ-氨基丁酸　γ-aminobutyric acid,GABA　416

γ 僵直　γ-rigidity　487

A

阿黑皮素原　pro-opiomelanocortin,POMC　548

阿片肽　opioid peptide　416

阿托品　atropine　219,268,413

氨基甲酰血红蛋白　carbaminohemoglobin,HHbNHCOOH　240

氨基肽酶　aminopeptidase　196

胺类激素　amine hormones　534

暗电流　dark current　453

暗适应　dark adaptation　456

B

巴宾斯基征　babinski sign　484

靶　target　540

靶蛋白　t-SNARE　402

白蛋白　albumin　565

白三烯　leukotriene,LT　625

白体　corpus albicans　609

白细胞　leukocytes 或 white blood cells,WBC　91

白细胞介素　interleukins　43

白细胞介素-1　interleukin-1,IL-1　396

白细胞介素-6　interleukin-6,IL-6　396

白细胞三烯类　leukotrienes,LT　536

白细胞渗出　diapedesis　101

白血病抑制因子　leukemia inhibitory factor,LIF　396

摆渡　trafficking　402

包络线或包络　envelope　467

包钦格复合体　Bötzinger complex,BötC　243

饱和现象　saturation　31

饱中枢　satiety center　314,506

鲍曼囊　Bowman's capsule　335

爆式红系集落形成单位　burst forming unit-erythroid,BFU-E　94

背侧呼吸组　dorsal respiratory group,DRG　243

背根反射　dorsal root reflex　425

被动转运　passive transport　24

贲门失弛缓症　Achalasia,Cardiospasm　270

本能行为　instinctive behavior　505

本体感觉　proprioception　434

本体感受性反射　proprioceptive reflex　250

泵蛋白　pump protein　31

泵功能　pump function　140

逼尿肌　detrusor muscle　370

逼尿肌-括约肌协同失调　detrusor-sphincter dyssynergia,DSD　373

比奥呼吸　Biot breathing　243

比顺应性　specific compliance　215

闭环系统　closed-loop system　12

闭经溢乳综合征　amenorrhea-galactorrhea syndrome　554

闭锁卵泡　atretic follicle　608

壁细胞　parietal cell　270

避孕　contraception　616

边缘池　marginal pool　101

边缘系统　limbic system　503

变温动物　poikilothermic animal　324

表观盐皮质激素增多症　apparent mineralocorticoid excess,AME　541

表面蛋白　peripheral protein　23

表面张力　surface tension　216

表皮生长因子　epidermal growth factor,EGF　43,396

波尔效应　Bohr effect　236

勃起　erection　508,618

勃氏腺　Brunner's gland　288

搏出量储备　stroke volume reserve　144

补呼气量　expiratory reserve volume,ERV　221

补吸气量　inspiratory reserve volume,IRV　220

不感蒸发　insensible evaporation　328

不完全强直收缩　incomplete tetanus　82

C

Ca^{2+}-ATP 酶　Ca^{2+}-ATPase　32

Ca^{2+} 泵　钙依赖的 ATP 酶,calcium-dependent ATPase　296

Ca^{2+} 释放通道　Ca^{2+}-release channel　41

cAMP 的蛋白激酶　cAMP-dependent protein kinase　40

cAMP 反应元件结合蛋白　cAMP response element binding protein,CREB　537

CCK 释放肽　CCK-releasing peptide,CCK-RP　284

CD45　cluster determinant-45　44

cGMP 的蛋白激酶　cGMP-dependent protein kinase　538

CO_2 解离曲线　carbon dioxide dissociation curve　240

C-型利尿钠肽　C-type natriuretic peptide,CNP　621

C 肽　connecting peptide,C peptide　583

餐后碱潮　postprandial alkaline tide　271

残气量　residual volume,RV　221

侧连　side link　468

侧向抑制　lateral inhibition　433

层流　laminar flow　162,219

插入　insertion　23

产热　heat production　326

长反馈　long-loop feedback　544

长环路反馈　long-loop feedback　532

长时程记忆　long-term memory　522

长时程压抑　long-term depression,LTD　408

长时程增强　long-term potentiation,LTP　407

长吸式呼吸　apneusis　242

长吸中枢　apneustic center　243

肠-胃反射　entero-gastric reflex　276,279

肠激酶　enterokinase　281,288

肠泌酸素　entero-oxyntin　274

肠神经系统　enteric nervous system,ENS　257,497

肠嗜铬样细胞　enterochromaffin-like cell,ECL cell　275

肠抑胃素　enterogastrone　276

超常期　supranormal period　65

超短反馈　ultrashort-loop feedback　544

超极化　hyperpolarization　51

超极化激活的阳离子通道　hyperpolarization-activated channel,I_h　408

超滤　ultra filtration　344

超射　overshoot　51

潮气量　tidal volume,TV　220

撤光双极细胞　off-bipolar cell　458

撤光中心细胞　off-center cell　459

陈-施呼吸　Cheyne-Stokes breathing　248

陈述性记忆　declarative memory　523

成分输血　component blood transfusion　125

成体干细胞　adult stem cell　95

成纤维细胞生长因子　fibroblast growth factor,FGF　43,396

成瘾　addiction　510

惩罚系统　punishment system　510

持续时间　duration　432

重摄取　reuptake　404

重吸收　reabsorption　181,336,351

重组人生长激素　recombinant hGH,rhGH　549

出胞　exocytosis　34,402

出血时间　bleeding time,BT　109

出血性脑卒中　205

初长度　initial length　80,145

初级卵泡　primary follicle　608

初乳　colostrum　616

储存血量　reserved volume　123

触觉　touch　435

触觉阈　tactile sensation threshold　435

触敏度　tactile acuity　434

触摸痛　tactile allodynia　424

穿细胞液　transcellular fluid　374

穿衣失用症　aprama　526

传出神经　efferent nerve　11

传出神经通路　efferent neural pathway　189

传出神经元　efferent neuron　392

传导　conduction　63,328

传导失语症　conduction aphasia　525

传入侧支性抑制　afferent collateral inhibition　423

传入神经　afferent nerve　11

传入神经通路　afferent neural pathway　189

传入神经元　afferent neuron　392

船坞型蛋白　docking protein　587

喘息　gasping　242

喘息中枢　gasping center　242

串联性突触　serial synapses　420

垂体　hypophysis, pituitary　545

垂体门脉系统　hypophyseal portal system　545

垂体前叶　anterior lobe　545

垂体中叶　intermediate lobe　545

雌二醇　estradiol, E_2　609

雌激素　estrogen　609

雌三醇　estriol, E_3　609

雌酮　estrone　609

次级卵泡　secondary follicle　608

刺激　stimulation　61

刺鼠肽基因相关肽　agouti-related peptide, AGRP　624

粗肌丝　thick filament　77

促垂体区　hypophysiotrophic area　546

促代谢型受体　metabotropic receptor　415

促黑激素　melanocyte-stimulating hormone, MSH　555

促黑(细胞)激素　melanocyte-stimulating hormone, MSH　548

促红细胞生成素　erythropoietin, EPO　98,334

促激素　tropic hormone　548

促甲状腺激素　thyroid-stimulating hormone, TSH　548

促甲状腺激素分泌细胞　thyrotrope　548

促甲状腺激素释放激素　thyrotropin releasing hormone, TRH　547

促甲状腺激素释放激素受体　thyrotropin-releasing hormone receptor, TRH-R　570

促甲状腺激素受体　thyroid-stimulating hormone receptor, TSH-R　571

促进黑色素细胞　melanocyte　555

促离子型受体　ionotropic receptor　37,415

促神经元生长细胞因子家族　neuropoietic cytokines family　396

促肾上腺皮质激素　adrenocorticotropic hormone, ACTH　548,599

促肾上腺皮质激素分泌细胞　corticotrope　548

促肾上腺皮质激素释放激素　corticotrophin-releasing hormone, CRH　599

促胃液素　gastrin　275

促胃液素释放肽　gastric-releasing peptide, GRP　274

促性腺激素分泌细胞　gonadotrope　548

促性腺激素释放激素　gonadotropin releasing hormone, Gn-

RH　547

促胰液素　secretin　284

催化酶受体　catalytic enzyme receptor　42

催乳素　prolactin, PRL　548

催乳素分泌细胞　lactotrope　548

催乳素释放抑制因子　prolactin release inhibiting factor, PIF　547

催乳素释放因子　prolactin releasing factor, PRF　547

D

DNA 结合域　DNA binding domain, DBD　569

大细胞神经分泌系统　magnocellular neurosecretory system　545

大细胞神经元　magnocellular neuron　545,556

大小原则　size principle　82

袋状往返运动　haustral shuttling　290

戴尔原则　Dale principle　409

单纯扩散　simple diffusion　25

单个单位平滑肌　single-unit smooth muscle　87

单个肾小球滤过率　single nephron glomerular filtration rate, SNGFR　345

单核细胞　monocyte　100

单收缩　twitch　82

单体 G 蛋白　monomeric G protein　38

单通道电流　single channel current　60

单突触反射　monosynaptic reflex　419,486

单线式联系　single line connection　419

单向传播　one-way conduction　421

单转运体　uniporter　30

胆固醇　cholesterol　286

胆固醇酯　cholesteryl ester　23

胆碱　choline　304

胆碱能神经元　cholinergic neuron　392,412

胆碱能受体　cholinergic receptor　413

胆碱能纤维　cholinergic fiber　413

胆色素　bile pigments　285

胆盐　bile salt　285

胆盐的肠-肝循环　enterohepatic circulation of bile salt　285

蛋白激酶 A　protein kinase A, PKA　40,379

蛋白激酶 C　protein kinase C, PKC　40

蛋白激酶 G　protein kinase G, PKG　538

蛋白激酶　protein kinase　40

蛋白磷酸酶　phosphatase　40

蛋白水解酶　583

蛋白质 C　protein C，PC　115

蛋白质　protein　312

等长调节　homometric regulation　149

等长收缩　isometric contraction　80

等容收缩期　period of isovolumic contraction　142

等容舒张期　period of isovolumic relaxation　142

等渗溶液　iso-osmotic solution　97

等张溶液　isotonic solution　97

等张收缩　isotonic contraction　80

低常期　subnormal period　66

低聚化　oligomerization　43

低密度脂蛋白　low-density lipoprotein，LDL　35

低射　undershoot　54

低渗尿　hypoosmotic urine　362

低压力感受器　low-pressure baroreceptor　189

低氧性肺血管收缩反应　hypoxic pulmonary vasoconstric-
tion，HPV　205

低氧诱导因子-1　hypoxia-inducible factors-1，HIF-1　99

抵抗素　resistin　592

递质共存　neurotransmitter co-existence　409

第二信使　second messenger　40

第二信使学说　second messenger hypothesis　537

第二性征　secondary sex characteristics　607，617

第三信使　third messenger　49

第一信使　first messenger　40

碘　iodide　562

碘捕获　iodide trap　564

碘化　iodination　564

电-化学驱动力　electrochemical driving force　51

电合胞体　electrical syncytium　83

电紧张电位　electrotonic potential　68

电紧张耦联　electrotonical coupling　400

电突触　electrical synapse　400

电压门控通道　voltage-gated ion channel　38

电压门控性通道　voltage-gated channel　27

电压敏感性　voltage-sensitive　27

电压钳　voltage clamp　57

电压依赖性　voltage-dependent　27

电泳法　electrophoresis　92

淀粉素　amylin　594

叠连　rouleaux formation　96

顶端膜　apical membrane　351

顶连　tip link　468

顶体反应　acrosomal reaction　614

定向突触　directed synapse 或 targeted synapse　400

定向祖细胞　committed progenitors　93

动-静脉短路　arteriovenous shunt　158

动机　motivation　506

动力蛋白　dynein　395

动脉脉搏　arterial pulse　173

动脉血压　arterial blood pressure　166

动脉血压的呼吸波　respiratory wave of blood pressure
204

动态顺应性　dynamic compliance　220

动物生理学　animal physiology　3

动纤毛　kinocilium　473

动员　mobilization　402

动作电位　action potential，AP　54

窦神经　sinus nerve　190

毒毛花苷　ouabain　300，564

毒蕈碱受体　muscarinic receptor，M receptor　413

毒蕈碱样作用　muscarine-like action　413

短反馈　short-loop feedback　544

短环路反馈　short-loop feedback　532

短路血管　shunt vessel　158

短时程记忆　short-term memory　522

对比色学说　opponent color theory　456

对侧伸肌反射　crossed extensor reflex　484

对称点　corresponding points　445

对流　convection　328

多巴胺　dopamine，DA　383，414，601

多单位平滑肌　multiunit smooth muscle　370

多极神经元　multipolar neuron　392

多觉型伤害性感受器　polymodal nociceptor　436

多尿　polyuria　362

多肽与蛋白质类激素　peptide and protein hormones　535

多突触反射　polysynaptic reflex　419，486

多纤维总和　multiple-fiber summation　82

多形核白细胞　polymorphonuclear leukocyte　101

E

儿茶酚胺　catecholamine　413，534，601

耳蜗放大器　cochlear amplifier　470

耳蜗内电位　endocochlear potential，EP　470

耳蜗微音器电位　cochlear microphonic potential，CM　471

二碘酪氨酸　diiodotyrosine，DIT　564

二价金属转运体 1　divalent metal transporter 1，DMT1

297

二磷酸磷脂酰肌醇 phosphatidylinositol bisphosphate,PIP₂ 41

二磷酸鸟苷 guanosine diphosphate,GDP 38

二磷酸腺苷 adenosine diphosphate,ADP 312

二期止血 secondary haemostasis 108

二十烷类激素 eicosanoids 625

二酰基甘油 diacylglycerol,DG 40

二氧化碳 carbon dioxide,CO₂ 232

二棕榈酰卵磷脂 dipalmitoyl phosphatidyl choline,DPPC 217

F

发绀 cyanosis 234

发汗 sweating 328

发怒 rage 509

发生器电位 generator potential 429

发性主动转运 secondary active transport 300

翻正反射 righting reflex 489

反极化或倒极化 reverse polarization 51

反牵张反射 inverse stretch reflex 486

反射 reflex 11

反射弧 reflex arc 11

反射运动 reflex movement 481

反向定型 reverse typing 120

反向激动剂 inverse agonist 410

反向转运 antiport 30

反向转运体 antiporter 30

反应 response 8

反应时间 reaction time 421

反应性充血 reactive hyperemia 200

方位柱 orientation column 462

防御反应 defense reaction 509

房水 aqueous humor 447

放射冠 corona radiate 608

非陈述性记忆 non declarative memory 523

非弹性阻力 non-elastic resistance 218

非蛋白呼吸商 non-protein respiratory quotient,NPRQ 317

非定向突触 non-directed synapse 或 non-targeted synapse 400

非寒战产热 non-shivering thermogenesis 327

非基因组效应 nongenomic effect 540

非快速眼球运动睡眠 no rapid eye movement sleep,NREM

515

非联合型学习 nonassociative learning 521

非融合强直 unfused tetanus 82

非受体酪氨酸磷酸酶 non-receptor tyrosine phosphatases 44

非特异投射核 nonspecific projection nucleus 438

非特异投射系统 nonspecific projection system 438

非条件反射 unconditioned reflex 11,419

非突触性化学传递 non-synaptic chemical transmission 403

非血管活性物质 nonvasoactive substance 195

非正视眼 ametropia 446

肥胖 obesity 313

肥胖基因 obesity gene 314

肺表面活性物质 pulmonary surfactant 216

肺动脉高压 pulmonary arterial hypertension,PAH 204

肺换气 gas exchange in the lungs 226

肺活量 vital capacity,VC 221

肺扩散容量 diffusing capacity of the lung,D_L 229

肺扩张反射 pulmonary inflation reflex 250

肺内压 intrapulmonary pressure 212

肺泡通气量 alveolar ventilation 223

肺泡无效腔 alveolar dead space 223

肺牵张反射 pulmonary stretch reflex 250

肺容积 lung volume 220

肺容量 lung capacity 221

肺水肿 pulmonary edema 204

肺顺应性 lung compliance,C_L 215

肺通气 pulmonary ventilation 211

肺通气量 pulmonary ventilation 223

肺萎陷反射 pulmonary deflation reflex 250

肺循环 pulmonary circulation 203

肺总量 total lung capacity,TLC 221

分化抗原 cluster of differentiation,CD 95

分节运动 segmentation contraction 289

分解代谢 catabolism 311

分解端 disassembly end 395

分泌 secretion 336,351

分泌期 secretory phase 612

分娩 parturition 615

分配血管 distribution vessel 158

分压 partial pressure 226

锋电位 spike potential 54

缝隙连接 gap junction 65,370

缝隙连接通道　gap junction channel　65

辐辏反射　convergence reflex　445

辐散　divergence　192

辐散式联系　divergent connection　419

辐射　radiation　327

辅脂酶　colipase　282

辅助运动区　supplementary motor area　489

负反馈　negative feedback　13

负后电位　negative afterpotential　54

复极化　repolarization　51

复视　diplopia　458

复杂细胞　complex cell　462

副交感神经系统　parasympathetic nervous system　497

腹侧呼吸组　ventral respiratory group,VRG　243

腹式呼吸　abdominal breathing　214

G

GLUT2　glucose transporter 2　305

Graves 病　Graves disease,GD　574

G 蛋白耦联型受体　G protein-coupled receptors,GPCRs　38

G 蛋白效应器　G protein effecter　40

钙泵　calcium pump　31

钙调蛋白　calmodulin,CaM　42,86,402

钙调节激素　calcium regulating hormone　575

钙火花　calcium sparks　41

钙假说　calcium hypothesis　73

钙结合蛋白　calbindin　296

钙三醇　calcitriol　535

钙瞬变　calcium transient　76

钙小星　calcium sparklets　41

钙诱导钙释放　calcium-induced calcium release,CICR　83

甘氨酸　glycine,Gly　416

甘油磷脂　phosphoglyceride　22

甘油磷脂酸　phosphatidic acid,PA　22

甘油糖脂　glycoglycerolipid　22

肝素　heparin　115

肝脏 X 受体　liver X receptor,LXR　306

感觉　sensation　427

感觉编码　sensory coding　429

感觉单位　sensory unit　430

感觉器官　sense organ 或 sensory organ　428

感觉神经元　sensory neuron　392

感觉失语症　sensory aphasia　525

感觉投射系统　sensory projection system　438

感觉运动区　sensorimotor area　440

感觉柱　sensory column　440

感受器　sensory receptor　11,427

感受器电位　receptor potential　190,429

感受野　receptive field　430

高尔基体　583

高分子量激肽原　high-molecular weight kininogen,HMWK　112

高渗尿　hyperosmotic urine　362

高铁血红蛋白　methemoglobin,$HbFe^{3+}OH$　234

高血压　hypertension　171

高血压前期　prehypertensive　171

高压力感受器　high-pressure baroreceptor　189

高压神经综合征　high-pressure nervous syndrome　253

高胰岛素血症　hyperinsulinemia　591

高原生理学　plateau physiology　3

睾酮　testosterone　606

格斗-逃避反应　fight-flight reaction　509

给光双极细胞　on-bipolar cell　458

给光中心细胞　on-center cell　459

功能残气量　functional residual capacity,FRC　221

功能性作用　functional action　396

宫内节育器　intrauterine device,IUD　616

佝偻病　rickets　578,581

孤儿受体　orphan receptor　417

孤啡肽　orphanin　417

谷氨酸　glutamic acid 或 glutamate,Glu　415

谷氨酰胺酶　glutaminase,GT　386

骨传导　bone conduction,BC　465

骨骼肌　skeletal muscle　71

骨骼肌牵张反射　muscle stretch reflex　250

骨化三醇　calcitriol　334

骨髓移植　bone marrow transplantation　95

骨质疏松症　osteoporosis　578

固醇　sterol　21

固醇激素　sterol hormones　535

关节感受器　joint receptor　434

冠脉血流量　coronary blood flow　202

冠脉循环　coronary circulation　201

管-球反馈　tubuloglomerular feedback,TGF　341

管腔分泌　solinocrine　265

归巢　homing　95

H

Hb 的氧饱和度　oxygen saturation of Hb　234

Hb 的氧含量　oxygen content of Hb　234

Hb 的氧容量　oxygen capacity of Hb　234

海人藻酸　kainic acid 或 kainate, KA　415

寒战　327,330,331,332

寒战产热　shivering thermogenesis　327

合成代谢　anabolism　311

河豚毒　tetrodotoxin, TTX　27,72

核受体　nuclear receptor　48

黑-伯反射　Hering-Breuer reflex　250

黑色素　melanin　555

亨廷顿病　Huntington disease　493

恒温动物　homeothermic animal　324

横管　transverse tubule　75

横桥　cross-bridge　77

横桥周期　cross-bridge cycling　78

红骨髓　red marrow　93

红系集落形成单位　colony forming unit-erythroid, CFU-E　94

红细胞　erythrocytes 或 red blood cell, RBC　91

红细胞沉降率　erythrocyte sedimentation rate, ESR　96

宏膜电流　macroscopical current　60

后超极化电位　after hyperpolarization potential, AHP　54

后电位　after potential　54

后发放或后放电　after discharge　420

后负荷　afterload　80,148

后交感神经系统　metasympathetic nervous system　497

后去极化电位　after depolarization potential, ADP　54

后微动脉　metarteriole　179

呼气　expiration　212

呼气肌　expiratory muscle　213

呼吸　respiration　210

呼吸调整中枢　pneumotaxic center　243

呼吸功　work of breathing　224

呼吸节律　respiratory rhythm　243

呼吸困难　dyspnea　214

呼吸膜　respiratory membrane　228

呼吸商　respiratory quotient, RQ　316

呼吸神经元　respiratory neuron　243

呼吸运动　respiratory movement　213

呼吸中枢　respiratory center　242

互感性对光反射　consensual light reflex　445

花生四烯酸　arachidonic acid　382,536,625

化学感受器　chemoreceptor　189,245

化学感受性反射　chemoreceptive reflex　245

化学门控通道　chemical-gated channel　28

化学性突触　chemical synapse　400

化学性消化　chemical digestion　257

环磷酸腺苷　cylic adenosine monophosphate, cAMP　379

环磷酸鸟苷　cylic guanosine monophosphate, cGMP　379

环式联系　recurrent connection　420

环一磷酸鸟苷　cyclic guanosine monophosphate, cGMP　40

环一磷酸腺苷　cyclic adenosine monophosphate, cAMP　40

缓激肽　bradykinin　197,382

换能作用　transducer function　429

黄骨髓　yellow marrow　93

黄体　corpus luteum　609

黄体期　luteal phase　608

黄体生成素　luteinizing hormone, LH　548,607

黄体生成素分泌　luteinizing hormone, LH　544

回返性抑制　recurrent inhibition　423

会聚-投射理论　convergence-projection theory　442

混合微胶粒　mixed micelle　302

混合性突触　mixed synapses　420

活化区　active zone　401

活依赖 CaM 的蛋白激酶　calmodulin-dependent protein kinase　42

获能　capacitation　614

霍尔登效应　Haldane effect　240

J

Janus 激酶　Janus kinase, JAK　538

机械门控通道　mechanically gated ion channel　38

机械敏感性　mechanosensitive　29

机械伤害性感受器　mechanical nociceptor　436

机械温度伤害性感受器　mechanothermal nociceptor　436

机械性门控通道　mechanogated channel　29

机械性消化　mechanical digestion　257

肌动蛋白　actin　78

肌钙蛋白 C　troponin C, TnC　78

肌钙蛋白 I　troponin I, TnI　78

肌钙蛋白　troponin　78

肌钙蛋白 T　troponin T, TnT　78

肌间神经丛　myenteric plexus　258

肌节　sarcomere　76

肌紧张　muscle tonus　83,486

肌球蛋白　myosin　77

肌球蛋白轻链激酶　myosin light chain kinase, MLCK　42, 86

肌球蛋白轻链磷酸酶　MLCP　86

肌肉型烟碱受体　muscle-type nicotinic receptor　413

肌丝滑行理论　myofilament sliding theory　80

肌梭　muscle spindle　434, 484

肌原纤维　myofibril　76

肌源性反应　myogenic response　200

肌源性学说　myogenic theory　340

肌质网 Ca^{2+}-ATP 酶　sarcoplasmic reticulum Ca^{2+} ATPase, SERCA　84

肌质网　sarcoplasmic reticulum, SR　75

基本电节律　basal electrical rhythm, BER　261

基础代谢　basal metabolism　321

基础代谢率　basal metabolism rate, BMR　321

基础分泌　basic secretion　268

基底侧膜　basolateral membrane　351

基底神经节　basal ganglia　491

基因表达学说　gene expression hypothesis　538

激动剂　agonist　410

激动剂-收缩耦联　agonist-contraction coupling　86

激活素　activin　607

激活状态　activated state　61

激素　hormone　528

激素避孕　hormonal contraception　616

激素反应元件　hormone response element, HRE　48, 540

激肽　kinin　197

激肽释放酶　kallikrein　112, 382

激肽原　kininogen　382

极化　polarization　51

急性实验　acute experiment　6

集合小管　collecting tubule　337

集落形成单位　colony forming unit, CFU　94

集团蠕动　mass peristalsis　290

脊髓动物　spinal animal　483

脊髓反射　spinal reflex　372

脊髓小脑　spinocerebellum　494

脊髓休克　spinal shock　483

记忆　memory　521

继发性主动转运　secondary active transport　33

甲状旁腺功能减退症　hypoparathyroidism　581

甲状旁腺功能亢进症　hyperparathyroidism　581

甲状旁腺激素　parathyroid hormone, PTH　383, 575

甲状旁腺激素相关肽　parathyroid hormone-related peptide, PTHrp　576

甲状腺　thyroid gland　562

甲状腺功能减退　hypothyroidism　574

甲状腺功能亢进症　hyperthyroidism　574

甲状腺过氧化物酶　thyroperoxidase, TPO　562

甲状腺激素　thyroid hormone, TH　562

甲状腺激素应答元件　thyroid hormone response element, TRE　569

甲状腺激素受体　thyroid hormone receptor, TH-R　569

甲状腺球蛋白　thyroglobulin, TG　562

甲状腺素结合前白蛋白　thyroxine-binding prealbumin, TB-PA　565

甲状腺素结合球蛋白　thyroxine-binding globulin, TBG　565

假单极神经元　pseudounipolar neuron　391

假怒　sham rage　509

间充质干细胞　mesenchymal stem cell　95

间接测热法　indirect calorimetry　314

间接通路　indirect pathway　491

剪切力　shear stress　29

减慢充盈期　period of reduced filling　142

减慢射血期　period of reduced ejection　142

减压病　decompression sickness　253

简单细胞　simple cell　462

简化眼　reduced eye　444

腱反射　tendon reflex　486

腱器官　tendon organ　434, 486

奖赏系统　reward system　510

降钙素基因相关肽　calcitonin gene-related peptide, CGRP　383, 579

降中峡　dicrotic notch　174

交叉配血试验　cross-match test　125

交感-肾上腺髓质系统　sympathetic adrenomedullary system　603

交感神经系统　sympathetic nervous system　497

交互对话　cross-talk　37

交互性突触　reciprocal synapses　420

交互性抑制　reciprocal inhibition　423

交换　exchange　30

交换体　exchanger　30

交换血管　exchange vessel　158

胶体渗透压　colloid osmotic pressure　92

胶质细胞　neuroglia 或 glial cell　391

胶质细胞源神经营养因子 glial cell line-derived neurotrophic factor,GDNF 396

胶质细胞源神经营养因子配体家族 GDNF family of ligands,GFL 396

焦耳 joule,J 315

接头电位 junction potential 403

接头后膜 postjunctional membrane 71

接头间隙 junctional cleft 72

接头前膜 prejunctional membrane 71

节点 nodal point 444

节后纤维 postganglionic fiber 497

节间反射 intersegmental reflex 486

节律性运动 rhythmic movement 481

节前纤维 preganglionic fiber 497

拮抗剂 antagonist 410

拮抗作用 antagonistic action 541

结合酪氨酸激酶受体 tyrosine kinase associated receptor, TKAR 42

睫状神经营养因子 ciliary neurotrophic factor,CNTF 396

解耦联蛋白 uncoupling protein,UCP 314,567

解剖无效腔 anatomical dead space 223

紧密连接 tight junction 273,293

紧张性收缩 tonic contraction 277,289

近点 near point 445

近端小管 proximal tubule 336

近反射 near reflex 445

近反应 near response 444

近曲小管 proximal convoluted tubule 336

近视 myopia 446

近直小管 proximal straight tubule 336

晶体渗透压 crystal osmotic pressure 92

晶状体曲率增加 curvature of the lens increasing 444

精氨酸血管升压素 arginine vasopressin,AVP 379,556

精神性发汗 mental sweating 328

精子 spermatozoon 605

颈翻正反射 neck righting reflex 489

颈紧张反射 tonic neck reflex 488

颈黏液细胞 neck mucous cell 270

痉挛性神经性膀胱 spastic neurogenic bladder 373

竞争抑制 competitive inhibition 31

竞争作用 competitive action 541

静脉脉搏 venous pulse 178

静默突触 silent synapse 415

静息电位 resting potential,RP 50

静息状态 resting state 61

静纤毛 stereocilium 473

静止性震颤 static tremor 493

局部电流 local current 63

局部电位 local potential 69

局部回路神经元 local circuit neurons 420

局部神经元回路 local neuronal circuit 420

局部兴奋 local excitation 70

局限化 localization 423

咀嚼 mastication 269

巨核细胞 megakaryocyte 106

巨人症 gigantism 549

巨噬细胞 macrophage 101

巨噬细胞集落刺激因子 macrophage colony-stimulating factor,M-CSF 576

聚合 convergence 192

聚合式联系 convergent connection 419

觉醒 wakefulness 514

绝对不应期 absolute refractory period 65

绝对骨传导试验 absolute bone conduction test,ABC test 466

绝经 menopause 613,617

绝经后期 postmenopausal period 618

K

K^+平衡电位 K^+ equilibrium potential,E_K 52

开环系统 open-loop system 12

抗利尿激素 antidiuretic hormone,ADH 197,376,556

抗凝血酶 antithrombin 114

柯蒂器 organ of Corti 466

颗粒细胞 granule cell 338

咳嗽反射 cough reflex 250

可感蒸发 sensible evaporation 328

可溶性鸟苷酸环化酶 soluble guanylate cyclase,sGC 44

可塑变形性 plastic deformation 96

可兴奋细胞 excitable cell 65

渴感 thirst 381

空间常数 space constant 68

空间方位 spatial orientation 477

空间总和 spatial summation 70,82

恐惧 fear 509

口腔期 oral phase 269

口腔温度 oral temperature 325

跨壁压 transmural pressure 176,215

跨膜电位 transmembrane potential 50

跨膜信号转导 transmembrane signal transduction 37

跨细胞途径 transcellular pathway 293,351

快波睡眠 fast-wave sleep,FWS 515

快动相 quick component 476

快速充盈期 period of rapid filling 142

快速射血期 period of rapid ejection 142

快速眼球运动睡眠 rapid eye movement sleep,REM 515

快痛 fast pain 441

扩散 diffusion 181

扩散或泛化 generalization 423

扩散系数 diffusion coefficient 226

L

LH 峰 LH surge 609

辣根过氧化物酶 horseradish peroxidase,HRP 396

赖氨酰缓激肽 lysylbradykinin 382

郎飞结 node of Ranvier 64

老年期 senility 618

老视 presbyopia 445

酪氨酸蛋白激酶 tyrosine kinase 40

酪氨酸激酶受体 tyrosine kinase receptor,TKR 586

酪氨酸激酶相关型受体 tyrosine kinase-associated receptor 538

酪氨酸激酶型受体 tyrosine kinase receptor,TKR 537

酪氨酸磷酸酶 tyrosine phosphatase 44

酪酪肽 polypeptide YY,PYY 594

雷诺丁 ryanodine 41

雷诺丁受体 ryanodine receptor,RyR 41,75

雷诺数 Reynolds number,Re 163

类固醇激素 steroid hormone 535

类型 modality 430

冷觉 cold 435

离子通道 ion channel 26,59

离子通道型受体 ion channel receptor 37

李氏腺 Lieberkühn's crypt 288

理无效腔 physiological dead space 223

立体视觉 stereoscopic vision 458

利尿钠肽 natriuretic peptide,NP 159

连接蛋白 connexin 65

连接小管 connecting tubule 337

连接子 connexon 65

联合型学习 associative learning 521

联络核 associated nucleus 438

联络神经元 associated neuron 392

链激酶 streptokinase 118

链锁式联系 chain connection 420

两点辨别阈 two-point discrimination threshold 434

两点阈试验 two-point threshold test 433

量子释放 quantal release 73

裂脑 split brain 526

林纳试验 Rinne test,RT 465

临界融合频率 critical fusion frequency,CFF 457

淋巴水肿 lymphedema 184

淋巴系统 lymphatic system 128

淋巴细胞 lymphocyte 100

淋巴液 lymph 185

磷酸二酯酶 phosphodiesterase,PDE 40,537

磷酸化级联反应 phosphorylation cascade 40

磷脂酰肌醇 3 激酶 PI3-K 587

磷酸肌酸 creatine phosphate,CP 312

磷脂 phospholipid 21

磷脂酶 A_2 phospholipase A_2,PLA_2 40,537

磷脂酶 C phospholipase C,PLC 40,537

磷脂酰胆碱 phosphatidyl choline,PC 22

磷脂酰甘油 phosphatidyl glycerol,PG 22

磷脂酰肌醇 phosphatidyl inositol,PI 22

磷脂酰肌醇-3-激酶 phosphatidylinositol 3-kinase,PI3-K 584

磷脂酰丝氨酸 phosphatidyl serine,PS 22

磷脂酰乙醇氨 phosphatidyl ethanolamine,PE 22

铃蟾素 bombesin 274

流畅失语症 fluent aphasia 525

流度阻尼器 fluidity buffer 23

漏通道 leak channel 53

滤过 filtration 181,344

滤过分数 filtration fraction 346

滤过膜 filtration membrane 344

滤过平衡 filtration equilibrium 346

滤泡星形细胞 folliculostellate cell 548

氯转移 chloride shift 239

卵泡刺激素 follicle-stimulating hormone,FSH 548,607

卵泡浆内单精子显微注射 intra-cytoplasmic sperm injection,ICSI 9

卵泡期 follicular phase 608

卵子 oocyte 607

螺旋器 spiral organ 466

M

M 通路　M pathway　461

麻痹　paresis　490

马达蛋白　motor potein　470

脉压　pulse pressure　169

慢波　slow wave　85,261

慢波睡眠　slow-wave sleep,SWS　515

慢动相　slow component　476

慢痛　slow pain　441

慢性实验　chronic experiment　6

毛细血管　capillary　158

毛细血管脆性试验　capillary fragility test,CFT　109

毛细血管后阻力血管　postcapillary resistance vessel　158

毛细血管前括约肌　precapillary sphincter　158

毛细血管前阻力血管　precapillary resistance vessel　158

每搏功　stroke work　152

每搏输出量　stroke volume　143

每分功　minute work　153

每分输出量　minute volume　143

门冬氨酸　aspatic acid 或 aspartate,Asp　415

门控　gate control　60

咪唑啉　imidazoline　414

迷路翻正反射　labyrinthine righting reflex　489

迷路紧张反射　tonic labyrinthine reflex　488

迷走-迷走反射　vago-vagal reflex　259,277

糜蛋白酶　chymotrypsin　282

糜蛋白酶原　chymotrypsinogen　281

米氏常数　Micheabis constant　31

泌酸细胞　oxyntic cell　270

面容失认症　prosopagnosia　526

面神经核旁呼吸组　parafacial respiratory group,pFRG　244

敏感化　sensitization　407,521

明适应　light adaptation　456

膜蛋白　membrane protein　23

膜电导　membrane conductance,G)后实现　57

膜电容　membrane capacitance,C_m　66

膜电位　membrane potential　50

膜电阻　membrane resistance,R_m　67

膜盘　membranous disk　448

膜片钳　patch clamp　59

募集　recruitment　82

N

Na⁺-Ca²⁺交换体　Na⁺-Ca²⁺ exchanger　33

Na⁺-H⁺交换体　Na⁺-H⁺ exchanger　33

Na⁺-K⁺-2Cl⁻同向转运体　Na⁺-K⁺-2Cl⁻ symporter　33

Na⁺-K⁺-ATP 酶　Na⁺-K⁺-ATPase　31

Na⁺-葡萄糖同向转运体　Na⁺-glucose cotransporter　300

Na⁺平衡电位　Na⁺ equilibrium potential,E_{Na}　52

Na⁺依赖性转运体　sodium-glucose cotransporter 1,SGLT1　305

钠-碘同向转运体　sodium iodide symporter,NIS　564

钠-钾泵　sodium-potassium pump　31

钠泵　sodium pump　31,300

脑-肠肽　brain-gut peptide　417

脑电图　electroencephalogram,EEG　512

脑啡肽　enkephalin　416

脑脊液　cerebrospinal fluid　205

脑钠肽　brain natriuretic peptide,BNP　621

脑桥呼吸组　pontine respiratory group,PRG　243

脑血管意外　205

脑循环　cerebral circulation　205

脑源神经营养因子　brain-derived neurotrophic factor,BDNF　396

脑卒中　stroke　205

内啡肽　endorphin　416

内分泌　endocrine　528

内分泌系统　endocrine system　530

内分泌细胞　endocrine cell　528

内分泌腺　endocrine gland　528

内呼吸　internal respiration　211

内化　internalization　23,380,412

内环境　internal environment　9,182

内括约肌　internal sphincter　370

内淋巴电位　endolymphatic potential　470

内吗啡肽　endomorphin　417

内皮超极化因子　endothelium-derived hyperpolarizing factor,EDHF　159

内皮舒张因子　endothelium-derived relaxing factor　197

内皮素　endothelin,ET　159,197,342,377,382,622

内皮细胞　endothelial cell,EC　156,383

内向电流　inward current　57

内因子　intrinsic factor　98,272

内源性凝血途径　intrinsic pathway　112

内在分泌　intracrine　528

内在神经系统　intrinsic nervous system　257,497

内脏感觉　visceral sensation　499

内脏平滑肌　visceral smooth muscle　87

内脏神经系统　visceral nervous system　497

能量代谢　energy metabolism　311

能量代谢率　energy metabolism rate　314

逆流倍增　countercurrent multiplication　362

逆流交换　countercurrent exchange　362

逆向轴浆运输　retrograde axoplasmic transport　394

逆行性遗忘症　*retrograde amnesia*　523

黏膜下神经丛　submucosal plexus　258

黏液　mucus　270

黏液-碳酸氢盐屏障　mucus-bicarbonate barrier　272

黏液性水肿　myxedema　567

廿烷酸类　eicosanoid　535

鸟苷酸环化酶　Guanylate cyclase,GC　44

鸟苷酸环化酶型受体　guanylyl cyclase receptor, GCR　538

鸟苷酸结合蛋白　guanine nucleotide-binding protein　38

尿崩症　diabetes insipidus　380

尿道　urethra　334

尿激酶型纤溶酶原激活物　urinary-type plasminogen activator, u-PA　117

尿激酶型纤溶酶原激活物受体　urokinase-plasminogen activator receptor, u-PAR　117

尿生殖膈　urogenital diaphragm　370

尿素再循环　urea recycling　365

尿液　urine　334

尿潴留　urine retention　373

凝集　agglutination　120

凝集素　agglutinin　120

凝集原　agglutinogen　120

凝血酶　thrombin　111

凝血酶调节蛋白　thrombomodulin,TM　114

凝血酶激活的纤溶抑制物　thrombin-activatable fibrinolysis inhibitor,TAFI　118

凝血酶原酶复合物　prothrombinase complex　112

凝血因子　coagulation factor,或 clotting factor　110

O

O_2 的利用系数　utilization coefficient of oxygen　236

呕吐　vomiting　280

呕吐中枢　vomiting center　280

耦联　coupling　565

P

P 通路　P pathway　461

P 物质　substance P　416

帕金森病　Parkinson disease　493

排便反射　defecation reflex　291

排卵　ovulation　608

排尿　micturition　370

排尿反射　micturition reflex　372

排泄　excretion　351

旁分泌　paracrine　12,265,528

膀胱　bladder　334

膀胱内压　intravesical pressure　370

膀胱三角　trigone of bladder　370

胚胎植入前遗传学诊断　pre-implantation genetic diagnosis, PGD　9

配体　ligand　28,36,410

配体结合域　ligand binding domain,LBD　569

配体门控性通道　ligand-gated channel　28

喷嚏反射　sneeze reflex　251

皮层脊髓束　corticospinal tract　490

皮层脑干束　corticobulbar tract　490

皮层小脑　cerebrocerebellum　495

皮层诱发电位　evoked cortical potential　513

皮层运动区　cortical motor area　489

皮节法则　dermatomal rule　442

皮质醇　cortisol　596

皮质肾单位　cortical nephron　337

皮质酮　corticosterone　596

贫血　anemia　96

频率效应总和　frequency summation　82

平衡电位　equilibrium potential　51

平衡感觉　equilibrium sensation　473

平滑肌　smooth muscle　71,383

平静呼吸　eupnea　213

平均动脉压　mean arterial pressure　169

破骨细胞分化因子　osteoclast differentiation factor, ODF　576

葡萄糖转运体　glucose transporter,GLUT　30,300,584

Q

气传导　air conduction,AC　465

气道阻力　airway resistance　218

气胸　pneumothorax　215

起步细胞学说　pacemaker theory　244

起步点　pacemaker　87,370

千焦耳　kilojoule,kJ　315

牵涉痛　referred pain　442

牵张反射　stretch reflex　484

前阿黑皮素　preproopiomelanocortin;pre-POMC　624

前包钦格复合体　pre-Bötzinger complex,pre-BötC　244

前负荷　preload　80,145

前激肽释放酶　prekallikrein　112

前馈　feed-forward　12

前列环素　prostacyclin,PGI$_2$　105

前列腺素 H2　prostaglandin H2　159

前列腺素 I$_2$　prostaglandin I$_2$,PGI$_2$　197

前列腺素　prostaglandin,PG　219,382,418,625

前列腺素族　prostaglandins,PG　536

前体细胞　precursors　93

前庭小脑　vestibulocerebellum　494

前庭自主神经反应　vestibular autonomic reaction　475

前胰岛素原　preproinsulin　583

潜水生理学　diving physiology　3

腔分泌　solinocrine　528

强度　intensity　430

强啡肽　dynorphin　416

强直后增强　posttetanic potentiation,PTP　407

鞘氨醇　sphingosine　22

鞘磷脂　sphingomyelin　22

鞘糖脂　glycosphingolipid　22

鞘脂　sphingolipid　22

切率　shear rate　164

亲和力　affinity　536

亲水头　hydrophilic head　22

亲脂激素　lipophilic hormone　535

青春期　adolescence or puberty　617

青春期发动　onset of puberty　617

青光眼　glaucoma　447

清除率　clearance rate,C　366

情绪　emotion　508

情绪生理反应　emotional physiological reaction　510

丘脑底核　subthalamic nucleus　491

球-管平衡　glomerulotubular balance　358

球旁器　juxtaglomerular apparatus,JGA　338

球旁细胞　juxtaglomerular cell　338,376

球抑胃素　bulbogastrone　276

曲张体　varicosity　88,403

驱动蛋白　kinesin　395

屈光不正　error of refraction　446

屈肌反射　flexor reflex　484

躯体刺激素　somatotropin　549

躯体感觉　somatic sense　434

躯体感觉代表区　somatic sensory area　440

趋化性　chemotaxis　101

趋化因子　chemokine　101

去大脑僵直　decerebrate rigidity　487

去极化　depolarization　51

去甲肾上腺素　norepinephrine, NE 或 noradrenaline, NA　194,219,341,413,500,601

去甲肾上腺素能神经元　noradrenergic neuron　414

去皮层僵直　decorticate rigidity　487

去同步化　desynchronization　513

全崩溃式融合　full-collapse fusion　403

全或无　all or none　55

醛固酮　aldosterone　376,596

醛固酮诱导蛋白　aldosterone-induced protein　378

缺血性脑卒中　205

群体反射　mass reflex　423

R

R 蛋白　R protein,transferrin,TC　299

热觉　warmth　435

热休克蛋白　heat shock protein,HSP　48

人催乳素　human prolactin,hPRL　553

人工呼吸　artificial respiration　212

人甲状腺刺激免疫球蛋白　human thyroid-stimulating immunoglobulin,HTSI　572

人类白细胞抗原　human leukocyte antigen,HLA　120

人类辅助生殖技术　Assisted Reproductive Technology,ART　616

人类铜转运蛋白　human copper transporter1,hCtr1　298

人绒毛膜促性腺激素　human chorionic gonadotropin,hCG　614

人体生理学　human physiology　3

妊娠　pregnancy　613

绒毛　villus　293

容积速度　volume velocity　161

容量感受器　volume receptor　376

容量血管　capacitance vessel　158

容受性舒张　receptive relaxation　277

溶骨　osteolysis　576

溶血　hemolysis　97

溶质　solute　374

融合　fusion　402

融合孔　fusion pore　402

融合性强直　fused tetanus　82

蠕动　peristalsis　270,289,370

蠕动冲　peristaltic rush　289

乳糜微粒　chylomicron　302

入胞　endocytosis　34

软化症　osteomalacia　578

软脂酰氨基乙酰胺　palmitoylethanolamide,PEA　418

瑞替普酶　reteplase　118

S

三甲胺　trimethylamine,TMA　304

三甲胺乙内酯　betaine　304

三联管　triad　75

三磷酸肌醇　inositol triphosphate,IP_3　40

三磷酸磷肌醇受体　inositol triphosphate receptor,IP_3R　41

三磷酸鸟苷　guanosine triphosphate,GTP　38

三磷酸腺苷　adenosine triphosphate,ATP　312

三色学说　trichromatic theory　455

散光　astigmatism　447

散热　heat loss　326

色盲　color blindness　455

色弱　color weakness　456

伤害性感受器　nociceptor　435

上调　up regulation　412

少尿　oliguria　362

少突胶质细胞　oligodendrocyte　397

射精　ejaculation　508

射乳反射　milk ejection reflex　616

射血分数　ejection fraction　151

射血期　period of ventricular ejection　142

摄食中枢　feeding center　314,506

深呼吸　deep breathing　213

深吸气量　inspiratory capacity,IC　221

神经-肌接头　neuromuscular junction　71

神经-内分泌-免疫网络　neuroendocrine-immune network　531

神经冲动　nerve pulse　393

神经垂体　neuro-hypophysis　545

神经垂体激素运载蛋白　neurophysin　556

神经递质　neurotransmitter　409

神经调节　nervous regulation　11

神经调质　neuromodulator　409

神经分泌　neurocrine　528

神经活性类固醇　neuroactive steroid　418

神经激素　neurohormone　531

神经激肽 A(3-10)　neurokinin A(3-10)　416

神经激肽 A　neurokinin A　416

神经激肽 B　neurokinin B　416

神经末梢　nerve terminal　393

神经内分泌　neurocrine　265

神经内分泌调节　neuroendocrine　12

神经内分泌大细胞　magnocellular neuroendocrine cell,MgC　556

神经内分泌小细胞　parvocellular neuroendocrine cell,PvC　546

神经生长因子　nerve growth factor,NGF　43,396

神经肽 K　neuropeptide K　416

神经肽　neuropeptide　416,545

神经肽 Y　neuropeptide Y,NPY　506,594,624

神经肽 γ　neuropeptide γ　416

神经系统　nervous system　390

神经细胞　neurocyte　391

神经纤维　nerve fiber　393

神经性炎症　neurogenic inflammation　425

神经营养因子　neurotrophic factor 或 neurotrophin,NT　396

神经元　neuron　391

神经元网络学说　neuronal network theory　244

神经元型烟碱受体　neuron-type nicotinic receptor　413

肾单位　nephron　335

肾交感神经　renal sympathetic nerve　341

肾皮质　renal cortex　335

肾上腺素　epinephrine,E 或 adrenaline　194,196,219,341,377,413,601

肾上腺素能神经元　adrenergic neuron　392,414

肾上腺素能受体　adrenergic receptor　414

肾上腺素能纤维　adrenergic fiber　414

肾上腺髓质素　adrenomedullin,ADM　159,383

肾上腺糖尿　adrenal diabetes　598

肾上腺雄激素　adrenal androgens　597

肾素　renin　196,334,338,376

肾素-血管紧张素-醛固酮系统　renin-angiotensin-aldosterone system,RAAS　376,601

肾素-血管紧张素系统　renin-angiotensin system，RAS　342,376

肾髓质　renal medulla　335

肾糖阈　renal threshold for glucose　357

肾小球　glomerulus　335

肾小球滤过率　glomerular filtration rate，GFR　345

肾小球毛细血管血压　glomerular capillary pressure　346

肾小球有效滤过压　glomerular effective filtration pressure　346

肾血浆流量　renal plasma flow，RPF　346

肾血流量　renal blood flow，RBF　340

肾脏　kidney　334

渗透　osmosis　24

渗透脆性　osmotic fragility　97

渗透性利尿　osmotic diuresis　359

渗透压　osmotic pressure　92

渗透压感受器　osmoreceptor　375,507

升支粗段　ascending thick limb　337

生长激素　growth hormone，GH　548,621

生长激素分泌细胞　somatotrope　548

生长激素结合蛋白　GH-binding protein，GHBP　549

生长激素释放激素　grow hormone releasing hormone，GH-RH　546

生长激素释放抑制激素　growth hormone releasing-inhibiting hormone，GHRIH　546

生长激素受体　growth hormone receptor，GHR　551

生长介素　somatomedin，SM　550

生长素　ghrelin　506,552

生长抑素　somatostatin，SS　275,546,594

生理盲点　blind spot of Marriotte　450

生理学　physiology　3

生理学实验　physiology experiment　6

生理止血　hemostasis　108

生物电　bioelectricity　50

生物节律　biorhythm　10

生物膜　biological membrane　21

生物钟　biological clock　542

生殖　reproduction　8,605

声阻抗　acoustic impedance　465

失读症　alexia　525

失活状态　inactivated state　61

失写症　agraphia　525

施瓦巴赫试验　Schwabach test，ST　466

施万细胞　Schwann cell　397

时间常数　time constant　68

时间总和　temporal summation　70,82

食管期　esophageal phase　270

食管下括约肌　lower esophageal sphincter，LES　270

食糜　chyme　270

食团　bolus　269

食物的卡价　caloric value of food　315

食物的热价　thermal equivalent of food　315

食物的特殊动力效应　specific dynamic effect of food　320

食盐　374

食欲素 A　orexin A　314

食欲素 B　orexin B　314

始段　initial segment　391

视暗蛋白　scotopsin　451

视蛋白　opsin　451

视翻正反射　optical righting reflex　489

视杆系统　rod system　450

视杆细胞　rod cell　448

视后像　afterimage　458

视黄醇　retinol　451

视黄醛　retinene 或 retinal　451

视交叉上核　suprachiasmatic nucleus，SCN　515,547

视觉　vision　443

视觉融合现象　visual fusion phenomenon　457

视敏度　visual acuity　456

视前区-下丘脑前部　preoptic-anterior hypothalamus area，PO/AH　331

视上核　supraoptic nucleus，SON　379

视网膜　retina　447

视野　visual field　456

视轴会聚　convergence of the visual axes　444

视锥系统　cone system　450

视锥细胞　cone cell　448

视紫红质　rhodopsin　448

适宜刺激　adequate stimulus　429

适应　adaptation　432

适应性　adaptability　8

适应性细胞保护作用　adaptive cytoprotection　273

室旁核　paraventricular nucleus，PVN　379

嗜碱性粒细胞　basophil　100

嗜酸性粒细胞　eosinophil　100

嗜酸性粒细胞趋化因子 A　eosinophile chemotactic factor A　102

收缩末期容积　end-systolic volume　143

收缩末期压力-容积关系曲线　end-systolic pressure-volume relation,ESPVR　154

收缩能力　contractility　81

收缩期　systole　140

收缩压　systolic pressure　169

受精　fertilization　614

受体　receptor　28,36,410

受体介导入胞　receptor-mediated endocytosis　34

受体酪氨酸激酶　receptor tyrosine kinase,RTK　42,537

受体酪氨酸磷酸酶　receptor tyrosine phosphatase,RTPase　42

受体鸟苷酸环化酶　receptor guanylyl cyclase　42

受体丝氨酸/苏氨酸蛋白激酶　receptor serine/threonine kinase,RSTK　42

受体酪氨酸磷酸酶　receptor tyrosine phosphatase,RTPase　44

瘦素　leptin　314,506,591,624

舒张期　diastole　140

舒张压　diastolic pressure　169

疏水尾　hydrophobic tail　22

输尿管　ureter　334,370

输血　blood transfusion　124

树突　dendrite　391

树突棘　dendritic spine　392

树突状细胞　dendritic cell　102

刷状缘　brush border　336

双极神经元　bipolar neuron　392

双聚化　dimerization　43

双嗜性分子　amphiphilic molecule　21

双眼视觉　binocular vision　458

双重细胞和双重促性腺激素学说　two-cell,two-gonadotropin hypothesis　610

水孔蛋白　aquaporin,AQP　30

水孔蛋白-2　aquaporin-2,AQP-2　557

水利尿　water diuresis　375

水通道　water channel　557

水通道蛋白2　$aquaporin_2$,AQP2　379

水肿　edema　183

睡眠　sleep　514

顺向轴浆运输　anterograde axoplasmic transport　394

顺行性遗忘症　*anterograde* ammesia　523

顺应性　compliance　215

丝氨酸/苏氨酸蛋白激酶　serine/threonine kinase　40

丝裂原激活蛋白激酶　mitogen-activated protein kinases, MAPK　587

丝裂原激活的蛋白激酶　mitogen-activated protein kinase, MAPK　43

四乙胺　tetraethylammonium,TEA　73

松果体　pineal body　620

松果腺　pineal gland　620

速激肽　tachykinin　416

酸碱平衡　acid-base balance　384

随意运动　voluntary movement　481

髓袢　Henle's loop　337

髓袢降支　descending limb　337

髓袢升支　ascending limb　337

髓鞘　myelin sheath　393

髓肾单位　juxtamedullary nephron　337

梭内肌纤维　intrafusal fiber　484

梭外肌纤维　extrafusal fiber　484

缩肠绒毛素　villikinin　293

缩胆囊素　cholecystokinin,CCK　284

缩宫素　oxytocin,OT　556

缩合　condensation　564

T

Toll样受体　Toll-like receptors,TLR　42

TSH受体刺激抗体　TSH-R-stimulating antibody　574

TSH受体抗体　TSH-R antibody,TSHR-Ab　574

TSH受体阻断抗体　TSH-R-antagonizing antibody　574

T管　T tubule　75

太空生理学　space physiology　3

肽能神经元　peptidergic neuron　545

弹性贮器血管　windkessel vessel　157

弹性阻力　elastic resistance　215

碳酸酐酶　carbonic anhydrase,CA　239,271

糖　carbohydrate　311

糖蛋白　glycoprotein　23

糖酵解　glycolysis　584

糖尿病　diabetes mellitus　591

糖尿病腹泻　diabetic diarrhea　305

糖尿病相关肽　diabetes associated peptide,DAP　594

糖皮质激素　glucocorticoid　596

糖异生　gluconeogenesis　584

糖原分解　glycogenolysis　584

糖原合成　glycogenesis　584

糖脂　glycolipid　21

特异感觉接替核　specific sensory relay nucleus　438

特异结合蛋白 specific binding protein 412

特异神经能量定律 law of specific nerve energies 433

特异投射系统 specific projection system 438

特征频率 characteristic frequency, CF 472

体核温度 core temperature 324

体壳温度 shell temperature 324

体腔壁痛 parietal pain 442

体外受精-胚胎移植 in vitro fertilization and embryo transfer, IVF-ET 9

体液 body fluid 9,374

体液调节 11

体重指数 body mass index, BMI 313

替奈普酶 tenecteplase 118

调定点 set point 577

调节 regulation 11

调制作用 modulation 409

条件反射 conditioned reflex 11,419,521

跳跃式传导 saltatory conduction 64

铁蛋白 ferritin, Fe-BP 297

铁转运蛋白1 ferroportin 1, FP1 297

听觉 hearing 463

听域 hearing span 463

听阈 hearing threshold 463

通道动力学 channel kinetics 26

通道介导的易化扩散 facilitated diffusion via ion channel 26

通道门控 channel gating 26

通道选择性 channel selectivity 26

通气/血流比值 ventilation-perfusion ratio 229

通透性 permeability 24

同步化 synchronization 513

同向转运 symport 30

同向转运体 symporter 30

酮尿症 ketonuria 591

酮血症 ketonemia 591

瞳孔调节反射 pupillary accommodation reflex 445

瞳孔对光反射 pupillary light reflex 445

瞳孔近反射 near reflex of the pupil 445

瞳孔缩小 pupillary constriction 444

筒箭毒 tubocurarine 74

筒箭毒碱 tubocurarine 413

痛觉 pain 435

痛觉过敏 hyperalgesia 或 allodynia 424

痛苦 agony 509

透明带 zona pellucida, ZP 608

突触 synapse 71,391

突触蛋白 synapsin 402

突触后电位 postsynaptic potential 403

突触后抑制 postsynaptic inhibition 423

突触后易化 postsynaptic facilitation 425

突触后致密区 postsynaptic density, PSD 401

突触结合蛋白 synaptotagmin, 或称 p65 402

突触可塑性 synaptic plasticity 406

突触扣 synaptic button 391

突触囊泡 synaptic vesicle 72,391

突触囊泡蛋白 v-SNARE 或 synaptobrevin 402

突触前受体 presynaptic receptor 410

突触前抑制 presynaptic inhibition 424

突触前易化 presynaptic facilitation 425

突触前终扣 presynaptic terminal bouton 71

突触强度 synaptic strength 406

突触融合蛋白 syntaxin 402

突触小结 synaptic knob 391

湍流 turbulence 162,219

褪黑素 melatonin 620,621

吞噬 phagocytosis 34,101

吞噬细胞 phagocyte 101

吞咽 deglutition, swallowing 269

吞饮 pinocytosis 34,182

脱碘酶 deiodinase 565

脱敏 desensitization 23

脱铁蛋白 apoferritin 297

脱氧皮质酮 deoxycorticosterone 596

脱氧血红蛋白 deoxyhemoglobin 或 deoxygenated hemoglobin 234

唾液 saliva 268

唾液淀粉酶 salivary amylase 268

W

外分泌 exocrine 528

外呼吸 external respiration 211

外环境 external environment 9

外括约肌 external sphincter 370

外向电流 outward current 57

外源性凝血途径 extrinsic pathway 112

外周化学感受器 peripheral chemoreceptor 245

外周静脉压 peripheral venous pressure 175

外周温度感受器 peripheral thermoreceptor 330

外周阻力　peripheral resistance　167

完全性强直收缩　complete tetanus　82

晚光觉系统或暗视觉系统　scotopic vision system　450

网状结构上行激动系统　ascending reticular activating system　518

微管结合蛋白　microtubule-binding protein　395

微静脉　venule　158

微绒毛　microvillus　293

微循环　microcirculation　178

微终板电位　miniature end-plate potential,MEPP　73

韦伯试验　Weber test,WT　466

围绝经期　perimenopausal period　613,617

维生素 B$_{12}$　vitamin B$_{12}$　98

卫星细胞　satellite cell　397

位置编码　place coding　467

位置觉　topesthesia　473

位置性眼震颤　positional nystagmus　494

味觉　gustation　478

味质　tastants　478

胃肠激素　gastrointestinal hormone　263

胃蛋白酶　pepsin　272

胃蛋白酶原　pepsinogen　270

胃的黏膜屏障　mucosal barrier　273

胃排空　gastric emptying　279

温度感受器　thermoreceptor　330

温热性发汗　thermal sweating　328

纹状体　striatum　491

稳态　homeostasis　10,545

无尿　anuria　362

无髓鞘神经纤维　unmyelinated nerve fiber　393

舞蹈病　chorea　493

物质代谢　material metabolism　311

X

吸气　inspiration　212

吸气肌　inspiratory muscle　213

吸收　absorption　257,292

习惯化　habituation　407

细胞　cell　3,20

细胞-细胞外基质　cell extracellular matrix,ECM　46

细胞保护作用　cytoprotection　273

细胞穿膜肽　cellpenetrating peptides,CPP　35

细胞凋亡　apoptosis　551

细胞膜　cell membrane　21

细胞内液　intracellular fluid　9,374

细胞旁途径　paracellular pathway　293,352

细胞外渗透浓度　extracellular osmolality　374

细胞外液　extracellular fluid　9,374

细胞外液容量　extracellular fluid volume　198

细胞信号转导　cellular signal transduction　36

细胞因子　cytokines　43

细肌丝　thin filament　77

下调　down regulation　412

下丘脑　hypothalamus　545

下丘脑-垂体-靶腺轴　hypothalamus pituitary target glands axis　542

下丘脑-垂体束　hypothalamohypophyseal tract　379

下丘脑-腺垂体-睾丸轴　hypothalamus-adenohypophysis-testis axis　607

下丘脑-腺垂体-甲状腺轴　hypothalamus-adenohypophysis-thyroid axis　570

下丘脑-腺垂体-卵巢轴　hypothalmus-adenohypophysis-ovary axis　613

下丘脑调节肽　hypothalamic regulatory peptides,HRP　417,546

下丘脑视交叉上核　suprachiasmatic nucleus,SCN　10

纤溶酶　plasmin　117

纤溶酶原激活物　plasminogen activator　117

纤溶酶原激活物抑制物-1　plasminogen activator inhibitor type-1,PAI-1　118

纤维蛋白　fibrin　111

纤维蛋白降解产物　fibrin degradation products,FDPs　118

纤维蛋白溶解　fibrinolysis　117

纤维蛋白溶解酶原　plasminogen　117

纤维蛋白原　fibrinogen　111

限制性肺病　restrictive pulmonary disease　220

腺垂体　adeno-hypophysis　545

腺苷　adenosine　159,417

腺苷酸环化酶　adenylyl cyclase,AC　379,537

相对不应期　relative refractory period　65

消化　digestion　257

小管液　tubular fluid　351

小胶质细胞　microglia　397

小脑性共济失调　cerebellar ataxia　495

小细胞神经分泌系统　parvocellular neurosecretory system　545

小细胞神经元　parvocellular neuron　545,546

效应器　effectors　189

效应器蛋白 effector protein 537

协调中枢 coordinating center 189

协同作用 synergistic action 541

心泵功能储备或心力储备 cardiac reserve 143

心导管术 cardiac catheterization 150

心定律 law of the heart 146

心动周期 cardiac cycle 140

心房感受器 atrial receptor 195

心房钠尿肽 atrial natriuretic peptide，ANP 44，197，376

心房收缩期 period of atrial systole 141

心肺感受器 cardiopulmonary receptor 376

心肌 cardiac muscle 71

心肌收缩能力 myocardial contractility 149

心加速区 cardioacceleratory area 191

心率 heart rate 140

心率储备 heart rate reserve 144

心钠肽 atrial natriuretic peptide，ANP 621

心容量感受性反射 cardiac volume receptor reflex 376

心室充盈期 period of ventricular filling 142

心室功能曲线 ventricular function curve 145

心室僵硬度 ventricular stiffness，S_v 147

心室收缩期 period of ventricular systole 141

心室舒张末期压力 end-diastolic pressure，EDP 145

心室舒张期 period of ventricular diastole 142

心室顺应性 ventricular compliance，C_v 147

心输出量或心排出量 cardiac output 143

心血管中枢 cardiovascular center 190

心抑制区 cardioinhibitory area 191

心音 heart sound 154

心音图 phonocardiogram 154

心脏病 204

心指数 cardiac index 151

新陈代谢 metabolism 8，311

新生儿呼吸窘迫综合征 neonatal respiratory distress syndrome，NRDS 217

信号网络 signaling network 37

信号转导与转录激活因子 signal transducers and activators of transcription，STATs 538

兴奋 excitation 8，65

兴奋-收缩耦联 excitation-contraction coupling 74

兴奋性 excitability 8，65

兴奋性突触后电位 excitatory postsynaptic potential，EPSP 404

星形胶质细胞 astrocyte 397

行波 travelling wave 466

行波理论 traveling wave theory 467

行为性体温调节 behavioral thermoregulation 330

形成端 assembly end 395

性 sexuality 617

性激素 sex hormone 596

性激素结合蛋白 gonadal steroid-binding globulin，GBG 606

性交 sexual intercourse 618

性兴奋 sexual excitation 618

性行为 sexual behavior 507，618

性欲 libido 618

胸膜腔 pleural cavity 214

胸内压 intrapleural pressure 214

胸式呼吸 thoracic breathing 214

胸腺刺激素 thymulin 625

胸腺生长素 thymopoietin 625

胸腺素 thymosin 625

嗅觉 olfaction 477

嗅敏度 olfactory acuity 477

嗅受体 odorant receptor 477

嗅质 odorants 477

悬浮稳定性 suspension stability 96

学习 learning 521

血-睾屏障 blood-testis barrier 606

血-脑脊液屏障 blood-cerebrospinal fluid barrier 206

血-脑屏障 blood-brain barrier 206

血管的延迟顺应性 delayed compliance 165

血管活性肠肽 vasoactive intestinal peptide，VIP 304，417

血管活性物质 vasoactive subtance 195

血管紧张素Ⅰ angiotensinⅠ，AngⅠ 377

血管紧张素Ⅱ angiotensinⅡ，AngⅡ 159，342，376

血管紧张素Ⅲ angiotensinⅢ，AngⅢ 377

血管紧张素酶A angiotensinase A 377

血管紧张素受体 angiotensin receptor，AT 379

血管紧张素原 angiotensinogen 196，377

血管紧张素转化酶2 agiotensin-converting enzyme 2，ACE2 378

血管紧张素转换酶 angiotensin-converting enzyme，ACE 377

血管内破坏 intravascular destruction 100

血管平滑肌 vascular smooth muscle cell，VSMC 156

血管升压素 vasopressin，VP 30，197，342，377，379，556

血管舒张素 kallidin 382

血管外破坏　extravascular destruction　100

血管纹　stria vascularis　470

血管运动区　vasomotor area　191

血红蛋白　hemoglobin,Hb　97,233

血红蛋白氧解离曲线　oxygen dissociation curve of hemoglo-bin　235

血红素氧合酶　heme oxygenase,HO　418

血浆　plasma　91

血浆蛋白　plasma proteins　92

血块收缩试验　clot retraction test,CRT　109

血量　blood volume　123

血流动力学　hemodynamics　161

血流量　blood flow　161

血流速度　blood velocity　161

血流阻力　resistance of blood flow　163

血清　serum　113

血栓素A2　thromboxane A2　159

血栓素　thromboxane　159

血栓素类　thromboxanes,TX　536

血栓烷A₂　thromboxane,TXA₂　625

血糖指数　glycemic index,GI　300

血体　corpus hemorrhagicum　609

血细胞　blood cells　91

血细胞比容　hematocrit　91,164

血小板　platelets 或 thrombocytes　91

血小板分泌　platelet secretion　104

血小板活化因子　platelet-activating factor　159

血小板聚集　platelet aggregation　104

血小板黏附　platelet adhesion　103

血小板生成素　thrombopoietin,TPO　106

血小板释放　platelet release　104

血小板源生长因子　platelet-derived growth factor,PDGF　43,106,159,396

血型　blood group　120

血压　blood pressure　166

血液　blood　91

血液的氧饱和度　oxygen saturation of blood　234

血液的氧含量　oxygen content of blood　234

血液的氧容量　oxygen capacity of blood　234

血液黏滞度　blood viscosity　164

血液凝固　blood coagulation　110

血液循环　blood circulation　128,583

血友病甲　hemophilia A　114

血友病乙　hemophilia B　114

循环池　circulating pool　101

循环系统　circulatory systerm　128

循环系统平均充盈压　mean circulatory filling pressure　166

循环血量　circulatory volume　123

Y

压觉　pressure　435

压力-容积环　pressure-volume loops　152

压力感受器　baroreceptor　189,376

压力感受性反射　baroreceptor reflex　376

压抑　depression　406

咽期　pharyngeal phase　269

烟碱受体　nicotinic receptor,N receptor　413

烟碱型乙酰胆碱受体　nicotinic acetylcholine receptor,nAChR　72

烟碱样作用　nicotine-like action　413

延髓-脊髓神经元　bulbospinal neuron　192

盐皮质激素　mineralocorticoid　596

盐皮质激素受体　mineralocorticoid receptor,MR　599

盐析法　salting-out　92

颜色视觉　color vision　454

眼的调节　accommodation of the eyes　444

眼的优势柱　ocular dominance column　463

眼内压　intra-ocular pressure,IOP　447

眼震颤　nystagmus　476

氧　oxygen,O₂　232

氧合血红蛋白　oxyhemoglobin 或 oxygenated hemoglobin,HbO₂　233

氧化三甲胺　trimethylamine oxide,TMAO　304

氧解离曲线　oxygen dissociation curve　235

氧热价　thermal equivalent of oxygen　316

氧债　oxygen debt　252

叶酸　folic acid　98

夜盲症　nyctalopia　453

液态镶嵌模型　fluid mosaic model　21

液相入胞　fluid-phase endocytosis　34

腋窝温度　axillary temperature　325

一碘酪氨酸　monoiodotyrosine,MIT　564

一期止血　primary haemostasis　108

一氧化氮　nitric oxide,NO　40,159,197,377,382,418,623

一氧化氮合酶　nitric oxide synthase,NOS　42,159,418

一氧化碳　carbon monoxide,CO　159,237,418

一氧化碳血红蛋白 carbonmonoxyhemoglobin 或 carboxyhemoglobin, HbCO 234

依赖葡萄糖促胰岛素多肽 glucose-dependent insulin-stimulating polypeptide 590

胰蛋白酶 trypsin 282

胰蛋白酶原 trypsinogen 281

胰岛淀粉样多肽 islet amyloid polypeptide, IAPP 594

胰岛素 insulin 43,582

胰岛素抵抗 insulin resistance, IR 592

胰岛素受体 insulin receptor 586

胰岛素受体底物 insulin receptor substrate, IRS 587

胰岛素样生长因子 insulin-like growth factor, IGF 549, 550,566,587

胰岛素样生长因子 I insulin like-growth factor- I , IGF- I 396

胰岛素与胰高血糖素的摩尔比率 insulin-glucagon molar ratio, I/G 593

胰岛素原 proinsulin 583

胰淀粉酶 pancreatic amylase 281

胰淀粉样肽 amylin 383

胰多肽 pancreatic polypeptide, PP 594

胰高血糖素 glucagon 592

胰液 pancreatic juice 281

胰脂肪酶 pancreatic lipase 282

移行性复合运动 migrating motor complex, MMC 278, 289

遗忘 loss of memory 523

遗忘症 amnesia 523

乙酰胆碱 acetylcholine, ACh 29,72,219,275,304,412, 500

乙酰胆碱酯酶 acetylcholinesterase 72

异长自身调节 heterometric autoregulation 146

异相睡眠 paradoxical sleep, PS 515

异源三聚体 G 蛋白 heterotrimeric G protein 38

异源性受体 heteroreceptor 410

抑胃肽 gastric inhibitory peptide, GIP 590

抑制 inhibition 8

抑制素 inhibin 607

抑制素 inhibins 44

抑制性突触后电位 inhibitory postsynaptic potential, IPSP 405

易化 facilitation 422

易化扩散 facilitated diffusion 25

意向性震颤 intention tremor 495

溢流性尿失禁 overflow incontinence 373

因子 X 酶复合物 tenase complex 112

阴道套 female condom 616

阴茎套 condom 616

音调定位 tonal localization 473

应激反应 stress reaction 598

应激原 stressor 598

应急反应 emergency reaction 598

营养性作用 trophic action 396

营养作用 tropic action 265

用力肺活量 forced vital capacity, FVC 221

用力呼气量 forced expiratory volume, FEV 222

用力呼吸 forced breathing 213

优势卵泡 dominant follicle 608

有髓鞘神经纤维 myelinated nerve fiber 393

有效滤过压 effective filtration pressure 182

有效肾血流量 effective renal plasma flow 367

有效循环血量 effective circulating volume 198

诱导多能干细胞 induced pluripotent stem cells, iPS 95

愉快 pleasure 509

阈刺激 threshold stimulus 61

阈电位 threshold potential, TP 62

阈强度 threshold intensity 8,55,61

阈值 threshold value 61

原发主动转运 primary active transport 31

原肌球蛋白 tropomyosin 78

原尿 initial urine 344

远点 far point 444

远端酸化作用 distal acidification 385

远距分泌 telecrine 12,528

远曲小管 distal convoluted tubule 337

远视 hyperopia 446

月经期 menstrual phase 611

月经周期 menstrual cycle 611

允许作用 permissive action 541,598

孕激素 progenstin 609

孕酮 progesterone, P_4 609

运动病症状 motion sickness symptoms 475

运动单位 motor unit 82,483

运动单位总和 motor unit summation 82

运动辅助区 supplementary motor area 440

运动觉 kinesthesia 473

运动失语症 motor aphasia 525

运动柱 motor column 490

Z

载体 carrier 30

载体介导的易化扩散 facilitated diffusion via carrier 30

载脂蛋白 apolipoprotein,Apo 302

造血 hemopoiesis 93

造血干细胞 hemopoietic stem cells 93

造血微环境 hemopoietic microenvironment 95

增强 augmentation 406

增生期 proliferative phase 611

增食因子 orexin 506

闸门控制学说 gate control theory 441

招募型受体 recruitment receptor 42

振动觉 vibration sense 435

震颤麻痹 paralysis agitans 493

蒸发 evaporation 328

整合蛋白 integral protein 23

整合素受体 integrin receptor 42

整流型突触 rectifying synapse 400

正反馈 positive feedback 13,372

正后电位 positive afterpotential 54

正视眼 emmetropia 446

正向定型 forward typing 120

肢端肥大症 acromegaly 549

脂肪 fat 312

脂联素 adiponectin 592,624

直肠温度 rectal temperature 325

直接测热法 direct calorimetry 314

直接通路 direct pathway 491

直捷通路 thoroughfare channel 180

植物神经系统 vegetative nervous system 497

植物生理学 plant physiology 3

质膜 Ca^{2+}-ATP 酶 plasma membrane Ca^{2+} ATPase,PMCA 84

质膜 plasmalemma 21

质子泵 proton pump 33,271

致密斑 macula densa 338

致密体 dense body 85

致痛物质 algesic substance 436

滞后现象 hysteresis 216

中间神经元 interneuron 392

中脑黑质 substantia nigra 491

中枢 center 11

中枢化学感受器 central chemoreceptor 245

中枢神经系统 central nervous system 390

中枢温度感受器 central thermoreceptor 331

中枢延搁 central delay 422

中枢抑制 central inhibition 423

中枢易化 central facilitation 423

中心-周边感受野 center-surround receptive field 459

中心静脉压 central venous pressure,CVP 175

中性粒细胞 neutrophil 100

终板 endplate 71

终板电位 end-plate potential,EPP 72

终板膜 endplate membrane 72

终池 terminal cisterna 75

终扣 terminal button 391

终尿 terminal urine 336

肿瘤坏死因子-α tumor necrosis factor-α,TNF-α 396

周围神经系统 peripheral nervous system 390

轴浆运输 axoplasmic transport 394

轴丘 axon hillock 391

轴索 axis-cylinder 393

轴突 axon 391

昼光觉系统或明视觉系统 photopic vision system 450

昼夜节律 circadian rhythm 325,599,620

侏儒症 dwarfism 549

主动性充血 active hyperemia 199

主动转运 active transport 24

主细胞 chief cell 270

主要组织相容性复合分子Ⅱ major histocompatibility complex molecule Ⅱ,MHC Ⅱ 398

专用线路 labeled line 433

转导蛋白 transducin,G$_t$ 453

转化生长因子-β transforming growth factor-β,TGF-β 44,396

转接蛋白 adaptor protein 42

转录激活域 transcription activating domain,TAD 569

转运体 transporter 30

状态反射 attitudinal reflex 488

锥体外系 extrapyramidal system 490

锥体系 pyramidal system 490

着床 implantation 614

着位 402

姿势反射 postural reflex 483

自动控制理论 cybernetics 12

自发脑电活动 spontaneous electrical activity of the brain 512

自分泌　autocrine　12,265,528

自然抗性相关巨噬细胞蛋白2　natual resistance-associated macrophage protein 2,Nramp2　298

自然杀伤细胞　natural killer,NK　102

自身调节　autoregulation 或 self-regulation　11,198,340

自身磷酸化　autophosphorylation　538

自身受体　autoreceptor　410

自体输血　autologous blood transfusion　125

自我更新　self renewal　93

自我再生　self-regenaration　372

自由水清除率　free-water clearance,C_{H_2O}　368

自主神经系统　autonomic nervous system,ANS　497

自主性体温调节　autonomic thermoregulation　330

纵管　longitudinal tubule　75

足细胞　podocyte　335

阻断剂　blocker　410

阻抗匹配器　impedance-matching device　465

阻塞　occlusion　422

阻塞性肺病　obstructive pulmonary disease　220

阻塞性肺通气不足　obstructive hypoventilation　220

组胺　histamine　196,275,415

组织换气　gas exchange in the tissue　226

组织间液　interstitial fluid　374

组织型纤溶酶原激活物　tissue plasminogen activator,t-PA　114,117

组织液　interstitialuid　181

组织因子　tissue factor,TF　112

组织因子途径抑制物　tissue factor pathway inhibitor,TFPI　114,115

最大可听阈　maximal hearing threshold　463

最大随意通气量　maximal voluntary ventilation　223

最后公路　final common path　483

最适初长度　optimal initial length　80

最适前负荷　optimal preload　80

左心室舒张末期容积　end-diastolic volume,EDV　143

致　谢

继承与创新是一本教材不断完善与发展的主旋律。在该版教材付梓之际，我们再次由衷地感谢那些曾经为该书前期的版本作出贡献的作者们，正是他们辛勤的汗水和智慧的结晶为该书的日臻完善奠定了坚实的基础。以下是该书前期的版本及其主要作者：

7 年制规划教材
全国高等医药教材建设研究会规划教材
全国高等医药院校教材·供 7 年制临床医学等专业用

《生理学》（人民卫生出版社,2001）

主　编　姚　泰

全国高等医药教材建设研究会·卫生部规划教材
全国高等学校教材·供 8 年制及 7 年制临床医学等专业用

《生理学》（人民卫生出版社,2005）

主　编　姚　泰
副主编　曹济民　樊小力　朱大年

普通高等教育"十一五"国家级规划教材
全国高等医药教材建设研究会规划教材·卫生部规划教材
全国高等学校教材·供 8 年制及 7 年制临床医学等专业用

《生理学》（第 2 版,人民卫生出版社,2010）

主　编　姚　泰
副主编　曹济民　樊小力　王庭槐

编　者（以编写章为序）

姚　泰（复旦大学上海医学院）	郑　煜（四川大学华西医学中心）
林默君（福建医科大学）	戎伟芳（上海交通大学医学院）
曹济民（中国协和医科大学）	朱进霞（首都医科大学）
祁金顺（山西医科大学）	曹　宇（中国医科大学）
罗自强（中南大学湘雅医学院）	刘长金（华中科技大学同济医学院）
王庭槐（中山大学中山医学院）	朱大年（复旦大学上海医学院）
朱国庆（南京医科大学）	樊小力（西安交通大学医学院）
唐朝枢（北京大学医学部）	赵　华（吉林大学白求恩医学院）

王卫国（天津医科大学）　　　王　玲（哈尔滨医科大学）
裴建明（第四军医大学）

制　图

林默君（福建医科大学）　　　陈　炜（福建医科大学）

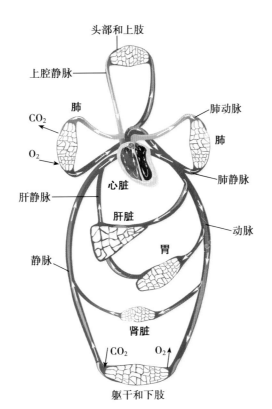

图 11-1　人体循环系统

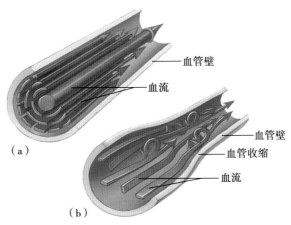

图 11-5　层流与湍流示意图

(a)血管中的层流;(b)血管中的湍流

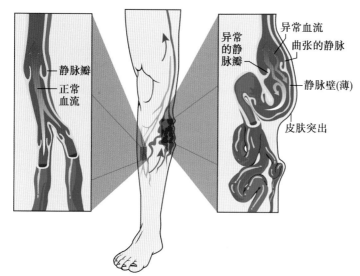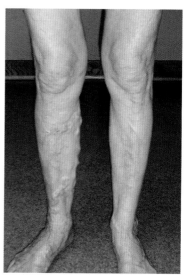

图 11-15 原发性下肢静脉曲张

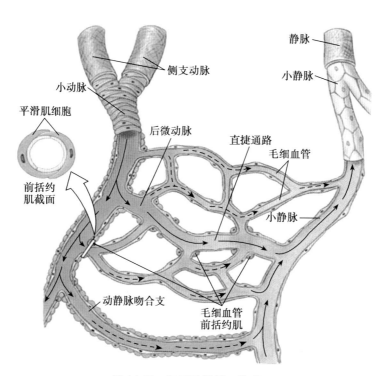

图 11-16 肠系膜微循环模式图

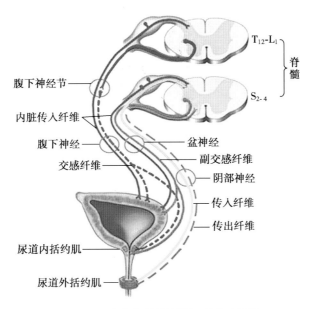

图 27-1　膀胱和尿道的神经支配示意图

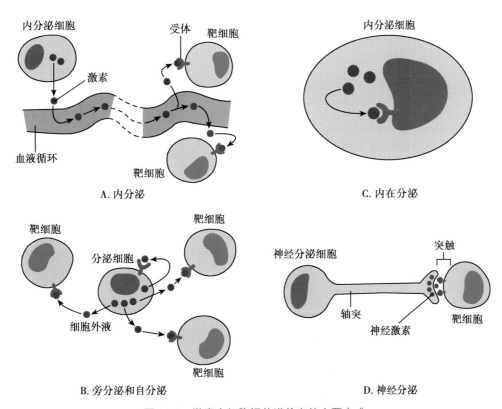

图 36-1　激素在细胞间传递信息的主要方式

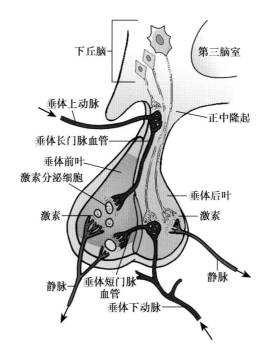

图 37-1　下丘脑与垂体的功能结构联系